国家科学技术学术著作出版基金资助出版

爆炸冲击伤原理与实践

Explosive Blast Injury Principles and Practices

主 编 王正国 蒋建新

编 者（以姓氏笔画为序）

王 涛 中国人民解放军陆军军医大学
王正国 中国人民解放军陆军特色医学中心
王明晓 应急总医院
王建民 中国人民解放军陆军特色医学中心
尹志勇 中国汽车工程研究院股份有限公司
卢丙慧 中国人民解放军陆军军医大学
叶 剑 中国人民解放军陆军特色医学中心
史春梦 中国人民解放军陆军军医大学
冯正直 中国人民解放军陆军军医大学
伍亚民 中国人民解放军陆军特色医学中心
庄 苗 清华大学
刘 彤 西南科技大学
刘 宿 中国人民解放军陆军特色医学中心
刘 蕾 中国人民解放军陆军军医大学第一附属
医院
刘良明 中国人民解放军陆军特色医学中心
刘盛雄 重庆理工大学
刘登群 中国人民解放军陆军军医大学
许 杨 中国人民解放军陆军军医大学
许民辉 中国人民解放军陆军特色医学中心
严 军 中国人民解放军陆军特色医学中心
李兵仓 中国人民解放军陆军特色医学中心
李佳树 中国人民解放军军事医学研究院
杨 策 中国人民解放军陆军特色医学中心
杨志焕 中国人民解放军陆军特色医学中心
杨秀华 中国人民解放军陆军军医大学
邱 俊 重庆市急救医疗中心
何海燕 中国人民解放军陆军特色医学中心
张 良 中国人民解放军陆军特色医学中心
张 波 中国人民解放军陆军特色医学中心
张向红 首都医科大学附属复兴医院
张连阳 中国人民解放军陆军特色医学中心

陈 菁 中国人民解放军陆军特色医学中心
陈力勇 中国人民解放军陆军特色医学中心
陈海斌 中国人民解放军陆军特色医学中心
陈继川 中国人民解放军陆军特色医学中心
罗艾民 中国安全生产科学研究院
岳茂兴 中国人民解放军战略支援部队特色医学
中心
周 健 中国人民解放军陆军特色医学中心
周继红 中国人民解放军陆军特色医学中心
鱼 敏 中国人民解放军军事医学研究院
宗兆文 中国人民解放军陆军军医大学
孟德静 中国人民解放军陆军特色医学中心
赵 松 中国人民解放军陆军特色医学中心
柳占立 清华大学
钟前进 中国人民解放军陆军特色医学中心
姚 远 中国人民解放军联勤保障部队第903医院
殷 豪 复旦大学上海医学院
殷作明 中国人民解放军西藏军区总医院
高 洁 中国人民解放军陆军特色医学中心
郭雄波 中国人民解放军陆军特色医学中心
唐 昊 中国人民解放军陆军特色医学中心
黄英辉 中国人民解放军陆军军医大学
黄朝晖 中国人民解放军陆军军医大学
康 波 中国人民解放军西藏军区总医院
梁华平 中国人民解放军陆军特色医学中心
蒋东坡 中国人民解放军陆军特色医学中心
蒋建新 中国人民解放军陆军特色医学中心
粟永萍 中国人民解放军陆军军医大学
童卫东 中国人民解放军陆军特色医学中心
赖西南 中国人民解放军陆军特色医学中心
谭 念 中国人民解放军陆军特色医学中心

编写秘书 蔡青利 崔 莉

人民卫生出版社

图书在版编目（CIP）数据

爆炸冲击伤原理与实践/王正国,蒋建新主编. —
北京:人民卫生出版社,2020
　　ISBN 978-7-117-29902-2

　　Ⅰ.①爆…　Ⅱ.①王…②蒋…　Ⅲ.①爆炸伤-研究
Ⅳ.①R826.5

　　中国版本图书馆 CIP 数据核字(2020)第 047349 号

人卫智网	www. ipmph. com	医学教育、学术、考试、健康, 购书智慧智能综合服务平台
人卫官网	www. pmph. com	人卫官方资讯发布平台

爆炸冲击伤原理与实践

主　　编:王正国　蒋建新
出版发行:人民卫生出版社(中继线 010-59780011)
地　　址:北京市朝阳区潘家园南里 19 号
邮　　编:100021
E - mail:pmph @ pmph. com
购书热线:010-59787592　010-59787584　010-65264830
印　　刷:中农印务有限公司
经　　销:新华书店
开　　本:889×1194　1/16　印张:32
字　　数:946 千字
版　　次:2020 年 1 月第 1 版　2020 年 1 月第 1 版第 1 次印刷
标准书号:ISBN 978-7-117-29902-2
定　　价:298.00 元

打击盗版举报电话:010-59787491　E-mail:WQ @ pmph. com
质量问题联系电话:010-59787234　E-mail:zhiliang @ pmph. com

主编简介

中国工程院医药卫生学部首批院士,研究员,博士生导师,野战外科学学术带头人,中国人民解放军陆军特色医学中心一级教授,《中华创伤杂志》中文版主编,全军医学科学技术委员会副主任委员。

我国冲击伤、创伤弹道学、交通医学研究的主要创始人之一,国家重点学科——野战外科学学术带头人,该学科的首位博士生导师。1970年起从事冲击伤研究,先后8次进入核爆区,2次深入云南前线,10余次赴武器爆炸现场试验及意外事故现场,观察各种爆炸物的致伤现象,调查、收集冲击伤第一手资料,进行大量动物实验。1984年,在中国科学院力学研究所的协作下,研制成功我国第一台生物激波管,可以在室内模拟不同当量爆炸物爆炸产生的冲击波,在国内首次解决了在实验室内开展冲击伤研究的难题。对冲击波杀伤效应、量效关系、安全标准及其防护等进行了系统研究,在国际上首次较系统地阐明了冲击波的致伤机制(过牵效应理论),率先提出一整套冲击伤的防、诊、治原则,尤其是利用灌注、铸型冷冻蚀刻、形态立体测量、分

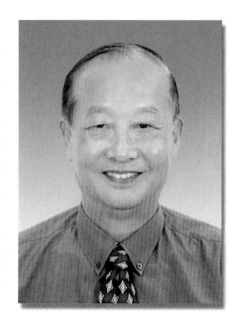

王正国　院士

子生物学等多种技术,对肺冲击伤进行了创新性研究,提出肺冲击伤新的病理分类方法;针对以往重度肺冲击伤输液治疗会加重肺水肿、加重伤情的传统认识,经过深入研究,提出"足量补液加监测"的治疗原则,为肺冲击伤的临床治疗提供了有力的依据。1992年作为第一负责人完成的"系列生物激波管的研制及其应用"获国家科技进步一等奖;2005年"肺、眼、脑冲击伤发生机制与防治措施研究"获国家科技进步二等奖。

以第一作者发表论文200余篇,先后编著、主编专著39部,参编10余部,获国家科技进步奖一等奖1项、二等奖5项、三等奖4项,国家发明奖三等奖1项。先后获何梁何利基金科学与技术进步奖、Michael Debakey(德贝基)国际军医奖、陈嘉庚医药科学奖、光华工程科技奖等奖项。

主编简介

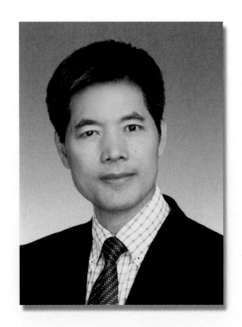

蒋建新　教授

野战外科与创伤外科专家。1985 年毕业于第三军医大学（已更名为中国人民解放军陆军军医大学）。1995 年获野战外科学博士学位。现为中国人民解放军陆军特色医学中心教授，创伤、烧伤与复合伤国家重点实验室主任，全军战创伤研究重点实验室主任，兼任国际交通医学学会东亚地区主席，中国医疗保健国际交流促进会创伤医学分会主任委员，国务院学位委员会学科评议组临床医学组成员，国家自然科学基金委医学科学部专家咨询委员会委员，中华医学会组织修复与再生分会副主任委员，中华医学会创伤学分会感染学组组长，《中华创伤杂志》英文版总编辑、中文版副总编辑等学术职务。曾担任中华医学会创伤学分会和全军战创伤专业委员会主任委员。

长期致力于爆炸冲击伤与危重伤并发症基础与临床相结合研究。在爆炸冲击波致伤机制、冲击伤防护与救治、危重伤脓毒症发病机制与防治、危重伤脓毒症易患性的分子遗传学机制和内脏修复与再生的研究方面，取得了系列创新成果。曾主持国家"973"计划、国家科技支撑计划、军队科技重大专项等系列重大科研项目。以第一或通信作者发表论文 327 篇，其中在 CNS 子刊等发表 SCI 论文 120 余篇。获国家发明专利 15 项。主编《创伤感染学》等 6 部专著。先后获国家科技进步奖二等奖 4 项。

为国家杰出青年科学基金获得者，曾荣获何梁何利基金科学与技术进步奖、吴阶平医药创新奖、军队杰出专业技术人才奖、中国科协西部开发突出贡献奖、首届中华创伤医学突出贡献奖。入选新世纪百千万人才工程国家级人选、军队高层次科技创新人才工程、重庆市百名杰出科技领军人才计划。当选为第十三届全国人大代表。

前　言

无论是战时,还是平时,爆炸冲击伤均呈现高发、群发、难防的特点,并且危重伤多,感染发生率高,救治难度大,死亡率高。由于作战样式的变化以及各种爆炸性武器的大量应用,爆炸冲击伤已成为现代战争的主要伤类,占比高达70%以上。平时,恐怖爆炸和各种爆炸事故频发,造成大量伤员。"9·11事件"以来,全球恐怖爆炸活动日趋猖獗,发生数量居高不下,造成数百人伤亡的严重恶性事件呈明显的增多趋势,成为当今国际社会共同面对的重大问题,是世界安全的头等大事。因此,加强爆炸冲击伤研究,提升其防护和救治水平,具有深远的军事和社会意义。

爆炸冲击伤,顾名思义是各种爆炸引起的机械性损伤。它的出现与我国四大发明之一的火药关系密切。早在西汉初年,我国已发明黑火药。据史书记载,我国古代的炼丹家在炼制丹药过程中,发现硝、硫磺和木炭的混合物能够燃烧爆炸,由此诞生了火药。大约在10世纪初的唐代末年,火药开始在战争中使用。初期的火药武器,爆炸性能不佳,主要是用来纵火。13世纪火药由商人经印度传入阿拉伯国家,随后传入欧洲。19世纪60年代,阿尔弗雷德·贝恩哈德·诺贝尔发明了现代使用的黄色炸药,即硝化甘油炸药。火药和火药武器的广泛使用是世界兵器史上的一个划时代的进步,使整个作战方法发生了翻天覆地的变革,使人类由冷兵器时代进入到热兵器时代。在未来的信息化战争时代,不仅爆炸性武器将成为主要的作战力量,杀伤威力更大的各种新型爆炸武器也将层出不穷,成为打击敌方力量的制胜武器。

尽管早在19世纪人类战争就已步入热兵器时代,但真正开始爆炸冲击伤研究是在第二次世界大战以后。1945年8月,美国分别在日本广岛和长崎投下两颗原子弹,导致广岛和长崎数十万人死伤,整座城市化为废墟,令全球震惊。第二次世界大战后,由于担心核战争的出现,美国军方率先在国际上启动了爆炸冲击伤研究。我国冲击伤研究始于20世纪70年代末。王正国院士是我国冲击伤研究的奠基人,早期冲击伤研究主要是在核爆炸试验中进行。通过大量动物现场试验,他先后总结并撰写了《核武器对人员损伤及其防护》《核爆炸冲击伤》等有关专著,为后期冲击伤的系统研究奠定了基础。1984年,原第三军医大学野战外科研究所建立了我国第一个,也是迄今国际上规模最大、技术最先进的生物激波管实验室,由此开启了可以在实验室内开展冲击伤研究的新纪元。尽管我国冲击伤研究晚于美国和原苏联,但进入20世纪80年代后,我国冲击伤研究发展迅速,解决了冲击伤救治领域内系列世界性难题,一举成为国际上冲击伤研究的领跑者。在20世纪80年代,王正国院士撰写了国际上首部《冲击伤》专著。

近几十年来,随着各种爆炸事件频发及其日益严重的社会危害性,爆炸冲击伤已受到全社会的普遍重视,人们对各种爆炸引起的损伤及其救治均有一定研究和深入认识。为了更好地应对各种爆炸事件医疗救援需求,进一步提升爆炸冲击伤防治的全民意识和救治水平,我们组织了创伤外科、野战外科、煤矿医学、反恐医学、爆炸物理学等领域内61位全国知名专家,编写《爆炸冲击伤原理与实践》一书。本书是《冲击伤》专著的更新和拓展,全书系统总结了30多年来我国冲击伤研究的系列成就和国际冲击伤救治的新进展,不仅包括了现代战争中常见的各种常规爆炸武器伤和核爆炸伤,也系统总结了平时各种爆炸事故(如煤矿瓦斯爆炸、化学爆炸)和恐怖爆炸所引起的伤害;既系统介绍了爆炸冲击波相关知识、致伤理论,也系统总结了各类爆炸冲击伤及其并发症的防治,是迄今国际上唯一一部系统论述平时以及战时各类爆炸冲击伤的专著,反映了当今国际上爆炸冲击伤研究和救治的最高水平。本书不仅内容丰富,而且实用,大部分篇幅阐述了各类爆炸冲击伤的发生原因、防护和救治措施,不仅是我军现代战争卫生勤务保障的重要依据和技术支撑,对于平时防灾、减灾和救灾也具有十分重要的实用价值,对于促进世界一流军队建设和社会经济发展具有重大的军事和社会意义。

值此《爆炸冲击伤原理与实践》付梓之际,衷心感谢参与本书编写付出辛勤劳动的各位专家,正是由于他们的鼎力支持和辛勤撰稿,本书得以问世。同时,衷心感谢人民卫生出版社对本书的指导和把关。由于本书涉及面比较广、内容比较复杂,存在的不足之处在所难免,恳请读者提出宝贵的批评和建议。

王正国　蒋建新

2019 年 8 月 15 日

目 录

第一篇 总 论

第二篇 重要并发症及处理

第三篇　部位爆炸冲击伤

第四篇　爆炸复合伤

第五篇 特殊环境爆炸冲击伤

第六篇 不同种类爆炸冲击伤

拓展阅读　爆炸案件

日本广岛、长崎核爆炸

第一篇

总　论

第一章

绪论与流行病学

第一节 爆炸冲击伤的概述

烈性炸药或核武器爆炸时，瞬间可释放出巨大的能量，使爆心处的压力和温度急剧增高，并借周围介质（如空气、水、土壤或钢板等）迅速向四周传播，由此形成一种高压和高速的波，这就是爆炸冲击波。炮弹、飞机的超声速运动，瓦斯爆炸或激波管试验时高压气体的突然释放，也会产生性质相似的冲击波。因冲击波作用而使机体产生的各种损伤，均称之为爆炸冲击伤（explosive blast injury）。

临床上一般所说的爆震伤，通常是指空气冲击波和水下冲击波直接作用于人体所造成的原发损伤。至于冲击波经固体（如舰艇的甲板）传导而使人员发生的损伤，或是因冲击波的抛掷及其他间接作用（如工事或房屋倒塌等）所致的机械性创伤，虽然也属于冲击伤，但习惯上不叫做爆震伤。

近代战争中，敌人可能使用大量重磅航弹对人口集中的大城市进行地毯式轰炸，或投放一些以冲击波为主要杀伤因素的炸弹，如气浪弹、燃料空气炸弹等，因而冲击伤的发生率可能会有所增高。以当量为 500 万吨的核武器爆炸为例，冲击波可使 800 多平方千米的地面暴露人员受伤。这里仅是指直接杀伤区，如果还包括冲击波的间接杀伤作用，则致伤范围可增大 1~2 倍以上。在核武器损伤中，冲击波是主要的杀伤因素之一。1945 年 8 月，日本受原子弹袭击后，伤员中 70% 有冲击伤。在广岛，早期死亡的人员中，60% 是因冲击伤而致死。爆后第 1 天存活的中度和重度伤员中，有冲击伤者占 36.6%。在常规武器战争中，冲击波是各种爆炸性武器的主要杀伤因素之一，前南斯拉夫军事医学科学院对收治的由爆炸

性武器所致的 1 303 例重伤员进行统计，冲击伤的发生率为 51.0%。我国西南边境作战中，一组 166 例炮弹和地雷炸伤伤员中，冲击伤的发生率为 22.3%。

在平时，一些军工厂、弹药库、化工厂和矿井等爆炸事故屡有发生，并常因此而使不少人员受伤，特别是恐怖分子袭击，人员伤亡更多。各种恐怖事件中，爆炸恐怖活动占 75% 左右，冲击伤是主要伤类之一。

随着炸药制造技术的发展，炸药的品种日益繁多，爆炸能量不断增强。常用的炸药有黑火药、硝酸铵类炸药、硝化甘油胶质炸药、梯恩梯、黑索金、C 型塑性炸药、乳化炸药、液体炸药等。近年来，恐怖分子常用 C 型塑性炸药进行爆炸恐怖活动，如 2002 年在印度尼西亚巴厘岛和 2009 年在雅加达商业区发生的两起高级酒店爆炸案均是由 C 型塑性高爆炸药爆炸引起的。

爆炸装置呈现微型化、智能化、非金属化等特点，有的爆炸物制成玩具、牙膏等日用品；有的由照相机、收音机等改制成小型炸弹。起爆方式由过去的导火索直接起爆发展为电能、机械能和化学能起爆，甚至用无线电遥控、温控、光控、声控等方式起爆。2007 年 7 月 9 日在济南发生的爆炸案，就是犯罪分子利用遥控爆炸装置将预先安装在汽车内的爆炸装置起爆，造成震惊全国的"7·9"爆炸案。

由此可见，冲击伤不仅是军事医学中的一个重要课题，而且也是平时创伤外科中需要紧急处理的一种损伤。

此外，还应强调指出，典型的冲击伤（即一般所说的爆震伤）主要累及听器和内脏，特别是含气多的肺组织，而伤员的体表常完好无损。受伤早期，伤员因代偿功能可使主要生命指征（如呼吸、循环等）维持正常，但不久伤情便急转直下。

同时,冲击伤还可伴有其他类型的损伤(如烧伤及其他机械伤),或表现为多发伤,如未能及时诊断和采取相应的救治措施,则易错过抢救的时机,造成致死性的后果。

第二节 爆炸冲击波致伤物理参数及生物力学机制

一、爆炸冲击波致伤的物理参数

爆炸冲击波致人员伤害的物理参数主要有:冲击波压力峰值、正压作用时间、冲量、压力上升时间等。

1. **冲击波压力峰值** 冲击波压力峰值是指爆炸冲击波压力的最高值,可分为超压峰值、负压峰值、动压峰值,其单位是千帕(kPa)。爆炸冲击波压力峰值是冲击波致伤的主要参数,其峰值与损伤严重程度成正比关系,即当爆炸现场冲击波压力峰值越大时,其致伤伤情就越严重。

2. **正压作用时间** 正压作用时间是指冲击波压缩区通过冲击波压力作用点所持续的时间,其单位是毫秒(ms)或秒(s)。在一定的时限内,相同的压力峰值条件下,正压作用时间越长,其致伤的伤情就越重。

3. **冲量** 冲量是指压力作用时间内各个瞬间压力值的和,即压力随时间变化的积分,其单位为 kPa/s 或 kPa/ms。冲量包含了压力峰值和正压作用时间两个参数,用其来说明爆炸冲击波与损伤严重程度的关系更确切、合理。特别是发生水下冲击伤时,冲击波压力峰值很高但正压作用时间则很短;或是在坦克、装甲车等密闭空间内出现复合冲击波致伤时,采用冲量可以更好地说明冲击波物理量与冲击伤严重程度间的关系。

4. **压力上升时间** 压力上升时间是指机体的某一压力作用点从开始受到爆炸冲击波压力起至该点承受的压力达到峰值时止所需的时间,单位是毫秒(ms)或秒(s)。其反映了冲击波作用点所受压力上升的速度,在其他条件相同的情况下,压力上升时间越短,也即压力上升速率也越快,其导致的爆炸冲击伤损伤严重程度越重。

二、爆炸冲击波致伤的生物力学机制

爆炸冲击伤主要由爆炸冲击波直接作用、爆炸过程中物体之间位移的间接作用、动压导致的

抛掷和撞击作用等引起。冲击波的致伤机制可简单地分为冲击波的直接作用和冲击波的间接作用两类。但具体的生物力学机制,特别是爆炸冲击波超压和负压作用的具体机制还不完全清楚。

1. **爆炸冲击波的直接作用** 指单纯由爆炸冲击波的压力(超压和负压)所造成的损伤,其导致的冲击伤被称为原发冲击伤或单纯冲击伤,主要表现为一些含气脏器,如肺、胃肠道、听器等损伤,其次还可造成部分实质脏器的出血。强超压作用于人体,可导致内脏破裂以及肋骨与听小骨等骨折,但一般不会造成体表直接损伤。目前公认的冲击波直接致伤的机制主要包括:

(1) 内爆效应:当冲击波在含有气泡或气腔的液体介质中传播时,冲击波的超压将导致可压缩的气体被大幅压缩,而液体和固体被压缩的幅度很小;冲击波的超压作用之后接着是负压作用,会导致受压缩的气体极度膨胀,好似许多小的爆炸源,呈放射状向四周传播能量,从而使周围组织发生损伤。内爆效应导致的损伤一般发生在含气的肺泡组织或胃肠道中。

(2) 压力差效应:当组织两侧压力大小不一样时,其压力差可以直接导致该组织的损伤。因此爆炸冲击波传播过程中,当冲击波到达某一组织或器官时,在局部瞬时的高压与对侧常压形成巨大的压力差,直接导致该组织或器官损伤。例如,超压所致的鼓膜破裂就是由压力差造成的;又如,冲击波作用于机体后,肺内液体部分(血管内血液)和气体部分(肺泡内气体)的压力均有所上升,但液体部分上升得更多,两者间形成很大的压力差,致使微血管撕裂,血液流入肺泡腔,引起肺出血。

(3) 过牵效应:机体含气器官受爆炸冲击波作用过程中,在减压期和负压期含气器官可从受压状态转为扩张状态,组织由压缩状态转为膨胀拉伸状态,组织承受膨胀产生的拉伸应变和拉伸应力。通常组织承受拉伸的能力远低于承受压缩的能力,当拉伸应变达到一定程度时,组织中的微血管内皮细胞和肺泡上皮细胞通透性增加,此时可出现水肿和渗血;当拉伸应力超过组织承受的极限时,则会出现组织和血管的破裂,造成严重的出血水肿。在减压过程中超压峰值越高,减压时间越短(减压速度越快),过牵效应就越明显,受伤也越严重。

(4) 剥落(碎裂)效应:在爆炸冲击波传播过

程中,当其从致密组织传入疏松组织时,会在致密组织与疏松组织之间的界面发生反射,这种反射波会导致局部的较致密组织因局部压力突然增高而发生损伤,如肺泡撕裂出血、心内膜下出血、膀胱黏膜出血等。

（5）惯性效应:当连接在一起的密度不同的两种组织受到同一压力波作用时,两种组织的加速和减速运动具有显著的差异,从而在两种组织的界面上产生强大的剪切应力,导致两种组织的连接部位出现撕裂。如爆炸冲击波导致的肋骨与肋间组织撕裂出血、肠管与肠系膜组织的撕裂出血等都与冲击波的惯性效应有关。

（6）负压效应:爆炸冲击波超压作用之后紧接着是负压作用,负压作用时压力下降速率、负压持续时间和负压峰值是其致伤的主要参数,其中负压峰值最为重要。负压可造成严重肺损伤,如广泛的肺出血、肺水肿等,且其导致严重肺损伤所需的压力峰值的绝对值远远小于超压的峰值。

（7）血流动力学效应:爆炸冲击波超压作用于体表后,一方面压迫腹壁,由于腹壁软,腹腔内压快速增高,膈肌上顶,上腔静脉血突然涌入心、肺,使心肺血容量急剧增加;另一方面冲击波超压也压迫胸壁,使胸腔容积缩小。由于胸廓相对腹部较硬,胸腔内压急剧上升相对滞后,血液随后又涌向颅脑,使颅内血容量急剧增加。超压作用后,紧接着就是负压的作用,这时因减压的牵拉作用又使腹腔和胸廓相继扩大。这样急剧的压缩与扩张,使体腔内发生一系列血流动力变化,从而造成心肺损伤以及远处（如脑）血管组织的损伤。

2. 爆炸冲击波的间接作用 爆炸冲击波通过其动压产生的继发投射物以及其他因素导致的人员间接和继发性损伤统称为爆炸冲击波间接损伤。爆炸冲击波的间接损伤作用主要有:

（1）继发投射物作用:爆炸冲击波的动压作用不仅可使弹壳产生的弹片或破片以投射物形式击中人体,而且可使某些物体（如玻璃碎片、石块等）具有动能,并以投射物的形式击中人体而致伤。爆炸事故的调查和日本受核袭击后的统计资料表明,各种开放性损伤主要是由这种继发性投射物作用所致。在城镇、工厂或居民区,继发投射物大多为飞散的门窗玻璃碎片,而在开阔地,则大多为"飞沙走石"。

（2）抛掷与位移作用:一定强度的动压可表现为一种冲击力或抛射力,爆炸冲击波的动压作用于人体后,可使人员发生位移或被抛掷至空中再摔向地面或撞向固定物,由此造成各种损伤。因抛掷或位移而引起的损伤类似于自然跌落或交通事故时所发生的损伤,如皮肤擦伤、皮下组织挫伤、内脏出血和破裂、骨折等。

（3）建筑物倒塌的压砸作用:爆炸冲击波常导致地面建筑或工事的部分或完全倒塌,使其中的人员被压砸、掩埋,由此引起体表软组织和内脏器官损伤及骨折等,重者可发生挤压伤和挤压综合征。覆有厚土层的工事倒塌压砸,可使其中的人员被掩埋,甚至窒息死亡。

（4）其他并发伤因作用:爆炸过程中,常伴有闪光、火、有毒气体、灰尘、溺水、放射性物质、细菌及其他致病生物等多种致伤因素,可导致机体产生相应的损伤。

第三节 爆炸冲击伤分类

因采用的指标体系和标准不同,爆炸冲击伤可有多种分类方式,例如:基于爆炸冲击伤致伤因素分类、基于冲击波传导介质分类、基于受伤部位和器官的分类等。

一、基于爆炸冲击伤的致伤因素分类

爆炸冲击伤的致伤生物力学机制分类是基于爆炸冲击波致人员损伤过程中导致人员损伤的力学机制性因素进行分类的方法。目前国内外多采用根据第二次世界大战时期 Zuckerman 方法改进而来的分类法。该方法将爆炸冲击伤分为四类:原发冲击伤、第二类冲击伤、第三类冲击伤和第四类冲击伤,其中后三类也被称为继发冲击伤。

1. 原发冲击伤 是指由冲击波的超压、动压和负压等物理因素直接作用于机体所致的损伤,也被称为纯冲击伤。由于气体容易被压缩和扩张的原因,原发冲击伤常见于肺、中耳、胃肠道等含气的器官。

2. 第二类冲击伤 是指由爆炸冲击波所引发的弹片、破片、碎玻璃、碎石以及其他飞溅碎屑所导致的机体损伤,多为穿透伤或撕裂伤,可见于体表、内脏器官、四肢等任意部位。

3. 第三类冲击伤 是指由爆炸冲击波致人员抛掷所导致的撞击伤,工事和建筑物等倒塌所导致的压砸伤等,可引起机体任意部位的穿透性与钝性损伤、骨折、创伤性离断、挤压伤和挤压综

合征等。

4. 第四类冲击伤 是指除了原发冲击伤，第二、三类冲击伤以外的与爆炸冲击相关的所有其他损伤与疾病，即指由爆炸产生的闪光、火、有毒气体、灰尘、溺水、精神因素等所导致的机体损伤，可出现在身体的任意部位和器官。

二、基于冲击波传导介质分类

由于爆炸冲击波导致人员损伤都需要通过一定的介质才能实现，而冲击波在不同介质传递的特性与损伤特点、量效关系和结局存在较直接的关系。因此基于冲击波传导介质的不同对爆炸冲击伤进行分类也是一种非常重要的分类方法。通常是将冲击伤按冲击波传导介质的不同分为：气体冲击伤、水下冲击伤和固体冲击伤三类。

1. 气体冲击伤（air blast injury） 是指爆炸冲击波通过空气传播而导致的机体损伤。通常所说的冲击伤主要就是指气体冲击伤。气体冲击伤除了与前述冲击波参数有关外，还与空气冲击波波长、频率等有关。当空气冲击波波长较短，呈高频破裂音时，单位时间通过人体的冲击波就多，造成机体损伤的可能性就大；相反当其波长较长，呈低频轰鸣音时，单位时间通过人体的冲击波就仅为单个波，其造成机体损伤的可能性就小很多。

高原条件下，空气稀薄，大气压低，同样冲击波压力值所致的冲击伤伤情常较平原时为重。

笔者实验室曾用 BST-Ⅱ 型生物激波管研究了不同环境压力（53.99kPa、61.33kPa 和 96.60kPa）对大鼠冲击伤伤情的影响。结果显示，在同样超压峰值（190.40kPa）和同样正压持续时间（10ms）的条件下，随着环境压力降低，大鼠死亡率明显增加，肺损伤程度明显加重，伤后 6 小时，三组动物死亡率分别为 36.8%、25.0% 和 0%，肺出血面积分别为（653.21±652.25）mm²、（313.50±357.25）mm² 和（63.75±69.01）mm²，肺体指数分别为 1.51%±0.77%、1.31%±0.65% 和 0.93%±0.21%，表明环境气压降低可使死亡率上升，肺损伤加重。

此外，用 BST-Ⅰ 型生物激波管和减压舱复制大鼠高原冲击伤模型，观察其形态学和血液流变学的改变。结果显示，肺出血、水肿的程度较平原条件下更重，全血黏度明显升高，直至伤后 6 小时尚未恢复。

2. 水下冲击伤（underwater blast injury） 是指各种炸弹、导弹或其他爆炸装置在水中爆炸产生的爆炸冲击波，通过水传播并导致水中人员的损伤。海上作战环境将成为未来战争的主要战场环境之一，结合冲击波在水中传播和致伤特点，水下冲击伤已成为现代研究的重点之一。

水下冲击波的物理特性与空气冲击波有所不同，因而致伤效应也有差异。主要表现在以下几个方面：①传播速度较快（为空气冲击波的 3~4 倍）；②传播距离较远，在水中造成人的杀伤范围几乎是空气中的 10 倍；③无压缩区和稀疏区，水粒子也不会像空气分子那样随冲击波传播而出现大幅度的前后运动；④水下冲击波传至水与空气的界面时，会反射回来而形成特异的反射波，即拉伸波，拉伸波与入射波的方向不同，故可起到削弱入射波的作用（图 1-1）。作用点愈接近水面，入射波被削弱的愈多（图 1-2）。也就是说，水下爆炸时，人员愈接近水面，损伤愈轻。

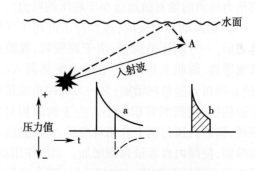

图 1-1　拉伸波形成和作用示意图
a. 到达 A 点前的入射波；b. 到达 A 点后被削减的入射波；A. 作用点；t. 时间

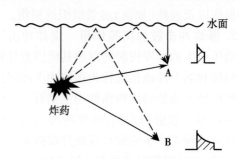

图 1-2　作用不同的拉伸波效应图
A. 作用点；B. 作用点

水下冲击伤的临床病理特点如下：①极少发生体表外伤。水下爆炸后，一般不出现大量的继发投射物，人员也极少会碰撞到坚硬的物体上，故体表不易发生外伤。②含气脏器损伤重，含液脏器损伤轻。前者可用内爆效应来解释，后者是因液体和软组织密度相似的缘故。有人做过如下的实验:将动物的肠腔内灌满等渗盐水,然后将其放于水下,爆炸后未见此段肠管有何损伤,即使肠管被放在炸药附近时也是如此。但是,如肠管内有少量气体存在时,则爆后立即出现明显的肠壁穿孔。③头部损伤多较轻。这是因为,当发生水下爆炸时,大多数受难者的头部在水面以上。④腹部损伤较为多见而严重。水下或俯卧于水面的人员,腹部直接与水接触,腹壁又较柔软,因此,发生水下爆炸时,腹部脏器(主要是胃肠道)较空气中爆炸时更易发生损伤,伤情也更为严重。⑤死亡率较高。据报告,118 例水下冲击伤伤员中有 47 例死亡,死亡率为 39.8%;另一资料介绍,13 例水下冲击伤伤员中 9 例死亡,死亡率高达 69.2%;而一般气体冲击伤伤员,90% 的伤情均不是很严重。

笔者实验室为探讨水下冲击伤的损伤特点以及冲击波强度与伤情间的量效关系,进行了如下实验:将成年杂种狗 37 只麻醉后,颈部固定于漂浮夹具,头在水面之上,躯体及四肢垂直于水面,布放于爆心 3.5 与 17.5m 的两侧(图 1-3),TNT 炸药置于水下 3m,炸药量为 0.2~1.0kg,高压瞬发雷管致伤,观察动物现场和伤后 6 小时存活情况及病理改变。结果显示:①水下冲击波物理参数的特征为:峰值压力高,但持续时间短,仅数百微秒,远较炸药爆炸时空气冲击波持续时间数毫秒至数十毫秒为短。此外,压力上升时间极短,仅微秒级,而空气中爆炸时约为 1ms。因此,水下冲击波致伤不能单以超压峰值来评定,而以采用冲量更为适合。初步量效分析表明,引起轻度、中度、重度和极重度损伤的冲量范围为 121.1~142.0kPa/ms、142.0~214.3kPa/ms、247.8~322.6kPa/ms 和 322.6~579.8kPa/ms。②0.2kg、0.5kg 和 1.0kg TNT 水下爆炸的致死边界分别为离爆心 5m、8.75m 和 12.5m,远较空气中爆炸的致死边界距离为远。水下爆炸时 0.5kg TNT 炸药的致死边界与空气中 40.0kg TNT 炸药爆炸的致死边界(8m)相近。③死亡率高,37 只狗中,现场死亡 10 只(另有 2 只伤前有肺萎陷和肺炎,未计算在内),伤后 6 小时未再发生死亡,死亡率为 27%。这与同质量爆炸不同距离的冲击波强度远较空气冲击波大有关。④肺损伤发生率最高(83.7%),程度最重,现场死亡多与严重肺出血和肺水肿有关,有的动物还可见有肺破裂和肺损伤导致的冠状动脉气栓。⑤肠道损伤发生率高,小肠损伤的发生率为 29.73%,结肠损伤发生率为

51.35%,远较空气中冲击波的致伤概率为高。结肠损伤发生率更高与其腔内含气较多有关。⑥实质脏器损伤的发生率低,除 3 例胰腺轻度出血和 1 例肝破裂外,脾、肾和充盈的膀胱均未见明显损伤。⑦体表无伤。

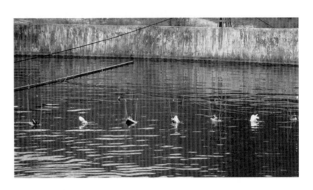

图 1-3 水下冲击伤实验动物布放图

3. 固体冲击伤 是指爆炸冲击波通过固体传导并作用于机体而产生的损伤。爆炸冲击波在固体中传播与其在空气中和水中传播相比有显著不同的特点,主要表现为冲击波在固体中传播时波的振幅较小,波的作用时间短(通常在数毫秒以内),但加速度却很大。固体冲击伤常发生于舰船、坦克、装甲车受到爆炸攻击时,冲击波及其后的继发波作用到舰艇壁、甲板及装甲上时会以曲波(flexion wave)的形式传播,产生两种形式的运动:其一是固体瞬间的轻微位移与加速度,其二是随之出现的弯曲、振动等明显的宏观运动。第一种运动会造成人员接触部位的损伤,常见为下肢损伤,特别是踝部伤,此为固体冲击伤的原发损伤,即是一般意义的固体冲击伤;第二种运动可使人员被抛掷,发生碰撞而产生损伤,此为继发性固体冲击伤。

固体冲击伤的伤情特点主要表现为:损伤以下肢骨骼和关节的损伤为主,这种自下而上的冲击可使人员发生跟骨、趾骨、胫骨与腓骨下段、踝关节等的闭合性骨折和损伤,其中跟骨骨折较多见。据 50 例住院治疗的固体冲击伤资料分析,发生足踝部骨折者共 18 例,并常为多部位、粉碎性,其中跟骨骨折 11 例,共 15 个肢体。损伤部位与体位有明显关系,且损伤多偏于一侧,比如站立位时下肢易受伤且某一侧为重,坐位时脊柱易受伤。腹腔实质器官损伤多见,可能原因是冲击加速度使内脏器官的变形和位移,使器官与骨骼、肌肉、韧带等之间发生挤压、碰撞、牵拉等造成损伤,特

别是肝、脾的损伤多见。易发生间接损伤，主要为人员被抛掷或横向位移时因碰撞导致的软组织损伤、骨折以及脑组织受冲击加速度导致的脑震荡等。50例住院伤员中，共有32例出现意识丧失，这些伤员都因被抛掷或位移而发生颅脑损伤。

三、基于爆炸冲击伤的损伤部位和器官分类

爆炸冲击伤的损伤部位和器官分类即是依据爆炸冲击波导致机体损伤的具体部位和器官进行分类的方法。常见的可分为：颅脑冲击伤、胸部冲击伤、腹部冲击伤、脊柱冲击伤、四肢冲击伤等。进一步还可以根据损伤的脏器分为肺冲击伤、心脏冲击伤、脑冲击伤、胃肠冲击伤、肝冲击伤、听器冲击伤等。其中肺冲击伤、胃肠冲击伤、听器冲击伤等相对发生率高。

根据损伤部位和器官的分类可以直接对爆炸冲击伤进行定位，是开展爆炸冲击伤损伤机制、损伤特点、诊治和防护研究时常用的方法。

四、伤情分类

1. 病理分类 美国Yelverton最近介绍一种冲击伤计分系统，作为判定伤情的依据，其要点如下：①先算出各单一损伤的范围、严重程度、类型、深度或破裂情况的综合计分；②将单一伤的综合计分被该单一伤最严重时的最大计分除，得出此单一伤的比值分；③将各单一伤的比值分相加；④再加发病因素（如气胸、血胸、血腹、冠状血管或脑血管气栓等）计分；⑤如伤员死亡，将其总分乘以2；⑥在评价非听器损伤时，可从损伤严重度指数（severity of injury index，SII）中减去听器伤的比值分，以获得修正的损伤严重度指数（adjusted severity of injury index，ASII）。此法细致、较准确，但是过于繁琐。

2. 临床分类

（1）轻度：一般听器伤、内脏轻度挫伤（斑块状出血）和体表擦伤等。

（2）中度：内脏较大范围的挫伤（片状出血或血肿）、较轻的肺水肿、大片软组织伤、单纯脱位、个别无明显变位的肋骨骨折、脑震荡等。

（3）重度：内脏破裂、骨折（股骨、脊柱、颅底和多发性肋骨骨折）、较严重的肺水肿、肺出血等。

（4）极重度：极其严重和致命性损伤，如严重

颅脑和脊髓损伤、胸腹腔破裂、广泛而严重的肺出血、肺水肿、大血管破裂、肢体断离伴有大出血等。

第四节 爆炸冲击伤的流行病学特点

爆炸冲击伤在损伤发生条件、致伤机制、现场及救治环境等方面与其他创伤相比，均有较大的差异，因此爆炸冲击伤的伤情特点及流行病学概况也与其他创伤有较大的不同。

一、爆炸冲击伤的一般特点

由于爆炸冲击伤受伤过程中，机体同时受到爆炸冲击波的直接和间接作用，损伤的组织器官、损伤机制和过程复杂，受伤时的环境和条件多变，导致爆炸冲击伤具有一些不同于一般创伤的特点。爆炸冲击伤总体上具有以下特点：

1. 伤情复杂 爆炸冲击波的超压、负压、动压均可以致伤，可以单一因素致伤，也可以复合因素致伤；可以是直接作用致伤，也可以间接作用致伤。这种致伤因素和方式的多样性决定了爆炸冲击伤伤类和伤情的复杂性。其复杂性主要表现为：爆炸冲击伤常是多发伤或多处损伤，可以外伤和内伤同时出现，可以多个脏器或部位的损伤同时出现；爆炸冲击伤常为复合损伤，常见的有弹冲复合伤、烧冲复合伤、放冲复合伤等；爆炸冲击伤时常是多种损伤类型同在，比如钝性伤、穿透伤可同时出现，同一机体既可见挫伤又可见撕裂，既可见水肿又可见出血。特别是有外伤的伤员中常因爆炸时污物进入伤口而致较严重的伤口污染，因此当一想到冲击伤这个词时，总是联想到大量伤口污染的伤员。

2. 定向致伤（靶器官致伤）特点突出 虽然爆炸冲击波可致机体任何部位、任何组织产生损伤，但由于冲击波本身以及传导介质的特点，爆炸冲击波致效应器官损伤的特点非常突出。在气体冲击伤和水下冲击伤中含气的组织、器官是爆炸冲击波的主要效应器官，因此中耳的鼓膜、肺组织、胃肠道等的损伤几乎都会出现；而在固体冲击伤中与冲击波传导介质直接接触的部位或冲击波传导纵向受力的部位几乎都会出现损伤。因此要特别重点关注爆炸冲击伤的重要靶器官。

3. 外轻内重特点突出 这是由爆炸冲击波的作用机制和方式特点所决定的。当冲击波作用

于机体后,体表损伤往往显得较轻,特别是仅仅由超压、负压作用所致的损伤,体表甚至可以没有明显的伤痕,但体内的重要靶器官,比如肺、胃肠等则可能已受到严重的损伤,因此就表现出外轻内重的特点。

在大型炸弹爆炸现场,在离爆心较近的范围内(根据爆炸当量的不同,该距离也不同),动物虽然可以出现明显的体表和肢体外伤,但此时内脏损伤往往更为严重,且常常是动物死亡的主要原因之一;在离爆心较远的冲击波致伤范围内,动物体表和肢体的损伤较少、较轻,但内脏的损伤则可能较重,甚至成为动物死亡的主要原因。

4. 伤情发展迅速 重度以上的爆炸冲击伤在伤后较短时间内会出现一个相对稳定的代偿期,此时伤情轻,但如果治疗不及时,伤情则会迅速恶化,尤其是合并有颅脑损伤、肺出血水肿或其他脏器损伤时伤情进展更快。

第二次世界大战日本遭受原子弹袭击后,重度以上的爆炸冲击伤伤员数量较少,可能就是因为这部分伤员伤情发展迅速,短期内即恶化死亡的缘故。在爆炸现场试验也常能发现部分动物在爆炸后短时间内一般情况良好,活动正常,但很快就会出现呼吸困难、休克,继而死亡的现象。经解剖发现,这些动物常常有严重的肺出血、肺水肿,或肝、脾等脏器的破裂。

二、爆炸冲击伤的发生率与死亡率

随着现代高新、高爆武器的发展,以及战争模式和方式的改进,现代战争中各种高速、高爆武器(含临时爆炸装置)的使用越来越多,由爆炸冲击伤所致的人员伤亡比例也越来越高。

以军事行动为例,美军2001—2014年,在阿富汗和伊拉克开展的军事行动中,共有超过6 700名美军士兵被各种爆炸致死,超过50 500名士兵被炸伤;而从2003年3月至2011年10月在伊拉克的军事行动中,仅因临时爆炸装置爆炸这一个原因,就有约2 200名美军被炸死,约22 000人受伤。而两伊战争中,因爆炸冲击伤死亡和受伤的伊拉克军人和老百姓更是难以评估和计数。

近几十年来,国际上各种暴力事件层出不穷,其中恐怖性爆炸事件尤为突出。仅在以色列,2000年9月至2003年12月就发生近20 000起恐怖袭击事件,导致约900人死亡,其中因自杀式爆炸事件死亡者就达412人,占总死亡人数的

45.78%。美国和平中心的报告显示,1993年9月11日至2009年9月10日,全球发生群体性人员伤亡的爆炸恐怖袭击多达624次,导致了26 073人死亡(平均每次爆炸可致42人死亡)。如以2001年纽约"9·11"事件为界,前8年共发生68次大的恐怖性爆炸袭击(含"9·11"事件),致3 921人死亡;后8年共发生556次大的恐怖性爆炸袭击,致死人数高达22 152人,其发生次数和致死人数分别为前8年的8.2倍和5.7倍。可以看出近年来全球爆炸恐怖袭击呈逐年增加的趋势,其对社会造成的危害也越来越大。

目前,全世界还没有一个相对统一的爆炸相关损伤的数据库,加之战争中爆炸所致损伤的数据收集十分困难,所以尚没有看到相对完整的全球性爆炸冲击伤流行病学的数据报道与分析。现在的爆炸冲击伤数据大都来源于一些单独的爆炸事件数据分析、区域性的研究中心数据或数据库,比如美国的恐怖主义研究中心、恐怖袭击数据库等。因此各种爆炸所致的冲击伤总体发生率、死亡率等还不清楚,我们只能通过某些调查和数据分析对其发生率、死亡率进行了解。

1. 爆炸冲击伤发生率 到目前为止,世界上唯一将原子弹用于实际战争的例子就是1945年美国对日本的两枚核弹打击,而较早用于爆炸冲击伤较详细统计和分析的数据也来自于这次日本长崎和广岛原子弹袭击事件。战后的伤亡统计资料显示,在爆炸后第一天存活的中度和重度伤员中,有36.6%的伤员为冲击伤;在广岛的早期死亡人员中60%是因爆炸冲击波所致冲击伤而死亡;在爆炸后20天存活的伤员中有接近70%的伤员(广岛为70%,长崎为64.3%)为伴有冲击伤的复合伤,即这些伤员有明显的冲击伤,同时伴有其他损伤(如烧伤、放射损伤等)。由于当时对冲击伤的认识和诊断能力相当有限,可能遗漏了部分冲击伤伤员,因此这次核爆致冲击伤发生率保守估计应该在70%以上。

在现代武器发展中,爆炸性武器是最为突出且发展极快的武器之一。从普通炮弹和炸弹、地雷、集束炸弹,到爆震弹、聚能弹、冲击波增强武器(如燃料空气炸弹等),甚至大型原子弹和氢弹等,其爆炸冲击波对装备和建筑的损毁以及对人员的杀伤作用起着越来越重要的作用。也就是说,无论在未来的核战争还是在常规战争中,冲击波都将是最主要和重要的致伤因素之一。

美国在越南战争中首次使用燃料空气炸弹（气浪弹），在对其导致的 101 例致伤人员的数据分析报告中显示，爆炸冲击伤的发生率达 50.4%。另据报道，在俄罗斯第一次车臣战争中爆炸冲击伤的发生率为 30%。前南斯拉夫军事医学科学院在总结其收治的爆炸性武器致伤的 1 303 例重伤员中发现，爆炸冲击伤的发生率可达 51.0%。在对我国 20 世纪 80 年代西南边境作战中一组 166 例炮弹和地雷炸伤伤员数据统计发现，爆炸冲击伤的发生率为 22.3%。而笔者单位在某型空气燃料炸弹研究中发现，在该型空气燃料炸弹爆炸致死的动物中，爆炸冲击伤的发生率达到 100%，而重伤动物中爆炸冲击伤的发生率高达 90% 以上。

在恐怖袭击中，各种炸弹或简易爆炸装置已成为恐怖分子大量使用的工具，其造成的爆炸冲击伤也成为人员伤亡的主要原因。对一组恐怖爆炸事件后到达医院就诊的 647 例伤员统计分析，其爆炸冲击伤的发生率达 29.8%。而在另一组因恐怖袭击而遭受爆炸伤害的 3 357 名受害者分析显示，在现场即刻死亡人员中，仅肺冲击伤就达 47.0%。

就爆炸冲击伤的致伤部位分布而言，各种报道有所差异。总体上，在存活的爆炸冲击伤员中，约 10% 的伤员存在眼部冲击伤，9%~47% 的伤员发生有听器冲击伤，3%~14% 有明显的肺冲击伤，而 0.3%~0.6% 有胃肠道冲击伤发生。

虽然临床上爆炸冲击致腹部损伤的发生率不高，但有腹部冲击伤者死亡率较高。通过对 1966—2009 年的 61 篇文献分析结果显示，腹部爆炸冲击伤平均发生率为 3.0%（最低 1.3%，最高 33.0%）。开放空间和闭合空间腹部原发性爆炸冲击伤发生率分别为 5.6% 和 6.7%。

2. 爆炸冲击伤死亡率 相对于其他创伤，爆炸冲击伤具有更为复杂的伤情和更严重的伤势以及更高的死亡率。通常钝性或穿透性创伤的死亡率呈现经典的三相分布，而爆炸冲击伤的死亡率常呈现两相分布的特征，即刻死亡率较高，而其后的死亡率相对较低。

即刻死亡率的高低受到爆炸当量大小、邻近爆心的距离和潜在受害者数量、建筑物倒塌情况、封闭或开放的空间环境等诸多因素影响。当其他条件相同时，建筑物和工事的倒塌情况、爆炸空间的密闭与开放情况对爆炸冲击伤的严重程度和死亡率影响较大。

当爆炸后有建筑和工事倒塌时，爆炸伤的死亡率显著增加。如一组 29 起群体性伤亡的爆炸伤数据分析显示：在有建筑物倒塌的爆炸中即刻死亡率高达 25%。另外，在密闭空间的爆炸可导致更多和更为严重的原发性冲击伤，显著增加其即刻死亡率。有研究报道显示：在密闭空间中发生的爆炸事件，其死亡率为 8.3%~15.8%，而开放空间发生的爆炸事件的死亡率仅为 2.8%~4%。另有实验研究结果也显示：在爆炸的当量相同、实验动物布放密度相同的条件下，在密闭空间的爆炸所致原发冲击伤发生率高达 78%，动物死亡率高达 49%；而在开放空间的爆炸所致原发冲击伤发生率仅为 34%，动物死亡率仅为 7.8%。

由于爆炸后现场轻度和中度的原发冲击伤者与无伤者相似，没有明显的体表损伤，但有无内脏损伤的诊断与鉴别极为困难，且轻度和中度的原发冲击伤者死亡率极低，从而降低了爆炸冲击伤伤员的死亡率，且不能反映爆炸冲击损伤的严重程度。因此，有研究者采用危重伤死亡率来反映爆炸事件的爆炸伤严重程度和爆炸冲击伤的医疗救护水平。通常是人员受到爆炸冲击伤后，因为急性气道、呼吸、循环或神经系统问题需要立即进行外科处理、入 ICU 监护或气管内插管的损伤归类为爆炸冲击伤的危重伤。文献报道危重爆炸冲击伤的死亡率多在 9%~22%。

第五节 爆炸冲击伤的
治疗原则

为了及时有效地进行急救、诊断、后送和治疗，首先必须对伤情严重程度进行分度，按照伤情进行救治。

一、轻度冲击伤

主要有轻度脑震荡、轻度肺出血、一般听器损伤及体表擦伤等。此类伤员数量较多，约占冲击伤伤员总数的一半以上，因无明显的内脏损伤和全身症状，对战斗力影响不大，一般不需特殊的治疗。

二、中度冲击伤

主要包括较重的脑震荡、轻度肺水肿、严重的听器损伤、内脏斑片状出血或血肿、大片软组织挫伤等,临床症状较明显,且常伴有全身症状。中度肺损伤伤后1~3天内可见痰中带血,听诊偶有啰音或捻发音;软组织挫伤和单纯脱位时,其症状与一般创伤相同。少数伤员可因合并其他损伤或运送不当而加重伤情,但一般不会发生休克或危及生命,预后多良好,仅少数伤员因合并其他损伤而加重病情。

三、重度冲击伤

主要包括脑挫伤、较严重的肺出血和肺水肿、内脏(如肝、脾、胃、肠和膀胱)破裂或穿孔、骨折(股骨、脊柱、颅底和多发性肋骨骨折)等。脑挫伤时可出现昏迷和颅内压增高征象;肺损伤时可出现呼吸困难和血性痰,胸部叩诊可呈浊音,听诊可闻较广泛的湿性啰音;腹腔脏器破裂时可有腹痛和腹壁紧张、压痛、反跳痛等腹膜刺激症状,肝、脾破裂可引起严重内出血和休克,胃肠破裂或穿孔可引起弥漫性腹膜炎;发生骨折时,其症状与一般创伤相同,因此按照一般创伤原则进行救治。

四、极重度冲击伤

常常同时发生多处严重损伤,比如严重的颅脑脊髓损伤、胸腹脊髓损伤、内脏破裂、严重肺出血、肺水肿,大血管破裂、软组织严重挤压伤以及肢体离散等。除此之外,暴露人员常并发严重的烧伤和放射损伤。此类伤员多见于离爆心较近的区域,常因伤势过重而在短时间内死亡。早期死亡主要是由于严重的大脑和脊髓损伤,严重出血引起的内脏破裂(出血性休克)和多发性骨折(脂肪栓塞)所致。后期的死亡原因主要是贯穿腹膜炎、支气管肺炎、败血症或其他继发感染。严重的颅脑伤与多发性内脏破裂,其临床表现与一般创伤处理相同,因此按照一般创伤原则处理。此类伤员多于伤后1天内死亡。

(王正国　周继红　杨志焕)

第二章

爆炸物理学

第一节 炸药的基本知识

一、炸药的类型

炸药是一种亚稳态物质,受不同外界刺激(能量)作用能发生不同程度的化学(放热)反应(缓慢化学变化、燃烧、爆炸、爆轰)。仅具有爆炸性而极不稳定的物质不能称为炸药,只能称为爆炸物。近年来,更多的将一定条件下能发生剧烈化学反应并生成大量热量和气体产物的物质称为含能材料。

按应用范围分类,根据激发的感度、爆炸转变形式和爆炸作用的表现方式分为起爆药(初级炸药)、猛炸药(次级炸药)、发射药(火药、推进剂)、烟火剂,这些物质均属于含能材料的范畴。

起爆药一般感度很高,针刺(冲击)、火花(火焰)均能使其发生爆炸。由于起爆药燃烧转爆轰的时间极快速($10^{-8} \sim 10^{-6}$s),其爆炸转变形式通常是爆轰,作为激发其他类炸药爆轰(燃烧)的装置。常用起爆药是:雷汞 $Hg(ONC)_2$、叠氮化铅 $Pb(N_3)_2$、三硝基间苯二酚 $C_6H(NO_2)_3O_2Pb \cdot H_2O$、二硝基重氮酚 $C_6H_2(NO_2)_2N_2O$、特屈拉辛(四氮烯)$C_2H_8N_{10}O$ 等。

猛炸药一般感度较低,需要起爆药的爆炸冲击波或金属物的高速撞击(速度≥1 000m/s)作用来引爆。猛炸药的爆炸转变形式通常是爆轰,由于一般的低能量刺激不易发生爆炸,因此使用起来相对安全和方便。而一旦猛炸药爆炸,又会对周围介质造成强烈的破坏作用,因此用于需要爆炸威力或爆破力的场合。按照猛炸药的组成,分为单质炸药和以单质炸药为基础的混合炸药。常用单质炸药是:梯恩梯($C_7H_5N_3O_6$,代号 TNT)、三氨基三硝基苯($C_6H_6N_6O_6$,代号 TATB)、六硝基

芪($C_{14}H_6N_6O_{12}$,代号 HNS)、黑索金($C_3H_6N_6O_6$,代号 RDX)、奥克托今($C_4H_8N_8O_8$,代号 HMX)、特屈儿($C_7H_5N_5O_8$,代号 CE)、太安($C_5H_8N_4O_{12}$,代号 PETN)、硝化甘油($C_3H_5N_3O_9$,代号 NG)、硝化棉($C_{12}H_{16}N_4O_{18}$,代号 NC)等。常用的混合炸药(按主装药成分或特殊添加剂归类)是:梯黑炸药(梯恩梯与黑索金混合组成)、梯奥炸药(梯恩梯与奥克托今混合组成)、铵梯炸药(硝酸铵与梯恩梯混合组成)、含铝炸药(高能单质炸药与铝粉混合组成)、高聚物粘结炸药(以粉状高能炸药为主体,加入高聚物粘结剂等添加剂)等。

发射药对除热量以外的其他外界能量刺激的感度较低。发射药的爆炸转变形式通常是稳定的层流燃烧,燃烧生成大量的高温燃气物质,具有很强的抛射能力。发射药包括用于身管发射系统产生燃气的火药或火箭发动机产生喷射推力的推进剂。常用的火药包括:黑火药、单基无烟火药(硝化纤维素火药)、双基无烟火药(硝化甘油火药)、三基无烟火药(TB 火药)等。常用的推进剂包括:液体推进剂(液氧/液氢、液氧/煤油)、固体推进剂(HTPB、CTPB 等)及固液混合推进剂(HTPB/液氧等)。

按炸药物理形态则可分为固体炸药、液体炸药和气体炸药。

按炸药的用途则可分为军用炸药和民用炸药或工业炸药。

二、炸药的特性

炸药的化学反应属于受激反应(需要时才使其发生),有热分解、燃烧、爆轰三种形式。炸药的热分解性质与普通有机物质类似,常温下分解速率极为缓慢,可以长期安全贮存。炸药的燃烧不同于普通有机物质的燃烧,炸药燃烧不需要依赖外界提供氧气,燃速也要比普通有机物质快,燃

速快慢受环境温度和压力的影响。爆轰是炸药特有的化学反应,反应速率高,爆轰形成的高温、高压是其他形式的化学反应所无法比拟的。

反应的放热性、反应的快速性和生成大量气体是炸药具备的三大特征。①反应的放热性:一般常用高级炸药的爆热为 3.71~7.53MJ/kg,爆炸时的温度可高达 3 000~5 000℃,爆热是炸药爆炸对外做功能力的标志;②反应的快速性:爆轰的传播速度高达每秒数千米,因此可以近似认为爆炸反应所释放出的能量全部集中在爆炸反应前所占据的体积内,即释放出的能量密度极高;③大量气体生成:体积相当于膨胀 1 000 倍,这些气体在爆炸的瞬间被强烈地压缩在接近于炸药原有的体积内,因此瞬时成为压力可达数十万个大气压的高压、高温气体,炸药的势能在爆炸过程中被迅速转变为爆炸机械能对外做功,具有强烈的破坏作用。

炸药具有相对不稳定性、高能量密度的性质,由氧元素(O、F 等)和可燃元素(C、H、Si、B、Mg、Al 等)组成。可燃元素与氧元素发生氧化还原反应并释放热量,显然,炸药中氧元素和可燃元素的配比与炸药的能量性质和爆炸反应过程密切相关。为表示炸药中氧元素与可燃元素的配比关系,引入了氧平衡的概念。氧平衡是指每克炸药本身所含的氧,用来完全氧化炸药中所含可燃元素以外,所余或不足的氧的克数。氧系数 A 用来表示炸药分子被氧饱和的程度:

A=1,炸药中的氧刚好能完全氧化其可燃元素,称为零氧平衡,这类炸药被称为零氧平衡炸药;

A>1,炸药中的氧完全氧化其可燃元素后还有富余,称为正氧平衡,这类炸药被称为正氧平衡炸药;

A<1,炸药中的氧不够完全氧化其可燃元素,称为负氧平衡,这类炸药被称为负氧平衡炸药。

新炸药合成或配制时,必须考虑氧平衡。

一般用以下五个参数对炸药的爆炸性能进行综合评价:爆热、爆温、爆容、爆速、爆压。

爆热是单位质量的炸药在爆炸反应时所释放的热量。由于爆炸反应极为快速,通常按定容过程来处理,用 Q_v 来表示爆热,单位 kJ/kg。装药密度对负氧平衡炸药(如苦味酸、特屈儿等)的爆热值影响较明显。为实现提高炸药爆热的目的,应尽量使氧平衡达到零氧平衡。在炸药中加入能产生二次放热反应的铝粉、镁粉等金属细粉末也能显著提高爆热。

爆温是表征爆炸释放的热量将爆炸产物加热升至的最高温度,用 T_B 来表示爆温,单位 K。$T_B = T_0 + \dfrac{Q_v}{\overline{c_v}}$,式中,$T_0$ 表示炸药的初始温度,可取为 298K;$\overline{c_v}$ 表示爆轰产物的平均分子比热容。显然,调整氧平衡,在炸药中加入能生成高热值的金属细粉末都可以提高爆温。但如果采取的措施使 Q_v 的增幅不如 $\overline{c_v}$ 的增幅大,就不能达到预期目的。

爆容是在标准状态(0℃,100kPa)下,1kg 炸药爆炸反应生成的气态产物所占体积,用 V_0 来表示爆容,单位为 L/kg。爆容反映了爆炸反应热转化为机械功的效率。

爆速是爆轰波沿炸药柱传播的速度,用 D_{CJ} 来表示爆速。如果炸药的直径远远大于临界直径,且装药密度达到理论最大密度,则炸药的爆速只与炸药的化学组分和结构有关,与外界条件无关,称为理想爆速。实际情况下,装药密度、装药直径、炸药颗粒度、装药约束条件等都对爆速有影响。

爆压是冲击波波阵面的动力压峰值,即爆轰 C-J 面压力,用 P_{CJ} 来表示爆压。经验估计,$P_{CJ} = \dfrac{1}{4}\rho_e D_{CJ}^2$,$\rho_e$ 是装药密度,对某些炸药,P_{CJ} 与 D_{CJ} 存在线性关系:$P_{CJ} = 93.3 D_{CJ} - 456$。

三、炸药的应用

如今,炸药已广泛应用于国防科技工业和国民经济建设的不同领域,对促进人类文明和社会进步起到了重要作用。尽管炸药在军事上有着大量的应用,但从事炸药研究和生产的科技人员更希望将自己的成果应用于促进人类现代文明和经济发展。现代炸药的奠基者诺贝尔创立诺贝尔和平奖,就很具有代表性。炸药的应用从大的分类上看,分为军用、民用和军民两用。

(一)军用

由于作战目的和战场环境的复杂性,通常对军用炸药威力和安全性有很高的要求。不同使用目的的弹药对装药有不同的要求,例如用于反装甲的聚能装药,因为射流侵彻能力与炸药的爆压成正比,因此需要高爆压的炸药;用于水上反舰的半穿甲战斗部,因为要求战斗部进入舰船内部才能爆炸,因此,除了高威力要求,对炸药的撞击感度和冲击波感度都有较高的要求;用于反地下深层目标的侵彻战斗部,对炸药的撞击感度和冲击波感度的要求更高;用于水中兵器的战斗部炸药,为了提高冲击波能和气泡能的杀伤作用,通常采用高爆热、高爆速的含铝炸药;杀爆战斗部通常要兼顾冲击波杀伤作用和破片杀伤作用,要求炸药具有高装药密度、高爆热和高爆速;用于核武器的炸药,安全性是最重要的,对热作用、机械作用和冲击波作用都必须非常钝感,目前多采用以TATB 为基础的高聚物粘结炸药(PBX)。

(二)民用

我国每年用于民用的炸药数量极为庞大,达数以百万吨,且呈快速增长态势。我国将用于民用的炸药称为工业炸药,包括乳化炸药(胶状)、粉状乳化炸药、膨化硝胺炸药和改性铵油炸药等。工业炸药主要用于采矿和工程爆破等作业,其中绝大部分用于煤炭、金属和非金属矿山的开采,所占比例达 80%。煤矿开采需要防止引发瓦斯爆炸,应降低爆温、缩短爆炸持续时间,一般采用抗水性好的乳化炸药、胶质硝化甘油炸药等;金属矿等坚韧矿山,需要使用价格便宜的高威力炸药;土木工程使用炸药时,需要尽量减少对附近居民和建筑等的影响,多采用非爆炸性爆破剂。近年来,炸药还被大量用于激发地震波进行地球物理勘探以及油气井钻孔。我国对工业炸药的安全可靠性及环保提出了越来越高的要求,2008 年 6 月 30日以后,我国已经全面禁止导火索、火雷管、铵梯炸药的生成、销售和使用。

(三)军民两用

炸药的很多应用既可以作为军用,又可以作为民用。火箭使用的推进剂和火工品,是作为军用还是民用,完全取决于火箭弹头装载的是用于军事目的还是用于宇宙空间和平利用的载荷。爆炸加工(复合、压接、切割、成型等)、逃生弹射系统、汽车安全气囊等也是视产品应用对象来划分是军用还是民用。

第二节　爆轰的基本概念

一、爆轰过程

从广义上讲,爆炸包括物理爆炸、化学爆炸和核爆炸。爆炸的特征:大量能量在有限体积里快速释放或急剧转化,使爆炸点周围的介质产生急剧的压力突跃和温升,这种压力突跃是爆炸破坏作用的根本原因。通常,云雾和粉尘爆炸压力为MPa 量级,温度$(3\sim5)\times10^5K$;凝聚炸药爆炸压力为 GPa 量级,温度$(3\sim5)\times10^5K$;核爆反应区压力1 000TPa,温度10^7K。本书主要涉及炸药化学爆炸。炸药爆轰反应过程是极复杂、剧烈的与能量快速释放的化学反应过程,可以大致分成两个阶段:第一阶段,炸药的内能被快速释放,近似瞬间形成的高温、高压的爆轰产物开始强烈压缩周围的介质,此阶段可以看成是炸药内能转化成爆轰产物压缩能的阶段;第二阶段是爆轰产物以爆轰波的形式向周围介质传播,此阶段可以看成是压缩能释放并对外膨胀做功的阶段。既然将爆轰的传播看作是爆轰波的传播,有必要先了解一下冲击波和爆轰波的基础知识。

二、冲击波与爆轰波基础

(一)冲击波基础

介质受到扰动就会形成波,或者说波是扰动在介质中的传播。以充满气体的一维管道中的活塞运动为例,当活塞以加速度运动压缩气体时,会在管内气体中形成速度一次比一次快、愈来愈强烈的扰动,后面的扰动持续追赶、叠加前面的扰动,最终会导致介质的状态参数(压力 P、密度 ρ、温度 T)和粒子速度 u 发生突跃变化,形成强间断面。冲击波是强间断面在介质中的传播,这个强间断面导致介质两边的状态参数和粒子速度发生突变,即:

$$\left.\frac{\partial P}{\partial x}\right|_A = \infty, \left.\frac{\partial \rho}{\partial x}\right|_A = \infty, \left.\frac{\partial T}{\partial x}\right|_A = \infty, \left.\frac{\partial u}{\partial x}\right|_A = \infty$$

这个强间断面称为冲击波波阵面。其特点是波前的跳跃式变化,波阵面处介质的状态参数发生突变,具有强烈的破坏力。

冲击波通常在介质中传播,也能以场的形式(如电磁场)传播。

1. 冲击波波阵面前后物理量的关系　假设波阵面是一个平面,由于冲击波传播速度极快,可忽略介质的黏性和热传导,近似将其传播过程按绝热过程来处理。设冲击波在介质中的传播速度为 D,用下标"0"表示冲击波波阵面前方的物理量,下标"H"表示冲击波波阵面后方的量(图 2-1)。为了研究方便,将坐标原点设在冲击波波阵面上,即采用冲击波波阵面不动的相对坐标。在这个坐标系中,流入冲击波的速度为 $D-u_0$,流出冲击波的速度为 $D-u_H$,则在冲击波波阵面前后物理量之间遵守质量守恒、动量守恒和能量守恒关系,假设 $u_0=0$,则有关系式:

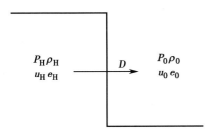

图 2-1 冲击波波阵面前后物理量的关系

质量守恒方程:

$$\rho_H(D-u_H)=\rho_0 D \tag{2.1}$$

动量守恒方程:

$$P_H-P_0=\rho_0 D u_H \tag{2.2}$$

从式(2.1)~(2.2)可以得出粒子速度 u_H 和冲击波速度 D 分别为:

$$u_H=(v_0-v_H)\sqrt{\frac{P_H-P_0}{v_0-v_H}} \tag{2.3}$$

$$D=v_0\left(\frac{P_H-P_0}{v_0-v_H}\right)^{1/2} \tag{2.4}$$

能量守恒方程:

$$P_H u_H=\rho_0 D\left[(e_H-e_0)+\frac{1}{2}u_H^2\right] \tag{2.5}$$

式中:ρ 为密度,u 为粒子速度,P 为压力,e 为内能。

结合前面两个守恒关系的结果,可以求出冲击波压缩引起的比内能增加或雨贡纽(Hugoniot)能量方程:

$$e_H-e_0=\frac{1}{2}(P_H+P_0)(v_0-v_H) \tag{2.6}$$

式中 $v=1/\rho$。三个守恒方程包含了 P_H、v_H、e_H、D 和 u_H 5 个参数,要使方程组封闭,还需要补充两个方程,一个是材料状态方程,为不增加新的变量,使用只与材料热力学状态量 P、v、e 有关的状态方程,其表达形式为 $P=f(e,v)$。

对完全气体,状态方程:

$$P=\rho RT \tag{2.7}$$

另一个方程是冲击绝热关系,对满足多方绝热过程 $Pv^\gamma=$ 常数的完全气体,内能函数可表示为:

$$e=\frac{Pv}{\gamma-1} \tag{2.8}$$

式中:γ 为多方指数,$\gamma=\dfrac{c_P}{c_v}$,变换式(2.6)得到多方气体冲击绝热线或 Hugoniot 绝热线:

$$\frac{P_H}{P_0}=\frac{\dfrac{\gamma_H+1}{\gamma_H-1}\dfrac{\rho_H}{\rho_0}-1}{\dfrac{\gamma_0+1}{\gamma_0-1}-\dfrac{\rho_H}{\rho_0}} \tag{2.9}$$

对固体材料,采用格临爱森(Gruneisen)状态方程:

$$P-P_K(v)=\frac{r(v)}{v}(e-e_K) \tag{2.10}$$

式中:r 为 Gruneisen 系数,下标"K"表示绝对零度,固体材料的冲击绝热关系 $P_H=f(v_H)$ 由实验得到。

等熵状态方程也是一种常用的状态方程

$$P=A(S)\rho^n+B \tag{2.11}$$

对具体材料而言,A、B 和 n 是常数。因此,等熵状态方程中的材料的压力 P 仅与密度 ρ 有关。

2. 瑞利(Rayleigh)线、雨贡纽(Hugoniot)曲线与等熵线 变换式(2.4),得到

$$P-P_0=-\frac{D^2}{v_0^2}(v_1-v_0) \tag{2.12}$$

表示在 (P,v) 平面上过 (P_0,v_0) 点,斜率为 $-\dfrac{D^2}{v_0}$ 的直线,称为瑞利线或冲击波的波速方程。对于相同的波前状态 (P_0,v_0),不同的冲击波速度 D 会有不同斜率的直线,冲击波速度 D 越大,直线越陡(图 2-2)。

如前所述,由于不同介质的材料状态方程不同,雨贡纽绝热线也不同。可以证明,$\dfrac{dP}{dv}<0$,$\dfrac{d^2P}{dv^2}>0$,说明雨贡纽绝热线在 (P,v) 平面上是一条凹型曲线,称为雨贡纽曲线。对同一种介质而言,雨贡纽曲线反映了对应波前状态 (P_0,v_0),冲击波作用下所有可能达到的波后状态 (P_H,v_H) 的集合,因

2

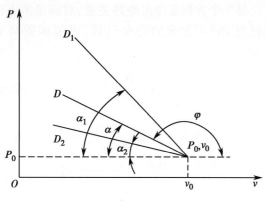

图 2-2 冲击波的波速线

此雨贡纽曲线不是一条过程线。

将式(2.6)改写成:

$$H(P,v)=e_H-e_0+\frac{1}{2}(P_H+P_0)(v_H-v_0)$$

$$(2.13)$$

结合热力学第一定律,可以证明在(P_0,v_0)点,$\frac{dS}{dv}\bigg|_0=0$,$\frac{d^2S}{dv^2}\bigg|_0=0$ 而 $\frac{d^3S}{dv^3}\bigg|_0>0$。式中,$S$ 表示熵,说明冲击波波阵面前后,熵(S)的增加是三阶小量,可以近似应用等熵状态方程(2.11)。

等熵状态方程式(2.11)反映了等熵状态变化过程,称为等熵线。同样可以证明,$\frac{dP}{dv}<0$,$\frac{d^2P}{dv^2}>0$,说明等熵线在(P,v)平面上也是一条凹型曲线。等熵线是反映状态变化的过程线,对于相同的波前状态(P_0,v_0),不同的熵(S)值对应不同的等熵线(图 2-3)。

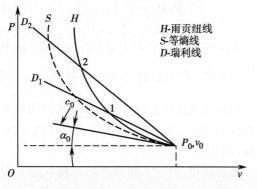

图 2-3 冲击波瑞利线、雨贡纽曲线与等熵线

3. **雨贡纽线、等熵线和等温线的关系** 从热力学可以证明,在 $P-v$ 平面上,在(P_0,v_0)点,$\left[\frac{dP_H}{dv}-\frac{dP_S}{dv}\right]\bigg|_0=0$,$\left[\frac{d^2P_H}{dv^2}-\frac{d^2P_S}{dv^2}\right]\bigg|_0=0$,

$\left[\frac{d^3P_H}{dv^3}-\frac{d^3P_S}{dv^3}\right]\bigg|_0\neq0$,说明从同一初始状态[$(P_0,v_0)$点]出发的雨贡纽线和等熵线在出发点成二阶相切。由于冲击压缩时熵增加,相应方程式(2.11)中的 A 增大,比容相同时,雨贡纽线的压力高于等熵线的压力,因此雨贡纽线在等熵线的上面。而等熵线的温度是增加的,而等温线温度不变,沿等熵线的做功比等温线高,因此,等熵线又在等温线的上面(图 2-4)。理论上,低压下 Hugoniot 冲击绝热线与等熵线非常接近;实验上,由于测量不确定度的因素,实验测到的 20GPa 压力以下 Hugoniot 冲击绝热线与等熵压缩线已经很难区分。

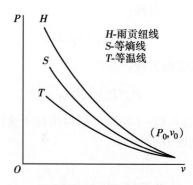

图 2-4 雨贡纽线、等熵线和等温线

4. **冲击波速度 D 和波阵面后粒子速度 u_H 的关系** 理论分析和实验证明,很多材料在相当宽的压力区,冲击波速度 D 和波后粒子速度 u_H 存在线性关系:

$$D=c_0+\lambda u_H$$

$$(2.14)$$

式中,c_0、λ 是常数。表 2-1 给出了几种常用材料的 ρ_0、c_0 和 λ 值。

5. **冲击波波阵面结构** 在前面推导冲击波波阵面前后物理量的关系时,忽略介质的黏性和热传导,认为冲击波波阵面上的状态参数和运动参数是没有任何坡度的阶梯状跃升的,把波阵面看成是一个压力突跃的平面(图 2-5)。真实冲击波的情况并非如此,受介质的黏性(内摩擦)和热传导的影响,冲击波波阵面上的状态参数和运动参数并非是没有任何坡度的垂直跃升的,只不过跃升坡度极其陡峭,因此,真实冲击波波阵面不是一个理想平面,而是具有一个宽度为 d 的狭窄过渡区(图 2-6)。利用考虑热传导和黏性的分子动力学方程组和实验测量可以证明,冲击波波阵面

表2-1　几种常用材料的 ρ_0、c_0 和 λ 值

材料	$\rho_0/(\text{g}\cdot\text{cm}^{-3})$	$c_0/(\text{mm}\cdot\mu\text{s}^{-1})$	λ	适用范围/10^4ba
有机玻璃	1.19	3.16	1.25	6~37
Al	2.79	5.44	1.34	22~180
Cu	8.466	3.94	1.47	50~270
W	19.2	4.049	1.215	30~450

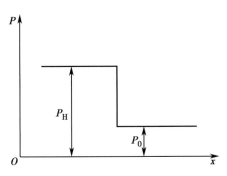

图2-5　理想冲击波中压力的跃变

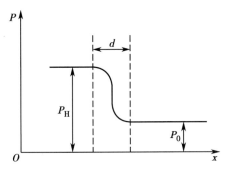

图2-6　真实冲击波中压力的跃变

的宽度 d 与冲击波前状态介质的平均分子自由程 γ 在量级上是相同的,说明过渡区的宽度非常狭窄(约几个 γ)。真实冲击波波阵面前后的各物理量的变化规律也不相同,图2-7反映了真实冲击波波阵面前后介质中电子温度 T_0、离子温度 T_H 和密度 ρ 的分布情况。

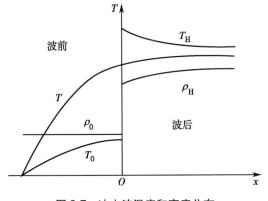

图2-7　冲击波温度和密度分布

介绍波阵面结构的目的是想说明前面建立的冲击波波阵面前后物理量关系,仅适用于冲击波波阵面前后介质的状态,要想研究过渡区中介质的状态变化,应考虑介质的黏性和热传导影响。

6. 冲击波波阵面速度与声速的关系　声速是微扰动的传播速度。声速的传播过程是一个等熵过程,在多方气体中,声速可表述为:

$$c=\sqrt{kRT} \qquad (2.15)$$

式中,k 是多方气体中等熵方程的多方指数。将(2.15)应用于冲击波波阵面前后物理量的关系式可以证明,相对于未扰动介质(波前):

$$D>u_0+c_0 \qquad (2.16)$$

冲击波波阵面速度是超声速的,波阵面可以赶上前方任何传播着的扰动。冲击波通过介质过后,介质获得了一个与波传播方向相同的速度,即 $u-u_0>0$,相对于已扰动介质(波后):

$$D<u_H+c_H \qquad (2.17)$$

冲击波波阵面速度是亚声速的,波阵面后的任何扰动都能赶上波阵面,并使其强度发生改变。

(二)爆轰波基础

1. 爆轰波的查普曼-雨贡纽(Chapman-Jouguet)理论　19世纪末至20世纪初,对煤矿中的灾难性气体爆炸的相关研究成果奠定了爆轰波流体动力学经典理论的基础。为了解释为何由于实验中点火条件的不同,火焰在充满可燃气体的管道内的传播速度会有从几米每秒到数千米每秒的巨大差距。Chapman(1899年)和 Jouguet(1905年)先后提出把爆轰过程简化为包含化学反应的强间断面的一维定常传播,将这个强间断面称为爆轰波。将爆轰波简化为含化学反应的强断面的爆轰波流体力学理论称为 Chapman-Jouguet 理论,简称 C-J 理论。C-J 理论认为,爆轰在无限薄的波阵面上瞬时完成,可以不必考虑化学反应的过程,波阵面前后仍然满足守恒条件,化学反应的作用

归结为一个外加能量,并以反应结束状态的热效应形式反映到流体力学的能量方程中。因此,爆轰波是带有化学反应区的、以超声速传播的强冲击波。

(1) 爆轰波的基本关系式:C-J 理论将爆轰波简化为含化学反应的强断面,即可以把爆轰波看成是在炸药介质中传播的一种强冲击波,冲击波波阵面前后物理量的关系中的质量守恒、动量守恒关系同样适用于爆轰波,区别在于强烈冲击压缩产生的高温高压作用导致炸药介质发生化学反应,化学反应释放的能量维持先导冲击波在炸药内自持传播,能量守恒关系上,要考虑化学反应产物(爆轰产物)中的反应热。

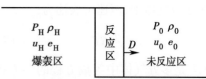

图 2-8　C-J 爆轰模型

与冲击波波阵面分析方法一样,将坐标原点设在爆轰波波阵面上,即采用爆轰波波阵面不动的相对坐标(图 2-8)。设爆轰波传播速度为 D,在这个坐标系中,流入爆轰波的速度为 D,流出爆轰波的速度为 $D-u_H$,则在冲击波波阵面前后物理量之间遵守质量守恒、动量守恒和能量守恒关系:

$$\rho_H(D-u_H) = \rho_0 D \qquad (2.18)$$

$$\rho_H(D-u_H)^2 + P_H = \rho_0 D^2 + P_0 \qquad (2.19)$$

$$\left(\frac{P_H}{\gamma-1} + \frac{1}{2}\rho_H(D-u_H)^2 - Q\rho_H + P_H\right)(D-u_H)$$
$$= \left(\frac{P_0}{\gamma-1} + \frac{1}{2}\rho_0 D^2 + P_0\right)D \qquad (2.20)$$

$$u_H = (v_0-v_H)\sqrt{\frac{P_H-P_0}{v_0-v_H}} \qquad (2.21)$$

从质量守恒和动量守恒方程消去 u_H,得到 Rayleigh 线:

$$\rho_0^2 D^2 - (P_H-P_0)\left(\frac{1}{\rho_0} - \frac{1}{\rho_H}\right)^{-1} = 0 \qquad (2.22)$$

由于 $\rho = 1/v$,v 是比容,上式可改写为

$$P_H = P_0 + \frac{v_0-v_H}{v_0^2}D^2 \qquad (2.23)$$

或写成:$D = v_0\left(\frac{P_H-P_0}{v_0-v_H}\right)^{1/2} \qquad (2.24)$

爆轰波的 Rayleigh 线不含能量项,其性质与冲击波的 Rayleigh 线相同。根据爆轰过程的定常假设,D = 常数,方程(2.23)表示在 (P,v) 平面上过 (P_0,v_0) 点,斜率为 $-\frac{D^2}{v_0}$ 的直线,称为爆轰波的 Rayleigh 线或爆轰波的波速方程。对于相同的波前状态 (P_0,v_0),不同的冲击波速度 D 会有不同斜率的直线,冲击波速度 D 越大,直线越陡。当 D = 0 时为一平行线;当 $D \to \infty$ 时,对应为一垂线,相当于瞬时爆炸。

从式(2.20)消去 u_0 和 D,并应用另外两个守恒条件,得到爆轰波的 Hugoniot 绝热线:

$$e_H(P_H,v_H) - e_0(P_0,v_0) = \frac{1}{2}(P_H+P_0)(v_0-v_H) + Q \qquad (2.25)$$

式中,e_H 是反应区后产物的比内能;e_0 是炸药的比内能;Q 是单位质量爆炸释放的热量,相当于定压 $(P=P_0)$ 和定容 $(v=v_0)$ 下化学反应所释放的比热量 Q_{Pv}。

(2) 爆轰波的 Hugoniot 曲线:爆轰波的 Hugoniot 绝热线在 (P,v) 平面上是一条凹形曲线,也称为爆轰波的 Hugoniot 曲线。对同一种介质而言,爆轰波的 Hugoniot 曲线反映了对应波前状态 (P_0,v_0),爆轰波作用下所有可能达到的波后状态 (P_H,v_H) 的集合。

爆轰波的 Hugoniot 曲线与冲击波的 Hugoniot 曲线尽管在形状上相似,但物理意义完全不同。冲击波的 Hugoniot 曲线都是从 (P_0,v_0) 出发,而式(2.25)右边包含了化学能的释放,爆轰波的 Hugoniot 曲线表达了爆轰产物含能量增高状态的曲线,因此位于没有化学反应过程的冲击波 Hugoniot 曲线的上面,并不一定通过 (P_0,v_0)。因为冲击压缩提供激发反应的激活能,未反应层的炸药介质受到上一层爆轰波的冲击压缩后,从初态 A 点 (P_0,v_0) 被激发到冲击波 Hugoniot 曲线的中间态 C 点 (P_1,v_1),然后沿着爆轰波的 Rayleigh 线展开化学反应,释放反应热(爆热 Q),这层炸药化学反应的终态 B 点 (P_2,v_2) 是爆轰波 Hugoniot 曲线与爆轰波的 Rayleigh 线相切的切点(图 2-9)。这一层炸药化学反应完成后,又去激发下一层炸药的化学反应,因此,化学反应释放的能量维持先导冲击波的自持传播。

下面再讨论一下爆轰波 Hugoniot 曲线各分支

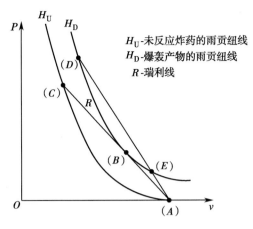

图 2-9 爆轰波的 Hugoniot 曲线

（A）未反应炸药的初始状态；（B）爆炸反应产物的状态；（C）受冲击压缩但未引起炸药反应的跃升条件；（D）产物的 Hugoniot 状态；（E）压力降低，体积增大时产物的 Hugoniot 状态

的物理意义。按照前面的分析,爆轰波的 Hugoniot 曲线反映了对应波前状态 (P_0,v_0),爆轰波作用下所有可能达到的波后状态 (P_H,v_H) 的集合。过波前状态 (P_0,v_0) 分别作垂直线和水平线,分别与爆轰波 Hugoniot 曲线交于 A、B 两点（图 2-10）。再从 (P_0,v_0) 出发分别作两条直线与爆轰波 Hugoniot 曲线相切,切点分别为 C、D。

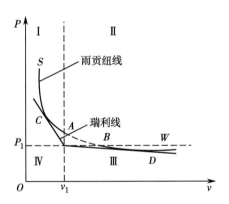

图 2-10 爆轰波 Hugoniot 曲线的各分支

A 点,$v_H = v_0$,由式（2.24）可知,$D \to \infty$,对应为定容爆轰;

B 点,$P_H = P_0$,由式（2.24）可知,$D = 0$,对应于定压燃烧;

C 点,$\left(\dfrac{dP}{dv}\right)_H = \left(\dfrac{dP}{dv}\right)_S = \left(\dfrac{P_H - P_0}{v_H - v_0}\right)_R$,下标"H"、"S"和"R"分别表示 Hugoniot 曲线、等熵线和 Rayleigh 线。C 点是三线的公切点,由于对应于 C-J 爆轰,习惯称为 C-J 爆轰点。

爆轰波 Hugoniot 曲线 C 点以上部分 $P_H > P_0$,

$v_H < v_0$,由（2.21）和（2.24）可知,$D > 0$,$u > 0$,产物质点运动方向与爆轰波传播方向一致,属于爆轰状态,称为爆轰支。爆轰支又可分为强爆轰支和弱爆轰支,CS 段,$P_H > P_{CJ}$,称为强爆轰支,CA 段,$P_H > P_{CJ}$,称为弱爆轰支。

D 点,$\left(\dfrac{dP}{dv}\right)_H = \left(\dfrac{P_H - P_0}{v_H - v_0}\right)_R$,对应于 C-J 燃烧点。

爆轰波 Hugoniot 曲线 B 点以下部分 $P_H < P_0$,$v_H > v_0$,由（2.21）和（2.24）可知,$D > 0$,$u < 0$,产物质点运动方向与爆轰波传播方向相反,属于燃烧状态,称为燃烧支。燃烧支也分为强燃烧支和弱燃烧支,DW 段,$v_H > v_{CJ}$,称为强燃烧支,DB 段,$v_H < v_{CJ}$,称为弱燃烧支。

AB 段,$P_H > P_0$,$v_H < v_0$,由（2.21）和（2.24）可知,D、u 是虚数,不对应任何实际的定常过程。

（3）爆轰波稳定传播的条件:爆轰支分为强爆轰支和弱爆轰支,两者的区别在于传播的速度不一样。由 $O(P_0,v_0)$ 出发作三条爆速分别为 D_W、D_{CJ}、D_S 的 Rayleigh 线,这三条 Rayleigh 线与 Hugoniot 曲线分别不相交、相切、相交（图 2-11）。对应的关系如下:

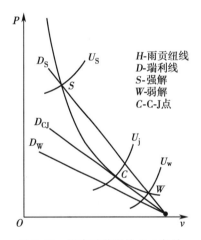

图 2-11 爆轰波传播的 C-J 条件

1) 爆速 $D_W < D_{CJ}$,无交点,无解;

2) $D_S > D_{CJ}$,有两个交点,存在两个解:

一个"强"解 S:$u_H + c_H > D$,即爆轰波速度相对于后面的介质而言是亚声速的,称为强爆轰。

一个"弱"解 W:$u_H + c_H < D$,即爆轰波速度相对于后面的介质而言是超声速的,称为弱爆轰。

意味着炸药的两个不同的化学反应状态可以实现一致的爆轰速度,并不符合物理概念。

3) 爆速为 D_{CJ} 时,只有一个切点,唯一解 C:$u_H + c_H = D$。即冲击波后的产物流动等于当地声速,

2

通常将该点称为 C-J 点。沿着爆轰产物的 Hugoniot 曲线，在 C-J 点熵达到最小值，即 $dS=0$ 且 $u_H+c_H=D$，它反映了定常爆轰波的状态，称为 C-J 状态。

强爆轰实际上是一种过压缩爆轰状态，由于 $u_H+c_H>D$，爆轰波后的稀疏波会追赶上波阵面，使波阵面变成非定常运动，这个阶段的爆轰处于不稳定状态，直至 $u_H+c_H=D$，才能维持波阵面后的稳定状态。弱爆轰实际上是一种欠压缩爆轰状态，由于 $u_H+c_H<D$，爆轰波后的扰动赶不上波阵面，前沿冲击波得不到持续的补充能量，爆轰波强度和速度会逐渐衰减，也是一种不稳定爆轰传播状态。只有 C-J 点能维持波阵面后的稳定状态，这就是爆轰波稳定传播的条件，称为 C-J 条件。

（4）爆轰波参数的计算：描述炸药爆轰过程的六个物理量：P_H、ρ_H、T_H、e_H、u_H 和 D，由以下 6 个基本方程来计算：

$$e_H-e_0=\frac{1}{2}(P_H+P_0)(v_0-v_H)+Q \quad (2.26)$$

$$D=v_0\sqrt{\frac{P_H-P_0}{v_0-v_H}} \quad (2.27)$$

$$u_H=(v_0-v_H)\sqrt{\frac{P_H-P_0}{v_0-v_H}} \quad (2.28)$$

$$\frac{P_H-P_0}{v_0-v_H}=\left(-\frac{dP}{dv}\right)_S=\frac{kP_H}{v_H} \quad (2.29)$$

$$P_H=F(\rho_H,e_H) \quad (2.30)$$

$$P_H=f(\rho_H,T_H) \quad (2.31)$$

后两个式子是爆轰产物的状态方程，根据爆轰波传播的介质情况而定。例如，爆轰波在理想气体混合物中传播，可采用理想气体状态方程：

$$P_H=\rho_H RT_H \quad (2.32)$$

由于 $R=C_v(\gamma-1)$，上式改写成：

$$P_H=\rho_H T_H C_v(\gamma-1) \quad (2.33)$$

而产物的等熵线方程 $Pv^\gamma=$ 常数，故 $e=Pv/(\gamma-1)$，$-dP/dv=\gamma P/v$，式（2.26）改写成：

$$\frac{1}{\gamma-1}(P_H v_H-P_0 v_0)=\frac{1}{2}(P_H+P_0)(v_0-v_H)+Q \quad (2.34)$$

当 $P_H\gg P_0$，$e_H\gg e_0$，从以上关系式可以得到：

$$D=\sqrt{2(\gamma^2-1)Q} \quad (2.35)$$

$$P_H=2(\gamma-1)\rho_0 Q=\frac{\rho_0}{\gamma+1}D^2 \quad (2.36)$$

$$\rho_H=\frac{\gamma+1}{\gamma}\rho_0 \quad (2.37)$$

$$T_H=\frac{2\gamma}{\gamma+1}\frac{Q}{C_v} \quad (2.38)$$

$$u_H=\sqrt{\frac{2(\gamma-1)}{\gamma+1}Q}=\frac{D}{\gamma+1} \quad (2.39)$$

由状态方程 $T_H=\frac{P_H v_H}{P_0 v_0}T_0=\frac{P_H v_H}{C_v(\gamma-1)}$，代入上式，得到：

$$D=\frac{\gamma+1}{\gamma}\sqrt{\gamma nRT_H}=\frac{\gamma+1}{\gamma}c_H \quad (2.40)$$

可以看出，爆轰速度是受压缩爆轰产物声速 c_H 的 $(\gamma+1)/\gamma$ 倍。γ 为多方指数，与爆轰产物高压状态膨胀时的压力有关，对大多数炸药，γ 为 1.3~3（图 2-12）。

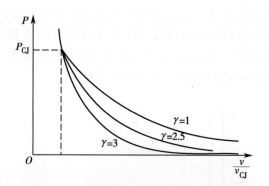

图 2-12　气体高压状态膨胀 γ 的不同取值

这里的 P_H 是紧接爆轰转变区后面的压力，由于爆轰波阵面后反应产物的膨胀和放热作用，已经比前沿冲击波波阵面上的压力降了一半。C-J 状态参数只与未反应炸药的初始状态及完全反应产物的状态方程有关，对于大多数凝聚态炸药而言，在 C-J 点附近 $\gamma\approx3$。

Taylor 给出了 C-J 爆轰波后的产物流场的平面一维解析解，称为 Taylor 波。C-J 爆轰波后流场简化为简单波流动，由爆轰波波阵面①、中心稀疏波（扇形区②）和常数区③组成（图 2-13）。中心稀疏波由交于原点的特征直线束构成，特征线方程为：

$$\frac{dx}{dt}=\frac{x}{t}=u+c \quad (2.41)$$

平面一维爆轰产物流场的 Taylor 波的解：

$$u = \frac{2}{\gamma+1}\frac{x}{t} - \frac{D_{CJ}}{\gamma+1} \quad (2.42)$$

$$c = \frac{\gamma-1}{\gamma+1}\frac{x}{t} + \frac{D_{CJ}}{\gamma+1} \quad (2.43)$$

产物的压力、密度等物理量可由声速 c 求出。

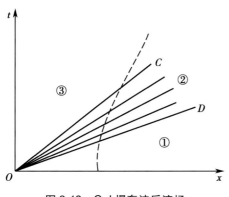

图 2-13　C-J 爆轰波后流场

2. 爆轰波的定常结构-ZND 模型　随着实验测试技术的进步，人们发现前面介绍的爆轰波 C-J 理论分析计算的数据与实验得到的数据仍有不小的偏差，甚至不能解释一些实验现象，比如无法用 C-J 理论解释弱爆轰过程，也不能对化学反应区宽度较大的爆轰现象进行描述。因此，必须对爆轰波的内部结构进行研究，考虑爆轰波化学反应的能量释放过程。Zeldovich、von Neumann、Döring 在 C-J 理论的基础上增加对有限反应时间的考虑，认为爆轰波是由前沿冲击波（冲击波波阵面仍假定为强间断）和其后面一连续、不可逆、以有限速率进行的化学反应区构成，即 ZND 模型（图 2-14）。

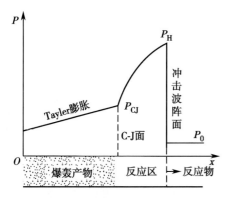

图 2-14　爆轰波的 ZND 模型

与 C-J 理论相比，ZND 模型引入表示反应过程的热力学量—反应度 λ：$\lambda=0$ 表示未反应炸药；$\lambda=1$ 表示完全反应产物，释放的反应热为 Q；未完全反应状态为 $0<\lambda<1$，释放的反应热为 λQ。

能量方程改写为：

$$e_H - e_0 = \frac{1}{2}(P_H + P_0)(v_0 - v_H) + \lambda Q \quad (2.44)$$

如果采用多方气体状态方程，上式变为：

$$\frac{1}{\gamma-1}(P_H v_H - P_0 v_0) = \frac{1}{2}(P_H + P_0)(v_0 - v_H) + \lambda Q \quad (2.45)$$

与 C-J 理论不同，在 (P,v) 平面上 Hugoniot 曲线不是只有冲击波的 Hugoniot 曲线和爆轰波的 Hugoniot 曲线，而是可以得到一族与 λ 的函数有关 Hugoniot 曲线（图 2-15）。给定一个 λ 就可画出对应 Hugoniot 曲线，$0<\lambda<1$ 的任意一条称为冻结 Hugoniot 曲线。$\lambda=0$ 对应的是无放热反应的 Hugoniot 曲线，实际上就是冲击波的 Hugoniot 曲线；$\lambda=1$ 对应的是完全放热反应的 Hugoniot 曲线，也称平衡或终态 Hugoniot 曲线。

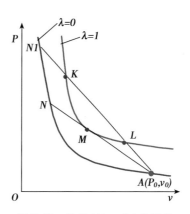

图 2-15　冻结 Hugoniot 曲线族

A 点为初始状态，K 点、L 点为 Rayleigh 线与 Hugoniot 曲线相交的两点，M 点是 Rayleigh 线与 Hugoniot 曲线的相切，根据 C-J 理论可以证明，只有 M 点是稳定的

C-J 条件同样适用于 ZND 模型，稳态爆轰是一种自持的波传播过程，在 $\lambda=1$ 时，稳态爆轰的终态点即是 C-J 点，稳态爆轰的传播是恒速。爆炸是爆轰的一种特殊现象，称为不稳定爆轰。

3. 爆轰产物状态方程　按照热力学第一定律，物质的状态方程包括压力 P、体积 V、温度 T 和质量 m 4 个热力学函数，系统状态方程可写为：

$$\pi(P,V,T,m) = 0 \quad (2.46)$$

已知其中三个函数，就能求得第四个函数，因此更广义的写法：

$$\pi(P,V,T) = 0 \quad (2.47)$$

求解理论模型的解析解非常困难,多采用近似的解法。

对理想气体状态方程:

$$PV=nRT \quad (2.48)$$

式中:P 为气体压力,V 为气体体积;n 为气体物质的量;R 为摩尔气体常数,8.314J/(mol·K)

高压状态下的真实气体中,气体分子所占体积最大(图2-16)。对理想气体状态方程进行修正,气体体积 V 减去混合体积中被分子占据的体积 b,即得到真实气体的状态方程:

$$P(V-b)=nRT \quad (2.49)$$

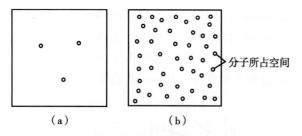

图2-16　两种压力状态下真实气体中分子所占体积
(a)低压状态;(b)高压状态

真实气体状态方程另一种表达式:

$$P=\frac{\rho nRT}{1-b\rho}-a\rho^2 \quad (2.50)$$

式中,a 是控制气体内部分子间相互吸引力的参数,ρ 是密度,并且 $\rho=\dfrac{1}{v}$。

若将 ρ 的变化以多项式形式表示:

$$P=nRT(1+bp+0.625b^2\rho^2+0.287b^3\rho^3 \\ +0.193b^4\rho^4+\cdots) \quad (2.51)$$

真实气体状态方程的维里(Virial)方程表达形式:

$$PV=RT\left(1+\frac{B_2}{V}+\frac{B_3}{V^2}+\frac{B_4}{V^3}+\cdots\right) \quad (2.52)$$

式中:B_i 表示第 i 阶维里系数。

(1)JWL 状态方程:JWL(Jones-Wilkins-Lee)状态方程的表达式:

$$P(E,v)=A\left(1-\frac{\omega}{R_1 v}\right)e^{-R_1 v}+B\left(1-\frac{\omega}{R_2 v}\right)e^{-R_2 v}+\frac{\omega E}{v} \quad (2.53)$$

式中,P 为爆轰产物压力;v 为相对比容,$v=\rho_0/\rho_H$;ρ_0 为炸药初始密度;ρ_H 为爆轰产物密度;E 为单位体积内能;A、B、R_1、R_2、ω 为 JWL 状态方程的待定参数。对应 C-J 条件、Hugoniot 条件及等熵条件,JWL 状态方程可以分别写成:

$$AR_1 e^{-R_1 v_{CJ}}+BR_2 e^{-R_2 v_{CJ}}+C(1+\omega)v_{CJ}^{-(\omega+1)}=\rho_0 D_{CJ}^2 \quad (2.54)$$

$$\frac{A}{R_1}e^{-R_1 v_{CJ}}+\frac{B}{R_2}e^{-R_2 v_{CJ}}+\frac{C}{\omega}v_{CJ}^{-\omega}=E_0+\frac{1}{2}P_{CJ}(1-v_{CJ}) \quad (2.55)$$

$$Ae^{-R_1 v_{CJ}}+Be^{-R_2 v_{CJ}}+Cv_{CJ}^{-(\omega+1)}=P_{CJ} \quad (2.56)$$

加上待定参数 C,虽然是 6 个待定参数,但只有 3 个是独立的。通常的方法是先给定一组 R_1、R_2、ω 值,然后根据以下方程求出相应的 A、B、C。将这一组 A、B、C、R_1、R_2、ω 参数带入流体动力学程序对圆筒实验或半球壳实验进行计算,如果计算出的圆筒壁速度、定常段飞行时间与圆筒实验和半球壳实验结果相符,则可以确认这组参数,否则,要重新给一组参数进行计算,直至满足精度要求为止。对于大多数的炸药,$R_1=4\sim5$,$R_2=1\sim2$,$\omega=0.2\sim0.4$。

JWL 状态方程适用于描述爆轰产物从 C-J 点膨胀到 10^{-1}Gpa 压力范围时的 C-J 等熵线,不适宜描述偏离 C-J 等熵线的状态。

(2)BKW 状态方程:爆轰产物的 BKW 状态方程采用指数多项式形式:

$$P=\rho nRT\left[1+\rho z(T+\theta)^{-\alpha}\exp\beta\rho z(T+\theta)^{-\alpha}\right] \quad (2.57)$$

$$z=k\sum x_i k_i \quad (2.58)$$

式中:P 为压力,ρ 为气态产物的密度,R 为摩尔气体常数,T 为温度;x_i 是第 i 种气态组元的摩尔分数;k_i 是第 i 种组分的几何余容;α、β、k、θ 为经验确定的参数。表2-2是 Mader 给出的 RDX 和 TNT 炸药的 BKW 参数的定标结果。

(3)爆轰产物的 VLW 状态方程:维里状态方程第一项对应理想气体情况;第二项考虑两个分子的相互作用;第三项考虑了三个分子的相互作用,以此类推。爆轰产物混合气体处于高压状态,应该考虑多分子同时碰撞相互作用。高阶维里系数实际求解极为复杂。吴雄从维里理论和相似论出发,将高阶位的维里系数用第二维里系数来表达,则得到 VLW 爆轰产物状态方程:

表 2-2 RDX 和 TNT 的 BKW 参数

炸药类型	α	β	k	θ
黑索金（RDX）	0.54	0.181	14.15	400
梯恩梯（TNT）	0.50	0.095 85	12.685	400

$$\frac{Pv}{RT} = 1 + B^* \left(\frac{b_0}{v}\right) + \frac{B^*}{T^{*1/4}} \sum (n-2)^{-n} \left(\frac{b_0}{v}\right)^{(n-1)}$$
$$(2.59)$$

式中，采用势能函数 Lennard-Jones 6-12 分子势来表达第二维里系数 B^*，则 $B^* = \left[-\frac{2^{j+1/2}}{4j}\Gamma\left(\frac{j}{2}-\frac{1}{4}\right)T^{*-(2j+1)/4}\right]$，$B^*$ 也可采用修正了的 Buckingham 势（EXP-6 势）表达；T^* 是无量纲温度，$T^* = \frac{k}{\varepsilon}T$；$b_0 = \frac{2}{3}\pi N\sigma^3$；$N$ 是 Avogadro 常数；k 是 Boltzmann 常数；ε、σ 是 Lennard-Jones 势能参数。VLW 状态方程是采用的爆轰产物气体组分的势能参数来描述的，认为各阶维里系数在高温下是相似的，其高阶维里系数是通过二阶维里系数求得的，这种简化对高温高压下的爆轰产物气体组分的热力学状态描述的精度会产生一定的影响。

三、炸药对外界作用的感度

前面介绍炸药知识时已经提到，针刺（冲击）、火花（火焰）均能引爆起爆药，而猛炸药则需要起爆药的爆炸冲击波或金属物的高速撞击作用来引爆。炸药的感度反映了一定条件下引发炸药燃烧或爆轰所需的最低起爆能量。需要说明的是，起爆现象非常复杂，即使给定装药条件的同种炸药，最低起爆能量并不是一个不变量，也就是说感度指标不是绝对的，除了与炸药的化学物理性质相关，还取决于最初刺激的类型及施加的给定载荷在炸药中的能量是如何分布的。一般认为，如果要想成功起爆，应该将外部施加的能量在极短时间内集中在炸药上；反之，如果将外部施加的能量均匀分布到整个炸药，则难以起爆。炸药对于外界的感度可以归结为三类：热作用感度、机械作用感度和冲击波作用感度。

（一）热作用感度

在反应释放的热量大于热损失的情况下，热量的积累会导致温度升高，进而使反应速度加速引发爆炸。发生热起爆所需热量，可以由两种途径提供：一是用火焰、火花等局部加热炸药，局部热脉冲引起炸药发生局部反应，并由于这种反应具有自持反应性质，反应热将在炸药其余部分扩散；二是炸药整体加热（非明火），当达到临界温度时，炸药按照热爆炸规律进行分解，当热平衡被打破，即炸药生成的热量比散失到环境中的热量多，炸药发生起爆。

经典热起爆理论认为，化学反应的释热过程和热量向周围介质转移过程（热耗散）之间的关系决定了热作用下炸药能否发生热爆炸以及从放热化学反应发生到爆炸反应阶段的特性。描述热过程的热传导和化学动力学方程组：

$$c_P\rho \frac{\partial T}{\partial t} = \lambda \nabla^2 T + Q \frac{\partial \Lambda}{\partial t} \quad (2.60)$$

$$\frac{\partial \Lambda}{\partial t} = k_0 e^{-\frac{E}{RT}} \varphi(\Lambda) \quad (2.61)$$

式中：c_P、ρ 和 λ 分别表示含能材料的定压比热、密度和热传导系数；T 是温度；Q 是单位体积的分解反应热；Λ 表示含能材料已经反应的百分数；$\frac{\partial \Lambda}{\partial t}$ 是化学反应的速率；k_0 为常数；R 为摩尔气体常数；E 为活化能；$\lambda \nabla^2 T$ 式子表示由热传导流入或流出的热量，$Q \frac{\partial \Lambda}{\partial t}$ 表示单位体积含能材料在单位时间内化学反应所释放的能量；$\varphi(\Lambda)$ 表示在等温条件下发生反应的规律，当 $\varphi(\Lambda) = 1$，方程（2.60）变成 Arrhenius 速率方程：

$$\frac{\partial \Lambda}{\partial t} = k_0 e^{-\frac{E}{RT}} \quad (2.62)$$

任何炸药都有一个特定的最低爆炸温度，当达到该温度时，并不是立即起爆，而是要经过一个延迟时间才能爆炸，这就是爆炸延迟期。炸药的热感度可以用伍德合金浴槽实验测量的爆炸延迟期 τ、伍德合金浴槽热力学温度 T，并利用 Arrhenius 方程计算出活化能 E：

$$\tau = A e^{-\frac{E}{RT}} \quad (2.63)$$

2

式中，R 为通用气体常数；A 为取决于炸药的频率因子。将上式两边同时取对数，上式变为：

$$\ln\tau = \ln A + \frac{E}{RT} \quad (2.64)$$

在 $\ln\tau$ 和 $(1/T)$ 平面是，得到的几乎就是直线，计算 E/R 就可以得到活化能 E。

与热作用感度有关的另一个定性指标是爆发点，它是指 5s 或 10s 延迟期，炸药爆炸所需要的温度。

（二）机械作用感度

这里讲的机械作用是指除冲击波作用外的其他力学作用，机械作用感度包括撞击感度、摩擦感度等。了解机械作用感度无论是对炸药的安全生产和使用还是确保可靠引爆炸药都十分重要。

1. 撞击感度 所有测定撞击感度仪器（设备）的工作原理基本相同，即是用落锤撞击炸药试样。落锤为 10kg、5kg、2kg、0.6kg 重钢锤。炸药撞击感度的主要表示方式有：

（1）爆炸百分数表示法：落锤不变，改变落高，每一个落高连续进行 10 次试验，测试发生爆炸的百分数，将恒重落锤的落高与爆炸百分数之间的关系用撞击感度曲线表示。

（2）落高表示法：爆炸概率为 50% 的落高记为 H_{50}；爆炸概率为 100% 时的最低落高记为 H_{100}；爆炸概率为 0（即不发生爆炸）的最大落高记为 H_0。

（3）撞击能量表示法：通常用爆炸概率为 50% 的撞击能量来表示：

$$E_I = M_d Hg \quad (2.65)$$

式中，E_I 为撞击能量；M_d 为落锤质量；H 为落高；g 为重力加速度。

（4）相对撞击感度表示法：通常用 TNT 作为比对炸药，比较被测炸药与 TNT 的相对撞击感度：

$$O_R = \frac{E_{IX}}{E_{ITNT}} \times 100 \quad (2.66)$$

式中，O_R 为相对撞击感度；E_{IX} 为被测炸药的撞击能量；E_{ITNT} 为 TNT 的撞击能量。

GJB772A—97《炸药试验方法》规定的撞击试验方法有落锤仪法、苏珊试验法、滑道试验法。

目前，多数研究认为撞击引发爆炸是通过以下四种可能的机制将机械能转换成热量，在炸药局部地方形成热点引发的：①碰撞作用形成的局部剪切带内产生热点引发的爆炸；②绝热压缩气体空间形成热点；③撞击表面进入炸药内部与炸药晶体和/或杂质颗粒间摩擦产生热点；④炸药被撞击表面迅速挤出时，撞击表面与颗粒间的黏性致热形成热点。

通常认为，发生引燃或引爆的热点温度、尺寸和持续时间一般具有以下三个特征：①温度不低于 700K；②热点直径 $10^{-5} \sim 10^{-3}$ cm；③持续时间 $10^{-5} \sim 10^{-3}$ s。

如果在生产使用过程中，产生的热点温度低于 700K，而且形成的热点直径小于 10^{-5} cm，持续时间不足 10^{-5} s，则不会发生引燃或引爆，至多发生不能持续进行的局部分解。

2. 摩擦感度 在炸药生产和使用过程中，常会发生炸药颗粒之间或炸药与其他材料接触面之间的摩擦，这种摩擦可能会形成热点并引燃或引爆炸药。然而，热点是否能够点火取决于化学反应生成的热量与散失的热量之间的不平衡状态。如前所述，这种不平衡状态与热点温度、尺寸和持续时间有关。材料一旦融化，摩擦就不能再产生热。由于炸药的熔点往往低于点火温度，因此，单纯是炸药与其他材料的摩擦并不足以点火。通常认为，装药中掺杂的高熔点颗粒与颗粒、颗粒与高熔点基底之间的摩擦最有可能导致点火。

国内外测试摩擦感度的测试仪器和方法主要包括：摆式摩擦仪、BAM 摩擦仪、Bowden-Kozlov 摩擦仪、鱼雷摩擦试验、固体炸药和液体炸药摩擦试验。GJB772A—97《炸药试验方法》中使用的是 Bowden-Kozlov 摩擦仪，测量的是粉状炸药的摩擦感度。为研究成型炸药的摩擦感度，美国建立了一种小尺寸药片摩擦感度试验方法用以鉴定钝感炸药的摩擦感度，国内也开展了类似的研究。

（三）冲击波作用感度

冲击波作用能够引发炸药的爆炸反应，用完全起爆炸药的最低冲击波压力来衡量冲击波感度，GJB772A—97《炸药试验方法》规定用卡片式隔板测定冲击波感度。

1. 冲击波对均质炸药的起爆 均质炸药指气体炸药、均匀液体炸药（无气泡或固体杂质）、单晶炸药。冲击波进入炸药后，均匀压缩并加热炸药分子，引起化学反应。当入射波压力较高时，炸药完成反应的时间极短，会在接近冲击波入射面附件发生热爆炸，产生强爆轰，爆轰波以高于稳态爆轰的速度传播。当强爆轰赶上初始入射冲击波后，在未反应炸药中逐渐变为稳态爆轰。当入射波压力较低时，如果持续时间足够长，则在冲击波波阵面后面的反应过程以低速率进行，热爆炸发生在冲击波入射面与冲击波波阵面之间的某个位置，而且经常发生在装药尾部。

图 2-17 是根据对硝基甲烷冲击起爆试验现象分析提出的计算爆轰波速度的时空图。OA 线是硝基甲烷受载界面迹线，OD 是入射冲击波轨迹，速度基本上是恒定的；OA 是惰性隔板表面的运动轨迹，即冲击波波阵面后炸药质点的运动轨迹；AD 是强爆轰波的运动轨迹；DB 是稳态爆轰波的轨迹。入射冲击波在炸药中传播，对炸药进行预压缩并加热，经过起爆延迟后，在 A 点发生强爆轰，并在经冲击预压的硝基甲烷中以高于稳态爆轰的速度传播，赶上并超过入射冲击波后再发展为稳态爆轰。

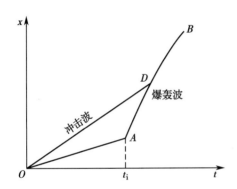

图 2-17 冲击波作用均质炸药的爆轰波速度时空图

在被冲击压缩后的炸药中，其后发生爆轰的传播速度与被压缩过液体中的密度和局部质点速度的增加有关：

$$D = 6.30 + 3.2(\rho - \rho_0) + u_\mathrm{P} \qquad (2.67)$$

式中，ρ 是被压缩后的液体密度；ρ_0 是未扰动的初始密度；u_P 是质点速度，对应图中 OA。这个关系式表明，密度每增加 $1\mathrm{g/cm^2}$，速度增加 $3.2\mathrm{km/s}$。当冲击波压力为 8 万大气压时，测到的爆速达到 $10\mathrm{km/s}$。超高速波阵面上的压力可达到 25 万大气压，而波阵面后的压力由于爆轰产物的飞散而急剧下降，这个结论符合爆轰产物一维飞散理论。

用阿伦尼乌斯（Arrhenius）定律描述的均质炸药的反应速率为：

$$r = \frac{d\lambda}{(1-\lambda)dt} = Z\exp\left(-\frac{E_0}{RT}\right) \qquad (2.68)$$

式中，λ 为反应产物的质量分数；Z 为频率因子；E_0 为活化能；T 为反应物温度；R 为气体常数。

目前，提出的有关单晶炸药的冲击点火机制包括：位错堆积和位错滑移形成热点的位错作用点火机制；导致分子缠结构型转变的剪切空间位阻点火机制；晶体分子绝热剪切带热点生成点火机制。

2. 冲击波对非均质炸药的起爆 炸药在浇铸、压装、结晶等过程中形成的气泡、空隙和杂质造成炸药内部结构的不连续、密度不均匀。一般来说，实际应用的固体炸药都是非均质炸药。

冲击波进入非均质炸药后，对炸药内部的气泡或空隙进行绝热压缩，在被压缩气泡内形成温度高于晶体的热点。冲击波作用下均质炸药与非均质炸药的起爆过程有很大的不同。图 2-18 是冲击波作用非均质炸药的爆轰波速度时空图。与图 2-17 相比可知，在均质炸药中，入射冲击波的传播基本上是恒速过程，而在非均质炸药中，入射波的传播是加速过程；在均质炸药中，跳跃式形成强爆轰，而在非均质炸药中没有观察到强爆轰的形成；在均质炸药中，爆轰通常发生在冲击波隔板与炸药的分界面附近，而在非均质炸药中，一般认为爆轰发生在冲击波波阵面附近。另外，研究表明，与均质炸药相比，非均质炸药由于存在能形成热点的气泡、空隙和杂质，对冲击波作用更为敏感。而均质炸药冲击波起爆过程对初始温度和冲击波压力的变化比非均质炸药中更为敏感。图 2-18 中 D 点表示发生稳态爆轰，爆轰波轨迹的反向延长线与时间轴的交点得到 Δt 称为超量传播时间，t_D 和 x_D 分别是到爆轰的时间和距离。

3. 冲击起爆模型 一般认为，非均质炸药的起爆是由于冲击波在炸药中形成热点并逐步发展

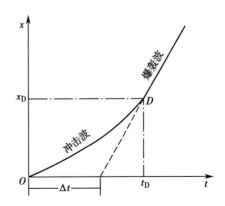

图 2-18 冲击波作用均质炸药的爆轰波速度时空图

2

成爆轰波,通过以下五种可能的机制形成热点:①绝热压缩炸药中的气泡或空隙形成热点;②形成的局部剪切带内产生热点;③炸药内部杂质颗粒间摩擦产生热点;④晶体的位错和缺陷形成热点;⑤空穴弹粘塑性塌缩形成热点。

有关炸药的冲击起爆模型有:Forest-fire 模型、JFT 模型、HVRB 模型、Lee-Tarver 模型、Kim 模型等。这里仅介绍目前应用较多 Lee-Tarver 模型。

最初的 Lee-Tarver 模型包括两项,即点火项和增长项,反应速率方程为:

$$\frac{dF}{dt}=I(1-F)^b\mu^x+G(1-F)^b F^g p^z \quad (2.69)$$

式中,$\mu=\rho/\rho_0-1$,F 是反应炸药的质量分数;I、b、x、G、g 和 z 是系数。这是一个两项式反应速率模型,右边第一项为点火项,假定其与某种压缩能力成正比。指数 x 的值与假设的热点形成模式有关,一些模式认为点火与粒子速度 u_p 的平方相关,另一些模式则认为与压力 P 的平方相关。由于 P 与 μ^2、u_p 与 $\mu^{3/2}$ 存在非常相似的关系,所以在大多数计算中都将 x 值取为 3 或 4。右边第二项与层状颗粒燃烧速率相关的压力,压力的指数 z 一般介于 1~2 之间。因子 F^g 与燃烧表面积有关,对向外燃烧的球形热点,指数取为 2/3。比例系数 G 需要由层状燃烧速率实验确定。插入因子 $(1-F)^b$ 是为了保证固体炸药所占分量趋近 0 时,反应速率等于 0。给定指数 b 为 2/9 的情况下,当 F 等于 3/4 时,$(1-F)^b F^g$ 达到最大值。

用该模型计算几种炸药的结果都能很好地与大量的试验数据相吻合,这些试验数据包括用嵌入式压力计、粒子计、任意反射面速度干涉系统(velocity interferometer system for any reflector,VISAR)、隔板试验测量的数据以及爆轰失效数据。然而,该模型在模拟短脉宽冲击点火试验时,需要对反应增长系数 G 用 2~3 个与压力相关的因子来调整。为了使模型能更准确地适应宽范围的输入压力、增长时间和脉冲宽度的点火过程,对模型进行了改进,建立了三项式反应速率模型:

$$\frac{dF}{dt}=I(1-F)^b(\mu-a)^x+G_1(1-F)^c F^d p^y$$
$$+G_2(1-F)^e F^g p^z \quad (2.70)$$

式中,I、G_1、G_2、a、b、e、d、e、g、x、y 和 z 是 12 个待定系数;与原来的模型相比,增长项被分解为两

部分。第一部分描述颗粒以类似爆燃的方式相对缓慢的反应过程,此时热点还是个体形式存在,压力项指数可取为 1;第二部分描述热点开始合并,剩余未反应的炸药进行快速分解,此时压力项指数可取 2 或 3。另一个变化是为了更好的符合试验结果,将向外空洞燃烧的模式改为向内颗粒燃烧模式。为了更好限制右边三项各自的使用范围,引入了三个常数:F_{igmax}、F_{G1max} 和 F_{G2min}。当 $F>F_{igmax}$ 时,点火项取为 0;当 $F>F_{G1max}$ 时,第一个增长项取为 0;当 $F<F_{G2min}$ 时,第二个增长项取为 0。表 2-3 给出了部分炸药的 Lee-Tarver 模型参数。

表 2-3　部分炸药的 Lee-Tarver 模型参数

炸药	PBX9404	LX17	推进剂[1]
I/进剂$^{-1}$	7.43×10^{11}	4.00×10^6	40
a	0.0	0.22	0.0
b	2/3	2/3	2/3
x	20	7	4
G_1/GPa$^{-y}\mu s^{-1}$	0.031	0.006	0.031
c	2/3	2/3	2/3
d	1/9	1/9	1/9
y	1	1	1
G_2/GPa$^{-z}\mu s^{-1}$	0.04	0.000 4	0.001 8
e	1/3	1/3	1
g	1	1	1/9
z	2	3	2
F_{igmax}	0.3	0.5	0.015
F_{G1max}	0.5	0.5	0.12
F_{G2max}	0.0	0.0	0.0

[1]:推进剂由 AP、Al、HMX(12%)和粘结剂组成

4. 破片对炸药的引爆　从飞片冲击引爆 LX-04、TNT、PBX9404 和 Comp B 炸药试验得到关系式:

$$\frac{P^2\tau}{\rho_e U_e}=常数 \quad (2.71)$$

式中,P 为冲击波压力;τ 为冲击波在飞片中往返的时间;U_e 为炸药中冲击波速度;ρ_e 为炸药密度。

如果考虑 U_e 变化的影响,上式可演化为一维平面短脉冲起爆判据:

$$p^n\tau=常数,n>2.3 \quad (2.72)$$

如果忽略 U_e 变化带来的影响,得到飞片冲击

非均质炸药起爆判据:

$$p^2\tau = 常数 \qquad (2.73)$$

用不同直径柱形平头钢弹撞击直径 25.4mm 的 PBX9404 炸药,炸药前端加不同厚度的金属盖板。试验表明,引发炸药爆炸的阈值速度随弹丸直径减小或盖板的厚度增加而提高。可以认为,较薄的盖板起到了减小炸药受载荷面积的作用,相当于把弹丸直径减小后撞击无盖板炸药的效果。但如果盖板达到一定厚度,冲击波波阵面不再具有平面性,需考虑曲面冲击起爆问题。

弹丸正撞击引爆有盖炸药的速度判据:

$$\frac{v_{\mathrm{d}}}{2} = (1+k)\left[A + \frac{Bh}{d}\right] \qquad (2.74)$$

式中,A 是与炸药和弹丸材料有关的系数;B 是与盖板材料有关的系数;k 是与弹丸形状有关的系数;h 为盖板厚度;d 为弹丸直径。

钢球以不同角度撞击有钢盖板的 T/R(40/60)炸药的冲击引爆试验得到的引爆速度阈值判据:

$$\frac{v_{\mathrm{d}}}{2} = (1+k(\theta))\left[A + \frac{Bh}{d\cos\theta}\right] \qquad (2.75)$$

$$k(\theta) = 0.5 + 0.2\left(\frac{1}{\cos\theta} - 1\right) \qquad (2.76)$$

式中,θ 为弹丸飞行方向与盖板法线的夹角。在正撞击时,$\theta=0$,$k=0.5$,上式退化为(2.78)。试验结果见表2-4。

表 2-4 钢球撞击引爆带盖板装药试验与计算值

碰撞角度/°	钢球直径/mm	盖板厚度/mm	试验值/(km 厚度^(-1))	计算值/(km 厚度^(-1))
0	16.67	6.0	1.917 爆带盖板	1.93
0	16.67	12.0	2.657 爆带盖板	2.64
15	16.67	6.0	1.967 爆带盖板	2.00
45	16.67	6.0	2.377 爆带盖 7	2.73
45	18.34	6.0	2.127 爆带盖 7	2.51
60	16.67	6.0	3.007 爆带盖 7	3.86

第三节 爆轰的传播

一、爆轰在凝聚炸药中的传播

爆轰的流体动力学 ZND 模型中假设:爆轰波阵面为平面,反应区的流动是一维的,稳态爆轰的终态点即 C-J 点,爆轰是没有能量损失的理想爆轰。爆轰波速度主要取决于前导冲击波后的化学反应区所释放的能量。但是实际中的爆轰波速度还与炸药装药的形状(柱形、平面装药等)及尺寸(直径、厚度等)、约束条件(外壳等)、装药(凝聚)特性(密度、结构、颗粒度、均匀性等)有关。

因此,真实装药的爆轰是非理想的:爆轰波阵面不是平面的,而是弯曲的,反应区的流动也不是一维的,稳态爆轰的终态点并不是 C-J 点。非理想爆轰的研究主要针对有限尺寸的情况,当装药尺寸趋于无限大或者当炸药处于刚性约束的理想环境时,爆轰波阵面仍然可视为一个平面,反应区

内的流动也可以按一维处理。

爆轰波在一定装药直径的药柱中传播时,侧向稀疏波效应导致部分反应中的炸药介质从化学反应区向外飞散,致使部分本应支持爆轰波阵面的能量损失。当装药直径足够大时,上述能量损失影响不大,爆轰波基本上以理想爆轰速度传播。随着炸药直径的减小,能量损失的影响增加,炸药直径减小到某个尺寸开始(称为极限直径)。随着直径的减小,爆轰速度明显下降,当装药直径减小到所谓的临界装药直径时,化学反应区中的能量损失导致爆轰的自持传播不能维持,就会出现所谓的息爆现象。装药直径对爆轰传播的影响称为爆轰传播的直径效应(图 2-19)。

有限直径装药的侧向稀疏波对爆轰反应区的影响使爆轰波阵面不再是一个平面,而是弯曲的。爆轰波阵面内化学反应结束时间以及稀疏波到达装药轴线的时间都会影响波阵面的弯曲状态,即直径效应与化学反应区宽度和装药直径有关(图 2-20)。假设自持爆轰定常传播的极限情况

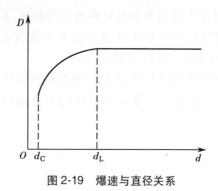

图 2-19 爆速与直径关系

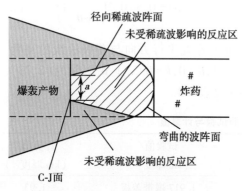

图 2-20 爆轰波传播直径效应示意

为 $\dfrac{\partial u}{\partial t}=0$，即冲击波波阵面后方粒子速度梯度为零时发生息爆，对冲击间断面后炸药化学反应区中流场的分析得到临界直径的表达式：

$$d_{cr}=\frac{4uc^2\cos\phi_c}{Q_{Pv}\Gamma W} \qquad (2.77)$$

式中，u 是定常爆轰波阵面后的粒子速度；c 是受冲击压缩炸药中的声速，称为"冻结声速"；ϕ_c 是声速角；Q_{Pv} 是等压等容条件下的反应热；Γ 是 Gruneisen 系数；W 是紧接冲击间断面后炸药的初始分解速度。受冲击压缩炸药中的声速 c 可由下式确定：

$$c=\frac{(D-u)(D+\lambda u)}{D} \qquad (2.78)$$

式中，λ 为经验常数。

炸药的性质、包覆装药的外壳材料、装药初温、炸药颗粒度、装药密度等都会影响临界直径的大小。

二、爆轰在气相及混合相爆炸物中的传播

爆轰传播速度、爆轰压力与气相及混合相爆炸物的组成有关，每一种气相及混合相爆炸物都

有最佳的组分配比，在该比例下爆轰速度或爆轰压力达到最高。

气相混合物氧气或空气中可燃物的浓度存在上下极限，超出上下极限浓度范围，爆轰不可能稳定的传播，表 2-5 给出了部分混合物的浓度极限。

表 2-5 爆轰传播的浓度极限
（$P_0=0.1\text{MPa}$，$T=293\text{K}$）

混合物	A/%	
	下限	上限
H_2+O_2	15.5	92.9
H_2+空气	18.2	58.9
CH_4+O_2	17.0	90.7
$C_3H_8+O_2$	8.25	55.8
D_2+O_2	2.50	42.5
$C_4H_{10}+O_2$	2.05	37.95
$C_2H_4+O_2$	3.5	93
C_2H_4+空气	5.5	11.5
$C_3H_6+O_2$	2.5	50.0
C_2H_2+空气	4.2	50.0
$Si(CH_3)_4+O_2$	1.8	48.0

注：A 为在氧气或空气中可燃物的百分比

与一般的气相混合物（如氢、正庚烷等）的实验结果不同，硝基甲烷和氧的气态混合物爆燃（或爆轰）压力 P、速度 u 随着混合物中硝基甲烷浓度的增加，爆燃（或爆轰）的压力 P 及速度 u 均有多个极值（极大值）点（图 2-21、图 2-22）。推测原因可能是使硝基和上体断键的能量比较大，只有达到一定的能量后，才能激励稳定的爆轰快速反应。

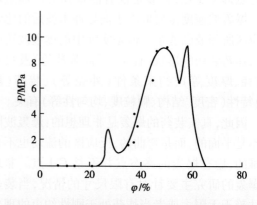

图 2-21 硝基甲烷和氧的气态混合物爆燃（或爆轰）压力 P 与硝基甲烷含量 φ 的关系

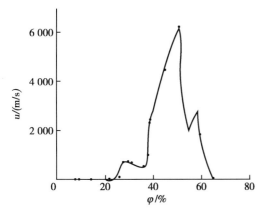

图 2-22　硝基甲烷和氧的气态混合物爆燃（或爆轰）速度 u 与硝基甲烷含量 φ 的关系

第四节　爆轰的效应

一、爆轰的驱动与加载

（一）内部爆炸载荷对金属圆筒的驱动

内部装药爆炸后，金属圆筒在爆轰产物的作用下急剧膨胀直至破裂，形成向四周高速飞散的破片场。炸药爆炸释放的能量 30% 用于破碎壳体和驱动破片。Taylor 于 1944 年提出了拉伸断裂判据，他认为柱壳在内部炸药爆炸载荷加载下做径向膨胀，刚开始时，环向应力在整个壁厚范围内处于压缩应力状态，随着金属圆筒膨胀，内壁压力降低，靠近外壁区域变成环向拉伸应力状态，而内壁区域仍然是压缩应力状态，柱壳内存在一个环向应力为零的中性面。裂纹在柱壳外表面的拉伸应力区域萌生，假定径向裂纹只能在壳体的环向拉伸应力区域传播，不能在压缩应力区域传播。刚开始，中性面位于柱壳外表面，随着壳体膨胀，中性面向内移动，裂纹由柱壳外侧向内扩展。当柱壳的环向完全进入拉伸区域后，中性面移到壳体内表面，即认为柱壳发生贯穿断裂（图 2-23）。

R. W. Gurney 基于能量守恒方程推导出了壳体装药爆炸驱动的破片初速计算公式：

$$v = \sqrt{2E_{\mathrm{g}}}\left(\frac{m_{\mathrm{e}}/m_{\mathrm{c}}}{1+0.5(m_{\mathrm{e}}/m_{\mathrm{c}})}\right)^{1/2} \quad (2.79)$$

式中，E_{g} 为格尼能，是假定爆轰前炸药装药的化学能直接转化爆轰后的金属动能和爆轰产物的膨胀，一定程度上反映了炸药对物体的驱动能力；

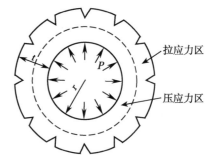

图 2-23　膨胀环中拉应力和压应力区示意

m_{e}、m_{c} 分别是装药质量和壳体质量。

按此公式计算的破片速度一般要高于实测的破片初始速度，这可以从爆炸驱动壳体膨胀破裂的物理图像来简单分析：扫过壳体的爆炸冲击波给予壳体初始加速，对柱形钢壳，当壳体半径膨胀到初始半径的 1.2 倍时，发生弹塑性膨胀。此时，壳体径向速度达到 Gurney 速度的 60%。当破片到达壳体初始半径的 1.6~1.8 倍时，破片加速结束；破片速度达到最大值，95%~100% 的 Gurney 速度，此时，爆轰产物从壳体破裂的地方逸出，随后不断膨胀的云团超出了已经破碎的壳体。当破片到达 20 倍初始战斗部半径时，破片处于终点飞行（terminal flight）的最后阶段，破片再次从爆炸产物的云团中冲出，但由于云团阻力的减速作用，速度降到 Gurney 速度的 90%。此后，破片的减速是由于受到环境介质的持续阻力作用。因此，Gurney 速度是破片加速阶段所达到的最大速度，此时，膨胀的战斗部壳体破片到达约 2 倍战斗部初始半径的位置。

格尼能计算方法一般仅与炸药的爆轰参数有关，没有考虑膨胀过程中爆轰产物膨胀规律的影响以及金属壳体材料对膨胀过程的影响。王新颖等基于爆轰产物的 JWL 状态方程和 Taylor 破裂判据，从能量守恒出发提出一种考虑爆轰产物驱动金属圆筒能量转换的格尼能计算方法，引入了 JWL 状态方程参数和金属材料的屈服强度。图 2-24 给出了用压装 TNT 药柱，分别对无氧铜、6061 铝合金和 45 钢进行的圆筒试验结果与计算结果曲线。

爆轰压力足够高时，圆管内壁受冲击压缩并产生剪应力形成剪切带，剪切带随着圆管膨胀向柱壳外壁扩展，圆管外壁由于拉应力作用形成裂纹，裂纹将沿着已经形成的剪切带向内壁扩展（图 2-25）。内壁的环向压应力和环向拉应力相

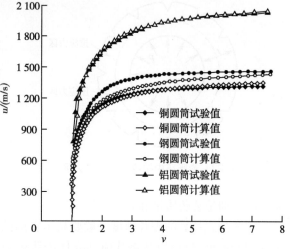

图 2-24 不同材料圆筒膨胀速度与相对比容曲线

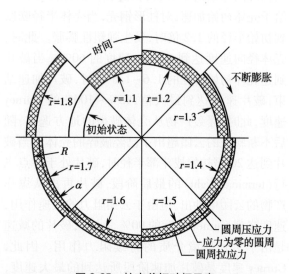

图 2-25 柱壳剪切破坏示意

等时,当剪切带两侧由压应力状态变为拉应力状态,圆管发生断裂破坏。爆轰压力较低时,圆管内壁不稳定剪应力区来不及形成,遵从 Taylor 拉伸断裂判据。

越来越多的研究发现,圆管的破坏模式是拉伸断裂、拉剪混合断裂,甚至纯剪切断裂,取决于爆轰加载压力、圆管尺寸和膨胀半径,一些材料表现出应变率效应,甚至出现了动态断裂中塑性峰现象。

钢圆管在应变率为 $10^4/s$ 附近时出现断裂应变的最大值,称为塑性峰现象(图 2-26)。柱壳的断裂准则:

假设流动应力满足黏弹性关系 $\bar{\sigma} = \bar{\sigma}_0 + \eta\dot{\varepsilon}$,则钢圆管断裂应满足:

$$\mu^2\dot{\varepsilon}^2\varepsilon(\varepsilon+2)/2+\dot{\varepsilon}(2\mu\varepsilon-\alpha)+\ln(\varepsilon+1)=0$$
$$(2.80)$$

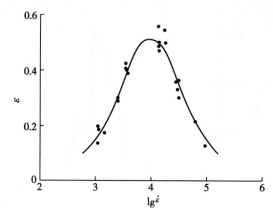

图 2-26 动态断裂中的塑性峰

式中,$\mu=\dfrac{\eta}{\sigma_0}$;$\alpha=\dfrac{4E\lambda}{3C\sigma_0^2}$。当 $\varepsilon\ll1$ 时,上式简化为:

$$\varepsilon=\frac{\dot{\varepsilon}\,\alpha}{(1+\dot{\varepsilon}\,\mu)^2}\qquad(2.81)$$

断裂准则中既有应变 ε 也有应变率 $\dot{\varepsilon}$,当 $\dot{\varepsilon}=\dfrac{1}{\mu}$ 时,断裂应变为最大值,即 $\varepsilon=\dfrac{\alpha}{4\mu}$。

Gurney 公式计算的是爆轰驱动下破片的平均初速,而要计算破片初速的分布,可采用修正的 Gurney 公式:

$$V_x=(2E)^{1/2}\left[F(x)m_{e}/M\right]^{1/2}\left[1+\frac{1}{2}F(x)m_{e}/M\right]^{-1/2}$$
$$(2.82)$$

式中,$F(x)$ 为修正因子,$F(x)=1-\left\{1-\min\left[\dfrac{x}{d},1,0,\dfrac{2(L-x)}{d}\right]\right\}$;$d$ 为装药直径;L 为装药长度;x 为沿战斗部轴线的具体位置。图 2-27 给出了 4 种口径美制弹丸的破片初速分布。

基于冲量分布原理的破片速度分布模型:

$$V_\alpha=V_{\max}(i_\alpha/i_{\max})^n,0<n<1\qquad(2.83)$$

式中,i 为爆炸冲量;下标 α 表示考察的相对位置;n 为经验修正因子;对常见的一端起爆情况,爆炸冲量随装药轴线长度的分布:

$$i_\alpha=\frac{i_0}{8}\left[1+6\alpha(1-\alpha)+\frac{3\alpha}{2}\ln\left(\frac{3-2\alpha}{\alpha}\right)+\right.$$
$$\left.6\alpha(1-\alpha)(2\alpha-1)\ln\left(\frac{3-2\alpha}{2-2\alpha}\right)\right]\qquad(2.84)$$

式中,$i_0=(8/27)\rho_0 lD$,表示装药端面上单位面积冲量;ρ_0 为装药初始密度;D 为装药爆速。最大冲

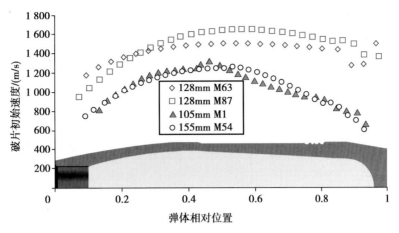

图 2-27 四种口径弹丸的破片初速分布

量 $i_{\max}$ 的相对位置 α 可根据 $\dfrac{di_\alpha}{d\alpha}=0$ 得到：

$$6-12\alpha+\frac{3}{2}\left(\ln\frac{3-2\alpha}{\alpha}-\frac{3}{3-2\alpha}\right)+$$

$$6\left[\ln\frac{3-2\alpha}{2(1-\alpha)}\cdot(-6\alpha^2+6\alpha-1)-\frac{2\alpha^3-3\alpha^2+\alpha}{(1-\alpha)(3-2\alpha)}\right]=0$$

该方程无显式解，由数值方法得到近似解为 $\alpha=0.629\,27$。图 2-28 给出了爆炸冲量沿轴线的分布。

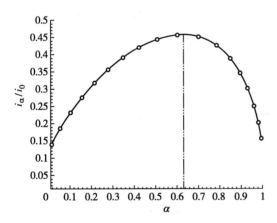

图 2-28 爆炸冲量沿轴线的分布

（二）爆轰对平板的驱动

1. 爆轰产物对平板的一维抛射模型 假设平板是一个刚体，爆轰波自平板后界面反射的是弱冲击波，爆轰产物状态方程的绝热指数等于 3，给出爆轰驱动平板的一维抛射过程界面运动距离与时间的关系（图 2-29）：

$$x=Dt\left(1+\frac{\theta-1}{\eta\theta}\right) \qquad (2.85)$$

式中，x 为平板运动距离；t 为时间；$\eta=\dfrac{16m}{27M}$，

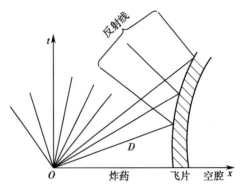

图 2-29 爆轰产物对平板的一维抛射示意

其中 m 为装药质量，$m=\rho_0 lS$，ρ_0 为装药密度，l 为装药长度，S 为平板横截面积；M 为平板质量；$\theta=\left\{1+2\eta\left[1-2\eta\left(1-\dfrac{l}{Dt}\right)\right]\right\}^{1/2}$。由 $u=\dfrac{dx}{dt}$，得到平板运动速度 u：

$$u=D\left(1+\frac{\theta-1}{\eta\theta}-\frac{l\theta}{Dt}\right) \qquad (2.86)$$

基于 Taylor 模型给出的爆炸驱动平板的速度为：

$$u=\sqrt{2E_{\mathrm{g}}}\left(\frac{\left(1+2\dfrac{m_{\mathrm{p}}}{m_{\mathrm{e}}}\right)+1^3}{6\left(1+\dfrac{m_{\mathrm{p}}}{m_{\mathrm{e}}}\right)}+\frac{m_{\mathrm{p}}}{m_{\mathrm{e}}}\right)^{-1/2} \qquad (2.87)$$

式中，m_{p} 为平板质量；m_{e} 为装药质量。

2. 爆轰产物对平板的二维抛射模型 一维抛射模型只能分析平板的运动速度，而要了解平板的运动过程和运动姿态，就不能把平板当刚体对待。假设平板可近似为不可压缩流体，且运动过程中平板飞板厚度保持不变，爆炸产物满足多

2

方指数方程 $Pv^\gamma=$ 常数,平板足够大以致可以忽略平板板边界稀疏波影响(图 2-30),推导得到:

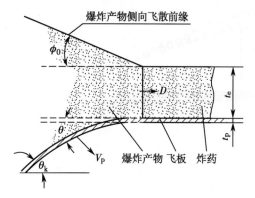

图 2-30 爆轰产物对平板的二维抛射示意

$$V_p = 2D\sin\frac{1}{2}\left\{\theta_k\left[1-\exp\left[-\frac{m_e t}{\theta_k t_e Dm_p(\gamma+1)}\right]\right]\right\} \quad (2.88)$$

$$V_{pmax} = 2D\sin\frac{1}{2}\left(\frac{1}{b+\bar{c}m_p/m_e}\right) \quad (2.89)$$

式中:γ 为爆轰产物多方等熵指数;m_p 为平板质量;m_e 为装药质量;$b=\frac{\sqrt{3}}{4}\frac{1}{\sqrt{1-\gamma\sqrt{\gamma^2-1}}}$;$\bar{c}=\frac{\sqrt{3}}{2}\sqrt{\frac{\gamma^2-1}{\gamma^2-\gamma\sqrt{\gamma^2-1}}}$

偏转角 θ 随时间 t 的变化规律:

$$\theta = \theta_k\left\{1-\exp\left[-\frac{m_p Dt}{\theta_k t_e m_e(\gamma+1)}\right]\right\} \quad (2.90)$$

平板的径向位移 x 与偏转角 θ 的关系:

$$x = (\gamma+1)\frac{\theta_k t_e m_p}{m_e}\int_0^\theta\frac{\cos\theta}{\theta_k-\theta}d\theta \quad (2.91)$$

二、空气中爆炸

(一) 爆炸冲击波的形成

炸药在空气中爆炸以后,爆炸产物急剧膨胀,爆轰波传播到炸药与空气的界面上,空气骤然压缩,产生一个强冲击波。爆炸产物停止膨胀后,空中冲击波与爆轰产物分离,独立向前传播。当冲击波到达某点时,压力突然升高到峰值超压,粒子速度和动压以及介质其他参数也在冲击波波阵面发生突跃,同时到达峰值。

冲击波在传播过程中,波前以超声速传播,而正压区的尾部是以静止大气压力相对应的声速传

播,因此,正压区不断被拉长。事实上,峰值以后,超压随时间大致按指数规律下降到零,动压下降更快些。在爆心附近,气体膨胀会使得这里的压力继续下降,压力低于波前静止大气压力,出现负压,而粒子速度则由原来和波运动同向,转为相反方向,负压逐渐下降到负压峰值,反向粒子速度也大体到达峰值,而后逐渐回升到零,即恢复到静止大气状态。动压的衰减比超压更快速,但在给定的位置,动压风在传播方向的作用时间要比超压的正压相时间长(图 2-31)。

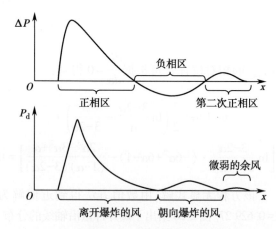

图 2-31 空中爆炸冲击波、动压随时间的变化示意

冲击波以超声速传播,随着冲击波球面的扩大,能量不断被消耗,冲击波的波速、压力和能量随着距离很快地衰减。而波阵面后的压力和密度等逐渐衰减,在波阵面后一定距离上,压力和密度降至未扰动前介质中的压力和密度,再往后,压力和密度甚至低于未扰动前介质中的压力和密度。在离开爆破中心 $(10\sim15)r_0$ 处,脉冲传播速度接近于声速(图 2-32)。

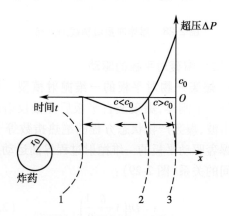

图 2-32 冲击波压力分布示意

虚线 1 表示爆轰产物分界面;虚线 2 表示压缩区与稀疏区界面;虚线 3 表示冲击波波阵面;c_0 为未扰动介质的声速;箭头表示波阵面后粒子运动方向

（二）爆炸相似律

炸药在空气中爆炸后，由于爆轰过程非常短暂，忽略介质的黏性以及热效应对冲击波强度的影响，冲击波超压可表示为：

$$\Delta P = f(E_0, P_0, \rho_0, \kappa, R) \quad (2.92)$$

式中，E_0 为炸药能量；P_0 为空气初始压力；ρ_0 为介质密度；κ 为绝热指数；R 为离爆炸点的距离。

由 π 定律知，选取三个彼此独立的量 E_0、P_0 和 ρ_0 的单位作为基本单位，推导出下列表达式：

$$\Delta P = f\left(\frac{m_R^{1/3}}{R}\right) \quad (2.93)$$

将上式按多项式展开：

$$\Delta P = A_0 + A_1\left(\frac{m_R^{1/3}}{R}\right) + A_2\left(\frac{m_R^{1/3}}{R}\right)^2 + A_3\left(\frac{m_R^{1/3}}{R}\right)^3 + \cdots \quad (2.94)$$

边界条件：$R \to \infty$，$\Delta P = 0$，$A_0 = 0$。

式中，m_R 是炸药的 TNT 当量。令 $Z = \dfrac{R}{m^{1/3}}$，Z 称为比例距离。由于工程上取到三阶多项式即可满足精度要求，于是上式变为：

$$\Delta P = \frac{A_1}{Z} + \frac{A_2}{Z^2} + \frac{A_3}{Z^3} \quad (2.95)$$

式中，A_1、A_2、A_3 是由实验确定的系数。冲击波峰值超压 ΔP 仅与比例距离 Z 相关。

对球形装药在无限空气介质中爆炸，由于测试诊断方法等原因，不同研究者建议采用的 A_1、A_2、A_3 的数值有所不同，可以考虑：

$$\Delta p = \frac{0.082}{Z} + \frac{0.26}{Z^2} + \frac{0.69}{Z^3}, Z \leq 1 \quad (2.96)$$

$$\Delta p = \frac{0.076}{Z} + \frac{0.255}{Z^2} + \frac{0.65}{Z^3}, 1 < Z \leq 15 \quad (2.97)$$

与超压 ΔP 相似，在空中爆炸的炸药的爆炸冲击波的正压作用时间 t_+ 与比冲量 i 同样也满足相似率。于是得到爆炸相似律，即两个几何形状相似，但尺寸不同的同种炸药在相同的大气条件下爆炸时，在相等的比例距离上会产生自相似爆炸波。根据爆炸相似律，小尺寸装药爆炸试验的结果可以预测大尺寸装药爆炸波的性质。

有限反射冲量测量表明，当 $Z < 0.16 \text{m/kg}^{1/3}$ 时，爆炸相似律可能变得不适用。

凝聚态高能炸药的爆炸波特性显然与 TNT 炸药类似，其他炸药的爆炸参数可以用与球型 TNT 炸药具有相同爆炸效果的炸药当量来计算，称为 TNT 当量。通常，当量因子用于相对比较，其数据来源于对不同高能炸药的空爆数据的比较，这些数据的变化与比例距离无关，也不依赖于峰值超压或侧向冲量。当实际的可比较的爆炸数据存在时，通过对这些数据的平均化处理，可以确定出一个 TNT 当量的特定数。当没有这些数据时，可以通过比较 TNT 炸药和拟用炸药的爆热值 Q 来预计该炸药的 TNT 当量。表 2-6 给出了部分炸药无限空气介质中爆炸用于计算超压和冲量的 TNT 当量系数。空气质点本身的运动产生压力，即爆炸冲击波动压：

$$p_d = \frac{1}{2}\rho u^2 \quad (2.98)$$

式中：ρ 为空气密度；u 为爆炸风（质点）速度，图 2-33 给出了 1kg TNT 炸药爆炸的超压和动压参考图。

表 2-6　不同炸药的 TNT 当量系数

炸　药	TNT 当量系数（超压）	TNT 当量系数（冲量）	压力范围/psi
铵油炸药	0.82	—	1~100
A-3 炸药	1.09	1.076	5~50
B 炸药	1.11	0.98	5~50
	1.20	1.3	100~1 000
C-4 炸药	1.37	1.19	10~100
赛克洛托炸药（70/30）	1.14	1.09	5~50
HBX-1 含铝炸药	1.17	1.16	5~20

续表

炸　药	TNT 当量系数 （超压）	TNT 当量系数 （冲量）	压力范围/psi
HBX-3 含铝炸药	1.14	0.97	5～25
H-6 含铝炸药	1.38	1.15	5～100
迈纳尔Ⅱ炸药（Minol Ⅱ）	1.20	111	3～20
奥梯炸药（70/30,75/25）	1.06	—	—
高聚物粘结炸药-9404（PBX-9404）	1.13	—	5～30
	1.7	1.2	100～1 000
高聚物粘结炸药-9010（PBX-9010）	1.29	—	5～30
彭托利特炸药（Pentolite）	1.42	1.00	5～100
	1.38	1.14	5～600
	1.50	1.00	100～1 000
D 炸药	0.90	0.93	—
特屈儿（Tetry1）炸药	1.07	—	3～20
特梯炸药（75/25,70/30,65/35）	1.06	—	—
TNETB 炸药	1.36	1.10	5～100
TNT 炸药	1.00	1.00	基准值
TRITONAL 炸药	1.07	0.96	5～100

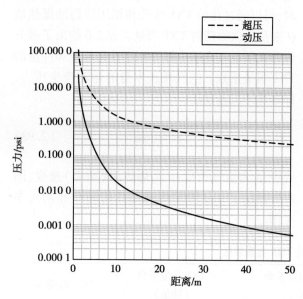

图 2-33　1kg TNT 爆炸的超压和动压参考图

不同铝含量的 RDX/Al、HMX/Al 混合炸药爆轰参数对空中爆炸冲击波超压的影响试验表明，炸药的爆热、爆速和爆容三个参数对空中爆炸冲击波超压的影响相同，超压的表达式如下：

$$\Delta P_{\mathrm{m}} = a \left(\frac{QVD}{Q_{\mathrm{T}} V_{\mathrm{T}} D_{\mathrm{T}}} \right)^{\frac{1}{3}}, 1.8 \leqslant Z \leqslant 4.5 \quad (2.99)$$

式中，ΔP_{m} 为混合炸药的冲击波超压；Q、V、D 分别为混合炸药的爆热、爆容、爆速；Q_{T}、V_{T}、D_{T} 分别为 TNT 炸药的爆热、爆容、爆速；Z 为比例距离；a 为与炸药类型和爆轰参数计算方法有关的常数，对 TNT 炸药，$a=1$；对 RDX/Al，$a=1.053$；对 HMX/Al 混合炸药，$a=1.073$。

（三）　爆炸冲击波对障碍物的反射、透射和绕射

上面给出的是爆炸冲击波在自由空气中传播的情况，而当爆炸空气冲击波在传播过程中遇到目标障碍物时，则和其他波动现象一样，要发生反射、透射和绕射。

1. 冲击波反射　冲击波反射分为正反射、规则斜反射和马赫反射三种情况。

第一种情况是正反射。当有一冲击波垂直于刚壁平面入射（入射波阵面的法线方向与障碍物的表面成 90°角）时，壁面处空气质点速度骤降为零，空气质点在壁面聚集，导致压力和密度迅速增加，达到一定程度后，质点向相反方向传播，产生正反射（图 2-34）。假设入射波和反射波都是定常的，扰动前空气的参数为 $P_0,\rho_0,u_0=0$，入射波阵面的参数为 P_1,ρ_1,u_1，入射波速度为 D_1，入射波超压 $\Delta P_1=P_1-P_0$；反射波阵面的参数为 $P_2,\rho_2,$

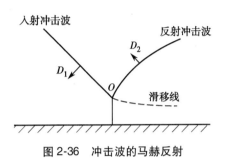

图 2-34　冲击波的正反射

u_2，由刚壁的边界条件 $u_2 = 0$，反射波速度为 D_2，传播方向与入射波相反，反射波超压 $\Delta P_2 = P_2 - P_1$。

反射冲击波的超压：

$$\Delta P_2 = 2\Delta P_1 + \frac{6\Delta P_1{}^2}{\Delta P_1 + 7P_0} \qquad (2.100)$$

对弱冲击波，由于 $P_1 - P_0 \ll P_0$，则 $\dfrac{\Delta P_2}{\Delta P_1} \approx 2$；对强冲击波，$\dfrac{\Delta P_2}{\Delta P_1} \approx 8$。即在理想条件下，空气中爆炸冲击波在传播过程中遇到刚性壁发生反射后反射波的超压为入射波超压的 $2 \sim 8$ 倍。但是如果考虑强冲击波产生的高温和高压影响，空气就不能按完全气体处理，再考虑实际气体的离解和电离等效应，$\dfrac{\Delta P_2}{\Delta P_1}$ 要大得多，甚至达到 20 倍以上。

第二种情况是规则斜反射。当冲击波非垂直入射，而是以入射角 φ_1（入射波波阵面的法线方向与反射刚性壁面之间的夹角）入射刚性壁平面时，存在一个临界入射角 φ_{cr}，当 $\varphi_1 < \varphi_{cr}$ 时，发生冲击波的规则斜反射（图 2-35）。

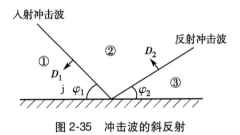

图 2-35　冲击波的斜反射

图中，φ_1，φ_2 分别表示入射角和反射角，区域①表示未扰动的区域；②表示入射冲击波已经过但反射冲击波还没到达的区域；③表示反射冲击波已经过的区域。规则斜反射的反射超压 ΔP_2 与入射波 ΔP_1 及入射角 φ_1 有关：

$$\Delta P_2 = (1 - \cos\varphi_1)\Delta P_1 + \frac{6\Delta P_1{}^2}{\Delta P_1 + 7P_0}\cos^2\varphi_1$$

$$(2.101)$$

一般情况下，反射角 φ_2 的值不等于入射角 φ_1。

第三种情况是马赫反射。当斜反射的 $\varphi_1 > \varphi_{cr}$ 时，刚性壁将先把冲击波推离距刚性壁一段距离，入射冲击波和反射冲击波合成为一个冲击波，称为马赫波，将这种反射现象称为马赫反射（图 2-36）。在刚性壁面前垂直壁面的合成波即马赫波。入射波、反射波与马赫波的交点 O_1 称为三波点，三波点离开壁面一定距离，过三波点的滑移线是压力相同区域的边界。

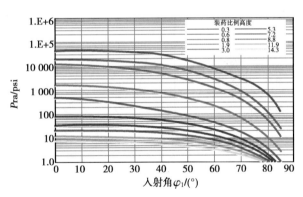

图 2-36　冲击波的马赫反射

图 2-37 和图 2-38 分别给出了入射角对反射压力峰值 $P_{r\alpha}$ 及反射冲量 $i_{r\alpha}$ 的影响，其中正面入射壁面时角 φ_1 为 $0°$（即法向），与墙平行传播时为 $90°$。法向反射爆炸波特性通常提供了对结构的爆炸加载上限，而斜向加载的情况也应考虑。

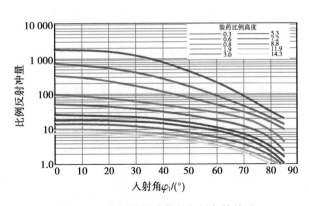

图 2-37　反射压力与入射角的关系

图 2-38　比例反射冲量与入射角的关系

距地面一定距离形成的爆炸冲击波,其入射角应从法向到倾斜变化。图 2-39 显示强冲击波遇到反射面的反射情况。I_1、I_2、I_3 显示膨胀的冲击波,"R"的轮廓线分别表示各冲击波从平面的反射。当 I_1 刚接触平面 S 时,发生的反射波强度是入射波的两倍。随着冲击波继续向外移动,每条 I 与对应 R 的相交点用虚线显示。反射冲击波和入射冲击波合并形成马赫杆。随着冲击波的扩展,马赫杆也不断增长,最终将上面的反射冲击波和入射冲击波围绕起来。

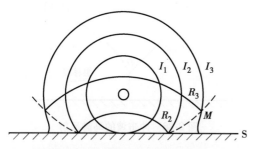

图 2-39　反射面对强冲击波的影响

图 2-40 同样反映了反射面对冲击波的影响,并给出了典型位置的冲击波波形。

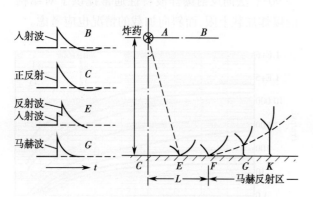

图 2-40　空中爆炸冲击波在地面的反射情况

临界入射角 φ_{cr} 并不是固定不变的,它是入射波强度的函数,或者说是比例爆高的函数(图 2-41)。

在地面或近地爆炸时,对爆炸冲击波参数的计算应考虑地面反射的增强作用。简单的近似计算方法,可根据地面的坚硬程度将计算爆炸冲击波参数公式中的装药量乘以 1.8~2。

2. 冲击波透射　如果冲击波传播遇到的障碍物不是刚性壁,而是有一定密度的介质,则冲击波将透射进入介质内,形成透射波。根据障碍物介质的波阻抗大小,在壁面向原传播介质内或产生反射冲击波,或产生反射稀疏波。

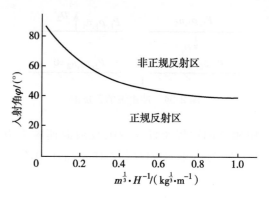

图 2-41　临界入射角和比例爆高倒数的关系曲线

在一定条件下,空中爆炸冲击波通过介质的透射作用,会在目标背面空腔内形成可能造成冲击伤的冲击波超压峰值。

3. 冲击波绕射　前面讲到的冲击波的反射,都是假定障碍物是无限尺寸的。如果冲击波在传播时遇到的障碍物是有限尺寸的物体,除了形成反射冲击波外,冲击波还会绕过障碍物而发生绕射,形成绕射冲击波(图 2-42)。

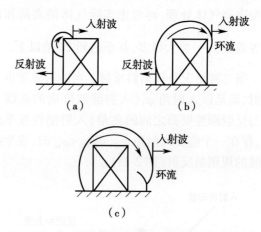

图 2-42　冲击波对宽而不高的障碍物的绕射作用

如果冲击波作用于宽而不高的障碍物,垂直入射的冲击波遇到障碍物前壁后发生反射,导致前壁上的超压陡升,但入射波在前壁顶部边缘以外没有遇到阻碍,超压也没有增加,由此形成超压差,并引起空气流动及波的产生。在前壁高压区中的空气在向前壁边缘外的低压区流动的同时,高压区的空气由边缘向内部逐渐得到稀释,形成稀疏波。在稀疏波的作用下,壁面处空气向上运动,其运动过程中受到障碍物顶部入射波后运动的空气影响改变了运动方向,形成运动旋风,变成环流向前传播[图 2-42(a)]。环流绕射到障碍物后继续运动时就会与入射冲击波发生相互碰撞,

2

因此压力将会增大。绕射冲击波与入射冲击波碰撞之后将会形成新的冲击波继续传播。此时，环流进一步发展，绕过障碍物顶部沿着壁后开始向下运动。此时后壁受到的压力逐渐增加，而前壁由于稀疏波作用，反射波后面的压力急剧下降[图2-42(b)]。

环流沿着后壁继续向下运动直至地面。然后，环流沿着地面向前运动，大约在离障碍物后壁2倍障碍物高度的地方形成马赫反射[图2-42(c)]。

如果冲击波作用于高而不宽的障碍物，环流会在障碍物的两侧同时发生，绕到障碍物背后的两股环流将会发生碰撞，碰撞区的压力增高（图2-43）。图中1是冲击波，2是涡流，3是反射冲击波，4是稀疏波。

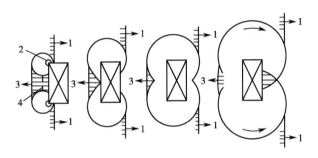

图2-43 冲击波对高而不宽的障碍物的绕射作用

对于高和宽都不大的障碍物，绕射会同时在障碍物的顶端和两侧发生。在距障碍物后壁一定距离的地方会出现压力很高的三波碰撞区。

综上所述，冲击波的绕射会在障碍物背面一定距离上形成高压力区，障碍物后一定区域上的冲击波杀伤力可能比没有障碍物时更加严重，因此，在选择利用障碍物进行冲击波防护时，要注意障碍物的形状尺寸和人员隐蔽的位置。

4. 外部爆炸冲击波对建筑结构的作用 炸药在离建筑物一定距离的地面爆炸后，产生向外传播的强冲击波。冲击波首先到达建筑物的迎爆面（迎向爆炸点方向的一面），从前面的介绍可知，由于地面的反射作用，冲击波强度要比自由空气中爆炸的冲击波高。冲击波荷载对迎爆面一侧的建筑作用，对墙面和承力结构产生向内的推力，冲击波击碎玻璃，建筑墙面可能受损。冲击波在建筑物内部发生复杂的入射、反射和绕射，但总体效果是，冲击波进入建筑物内部对楼板和屋顶产生向上的推力。一旦爆炸冲击波包围整个建筑，屋顶受到向下的压力，建筑物四面的墙体和承力

结构受到向内的压力（图2-44）。通常，爆炸冲击波可能导致结构构件的局部失效，这种情况是允许的，只要这种局部失效不造成建筑物整体连续倒塌。

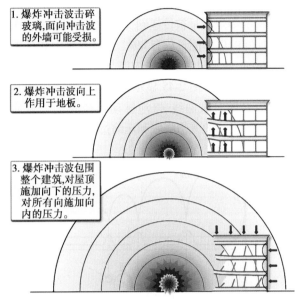

图2-44 地面爆炸冲击波对建筑物的作用示意

三、水中爆炸

1. 水中爆炸的基本现象 装药在水中爆炸，产生高温高压的爆轰产物，爆轰产物高速向外膨胀，压缩水介质形成水中冲击波，并以极快的速度扩散到周围的水环境中并消耗能量，这部分能量称为冲击波能，约占爆炸能量的53%。爆轰产物快速膨胀推动周围的水径向流动，以气泡的形式向外膨胀并消耗能量，这部分能量称为气泡能，约占爆炸能量的47%。气泡内压的压力大于周围水介质静压时，气泡持续膨胀扩大，而气泡内压力随着气泡膨胀扩大而不断下降，直到气泡内压力降至周围水介质的静压，本应停止膨胀的气泡由于惯性作用继续保持膨胀状态直到达最大半径。此时气泡内压力小于周围水介质的平衡压力，在外界压力的作用下，周围的水反过来变成向内运动，气泡由向外膨胀转为向内收缩，随着气泡不断地收缩，气泡内压力不断增加，直到气泡内压力升至周围水介质的静压。同样，由于聚合水流的惯性运动，本应停止收缩的气泡被过度压缩直到最小半径。此时，气泡内的压力又会大于周围水介质的静压，故而气泡再次膨胀，重复此前膨胀收缩再膨胀的过程，称之为气泡脉动，同时如此反复的循环模式还会形成一个持续的压力波。气泡就在

不断膨胀和收缩的脉动过程中逐步上浮,最终跳出水表面。气泡脉动次数与爆炸时距水面的深度密切相关。

第一次脉动期间所消耗的能量最大,约有 60% 的爆炸能量传递到主冲击波中,第二次脉动期间约有 25% 的爆炸能量被传递到二次冲击波中,第三次脉动期间的爆炸能量约有 8%。在计算水中炸药爆炸能量时,通常只考虑冲击波能与气泡第一次脉动的气泡能之和。图 2-45 显示了水下爆炸时水中某点压力 P 的时域曲线、气泡脉动半径 R 的时域曲线及与其对应的气泡膨胀和压缩过程。

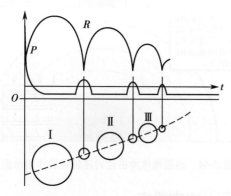

图 2-45　水下爆炸冲击波和气泡脉动

仅就水下爆炸冲击波作用而言,水面舰艇受到的不仅有水中冲击波的直接作用,还有通过海面和海底反射冲击波的作用,甚至爆炸可能引起海床发生海啸,海啸又会以海啸波的形式作用于水面舰艇(图 2-46)。

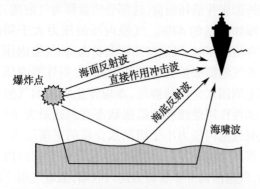

图 2-46　水下爆炸冲击波对水面舰艇的作用示意

2. 水中爆炸冲击波超压　水中爆炸冲击波超压表达式:

$$\Delta P(t) = \Delta P_m e^{(1-1/\theta)\left[1-(R/c_{Z0})\right]} \sigma_0 \left(t - \frac{R}{c_{Z0}}\right)$$

$$(2.102)$$

$$\theta = 10^{-4} \sqrt[3]{m_e} Z^{0.24} \tag{2.103}$$

$$\sigma_0(t - R/c_{Z0}) = \begin{cases} 1, & t > R/c_{Z0} \\ 0, & t < R/c_{Z0} \end{cases} \tag{2.104}$$

式中,ΔP_m 为压力峰值,MPa;θ 为实验确定的时间常数,s;c_{Z0} 为声速,近似等于波阵面速度,m/s;m_e 为炸药的 TNT 当量,kg;R 为距离,m;$Z = R/\sqrt[3]{m_e}$。

在装药入水深度不是特别大的情况下(静水压低于 1MPa),冲击波波阵面的超压表达式可采用:

$$\Delta P(t) = \Delta P_m \begin{cases} \exp(-t/\theta), & t < \theta \\ 0.368\theta/t, & \theta < t < (5 \sim 10)\theta \end{cases}$$

$$(2.105)$$

式中,ΔP_m 为冲击波超压峰值,MPa;θ 为与距离有关的指数式衰减常数,s。

3. 水中爆炸相似律　与空气中爆炸一样,水中爆炸也存在爆炸相似律。与空气中爆炸冲击波超压峰值表达形式相仿,水中爆炸冲击波多项式表达式可写成:

$$\Delta P = \frac{355}{Z} + \frac{115}{Z^2} - \frac{2.44}{Z^3}, \quad 0.05 \leqslant Z \leqslant 10 \tag{2.106}$$

$$\Delta P = \frac{294}{Z} + \frac{1\,387}{Z^2} - \frac{17.83}{Z^3}, \quad 10 \leqslant Z \leqslant 50 \tag{2.107}$$

库尔给出的水中爆炸冲击波超压峰值的经验公式:

$$\Delta P = K \left(\frac{1}{Z}\right)^\alpha \tag{2.108}$$

式中,K、α 均为经验系数对常用高能炸药,K 为 $50 \sim 60$,α 为 $1.13 \sim 1.4$,Z 为比例距离。

4. 水中爆炸能量　炸药水中爆炸释放的能量在传播过程中转化为气泡能、冲击波能和热损耗能。GJB 7692—2012 给出的炸药爆炸相对能量评估方法:

气泡能 E_b 计算公式:

$$E_b = (0.684\,2 P_h^{5/2} \rho_w^{-3/2} T_b^3) / (m \times 10^6) \tag{2.109}$$

式中:

E_b——气泡能,MJ/kg;

P_h——炸药中心处静水压和试验时当地大气

压之和,Pa;

　　h——炸药中心入水深度,m;

　　T_b——第一次气泡脉动压力峰值对应时间与冲击波到达时间的差,称为气泡脉动周期,s。

　　冲击波能量 E_s 计算公式:

$$E_s = \frac{4\pi R^2}{\rho_w C_w m} \int_{t_a}^{\tau} P^2(t)\,dt \qquad (2.110)$$

式中:

　　E_s——距离装药中心 R 处的冲击波能量,MJ/kg;

　　ρ_w——水的密度,常温淡水一般取 1.0g/cm³;

　　C_w——水的声速,常温淡水一般取 1 460m/s;

　　m——试验炸药质量(含传爆药的爆炸等效质量),kg;

　　t_a——积分下限,表示冲击波到达时间,s;

　　τ——积分上限,取 $\tau = t_a + 6.7\theta$,s;

　　θ——水中冲击波的时间衰减常数,为冲击波时程曲线从峰值压力下降到其 $1/e$ 幅值的时间,s;

　　e 为自然对数底数常数。

　　爆炸能量 E 等于初始冲击波能 E_{s0} 和气泡能 E_b 之和,按下式计算:

$$E = E_{s0} + E_b = \mu E_s + E_b \qquad (2.111)$$

式中:

　　μ——冲击波修正因子。

四、岩土中爆炸

　　岩土(岩石和土壤)介质不仅性质变化很大,而且是一种不均匀、内部存在大量空隙的介质。因此,岩石中爆炸效果的分析比空气中和水下爆炸更难。

　　岩土中爆炸效应同样满足爆炸相似律,主要与炸药质量和装药埋深有关,通过量纲分析得到埋深与装药质量立方根的关系:

$$Z = \frac{d}{m_{TNT}} \qquad (2.112)$$

式中,Z 为比例埋深;d 为装药埋深;m_{TNT} 为装药的 TNT 当量。

　　研究表明,存在一个临界比例埋深 Z_{cr},当 $Z \geqslant Z_{cr}$ 时,爆炸能量全部被岩土介质吸收,通常讲此类爆炸称为隐爆或封闭爆炸。Z_{cr} 的取值与岩土的性质有关,对干性黄土或砂土,Z_{cr} 为 2m/kg$^{1/3}$,对饱和砂土,Z_{cr} 为 2.5m/kg$^{1/3}$。

　　1. 封闭爆炸成腔效应　封闭爆炸时,强烈的

爆炸冲击波和高温高压的爆轰产物强烈压缩周围的岩土介质,形成约为装药体积数百上千倍的空腔区,称为爆腔。紧邻空腔区的岩土介质中的水分和空腔受到强烈的压缩,土体颗粒结构完全破坏,形成强烈压缩区或称为破坏区。破坏区外的冲击波已经衰减为应力波,虽然已经不能破坏土体颗粒结构,但可使岩土介质发生一定的径向位移,导致径向裂纹的生成,同时,由于爆轰产物膨胀压力迅速下降在周围岩土介质中形成的卸载波,在岩土介质中产生较大的径向拉应力,导致切向裂纹的生成,形成了由纵横交错裂纹构成的破裂区。破裂区外,应力波衰减为以声速传播的地震波,只能引起岩土介质的震动,而不能对岩石介质造成结构性破坏。由于地震波传播距离较远,所以这一区域很广,该区域被称为震动区。

　　爆腔半径可以通过准静态理论分析得到:

$$R = 0.794 P_k^{0.139} \rho_w^{1/9} D^{2/9} \left(p_a + g \sum_{i=1}^{n} \rho_i h_i \right)^{-1/4} r$$

$$(2.113)$$

式中,R 为爆腔半径,m;P_k 是爆轰产物膨胀到共轭点 k 时的压力,Pa;ρ_w 是装药密度,kg/m³;D 为炸药的爆速,m/s;P_a 为大气压,Pa;ρ_i 为第 i 层土体的天然密度,kg/m³;h_i 为第 i 层土体厚度,m;g 为重力加速度,m/s²。P_k 可以通过爆轰波的雨贡纽方程来计算,也可以简单的通过与 TNT 炸药的换算系数 e 得到:

$$e = \frac{p_{kTNT}}{p_{ki}} \qquad (2.114)$$

式中,P_{kTNT} 是 TNT 炸药在共轭点 k 的压力,$P_{kTNT} = 2.8 \times 10^8$,Pa;$P_{ki}$ 是第 i 种炸药在共轭点 k 的压力,Pa;工业炸药的 e 值见表 2-7。

表 2-7　常见工业炸药换算系数

炸　药	e
TNT	1.00
铵油炸药	1.18~1.56
2 号岩石铵梯炸药	1.06~1.33
胶质硝化甘油炸药	0.95~1.05
4 号抗水岩石铵梯炸药	1.00~1.04
1 号岩石水胶炸药/1 号岩石乳化炸药	0.89~1.18

　　爆腔半径也可以从爆炸相似律得到经验公式:

$$R = kr_0 \quad 或 \quad R = k^* m_{TNT}^{1/3} \quad (2.115)$$

式中，R 是爆腔半径，m；r_0 是装药半径，m；m_{TNT} 是装药的 TNT 当量，kg；k、k^* 分别是 9 号硝铵炸药爆炸时得到的比例系数。

2. 爆炸成坑效应　当 $Z < Z_{cr}$ 时，Z 值从大到小分别形成浅埋爆炸、抛掷爆炸。由于岩土介质与空气介质交界面是自由表面，爆炸在岩土介质中产生的径向压缩波到达自由表面后，将形成反射稀疏波。压缩波和稀疏波的相互叠加破坏作用导致装药上方形成一个漏斗状的破碎区域，加之爆轰产物的膨胀作用，使得岩土介质自由表面破裂或隆起呈鼓包形状。如果没有将岩土介质抛出，就称为浅埋爆炸。对于抗剪强度较低的砂土，浅埋爆炸形成的内部空腔也极易在土体自重及腔壁坍塌共同作用下形成塌陷型爆坑。如果 Z 进一步减小，装药上方破碎的岩石介质被爆轰产物向上和两边抛掷出来，形成爆破漏斗，就称为抛掷型爆炸（图 2-47）。

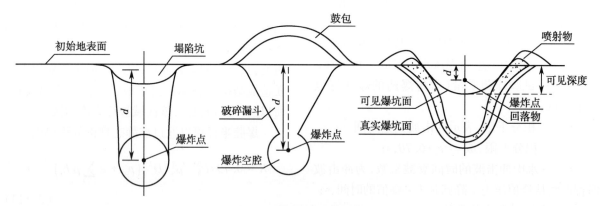

图 2-47　爆炸成坑效应示意
d 为爆炸中心到地表的距离

预测爆坑直径的经验公式有不少，考虑到土体的密度和强度参数对爆坑直径的影响偏差基本都在 10% 以内，通过量纲分析，近似认为比例爆坑直径 D/d 是 $W^{7/24}/d$ 函数，爆坑直径函数关系可表述为：

$$\frac{D}{d} = F\left(\frac{(QW)^{7/24}}{\rho^{7/24} G^{1/8} c^{1/3} d}\right) \quad (2.116)$$

式中，D 为爆坑直径；d 为炸药埋深；QW 为炸药能量；ρ 为土体密度；G 为加速度水平参量；c 为地震波在该土体中的传播速度。

图 2-48~图 2-51 给出了数值模拟的相同质量和尺寸的炸药在不同埋深下对多层介质（由上至下分别是混凝土、碎石、压实土及天然土层）的爆炸破坏效果。炸药及其产物采用多物质 Euler 算法，多层靶板采用 Lagrange 算法。

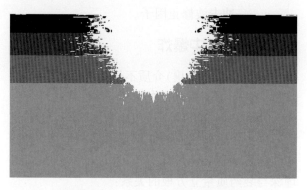

图 2-49　0.75m 埋深爆炸破坏效果

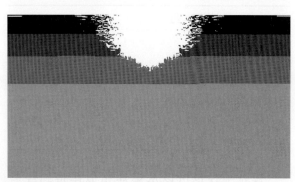

图 2-48　0.35m 埋深爆炸破坏效果

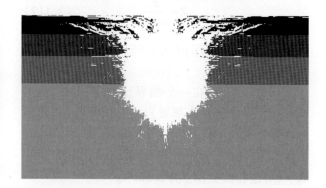

图 2-50　1.25m 埋深爆炸破坏效果

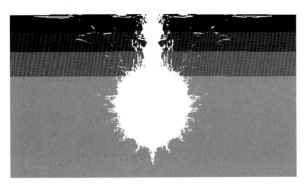

图 2-51 2.00m 埋深爆炸破坏效果

3. 爆炸的地震效应 炸药爆炸产生的爆炸冲击波在岩土介质中传播,在爆炸点附近形成的冲击波能量大,冲击波前沿头部陡峭,以超声速传播。在冲击波传播过程中,能量损失大,很快衰减为应力波。应力波前沿形状变缓,以声速传播,能量损失较小,衰减较慢。随着传播距离的增大,扰动能量逐渐衰减,应力波衰减为具有周期性的地震波,以声速传播,衰减更加缓慢。地震波的压力低,传播能量仅占爆炸总能量的 2%~6%。地震波能引起介质周期振动,但不会破坏介质内部结构。传播各阶段波的形态(图 2-52)。

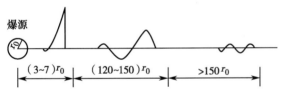

图 2-52 各阶段波的形态

由于土体中孔隙的存在,爆炸产物和冲击波在土体中传播条件与液体介质中的传播条件有很大的不同。冲击波随传播距离的衰减规律为:

$$P = \sigma_r = P_0(\bar{r})^{-a} \qquad (2.117)$$

式中:P_0 为初始爆轰压力,$\bar{r} = r/r_0$,r 为爆心距,r_0 为炮孔半径,σ_r 为径向峰值压力,a 为应力衰减系数。

冲击波衰减为应力波后,虽然已经不能破坏土体颗粒结构,但还是可以使岩土介质发生一定的径向位移,应力波以介质中的声速传播,与波幅无关。应力波随距离的衰减规律为:

$$\sigma_r = \sigma_0(\bar{r})^b \qquad (2.118)$$

式中:σ_0 为初始峰值应力,b 为应力衰减系数,该系数不同于冲击波衰减规律中的系数。

与天然地震波相比,爆破地震波具有震源能量小、频率高、波长短、加速度幅值虽高但衰减快、震动时间短的特点。爆破作业通常要考虑爆破地震波对周围环境和建筑物的安全影响,我国《爆破安全规程》中评估爆破地震安全距离时用的是质点峰值振速。通常采用萨道夫斯基(Sadovki)经验公式计算质点振动的峰值速度:

$$v_s = k_s \left(Q^{\frac{1}{3}}/R \right)^{a_s} \qquad (2.119)$$

式中 k_s、a_s 分别为爆破地震衰减系数与衰减指数,分别与爆破场地、岩石特性相关;Q 为装药量,kg;R 为爆心距,m。

爆破地震波引起的地面质点振动频率的计算公式:

$$f = k(Q^{1/3}/\log R)^{1/2} \qquad (2.120)$$

式中 k 为系数,对于硐室爆破 k 取 0.8~5.0;对于台阶爆破 k 取 5.0~50;对于拆除爆破 k 取 1.0~100。药量大时系数取小值,反之取大值。

目前比较倾向性的意见认为,爆破振动强度和振动频率是影响建筑物安全的两个最主要因素,因此,爆破振动的安全判据,应考虑振速-频率共同作用的影响。图 2-53 给出了美国矿业局(USMBE)和露天矿复垦管理局(OSMRE)制定的爆破振动安全判据。德国爆破振动安全判据(BRD-DIN4150)将建筑物分为工业建筑、居住建筑和敏感性建筑三种类型(图 2-54)。

五、爆炸的热效应

(一)爆轰产物的温度

炸药化学反应要释放热量,以维持爆轰波的稳定传播。尽管爆轰反应区的温度极高,达到数

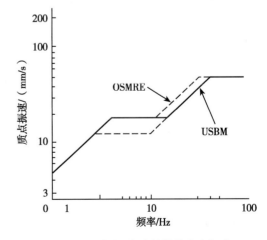

图 2-53 USMB 和 OSMRE 安全标准

2

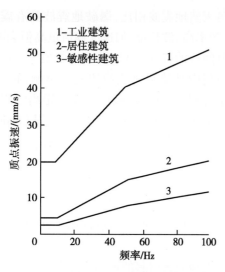

图 2-54　DIN4150 爆破振动安全标准

千度高温。但爆轰反应的时间极短（约 $10^{-7}s$），温度衰减极快，爆轰产物温度随时间的衰减表达式：

$$T=$$
$$\exp\begin{bmatrix}7.572\,2-0.443\,278\ln v+0.093\,283\,38(\ln v)^2\\+0.002\,578\,583(\ln v)^3-0.003\,187\,935(\ln v)^4\end{bmatrix}$$

$$(2.121)$$

式中，$\ln v=-\ln(0.336\,16+59.704\,27e^{-\tau/0.583\,2}$，$32.851\,52\leqslant\tau\leqslant50.881\,61$

图 2-55 给出了计算得到的爆轰产物温度随时间的衰减。

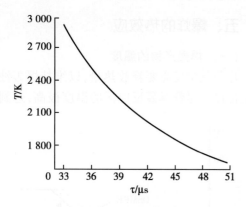

图 2-55　爆轰产物温度随时间的衰减

（二）爆炸冲击波绝热压缩空气后的温升作用

炸药爆炸后，周围空气受到突然的冲击压缩，波阵面上介质参数以突跃形式变化，冲击波形成过程中介质的熵增加，其温度随压力增大而升高的程度，远超过等熵过程的情况，对理想气体

而言：

$$\frac{T_{Hsw}}{T_{His}}=\left(\frac{P_H}{P_0}\right)^{1/k}\frac{\dfrac{k_0+1}{k_0-1}+\dfrac{P_H}{P_0}}{\dfrac{k_H+1}{k_H-1}\dfrac{P_H}{P_0}+1}$$

$$(2.122)$$

式中，下标"sw"表示冲击波波阵面介质的参数；下标"is"表示等熵压缩过程中气体的参数；k_0、k_H 是波阵面前后的等熵指数，对强冲击波，由于气体中的离解和电离过程，波阵面前后的等熵指数并不相等。对不太强的冲击波，$k_0=k_H=k$，上式简化为：

$$\frac{T_{Hsw}}{T_{His}}=\left(\frac{p_H}{p_0}\right)^{1/k}\frac{k-1}{k+1}$$

$$(2.123)$$

表 2-8 给出了空气冲击波后的有关参数。

表 2-8　空气冲击波的相关参数

P_H (MPa)	T_H (K)	ρ_H (kg/m³)	u_H (m/s)	v_D (m/s)
0.196	336	2.107	175	452
0.490	482	3.665	452	608
0.784	618	4.567	627	875
0.980	705	5.108	725	978
1.96	1 126	6.223	1 095	1 369
2.94	1 522	6.958	1 364	1 676
3.92	1 898	7.448	1 594	1 930
4.90	2 260	7.801	1 795	2 150
5.88	2 660	8.144	1 978	2 350
7.84	3 210	8.693	2 300	2 705

注：初始条件：$P_0=9.8\times10^4Pa$，$\rho_0=1.293\,6kg/m^3$，$T_0=273K$

从表 2-8 中的数据可以清楚地看到，冲击波在气体中传播时波阵面后的气体温度会急剧地升高。不过，相对于冲击波超压和比冲量的杀伤作用，凝聚炸药爆炸冲击波的温升时间持续短，作用范围有限，加之温度在空气中衰减较快，热效应的作用还不能显现。

（三）燃料/空气混合物爆炸的热辐射作用

与凝聚相炸药爆炸的近似点爆炸不同，燃气混合物的爆炸可以在很大几何空间的燃料/空气混合物中发生，并且能够以高速传播火焰、静止燃烧等多种状态发生。燃气爆炸一方面会因为高温爆轰产物的扩散作用和爆炸冲击波绝热压缩空气后的温升作用,在几何空间很大的爆炸场周围产生高温热效应,另外一方面,还会形成很大的爆炸火球,向外界发射紫外波段(波长小于 $0.38\mu m$)、可见光波段(波长为 $0.38\sim0.78\mu m$)和红外(波长大于 $0.78\mu m$)波段组成的辐射能流,即热辐射。

1. 火球形状与作用时间　目前,有关火球形状和作用时间的计算模型基本上都是忽略火球的动态形成过程,且没有发生大气能量损失,即认为火球的最大直径、火球高度和表面热通量是在瞬间形成的,并且在整个火球持续时间内均保持不变。几乎所有的从试验总结的经验公式都将燃料量 M 作为火球最大半径 R,火球上升高度 H,火球作用时间 t 的函数:

$$R = A \times M^a \qquad (2.124)$$

$$t = B \times M^b \qquad (2.125)$$

$$H = C \times M^c \qquad (2.126)$$

A、B、C、a、b、c 是与燃料类型有关的系数。

根据火星 V 号火箭爆炸得到的试验数据建立的经验公式(火球温度约 3 600K):

$$D = 3.86M^{0.32} \qquad (2.127)$$

$$t = 0.299M^{0.32} \qquad (2.128)$$

式中,M 为推进剂质量,kg;t 为火球作用时间,s。该经验公式适用于燃料质量大于 20kg 的液体推进剂爆炸。

对于燃料质量小于 10kg 的液体推进剂爆炸(火球温度约 3 600K)给出的经验公式为:

$$D = 5.25W^{0.314} \qquad (2.129)$$

$$t = 1.07W^{0.181} \qquad (2.130)$$

针对浓度范围为 $20\sim30g/m^3$ 的柴油、煤油、汽油爆燃和爆轰给出的经验表达式:

(1) 对柴油、煤油爆燃

$$D = 2 \times (26 \pm 1)M^{0.33 \pm 0.02} \qquad (2.131)$$

$$t = (4.63 \pm 0.1)M^{0.177 \pm 0.012} \qquad (2.132)$$

(2) 对汽油爆燃

$$D = 2 \times (23.4 \pm 0.5)M^{0.34 \pm 0.01} \qquad (2.133)$$

$$t = (4.77 \pm 0.19)M^{0.086 \pm 0.015} \qquad (2.134)$$

(3) 对柴油、煤油、汽油爆轰

$$D = 2 \times (34 \pm 4)M^{0.32 \pm 0.04} \qquad (2.135)$$

$$t = (1.8 \pm 0.3)M^{0.33 \pm 0.05} \qquad (2.136)$$

火球上升高度 H 一般指火球中心距地面的高度,可以采用经验公式:

$$H = 6.48M^{0.35} \qquad (2.137)$$

2. 热辐射参数　通常,热辐射参数包括热流密度 q 和热剂量 Q。热流密度是指单位时间内、单位面积上通过的热量,单位是 W/m^2,热流密度也称为热通量。热剂量可以理解为在一段时间内单位面积上热流密度的积累,单位是 J/m^2。热流密度 q 主要由燃料种类和燃烧机制决定,与燃料量并无直接关系。

热流密度可以表述为:

$$q = c_p(T)\rho(T)Tu \qquad (2.138)$$

式中,$c_p(T)$ 表示定压比热;$\rho(T)$ 表示火球内介质密度;T 表示火球温度;u 表示热流传播速度。

热剂量可表示为

$$Q = \int_0^t c_p(T)\rho(T)Tu \qquad (2.139)$$

同样忽略火球的动态形成过程,且认为没有发生大气能量损失,给出的热辐射传播经验公式:

$$\frac{q}{T^4} = \frac{G\dfrac{D^2}{R_2}}{F + \dfrac{D^2}{R_2}} \qquad (2.140)$$

$$\frac{Q}{(bG)M^{1/3}T^{2/3}} = \frac{\dfrac{D^2}{R_2}}{F + \dfrac{D^2}{R_2}} \qquad (2.141)$$

式中,q 为热流密度,W/m^2;T 为火球温度,K,对于蒸汽云爆炸取值为 2 200K;D 为火球直径,m;R 为到火球中心的距离,m;G 为常量,Baker 给出的值为 $G = 5.26 \times 10^{-5}$,国内有学者认为应该取 $G = 0.958 \times 10^{-7}$;F 为常量,$F = 161.7$;Q 为热剂量,J/m^2;bG 为常量,$bG = 2.04 \times 10^4$;M 为火球中消耗的燃料质量,kg。

在上述同样试验条件下,将火球近似看成灰体,得到灰体辐射关系式:

$$q = q_0\varepsilon = q_0[1 - \exp(-kx)] \qquad (2.142)$$

式中,$q_0 = \sigma T^4$,T 是辐射黑体温度,σ 是斯特藩-玻耳兹曼常数,ε 是放射系数(黑度的等级),x 是火焰尺寸(光学厚度),k 是消光系数。

对热成像数据用上式进行拟合得到热流密度的经验表达式：

$$q=(110\pm10)[1-\exp(-2.6R)] \quad (2.143)$$

式中，q 的单位是 kW/m^2，R 的单位是 m。

根据上式，热流密度 q 的计算结果：对柴油、煤油爆燃，$q=80\sim200$；对汽油爆燃，$q=150\sim330$；对柴油、煤油、汽油爆轰，$q=200\sim350$。

总的热辐射能量 E 可经验的表述为：

$$E=F\times M^f \quad (2.144)$$

式中，E 的单位是 J；F、f 是与燃料种类有关的系数。从式（2.145）可以看出，只要燃料种类和燃料量一定，上述 3 种情况下总的热辐射能量 E 并不会有明显的差别。

3. 热辐射毁伤准则　这里介绍三个常用的热辐射毁伤准则：

（1）q 准则：q 准则是以热流密度来评价目标毁伤效果，不同的热流密度对不同的目标会造成不同的毁伤，表 2-9 给出了根据试验总结出的热流密度对人的毁伤阈值。

表 2-9　热流密度对人的毁伤阈值

热流密度（kW/s^2）	毁伤效应
37.5	1min 内 100% 死亡，10s 内死亡率 1%
25.0	1min 内 100% 死亡，10s 内严重烧伤
16.0	5s 以上严重烧伤
12.5	1min 内死亡率 1%，10s 内 I 度烧伤
6.4	痛感阈值为 8s，20s 后 II 度烧伤
5.0	痛感阈值为 15s
4.5	痛感阈值为 15s，II 度烧伤
4.0	20s 以上有痛感感
1.75	痛感阈值时间 1min
1.6	长时间暴露无不适感

q 准则适用于热流密度作用时间比目标达到热平衡所需的时间长的情况。

（2）Q 准则：Q 准则是以热剂量来评价目标毁伤效果，适用于热流密度作用时间短，辐射对象还来不及散失的情况，热剂量造成的伤害（表 2-10）。

表 2-10　热流量毁伤效应

热剂量（kJ/s^2）	毁伤效应
1 030	引燃木材
592	致死
392	重伤
375	III 度烧伤
250	II 度烧伤
172	轻伤
125	I 度烧伤
172	有痛感

（3）q-Q 准则：q-Q 准则既要考虑热流密度也要考虑热剂量的毁伤效果。具体方法是将热流密度和热剂量分别作为纵坐标和横坐标，那么在 q-Q 平面上画出对应目标临界毁伤状态的一条曲线，称为毁伤临界曲线。

4. 火球热辐射后果计算动态模型　火球的实际发展过程是一个动态过程，热辐射的作用过程也应该是动态的，火球热辐射后果计算动态模型可以表述为：

$$I_{dose}(x)=\int_0^{t_d}(x,t)\,dt=\int\tau(x,t)F(x,t)E(x,t)\,dt \quad (2.145)$$

式中，τ 为大气传输率，F 为目标的最大几何视角，E 为火球表面辐射能，t 为火球持续时间；I 为热辐射剂量，kJ/m^2。

（刘　彤）

参 考 文 献

1. Л. П. 奥尔连科. 爆炸物理学（上，下）. 孙承纬，译. 北京：科学出版社，2011.

2. JAI PRAKASH. 高能材料-火药、炸药和烟火药. 欧阳湘，译. 北京：国防工业出版社，2013.

3. 日本火药取缔研究会. 火药基础知识. 北京：群众出版社，1984.

4. 章冠人. 冲击波基础知识. 爆炸与冲击，1983，3（2）：90-96.

5. 张守中. 爆炸与冲击动力学. 北京：兵器工业出版社，1993.

6. 宁建国，王成，马天宝. 爆炸与冲击动力学. 北京：国防工业出版社，2010.

7. А. Н. 德列明. 凝聚介质中的爆轰波. 沈金华，译. 北京：原子能出版社，1986.

8. 亨利奇. 爆炸动力学及其应用. 熊建国，译. 北京：科学出版社,1987.

9. JONAS A Z,WILLIAM P W. Explosive Effects and Applications. New York:Springer-Verlag,1997.

10. LEE E L,TARVER C M. Phenomenological model of shock initiation in heterogeneous explosives. Physics of Fluids,1980,23(13):2362-2372.

11. WILFRED E B. Explosions in Air. University of Texas Press,1973.

12. 龙新平,何碧,蒋小华.论VLW状态方程.高压物理学报,2003,17(4):247-254.

13. 吴雄,龙新平,何碧,等.VLW状态方程的回顾与展望.高压物理学报,1999,13(1):55-58.

14. 韩勇,龙新平,郭向利.一种简化维里型状态方程预测高温甲烷PVT关系.物理学报,2014,15:50-55.

15. 王新颖,王树山,徐豫新,等.爆轰驱动金属圆筒的能量转换与破片初速模型.兵工学报,2015,36(8):1417-1422.

16. BAKER W E,COX P A,WESTINE P S,et al. Explosion hazards and evaluation. Elsevier:Elsevier Seienee Pub Co,1983.

17. HOGGATT C R,RECHT R F. Fracture behavior of tubular bombs. Journal of Applied Physics,1968,39(3):1856-1862.

18. FICKETT W,DAVIS W C. Detonation. Berkeley,California:University of California Press,1979.

19. 孙承纬,卫玉章,周之奎.应用爆轰物理学.北京:国防工业出版社,2000.

20. 董海山,周芬芬.高能炸药及相关物性能.北京:科学出版社,1989.

21. JOHNSON J N ,TANG P K,FOREST C A. Shock-wave initiation of heterogeneous reactive solids. J Appl Phys,1985,57(9),4323-4334.

22. BARKER J A,LEONARD P J,POMPE A. Fifth Virial Coefficients. The Journal of Chemical Physics,1966,44(11):4206-4211.

23. 胡栋,王永国.硝基甲烷和氧的气态混合物爆燃及爆轰特性研究.含能材料,1994,2(2),13-18.

24. 孟天财.含铝燃料空气混合物爆轰性能研究.南京理工大学学报,1994,1:64-69.

25. 邓川,申春迎,樊星,等.PBX药片摩擦感度测试.火炸药学报,1912,35(5):22-24.

26. 牛余雷,冯晓军,李媛媛,等.炸药爆轰参数与空中爆炸冲击波超压的关系.火炸药学报,1913,36(4):42-45.

27. 王维国,陈育民,杨贵,等.湿砂场地爆炸成坑效应的现场试验与数值模拟研究.岩石力学与工程学报,2016,35(1):68-75.

28. 唐春海,于亚伦,王建宙.爆破地震动安全判据的初步探讨.有色金属,2001,53(1):1-3.

29. 阚金玲,刘家驰,曾秀琳,等.温压炸药爆炸火球的特征.火炸药学报,2007,30(2):55-58.

30. 宇德明,冯长根,曾庆轩,等.热辐射的破坏准则和池火灾的破坏半径.中国安全科学学报,1996,6(2):5-10.

31. 李维新.一维不定常流与冲击波.北京:国防工业出版社,2003.

第三章

爆炸与致伤因素

第一节　爆炸的种类

爆炸是某种物质系统在发生迅速的物理或化学变化时，系统本身的能量借助于气体的急剧膨胀而转化为对周围介质做机械功，同时伴随有强烈的放热、发光和声响等效应。爆炸是一种常见的现象，比如锅炉爆炸，汽车或自行车的轮胎爆炸，燃放鞭炮，原子弹、氢弹的爆炸等。就爆炸的性质而言，可分为物理爆炸、化学爆炸和核爆炸，这三种情况都可引起冲击伤。

一、物理爆炸

是指物质形态发生变化，而化学成分和性质没有改变的爆炸。常见的蒸汽锅炉或高压气瓶的爆炸属于此类。前一种是因过热的水迅速转变为过热的蒸汽，造成高压后冲破容器的阻力引起爆炸。后一种是因充气的压力过高，超过了气瓶所能耐受的程度，致使气瓶发生破裂而爆炸。其他如地震、强火花放电（闪电）或高压电流通过金属能所引起的爆炸等，也属于此类。

二、化学爆炸

是指物质发生极迅速的化学反应，产生高温、高压而引起的爆炸。化学爆炸不仅使物质的形态发生变化，而且使物质的成分和性质也发生了变化。炸药爆炸是最为典型的化学爆炸。此外，细煤粉悬浮于空气中的爆炸，甲烷、乙炔以一定的比例与空气混合所产生的爆炸，也属于此类。

化学爆炸按爆炸时所产生的化学变化，可分三类：①简单分解爆炸：引起简单分解爆炸的爆炸物在爆炸时并不一定发生燃烧反应，爆炸所需的热量，是由于爆炸物质本身分解时产生的。属于这一类的有叠氮铅、乙炔银、乙炔铜、碘化氮、氯化氮等。这类物质是非常危险的，受轻微震动即引起爆炸。②复杂分解爆炸：这类爆炸性物质的危险性较简单分解爆炸物低，所有炸药均属之。这类物质爆炸时伴有燃烧现象。燃烧所需的氧由本身分解时供给。各种氮及氯的氧化物、苦味酸等都是属于这一类。③爆炸性混合物爆炸：所有可燃气体、蒸气及粉尘与空气混合所形成的混合物的爆炸均属于此类。这类物质爆炸需要一定条件，如爆炸性物质的含量、氧气含量及激发能源等。因此其危险性虽较前二类为低，但极普遍，造成的危害性也较大。

三、核爆炸

核爆炸是指核裂变（如原子弹爆炸）或核聚变（如氢弹爆炸）时突然释放出极其巨大能量的过程。便于和普通炸药比较，核武器的爆炸威力，即爆炸释放的能量，用释放相当能量的 TNT 炸药的重量表示，称为 TNT 当量。

原子弹爆炸时，其核装料^{235}铀或^{239}钚在中子作用下，在不到 1μs 内，发生连锁裂变反应，释放出巨大的能量。1kg 铀或钚完全裂变时所释放出的能量约等于 2 万吨 TNT 炸药爆炸时所释放出的能量。氢弹爆炸时，在用原子弹引爆所产生的极高温度和中子的共同作用下，其核装料氘、氚、锂等轻原子核聚变成为较重的原子核，同时释放出巨大的能量。1kg 氘完全聚变时所放出的能量，约等于 6 万吨 TNT 炸药爆炸时所产生的能量。或者说，1kg 氘的爆炸当量为 6 万吨。

核爆炸时，弹体内可产生几千万度的高热和几百亿个大气压，由此形成的高温高压气体，迅速向四周膨胀，就形成了核爆炸冲击波。

第二节　冲击波的形成与运行

爆炸产生的冲击波是立体冲击波,它以爆炸点为中心,以球面或半球面向外扩展传播。随着半径增大,波阵面表面积增大,超压逐渐减弱。

一、炸药爆炸时冲击波的形成

炸药爆炸时,瞬间产生大量的爆炸产物,即高压气体,同时释放出大量的热。高热、高压气体迅速向四周膨胀,并将其能量传给周围的空气介质,由此使得爆炸产物周围形成了初始冲击波(图3-1)。这时,初始冲击波尚未形成完整的球形。紧接着,因爆炸产物不断高速膨胀而将能量进一步传给周围的介质,此时初始冲击波才基本上形成了完整的球形。在这段距离内(即爆点附近),爆炸产物的前端和冲击波重合在一起,形成一个整体,以相同的速度同时运动,共同对周围起破坏作用。但在此范围内,爆炸产物的密度比冲击波波阵面空气的密度大20倍,故此时破坏效应主要由爆炸产物所致。爆炸产物在膨胀过程中,不断将能量传给冲击波,因而本身的压力和能量不断减少,膨胀的速度也相应地减慢,最后停止膨胀。根据爆炸产物的压力P与其膨胀半径的关系($P \approx 1/r^9$)计算,当爆炸产物的半径因膨胀增大1倍时,其压力下降到原来压力的1/512。由此推算,爆炸产物膨胀到最大体积时的半径,只能达到装药半径的10~15倍。爆炸产物停止膨胀后,冲击波就脱离出来,单独在空气中传播。由于冲击波从爆炸产物中得到大约75%的能量,故在向四周传播的过程中仍有很大的能量和杀伤破坏作用。

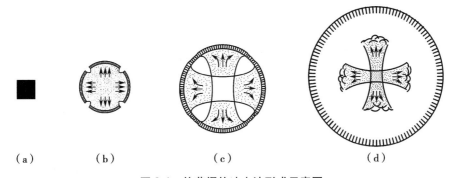

（a）　　　（b）　　　　　（c）　　　　　　（d）

图3-1　炸药爆炸冲击波形成示意图

(a)炸药爆炸前;(b)炸药爆炸后产生大量爆炸产物,边缘形成初始冲击波,此时冲击波尚未形成球形;(c)爆炸产物高速膨胀,能量进一步传给周围介质边缘冲击波基本上形成球形;(d)爆炸产物膨胀结束,冲击波与爆炸产物脱离,而单独在空气中传播

二、核爆炸时冲击波的形成

核爆炸时,由于突然释放出极其巨大的能量,因而使得爆心周围所有的物质都化为炽热的高压气体,并形成一个内部温度均匀的高温火球。高温高压气体迅速向周围膨胀时,形成一个压缩波,此波很快就变成了波阵面非常陡峭的冲击波。起初冲击波波阵面落在火球的后面。不久其波阵面就超过了火球的表面。在向四周传播的过程中,波阵面处的超压不断下降。经一定距离后,开始在超压之后出现负压。从而形成典型的核爆炸冲击波。

三、激波管试验时冲击波的形成

激波管是一种特制的冲击波发生器,用于满足实验室内开展爆炸冲击波的相关研究。通常激波管是由几节钢管连接起来的一个长管,用1个膜片将长管分为两段:一段充以高压气体,叫"高压段";另一段与大气相通,气压较低,故称"低压段"。低压段又可分为过渡段(经此段后形成稳定的激波)、量测段(作压力测试或标定)和管尾部试验段(常作生物实验用)。当膜片承受不了高压段内的气体压力而发生破裂时,管腔内立即发生气体的高速流动,高压段中形成稀疏波,其运动方向是背离膜片侧。低压段中形成激波,其运动方向与稀疏波相反,朝向管尾侧。激波与核爆炸或炸药爆炸时产生的冲击波相比,虽然有时在波形上有所不同,但性质上是相同的。

激波管的高压段与低压段长度之比一般为

1∶(5~10),量测段距膜片的距离需大于激波管直径的30倍以上,以保证所测的激波稳定而均匀。高压段的长度决定着激波作用时间的长短。例如,模拟核爆炸冲击波时,需要长的高压段。通常,每米高压段可产生5毫秒的平台作用时间(指处于平稳峰值状态所持续的时间)。低压段的长度要适当,才能保证形成稳定的激波波形。如过长,不仅激波会不断衰减,而且平台作用时间将缩短,总的作用时间将延长,甚至激波变成三角形波形。因此,根据一般的设计要求,高压段长2.4~6m,低压段长15~30m。生物实验时所用的膜片多为A00纯铝,此种膜片被击破后不会产生飞散的碎片,故碰坏传感器或使动物造成破片伤的机会极少。多数情况下,在高压段内充以压缩空气作为驱动源。

四、冲击波的运行

冲击波在空气中运行的过程中,形成了好似双层球形的两个区域。外层为压缩区,内层为稀疏区(图3-2)。压缩区内,因空气受到压缩,故压力超过正常大气压,同时空气向前流动。超过正常大气压的那部分压力称为超压,空气流动所产生的冲击压力称为动压。波阵面上的超压和动压均最大,分别称为超压峰值和动压峰值,一般所说的超压值和动压值就是指超压峰值和动压峰值,单位为kg/cm²。

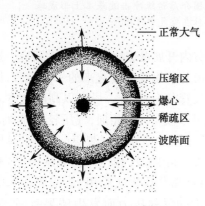

正常大气
压缩区
爆心
稀疏区
波阵面

图3-2 冲击波运行示意图

在稀疏区内,由于空气被压缩后所产生的真空作用,使该区域内空气高度稀疏,低于正常的大气压,空气向相反的方向(朝向爆心一侧)流动。低于正常大气压的那部分压力称为冲击波负压,最大的负压称为负压峰值,通常所说的负压,就是负压峰值。稀疏区内,因空气流速较

小,故动压很小。一般地说,负压的破坏作用较超压和动压轻。

冲击波到达某一地点时,该地的空气因突然受到压缩而于瞬间达到最大值,同时空气向前迅速运动。波阵面通过该地后,空气压力和流速均逐渐减低,当压缩区尾部经过该地时,空气压力已降至正常大气压,空气停止流动。紧接着是稀疏区通过该地,空气压力此时降至正常大气压之下,形成负压,同时空气向爆心侧流动。当稀疏区通过该地后,该地的空气又恢复正常。最初,冲击波以极高的速度(每秒数千米)向四周传播。随着传播距离的增加,波阵面的压力值迅速下降,传播速度也迅速降低。当其速度减至声速(在1个标准大气压、15℃的条件下约为340m/s)时,冲击波就变为声波。

第三节 核爆炸冲击波与炸药冲击波的异同点

一、共同点

核爆炸和炸药爆炸都是在有限的空间内急剧释放大量能量的结果。由于能量的突然释放,使得温度和压力迅速上升,从而使所有爆炸物成为炽热的高压气体,并向周围膨胀,这些能量传给周围的介质(如空气、水)就可产生冲击波。

不论核爆炸还是炸药爆炸性,两者产生的冲击波都具有相似的基本物理特性和变化规律,其致伤因素(如动压、超压和负压)和致伤原理都是相同的。此外,不论核武器或普通炸弹,其破坏作用(指对建筑物、工事、桥梁、车辆、兵器等的破坏)都主要是冲击波引起的。

二、不同点

1. 产生能量的方式 炸药爆炸时产生的冲击波,是爆炸物中原子(如TNT中的氢、碳、氧、氮原子)之间重新排列而释放出能量的结果。核爆炸冲击波的能量,产生于原子核内质子与中子的重新分配或重新结合。也就是说,这种能量是由于特定的核子之间相互作用而产生的。

2. 威力和能量比例 核爆炸比常规炸弹爆炸时释放出的能量大几千倍至几百万倍,由此产生的冲击波,自然要比常规炸弹爆炸时大得

多。就直接杀伤区而言,核爆炸时冲击波杀伤范围可达数平方千米至一千平方千米。而普通炸弹冲击波的杀伤范围一般不会超过0.1~0.2平方千米。

就能量比例而言,两者有很大的不同。通常,核爆炸时,约50%的能量变为冲击波,35%变为光辐射,5%变为早期核辐射,10%变为放射性沾染(或称剩余核辐射);而普通炸药爆炸时,全部或几乎全部的能量均变为冲击波。

3. 有效的杀伤破坏作用　核爆炸时,爆心附近的冲击波压力值非常高。以一百万吨当量核武器触地爆炸为例,距爆心0.4km以内的地区,冲击波的超压值和动压值均在100kg/cm^{2}以上。而普通炸弹爆炸时,爆区附近的压力值却小得多。例如,1 000kg TNT炸药地面爆炸时,距爆心10m处的超压值为10.54kg/cm^2,100m处为0.118kg/cm^2。对于破坏浅地下或地面的目标(如一般的工事、建筑物、集群坦克等)来说,通常超压值达3~6kg/cm^{2}就可达到目的。至于造成人员的杀伤,所需的压力值更低。通常超压值达1~2kg/cm^2,动压值超过0.5kg/cm^2,就可使人员致死。由此看来,核爆炸时,有相当一部分冲击波能量是无作用的。若与相同当量的炸药爆炸相比,其有效的杀伤破坏作用反而小得多。

4. 压力上升时间和正压作用时间　从理论上说,在开阔的空间爆炸时,两种爆炸都在1微秒(1微秒=10^{-6}秒)内使大气压增大至最大值。但实测表明,40kg TNT炸药爆炸时,压力上升时间约在0.5毫秒,而核爆炸时,约在几毫秒或十几毫秒之间。就正压作用时间而言,两者的差异更为显著。炸药爆炸时,其正压作用时间约为十分之几毫秒至几十毫秒,普通炸弹、鱼雷等为3~15毫秒;而核爆炸时却长达十分之几秒至十几秒(1秒=1 000毫秒)。正因为如此,在核爆炸时,造成一定伤情所需的压力值要比炸药爆炸时小。

5. 压力衰减情况　炸药爆炸后,压力随距离而衰减的幅度较核爆炸时为大,以1 000kg TNT炸药地面上空爆炸为例,距爆心10m处的超压值高达10.54kg/cm^2,而20m处就迅速衰减至1.97kg/cm^2,70m处已降至0.20kg/cm^2(安全阈值)以下。相比之下,核爆炸时压力值的衰减则缓慢得多(表3-1)。

表3-1　炸药爆炸和核爆炸时的压力减弱的比较

距爆心投影点/m	1 000kg TNT 地面上空爆炸	1千吨当量核爆炸 (比高120)
0		10.2
10	10.54	10.02
20	1.97	9.5
30	0.84	8.5
40	0.49	7.5
50	0.33	6.7
60	0.25	6.0
70	0.2	5.0
80	0.16	4.5
90	0.14	3.8
100	0.12	3.6
200	0.050	1.3
300	0.031	0.79
400	0.023	0.48
500	0.018	0.36
800	0.011	0.17
1 000	0.008 7	0.12
1 500	0.005 7	0.066
2 000	0.004 3	0.045
2 500	0.003 4	0.034
3 000	0.002 8	0.027

第四节　决定和影响冲击波致伤的因素

一、影响冲击波致伤的物理参数

冲击波对人员的杀伤主要是在正压作用时间内超压和动压作用的结果,负压也有明显的致伤作用。影响冲击波致伤的物理参数包括压力峰值、压力作用时间、压力上升时间、负压、冲量、土中压缩波和地震波等。冲击波的致伤作用常用压力峰值、压力作用时间和冲量三个特征参数衡量。

1. 压力峰值　指冲击波压力(超压或动压)的最高值,单位是 kg/cm^2,或千帕(kilopascal, kPa),1kg/cm^{2}约等于97.98kPa。在多数情况下,压力峰值是决定伤情的主要因素,压力峰值越高,伤情越重。一般认为,造成人员轻度冲击伤(如鼓膜破裂或内脏轻度出血),所需的最小压力峰值为 $0.14 \sim 0.351 kg/cm^2$,造成人员死亡的最小压力峰值为 $1.0 \sim 2.6 kg/cm^2$ 。

2. 压力作用时间　压力作用时间包括正压作用时间和负压作用时间。正压作用时间是指冲击波压缩区通过某一作用点(如人体)的时间,负压作用时间则是指冲击波稀疏区通过某一作用点的时间,单位都是毫秒或秒。压力作用的时间愈长,伤情愈重。普通炸弹或炸药爆炸时,正压作用时间仅有数毫秒至数十毫秒;而核爆炸时,可达数百毫秒至十几秒。因此,普通炸弹爆炸时,造成一定伤情所需的压力峰值,一般都比核爆炸时高。

表 3-2 显示不同正压作用时间下造成 6 种动物 50% 死亡(LD_{50})所需要的超压值。根据 6 种动物的实验结果,依体重推算出,在正压作用时间为 400 毫秒的条件下,造成 70kg 体重的人员 24 小时内 50% 死亡(LD_{50})所需的压力值为 3.7kg/cm^2 。在此基础上,可进一步算出在不同正压作用时间条件下,造成 70kg 体重的人员伤后 24 小时内 1%、10%、50%、90% 和 99% 死亡所需的超压峰值(即 $LD_{1,10,50,90,99}$,表 3-3)。据文献报告,正压作用时间较长(如大当量核爆核爆炸)时,造成同样伤情所需的超压值常比正压作用时间短(如小当量核爆炸)。

表 3-2　不同正压作用时间造成 6 种动物 LD_{50} 所需的超压值

动物种类	平均体重/g	不同正压作用时间 LD_{50} 超压值/(kg·cm⁻²)					
		400ms	60ms	30ms	10ms	5ms	3ms
小鼠	22	2.04	2.04	2.04	2.04	2.04	2.04
大鼠	192	2.54	2.54	2.54	2.54	2.54	2.54
豚鼠	445	2.40	2.40	2.40	2.40	2.40	2.40
家兔	1 970	2.35	2.35	2.35	2.35	2.35	2.35
狗	16 500	3.45	3.45	3.45	4.25	5.61	7.48
山羊	22 200	3.75	3.75	3.75	4.80	6.76	9.70

表 3-3　不同正压作用时间条件下造成人员不同死亡率的超压值/(kg·cm⁻²)

正压作用时间	LD_1	LD_{50}	LD_{99}
400ms	2.6	3.7	5.1
60ms	2.9	4.1	5.6
30ms	3.2	4.5	6.2
10ms	4.9	6.9	9.5
5ms	9.2	13.0	17.6
3ms	21.9	30.4	42.3

不论是空爆还是地爆,地面冲击波的正压作用时间,均遵守以下规律:在距离相同时,当量越大,正压作用时间越长。在比高相同的条件下,在同一超压值和动压值的距离上,其正压作用时间和当量的立方根成正比。例如,1 千吨当量的核武器地面爆炸,在超压值为 $0.45kg/cm^2$ 和动压值为 $0.066kg/cm^2$ 处,正压作用时间为 0.296 秒。而 100 万当量核武器地爆时,同一超压值和动压值处的正压作用时间为 2.98 秒,即当量增大 1 000 倍,正压作用时间增加 10 倍。

3. 压力上升时间　指某作用点从开始受冲击波作用至达到压力峰值所经历的时间,单位是毫秒或秒。一般说,压力上升时间愈短,伤情愈重。在开阔空间,压力上升的时间极短(炸药爆炸时约在 1 毫秒以内,核爆炸时约在数毫秒至十几毫秒之间)。但在密闭空间,如建筑物或坦克内,压力上升时间则大为延长(可达 100 毫秒以上)。在后一种情况下,即使压力峰值较同距离的开阔空间为高,正压作用时间也长,其中人员的伤情却因压力上升时间的延长而明显减轻。

据文献报道,在超压峰值为 $1.52 \sim 1.64 kg/cm^2$ 、正压作用时间为 $1.04 \sim 1.10$ 秒的条件下,由于压力上升时较长(200~237 毫秒),6 只狗无 1 例发生冲击伤。用激波管进行的动物实验中也可看到,在瞬间达到压力峰值,正压作用时间为 400 毫秒时,狗的 LD_{50} 为 $3.5 kg/cm^2$ 。但压力上升时间延缓至 30~150 毫秒的条件时,即使正压作用时间持续 5~10 秒,压力峰值达到 $10.6 \sim 12.0 kg/$

cm²，也不致造成动物死亡，且伤情很轻。因此，压力上升时间的长短对于冲击波的致伤作用有重要影响。

4. 负压　负压是指冲击波稀疏区内低于正常大气压的那部分压力，最大的负压称为负压峰值。负压作用时间约为正压作用时间的数倍至十倍。曾经人们认为，冲击波致伤发生在最大压力值或压力上升时期而不是在负压期。20 世纪 90年代，作者实验室首次发现，一定程度的负压也可以造成严重的肺损伤。

5. 冲量　冲量包括压力峰值和压力作用时间两个因素，是指压力作用下各个瞬间压力值的总和。虽然冲量是确切反映冲击波物理量与生物致伤关系的指标，但由于测量上较为困难，应用不便，一般都用压力峰值和压力作用时间参数来代替冲量。

6. 土中压缩波和地震波　空气中传播的冲击波传至地面时，会压缩土壤，并产生向下传播的土中压缩波。触地爆炸时，还产生直接传入地下的地震波，使爆心附近的地下产生强烈的震动。压缩波在土中传播时，比冲击波在空气中传播衰减要快得多。例如，在砾质砂土中传播，当地面超压为 2.7kg/cm² 时，经 3m 厚的土层，超压被削弱到 1.12kg/cm²，经 4.5m 厚的土层时，超压降至 0.4kg/cm²。因此，工事如构筑于上层很深的地下，则可减轻或避免冲击波造成的破坏，工事内的人员也可减轻或避免发生冲击伤。

土中压缩波作用于浅埋工事或坑道顶部时，会发生反射，反射后的超压可比入射超压增大 2倍以上，由此会使工事遭到不同程度的震动和破坏。触地爆炸时产生的地震波，则可使爆心附近的地下建筑产生较严重的破坏。有时工事虽完好无损，但工事内的人员可能会发生损伤，工事内构设备也可能受到损坏。

二、爆炸条件对冲击波的影响

1. 爆炸物种类　核爆炸和炸药爆炸虽在产生冲击波和造成冲击伤方面有许多共同点，但也有一些不同之处。一个重要的差别就在于正压作用时间的长短。核爆炸时，冲击波正压作用的时间为十分之几秒至十几秒，持续时间长，相当于炸药爆炸时的数十倍至数百倍，因此，同样的压力峰值，核爆炸造成的损伤明显大于炸药爆炸。

2. 爆炸物重量或当量　炸药的重量或当量

不同，所产生的冲击波压力峰值和正压作用时间也不同，由此造成的伤情也会有所差异。不言而喻，炸药量愈多，或核武器的当量愈大，在同一距离上的压力峰值愈高，所致损伤也愈重。另一方面，在造成同样压力峰值的条件下，炸药量或核武器当量愈大，则正压作用时间愈长。例如，压力峰值为 0.07kg/cm²，22.7kg TNT 炸药爆炸，正压作用时间为 2 毫秒；1 816kg 炸药，正压作用时间 10毫秒；1 千吨当量核爆炸时为 400 毫秒；1 万吨当量时为 900 毫秒；10 万吨当量时为 2 秒；100 万吨当量时为 2.4 秒。因此，在压力值相等的情况下，大当量核爆炸或大量炸药爆炸造成伤情要明显重于小当量核爆炸或小量炸药水爆炸所造成的损伤。

3. 爆炸方式　不同的爆炸方式也要影响冲击波的致伤作用。空爆形成合成波，超压在爆心投影点处最大，向远处逐渐随距离增大而减小；而地面动压，在爆心投影点处为零向远处逐渐增大，到马赫点处最高，再向远处，又逐渐减小。因此，超压所致的损伤以爆心处最重，动压所致的损伤以马赫点处最重。由于地面暴露人员冲击伤的伤情主要取决于动压的作用，所以整个说来，冲击伤伤情在爆心投影点处稍轻，至马赫点处最重，再往远处，又逐渐减轻，伤情呈峰形分布（图 3-3）。地爆不形成合成波，超压和动压都是以爆心处最高，向四周随距离增大而逐渐减低。因此，整个伤情，也是由重到轻，呈阶梯形分布（图 3-4）。因此，空爆时冲击波的杀伤范围要比地爆大。

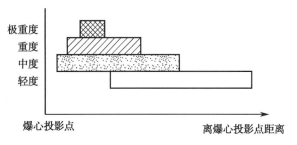

图 3-3　空爆时杀伤区内各度冲击伤伤情分布示意图

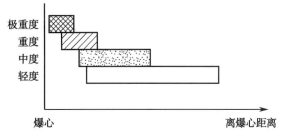

图 3-4　地爆时杀伤区内各度冲击伤伤情分布示意图

爆炸时的比例爆高,简称比高,是确定爆炸方式的主要因素(表3-4)。比高为实际爆炸高度(m)与爆炸当量(kg)立方根的比值。即使同样都是空爆,由于比高不同,其杀伤效应也有所不同。当量不同而比高相同时,爆心投影点处的超压值都是一样的。距爆心投影点接近1倍爆高处最高动压也相等,因此对该地区目标的杀伤破坏作用也大致相等。例如,比高同为120时,1千吨和100万吨两种核爆炸,在爆心投影点处的超压均为10.2kg/cm²;比高同为60时,在爆心投影点处的超压值均为128kg/cm²。这是因为,在比高相同的条件下,当量如果增大,实际爆炸高度也相应地增大,故爆心投影点实际所受的压力值是一样的。当量相同而比高降低时,近爆心区冲击波的杀伤破坏作用会显著加强,但总的杀伤范围却有所缩小。例如:1颗当量为100万吨的核武器在比高为120(实际爆炸高度为1 200m)的条件下爆炸时,地面的最高动压值可达5kg/cm²以上(距爆心投影点1 054m处的地面动压值最高,为5.15kg/cm²),约有1km的地段(距爆心投影点600~1 600m),地面动压值在1.50kg/cm²以上。在此地段内的地面暴露人员,可因强大的动压作用而造成肢体离散,并可被抛掷数百米远。将近2km的地段(距爆心投影点300~2 200m),地面动压值在0.6kg/cm²以上,在此地段内的地面暴露人员,可发生体腔破裂和内脏外露,并可被抛掷数十米以上。可是,同是100万吨当量的核武器,若在比高为200(实际爆炸高度为2 000m)的条件下爆炸,地面的最高动压值尚不足0.6kg/cm²(距爆心投影点2 240m处的动压值最高,为0.57kg/cm²),地面暴露人员一般不会或极少发生严重的损伤,而只可能发生内脏(如肝脾)破裂或骨折,人员被抛掷的概率和距离也要小得多。

表3-4　爆炸方式与比高的关系

爆炸方式	比　高
地面爆炸	0~<60
空中爆炸	
低空	60~<120
中空	120~<200
高空	200~<250
超高空	实际高度通常在几十千米以上
水面爆炸	0~60
水下爆炸	低于水面

从超压方面说,比高为120时,地面最高超压值(爆心投影点处)为3.55kg/cm²,而比高为200时,地面最高超压值为2.66kg/cm²。由此可以推断,比高降低时,超压造成的损伤也会有所加重。

就杀伤半径而言,比高为120的条件下,100万吨当量核爆炸时,冲击波的最远直接杀伤边界为8.2km;而比高为200时,最远边界则为9.4km。

4. **爆炸形成的热层**　核爆炸时,在爆心投影点附近的地域内,因强烈光辐射的作用,可形成一个超过常温的空气层,即"热层"。在比高低于300的条件下,地面上的空气会形成热层。如热层在冲击波到达之前形成,当冲击波进入热层后会发生热效应,表现为:冲击波的超压降低,动压增加,正压作用时间也略有增加。在热层影响下,地面冲击波超压最大可降低30%左右;地面的动压,空爆时在规则反射区内可增加3~4倍。在非规则反射区,因热层温度不很高,故对动压的影响不大。在大面积冰层、雪层覆盖的地面上核爆炸或超高空核爆炸时,地面上不会形成热层。

三、人员情况对冲击伤致伤作用的影响

1. **防护情况**　在爆炸冲击波作用下,人员有无准备和防护,损伤情况会大不相同。处在不同工事内的人员,可减轻或避免冲击波损伤。

2. **体位**　爆炸时,杀伤区内人员的体位对伤情有一定的影响。面向爆心时,迎风面大,被抛掷的距离远;侧向爆心时,迎风面小,被抛掷的距离小;卧位时迎风面最小(约为直立时的1/5),一般不会产生位移,基本上可以避免动压所致的损伤。

3. **其他**　体质不同对冲击波的耐受性差异也很大,年轻力壮与年老体弱者,在受到同样冲击波的作用后,伤情可能大不相同。如原先有心肺或其他内脏疾病时,伤情势必更加严重。动物实验中也曾看到,同一地段的狗,瘦弱者伤情更重些,死亡率也较高。但是,如发生被抛掷的情况,则体重大者损伤常更重。就动物种类而言,一般来说,小动物对冲击波的耐受性比大动物差,压力作用时间的差异对小动物伤情的影响不明显。

四、自然环境对冲击伤致伤作用的影响

1. **地形地物**　冲击波在沿地面传播的过程

中,当遇到高地、土丘、山峰时,在朝向爆心侧的正斜面上,冲击波因受阻而发生反射,致使超压增加(图3-5A)。冲击波沿高地、土丘或山峰的两侧和顶部绕过时,其背面的超压和动压都有所降低,从而形成了一个减压区(图3-5C),在减压区以外的地域,冲击波汇合在一起时,超压又有所增加,形

成一个增压区(图3-5D)。一般来说,高地的正斜面坡度愈大(即愈陡峭),超压增加愈大;反斜面坡度愈大,减压区内超压和动压减低得也愈多。利用地形的这一特点,人员或武器装备等可进入高地反斜面的减压区内,以减轻或停止冲击波的杀伤和破坏。

(a)从地形地物侧面看

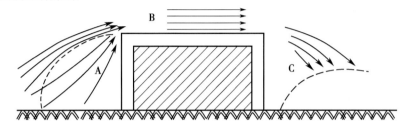

(b)从地形地物顶上看

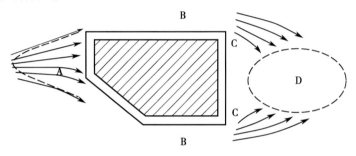

图3-5 冲击波绕射示意图

谷地对冲击波的传播也有一定影响。谷地与冲击波传播方向垂直时,超压和动压均有所降低。若冲击波顺着谷地传播时,由于谷地侧面对冲击波的反射作用,会使冲击波超压和动压都有所增加。

在城镇居民点或建筑物比较密集的地区,人员发生间接冲击伤的比例要大得多;开阔地面上暴露的人员,发生直接冲击伤的比例会明显增加。森林、山地、土丘、凹地等能不同程度地削弱冲击波的作用,从而可减轻该地段内人员的伤情。

2. 环境压力 冲击波的致伤作用与当时的环境压力也有很大关系。有人用小鼠做实验,爆前分别置于爆室内,使之保持在 0.49、0.85、1.27、1.69 和 2.96kg/cm² 的环境压力下,爆后迅速调至爆前的压力值,爆后 1 小时再置于平时的大气压环境中,结果表明,爆后 1 小时死亡50%所需的压力值分别为 1.43、2.20、3.13、3.89 和 6.46kg/cm²,这就表明,随着环境压力的增高,动物对冲击波的耐受性也相应增加。对于人员来说,在受到爆炸冲击波作用前,多半均处于约 1 个

大气压的环境中,此时环境压力的因素可不予考虑。但对处在大气压力较低的高原地区人员,有可能因爆前环境压力较低而使爆后的伤情加重。

3. 气象条件

(1)风的影响:风速随高度的增加而增大。核爆炸时,在上风向处压力减弱,在下风向处压力增强。由于风速总是小于冲击波的传播速度,所以风对冲击波压力的影响很小。在超压值大于 0.1kg/cm² 的地域,风力对冲击伤的伤情影响很小,故可不予考虑。

(2)空气温度的影响:空气温度以地面上最高,随着高度的增加而逐渐降低。夏天中午,这种关系尤为明显,此时,远距离上冲击波作用会有所减弱;在严寒的冬季和夏天的夜间,常出现相反的情况,即地面空气层的温度随高度增加而增加,此时,远距离上冲击波的作用会有所增强。一般情况下,空气温度的变化对杀伤区内人员冲击伤伤情无明显影响。

(3)雨天的影响:雨天冲击波的传播范围有所减小,杀伤区内人员的伤情也可能略有减轻。

3

（4）弱冲击波的聚焦现象：核爆炸后，离爆心数十千米甚至数百千米远的地方，有时可以听到巨大的爆炸响声，甚至可打碎门窗的玻璃。这种现象是因弱冲击波"聚焦"所造成的，即由于冲击波受到大气层的反射后折回地面所致。由此可见，是否产生聚焦现象、聚焦的位置和轻重程度，取决于爆炸时数十千米高度内的气象条件。

第五节　爆炸冲击波对人的伤害效应评价

一、冲击波的破坏准则

冲击波破坏伤害准则主要有超压准则、冲量准则和超压-冲量准则等，其中最常用的是超压准则。定量分析爆炸冲击波的伤害破坏作用，先要确定爆炸产生的冲击波超压与爆炸能量间的关系，进而分析不同爆炸情形下产生的能量及伤害破坏作用。

1. 超压准则　该准则认为，当冲击波超压大于或等于某一临界值时，就会对目标（建筑物、设备设施以及人员等）造成一定程度的破坏或伤害（表3-5）。它的适应范围为：$\omega T+>40$，式中，ω为目标响应角频率（1/s），$T+$为正相持续时间（s）。超压准则只适用于凝聚炸药点源爆炸的特定情况。由于爆炸源不同，即使同样的超压所具有的破坏效应也是不相同的。例如，和炸药相比，蒸汽云爆炸产生的同样超压具有更大的破坏作用。超压准则的一个致命弱点是只考虑超压，未考虑超压持续时间。理论分析和实验研究均表明，同样的超压值，如果持续时间不同，破坏效应也不相同，而持续时间与爆炸量有关。

表3-5　爆炸冲击波超压对人体的伤害准则

超压	伤害程度
20~30kPa/0.2~0.3kg/cm²	轻微挫伤
30~50kPa/0.3~0.5kg/cm²	中等损伤
50~100kPa/0.5~1.0kg/cm²	严重伤害
>100kPa/>1.0kg/cm²	极重度，可能大部分死亡

注：1kg/cm² = 98kPa

2. 冲量准则　破坏效应不但取决于冲击波超压，而且与超压持续时间直接相关，于是有人建议

以冲量$I(P_a, s)$作为衡量冲击波破坏效应的参数，这就是冲量准则。冲量的定义为$\int_0^{T+} \Delta P(t)dt$，式中$\Delta P(t)$为超压。该准则认为，当作用于目标的冲击波冲量达到某一临界值时，就会引起该目标相应等级的破坏。由于该准则同时考虑了超压与超压作用持续时间以及波形，因此比超压准则更全面。但该准则也忽略了一种情况，即超压低于某个最小临界值，即使作用时间再长，冲量再大，目标也不会遭受破坏。事实上，冲量准则的适应范围为：$\omega T+<0.4$。此外，不同的爆炸波形，同样冲量值产生的破坏作用也可能会显著不同。

3. 超压-冲量准则　20世纪70年代，美国海军武器实验室和弹道研究实验室经过大量实验和理论研究，逐步形成了一套压力-冲量破坏模型。该模型认为破坏效应由超压ΔP与冲量I共同决定。它们的不同组合如满足如下条件，就可以产生相同的破坏效应。图中P_{cr}、I_{cr}分别为目标破坏的临界超压与临界冲量。$\Delta P<P_{cr}$或$I<I_{cr}$，代表安全区，其余区域为破坏区。越靠近平面的右上方，所产生冲击波的破坏作用越大（图3-6）。通常认为，超压-冲量准则对凝聚炸药爆炸产生的冲击波适用，对蒸汽云爆炸、粉尘爆炸等也适用。

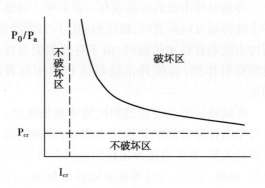

图3-6　爆炸冲击波破坏的超压-冲量准则

二、爆炸冲击波对人的伤害效应

爆炸冲击波对人的伤害作用，包括直接伤害效应、位移伤害效应、爆炸火球的热辐射效应、房屋倒塌的伤害效应、高速飞行的爆炸碎片对人体的伤害效应等。根据其致伤因素，爆炸冲击伤一般分为四类损伤（表3-6），即由冲击波直接伤害引起的原发（或一级）冲击伤，爆炸碎片等投射物引起的二级冲击伤，冲击波抛掷人体引起的三级冲击伤，以及烧伤、窒息、中毒引起的四级冲击伤。

表 3-6 爆炸冲击的即刻效应

致伤机制		致伤效应
一级冲击伤	直接作用(超压、负压)	鼓膜破裂、肺损伤、空腔内脏破裂
二级冲击伤	爆炸碎片	穿透伤、破片伤
三级冲击伤	抛掷、建筑结构倒塌	颅脑伤、挤压伤、钝性伤、穿透伤、骨折、肢体离断
四级冲击伤	高温、有毒气体、缺氧	烧伤、窒息、中毒

3

爆炸冲击波的损伤类型与爆炸发生的环境密切相关。

1. 冲击波的直接伤害作用 是指爆炸产生的冲击波直接作用于人体而引起的伤亡效应。含气器官,如肺、听器、胃肠道,是冲击波致伤的主要靶器官。超压还可以造成内脏破裂和骨折等。冲击波直接作用引起的损伤又称为爆震伤。单纯冲击伤致伤时,体表多完好无损,但常有不同程度的内脏损伤,表现为外轻内重的特点。当冲击伤合并其他损伤时,体表损伤常较显著,而内脏损伤却容易被掩盖,易造成漏诊、误诊。肺是最易遭受直接伤害的致命器官,耳是最易遭受直接伤害的非致命器官。因此,分析直接伤害应从对肺和耳的伤害入手。

(1)肺冲击伤:肺是人体最容易遭受爆炸波直接伤害的致命器官。爆炸时胸腔和肺泡在超压作用下受到压缩,正压作用后,因负压的作用,一方面使肺过度扩张,撞击胸廓,使肺表面出现典型的平行性出血条带。另一方面,肺泡内压缩气体急速膨胀,引起肺内血液动力发生急剧变化,肺泡壁破裂,肺实质出血。据此,作者课题组提出冲击波致肺损伤的"过牵效应"理论。

冲击波对人体的伤害程度除和冲击波特性(波形、超压、冲量等)有关外,还和环境气压、人体与爆炸波的几何方位、人的体重和年龄以及人体附近有无障碍物等因素相关。实际情况下,人通常呈站立姿势,冲击波与人体的相对方位大体上分为两种:①人体站在地面上,冲击波的传播方向与身高方向垂直,周围无障碍物。这种情形最常见。此时作用于人体的总超压 P 为:$P = P_a + 5P_a^2/(2P_a + 14 \times 10^6)$。$P_a$ 为入射冲击波的峰值超压。②人体站在地面上,冲击波的传播方向与身高方向垂直,身体靠近一垂直障碍物(相当于一反射墙面)。这种暴露情形最危险。此时作用于人体的总超压 P 为:$P = (8P_a^2 + 14P_a \times 10^6)/(P_a + 7 \times 10^6)$。

肺冲击伤的病理改变包括肺泡和肺实质的出血、肺泡内积血或间质水肿、胸膜下气肿、肺破裂等,可导致气胸、血胸和肺不张。临床表现:伤后有胸痛、胸闷、咳嗽、咯血等,严重者有明显呼吸困难、发绀、咯血性泡沫痰等,并在 24~48 小时后发展为急性呼吸窘迫综合征(acute respiratory dysfunction syndrome,ARDS)。胸部听诊可发现呼吸音减弱、湿性啰音、捻发音等。X 线胸部摄片可有肺纹增强、点状或片状阴影等。超声波检查可帮助诊断胸腔积液。

(2)听器冲击伤:人耳是最易遭受冲击波伤害的非致命性器官,人耳对极小的压力变动都能感觉到,冲击波对耳的严重伤害表现为耳鼓膜破裂、鼓室积血、听骨链离断等。内耳也可能有渗血、出血、耳蜗结构紊乱等。临床表现有耳聋、耳鸣、耳痛、眩晕、头痛等。耳聋多为传导性,也可为混合性。外耳道可流出浆液或血性液体等。人们对冲击波伤害耳的研究远不如对肺研究深入,不同研究人员得出的结果相差较大。有人认为,入射超压只需 44kPa 即可造成 50% 耳鼓膜破裂。有研究则认为,入射超压必须达到 103kPa 才能造成 50% 耳鼓膜破裂。鼓膜破裂百分率和峰值超压之间的关系式:$P_r = -12.6 + 1.524 \ln P_a$。该方程式可计算得到爆源附近某一距离处人的耳鼓膜破裂百分率。例如,当 $P_a = 400$kPa 时,人的耳鼓膜破裂百分率为 98%。

(3)腹部冲击伤:冲击波的超压作用于腹部时,肠胃或膀胱可发生破裂。巨大的超压和动压还可使肝、脾等实质脏器或肠系膜血管发生破裂出血。临床上腹痛为主要症状,伴有恶心、呕吐等。腹部检查有触痛、反跳痛和肌紧张等腹膜炎体征。严重的腹膜炎和出血可能引起休克。X 线腹部透视可发现胃肠穿孔后的腹腔游离气体。腹腔穿刺可吸出胃肠内容物、尿液或血液等。

(4)颅脑冲击伤:冲击波可经颅骨传入颅

内,引起颅压改变,还可以使躯干血液从颈静脉、椎静脉涌向脑部。主要病理改变是脑和软脑膜的充血、点状出血和水肿。合并肺冲击伤时,能发生脑血管气栓。合并机械性损伤时,可能有颅骨骨折、颅内血肿、脑挫伤等。临床表现为:意识丧失,持续时间数分钟至数日。清醒后还可出现表情淡漠、抑郁、激怒、失眠、记忆力减退等。严重时发生颅内压增高症、局灶性症状等。脑电图可呈现异常波形。

2. 冲击波的间接致伤作用 在较大型的常规武器爆炸或核爆炸时,人员受到的创伤中,绝大部分是由冲击波的间接作用引起的。冲击波的间接致伤作用包括两个方面:一是在冲击波动压的作用下,使某些物体(如碎玻片、砂石等)具有动能,或爆炸物的碎片,以投射物的形式击中人体而致伤;二是冲击波使建筑物、工事等遇到破坏,其中的人员受到压砸而致伤。

(1)投射物致伤:多次大型爆炸事故的调查和日本受核袭击后的统计资料表明,各种开放性损伤主要是由继发性投射物的作用所致。在城镇工厂或居民区,继发投射物多为飞散的门窗碎玻片,在开阔地面,则多为"飞沙走石"。据1次4 462kg硝酸铵爆炸后的现场调查所见,距爆点120m内的简易木屋完全破坏,屋内的木制家具和衣物等均变成碎片,死者的尸体因炸成碎块而无法辨认。距爆点185m处三层大楼的职工宿舍,门窗玻璃全部破碎,部分门窗被冲至数米以外,楼内的部分人员发生多处玻片伤或其他外伤。距爆点300m处的另一职工宿舍,部分门窗玻璃被打碎,少数人员也发生了玻片伤。距爆点1 000m处的办公大楼,也有部分门窗玻璃被冲碎,因室内无人(夜间爆炸)故未造成损伤。在核试验场常看到,布放在爆后动压较高的开阔地面上的动物,因被多个飞石击中而有多处外伤,有时伤口密集呈筛孔状或麻点状。动能较大的飞石可穿入动物体腔内。

(2)冲击波动压的抛掷与撞击作用:一定强度的动压可表现为一种冲击力或抛射力,作用于人体后,可使人员发生位移(不离开地面),或被抛掷(离开地面)至空中再摔向地面,由此而造成各种损伤,国外文献常将此称为第三级冲击伤或冲击波的第三效应。

机体在被抛掷的过程中,起初是加速,落地或撞击到物体上时则突然减速。高速摄影所得的资料显示,人员开始被抛掷时受到的是加速度的影响,表现为机体和内脏各部分相互间明显的移位。当触地时,则受到极大的减速作用。此时所发生的损伤,其严重程度取决于抛掷的轨道、冲击速度和一系列偶然因素,如撞击的部位、角度和相撞的表面特性、减速的时间等。被抛掷的人体在加速期和减速期均可发生损伤,但主要是在减速期受伤。因抛掷或位移而引起的损伤,主要表现为皮肤擦伤、皮下软组织挫伤、内脏出血和破裂、骨折等,类似于自然跌落或交通事故时所发生的损伤。

为什么机体在动压作用下会被抛掷呢? 这是因为,机体在受到冲击波作用时,朝向爆心侧的体表承受的压力相当于超压和动压的总和,两侧所受到的压力相当于波阵面的超压,而反向一侧所受到的压力就更小了。由于机体四周出现这种压力差,因而产生了与地面平行而背离爆心的位移力。在机体被"吹动"的过程中,其上方空气的稀散性较下方高,因此形成了一种向上举起的力量。向上和向前方的力复合作用后,就使人体被抛掷。如在2吨硝铵炸药爆炸后曾看到,近爆炸点的人员,部分被抛至数十米至1百余米以外。有的尸体被抛至70m远的屋顶上,并将屋顶砸了1个大洞,尸体经此洞口而落入大门锁着的房间内;有的断离肢体被抛至120m远的办公大楼楼顶上。

核爆炸时,动压引起的冲击风更大。众所周知,12级强飓风可使房屋倒塌和人员致伤,此时的风速一般仅$40\sim50m/s$。但在核爆炸条件下,当动压峰值达到$0.1kg/cm^2$时气流速度就达到$100m/s$左右,动压值为$1kg/cm^2$时,气流速度竟达到$300m/s$以上。在这种情况下,暴露人员很容易被抛掷或发生位移而致伤。

据理论推算,1个72kg体重的人,以每秒3.048m的速度发生位移时就可致伤。一般而言,在其他条件(如着落地面的坚硬度和平滑程度等)相似的情况下,抛掷距离愈远,致伤率愈高,伤情也愈重。体重不同,抛掷后的伤情可能有所不同。体重重者多损伤较重,体重轻者多损伤较轻。

动压较小时,机体可不被抛掷或发生位移,但却可能被就地"吹"倒而致伤。多数情况下,"吹"倒所造成的损伤较抛掷或位移所致的损伤要轻得多,但发生的机会却多得多。

（3）建筑物倒塌的压砸作用：距爆心较近的地面建筑物或地下简易工事，常因强大冲击波的作用而造成部分或完全倒塌，从而使其中的人员受到压砸，由此引起体表软组织和内脏挫伤及骨折等损伤。重者可发生挤压综合征。覆有厚土层的工事倒塌后，可使其中的人员被掩埋，并因呼吸道内塞有大量泥土而造成窒息。在城镇遭受核袭击时，通过物体间接致伤作用所造成的继发损伤，受害地域很大，伤员数量很多，成为核武器损伤中的突出问题。据日本长崎和广岛的调查资料，在所有冲击伤伤员中，室内损伤者占80.3%，其中绝大部分都是属于这类继发损伤。

三、爆炸冲击波的伤害分区

为了预测爆炸所造成的人员伤亡情况，可将爆炸危险源周围由里向外依次划分为4个区域，距爆源不同水平距离超压 ΔP 可按下式计算：

$$\Delta P = (0.1 < \Delta P(atm) < 10)$$
$$\Delta P = (\Delta P(atm) > 5)$$

式中 $Z = R/(E/P_0)^{1/3}$，R 目标到爆源的水平距离（m），E 为爆源总能量（J），P_0 为环境压力。

1. **死亡区** 该区内的人员如缺少防护，则被认为将无例外地遭受严重伤害或死亡，其内径为零，外径记为 $R_{0.5}$，表示外圆周处人员因冲击波作用导致肺出血而死亡的概率为50%，它与爆炸量间的关系由下式确定：$R_{0.5} = 13.6\left(\dfrac{W_{TNT}}{1\,000}\right)^{0.37}$，式中

W_{TNT} 为爆源的 TNT 当量（kg）。

2. **重伤区** 该区内的人员如缺少防护，则绝大多数人员将遭受严重伤害，极少数人可能死亡或受轻伤。其内径就是死亡半径 $R_{0.5}$，外径记为 $Re_{0.5}$，代表该处人员因冲击波作用而耳膜破裂的概率为50%，它要求的冲击波峰值超压为44kPa。

3. **轻伤区** 该区内的人员如缺少防护，则绝大多数人员将遭受轻微伤害，少数人将受重伤或平安无事，死亡的可能性极小。该区内径为 $Re_{0.5}$，外径记为 $Re_{0.01}$，表示外边界处耳膜因冲击波作用而破裂的概率为1%，它要求的冲击波峰值超压为17kPa。

4. **安全区** 该区内人员即使无防护，绝大多数人也不会受伤，死亡的概率几乎为零。该区内径为 $Re_{0.01}$，外径为无穷大。

假定环境压力为101.3kPa，利用前述方法对几种常见炸药爆炸的伤害破坏半径进行模拟计算，结果如表3-7所示。相同质量的TNT、硝化棉和发射药爆炸时，TNT的伤害/破坏半径最大，硝化棉的伤害/破坏半径次之，发射药的伤害/破坏半径最小。例如，药量为10t时，TNT、硝化棉和发射药的死亡半径分别为39.6m、38.0m和34.9m，财产损失半径分别为144.4m、138.6m和126.8m。随着药量的增加，伤害/破坏半径显著增大。例如，10t、20t和30t TNT爆炸时，死亡半径分别为39.6m、51.2m和59.5m，财产损失半径分别为144.4m、184.1m和211.3m。

表 3-7 不同炸药爆炸损害效应模拟计算

炸药	当量/T	爆热/（kJ·kg⁻¹）	死亡半径/m	重伤半径/m	轻伤半径/m	财产损失半径/m
TNT	10	4 520	39.6	100.6	180.6	144.4
	20	4 520	51.2	127.2	228.2	184.1
	30	4 520	59.5	145.5	260.5	211.3
发射药	10	3 197	34.9	89.9	160.9	126.8
硝化棉	10	4 040	38.0	97	174.0	138.6

（蒋建新 王正国）

参 考 文 献

1. 王正国. 冲击伤. 北京：人民军医出版社，1983.
2. DEPALMA RG, BURRIS DG, CHAMPION HR, et al. Blast Injuries. N Engl J Med，2005，352：1335-1342.
3. FERRARO DM, HILES PD. Blast-related lung injuries. Curr Pulmonol Rep，2016，5：70-76.
4. 杨鑫，石少卿，程鹏飞，等. 爆炸冲击波在空气中传播规

律的经验公式对比及数值模拟.岩土工程,2007,25 (7):71-73.

5. 康建毅,王建民,喻永敏,等.爆炸冲击波载荷下的人体胸部有限元模型数值模拟研究.第三军医大学学报,2011,33(2):173-176.

6. 李丽萍,孔德仁,苏建军,等.基于能量谱的爆炸冲击波毁伤特性研究.振动与冲击,2015,34(21):71-81.

7. 段晓瑜,崔庆忠,郭学永,等.炸药在空气中爆炸冲击波的地面反射超压实验研究.兵工学报,2016,37(12):2277-2283.

第四章

冲击波的致伤原理和机制

第一节　冲击波的致伤原理

冲击波在空气中运行的过程中,形成了好似双层球形的两个区域:外层为压缩区,内层为稀疏区。压缩区内的空气因被压缩而超过正常大气压,超过正常的那部分压力称为超压(over pressure)。冲击波在其高速运行中所产生的冲击力称为动压(dynamic pressure)。压缩区的前沿称为波阵面,波阵面上的超压值和动压值均最大,分别称为超压峰值和动压峰值。稀疏区内,空气因压缩时所产生的真空作用而高度稀疏,并朝向爆心侧做反向运动,该区内的空气低于正常大气压,低于正常的那部分压力称为冲击波的负压,最大的负压称为负压峰值。冲击波主要通过超压和动压的作用使人体致伤,负压也能引起明显的损伤。

现将与冲击波致伤的有关物理参数介绍如下:

1. **压力峰值**　指冲击波超压或动压的最高值,以往采用的单位为 kg/cm^2 或 psi(即磅/时^2),现已改为千帕(kPa,1kPa = 0.010 2kg/cm^2 或 0.145psi),通常这是主要的致伤参数。压力峰值愈高,伤情愈重。造成人员轻度损伤(个别鼓膜破裂)的压力值为 34.5kPa,造成个别人员致死的压力值约为 690.6kPa(指作用时间很短的冲击波对暴露人员的致伤效应)。

2. **正压作用时间**　指冲击波压缩区通过某作用点(如人的体表)所经历的时间,单位是秒或毫秒。在一定时限内,正压作用时间愈长,伤情愈重。普通炸弹或炸药爆炸时,正压作用时间约数毫秒至数十毫秒,而核爆炸时可达数百毫秒至十几秒,因此,在压力峰值相同的情况下,核爆炸时造成的伤情要比普通炸弹爆炸时为重。

3. **压力上升时间**　指某作用点从开始受冲击波作用至达到压力峰值所经历的时间,单位是秒或毫秒。在其他条件相同的情况下,压力上升时间愈短,伤情愈重。例如,在建筑物或坦克内,压力上升缓慢,所需时间较长,而在暴露的空间,压力上升时间极短,因此,如两者的压力峰值相同,处在较密闭空间内的人员,伤情会轻得多。

第二节　冲击波的致伤机制

冲击波的致伤机制较为复杂。继发冲击效应和第三冲击效应的机制与一般机械性创伤相似,但原发冲击效应却有一定的特殊性。

1. 超压和负压的直接作用

(1)血流动力的变化:超压作用于体表后,一方面压迫腹壁,使腹内压增加,横膈上升,下腔静脉血突然大量地流入心肺,使心肺的血容量急剧增加;另一方面又压迫胸壁,使胸腔容积变小,胸腔内压急剧增高(图 4-1)。超压作用后,接着是负压作用,此时因减压而使胸腔扩大。在急剧的压缩与扩张中,胸腔内发生一系列血流动力的变化,从而造成心肺的血管损伤。作者在动物实验中曾看到,冲击波致伤瞬间,冲击伤动物(狗)胸腔压力增加约 650mmHg(86.7kPa);肺小动脉压力增加 400mmHg(53.3kPa)以上。血管内压力的急剧增高必然会引起血流动力的紊乱。

(2)压力差:冲击波作用于机体后,肺内液体部分(血液)和气体部分(肺泡气)的压力均有所上升,但液体部分上升更多,两者间形成了很大的压力差,压力高的液体向压力低的气体流动,由此造成小血管撕裂,引起肺出血。紧接着,这种压力差迅速逆转,含气部分较含液部分的压力更高,因而促使气体进入含液的部分内,形成气栓(图 4-2)。鼓膜破裂亦可用外耳道和中耳鼓室间的压力差来解释。

4

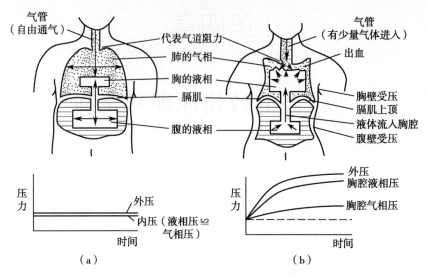

图 4-1　冲击伤时血流动力学变化示意图

(a)正常血流动力学;(b)超压后血流动力学

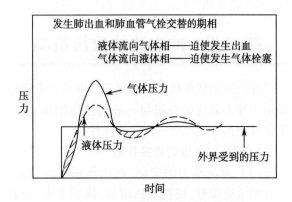

图 4-2　冲击波所致压力差致伤机制

(3) 破裂效应(spalling effect):压力波由较致密的介质传入较疏松的介质时,在两者的界面上会引起反射,较致密介质的表面因局部压力突然增高而发生破坏,如肺泡壁损伤。

(4) 内爆效应(implosion effect):压力波通过人体时,液体不易被压缩,而气体却压缩很多,超压作用后紧接着负压作用,这时受压缩的气体急剧膨胀,好似内部爆炸一样,由此使周围的结构(如肺泡壁)发生损伤(图 4-3)。

(5) 惯性作用:密度不同的组织受相同的压力波作用后,其运动速度因惯性不同而有所差异。密度较小者运动较快,反之则较慢。因此,密度不同的组织连接部易发生撕裂,如肋骨与肋间肌之间易发生出血。

对于超压和负压的致伤机制,近来又有了新的认识,特别是对压力的生物力学效应方面,有不少新的观念。以往多认为负压的致伤作用很小,

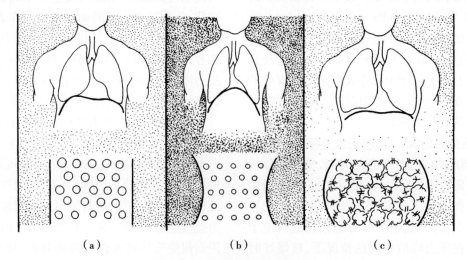

图 4-3　内爆效应示意图

(a)正常大气压;(b)超压作用;(c)作用之后

其主要理由是负压值的变动范围有限,最大的负压峰值不可能超过 98.06kPa(1atm)。但最近的研究发现,负压可造成与超压相似的严重损伤,如出血、水肿、肺泡破裂、微血栓形成等。在致伤参数中有压力下降速率、负压峰值和负压持续时间,其中峰压值最为重要。此外,降压倍数(即环境大气压与降压后绝对压力值之比)有时显得更为实用。实验显示,随着冲击波负压峰值的增加,大鼠肺损伤发生率亦增高,肺/体指数和肺出血面积增加。

笔者实验室曾采用冲击波负压发生装置模拟单纯冲击波负压,观察大鼠、离体肺、含气鱼泡对冲击波负压的动态响应。高速摄影显示,在冲击波负压作用下,离体肺的扩张幅度、速度和加速度比大鼠胸部相应的扩张幅度、速度和加速度大,鱼泡膨胀扩张明显,并在扩张期破裂,提示肺泡在冲击波负压作用下出现扩张性损伤。由此推断,在冲击波负压作用下,胸壁和肺组织迅速扩张,在某一时刻,肺组织扩张速度大于胸壁扩张速度,两者运动存在着不同步状态,此时肺组织会撞击胸壁,引起肺表面出血。

此外,采用微型加速度传感器和压阻式压力传感器分别测量冲击波负压作用下家兔胸壁的加速度和胸膜腔内压,由部分加速度曲线积分获得速度和位移曲线。实验结果表明,在冲击波负压作用下,胸壁外向运动的最大加速度为 100g 数量级,扩张速度约为 0.5m/s,扩张位移约为 1mm,胸壁运动无明显再压缩过程;胸膜腔内压首先表现为负压,然后伴随一定强度的正压,提示可能产生肺与胸壁相互撞击。

另一实验结果表明,冲击波致伤主要是在肺组织扩张时发生的。如将家兔在受冲击波作用前用单层尼龙布条(宽 5cm、长 20cm)包绕其胸部,以限制其过度扩张,冲击波作用后可见,动物肺出血的程度远较无尼龙布条包绕者为轻。这说明,限制胸廓的急剧扩张,对冲击波有明显的防护作用,而负压正是通过肺组织的过度扩张而致伤的。

此外,冲击波生物力学效应研究证实,机体对冲击波响应的物理过程包括三个阶段:

(1)体表对冲击波荷载的迅速响应:冲击波作用于体表力的大小称之为冲击荷载,朝向波源的体表受力最大,组织结构的几何形状可使冲击波发生绕射或聚焦,在部分开放的密闭性结构(如肺泡)内所受的冲击荷载较自由场中大得多。冲击荷载作用于机体后,组织器官会发生变形。

(2)器官变形和组织应力:胸壁的迅速位移可造成局部肺组织压缩,经气道又不能很快将能量释放,因而使肺组织产生应力。又如腹腔突然受压后,使胃肠道含气部分塌陷,由此使肠壁具有应力。

(3)组织应力和损伤:一定的应力可造成组织出血或破坏,其损伤情况取决于组织的成分、结构和力的作用方式。当组织牵拉延长至原长度的 150% 时,应力会迅速增加,提示出现断裂,而这部分能量正消散于组织之中。根据机体对冲击波响应的上述物理过程,美国 Stuhmiller 等采用有限元模型(finite elementmodeling,FEM)来模拟冲击波作用于机体后不同脏器的响应情况,显示出肺内压力分布的不均匀性和确定组织内的应力集中点(即易损伤部位),但还不能显示组织内应力与组织变形的关系,因而还不能用抗张强度(tensile strength,指材料处于张力状态时刚要引起断裂的应力量)来判定伤情。

过度扩张效应或减压效应(over expansion effect or depression effect):根据国内外文献和笔者实验室的工作,我们提出了一个新的设想,即冲击波所致的肺损伤主要不是发生在压缩期,而是在减压期和负压期,即过度扩张效应或减压效应。为了证实这一看法,我们自行研制了一种冲击波分段模拟舱,以查明冲击波压缩段、减压段和负压段各段的致伤作用。

模拟舱由高压舱、破膜机构、低压舱和相应附件组成(图 4-4),分别模拟冲击波压缩段、减压段和负压段的致伤作用,操作方法及结果如下:

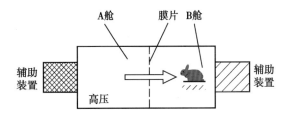

图 4-4　冲击波分段模拟舱示意图

压缩波实验:将动物布放于 B 舱内,常压,注入适当氧气;A 舱内充以高压气体,达压力峰值后,使膜片爆裂,A 舱内的气体迅速流向 B 舱,使B 舱压力突然上升,压力值达 0.32MPa 时,上升时间为 1~2ms(图 4-5,图 4-6),B 舱内动物经受

4

了压缩波的作用,停留 1 分钟后,以 0.037MPa/min 的速率缓慢减压至常压(预实验已证实,这种缓慢减压本身不会造成肺损伤)。结果:压缩波对动物肺(家兔和大鼠)并未造成明显的损伤(表 4-1)。

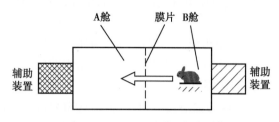

图 4-5 冲击波压缩段模拟舱示意图

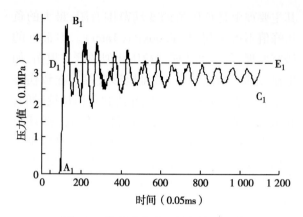

图 4-6 模拟冲击波压缩段的压缩波
A_1.压缩波起始点;B_1.压缩波压力峰值;C_1.压缩波稳态压力值;D_1-E_1.对应于压力值=0.32MPa 的平行线

表 4-1 压缩波对肺的致伤效应($\overline{X}\pm S$)

组别	动物种类	动物数量	P_{B1-A1}/MPa	t_{B1-A1}/ms	肺损伤评分(IS)
R_1	大鼠	10	0.41±0.03	2.43±0.39	0.1±0.3
R_2	大鼠	10	0.40±0.02	2.80±0.32*	0△
R_3	兔	6	0.39±0.03	4.90±0.30	0
t 值				2.319	1.054

注:*$P<0.05$,△$P<0.5$,P_{B1-A1}:图 4-6 所显示的 B_1 和 A_1 两点间压力差,t_{B1-A1}:图 4-6 所示的 B_1 和 A_1 间的时间差

减压波实验:将动物置于 A 舱内,注入适量氧气,给 A 舱按 0.07MPa/min 的速率缓慢升压,达预定高压值(预实验已证实,这种缓慢增压本身不会造成肺损伤),膜片爆裂,A 舱内的气体迅速流向 B 舱,此时 A 舱内的动物经受了减压波的作用。结果:在减压波作用下,依减压时间不同,兔肺可无伤或发生轻伤直至重伤(图 4-7,图 4-8,表 4-2)。随着减压时间的减少,肺损伤伤情评分值(IS)增大。

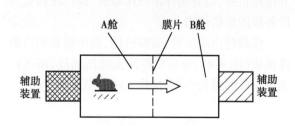

图 4-7 冲击波减压段模拟舱示意图

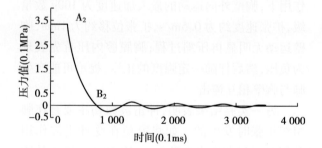

图 4-8 模拟冲击波减压段的减压波
A_2-B_2:减压波段

表 4-2 快速减压对肺的致伤作用

组别	家兔数	减压值/MPa	持续时间/ms	肺损伤评分(IS)
D1	6	0.32±0.03	8±0.1	4.0±0.0
D2	6	0.32±0.02	17±1.27*	2.0±0.6*
D3	6	0.32±0.01	30±2.1*	0.6±0.7*
D4	6	0.32±0.02	53±2.6*	0*
D5	6	0.39±0.01	12±0.9	2.4±0.9
D6	6	0.41±0.01	64±1.3	0△

注:*$P<0.001$ 与 D1 组相比,△$P<0.001$,D6 组与 D5 组相比

负压波实验:将动物置于 B 舱内,常压,抽吸 A 舱内空气,形成近似于真空的环境,膜片爆裂,B 舱内气体迅速流向处于近真空状态的 A 舱内,B 舱内形成负压波(图 4-9,图 4-10),动物此时经受负压波的作用。结果:家兔肺发生一定程度的损伤(表 4-3)。

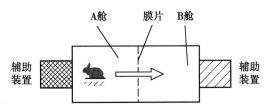

图 4-9　冲击波负压段模拟舱示意图

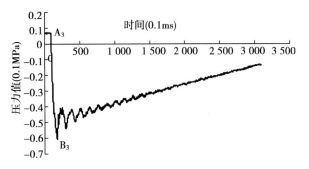

图 4-10　模拟冲击波负压段的负压波
A_3-B_3:负压波段

表 4-3　负压波对肺的致伤效应

组别	家兔数	$P_{B3\text{-}A3}$/kPa	t 值	$t_{B3\text{-}A3}$/ms	t 值	损伤评分(IS)	t 值
U1	6	-25.0 ± 3.1		16.0 ± 1.4		0	
U2	6	$-61.1\pm3.0^*$	20.498	$6.7\pm1.1^*$	12.795	$0.9\pm0.35^*$	6.299
U3	6	$-55.5\pm2.0^*$	20.251	30.0 ± 2.0	14.047	0	

注: $^*P<0.001$ 与 U1 组相比,$P_{B3\text{-}A3}$:图 4-10 中 B_3 和 A_3 间的负压差,$t_{B3\text{-}A3}$:图 4-10 中 B_3 和 A_3 间的时间差

本实验中模拟冲击波的各压力段与真实的冲击波仍有一定的距离,如模拟压缩波上升时间稍长、负压波下降时间偏短等,但总的说是有一定的可比性的。根据上述实验,使我们更加相信肺冲击伤的致伤机制是过度扩张效应或减压效应,即冲击波作用于机体时,运动流体(如水、空气)的物理状态(如压强、流速、温度、密度)在流速超过声速时发生突跃变化,造成肺组织过度扩张,由此而发生损伤,具体过程如下。

当压缩段到达时,在体表引起压力突变;尽管肺与胸壁紧贴在一起,但由于胸壁和肺的阻尼作用,这种压力突变主要由胸壁承受,而胸壁和肺一起运动的压缩位移只是逐渐增大,最后由于惯性作用,超过平衡位置,达到最大压缩位移。

压缩段通过后,体表压迅速减小,弹力使胸壁和肺一起回弹。回弹过程中,由于胸壁的动态响应能力比肺组织的强得多,胸壁可能先于肺组织回弹,两者由紧贴在一起到分离开来各自振荡。

胸壁振荡的频率快,幅值小;而肺组织的振荡频率相对要慢得多,幅值较大。因此,胸壁和肺组织很可能发生碰撞,碰撞冲力的大小主要取决于肺表面相对于胸壁的碰撞速度,碰撞速度越大,撞击冲力越大,一旦撞击冲力超过肺组织所能承受的阈值,肺表面就会出现出血、水肿等损伤。这种效应可称为过度快速扩张效应。

在振荡时,肺泡被压缩和膨胀;膨胀时,在肺泡壁上产生拉伸应变和拉伸应力。拉伸应变达到一定的水平,使肺微血管内皮细胞和肺泡间膜的上皮层对小溶质的渗透性增加到超过其临界值,会造成肺泡水肿。拉伸应力如果超过肺泡壁的强度极限,肺泡便会破裂;肺泡壁破裂的同时,肺泡毛细血管也发生破裂,造成肺实质出血。即在膨胀时发生了过度容积扩张效应。

过度扩张效应或减压效应表现为过度快速扩张效应和过度容积扩张效应两种损伤机制;过度扩张效应主要发生在冲击波的减压过程,超压峰值越高,减压时间越短,过度扩张效应就越明显,肺损伤就越重;压缩段可能不直接造成肺损伤,但为过度扩张效应提供了能量。

有关人或动物对冲击波致伤反应的差异性早已为人们所熟知,但其机制却不很清楚。南斯拉夫 Radojicic 等报告,四种近交系小鼠(BALB/c、C57BL/6、CBA 和 AKR)在相同创伤因素(热损伤、机械损伤、局部冲击伤、放射损伤)作用下死亡率有明显差异,其中 C57BL/6 表现出对各种创伤具有较强的耐受性。冯刚等对此做了进一步的研究,系统观察了 BALB/c 和 C57BL/6 两种近交系小鼠对冲击波反应异质性(或差异性)现象,然后采用基因芯片,抑制消减杂交和候选基因法对与冲击波作用后机体反应密切相关的脑、肝和肺组织的基因表达谱进行了比较研究,主要结论如下:①证实 BALB/c 和 C57BL/6 小鼠在相同的全身性冲击波作用下,伤后早期反应具有明显的异质性,其中 C57BL/6 小鼠对冲击伤的耐受性较强,但同系动物内雌雄间无明显差异性;②基因芯片实验发现:在 BALB/c 和 C57BL/6 小鼠全身冲击伤后早期肝组织基因表达谱有显著的差异,主要表现在一些参与应激反应、炎症反应、组织损伤与修复、细胞信号转导、生物氧化和物质代谢的基因出现明显的异质性表现。C57BL/6 小鼠在伤后早期表现出较强的应激反应能力可能与其较强的创伤耐受性有关;③基因芯片实验还发现:两种近交系动物肺组织基因表达谱也有显著差异,主要表现在一些参与组织损伤与抗过氧化损伤、炎症反应、细胞凋亡和细胞信号转导的基因明显差异表达,其中在 BALB/c 小鼠中组织损伤相关基因的高表达和 C57BL/6 小鼠中抗过氧化损伤基因的高表达可能与其肺损伤的异质性有关;④采用抑制消减杂交技术(suppression subtractive hybridization technique),筛选出 37 个伤后早期脑组织中差异表达的基因和基因片段,其中已知功能基因 31 个,6 个为未知功能新基因表达序列标签(expression sequence tag,EST)片段。这些已知的功能基因主要参与创伤早期脑组织细胞间相互作用、神经细胞损伤、蛋白质合成、生物氧化还原作用和 Ras 信号通路的活化。表现在冲击伤早期,脑组织内细胞生理功能活跃,细胞间相互作用增强,处于明显的应激状态;⑤烯醇酶 1 和细胞色素 C 氧化酶Ⅲ基因在两种近交系小鼠伤后早期脑组织中显著差异表达,可能与其对冲击波致伤后反应的异质性有关;⑥筛选和克隆了一个在 BALB/c 和 C57BL/6 两种近交系冲击伤后早期脑组织中差异表达的新基因 GBI 全长 cDNA,并在 Genbank 登录注册。初步研究证实 GBI 在脑组织中特异表达,生物信息分析提示该基因可能参与脑组织中细胞信号的转导;⑦发现 IFNγ 在两种近交系小鼠伤后早期的表达模式有显著差异,分析可能与两组动物肺损伤病理过程的差异性有关。综上所述,不同遗传背景的小鼠对冲击波致伤后反应性的差异与其早期应激反应、炎症反应、组织损伤与抗过氧化损伤以及细胞信号转导的活化方式和水平有一定关系。可以确定,“创伤反应与遗传因素无关”的观点已不能成立。

2. 动压的抛掷和撞击作用 动压可使人体被抛掷(离开地面)或发生位移(不离地面)而致伤,通常是在落地或撞击到物体时突然减速,由此造成各种机械性损伤。

当动压值达 9.8kPa 时,风速约为 100m/s,相当于 12 级强台风风速的 2 倍。动压值达 98kPa 时,风速在 300m/s 以上。大量炸药爆炸或核爆炸时,近距离地面的动压值还可能超过此数,因此可将暴露人员抛掷很远。核试验时曾看到,有的实验动物(狗)因冲击波作用被抛掷 500 余米。人体或动物体被动压“吹动”的过程中,由于上方空气较下方稀薄,因此形成了一种上举的力量。向上和向前力量的复合,就形成了对人体的抛射或抛掷运动。

在动压值很高的地段,人体各部受力不均,此时可因动压的撞击作用而造成体表撕裂,甚至肢体离断。

在相对密闭(如室内或坦克内)的环境下,冲击波经多次反射和叠加而形成复合冲击波,其致伤机制更为复杂。此种情况下,胸壁运动速度与损伤严重度指数(包括肺、上呼吸道、胃肠道和腹部实质脏器)间有一良好的线性关系。胸壁最大运动速度为 4m/s 时为阈损伤;8m/s 时为 LD_1;12m/s 时为 LD_{50}。因此,胸壁运动速度还可作为复合冲击波作用条件下非听器冲击伤的预测指标。此外,中度复合冲击波作用(170kPa,1ms)后,大鼠脑脊液内神经蛋白、神经特异的烯醇化酶(enolase)和神经胶质细胞标记物 s-100 的浓度一过性增加,这表明蛋白质从神经细胞和胶质细胞中漏出增多。脑组织已发生损伤,而此时其他组织却未见有明显损伤。

(王正国 杨志焕 陈海斌)

参 考 文 献

1. 蒋建新,王正国,CERNAK I,等. 冲击伤对大鼠学习记忆功能的影响. 中华创伤杂志,1999,15:181-183.

2. 蒋建新,CERNAK I,王正国,等. 全身冲击伤后脑组织内 NO 变化及其与神经行为功能的关系. 解放军医学杂志,1999,24:435-437.

3. 蒋建新,王正国,CERNAK I,等. 冲击伤后大鼠海马及脑干组织超微结构改变及其与肺冲击伤伤情的关系. 解放军医学杂志,2001,26:58-59.

4. 巢阳,王正国,惠延年,等. 镧示踪观察兔视网膜冲击伤后血视网膜屏障改变. 中华创伤杂志,1999,15:

298-299.

5. 陈海斌,王正国,杨志焕,等.冲击波传播的三个时段模拟实验中动物肺的损伤.爆炸与冲击,2000,20:264-269.

6. 陈海斌,王正国.肺冲击伤的过牵效应.第三军医大学学报,2000,22:106-108.

7. CHEN HB,WANG ZG,NING X,et al. Animal study on lung injury caused by simulated segmented shock waves. Chin J Traumatol,2001,4:37-39.

8. CERNAK I,WANG ZG,JIANG JX,et al. Cognitive deficits following blast injury-induced neurotrauma:possible involvement of nitric oxide. Brain Injury,2001,15:592-612.

9. CERNAK I,WANG ZG,JIANG JX,et al. Ultrastructural and functional characteristic's of blast injury-induced neurotrauma. J Trauma,2001,50:695-706.

10. CERNAK I,SAVIC J,IGNJATOVIC D,et al. Blast injury from explosive munitions. J Trauma,1999,47:96-103.

11. CERNAK I,SAVIC VJ,KOTOUR J,et al. Characterization of plasma magnesium concertation and oxidative stress following graded traumatic brain injury in humans. J Neurotrauma,2000,17:53-68.

12. GUY RJ,GLOVER MA,GRIPPS NP. Primary blast injury:Pathophysiology and implications for treatment. Part Ⅲ:Injury to the central nervous system and the limbs. J R Nav Med Serv,2000,86:27-31.

13. MUNDIE TG,DODD KT,LAGUTCHIK MS,et al. Effects of blast exposure on exercise performance in sheep. J Trauma,2000,48:1115-1121.

14. STEIN M,HIRSHBERG A. Medical consequence of terrorism. The conventional weapon threat. Surg Clin North Am,1999,76:1537-1552.

15. LEIBOVICI D,GOFRIT ON,SHAPIRO SC. Eardrum perforation in explosion survivors,is it a marker of pulmonary blast injury? Ann Emerg Med,1999,34:168-172.

4

第五章

爆炸冲击波防护的力学机制和仿真

第一节 爆炸冲击波的力学机制与防护需求

典型爆炸冲击波的作用时间为 2～10ms,自由场中的冲击波特征如图 5-1 所示。炸药或爆炸物等简易装置在发生爆炸后产生巨大的能量,材料受到冲击压缩形成应力波,并快速地向四周扩散和传播,造成周围材料的剧烈破坏,压力骤然升高,形成超压。非线性冲击波包含一个不连续的超压前端,压力、密度和温度在前端后部一般按指数衰减直至负压,随后逐步回复到基线,并将产生一个真空阶段(空化),然后快速地向四周扩散和传播,造成周围介质剧烈破坏。冲击波超压峰值与炸药的药量、周围环境状况等相关。结构或固体经历的负载可能包含许多这样的周期性超压和空化的循环。一旦纵向冲击波(粒子速度平行于波速)冲击到固体结构,必将创建某种剪切模式(垂直于波速的非零部分粒子速度)。在各向同性材料中,很容易分解这种复合模式;然而,在各向异性材料中,应力波创建许多定性不同的变形模式,使得预测固体的响应难度更大。同时,在这类材料中,可以引入新机制(耗散、共振等)用于

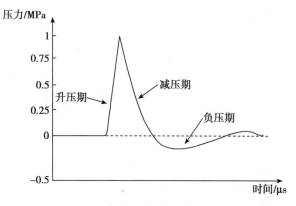

图 5-1 典型爆炸冲击波的波形

有效防护应力波。

现代局部战争战伤分析显示,复合大量爆炸杀伤破片和冲击波超压杀伤已成为单兵面临的主要战场威胁,其特点是即使杀伤破片或直射弹不穿透防护装备,也能够对单兵造成严重以至于致命的损伤,体现了当前一些新型武器的杀伤方式由接触式转化为非接触式的特点。如近年来使用的云爆弹和温压弹,冲击波脉冲周期长,能进入坑道、密闭空间等破片无法到达的地方,负压时间长,杀伤力大。目前的单兵防护装备对冲击波超压造成的脑部和胸部损伤难以实现有效防护,装甲车钢板也难以对爆炸冲击波造成的车内乘员伤亡形成有效防护。现有的防护性能评价手段无法为装备的研发提供必要的技术支撑。

长期以来,单兵防护装备的研发主要着力于以最轻的防护材料、最大限度地阻挡子弹和破片的侵彻。使用超高分子量聚乙烯纤维、高强对位芳纶以及轻质防弹陶瓷等新型防弹材料,一方面实现了单兵防护装备的减重,另一方面也为装备抵挡侵彻能量更高的子弹或破片提供了保障,防护装备抗枪弹或破片侵彻的性能指标不断提高。然而,爆炸产生的冲击波超压通过防护装备的传播作用于人体,其能量的传播和耗散机制与相对局部的枪弹侵彻能量传播耗散机制存在显著差异。冲击波能进入破片无法到达的地方,由其他防护装置表面的反射而加强。美军早在 20 世纪 80 年代的研究表明,常规的单兵防护装备并不能有效避免或减轻爆炸冲击波对人体的伤害,反倒有可能使伤情更为严重。由于当时爆炸冲击波导致的伤亡比例不高,因此美军并未将这一问题列入装备研究重点。

进入 21 世纪以来,世界范围的热点地区不断发生战争行动,战伤分析显示由爆炸导致的单兵战斗伤亡约占总伤亡比例的 70%,其中冲击波伤

害约占爆炸导致的单兵战斗伤亡的 60%，大量杀伤破片复合爆炸冲击波成为战场主要杀伤因素，使得越来越多的军人和平民遭受爆炸冲击波导致的创伤性脑损伤(traumatic brain injury，TBI)和肺部损伤。创伤性脑损伤有别于穿透性颅脑损伤和闭合性颅脑损伤，即便戴着头盔，由于头盔不能有效抵御和减缓冲击波而引起脑损伤，称为战争后遗症，伤员的症状可以从短暂的意识丧失到严重的昏迷。严重的爆炸冲击波创伤性脑损伤的典型特点是广泛的脑水肿和充血，并且发展迅速，往往在伤后一小时内发生。蛛网膜下腔出血表明损伤严重且预示着更严重的脑充血和水肿以及延迟性脑血管痉挛，这种血管痉挛通常会引起迟发性的神经损害，这种现象在爆炸冲击波创伤性脑损伤的伤员中较其他类型的颅脑损伤伤员中更为常见。最近，美国兰德公司(Research and Development，RAND)评估，美军中有 32 万服役人员或 20%战士受爆炸冲击波创伤性脑损伤之苦，近 5 年美军确诊创伤后应激障碍病例 4 万人。

创伤性脑损伤在战场上可能很难被诊断(或治疗)，并且由于一连串的机械和生化过程，40% 伤员在发病(二次损伤)后数天或数周病情会发生恶化。加利福尼亚大学圣迭戈分校对于在军用和民用领域受轻度创伤性脑损伤伤员的最新研究表明，通过弥散张量成像(DTI)方法测量的各向异性的损伤与通过脑磁图描记术(MEG)方法检测到的异常缓慢的脑电波存在一定的相关性。在弥散张量成像中，各向异性的损伤是大脑白质一种清晰的结构变化，认为这种变化是由来自大脑灰质的白质纤维束的机械剪切引起分离造成的。目前，美国 ARO/JIEDDO 项目正在开发非常详细

的大脑模型，确定细胞损伤机制，利用这些结果及其他并行项目确定爆炸波的有效伤害范围，并探索减轻它的技术途径。

随着爆炸伤的日渐频发，目前单兵防护装备的研究热点是如何避免冲击波超压造成的创伤性损伤问题。欧美主要国家在爆炸冲击波超压所致头部及肺部致伤机制、防爆炸冲击装备等方面设立了多项研究计划，并取得了一些研究成果。我们的防护装备研究也要适应战场的发展态势和他军使用的武器，这对研究冲击波不同波段的能量(以及温度)控制机制及致伤机制提出了挑战性。

第二节 复合材料多尺度微结构对冲击波能量的耗散机制

爆炸冲击波的波长在微米到毫米尺度量级，传统的基于长波近似的复合材料本构模型和均匀化理论均不能体现出在冲击波作用下微纳尺度材料和结构的动态响应，因此需要发展高应变率下多尺度复合材料的本构模型，实现在构件层次上计算整体有效热力学参量，建立聚合物复合材料对冲击波能量的防护机制。这里需要解决两个关键问题，一是建立多尺度聚合物材料在大变形、高应变率下的动态本构模型，特别是确定宏观黏性、超弹性、模量等与微观结构动态响应的关系；二是通过实验测量应力波波形标定本构关系中的材料参数，如 Hopkinson 杆撞击实验、爆炸驱动或轻气炮驱动的平板撞击实验及激波管实验等，可以用毫微秒展开的应力波形来确定黏弹性材料的本构函数，这也正适用于如表 5-1 所示的爆炸冲击波波长范围。

表 5-1 应力波波长和结构尺度的关系

波长 λ	频率	结构尺度	应用	设计方法
低于 10μm	200MHz 以上	低于 1μm(纳米尺度)	冲击波：在前端，捕获和耗散在纳米尺度的机械能	控制分子的尺寸、移动性和电性质，软/硬链段；填充功能化纳米夹杂物
10μm~1mm	2~200MHz 战场爆炸冲击波	1~100μm	爆炸冲击波：减缓、重新定向和吸收；自主或外部可调材料	软涂层、硬、空心、细长夹杂物；压电与磁致伸缩夹杂物

冲击波在多结构相聚合物复合材料中传播的一个典型特征是频散，即群速度和相速度随输入频率发生变化。频散是变形局部化、散射及共振等的主要诱因，进而导致应力波的大幅衰减，尤其

是当局部共振发生时可以实现对某个频段应力波的完全屏蔽。当变形尺寸及应力波波长和复合材料微观结构尺寸相当时，这些微结构相引起的局部波在微观尺度的反射和衍射对全局波的频散和

耗散有重要影响。

冲击波和多尺度微结构相互作用规律复杂，表5-1提供了爆炸冲击波波长和结构尺度的关系。爆炸冲击波的波长在微米到毫米量级，耗散或吸收冲击波的微结构相或材料尺度一般比波长低一个量级，在几百纳米到几百微米量级。通过设计亚波长尺度的微结构可以实现在冲击波波前捕获和耗散冲击波能量。如爆炸冲击波，其波长在 $10\mu m \sim 1mm$ 范围，频率在 $2 \sim 200MHz$，设计的软涂层、硬、空心、细长夹杂物、压电与磁致伸缩夹杂物的相应尺度在 $1 \sim 100\mu m$ 范围，可以减缓、重新定向和吸收爆炸冲击波。其力学机制是对于振荡的应力波，小尺度材料感受是平的，而非凸凹不平，用若干线段材料能够捕捉一个波长段的应力波波动。如果材料尺度低于 $1\mu m$，可在冲击波前端捕获和耗散在纳米尺度分子原子的机械能，减缓、重新定向和吸收冲击波。结论是：对于较宽频段的应力波波长，不可能用单一尺度材料完成各种防护功能，其材料一定是多尺度的。这里结构的多尺度是指具有毫米厚度的聚合物体、微米尺度的纤维和颗粒夹杂相、纳米尺度的高分子结构及基体/夹杂界面。这种多结构相聚合物材料能够在高压力强度、广谱冲击波频率和振幅下防护应力波。

近年来，美国海军研究局（ONR）的研究表明，聚脲和聚氨酯已经有效地应用于缓解爆炸引发的失效。聚脲是一种玻璃态转变温度（T_g）为 $-60℃ \sim -50℃$ 的嵌段共聚物，可以很容易地进行生产并喷射到铸造金属或其他材料的表面，它的力学性能受到温度、压力和应变率的影响。已有研究表明，该类聚合物材料具有抗压强度高、抗拉强度低、高能量耗散，以及蝙蝠状屈服轨迹和拉伸缝隙屈服机制的基本特性（图5-2）。如果渗入其他材料，可以改变材料的拉伸空隙现象，如橡胶颗

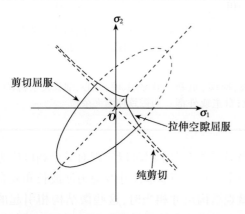

图 5-2　非结晶玻璃态聚合物的屈服轨迹

粒的夹杂，可以稳定现有的空隙，使其不至于形成真正的裂纹，大大增强材料的韧性和抗冲击性。同时，该类聚合物。通过化学改性和纳米结构改造可以应用于许多方面。通过优化设计，它们的力学和物理属性可以大大增强，特别适合在多频段范围内重新定向、捕获和耗散爆炸引发的有效应力波。

第三节　爆炸冲击波在材料界面传输的阻抗匹配和化学设计

爆炸冲击波入射脉冲能量在材料界面的反射和透射规律复杂，冲击波以压缩波的形式侵入聚合物体，当遇到层间界面或夹杂后以压缩波和剪切波的复合形式传播，因此基体和夹杂物的机械阻抗特性是分布和耗散入射脉冲能量的决定性参数。通过机制研究，进一步明确嵌段共聚物的化学结构、长度和组成是如何影响聚合物复合材料结构，以及如何影响材料主要特性，如存储和损耗模量、宏观各向异性等，掌握爆炸冲击波在模量和密度各向异性材料界面传输的阻抗匹配规律。

研究材料化学性质和微观多相结构对冲击波响应机制。爆炸冲击波的波长在微米到毫米尺度量级，不同聚合物链、化学键、分子间相互作用，对冲击波响应效果不同。结合聚合物复合材料的多尺度理论和计算模型，通过设计分子结构和微观聚集态团簇结构，研制具备抗冲击波性能的纳米、微米、毫米尺度、软硬链多重结构、多种能量耗散机制的复合材料，使之具有调控冲击波路径、基体与夹杂界面性质的功能，实现对波的折射、反射和吸收的防护机制。

多结构相聚合物材料设计和化学改性需要从纳米到微米的多尺度研究方法着手，从软段和硬段组合的单体出发，如图5-3所示聚脲大分子结构，通过选择不同的分子结构和微相分离结构，采用不同的聚合条件，调节材料的机械强度，重点考察模量和黏弹性参数，从抗冲击波的测试中总结出分子结构和聚集态结构与材料抗冲击波性能之间的关系，例如分子链柔性、微相分离尺度和模量等，以此指导优化分子结构，调控聚集态结构，从而筛选出能量耗散能力最强的复合材料。

通过改变不同组分的相对含量和链长，可以在纳米尺度上调节弹性体微相分离结构的尺寸。在微观结构的模量匹配上，可以获得硬包软、软包硬或者硬包软包硬的结构。采用介电松弛谱的手

图中标注：
剪切屈服、拉伸空隙屈服、纯剪切、σ_1、σ_2、O

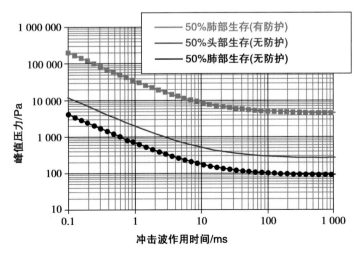

H₂S₈(2硬8软双嵌段)　　(H₂S₈)₄(4组双嵌段组合)

图 5-3　聚脲大分子结构的软段和硬段交联示意图

段,可以表征高频下材料的黏弹性,或者通过室温等效原理,测定低温低频下的黏弹性,外推获得常温高频下的黏弹性。通过两种聚合物的共混,在微米尺度上调节相结构的尺寸,还可以通过弹性体发泡的方法,制备含有气孔的泡沫材料,或者在弹性体中填充微胶囊,微胶囊中包裹低模量高黏度液体。研究基体变形和界面脱粘、微胶囊破碎、基体屈服、分子间内摩擦、纳米粒子聚团的破坏和重建、剪切增稠和通过压电效应等方式耗散能量的效率。

第四节　爆炸冲击波致伤机制及耐受限值

爆炸冲击波致伤机制已有大量的研究和共识。冲击波超压作用于机体时,第一级入射波首先会在体表发生波的反射,在体侧和背部产生衍射波。对人体损伤最为明显的是以压缩波、拉伸波以及剪切波的形式进入人体并在人体中传播的应力波。当压力波穿过不同密度材料界面时,上述三种形式的波都可能出现,使人体组织和器官受到压缩、拉伸、撕裂等多种损伤。身体中含空腔和含气较多的组织和器官在冲击波的作用下最为脆弱。由于头颈部和肺部是对冲击波超压作用最为敏感的部位,目前,被广泛接受的冲击波超压耐受限值采用 Bass 提出的基于大量生物实验的人体肺部和头部冲击波超压的耐受限值(图 5-4)。显然有了肺部防护装备的蓝矩形连线比无防护装备的黑菱形连线耐受更高的峰值压力值,在图 5-4

图 5-4　人体头部及肺部冲击波超压耐受曲线

69

中至少提高两个数量级。该受限值也作为躯干部和头部防护装备的防护效果的评价标准。

上述有关冲击波损伤机制研究及人体耐受限值的研究显示，冲击波超压损伤问题已有大量的研究成果，但是仍有两个问题需要深入研究：一是部分基于低速冲击过程获得的人体安全极限值是否对相对高速的弹体冲击过程有效？二是在人体佩戴或穿着防护装备后，是否会改变超压的作用过程，是否有可能造成加重损伤的负面效果？

防护材料及防护结构是单兵防弹防爆炸冲击技术的主要研究内容，其中如何在防护结构中控制直射弹侵彻和爆炸冲击超压所产生的应力波的传递、使其携带的能量在厚度和质量有限的防护层中实现吸收和耗散，是尽可能减少传递到身体上的冲击能量的关键。研究表明，无论是装甲后钝伤（behind armour blunt trauma, BABT）还是冲击波超压，能量主要通过两种机制传递到人体：①原发性快波：即子弹或超压以弹性应力和变形波的方式作用于防护装备，以声速或高于声速的速度到达人体表面；②变形波：即子弹在侵彻防护装备的过程中导致防护层的弹性和塑性形变，使背弹面出现隆起变形，触及人体表面所致。其中，冲击波超压则多以原发性快波的形式传递到人体，两种机制具有不同的时间历程。据此，Ken-An Lou 等提出针对非贯穿性损伤的四层防护结构，其中以中间两层即阻波层（Barrier）和压缩缓冲层（Compression）发挥主要的吸收耗能作用。依据这一基本结构，设计了多种不同材料性能匹配的组合，利用数值模拟分析的方法对峰值为 345kPa、持续时间为 5ms 的超压进行模拟计算，证明了这一结构的有效性。Viano D. C 等依据防弹衣结构特点建立了力学分析模型，认为在冲击波超压作用过程中，具有较高峰值和短脉冲的压力波首先作用于相对致密的防弹层，形成压缩波传递到泡沫层，通过泡沫层中不同密度界面的传递发生弥散，使压力波的峰值降低，作用时间延长，从而减轻了对人体胸部的伤害。

第五节 爆炸冲击波防护的力学模型和仿真

针对以上科学问题，需要建立纳米、微米和毫米多尺度计算模型，揭示宏、细、微观结构引发的局部变形和频散对冲击波能量耗散的机制；发展针对多尺度非均质材料的本构理论和均匀化方法，计算复合材料整体有效热力学参量，评估冲击波的衰减程度，指导材料筛选和化学改性。目标是指导设计和制备出特定微观结构应用于衰减和导引冲击波能量，并使复合材料具有频率选择特性。

建立含特定尺度微结构的聚合物复合材料的理论和计算模型。主要包括：①在必要的空间和时间尺度下，并行使用粗粒化和均匀化方法，模拟弹性体动态力学性能；②在波传播和动态加载条件下，发展有效的数值模拟计算工具（开发谱单元和流-固耦合方法）。

针对聚合物复合材料的多尺度特点，基于分层次的多尺度模拟，建立把四个基本空间尺度联系起来的计算框架：

1. **纳米尺度** 分子动力学（MD）计算模拟（特征尺度 $<10^{-9}$m）。对于聚合物，MD 模型已经是粗粒化模型，即原子团通常用具有相互作用力的粗粒化颗粒表示。通过建立含软硬链的大分子链势能模型，采用分子动力学模拟分析聚合物材料的分子水平结构函数关系，给出聚合物团簇的存储模量和损耗模量。存储模量反映了聚合物的黏性性能，而损耗模量更能体现聚合物的频率耗散性能。

2. **亚微米尺度** 特征尺度为 $10^{-8} \sim 10^{-6}$m 的准连续介质模型。通过纳米尺度分析得到的聚合物团簇，基于存储模量和损耗模量，建立粗粒化（CG）模型，从而建立聚合物单胞的物理/本构参数。

3. **微米尺度** 特征尺度为 $10^{-5} \sim 10^{-3}$m 的连续介质模型。考虑能量密度作为变量输入输出，建立动量方程和虚功率项的弱形式，通过有限元离散，生成含微结构聚合物复合材料的有限元模型，特别是代表性体元模型，获得材料动态响应行为，指导材料筛选和化学改性。

4. **毫米以上尺度** 用于所有更大特征尺度（$>10^{-3}$m）的连续介质模型。流固耦合新方法，模拟冲击波下材料和结构的动态响应，具有了工程应用意义。

目标是发展含特定尺度微结构的聚合物复合材料的理论和计算模型，预测材料抗冲击波能力。每一个空间尺度也与时间尺度有关，因此有相关的频率和波长。纳米尺度分子动力学计算是一个重要环节，通过在分子水平上分析聚合物材料的结构函数关系,进而指导和优化新一代抗爆炸冲击波的聚合物材料设计。

通过不同尺度的先进聚合物的建模与模拟方法计算出复合材料的各种结构、热力学和动态特性。针对这些模型的研究,解决以下关键问题:①嵌段共聚物的化学结构、长度和组成是如何影响聚合物复合材料结构形态的;②这种形态是如何影响材料的主要特性的,例如玻璃态转变温度、存储和损耗模量等。模拟计算研究将紧密结合聚合物的合成和表征工作。

以上这些具有自主知识产权的研究工作与欧美主要国家并行开展。欧美军方对其现役单兵防弹头盔[ACH(先进作战头盔)和 PASGT(M88,美军服役的第一款凯夫拉头盔)]利用激波管在实验室条件下进行冲击波防护效果试验,同时采用数值模拟的方式进行分析。结果都表明,单兵在佩戴采用吊带式悬挂系统的头盔或无悬挂系统的头盔时,头盔内部枕骨部位及侧面的超压峰值及脉冲能量值都较未佩戴头盔时显著增加,其中以头顶部的增加最为显著,超压峰值提高了3倍[图5-5(a)]。衬垫结构的 ACH 头盔在冲击波超压作用的数值模拟研究显示,在头盔各衬垫组件的间隙处,超压峰值显著高于其他部位[图5-5(b)]。其原因在于冲击波在头盔内壳表面与头部的间隙间发生多次反射叠加,使超压峰值提高,从而导致头部更严重的损伤。除此之外,眼部和耳部在无防护装备的条件下,将面临遭受较为严重的冲击伤[图5-5(c)]。

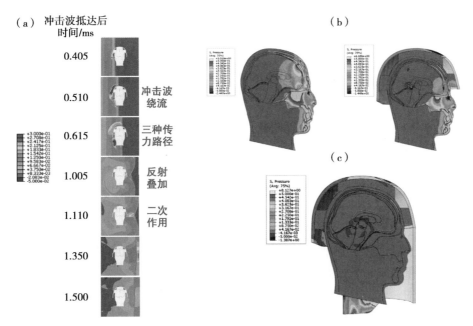

图 5-5 在爆炸冲击波作用下头盔与头部相互作用的状态模拟
(a)头盔与头部无衬垫时冲击波超压在头盔内部的传播情况;(b)佩戴头盔和未佩戴头盔条件下冲击波超压在头部的分布情况;(c)头盔外形对冲击波超压在头部的影响状况

上述分析表明,要实现对爆炸冲击波的防护,必须对现役单兵防护装备进行针对性的系统设计和研究。

第六节 爆炸冲击波的 时空传播机制

研究聚合物复合材料防护爆炸冲击波的机制,从宏、细、微观尺度设计材料,制备材料样品件,其作用是吸收、引导和耗散应力波能量,转换冲击压力波成为剪切波和改变波的传播方向远离敏感部位。针对高压爆炸冲击波上升、斜坡下降、负压各波段的幅值、作用时间和生物致伤机制的复杂性,揭示多结构相聚合物复合材料防护爆炸冲击波的机制,具体包括提出亚波长微结构耗散冲击波能量模型,获得材料各向异性导引冲击波传播规律,建立生物致伤防护效能评估方法。

针对不同频率的应力波,研究多尺度微结构分布及微结构相和聚合物基的力学性能对整体模量的影响规律,设计以频率为函数的存储和耗散模量使复合材料具有频率选择特性,从而实现防护冲击波中最有害的部分。如图5-6所示,当爆

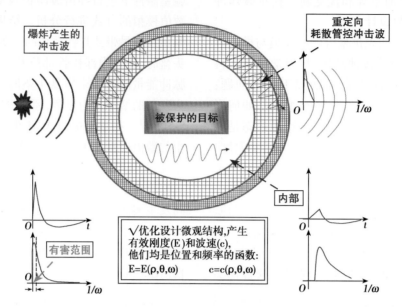

图5-6 冲击波防护的示意图

炸冲击波从左侧输入装备,并通过聚合物复合材料和结构系统时,应力波被重新定向、吸收、折射和反射,能量被消耗、高频波被过滤,形成右侧衰减的输出波,屏蔽爆炸冲击波引发的压力和剪切应力波对被保护目标(图中央部分)的影响。

针对由微结构形状,聚合物基形态等引发的几何频散、黏弹性频散及其伴随的变形局部化和能量耗散机制进行系统研究。当变形尺寸及冲击波波长和复合材料微观结构尺寸相当时,微结构相引起的局部波在微观尺度的反射和衍射对全局波的频散和耗散产生重要影响。应力波在多级聚合物复合材料中传播的一个典型特征是频散。

研究分子特性及复合结构对材料吸波性能的控制机制,通过聚合物分子结构设计和多尺度微观结构调控,制备高效吸收和耗散冲击波的聚合物复合材料。探索材料分子结构和多尺度聚集态结构、黏弹性的调控方法和路线,制备黏弹性、微相尺度可调控的聚合物材料。重点考察材料的黏弹性、各种方式耗散冲击波能量的材料以及这些材料组合的结构设计,从抗冲击波的实验测试中总结出材料的化学结构、聚集态结构、宏观组合方式与材料抗冲击波性能之间的关系,以此为指导优化材料设计,从而筛选出高效耗散和导引冲击波的材料。

通过多组分反应和复合构建多尺度聚合物,利用多种分子间特殊相互作用,如氢键、离子键、配位键等实现抗冲击波的目的,揭示材料的黏弹

性对冲击波耗散性能的影响。传统的抗冲击波材料通过氢键相互作用构建而成,功能较单一,聚合物结构不易进一步修饰,与纳米粒子构成复合材料时需经过较复杂的制备过程。通过多组分多相聚合物材料的纳米级和微米级结构设计,以及不同组分的黏弹性调控,综合运用结晶破碎、相转变,剪切增稠,压电耗散等多种能量耗散方式,制备具有良好冲击波耗散性能的聚合物材料样品件。

在研究中,结合冲击动力学、材料学和化学、军事医学的理论、计算和实验研究,掌握聚合物复合材料的多级微结构形态、界面属性、空间分布及化学性质等因素防护冲击波能量的机制,建立包含各级微结构尺度的材料本构模型,实现能够在宏观结构尺度上预测聚合物复合材料在爆炸冲击波作用下的响应规律,评估冲击波的衰减程度,指导材料筛选和化学改性,设计制备新型装备材料样品,建立生物战伤效果评估标准。突破从微纳米到宏观尺度聚合物材料设计,控制不同频率或波长的应力波传播特性,使材料具有吸波、导波等功能。所形成的研究成果应用于研制新一代单兵防护装备,能够在爆炸冲击波强度、广谱频率和振幅下防护和耗散应力波,减少战斗伤亡和战后损伤后遗症,提高战场生存能力。

(庄苗 柳占立)

参 考 文 献

1. AGRAWAL V,HOLZWORTH K,NANTASETPHONG W,

et al. Prediction of viscoelastic properties with coarse-grained molecular dynamics and experimental validation for a benchmark polyurea system. J Polymer Sci,2016,54: 797-810.

2. 张少实,庄茁. 复合材料与粘弹性力学. 2 版. 北京:机械工业出版社,2011.

3. JAN ROJEK. Implementation of a molecular dynamics coarse-grained model for studying viscoelastic properties of polyurea. 清华大学与欧洲四校联合培养计算力学硕士学位论文,2016.

4. GRUJICIC M,BELL WC,PANDURANGAN B,et al. Fluid/structure interaction computational investigation of blast-wave mitigation efficacy of the advanced combat helmet. J Mater Engineer Perform,2011,20:877-893.

5

第六章

生物激波管

自从第二次世界大战特别是核武器出现以来，爆炸效应研究极受关注。爆炸效应试验可以在现场或实验室进行。现场试验真实性好，但环境恶劣、费用昂贵，适于综合性或最后的考核。实验室试验条件易于控制与改变，测量准确度高，宜于开展基础性研究工作。在实验室进行爆炸效应试验的关键装置是爆炸模拟器。在各种类型的爆炸模拟器中，激波管具有明显的优越性。发展激波管爆炸模拟器受到世界各国的重视。

20 世纪 40 年代就已经建造了直径 2 米、长 60 米的激波管；这种早期设备是将炸药悬吊在管的一端，而试验模型则置于另一端进行试验。模拟考虑比较简单。20 世纪 60 年代初，美国 Lovelace 医学教育与研究基地建造了内径 42 英寸-72 英寸（1 英寸 = 0.0254 米）和 12 英寸-24 英寸-40 英寸多种组合变截面激波管，利用管端反射激波进行生物冲击伤试验；但是，这些设备产生的压力波形不规整，利用反射区做试验不能模拟气流效应。与此同时，西德马赫研究所研制了一种等压激波管。这种设备构思新颖，当末端开放气孔时，能产生作用时间相当长的爆炸波压力波形。与前述设备一样，只能模拟静压作用。从 20 世纪 50 年代末开始历时十年，美国海军武器实验室建成巨型锥激波管。该设备工作原理很直观，就是将球对称的爆炸空间切出一个小的立体锥供试验用，以节省炸药用量并相应降低对周围环境的影响，其流动条件接近现场试验。主要缺点为结构十分庞大，但正压作用时间仍然有限。20 世纪 70 年代，针对锥激波管的缺点，着重解决缩小结构尺寸和降低费用，西德马赫研究所的 Amann 和法国 d' Etudes 中心的 Gratias 先后采用多根长度不同的驱动段来模拟锥形驱动段，而被驱动段则改为等截面管。这种新结构激波管，由于采用空气驱动，结构长度缩短而正压作用时间仍很长。为了避免平面激波受横向气流干扰，要求所有驱动段膜片在工作过程中同时破裂。Amann 认为破膜时间差应低于 5μs，这对破膜技术及操作要求都比较高。更主要的缺点是由于各驱动段长度不同，获得的压力波形还产生与驱动段数目相对应的起伏。在这期间，原中国人民解放军总参谋部工程兵科研三所亦建起了国内专用爆炸效应试验激波管。

值得注意的是，工业意外爆炸事故、国际恐怖活动、常规战争和核袭击时，冲击伤较多见。为探讨冲击伤的发生机制及防治措施、制定各种军用和民用的损伤标准，美国、瑞典和中国等国家利用激波管进行了大规模的模拟爆炸试验，并推动激波动力学的学科发展及与其他学科的交叉融合。整体来说，研究方向集中于以下几点：①激波传播、反射、折射与相互作用；②超声速与高超声速流动；③爆轰物理与应用；④流动模拟与实验测试技术；⑤数值模拟研究；⑥实验设备与测量技术；⑦激波的多学科交叉及应用。习惯上，人们将适用于生物实验研究的激波管称为生物激波管。生物激波管作为"致伤源"设备，在上述研究中有重要意义。

第一节　生物激波管基础知识

一、激波及稀疏波

为了解释生物激波管，首先要解释激波，我们可以用日常生活中的例子来说明它。大家知道空气的某一点发生轻微的压力变化时，这种变化就会以声速传播出去。可是假设在静止的空气某一点或小的体积内，压力突然发生剧烈的变化，例如爆炸，则压力波传播的速度比音速快，其快慢根据爆炸的强弱而定。这种波的特点是当波前到达某一球面时,在该球面上气体的物理性质发生剧烈变化,而其波前不到的地方,空气不受到任何影响。波后面的压力与密度比静止的空气压力及密度高,波后面的粒子也流动起来。这样的波,我们叫它为激波,或更准确一点叫前进激波。

还有另外一种激波,是我们日常生活中不容易觉察到的,譬如一个圆锥形的子弹以超音速在空气中飞行时,在它的前面就有一激波。为了证明这一点,我们可以把子弹头放在超音速的风洞里,用特种照相法可得如图6-1所示的激波现象。

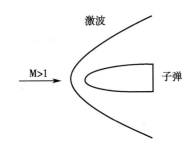

图6-1　超音速子弹前的激波

我们假设激波是没有厚度的,严格说起来空气的分子不可能在没有厚度的面上就完成突然的变化,换言之,激波是有厚度的,分子的突变是在相当于分子的平均自由路程的厚度内完成的。在通常的情形下,分子的平均自由路程很小,所以在运算上假设激波为一物理性质不连续的面,或称之为间断面(图6-2)。

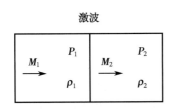

图6-2　激波的间断面

P_1、ρ_1 及 M_1 代表激波前的压力、密度及马赫数,P_2、ρ_2、T_2 及 M_2 代表激波后面的压力、密度及马赫数

第一个计算激波前后物理态关系的是黎曼(Riemann),但是他犯了理论上的错误;经兰肯(Rankine)及雨果里阿(Hugoriot)各自独立的改正后,便得到下面计算激波的公式:设激波静止,又设 P_1、ρ_1、T_1 及 M_1 代表激波前的压力、密度、温度及马赫数,P_2、ρ_2、T_2 及 M_2 代表激波后面的压力、密度、温度及马赫数,γ 为气体的等压比热与等体积比热之比,则:

$$M_2^2 = \frac{1 + \frac{\gamma-1}{2}M_1^2}{\gamma M_1^2 - \frac{\gamma-1}{2}} \qquad (6.1)$$

$$\frac{P_2}{P_1} = \frac{2\gamma}{\gamma+1}M_1^2 - \frac{\gamma-1}{\gamma+1} \qquad (6.2)$$

$$\frac{\rho_2}{\rho_1} = \frac{(\gamma+1)M_1^2}{2+(\gamma-1)M_1^2} \qquad (6.3)$$

因为激波管流中也有稀疏波,除了说明激波外,还应该说明什么是稀疏波。让我们参看图6-3所示的两个实验:

设活塞在一长管中以某常速向右前进[图6-3(a)],则产生一向右前进的激波。如前面所说,激波所到区域内的空气受到压缩作用,并向右流动;在激波前的空气维持静止,不受任何影响。这实验进一步解释了激波。相反地,若使活塞向左以某常速后退,则产生如图6-3(b)所示的稀疏波。当活塞开始后退时,空气不是立刻就受到影响,仅仅是波头所到的区域内的空气受到影响。波头以音速向右前进,波头的空气粒子速度仍然为零,但开始受到稀疏波的加速作用。换言之,当稀疏波经过某一粒子时,它受到加速作用,愈接近波尾的粒子,其速度愈大,一直到波尾,粒子速度增加到同活塞后退的速度一样,同时不再有加速。在波尾与活塞间的粒子速度均与活塞后退速度一样。活塞后退超过某速度时(此速称为逃速),波尾与活塞间成真空,故前者叫不完全扩张,后者叫完全扩张。

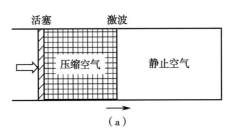

图6-3　激波与稀疏波
(a)向右前进的激波;(b)向左后退的稀疏波

二、激波管理论公式

激波管不过是一根长管子,两端封闭,当中用薄膜分隔为高压室与低压室。普通两室中均是空气,也有时用其他气体,如氢、氩、氦、氮、氧等。当薄膜被刺破时,因高压室与低压室的压力差而产生波动。首先分析低压室发生的现象。这一现象相当于活塞在管中前进,靠近薄膜的分子被压缩而形成激波以超音速沿低压室前进。在激波前面的物理状态,不受薄膜破裂影响。激波后面与接触面之间的气体被压缩后获得一均匀流速。

再来分析高压室所发生的现象,此现象相当于活塞在管中后退。在高压室这边,薄膜附近产生稀疏波。稀疏波头以音速向左传播,波头左侧是未受扰动的高压气体,波的厚度决定于波前后的压力比。在稀疏波与接触面之间的分子,已经过扩散程序,并获得一均匀流速,其粒子速度与前相等。由于接触面与稀疏波之间的气体经过扩张,其温度下降,接触面与激波之间的气体曾被压缩、温度上升,故前者的温度比后者低。因此,前者的声速比后者低,结果是前者的马赫数比后者的大。

实验证明,根据上面简单的波及均匀流场推算出来的结果很正确。现列举其结果如下。其中,α 代表声速,P 代表压力,u 代表粒子速度,w 代表激波速度,x 代表沿激波管与薄膜的距离,ρ 代表密度,C_p 代表等压比热,C_v 代表等体积比热,M 代表马赫数,T 代表温度,$E_{ij}=(C_vT)_i/(C_vT)_j$（i,j 指激波管流中某流场中的物理态）,$M_i=u_i/\alpha_i$,$P_{ij}=P_i/P_j$,$T_{ij}=T_i/T_j$,$u_{ij}=u_i/\alpha_j$,$W_{ij}=w_i/\alpha_j$,$\alpha_i=(\gamma_i+1)/(\gamma_i-1)$,$\beta_i=(\gamma_i-1)/2\gamma_i$,$\gamma=(C_p/C_v)$,$\Gamma_{ij}=\rho_i/\rho_j$,$\overrightarrow{(S)}=$ 向右传播的激波,$\overrightarrow{(R)}=$ 向左传播的稀疏波,$\overrightarrow{(C)}=$ 向右传播的接触面。

（1）激波强度（P_{21}）

$$P_{14}=\frac{1}{P_{21}}\left[1-(P_{21}-1)\sqrt{\frac{\beta_4E_{14}}{\alpha_1P_{21}+1}}\right]^{\frac{1}{\beta_4}} \quad (6.4)$$

当 P_{14} 很小时,$P_{21}\approx1+\dfrac{\alpha}{\beta_4E_{14}}$ （6.5）

（2）密度比

$$\Gamma_{34}=\left[P_{14}P_{21}\right]^{\frac{1}{\gamma_4}} \quad (6.6)$$
$$\Gamma_{21}=(1+\alpha_1P_{21})/(\alpha_1+P_{21}) \quad (6.7)$$

（3）温度比

$$T_{34}=\left[P_{14}P_{21}\right]^{\beta_4} \quad (6.8)$$
$$T_{21}=\frac{P_{21}(\alpha_1+P_{21})}{1+\alpha_1P_{21}} \quad (6.9)$$

（4）激波速或马赫数

$$M_{11}=\left[\beta_1(1+\alpha_1P_{21})\right]^{\frac{1}{2}} \quad (6.10)$$

（5）接触面或均匀流场的粒子速度

$$U_{34}=(1/\gamma_4\beta_4)\left[1-(P_{14}P_{21})^{\beta_4}\right] \quad (6.11)$$

（6）均匀流场的马赫数

$$M_3=(1+\beta_4\gamma_4)\left[(P_{14}P_{21})^{-\beta_4}-1\right] \quad (6.12)$$
$$M_2=(P_{21}-1)/\gamma_1\left[\beta_1P_{21}(\alpha_1+P_{21})\right]^{\frac{1}{2}} \quad (6.13)$$

（7）稀疏波的速度

波头　$C_{14}=-1$ （6.14）

波尾　$C_{34}=\dfrac{1}{\gamma_4\beta_4}\left[1-(P_{14}P_{21})^{-\beta_4}\right]-\left[P_{14}P_{21}\right]^{\beta_4}$

（6.15）

从上面的公式看来,只要测量在薄膜破裂前管内气体的物理态,就可以计算激波管流。

三、冲击波防护研究中的激波管技术

（一）冲击波防护的关键问题

众所周知,核武器有四种杀伤因素:光辐射、冲击波、早期核辐射、放射性沾染。实际上,人们还发现,电磁脉冲的破坏也是不能忽视的。这些破坏杀伤因素中,冲击波的破坏杀伤威力最大。在核武器防护研究中,冲击波的防护研究占有相当重要的地位。冲击波对人员的杀伤,分为直接杀伤和间接杀伤两种。所谓直接杀伤,就是人员受到冲击波的作用致伤;间接杀伤是冲击波作用于各种建筑物及物体,使建筑物倒塌,或被冲击波抛射的各种物体,如武器装备、砂石、砖瓦、碎玻璃等造成的机械性损伤。核爆炸冲击伤可分为轻度、中度、重度、极重度四种。对地面暴露人员造成各等级冲击伤都有相应的冲击波超压值;而对重度、极重度冲击伤,还有相应的动压值。在同一比例爆高下,核武器空中爆炸、2 万吨级、中度冲击伤的范围,距爆心投影点约 1 000 米;100 万吨级、中度冲击伤的范围,距爆心投影点达 4 000

米,杀伤范围是相当大的。日本受原子弹袭击后,伤员中70%有冲击伤。在广岛原子弹袭击后,早期死亡人员中,60%是因冲击伤致死的。

核爆炸冲击波,其正压作用时间比较长,自0.3秒到2~3秒。这就使得冲击波可以从各种孔口进入坚固防护工事的内部,破坏内部设施及杀伤内部人员。如何防止冲击波从进风口、排风口、排烟孔、排水口、门等进入防护工程内部,即孔口防护问题,是防护工程设计研究人员十分重视的问题。

随着核武器威力的增大,为了利用自然岩土的承载能力以增强其抗力,防护工程不断往地下深入。北美防空司令部地下指挥所主体部分的自然防护层厚420米。近年来,民防工程引起世界各国的重视,欧洲流行"原子时代就是地下时代""欧洲进入地下"等说法;瑞士掩蔽人数占总人口80%,防护工程深入地下。这就提出了激波在岩土介质中的传播问题。

冲击波防护涉及许多力学研究课题。关键问题包括:核爆炸冲击波参数的计算问题;冲击波遇到各种障碍物的反射、绕射等问题;地面建筑物和物体所受的动荷载问题;热气层对激波的影响;激波进入管道或坑道的传播与衰减;波在岩土介质中的传播;荷载与地下结构、介质的相互作用问题等。总之,很多问题亟待研究。

(二) 激波管技术的应用

防护研究除涉及许多理论与计算问题外,必须重视试验研究。1945—1972年,美国进行了大气层核试验193次,地下核试验358次,水下核试验5次。核试验主要是为了研究核武器本身的技术问题;同时,也进行核武器效应的其他试验,其中包括冲击波防护的试验。但由于核试验场的条件、气候影响各种杀伤因素对参试人员的限制,直接试验并不能完全解决问题。为求试验的经济性、可靠性、重复性,人们研制了多种模拟爆炸冲击波的室内试验设备。

激波管技术早在19世纪80年代就有了;但用于抗爆的试验研究,却还是近几十年的事。1953年瑞典首先建成直径为1.0米,长11.5米的激波管。20世纪50年代末,美国海陆空三军相继建成各种类型的激波管,其中美海军武器实验室的大型锥形激波管最大,锥尖直径0.4米,锥底直径7.2米,全长736.4米。我国从20世纪60年代初将激波管用于抗爆研究。激波管能进行哪些冲击波防护问题的试验研究呢?

1. 激波进入管道、坑道和各种形式出入口的试验研究　激波进入管道或坑道时,如果入射波方向与管道或坑道轴向的夹角不同,则在管道或坑道内所形成的新激波强度是不同的。激波在管道内传播,由于附面层和膨胀波的影响,激波强度是衰减的;管道的断面变化或轴线方向变化时,激波强度则可能减小也可能增大。如管道面积是缩小的,激波强度就增大;管道是弯曲的,激波传播过程中发生反射,折射等,超压值是增大的。管道几何形状引起的超压值增大,总是小于激波正反射的超压值。激波在非等截面或非直管中传播,其波动图像是比较复杂的;用波动理论进行计算,既复杂又无实际的必要。国内外所提出的经验性、半经验性的计算公式,主要是通过试验总结出来的。美国空军设计手册明确指出,资料的主要来源是模型坑道体系激波管的研究。国内也进行过"几种坑道出入口形式的试验研究""人防工事出入口压力分布试验"等,通过激波管试验、获得各种形式出入口的压力分布以及门上压力值。只要按照适当的相似条件进行模型设计,所得结果还是可供应用的,如能与核效应试验相检验与修正,实际应用时就更可靠了。

2. 地面结构物的动荷载试验研究　结构物上的动荷载,不仅与入射激波的自由场参数(风速、压力、方向等)有关,而且与结构物形状、表面性质等有关。一般用动压力乘以阻力系数来确定动荷载。但是,恒速风洞测得的阻力系数,不能直接用于抗爆的地面结构物,因为激波后的风速是瞬时变化的。自由场参数对阻力的影响是由雷诺数(R)与马赫数(M)表示的。雷诺数表示气流绕物体的活动形式:低雷诺数表示平滑层流;而高雷诺数时,结构物后面形成紊尾流,紊流边界层将较小的阻力传给目标。临界雷诺数范围内气流不稳定,随时间而发生变化。马赫数可分为三个范围:亚音速范围大约$M<0.5$,结构物周围的气流有亚音速的;跨音速范围大约为$0.5<M<2$,结构物周围的气流有亚音速和超音速的;超音速范围为$M>2$,结构物周围的气流都是超音速的。为了研究地面建筑物的动荷载,国内还利用抗爆激波管进行过地面建筑物破坏以及附建式人防工事顶板荷载的试验,圆锥体的荷载分布试验,地形对激波的影响等。

3. 抗爆工程结构试验　抗爆工程结构试验

的内容是比较多的,国内外都进行了不少试验。总体可归为两大类,一类为防爆波设备,如防爆波活门,防护门,消波槽,过滤设备等;另一类为防护结构,多为浅埋的结构,如梁、拱、圆形结构等。防爆波设备的试验,多数是通过试验检验设备的强度以及防爆波性能是否符合设计的标准和要求等。防护结构试验,由于相似条件难以完全满足,往往只做小型试验,用来检验理论计算方法,探索结构的动力效应规律。国内利用抗爆激波管进行了这两类问题的许多试验研究。浅埋结构小型试验,要注意两方面问题,第一是结构放置的位置,要保证压缩波峰值通过结构稍后,即结构最大位移出现之前,箱体前壁反射波及箱体后壁稀疏波不能到达结构上;第二是结构变形参数的量测结果分析问题,对所有量测参数,同时作出记录起始时标,以便读出某一瞬时的各点参数值、分析的着重点是压缩波最大峰值通过整个结构时,结构的反应情况,或者分析结构位移最大值出现的瞬时情况,不能进行全波形的分析,因为全波形包括了边壁反射与稀疏的影响。为了研究箱体边壁影响,曾对模拟箱体进行过空气激波在箱体的波动图像的光学摄影(晕光仪测量),试验表明,满足试验要求的位置是可以选择到的。有人对激波管能否进行浅埋结构试验持怀疑态度,其根据是边壁反射影响及全波形的分析。殊不知,激波管在气动力学模型试验,往往也是选用定常流那段时间做试验的。对砂介质箱体调试表明,箱底的反射影响范围不大,如采用消能垫,可以进一步减少箱底反射的影响。这就表明,激波管做浅埋小型结构试验是可行的。

4. 土壤动力性能和土中应力波传播试验　激波管产生的激波是一个强间断面,具有突然加载的形式,加载速度很快,进行土壤的动力性能试验是比较好的。为了提高压力峰值,往往利用端面反射进行试验。等截面激波管产生的激波是一维波,用圆柱形土壤接在管端进行试验,只要注意消除边壁摩擦的影响,是可以进行一维波在土中传播的试验研究的。国外进行土壤动力性能试验和土中应力波传播试验,多数是在垂直激波管中进行的。

5. 生物冲击伤的效应试验　核武器出现之后,冲击伤是防护医学上的重要研究课题,国内外的资料表明,"冲击伤"研究的致伤源大多数采用激波管。生物效应既可作定性观察,又可作定量测量,进行冲击伤的早期诊断、病理解剖和实验治疗等系统研究。室内试验可以重复进行,便于观察,参试人员不必采取防护措施就可以进行试验研究工作,对系统研究规律性的东西是有利的。但是,必须与核效应试验相结合,找出两者的差异与相关因素,才能推断室内试验成果的相似性。

6. 压力传感器的动态性能检验　压力传感器的动态性能检验,主要包括压力值的标定曲线、频率特性、阻尼特性等。人们为了研究检验压力传感器的动态性能,研制了一些试验设备,激波管是其中之一,而且是有效的。激波管可以产生强间断面,这就保证了陡峻的压力前沿,使信号具有阶跃信号的特征,激波后有一定常流动区,往后为非定常流动,整个持续时间可达 110ms。激波管产生的压力波形,其频带是比较宽广的。它是压力传感器动态性能检验的比较理想的设备。压力值可以用激波马赫数换算。激波速度的量测系统,配上高精度的瞬时值数字电压表,是可以获得比较可靠的压力标定值。大量的压力标定试验表明,采用激波管进行超压传感器的标定,是准确可靠的,相对误差在±2%以内。对动压传感器的性能检验问题,试验表明,由传感器的响应曲线,可以分析出绕射特性、阻尼特性、拖曳特性等。对动压值的标定问题,由于在定常流动区内,接触面前后气流的速度是相同的,但密度不同,其动压值也是不同的,呈阶跃形。动压的实验值与理论值,在超压值较大时,往往偏离。激波管作为动压的标定设备,对其数值的换算与误差分析等,尚需进一步研究。

综上所述,激波管用途广泛,是抗爆试验研究不可缺少的设备。作为加载设备,技术上是比较成熟的。但是,如何应用这种设备,更有效地进行各种抗爆工程试验,还需要进一步研究试验理论与试验技术问题。譬如,抗爆工程试验的相似律问题;减少箱壁摩擦、箱壁反射的技术措施;大压力标定的增压措施及其误差分析等。总之,任何一种试验,必须根据试验要求、设备性能进行试验方案的设计。有时,还可能需要根据试验要求对原有设备进行某些改进。试验设备只能提供一定性能的试验条件。如何利用这些条件来解决自己的研究问题,还必须研究相关的技术问题。

第二节　生物激波管的分类与特点

一、生物激波管的技术要求

生物组织的材料力学特性与工程上常见的非生物组织有较大差别。因此，生物实验研究用的激波管与工程用激波管相比，有一些特殊的要求。

1. 产生典型波形的激波　利用激波管模拟产生爆炸波进行生物实验时，要求追赶激波的第一道反射稀疏波抵达激波波阵面以后的波形是指数波，而不是"平台波"。

值得注意的是，不同的火器（枪、炮）、爆炸种类（化爆、核爆）和爆炸当量，产生的波形不同，损伤情况也不一样。例如，炮口激波对炮手听器和非听器的损伤作用、多次发射时的损伤累积效应、子弹在水中飞行时产生的激波对细胞代谢和形态的影响等，均和激波波形参数有直接关系。室内、坑道成掩体内的爆炸，或者装甲车、军舰等密闭或半密闭空间内的爆炸，产生的激波多次反射形成复杂波，所致伤情具有特殊性。

生物实验时，动物置于激波管被驱动段管口的前方，利用流出管口后的激波致伤；同时，也要求避免激波管本身造成的某些不必要波形因素。这对研究各种爆炸波与生物损伤之间的关系是非常重要的。

2. 使用多种生理检测技术和测试仪器　在整体、器官、组织、细胞等水平研究激波的效应，需用全身暴露、局部暴露、在体或离体器官和组织灌注、细胞培养等精巧的实验技术；血液氧和系统、恒温装置、呼吸道等要放在动物附近或穿经管壁与动物相连，并且不为管内激波破坏。

研究激波压力-伤情关系，激波作用瞬间动物胸或腹腔容积的变化，膈肌运动，胸或腹壁对激波载荷响应的位移及其变化率，胸腹壁获得的动量向深部器官和组织转移，激波经组织和血管传播时的时间差异，压力波在血管系统内的向心性传递及波的干涉效应，电生理指标的测定及呼吸状态的调控，应力波在不同组界面上的反射、传递在某些组织结构附近形成的应力集中或聚焦等，需将不同类型的传感器置于激波管中，放在动物体表或体内，高速摄影机或高速 X 线摄影机要就近配置并记录有关参数及其变化。要求激波管的设计能保证上述方法的实施，传感器或测试仪器不受破坏。

3. 激波管内压力调节能力强　激波管闭口使用时，可提高反射压，但激波消失后的数秒至数分钟内，管内的高压环境可使动物窒息。从另一方面看，强激波作用引起动物急性死亡，主要原因是肺内气体进入肺静脉，导致冠状动脉或脑动脉气栓，如用高压舱治疗，可降低死亡率，激波管内的高压环境也可能有治疗和预防作用。这两种情况均使致伤因素复杂化，增加分析实验结果的难度，因为这在一般的爆炸中是不会出现的。

研究高空飞行员和潜水员水下作业时遇到的爆炸及损伤关系时，需降低或提高被驱动段的压力。使动物在不同环境压力下受激波作用，致伤后迅速地将环境压降低或升高，并维持一定的时间。

因此，要求激波管管体密封性强，配备快速充压和泄压的设施，或能对实验段进行快速密封隔离，以保证升压和降压的速度。

4. 其他　爆炸当量及动物与爆心的距离和伤情直接相关。当量小、距爆心近（即超压峰值高、作用时间短），引起冲量型损伤，反之则为压力型损伤。研究这两种损伤的差异及其防护，要求激波管产生的激波超压峰值和作用时间的范围较宽。但当正压时间超过 5ms，一般不要求超压峰值超过 600kPa，因此时已达到常用实验动物百分之百死亡的阈值。

化学爆炸时，产生大量的一氧化碳等毒性气体，可使动物窒息、中毒或死亡，不利于探讨某单一因素（如超压）的致伤效应及其机制，进行剂量-效应研究、制定杀伤范围或死亡率时，又要求激波管驱动源能产生炸药或气浪弹等爆炸的毒性环境。

二、生物激波管的分类

按照驱动段、被驱动段的长度和内径分类，生物激波管可分成大、中、小和微型；按照作用时间的长短分类，可分成长、中、短作用时间的激波管；按照超压峰值的幅度分类，可分成高、中、低压型激波管。但上述任意一种分类均不能全面概括生物激波管的特性，例如微型激波管可产生长达 1 秒的正压作用时间。就目前文献报道所知，仅美国和中国建成了生物激波管系列。

美国自 20 世纪 50 年代初开始，在新墨西哥城的 Lovelace 基地建造了直径为 0.31~1.83 米的四台多用激波管,历时 11 年。利用近百种装配方式对 12 种动物(包括鼠、兔、猪、犬、羊等),进行了上万次实验,研究了动物对激波载荷的耐受性和种属相关性,并用外推法建立了人体损伤标准。

(一)变截面激波管

1."1.07/1.83"变截面激波管　总长 54.56m。驱动段内径 1.07m、长 4.75m;在 38m 长的扩散段和 2.74m 长的锥形段后,连接有直径 1.83m、长 9.14m 的实验段。末端用挡板密封,以行超压致伤研究。

其结构特点是:①在锥形段表面,设置了 7 个方孔,面积共 0.65m²;②锥形段远离驱动段;③下设轮轨系统,便于夹膜操作和管段互换。通过锥形段上的孔,可引导稀疏波,避免激波在挡板和锥形段之间发生多次反射,轮轨系统可调节动物所在的实验段位置,这均可"修饰"波形以选择所需的波形参数。

2."0.61/1.03"变截面激波管　总长 21.34m。驱动段长 5.31m、直径 1.03m;近夹膜处,呈锥形,直径变为 0.61m。自夹膜处依次接扩散段(内径 0.61m,长 9.14m)、锥形段(长 0.91m),同时内径又增至 1.03m;后接 6.71m 长的等截面实验段;末端用挡板封闭,做超压致伤研究。

其结构特点是:①驱动段末端为半球形,对反射稀疏波的形成不利,可延长激波正压作用时间;②驱动段呈喷管状,增大了驱动段内容积,但夹膜面积不大,可延长作用时间,并节省夹膜材料;③邻近实验段处的锥形段上均匀分布三个梯形孔,总面积为 0.19m²,可引入稀疏波,使"平台形"激波迅速变成指数形的爆炸波,比在驱动段处接锥形段更能充分利用超压峰值;这些孔还可起激波消失后的快速泄压作用,也能使激波在末端挡板和锥形段之间多次反射时的幅度迅速降低;④锥形段是半球形,球面上反射的激波有聚焦作用、不致于又反射到 9m 远处的动物身上,使作用在动物体表的激波波形更接近于单次爆炸波;⑤正压作用时间可达 400ms。

后来对此设备又作了改进。用长 0.91m、直径 0.61m 的管段作驱动段,以降低进入被驱动段内的气体容积。原直径 1.03m、长 5.31m 的驱动段作储气瓶或真空瓶用,通过管道和阀与驱动段和被驱动段相通,可调节破膜前后的实验段内压

力,模拟高空和水下爆炸时的环境压力。数个动物笼直接安装在被驱动段末端的挡板上。用此法证明,破膜前和/或破膜后提高管内压力,持续 1 小时,可降低动物死亡率。

(二)等截面激波管

1. 0.61m 直径激波管　总长 43.6m。驱动段内径 0.61m,长度于 1.52~3.05m 之间可调;前 29.56m 扩散段为圆形等截面,后接 9.75m 长的平底半圆形截面的管段,余下的 4.27m 恢复成圆截面。实验段 5.18m 长,距夹膜处 10.67m。实验段管壁上安装 5 个容积为 20.3cm×20.3cm×20.3cm 的盒状结构以放置小动物,通过向盒内放置不同大小和形态的充填块,可改变盒内动物暴露的面积和高度,模拟激波对掩体中人员于各种暴露姿势时的致伤条件。9.75m 长平底管段内装有 5 块面积为 43.18cm×43.18cm 方形钢板,以安放不同形状的动物模型;如安放在背侧,可研究绕流激波的致伤作用,模拟人员处于墙后时的受伤条件。

2. 0.31m 直径激波管　和"0.61m 直径激波管"相似。驱动段内径 0.61m、长 0.76m,扩散段末端开口使用时,被驱动段长 9.14m,闭口使用时为 5.18m。在扩散段上可安装通气管道,增加或降低破膜前后的扩散段内压力,模拟环境压改变对伤情的影响(0.5~1.5 个大气压)。

(三)组合式激波管

为产生不同波形、不同作用时间的激波,常常采用适当的变径管进行多种组合,形成组合式激波管。其结构特征如下:

1. 改变驱动段长度或在锥形段开孔,以获取不同正压时间的波形。

2. 在夹膜处和/或扩散段中部,将法兰对接的管段留有 8~25cm 的空隙,或将较细的上游管端直接置于下游较粗的管端附近,中间留有一定宽度的空隙,呈离断式组合。上游来的"平台型"激波到达空隙时,迅速稀疏成指数型爆炸波,到达动物后的挡板发生反射,流经这些空隙时,又稀疏一次,到达驱动段末端挡板反射回来后,流至这些空隙,再次发生稀疏,此时激波强度经三次稀疏后已锐减,动物受到的基本是单次指数波的作用。

扩散段用较细的管段,实验段用较粗的钢管,并在实验段前的锥形段上开孔,以产生典型爆炸波的方法,或利用离断式装配以修饰波形的方法,

均表明:扩散段的管径可缩小、总长度可缩短、波形因素可明显改善;方法简单易行,在生物激波管的设计中值得借鉴。

3. 移动挡板式装配:用 0.61m 内径的等截面激波管,在接近扩散段末端的管壁上,安装动物盒,盒深约等于小动物胸腔横径。扩散段末端挡板可前后移动,改变作用在盒内动物体表上的激波入射和反射峰之间的时间差,模拟掩体、地堡内或与某固壁不同距离时人员受到激波作用的条件,探讨这个时间差对伤情的影响。已证明:小动物受激波作用时,该时间差越大,耐受性越高。

4. 为模拟 Nevada 核试验场中单兵掩体内动物受到的激波作用时间,用长 6.02m、最大内径为 1.03m、容积 3.82m³ 的丁烷气罐作驱动段;该驱动段一端为半球形,一端为锥形,由两个锥度相同的锥段串接而成,使内径降为 0.31m。在 0.31m 处或两个锥段之间可夹膜。实验段最大内径 1.03m、长约 2m,内容积约 1.1m³,形状是端头为球面的圆柱体,在两球端焊接直径为 0.31m 的钢管,一端用带孔的钢板封闭,孔的面积可变,另一端通过三通管(直径 0.31m)与驱动段呈线形或"T"形连接。三通管的三个臂的长度均可调节。实验段设内置球面形挡板,移动时可改交气流的速度与方向,动物置于挡板的球凹内。根据三通管的臂长、总开孔面积、移动式挡板的位置,可调节作用在动物体表上的激波超压峰值、压力上升和下降的速率;可使压力在 10～155ms 内升至 690～1 380kPa,正压时间可达 5～20s,能模拟千万吨当量的核爆激波正压时间。

上述激波管均用压缩空气驱动,用聚酯软片做夹膜,采用充气破膜或枪击破膜方式。

(四)炸药驱动的生物激波管

Clemedson 等研究兔肺顺应性的变化时,用变截面激波管进行实验。动物位于实验段(内径 2.3m、长 12m)末端,紧靠末端挡板;爆炸段内径 0.7m、长 4m,后接细排气管和消音器。改变排气管开口面积,可调节反射压的幅度和作用时间;炸药置于 2m 长的锥形段之间,可模拟 7～30g TNT 爆炸,超压峰值和正压时间分别可达 360kPa 和 15ms。

Read 等报道了总长 72.5m、实验段内径达 4.9m 的近锥形激波管,可模拟 20 吨 TNT 爆炸的超压峰值和作用时间,波形与真实化爆很相似。Phillips 等用长 36.6m,内径 3.0m 的火药驱动的

激波管做了绵羊穿防弹衣时的压力-伤情试验,动物靠挡板,另一端开口,超压峰值 420kPa。

(五)微型激波管

近年来,研究局部激波暴露-伤情关系和局部冲击载荷-撞击伤关系时,常用微型激波管。车祸时,常发生局部钝性撞击伤。Yen 等研究肺对冲击载荷的响应时,制造了微型激波管。驱动段内径 2.5cm,用压缩空气驱动,用纸做夹膜,充压 207～276kPa,气动针刺破膜。

Jaffin 等研究局部冲击伤时,设计了类似的微型激波发生器。驱动段容积 150ml,承压 10～25MPa,用一片或数片 0.36mm 厚铝箔作夹膜,自然充气破膜。动物置于被驱动段管口前方,调节动物与管口的距离,可改变激波强度,作用时间均为 340μs,用高速 X 线摄影法观察到了激波在动物体表形成的马赫板(Mach disc)及高速气流的撞击现象。特点是可在直视状态下测定动物的心电图变化;在驱动段末端可接高压软管,在软管的另一端设置夹膜段,以调控激波的作用方向。

上述激波管产生的波形均不光滑。有人用泄压原理,研制了波形规划、呈指数衰减、作用时间长达 1 秒的泄压式微型激波管。动物置于扩散段末端,使用带泄压孔的挡板将末端封闭。用延时器控制泄压孔的开放面积和速率。破膜后,当激波到达动物时,泄压孔打开。因被驱动段很短,激波消失后,高压气体充盈于整个管道中,形成高压环境,使泄压孔开启面积呈指数微量加大,管内压力呈指数型下降;调节泄压孔的放气速度,改变压力波形下降沿的曲率,可使正压作用时间长达 1 秒,相当于万吨级核爆的时间。在激波管两端放置松软不平的吸波物质,以免反射波和稀疏波影响波曲线的光滑,得到的指数波形甚佳。

三、生物激波管的特点

(一)优点

激波管激波的生物效应与化爆或核爆相似。用激波管开展冲击伤研究时,有若干优点。

1. 可经济地得到长作用时间的激波,易于模拟和重复某些波形,这是生物实验大样本统计资料的基本要求。

2. 记录动物体内生理变化的仪器以及特殊的直视或 X 线摄影装置,可接近激波管,在致伤瞬间或伤后早期有可能进行在化爆现场难以做到甚至不可能做到的各种功能和动力学测量,且结

果稳定、重复性佳。

3. 改变激波管的装配方法可改变波形参数，并可通过适当的办法对波形进行修饰。

4. 动物伤情重复性较好，可同时进行多种指标检测。

5. 实验可在室内或实验室附近开展，避免化爆时的长途奔波，节省人力和财力，实验程序和结果不受外界气候条件的影响。

（二）缺点

1. **激波管作为"致伤源"设备的局限性**　大型化爆或核爆时，负压时间远大于正压时间，可达 2~10 倍；有研究指出，负压对伤情也有影响。在激波管中，负压幅度和时间取决于反射稀疏波尾气体压力是否低于被驱动段内初始时刻的压力。与初始时刻的压力相比，稀疏波尾的气体压力越低、持续时间越长，则负压时间越长、负压值越大。但目前圆柱形激波管的工作原理及其结构，均不能产生强大的稀疏波，负压参数不能达到上述标准。也许探讨产生长负压时间的激波管工作原理和结构设计本身，就是一个新的课题。

化爆或核爆时，波形远不如激波管激波波形光滑和规则。有人推测，肺损伤是由于爆炸波的低频成分接近肺的固有频率造成的，激波管波形不存在爆炸波的大量谐频成分，对伤情可能有一定影响；同一化爆条件下，受气候、地形、建筑物、防护状态、体位等影响，波形因素和伤情的差异均较大。有限数量的激波管，不可能完全模拟这些条件。

进行剂量-效应关系研究，炸药量的选择范围相当宽（1 克至 2 000 吨）。还常将一些胸腹模型或假人等置于实验场中，研究密闭环境中复合激波的生物效应；常选用坑道、装甲车等，探讨爆炸波动压作用对冲击伤继发效应和第三效应等的影响。全面模拟上述情况，对任何实验室来说，均有相当的难度，甚至是不可能的。

从上述意义讲，生物激波管不可能完全代替化爆或核爆实验。

2. **激波管是永久性设备**　一台定型的激波管，模拟爆炸波的能力很有限，需建造激波管系列及高压气源等配套系统，才能满足一般的实验要求。这使得冲击伤研究不易在一般的实验室开展，也使一次性实验投资较大。从设计、制造、安装、调试至投入使用，往往需数年的时间才能完成。对于时间要求较紧的课题，当然不如选择化

爆。对定型的激波管，模拟化爆的范围有限，不可能广泛应用；但某一具体的生物实验课题的周期并不长，使设备闲置。这均使激波管的利用率不高。

3. **危险性和环境污染**　用压缩空气驱动的激波管，常备高压储气设施，至少在某具体实验的整个周期中是如此，激波管往往设置在实验室内或附近，对工作人员和环境均有一定的危险性。和开阔地化爆时人员远离现场的情况不同，用炸药或压缩空气驱动的激波管，会产生较大的震动和百余分贝以上的噪声。闭口使用时，不便设置消音系统，对操作和测试人员及附近环境有一定的危害。

第三节　中国生物激波管的发展与应用

一、第一台中国生物激波管的设计原理与技术方案

（一）设计方案

1983 年下半年，第三军医大学野战外科研究所在中国科学院力学研究所的协助下开始建造一台供动物冲击伤试验用激波管。该激波管的技术参数要求为：试验区内径 1m，超压 2kg/cm²，正压作用时间大于 20ms。波前沿陡峭，峰值处无平台，波形规整。除技术要求外，着重提出要造价低廉。

考虑到爆炸效应不仅正压区有作用，尤其是对生物冲击伤试验，负压区作用更不应忽略。因此，除前述要求外，加上模拟负压区要求。

要全部满足上述各种要求，仿造任何一种现有设备都是难以办到的。必须在工作原理上创新，以求研制出一种结构简单、技术要求低而性能良好的新设备。

（二）产生爆炸波的原理

20 世纪 60 年代美国海军武器实验室建成的巨型锥形激波管，可能是最早全面模拟爆炸波及波后气流的设备。它是将空间爆炸切出一小块，除了管壁摩擦和管尾反射波影响外，实质上是一种现场试验。由于锥形管制造工艺困难加上结构庞大，造价昂贵，难以推广采用。20 世纪 70 年代，德法两国对锥形激波管采取了两点改进：一是将被驱动段由锥形改为圆管；二是将锥形驱动段

近似简化为阶梯管,再简化为多根长度不同的圆管。这些改进,使得制造工艺简化了,但后一改变引起同步破膜困难和波形起伏。具有锥形驱动段的激波管是当破膜形成激波时,驱动段锥形壁面形成的连续稀疏波立刻赶上激波,激波强度(密度)逐渐衰减,波后气流压力亦逐渐下降。形成爆炸波压力波形。

对于普通等截面激波管,只要被驱动段与驱动段长度比达到某定值,则在驱动段末端反射回的稀疏波将赶上激波。在该截面以后的流动与锥形驱动段激波管流动相同,同样可产生爆炸波压力波形。在稀疏波刚赶上激波处,超压峰值最高。由于该处离夹膜处有相当距离,因而具有一定正压区时间。锥形驱动段激波管最高超压峰值在夹膜处附近,正压作用时间短。试验区在下游,正压作用时间可延长,但不能充分使用最大峰压。

当反射稀疏波尾的气体压力低于被驱动段初始压力,就能形成负压区。

爆炸波波形参数超压峰值(ΔP_+)、负压最大值(ΔP_-)、驱动气体驱动压力(P_4)、反射稀疏波赶上激波处的被驱动段无量纲长度、正压作用时间(T_+),可由激波管理论公式求出。由于计算复杂,不再赘述。

(三)其他技术方案

1. 驱动气体选择 已建成的爆炸效应试验激波管,多数采用炸药或火药燃气驱动,少数采用压缩空气。炸药燃气声速高,容易获得强爆炸波或高峰值压力。缺点是燃气为缺氧可燃气,与大气接触将再燃烧。在分界面燃烧将干扰流场,在出口燃烧将增高噪声。对于生物实验还将造成烧伤和窒息。压缩空气由于声速低,适用于产生低中等超压。此外,在其他条件相同时,正压作用时间较长。根据本设备要求,决定选用压缩空气驱动。

2. 出口消波方案 当爆炸波传到激波管末端出口处,产生的反射波传回试验区将干扰压力波形。其次,强度较高的爆炸波传出管外,对周围建筑可能造成破坏并影响环境。为此,需要采取消波措施。

第一种方案为末端出口处消波。根据不定常波传播特性,波在封闭端反射同类波:压缩波或稀疏波在开口端反射异类波。若出口处适当收缩则可减弱甚至消除反射波。这种消波方案主要功能在于降低反射波对试验区的不利影响。由于出口

冲击力巨大,端部反射器结构笨重,难以调节。当试验参数改变时,消波效果差别较大。

第二种方案为多层孔板消波。激波或爆炸波在其中传播引起的反射与涡干扰,动能将逐渐转变为热能。这种消波方案对强波的衰减很有效,对弱波的作用差。考虑到不便于放置试验动物,未采用这种方案。

第三种是开孔管消波。激波或爆炸波通过开孔管时,部分气体向侧向泄放,波强度因而逐渐衰减。衰减到允许值后,从末端排出。本设备采用这种方案,消波效果良好,但消声效果不满意。在考虑方案时,可能未考虑近距离内有居民区,未着重解决消声问题。

3. 管体移动问题 当激波管工作时,后坐力很大。若将管体固定在地基上,则基础混凝土用量将很大。本设备采用活动安装。由于采用开口管和设计中尽量增加质量,使得每次试验移动距离不大。多次试验后调整一次即可。

4. 变截面管 大口径等截面管的膜片口径大,夹膜机尺寸亦大。夹膜机尺寸愈大造价愈高。为求节约,缩小驱动段内径。根据现有材料,选定内径为346mm。驱动段内径缩小,同样驱动压力条件下,产生的激波强度下降。按已配气源可满足要求。而造价及试验费可降低。此外,低强度试验时,变截面的负压值加大。

二、系列生物激波管的研制与应用

第三军医大学(现陆军军医大学)王正国等在1985~1988年间,先后研制成国内唯一用于冲击伤研究的大、中、小(微)系列生物激波管。大量动物实验表明,此套装置可使羊、狗、兔、豚鼠、大鼠等动物造成从轻伤至现场死亡的不同程度损伤,并可根据需要造成眼球等局部损伤,因而能较好地满足冲击伤实验研究的需要。现将有关研制和应用情况叙述如下。

(一)系列生物激波管的研制和设计原理

1. 大型生物激波管(BST-Ⅰ型) 激波管全长39.0m,由驱动段、扩张段、过渡段、试验段、消波段及附属设备、空气压缩机、高压气罐等组成,采用双夹膜结构。驱动段长1.41m、内径均为0.348m,扩张段长1.0m、内径0.348~1m,过渡段和试验段长24.0m,消波段长11m、内径均为1m。实测结果显示:试验段末端开口时,试验段超压达0.219MPa,正压作用时间为32.7ms,负压为

0.9MPa;试验段末端封闭时,试验段超压可达0.63MPa,正压作用时间24.5ms,因而可模拟几十千克至6 000千克TNT炸药空爆时的爆炸波。

设计原理:利用驱动端末端挡板的反射稀疏波,使稀疏波和激波在管道中同向运行;当稀疏波赶上激波时,激波压力迅速下降;稀疏波尾压力低于大气压时,则可得到负压相;据此,可模拟出既有正压又有负压的爆炸波。此外,利用活动挡板调节驱动段的长度或改变驱动段内压力,可调节试验段的超压和负压峰值以及相应的作用时间,从而达到实验参数可控的目的。采用压缩空气(而不是炸药)驱动,可避免生物中毒。用纯铝作膜片,采用双膜阶梯充压式破膜法,可精确控制破膜压力和避免碎片造成动物破片伤。实验段末端设计有活动挡板,可以模拟开阔地或有限空间内爆炸的两种致伤条件。

2. 中型生物激波管(BST-Ⅱ型) 驱动段有五种基本装配型,内径分别为77mm、100mm、200mm、350mm和600mm,可分别模拟高原爆炸波、水下爆炸波、爆炸性减压、高速气流撞击效应等;超压值和正压作用时间分别为2.52~650kPa和0.2~2 000ms,能以±1dB和±1ms为步长改变致伤条件。

设计原理:驱动段内的稀疏波可赶上激波,这是模拟万吨级核爆炸波正压作用时间的前提条件。驱动段采用串接组合方式,可得到12种不同长度,从而提高模拟爆炸波的能力和范围。利用激波在截面变化处的锥形段和末端挡板间的距离,可得到不同的入射波与反射波间的时间差。为模拟离某一反射壁不同距离时人体受两次爆炸波作用的条件,此设备为密封式设计:A舱和B舱上装有负压,正压调控器和供水供气系统,可在破膜前将舱内压力维持在低气压水平以模拟高原作战或高空飞行时的爆炸条件。若维持在高压环境或采用充水加压方法,则可模拟潜水员水下作业时遇到爆炸波作用的条件。致伤后,利用A舱或B舱可迅速将动物舱内恢复到致伤前水平,以提高模拟的真实性。驱动段末端为半球形盲端,可使稀疏波不能同步反射,从而在较短的设备上得到作用时间长达100ms的爆炸波波形。若置于试验段末端,则可研究聚焦激波的作用,并提高致伤强度。

3. 小(微)型激波管(BST-Ⅲ型) 激波管全长0.5m,设计承压68.6MPa,试验段有9个截面(内径2~10mm),超压峰值和正压作用时间分别为26.8~477.0kPa和0.062~16.8ms。该装置用于产生点源性爆炸波,允许定距离、定面积和定位的爆炸波暴露。

设计原理:利用激波传播至管口后在空气中迅速稀疏而获得爆炸波;为提高生成不同强度爆炸波的能力,可采用钢质充填块改变驱动段容积或压力;通过调节管口与布放动物间的距离,改变动物所受的爆炸波强度。此外,通过防护罩上开孔直径,可以作定部位、定面积的局部冲击伤研究;万向管架可改变激波方向,以便于实验操作。该设备允许使用压力、加速度和位移等传感器,以记录爆炸波作用瞬间生物体内的动态响应。

(二) 生物实验

系列生物激波管建成以来,先后应用1459只动物(大鼠757只、豚鼠105只、家兔335只、犬240只、羊22只)进行全身或局部(眼、耳、头、胸、腹)冲击伤实验。结果显示:此套设备可造成自听器官轻度伤至立即死亡的各种程度的冲击伤;挡板闭合时,可作超压致伤实验;开口时,可作超压和动压共同致伤实验。现将部分动物实验资料报告如下。

1. 基于BST-Ⅰ型激波管的动物实验 用成年雄性杂种狗52只,体重(12.3±1.8)kg,BST-Ⅰ型激波管致伤。52只动物中,7只于伤后5分钟内死亡;其中,4只死于严重肺出血和水肿,2只死于肝脾破裂引起的内出血,1只死于冠状动脉气栓。

2. 基于BST-Ⅱ型激波管的动物实验 用家兔50只,分为5组,每组10只。第1、3组动物用绷带环绕其胸廓,使冲击波作用后胸廓扩张受限,以达到减轻肺损伤的防护目的。第2、4组动物为致伤对照,而第5组为正常对照。结果显示:用绷带包绕的第1、3组动物,其肺出血面积明显小于无绷带包绕的第2、4组动物($P<0.05$)。

3. 基于BST-Ⅲ型激波管的动物实验

(1) 眼冲击伤:将60只家兔置于距管口4cm和2cm处,分别正向和侧向暴露兔眼;超压峰值分别为(477.0±42.4)kPa和(236.7±22.0)kPa、正压作用时间分别为(8.2±0.3)ms和(0.062±0.23)ms,致伤后伤眼有瞳孔缩小(占97.5%)、眼压升高(占80%),健侧眼分别为22.5%和35%,两眼差别显著($P<0.05$)。病理检查见伤眼有角

膜、晶体、视网膜及眼球血管膜损伤。严重者可发生眼球破裂、视路断离，甚至眼球被击出体外。值得注意的是，有的伤眼角膜和前房无明显改变，但却发生了晶体和视网膜损伤。

（2）胸腹局部冲击伤：实验动物为50只大鼠、体重为（234±25）g；均分为5组，第1和第3组为胸部致伤组，第2、4组为腹部致伤组，第5组为对照组。第1、2组的暴露距离为15mm，而第3、4组的暴露距离为135mm。结果表明：胸部暴露时，仅出现胸部损伤（肺出血），腹部无脏器损伤；而腹部暴露时，胸腹脏器均有损伤，这可能是由于腹部受压时膈肌突然上顶所致。

三、其他

为进行冲击伤的实验研究，以往多用炸药爆炸法给动物致伤。此种方法虽接近真实情况，但很难得到准确的测试数据，也很难在现场对动物进行早期功能等检查。伤情不够稳定，重复性差；而采用激波管致伤，则能较好地克服上述缺点。

美国和瑞典曾于20世纪50年代研制了实验室用小型生物激波管，内径0.1m、长1m至数米，分为驱动段和试验段两部分；中间用胶片隔开。用此装置进行了压力值与小鼠死亡率关系等研究。

20世纪60年代后，美国Richmond等先后研制5种大型或中型的生物激波管。并用此装置系统研究了不同压力峰值、不同正压作用时间条件下，不同动物的致伤或致死效应，进而将其结果推论到人体。

1987年，美国Jaffin等设计了一种微型激波发生器。其驱动段容积15ml，承压10～25MPa。用一片或数片0.36mm厚铝箔作膜片，自然充气破膜。用此装置可作小动物实验。

第三军医大学王正国等研制的激波管在前人工作的基础上又有所改进，主要创新点是：①同一实验室内有大、中、小三型，基本上做到了系列化。②由于设计原理新颖（如BST-Ⅰ型利用驱动段末端挡板的反射稀疏波追赶激波，当稀疏波尾压力低于大气压时，则可得到负压波），可得到典型的爆炸波形。国外的生物激波管多不能产生典型的负压波，因而模拟的程度较差。③采用双夹膜结构，可更好地调控压力。④BST-Ⅰ型为多功能组合式，可分别模拟高原环境下的爆炸波、水下爆炸波、爆炸性减压、高速气流撞击效应等。⑤由于装置配套，故实验范围广；既可造成大小动物（羊、犬、兔、鼠等）的全身损伤，也可造成局部损伤；既可造成超压伤，也可造成超压和动压共同作用的损伤；既可造成轻伤，也可造成致死性损伤。基于以上情况，可以认为：上述系列化生物激波管是先进的，能较好地满足冲击伤实验研究的需要，并使其达到更高的水平。

大约自1950年开始，激波管已被发展成为有很多用途的试验工具之一。已经成为研究空气动力学、超高音速空气动力学、化学动力学、物理力学（尤其是高温物理）、爆炸力学、凝结效应、化学流体力学、电磁流体力学、低温力学、天文物理学等有关学科的基础理论和应用研究的有效工具，深受航空、宇宙航行、物理、化学、天文、爆破、防护工程、环境保护（指噪声和污染）、计量等部门的欢迎。同时，由于造价和投资低，深受高等院校、研究所等部门欢迎。但对我国来说，在这方面还是一个薄弱环节，必须大力加以扶持和加强。

生物激波管是指专门或主要用于生物实验的激波管。此种装置所产生的激波，可模拟核爆炸或炸药爆炸时产生的爆炸波。第三军医大学生物激波管实验室，已建成生物激波管系列，利用近百种组合方式，对大鼠、豚鼠、家兔、狗和绵羊进行了千余次模拟爆炸实验。结果表明，激波管的类型和性能已经能基本满足生物研究的需要，有力推动激波动力学的学科发展及与其他学科的交叉融合。

值得注意的是，用激波管研究爆炸冲击波的损伤效应，在国外已有近40年的历史，但在国内还属一条新路，尚有理论上和实践上的经验要总结。进一步探讨生物研究用激波管的理论和设计方面的特点，对冲击伤研究非常重要，对加强力学、生物力学、生物医学及其他学科的互相联系和渗透，亦会起推动作用。

（陈海斌）

参 考 文 献

1. 王正国.冲击伤.北京:人民军医出版社,1983:40-93.
2. 王正国.系列生物激波管的研制及应用.爆炸与冲击,1993,13(1):77-83.
3. 俞鸿儒.氢氧燃烧及爆轰驱动激波管.力学学报,1999,31(4):389-397.
4. 韩惠霖.激波管的发展与应用.浙江大学学报,1980,

（3）:717-188.

5. STEWART JB,PECORA C. Explosively driven air blast in a conical shock tube. Rev Sci Instrum, 2015, 86（3）: 351-358.

6. LYNCH PT,TROY TP,AHMED M, et al. Probing combustion chemistry in a miniature shock tube with synchro-tron VUV photo ionization mass spectrometry. Anal Chem, 2015,87（4）:2345-2352.

7. LUO X, SI T, YANG J, et al. A cylindrical converging shock tube for shock-interface studies. Rev Sci Instrum, 2014,85（1）:151-157.

6

第七章

爆炸冲击伤防护

毋庸置疑,对爆炸冲击伤施以有效防护,其结果必将胜于任何最优良的救治。据美国陆军外科研究所近十年数据,伊拉克和阿富汗战场共有4 596名美军死亡,其中73.7%是爆炸伤,87.3%的伤员在到达医疗机构之前死亡,有幸收治入院的伤员伴随多种复合损伤,现有救治技术常难以奏效。中国近些年(2000年1月—2017年4月)来,仅国家安监局报告的生产作业爆炸事故达2 098起,死伤29 579人,平均每3天发生一起爆炸事故。因此,降低爆炸冲击伤致死、致残率、促进伤员后期康复的明智选择重在防护,其中以冲击波作为始动致伤因素是爆炸冲击伤防护的关键所在。在爆炸冲击波的巨大能量传递中,有效防护的核心要素就是如何避免或减少人体对冲击波及其裹挟因素负载能量的迅速吸收。从中国传统哲学思想分析,遵循以柔克刚、生克制化、趋利避害、防患未然的应对策略,对爆炸冲击伤防护有重要价值。本章节从冲击伤诊治角度思考冲击伤防护现状及其现实需求,并结合冲击伤防护材料与装备研发现状,探讨爆炸冲击伤防护策略的精准性和适配性,旨在为我国爆炸冲击伤防护提供有益的借鉴和启示。

第一节　爆炸冲击伤防护
历史与现状

爆炸冲击伤防护与中国四大发明之一火药密不可分,早在西汉初年我国已发明黑火药,以火药为原料的各种爆炸物构成冲击伤最初的致伤源。在随后的数千年历史变迁中,战争和非战争性爆炸此起彼伏,生生不息。人类对爆炸冲击伤的防护最初是从伤死的恐惧和悲痛中,不断生起警惕戒备意识,在可能发生爆炸的场所,想方设法将易燃易爆物品加以隔离、遮挡。战场或冲突环境下,

盾牌、头盔、铠甲等屏蔽装备构成了爆炸冲击伤防护的雏形。因此,人类对爆炸冲击伤防护始于战争或矛盾冲突,是在警惕爆炸、远离爆炸、屏蔽遮挡、兵器防御过程中,一种逃避死伤,保全生命的本能。

在近代,特别是诺贝尔发明炸药后,炸药作为高能武器和生产爆破的主要内容物,在世界范围或局部军事冲突、恐怖袭击、生产作业中,得到广泛应用。同时,采矿工业用炸药和矿井内瓦斯爆炸伤亡中,冲击伤亦占有相当比例。然而,爆炸冲击伤防护由于科学技术发展的局限性,对爆炸冲击伤的致伤机制不甚明了,防护材料和装备上也未能获得有效提升,因此,在近代的社会动荡发展中,有限屏蔽、主动隔离以及被动逃避仍是防护爆炸冲击伤的被动之举。

第二次世界大战结束后,特别是近半个世纪以来,虽然世界范围没有大规模战争,但由于局部冲突、爆破作业、恐怖袭击以及易爆危险品失控性爆炸,可造成严重的无防护或防护不及的爆炸伤亡事故。目前,世界上多个国家拥有核武器,核爆炸产生的强烈冲击震动,能够严重破坏深达数百米的地下工程,爆心及附近人员难以幸存,远离爆心人员因伤亡情势不一无疑是防护的目标人群。近十年来,严重爆炸事故在国内、外呈逐渐增多趋势,但针对爆炸冲击伤更多集中在诊治水平的渐进提升方面。对于爆炸冲击伤的防护虽已进行了积极探索,并在实验研究方面积累了许多数据,人类逐渐认识到,爆炸发生时,环境条件不同,受伤靶器官不一。由于冲击波超压(overpressure)、负压(underpressure)、动压(dynamic pressure)、噪声和震动等复合因素存在,伤情轻重不同。因此,对于爆炸冲击伤防护,其本质就是探寻有效措施以实现爆炸冲击能量的转换和耗散。既往有采用石膏鞘、橡胶服、棉服、耳塞等。按照以人为本的思

想,防护工事的构建已充分考虑到作业人员的防冲效能,有效避免了物在人伤、人亡的情况发生。同时,对于防护部位的划定和爆炸现场人员抗爆体位均有研究,且基于实验研究和数值模拟,在防护材料、防护装备以及防护策略的理论跟进和深度挖掘上均有显著加强。特别是近年提出的各类隔冲耗能措施,削峰弥谷、转动为势、化大为小的防护原则,进一步推动了防护意识的加强、防护材料的革新,以及防护手段的提升,这对于相当长的时期内,在尚无法杜绝爆炸事故发生条件下,无疑具有重大理论价值和现实指导意义。

第二节　爆炸冲击伤防护要素

爆炸冲击波对人员的杀伤,分为直接杀伤和间接杀伤两种。所谓直接杀伤,就是人员受到冲击波的作用(超压、负压、动压、噪声、震动)致伤(表7-1);所谓间接杀伤,是冲击波作用于各种建筑物及物体,使建筑物倒塌,或被冲击波抛掷的各种物体,如武器装备、砂石、砖瓦、碎玻璃等造成的机械性损伤。此外,爆炸发生时,有时还会伴随热原或化学性损伤,其对于冲击波致伤的叠加或协同效应,不容小觑,同样是防护的重要因素。总之,为了防止或减轻冲击波对人体造成的伤害,须采取有效措施,确保在一定的距离内冲击波超压和超压作用时间降低到人体安全的临界阈值以下。

表 7-1　爆炸冲击伤防护相关物理参数

物理参数	概　念	防护目标
超压	冲击波压缩区内超过正常大气压的压力,无方向性	降低
负压	冲击波稀疏区内低于正常大气压的压力,无方向性	减弱
动压	冲击波运行中因空气高速流动产生的冲击力,有方向性	降低
噪声	爆炸冲击时的因音高和音强变化混乱产生的不谐和声音	减轻
震动	爆炸冲击产生的短时间的偶尔一次或几次间断式的颤动	减轻
破片	爆炸冲击时产生的高速行进的破碎物件或碎块	阻挡
热源	爆炸冲击产生的高温能量,以气流或破片为载体	隔离
冲量	冲击波压力与时间的乘积	减小

近年临床爆炸冲击伤诊治经验表明,非战争性爆炸伤员伤情往往千差万别,由于掺杂复合因素(合并破片、烧伤和异物碰撞、压砸等),伤情复杂,救治难度较大,愈复周期长。其根源在于冲击伤暴露时,在无法控制爆炸物当量时,机体缺乏有效的综合性防护措施,少数有防护措施的伤员在爆炸后,对伤情诊治由于缺乏对冲击波暴露时的量化评估参数(爆炸冲击波超压值、压力作用时间、累积爆炸频次等),对伤员伤情难以做出量化评估。因此,如何做到主动有效防护冲击伤,并获得爆炸冲击伤暴露时个体化参数,是防护爆炸冲击伤的关键问题。

基于以上因素,可以认为,爆炸冲击伤防护涉及物理、化学和生物致伤三方面。从防护的普适性和迫切性上,依次需要做好冲击波超压和动压防护、破片防护、机械压砸和碰撞防护、热源、化学毒气、辐射损伤防护等。在满足以上基本防护需求基础上,需要进一步考虑防护材料的自我修复、智能预警、隔热阻燃、防御细菌和毒素、抵抗辐射、耐受腐蚀等,最后,在实现以上性能基础上,防护材料及装备的可穿戴性,即重量、舒适度等也是需要谨慎斟酌的问题。

第三节　爆炸冲击伤脏器防护

一、易于受损的脏器

爆炸冲击伤受累脏器极为广泛。既往认为,机体在冲击伤暴露时,以空腔脏器(肺、胃肠道等)最易受损,其与空气交通的含气特性决定了气体压力性损伤易于发生。因此,大量实验结果提示,空腔脏器是爆炸冲击伤防护首先需要考虑的器官。其次,听器和眼部由于与空气接触也是易于受损的靶器官。第三,由于爆炸冲击伤的复杂物理特性以及人体组织结构的异质性,加之冲击波往往合并其他致伤因素,因此,实体脏器损伤并不鲜见。大量研究证实颅脑由于复杂的解剖结构,爆炸冲击波可能在颅脑内部形成气穴或微泡,在内爆效应等机制作用下可能造成脑实质损伤,同时,冲击波动压引起的颅脑位移、抛掷或碰撞,进一步加剧颅脑损伤。因此,颅脑是原发性和继发性冲击伤毁损的主要靶器官之一。其他实体脏器(脾、肝、肾、肾上腺、胸腺、心、眼等)损伤也时有报道,因此,对于冲击波暴露,机体防护的核心部位集中在颅脑、胸部和腹部，对于听器、眼部和肢体其他部位的防护，由于多属冲击波非致命性损伤部位，采用基于有效材料的协同防护措施往往可以取得满意效果。

二、颅脑冲击伤防护

目前对于各种因素所致颅脑冲击波暴露，多停留在伤员发现损伤或出现神经精神症状后被动就医，寻求诊治。至于伤员发生颅脑损伤过程中究竟遭受怎样的冲击波暴露，尤其是肉眼未见破损但已经出现脑功能紊乱的冲击波暴露伤员，如何实现颅脑冲击波损伤量化评估迄今尚未引起足够关注。在爆炸事故发生后，医疗机构尚无法获取颅脑爆炸冲击伤动态致伤数据，因此，无法对颅脑冲击伤尤其是低强度、反复冲击波暴露的伤情与致伤压力之间做出量效和时效关系的判断，在颅脑冲击伤伤情判断和治疗上也难以实现个体化。有鉴于此，在平战条件下探寻有效防护措施的基础上，研发颅脑附近的"黑匣子"以准确评估伤员遭受冲击波暴露的强度和频次，对于客观评估冲击波致颅脑损伤伤情、预后，改善神经精神症状、促进伤员脑功能康复具有重要诊断学意义。

目前，对冲击波致颅脑损伤的评估涉及脑功能生理指标变化以及相应的评分方法（如 Glasgow 评分）。其中生理功能异常主要涉及意识、记忆力、损伤时精神状态改变和/或灶性神经受损。伤员的主诉有时较临床诊断指标异常更为复杂多变，特别是许多伤员临床影像诊断等并未发现异常，但神经精神症状已经出现并持续存在，甚至可能出现自伤或伤人等严重后果。究其原因，除受特定场景（如战场人员死伤）等刺激外，目前认为主要原因极可能是频繁或一定强度的冲击波累积性暴露所致的脑功能病变。因此，在伤员出现临床颅脑病变征象之前，实现动态监测颅脑冲击波暴露的强度和频次是平战条件下颅脑冲击伤评估和防治的先决条件。既往冲击波监测主要采用进口装备，其主要局限性包括：主要针对准静态设施和固定动物的爆炸冲击波监测；体积偏大，难于随身携带；抗干扰性能较弱；监测爆炸冲击波量程与遭受冲击伤的存活伤员颅脑冲击波暴露阈值有较大偏差；受伤个体（平民、作业人员）遭受颅脑冲击波损伤时监测设备位置不确定（即是否靠近身体、在身体的相对部位）。因此，检测数据会因冲击波与设备中间介质的不同而有较明显的数值偏倚，难以

客观反映人体颅脑部位遭受的压力强度；此外，研究数据表明，10%~50%的创伤性脑损伤伤员患有眼科疾病。伤员会出现视物模糊、感觉迟钝、复视、眼痛、阅读困难、头疼、视野狭窄等症状。赫希数据表明，当冲击波超压达到 34kPa 时，快速和缓慢上升冲击波对鼓膜损伤发生率分别接近 96% 和 65%。

因此，考虑到爆炸或施工爆破现场的实际，动态监测颅脑冲击波暴露的装置至少必须满足以下条件：第一，颅脑防护装备（如头盔）能够对监测装置有良好的兼容性，即头盔能够容纳冲击波监测装置；第二，监测装置必需体积小巧，便于携带或嵌入颅脑防护设备中；第三，能够满足防水、阻燃条件下颅脑冲击波检测需求；第四，能够承受密闭和开放环境中不同压力强度的爆炸冲击波；第五，脑防护装备（如头盔）设计应进一步拓展眼部、耳部、颌面部区域，理想的装备应该是不影响作业、作战效能的颅面全防护构型。

三、胸腹冲击伤防护

对于胸腹部冲击伤防护，与颅脑冲击伤防护装备类似，除须重视预警性能外，对于防护装备面积、材料和辅料等方面都均需重点考虑。

一方面，鉴于肺是冲击波暴露最常见的靶器官，因此，既往研究采用了胸带装置。利用胸带限制胸廓扩张，或采用充气袋既限制胸廓扩张又试图削弱肺内气体膨胀等原理，探讨其对肺冲击伤伤情的影响。胸带防护组采用胸带包绕动物胸部。胸带由强度高、弹性差的单层尼龙布制成，制备成扇形面，以适应胸廓上细下粗的形状。胸带下缘与肋缘平齐。结果发现，胸带和充气袋防护组动物的肺表面出血面积、肺体指数（肺湿重/体重）均明显低于单纯致伤组，以充气袋防护组效果最好。说明用胸带限制胸廓过度向外运动的惯性，降低肺组织的张应变，可以明显减轻肺冲击伤，由此进一步反证了"过牵效应"在肺冲击伤发生机制中重要作用。同时基于上述结果，提出以下肺冲击伤防护装备原则：

（1）应使用强度高、弹性低的软质材料，以保持一定的紧张度；

（2）防护应为软防护，以气体为主要成分防护效果较好；

（3）胸廓下缘是重点防护部位，可以较好地限制胸廓扩张，因此，防护装备不必很宽，可制成带状。

另一方面,研究发现,由于冲击波暴露时,腹部在冲击波压力作用下,对膈肌上方的胸腔产生显著应力传导,在佩戴胸部防护装置条件下,仍有相当应力波通过腹腔向胸腔传布,并对肺脏产生毁伤效应。因此,为保证爆炸作业安全性,研制胸腹连体防护装置较单一胸部防护装置(如胸带)可能更具防护价值。由于现今颅脑冲击伤致伤机制尚未完全阐明,在冲击波暴露时,是否有胸腹部冲击波应力通过特定途径(循环系统、体腔)对颅脑产生应力损伤,尚待深入探究。但从冲击伤诊治角度分析,至少胸腹部应该作为一个整体予以防护,单一部位防护装备很可能造成顾此失彼,降低冲击波防护效能。同时,为满足临床诊治需求,鉴于部分冲击波暴露伤员发生意识障碍,难于准确或无法提供急救必需的基本生命体征信息(如血型、体重、年龄、过敏史等)等实际情况,防护装置在智能化(如采用柔性可穿戴健康传感器)方面,除克服现有冲击波压力和时间监测的静态设置环境限制,提升爆炸冲击波在特定颅脑区域数据响应的精确性和灵敏度之外,配置存储芯片内可以固化伤员的上述基本信息资料,以确保伤员在急救第一时间获知必需诊断信息,赢得宝贵救命时机。

第四节 爆炸冲击伤防护材料

在爆炸冲击伤防护装置研发中,不仅要筛选有效的防护材料,特别是针对高峰值、短时程、宽频带冲击波的复合材料,还应基于材料组合构建科学的防护结构,包括材料的厚度、排布顺序以及复合方式等内容。其核心目的在于高效控制直射弹侵彻和爆炸冲击波超压所产生的应力波的传递,使其携带的能量在厚度与质量有限的防护层中实现吸收和耗散,这正是减少冲击波向身体传递能量的关键。

一、材料组成

爆炸冲击伤防护材料是在人体和冲击波之间设置的介质层,理想的爆炸冲击伤防护材料应能够抵挡和削弱冲击波对人体的直接作用。通过有效分散冲击载荷(blast loading);吸收冲击及相关(破片、热原等)能量产生防御作用;考虑到机体对防护材料的安全性和舒适度需求,材料本身在爆炸冲击时对人体应力尽可能小;且防护材料加工的穿戴防护装置应不影响人员正常作业。因此,筛选满足以上条件的爆炸冲击伤最佳防护材料是医学、材料学和生物力学领域持续关注的科学问题。

早年研究表明,以石膏、塑料等材料对空气冲击伤有一定防护效果。随后,以人造革、泡沫塑料、橡胶、发泡镍、泡沫铝(aluminum foam, ALF)、橡胶、聚氨酯(polyurethanes)、聚脲(polyurea)和聚氨基甲酸酯等材料对抗冲击波,都有一定的抗冲击减压效能,并可降低动物伤死率。Phillips 等曾将 Kevlar(芳纶纤维)防弹背心用于冲击波防护,结果不仅不起防护作用,反而加重冲击伤伤情(表7-2)。

表7-2 爆炸冲击伤防护材料性能比较

防护材料	化 学 组 分	防护性能		
		冲击波	破片	热源
石膏	硫酸钙(CaSO$_4$)的水合物	中	中	优
人造革	织物为底基,涂覆合成树脂及各种塑料添加剂	差	差	差
棉花	纤维素87%~90%,水5%~8%,其他物质4%~6%	中	良/中	差
塑料	树脂、添加剂	良/中/差	良	差
发泡镍	镍	良	中	差
泡沫铝	铝	优/良	良	差
橡胶	天然橡胶与合成橡胶	良	中	差
聚氨酯	二异氰酸酯或多异氰酸酯与二羟基或多羟基化合物加聚而成	优/良	优/良	优/良
聚脲	异氰酸盐和胺化合而成	优	优/良	优/良
芳纶纤维	聚对苯二甲酰对苯二胺	差	优	良
玻璃纤维	二氧化硅、氧化铝、氧化钙、氧化硼、氧化镁、氧化钠等	良	差	优
沸石	人造沸石:磺酸化聚苯乙烯;天然沸石:铝硅酸钠	优	-	-
水片	水	优	-	差

　　研究还发现,泡沫材料是冲击波防护的重要候选组分之一。加拿大学者 Philip A 针对不同爆炸冲击状态下头部佩戴头盔后的受力状态数值模拟分析研究。建立了"盔壳-泡沫减震层-头部"的数学模型。通过不同泡沫材料参数分析认为,金属泡沫铝是一种理想的泡沫减震材料,因密度较小且有一定强度,并具有独特的泡孔结构在受到冲击时能够吸收大量能量。高密度泡沫铝的冲击波衰减系数比低密度泡沫铝大。不足之处是金属泡沫铝会影响防护装备佩戴的舒适性。另外,美军 Natick 中心研究人员通过对多种泡沫材料在较高应变率下的动态压缩性能研究证实,同一种泡沫材料针对不同波形冲击波超压具有不同的能量吸收(energy absorption)特征,特定结构的泡沫材料对某一波形的冲击波超压具有最优的能量吸收和耗散能力,但对其他波形冲击波则不理想,甚至可能增加胸壁变形速度,加重冲击伤伤情。同样,美国海军研究中心以聚脲/聚氨酯弹性体为主的聚合物能量耗散(energy dissipation)研究也显示了类似规律。因此,以上材料防冲击波的非普适性提示,基于基体材料的改构或改性(如多结构相的聚合物)、辅料添加或与其他匹配材料的拼合可能有助于提升材料性能,实现对宽频段冲击波超压的防护。

　　近年来,选择复合材料(如发泡镍、铝合金和海绵组合、聚脲-聚氨酯、聚脲-弹性纤维、聚脲-玻璃纤维、沸石吸收/微纳流控技术等)因其对冲击波的俘获中和效应受到广泛关注,逐渐成为冲击伤防护的研究主流,特别值得关注的是,美军研究发现,聚脲是一种理想的冲击波防御基体材料。美国空军早年曾在建筑物墙体包被数毫米厚度的聚脲,以对抗破片损伤。陆军军医大学野战外科研究所通过生物激波管实验证实,聚脲材料对大鼠肺重度冲击伤有良好的防护作用(图7-1)。

　　在相同爆炸载荷作用下,无论变形或能量吸收上,聚脲弹性体夹层(polyurea elastomer interplayer)均优于无夹层和橡胶夹层的防护材料。从化学结构分析发现,聚脲是一种玻璃态转变温度(Tg)−60~50℃的嵌段共聚物,易于喷涂到铸造金属或其他材料表面,其力学性能受温度、压力和应变率的影响。聚脲包被材料的冲击抵抗涉及在高形变率载荷条件下,橡胶样状态向玻璃样状态的转化,以及冲击阻抗错配(shock impendance mispatch)、应变离域(strain delocallization)和破裂模

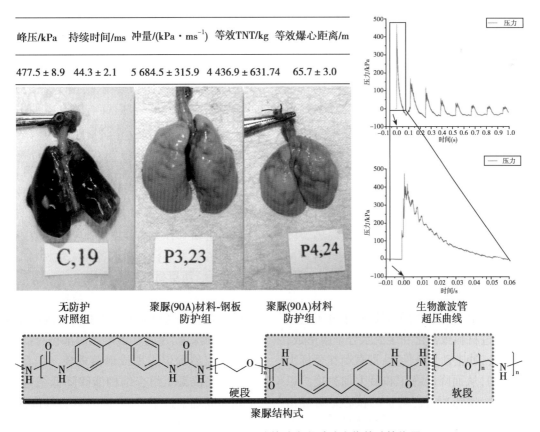

峰压/kPa	持续时间/ms	冲量/(kPa·ms⁻¹)	等效TNT/kg	等效爆心距离/m
477.5 ± 8.9	44.3 ± 2.1	5 684.5 ± 315.9	4 436.9 ± 631.74	65.7 ± 3.0

图 7-1　聚脲材料对生物激波管致大鼠肺冲击伤的防护作用

式转变等。目前主流观点认为，聚脲包被材料防护冲击伤机制涉及冲击波耗散和弹道防护两方面。其中，对于冲击波耗散主要受到聚脲硬段的控制，包括：①冲击波诱导硬段有序化，冲击减轻幅度与硬段体积分数成比例。②冲击波诱导硬段结晶/致密化。这种微结构的变化导致冲击波动能的吸收耗散。③冲击波诱导氢键断裂形成。即冲击波使微结构相-脲链双齿状氢键断裂并重排，在硬段内形成更多的氢键，因此吸收耗散冲击波动能。④硬段和软段基质界面区域黏弹性应力松弛。⑤冲击波捕获和中和。弹道防护机制观点认为，软性基质发挥主要作用。关键是聚脲在高应变率条件下从橡胶态向玻璃态转变以达到耗散弹道能量的目的。而且，黄微波等通过比较研究证实，结构稳定的聚脲的力学性能(拉伸强度、断裂伸长率)明显优于聚氨酯。扫描电镜显示，聚脲微结构较聚氨酯更加平整致密。该类聚合物材料抗压强度高、抗拉强度低、高能量耗散，具有蝙蝠状屈服轨迹和拉伸缝隙屈服机制的基本特性。如果掺入其他材料可以改变材料的拉伸空隙现象，如橡胶颗粒的夹杂，可以稳定现有空隙，使其不至于形成裂纹，大大增强材料的韧性和抗冲击性能。同时，该类聚合物通过化学改性、纳米改构，力学和物理性能显著增强，特别适用于多频段范围内转向、捕获和耗散爆炸冲击波。目前，国内已形成成熟的聚脲喷涂技术，为材料改性、改构奠定了良好基础。

此外，麻省理工学院研究人员研发了系列新材料：利用剪切增稠特性的流体进行改性的聚氨酯弹性体、在多层热塑弹性体结构中加入甘油、水等液体构成流体层、采用微米级玻璃微珠以及碳纳米管进行热塑弹性体的改性等。通过这些具有尺度结构单元的聚合物材料在较高应变率下的压缩特性和能量吸收特性研究，证实较常规热塑弹性体材料有更优的能量吸收特性。这些材料对冲击波防护有重要价值。2015年，Grujicic M还提出沸石吸收/微纳流控技术防护冲击波。沸石是微孔固体媒介，由于局限性憎水效应，水分子进入沸石微孔，通过材料致密化和缓流水分子簇形成，实现时相转换，冲击动量线性化，即载荷在靶标上经历更长时间，从而降低峰压和最大加速度。以上研究均提示，爆炸冲击伤防护的核心是对冲击波的有效吸收、耗散和导引，减轻机体接受冲击波作用的冲量值，包括减低超压峰值和压力作用时

间、延长压力上升时间等。

事实上，爆炸冲击波的波长在微米到毫米量级，从力学角度分析，对于振荡的应力波，小尺度材料感受是平的，而非凹凸不平，用若干小尺度线段材料能够捕获、耗散一个波长段的应力波波动。因此，选择耗散或吸收冲击波的材料尺度一般比其波长低一个量级，即在数百纳米到数百微米量级。如战场爆炸冲击波，其波长在 $10\mu m \sim 1mm$，频率在 $2 \sim 200MHz$，设计的软涂层、硬、空心、细长夹杂物、压电与磁致伸缩夹杂物的相应尺度在 $1 \sim 100\mu m$ 范围，可以缓解、转向和吸收爆炸冲击波。对于波长低于 $10\mu m$、频率超过 $200MHz$ 的冲击波，如果材料尺度低于 $1\mu m$(纳米尺度)即通过填充功能化纳米夹杂物或控制分子的尺寸、移动性和电性质，可在冲击波前端捕获和耗散在纳米尺度分子、原子的机械能，以缓解、转向和吸收爆炸冲击波。因此，能够发挥有效防御效能的材料往往符合多尺度多结构相聚合材料特性，这也是冲击波防护材料的筛选的重要原则。

二、材料结构

迄今，国内外开展了大量关于抗爆炸、冲击材料复合结构的设计和研究，从材料组成结构及其对性能影响的规律分析，具有防御爆炸冲击波的材料涉及以水泥混凝土、金属、有机材料等基体材料组成的复合结构。研究发现，使用单一材料作为抗爆炸、冲击的防护结构，很难实现既减少高速冲击载荷对结构的破坏，又有效衰减冲击波的目的。通过外层采用高强度材料，夹层为缓冲吸能材料的多层材料复合结构可以达到抗爆炸、冲击性能的目的，即通过刚性材料和柔性材料的组合实现的抗爆炸、冲击效果，组合体可以发挥单体材料优势，达到取长补短，增强抗爆效果的目的。高强材料主要有各类高强度混凝土、金属板材等，夹层材料主要为多孔材料或各类柔性材料。

(一) 两层材料组合结构

1. 钢板-钢筋混凝土组合结构　在混凝土板的后方安装一块薄钢板，由于膜力效应而明显减小其侵彻深度，尽管在混凝土内部仍有损伤破坏，但是不容易发生震塌或崩落现象。压型钢板-方钢管钢筋混凝土组合结构能够降低结构变形，防止底部混凝土过早开裂，同时具有较高的强度储备，是一种比较理想的抗爆炸防护结构。

2. 泡沫铝-钢筋混凝土板组合结构　对泡沫

铝-钢筋混凝土板组合结构进行抗爆炸冲击研究发现，随着泡沫铝防护层厚度的增加，钢筋混凝土板的挠度变形显著减小，受到的冲击加速度幅值衰减较大，泡沫铝防护层能够有效提高钢筋混凝土板的抗爆性能，且其厚度存在一个合理的设计值。

3. 泡沫铝和普通钢板组合结构 将泡沫铝和普通钢板组合起来作为一种新型防护结构，与普通钢板防护门相比，其峰值压力大幅度降低，泡沫铝能有效地降低爆炸冲击波的峰值压力。利用自行设计的瓦斯爆炸实验管道，对不同参数的金属丝网、泡沫陶瓷及二者组合体的抑爆效果分别进行实验研究，结果表明组合体衰减爆炸超压效果优于各自单体，防爆材料的损坏程度明显降低。

4. 聚脲和普通钢板组合结构 聚脲包被的厚度和位置与防护效果密切相关。即包被位置在板材的表面，朝向冲击波时，防护作用差，而在板材的背侧，背向冲击波，厚度适当且不增加重量条件下，对冲击波有良好的防护效果，可显著减缓冲击载荷的瞬时效应。

5. 钢管-填充组合结构 采用有限元软件分析 3 种不同夹芯圆筒在不同爆炸载荷作用下的动力响应和 5 种不同夹芯圆筒的抗爆性能，发现夹芯圆筒都优于相同重量的实体圆筒；对于夹芯圆筒，内面板厚度应不大于外面板厚度，这样能在降低夹芯圆筒整体变形的同时发挥泡沫铝芯层的吸能优势。有研究对不同壁厚的钢管泡沫铝填充结构进行了数值模拟，并和经验公式计算结果对比，发现水下爆炸冲击波压力值和经验公式计算值二者接近，随着壁厚的增加，钢管抗变形能力提高，泡沫铝中的压力和动能不断减小。程涛等采用数值模拟方法研究了低密度泡沫铝填充薄壁方钛管和圆钛管在匀速冲击载荷作用下的瞬态吸能特性，发现泡沫铝填充方钛管的吸能效果好于圆钛管，被泡沫铝填充的方管的屈曲波长变短，圆管则与之相反。程涛、罗昌杰等将泡沫铝填充在多边形金属管中进行研究，发现金属壳起主导作用，不同的几何形状和结构对填充管的能量吸收率及吸能分布有显著影响；随着壁厚的增加，泡沫铝吸收的能量越来越小，因此在设计钢管泡沫铝组合结构时，需要设计合理的壁厚来实现钢管和泡沫铝都发挥其最大抗力。

通过对蜂窝增强泡沫塑料进行准静态压缩试验，计算不同参数的应力-应变曲线，结果表明，在相同条件下，所有复合结构的应力均大于蜂窝与泡沫塑料的应力之和，随着蜂窝孔格边长的减小和试样厚度的增大，复合效应更加明显；在此基础上建立了蜂窝增强泡沫塑料复合结构的仿真模型。

6. 泡沫铝填充柔性材料组合结构

（1）泡沫铝填充环氧树脂：将硅橡胶改性环氧树脂填充到泡沫铝中，该复合材料具有非常好的吸能特性，可作为一种新型的高性能吸能防护材料。通过静态压缩试验证实，此时泡沫铝的平台屈服阶段明显抬升。

（2）泡沫铝填充硅橡胶：有研究以硅橡胶填充开孔泡沫铝，以铝管和钢管为面板制备层合管，研究发现该复合结构具有更高的屈曲褶皱载荷，并使屈曲褶皱的产生滞后，平台区更长，因而其吸能性能得到了提高，且层合钢管结构比层合铝管更明显。

（3）泡沫铝填充聚氨酯：在开孔泡沫铝中填充聚氨酯后，其屈服强度和压缩应变量显著增加，而且应力应变曲线出现明显的抖动；随着应变的不断增大，应力也逐渐增加。有研究利用霍普金森装置进行了 0.3MPa、0.4MPa、0.6MPa 三种气压下的动态冲击实验，通过对吸能曲线和理想吸能效率曲线的分析，发现其吸能特性有了很大程度的改善。杨益等发现利用聚氨酯泡沫铝、聚氨酯蜂窝纸板这样的缓冲材料作为吸能层，也可以有效防止或削弱冲击波。

（二）三层材料组合结构

三明治结构由良好的屈曲硬度/重量比和强度/重量比，是潜在的能量吸收结构。具有管状核心的三明治材料对抗冲击载荷与碰撞性能良好。通常此类结构由两层高强度薄面板和中间承载能力相对较弱的轻质柔性芯材通过焊接或胶接而成，面层通常采用铝、铜、钢等金属材料，陶瓷、硬塑料、玻璃钢等，芯材通常采用泡沫塑料、波纹金属薄片、蜂窝金属薄片、聚合物、石棉等。调整上下面板的距离，可增大结构的截面惯矩，提高弯曲刚度，使面板在承受应力时能较好地保持弹性稳定性。芯材形式有泡沫、蜂窝、八面体网架、棱柱、波浪形等。其中，泡沫和蜂窝是应用最早且最广泛的两种形式，而桁架、四棱锥和折板等在轻质、导热性能上具有独特的优点，而点阵结构、六角凹孔网状蜂窝则是近年来兴起的新一代多功能材料。

1. 中间为多孔材料组合结构 在多孔材料两面组合高强度材料,形成复合抗爆结构,实现防冲击、防爆和衰减冲击波的功能,当爆炸冲击波作用到复合结构时,多孔材料产生塑性变形被压实,能够大大地削弱应力波的强度。

(1)金属多孔材料:泡沫铝夹芯材料不仅具备高的抗冲击能力,还具有一定的抗侵彻能力,其抗侵彻性能主要取决于面板的强度以及面板和芯材的结合强度,国内外学者对不同面板的泡沫铝夹芯材料的抗侵彻性能进行了大量研究。通过理论分析泡沫铝三明治板在单位冲量下,结构的变形量及其他相关物理量与结构几何尺寸、材料属性之间的定性关系。有限元软件分析了面板厚度、芯层厚度、芯层相对密度及不同子弹形状对夹芯板抗侵彻性能的影响,以及能量耗散机制,以及数值模拟方法分析面板材料分别为工业纯铝与不锈钢的泡沫铝夹芯梁在不同爆炸荷载作用下的跨中位移与芯材压缩应变的差异,发现面板材料对泡沫铝夹芯梁的压缩应变影响较小。通过对不加任何保护层、仅加一层钢板保护层、加钢板和泡沫铝复合保护层三种结构在爆炸冲击荷载下的空气冲击波超压特性进行数值模拟,以及从变形模式、运动响应和吸能特性等方面对比研究6种夹层结构的动态响应特性,发现铝泡沫芯材密度对夹层结构的动态响应影响较大。研究采用数值计算模型研究了爆炸载荷作用下,应力波在泡沫铝夹层三明治板中的传播规律,对其缓冲吸能、衰减应力波特性进行了对比分析,发现在总体密度相同的情况下,梯度结构具有更好的缓冲效果。鉴于多层泡沫铝较单层防护吸能效率更高,通过研究由上下层钢板和中间三层泡沫铝夹心组成的多层泡沫铝夹心板防护效应,发现泡沫铝密度递减结构较密度递增结构的底板横向挠度小,因此,泡沫铝按密度递减顺序排列能够提升整体结构的抗爆防冲能力。

研究发现在不同子弹冲击速度下铝板-泡沫铝夹芯板相对于纯铝板具有不同的破坏形态;有研究等分析了子弹冲量、面板厚度、芯层厚度及不同芯层类型对夹芯板抗冲击性能的影响;通过冲击荷载下铝板泡沫铝夹芯板初始反向贯穿试验,结果表明,泡沫铝主要承受的是局部压应力,在顶板破坏前,泡沫铝产生应变硬化。通过研究铝合金面板-梯度铝泡沫芯体-装甲钢背板夹层结构的抗爆性能,发现芯体密度梯度排布的铝泡沫夹层结构的抗爆性能明显优于等质量的均匀密度铝泡沫夹层结构,多目标优化可进一步提高结构的综合抗爆性能。任新见等对钢板-泡沫金属-钢板叠合成的三明治结构的抗爆机制进行分析,指出波的反射、散射、干涉所引起的边界效应、会聚效应是其抗爆性能得到提高的主要原因。

(2)水泥基多孔材料:钢板夹芯混凝土组合结构具有结构受力合理、承载力高、刚度大、抗震性能和动力性能好、截面形式灵活、施工快速方便等优点。研究发现泡沫混凝土结构具有明显的吸能作用,随着密度的减小,经过该层后爆炸冲击波峰值应力、应变急剧衰减;其复合防护结构的抗爆吸能是以牺牲泡沫混凝土来保护内层结构的。

(3)聚合物多孔材料:聚合物泡沫是一种最常见的芯材,主要有聚氯乙烯、聚苯乙烯、聚氨酯、聚醚酰亚胺等材料。研究采用胶结方法制备的钢板-高聚物-钢板层压复合材料,结果发现,增加钢板表面的粗糙度和适当加大黏合压力,可改善层压复合材料的成型性。通过用落锤冲击试验研究低速冲击荷载下泡沫聚合物和泡沫金属夹芯材料的动态响应特性,发现泡沫聚合物夹芯结构的破坏模式包括面材剥离、局部出现剪切裂纹、夹芯破碎等几种形式。有研究采用钢筋混凝土及钢板混凝土结构作为上下面板,中间泡沫夹层采用硬质聚氨酯泡沫,来调整爆炸荷载在结构中的分布形式,化局部荷载为整体作用荷载,以达到消减爆炸波减轻结构破坏的目的。

2. 中间为蜂窝结构组合结构 蜂窝夹芯板是在两层面板之间夹一层蜂窝夹芯构成;面板一般承受弯曲变形,是主要的受力部位,芯材将两个面层连接成整体,共同承受外载。主要类型有铝面板-铝蜂窝夹芯结构、碳纤维面板-铝蜂窝夹芯结构、玻璃钢面板-玻璃钢蜂窝夹芯结构等。蜂窝纸板结构上下为两层面纸,中间是蜂巢式的空心夹层结构,再在空心夹层中填充聚氨酯泡沫,也是一种新型的复合结构缓冲材料。

Yoshiaki Yasui 研究了均匀型和锥型蜂窝夹芯板的动态冲击压缩行为,从吸能角度来看,锥形板效果更好。Dear JP 等研究了用片状模塑料、热塑性玻璃毡和蜂窝夹芯板制备的夹芯材料,认为该材料结构可吸收更高冲击能量,具有轻质、刚性高的特点。陈长海等首先利用有限元软件模拟夹层板在冲击波载荷作用下的响应,然后从能量吸收的角度分析夹层板的抗爆抗冲击性能,得到一种优化的夹层板模型。有研究分别对角锥桁架、方形蜂窝和折叠平板三种夹芯平板结构的抗冲击能力进行了比较分析。目前认为蜂窝式夹芯层结构在横向冲击载荷作用下具有稳定的压溃载荷、较长的有效行程，表现出优良的吸能特性；结构密度是影响结构耐撞性能的关键因素，夹芯层高度对结构的耐撞性影响不大。还有研究提出玻璃钢蜂窝夹芯复合材料是制作浅埋抗爆结构的理想材料。

3. 中间为异型结构的组合结构　异型夹芯材料具有可控的优化设计能力，可以设计成点阵夹芯、I 型夹芯、O 型夹芯、V 型夹芯、波纹夹芯等结构类型。Zenkert 和 Burman 对相同结构的夹芯板的比强度进行了研究，发现通过增加 V 型芯材的高度，在夹芯板质量增加很少的情况下，可以明显提高夹芯板的硬度和抗弯强度。D. D. Radford 等对由不锈钢锥状夹芯、不锈钢波纹夹芯和泡沫铝合金组成的固定夹芯梁在冲击荷载下的响应进行了研究，试验发现锥形夹芯的夹芯梁抗冲击性能最差，但所有夹芯梁的抗冲击性能都要高于块体梁。有研究建立了 3D-Kagome 点阵夹芯板在理想冲击荷载作用下的分析模型，经优化设计后的夹芯板是一种刚度更大、抗冲击能力更强、能量吸收与耗散更多的新型轻结构。

金属夹层结构是一类由金属上、下面板以及诸如波纹型、蜂窝型、桁架型等金属夹芯，通过激光焊接技术连接成的一个整体夹层结构。欧美等国已经在其性能、设计、制造等方面开展了大量研究工作；国内在这方面的研究工作目前还未形成体系，在理论计算、试验研究和工程应用上都还存在一定的差距。王果等发现金属基折叠式夹层板具有优良的抗冲击性能，Y 型激光焊接夹层板在水下爆炸冲击波载荷作用下，下面板发生膜拉伸变形，夹芯层发生压皱变形，对上面板起到缓冲作用，降低了上面板的损伤变形，改善了结构吸能效率，表现出优良的抗爆性能。有研究进行了方形蜂窝、I 型夹芯和波纹结构金属夹芯板承受水下爆炸试验，发现响应形式依赖于芯材压缩的相对时间和水中的气穴大小。易建坤等分析了点阵金属夹芯结构抗爆炸冲击过程的理论分析模型、夹芯结构的变形失效形式、抗爆吸能特性和相关影响因素。

4. 其他夹层组合结构　有研究提出一种纤维增强复合材料（fiber reinforced polymer，FRP）、轻质加气混凝土复合的新型夹层结构，结果表明该复合结构抗弯性能得到显著的提高。田志敏等通过抗爆试验研究了拉筋增强夹芯复合结构的抗爆炸荷载能力和典型的破坏形态。研究还发现，双层钢板夹心水泥纤维板的抗爆性能明显优于双层钢板夹心素混凝土板和双层钢板夹心泡沫板，迎爆面以压碎破坏为主，背爆面以拉伸破坏为主，中间层则出现了"层裂"现象。另外，空气夹层结构也是一种抗爆炸能力很强的结构，在重要建筑结构和人防结构中有着极其重要的用途。

（三）多层组合结构

通过刚性材料与柔性材料的多层复合，更容易实现某种设计意图，但目前将三层以上的材料复合结构进行抗爆炸、冲击试验的研究文献较少，而主要是用于进行抗侵彻试验。有研究模拟了直径为 8mm 的圆柱形破片对钢/陶瓷/铝复合靶板的侵彻过程，分析侵彻过程中靶板的破坏机制，结果表明在面密度一定时，减小面板厚度，增加陶瓷和铝背板厚度对复合靶板的抗弹性能有明显提高。对于防护服的材料复合结构选择，Ken-An-Lou 等提出针对非贯穿性损伤的四层防护结构（图 7-2），其中中间两层即阻波层（barrier）和压缩缓冲层（compression）发挥主要的吸收耗能作用。依据此结构，设计了多种材料性能匹配的组合，证明这一组合是冲击伤防护的有效结构模式。

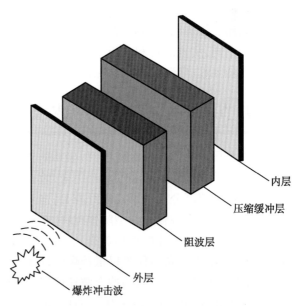

图 7-2　针对非贯穿性损伤的四层防护结构

（四）纤维缠绕复合增强组合结构

将纤维缠绕在材料结构表面，能够改变爆炸荷载下结构的破坏模式，明显改善材料的动力性能。横向裹贴不仅约束内部材料结构的膨胀变形，而且其轴向承载力、抗剪切力得到很大提高，在爆炸载荷作用下会出现弯曲延性反应。Tonatiuh Rodriguez-Nikl 等用准静态荷载模拟爆炸冲击作用于外包有碳纤维的钢筋混凝土柱，结果表明此时钢筋混凝土柱的破坏形式由剪切脆性破坏变为弯曲延性破坏。哈跃等设计了 Whipple 防护结构，玄武岩纤维布按不同方案布置在结构中，研究发现其发生击穿破坏时，击穿孔处的纤维束产生的断裂和孔边处纤维束产生的变形消耗和吸收了撞击物的撞击能量。通过碳纤维布与高强玻璃纤维布复合加固混凝土梁的试验，发现 2 层高强玻璃纤维布与 1 层碳纤维布复合加固的承载力和延性要比 2 层碳纤维布加固的梁分别提高 7.8% 及 10.9%，但刚度要比后者低 10%。鲍育明等发现纤维布加固可以提高承载力 200%，在爆炸载荷作用下，挠度减少 40%~70%。

总之，由刚性材料与柔性材料组成的多层复合材料，具有显著的技术优势，能够更容易地实现抗爆炸冲击、吸收能量、隔音、绝热等防护功能结构一体化的设计意图，但是多层复合材料结构在防护结构中的实际应用还较少，这是由于大部分夹芯材料还处于研究阶段，一些功能特性，尤其是动载作用下的响应还不是很清楚，将其应用于工程实践中存在较大的风险；另外，复合材料的性能与芯材和面板之间的连接方式有很大的关系，目前一般采用焊接和粘结的方式，由于芯材和面板材料种类不同，实现芯材和面板之间的牢固连接存在很大的困难，导致结构性能稳定性差。

第五节　爆炸冲击伤防护装备

既往单兵防护装备主要致力于以轻质防护材料高效阻挡子弹和破片的侵彻。近年来，装备研发人员使用了超高分子量聚乙烯纤维、高强对位芳纶以及轻质防弹陶瓷等新型防弹材料，在有效减重基础上防弹或破片性能显著提高。然而，研究表明，常规防弹装备不仅难以抵挡爆炸冲击波的穿透，抵达防护装置表面的冲击波还能以反射叠加形式增强致伤效应。特别对于密闭空间内爆炸，冲击波还会因墙壁和防护装置表面数次反射和负压作用时间延长进一步增强杀伤效应。因此，减轻爆炸冲击波对人体的伤害，迫切需要在不降低防弹性能、重量可控条件下提升材料对冲击

波的防御效能。目前，针对爆炸冲击时机体受损脏器或部位，需要不断研发基于理想材料组分、结构的防护装具（表 7-3），以满足穿戴条件下对爆炸冲击波、破片及相关裹挟致伤因素的破损杀伤效应。驻伊拉克和阿富汗美军近十年战场阵亡情况表明，减轻（吸收、导引耗散）冲击波和防护枪弹冲击对挽救 95.8% 死亡伤员有重要价值，而改进爆炸冲击伤防护装备并控制出血是减少死亡的主要途径。

表 7-3　爆炸冲击致伤部位的装具防护需求

致伤部位	主要受累脏器组织	防护装具
颅脑	大脑、小脑、脑干	头盔
胸部	肺、心、胸腺	防护服、防护背心
腹部	肝、脾、肾、肾上腺、肠道	防护服
骨盆	尿道、股动脉、肠道	骨盆防爆装置
四肢	肌肉、骨骼、血管	防护服
听器	鼓膜、听小骨	耳罩、耳塞
面部	眼球、颌骨	面罩、眼罩、防护镜、下颌保护装置
颈部	大血管、颈髓	颈部保护装置
手掌	肌肉、骨骼、神经	防护手套
足部	肌肉、骨骼、神经	防护鞋、防护靴

（一）颅脑防护装备

鉴于爆炸冲击波可能在颅脑内部形成气穴或微泡，在内爆效应等机制作用下可能造成脑实质损伤，需要采用有效材料加强对冲击波颅外的吸收和耗散。同时，冲击波动压引起的颅脑位移、抛掷或碰撞，进一步加剧颅脑损伤。因此，须降低颅脑碰撞时的加速度峰值，防护头盔及配套部件无疑是减轻颅脑冲击伤的不二选择。

我国军用头盔始于以防弹钢为主材的 GK80 头盔，但冲击波在头盔内壳表面与头部缝隙之间发生多次反射叠加，使超压峰值提高，从而使头部损伤有加重的可能。随后以对位芳纶防弹复合材料为基材研发的 QGF 系列头盔问世，但以上金属和非金属头盔对爆炸冲击波造成的颅脑损伤防护性能均有待提升。目前，头盔包括防护盔体和悬挂系统。前者以抗弹片贯穿侵彻为主，后者对冲击波导致的非贯穿性损伤防御发挥主要作用。开发具有优良的减震和能量吸收性能的轻质聚合物材料和多层次减震结构是当务之急。有数据显示，我军研制的 HYS-1 型防冲击头盔，经爆炸试

验验证,在中等强度冲击波环境下,能使冲击加速度峰值衰减 72%~82%,平均加速度衰减 50%~71%,可有效减轻头部冲击伤。此外,坦克帽在一定程度上对颅脑冲击伤有防护作用。

事实上,作战头盔用了几百年时间才从防护刀枪棍棒造成外伤发展到防护弹片损伤头部。从本质上讲,20 世纪的大部分作战头盔都是为在战壕或散兵坑作战设计的。在战壕和散兵坑里,弹道威胁大多是来自上方。直到最近几年,由于战斗性质改变,战场外伤的类型发生了变化,越来越多的士兵患上了由钝力、爆炸或子弹冲击造成的头外伤和创伤性脑损伤。其中,大量恐怖袭击或路边爆炸采用的简易爆炸装置(improvised explosive device, IDE)屡见不鲜。根据美国陆军在 2009 年的报告,部署到伊拉克某旅战斗队虽然全部装备有防弹头盔,但所有 3 973 名人员中有 1 292 人受过伤,其中有 907 人(22.8%)经临床医师确诊患有创伤性脑损伤。多数情况下,这些受伤人员会患上战后头痛和/或头晕,随着时间推移还会出现烦躁易怒现象和记忆问题。因此,迫切需要对此类爆炸冲击伤提供更好的防护,并考虑解决因头盔边缘与防弹背心之间部位缺乏防护遭受的损伤问题。因此,外军装备研发部门基于战场伤亡数据反馈,目前倾向于使用头部全防护装置,包括具有防破片性能的护目镜和护颌,以有效减轻冲击波对眼部和耳部的伤害。同时,对于进入头盔的冲击波,全防护还减少了在头颅周边腔隙产生的反射叠加波致伤。

直到最近,外军配发给前线部队的普通头盔仅能在某些时候提供对高速子弹的有限防护。而以更轻的重量改善头盔的冲击/爆炸防护性能尚无法解决。目前,外军提出研发基于头盔的综合头部防护系统。这种头盔拟采用模块化设计,可加装一些附件组件,如夜视系统、眼部和下颌防护系统,以及用于防护更强的爆炸/弹道冲击的附加装甲层等。

在英国,Mk. 6 型作战头盔由 NP 航空航天公司制造,其设计是在 20 世纪 80 年代中期引入的,在钝性外伤的防护方面,这种设计大大优于当时的其他很多头盔。该公司采用人体工学重新设计的 Mk. 7 型头盔延续了 Mk. 6 型头盔优点,包括大量使用内部垫料和颅盖型的支撑框架。从 2009 年开始,为满足紧急作战的需求,在阿富汗服役的部队配发了 Mk. 7 型头盔。

NP 航空航天公司设计了模块化的 AC900/ICH(综合作战头盔)模型,解决了从头盔下缘到防弹背心之间的暴露部位颈部大血管、脑干生命中枢和颈部脊髓提供防护的问题。AC900/ICH 提供了下颌保护装置和全脸面罩两个配件,配件的固定方式设计独特,安装面罩的支架也适合安装夜视装置。获得专利的多轴向壳体结构使 AC900/ICH 在不降低防护水平的情况下重量减少了 10%,这有助于抵消安装下颌保护装置后增加的重量。

美国陆军 2011 年 2 月初宣称正在寻求一种改进的作战头盔设计——增强型作战头盔(enhanced combat helmet, ECH),这种头盔的防弹能力超过了先进作战头盔(advanced combat helmet, ACH)。先进作战头盔于 2003 年首次大量配发部队,目前仍在战场上使用。尽管表面看来增强型作战头盔与其要替代的先进作战头盔区别不大,但据士兵防护及单兵装备(soldier protection and individual equipment, SPIE)项目主管说,两者在性能上的差别非常大。增强型作战头盔要比目前美国陆军大多数部队配发的头盔稍厚,但重量略轻。据称,增强型作战头盔在头部防护能力特别是在头部免遭弹片伤害方面有了巨大飞跃。根据研究数据,增强型作战头盔要在防弹性能方面比先进作战头盔至少提高 35%。因此,增强型作战头盔有在减少创伤性脑损伤方面发挥作用。

增强型作战头盔由 Ceradyne Diaphorm 公司制造,被称为“防御者”无缝防弹头盔(seamless ballistic helmet, SBH),这种头盔使用了专利的热塑复合材料头盔成型技术,改善了对弹片和轻武器的防护效果。据厂家介绍,美军的作战头盔终于可以阻挡步枪子弹了。据称,头盔壳体所采用的无缝防弹头盔技术来自一种多层层压材料,使用这种材料无须切割或缝合任何单层,壳体成型后的所用的层压材料几乎没有折叠,这就保证了壳体性能和厚度的一致性。Ceradyne 公司还声称,把热塑复合材料作为制作增强型作战头盔主壳体的材料不但提高了壳体的防弹能力而且还对工艺产生了很大影响。预计在海水、温度骤变、高空、盐雾和室外等作战环境下这种头盔的性能也不会降低,这是由制造头盔所用材料(尤其是头盔主要部分采用的热塑树脂和纤维材料)的类型和化学性质决定的。

在加拿大,加国防部已经开始试验“士兵综

合头戴系统"(soldier integrated headwear system, SIHS),该系统的一个组成部分就是"先进模块化多重威胁防护头戴系统"(advanced modular multi-threat protective headwear system)。从 2007 年开始,加拿大国防部国防研究开发小组就在开发和改进作战头盔,弥补防护上的空白(例如对头盔和防弹背心之间部位的防护)并提供对面部的保护,不但要防护子弹的威胁还要防护爆炸冲击波的威胁。

2011 年 11 月,士兵系统集成集团(soldier system integration group)的马克·拉特利(Mark Rutley)曾谈及,先进模块化多重威胁防护头戴系统的头盔是一个模块化系统,包括一个内壳、一个防弹外壳、一个下颌保护装置、一个面罩和一个颈部保护装置。在最近的试验中,加拿大所做的工作是把士兵和新的头盔设计放到尽可能真实再现的作战环境中,以测试先进模块化多重威胁防护头戴系统概念的表现,确保设计真正有效。这种装备(模块化头盔)的优点是可以根据每次任务的需要进行改造。根据不同任务的需要,展开后勤行动时可以使用基本型头盔,而作战时则可使用提供最大防护的下颌保护装置和面罩,以有效防御轻微钝性损伤(mBTI)和面部损伤。

加拿大防弹眼镜制造商视威迅军事公司(revision military)(目前该公司在向很多北约国家供应作战用眼睛保护装备)把业务扩展到了模块化头盔领域,希望能够满足国家的需要。该公司曾在伦敦 2011 国际防务展(DSEI)上公布了革命性的 BATLSKIN 模型。随后,视威迅军事公司新的全集成模块化设计以 BATLSKIN 为基础,集成了外伤衬垫、通信系统、抬头显示器、防化学、生物、放射和核面具、增强型夜视镜,并且配备了可选的面罩和下颌保护装置来提供对钝力、爆炸和子弹更好的防护(相对于仅有头盔壳体)。基于对头部保护系统的广泛研究与开发,视威迅军事公司新式头盔和头部保护系统能帮助减少脑部损伤,重量更轻,并且能够提供优良的防弹能力。因此,基于新材料和新程序迭代,通过持续不断地设计、开发和演示供乘车和徒步士兵使用的可扩展模块化头盔系统,旨在提供比目前头盔更好的冲击防护能力并整合电子设备和电力供应,也可使士兵定制自己所需防护的水平,根据不同任务需要的操作装备。

美国陆军纳提克(Natick)士兵研发与设计中心的项目工程师 Don Lee 表示:"目前的情况是尚未采用以士兵为中心的设计原则把头部防护和功能能力设计成一体化平台,这妨碍了对重量、平衡性和集成子组件的优化。"在谈到视威迅军事公司头盔研发时,他说:"这个开发合同支持头盔电子设备和显示系统——可升级的陆军技术目标(upgradeable army technology objective),预计会开发一体化的头盔系统技术,包括升级的子弹和冲击防护,集成防化学、生物、放射和核功能的面具,全脸防护以及向士兵和陆战队员提供可操作信息的集成抬头显示器和传感器输入端。研究期待最终产品是一些工具和技术,使功能不断拓展、优化的头盔系统在战场爆炸冲击环境中发挥关键防御作用,这些系统能够提供更好的头部保护并考虑到增强的态势感知,从而提高任务效能,使官兵在战场上拥有决定性优势。

(二)胸腹防护装置

躯干防护器材主要是研制冲击波防护服,其目的是阻挡或削弱冲击波对人体胸腹壁的直接作用,从而减轻冲击波对内脏的损伤。20 世纪 80 年代,美军对 Kevlar 防弹背心进行过冲击波防护效果实验。结果发现,由于层叠间隙的存在,穿着软体防弹背心后,传递到身体便面的超压峰值反而高于未穿防弹衣的情形,肺冲击伤加重。有研究表明,一定厚度的发泡镍可衰减冲击波超压峰值 26%,同时使冲击波上升时间延长,以此为主构成的复合材料防护背心,可使实验动物的伤情明显减轻,病死率降低。也有人报道水手如穿上含气的压缩性泡沫材料,使机体的含气部分(胸腹腔)同周围的水分开,可有效地防止水下冲击伤或使其伤情明显减轻。但值得注意的是目前装备的制式防弹服或防弹背心,虽对破片有较好的防护效果,但临床和实验研究均表明对冲击伤无防护效果,甚至可加重冲击伤的伤情,在冲击伤诊治中对此应高度注意。从临床诊治角度分析,针对冲击波靶器官的防护还须考虑防护装备的可穿戴性、柔韧性、智能性以及阻燃性等诸多环节,以实现爆炸冲击波防护基础上临床诊治的精准度和前瞻性。事实上,日本防卫省表示,从 2017 年开始正式在新的爆炸冲击实验设施中,着手研究可以防止炸弹冲击波入侵人体,达到保护效果的防护服和防护面具等。

(三)骨盆防护装置

据美军 2001—2011 年在伊拉克和阿富汗战

场的阵亡情况数据,地面部队徒步巡逻时遭受简易爆炸装置,腹部、盆腔和尿道大面积损伤。为此,骨盆爆炸防护装置是用于骨盆和股动脉的新型防护系统,将取代现有的两种防护系统:一件贴身衣和一件外套。士兵喜欢简化的并且适应身体外形的防护系统,反馈信息也表明该系统的机动性提高。

(四) 听器防护装置

佩戴各种耳塞、耳罩可减轻爆炸冲击波对听器的损伤。如美国的 EAR 耳塞,在频率 63 ~ 8 000Hz 范围内按严格实验条件使用者可衰减 30 ~ 48.9dB,一般用户可衰减 14 ~ 25dB,国内研制的 69 型耳罩可隔声 14.7 ~ 40.3dB。坦克乘员戴防护帽无耳机者可隔声 30 ~ 40dB。

(五) 足部防护装置

美军装备的楔形金属板减震鞋可用于舰艇足部冲击伤的防护。我军研制的舰艇防冲击鞋,其抗冲击性能在加速度峰值为 92G 时,后跟加速度衰减可达 61.1%,加速度峰值在 120 ~ 170G 时,其后跟加速度衰减仍可达 50% 左右,目前可用于扫雷舰艇人员执行扫雷任务时的防护。根据减压原理和爆炸力学原理研制的各种防雷鞋,可避免或减轻地雷爆炸损伤。如我军研制的 FLX-1 型防雷鞋,在实验条件下可衰减空气冲击波 77% 的能量。

第六节 爆炸冲击伤防护措施

一、规划设计与防护宣教

(一) 爆炸危险品厂房规划设计

生产、贮存爆炸物品的工厂、仓库选址时,应建立在远离城市人口密集区域的独立地带,相关厂房建筑须与周围的水利设施、交通枢纽、桥梁、隧道、高压输电线路、通信线路、输油管道等重要设施保持安全距离。同时,确认选址范围的工厂在总体规划和设计时,应严格按照生产性质及功能划分作业区域,并使各分区与外部重要目标、各区之间保持必要的间隔距离。

对于爆炸防护安全距离的界定,包括内部安全距离和外部安全距离。即为保证爆炸事故发生后对建筑物及相关人员的损毁不超过破坏等级,危险品生产区、总仓库区、销毁场等区域内的建筑物之间应保持足够的安全距离,即内部安全距离。危险品生产区、总仓库区、销毁场等与该区域外的

村庄、居民建筑、工厂、城镇、运输线路等必须保持足够的安全距离,称外部安全距离。具体安全距离的数值确定须遵照设计安全规范。

在爆炸冲击防护的生产工艺布置上,须遵循以下原则:①在生产工艺方面应尽量采用新技术、智能化,以做到人机分离,远距离操作。②在生产工艺流程中,需区分开危险和非危险生产工序,两者宜分别设置厂房。③在厂房内部工艺布置中,宜将危险生产工序留置在行人稀少、位置偏僻的一端,顺次衔接危险度较低的生产工序,危险品暂存部位也宜布置在地处偏僻的一端。④危险品生产厂房和库房在平面上应布置成简单的矩形,便于爆炸事故发生时人员紧急疏散。⑤对于有泄爆要求的工艺设备,在布置时应使其泄爆方向避开建筑物和主要道路。⑥抗爆间的设置应符合安全规范的要求。

自动快速雨淋灭火:烟火药和火炸药燃速极快,在数秒内就能造成爆炸事故,所以在烟火药和火炸药生产厂房,须广泛采用快速雨淋设备等自动快速灭火装置。快速雨淋设备主要由光敏探测系统及雨淋管网组成。当厂房内起火时,光照骤然增大,光敏电阻的电阻值变小,控制系统电流增大,通过电子放大器、继电器,使电磁阀打开,雨淋管网喷水灭火,阻止爆炸事故。

此外,对于生产作业爆破,避免在清晨、傍晚或露天等有利于空气冲击波传播的气象条件下实施爆破。尽量避免采用裸露药包爆破或导爆索露天爆破,必须采用时,要覆盖砂土。

(二) 爆炸危险品防爆宣传教育

在室内,应利用墙角、墙边或桌子下卧倒或坐着防护;有人防工事的应利用工事进行防护;来不及进工事的,利用地形地物进行防护。当有较大的地形地物时,应横向卧倒;当地形地物较小时,面向爆心卧倒;地形平坦时,背向爆心卧倒。其动作要领:两手交叉在胸前,闭眼收腹;两腿伸直且并拢,低头憋气用物遮,以达到被防护对象在爆炸冲击波作用下的最低毁伤状态。

1. 简易防护动作

(1) 立即隐蔽:冲击波的传播速度要比光辐射慢得多,在大当量核武器爆炸时,闪光后要经过一定时间才能到达不同距离处。如 10 万等级当量核武器空爆时到达 10km 处需 26s。因此,发现闪光后,立即就近快速进入工事或在地形地物背面隐蔽,就可避免或减轻冲击波引起的损伤。

（2）就地卧倒：在冲击波直接杀伤区内的人员，特别是距离爆心较近的人员，可被冲击波动压抛掷、位移或"吹倒"。这些人员如无地形地物或工事可利用时，应立即背向爆心俯卧在地。即身长平行冲击波传播方向时，头部应尽量远离爆炸源。人员俯卧时的迎风面积仅为立位时的1/5，可以降低总冲量，大大地削弱冲击波动压的致伤作用，俯卧在一定程度上还可避免胸腹部直接受压。

（3）避开门窗和墙体：在城镇居民区发生爆炸时，门窗上的木板和玻璃常被打碎，击中人体后可造成间接损伤，重者有致命的危险。因此，室内人员来不及外出隐蔽时，应避开门窗，在墙根、屋角、桌下或床下卧倒。考虑到冲击波的反射效应，在条件允许时爆炸现场人员应尽量远离墙壁，迅速转移到空旷地方。

（4）其他动作：爆炸时张口或掩耳对听器冲击伤（如鼓膜破裂）均有一定的预防作用。在扫雷艇上执行任务的人员，应尽量减少行走，如确需行走时，最好用足尖着地，以避免或减轻水下非接触性爆炸时引起的固体冲击伤。当可能受到水下兵器或导弹、航弹水中爆炸时，水中作业人员应尽快从深水区转移到浅水区，尽可能地将躯体显露出水面，来不及时可采用仰卧于水面的体位，以避免或减轻水下冲击伤。

2. 地形地物　地形地物对冲击波有屏蔽或加强作用。冲击波在沿地面传播的过程中，当遇到高地、土丘和山峰时，在朝向爆心侧的正斜面上，冲击波因受阻而发生反射，致使超压增强。冲击波沿高地、土丘或山峰的两侧和顶部绕过时，其背面的超压和动压都有所降低，从而形成了一个减压区。在减压区以远的地域，冲击波汇合在一起，超压又有所增加，形成一个增压区。一般来说，高度的正斜面坡度愈大，超压增加愈大；反斜面坡度愈大，减压区内超压和动压低得也愈多。因此，利用上述地形地物的特点，如人员见到闪光后可立即进入高地、山峰的反斜面的减压区内，可避免或减轻冲击波引起的损伤。

土坎、土坑、侧向涵洞和桥洞、背向爆心的路基及城市下水道等也有一定的防护效果。但在利用地形地物时，要避开容易倾倒的建筑物（如高烟囱、高层单薄房屋）、朝向爆心的山谷地带（可能因冲击波合流而致超压增大）。

因此，在易燃易爆品厂区或场地选择上，首先，主厂区应根据工艺流程、安全距离和各小区的特点，在选定的区域范围内，充分利用有利、安全的自然地形加以区划，以有效防御爆炸冲击波。其次，易燃易爆品总仓库区应远离住宅和城市人口密集区域，有条件时最好将此类仓库置于山沟或类似掩体区域。同样，爆破销毁厂区应选择山沟、丘陵、河滩等有利的自然地形，在满足安全距离条件下，确定销毁场地和相关建筑的位置。

二、设置人工屏障

（一）防爆挡墙

巷道中空气冲击波可采用"挡"的措施削弱其强度。例如在爆区附近垒砖墙、垒沙袋、砌石墙等构筑阻波墙。有些国家曾采用高强度的人造薄膜制成水包代替阻波墙。充满水的水包与巷道四周紧密接触，当冲击波来到时水包压力增大，即将其转移到巷道的两旁，增加了抗冲击波的能力。水力阻波墙造价低，制作快，防冲击波效果好，一般可减弱冲击波3/4以上，并能降低爆尘和有害气体。因此，人造挡墙可以减弱炸药爆炸产生的冲击波、碎片对建筑的危害。构筑防爆挡墙是抗爆设计的方式之一。

（二）气泡帷幕

水下爆破时，降低水下爆炸冲击波强度的有效措施是采用气泡帷幕防护技术。就是在爆源与保护对象之间的水底设置一套气泡发射装置。一般采用钢管在其两侧开设两排小孔，当向发射装置输入压缩空气后，大量细小气泡便从小孔连续不断地向外射出。受浮力的作用，气泡群由水底向水面不断上升，形成一道气泡帷幕。能有效地减弱冲击波压力峰值，对保护对象起防护作用。经过工程验证，效果良好。

（三）防冲减震器材

钢弹簧隔震器是一种典型的防冲减震器材。在外界冲击作用下，它首先将冲击动能吸收，转换成内部弹性势能，随后以相对缓慢的速率，将此势能释放重新转换成动能。同时，伴随阻尼作用使部分动能转化为热能而耗散，如此往复，一般在数次循环后，就可大幅耗散掉冲击能量。在美国夏延山地下指挥中心工程中，配有1 300多个大型螺旋钢弹簧，可对15幢离壁式钢结构房屋进行整体防护。

磁流变液阻尼器是一种主动型防冲减震器材，可以根据外界冲击输入的变化，自我调节输出阻尼力和系统刚度,从而达到最优震动防护效果。

三、工事防护

工事是基本的防护手段。为保存有生力量,采取各类隔冲耗能措施,转动为势、化大为小、确保安全,就成了爆炸冲击防护必须坚守的最后底线。地下的各种永备工事和人防工事,可以有效地屏蔽冲击波动压和超压的作用,因而可以避免发生冲击伤,或使伤情大为减轻。各种露天工事,如堑壕、掩体和崖孔(猫耳洞)等,基本上可以屏蔽动压的致伤作用,超压的致伤作用也大为削弱(可使压力上升时间显著延长),因此也有不同程度的防护作用。

野战工事包括露天工事(堑壕、交通壕和各种掩体)、掩蔽工事(崖孔、避弹所)以及间于两者之间的掩盖机枪工事和观察工事等。此类工事取材方便、构筑迅速、设备简单、形式多样,具有一定的防爆炸冲击波效果。

(一) 露天工事

在各种露天工事内,超压值常较旷场环境为高。由于冲击波波阵面超压在工事内多次反射而使压力值增高的原因,其增加规律是,离爆心近的工事比离爆心远的工事大,向爆心崖壁的较背离爆心崖壁的大,工事深的比工事浅的增压大。

虽然露天工事内的超压值较地面为高,工事内的冲击伤却较地面轻 1 ~ 2 级。究其原因,主要是因为工事内基本屏蔽掉了动压的作用。此外,还可能与崖孔等野战工事内超压峰值下降梯度较大、持续时间较短有关。因此,造成同样的伤情所需的超压值较旷场环境为高。

在剧烈爆炸冲击波作用下,露天工事可能发生坍塌或被覆材料坠落等,由此使工事内人员发生间接损伤。在燃料空气炸弹爆炸试验中可见,距离爆心较近的交通壕等野战工事爆后塌方,致使布放于此处的动物被完全掩埋。

(二) 掩蔽工事

掩蔽工事的防冲击波作用是因为其有足够的抗力,并能阻止冲击波进入工事内,由此使工事内人员免遭损伤或伤情减轻。据测定结果,掩蔽部内的超压仅相当于旷场超压的 5% ~ 10%。避弹所对冲击波的削弱能力较差,射击、观察工事的孔口多,防冲击波作用更差,其中超压值约为地面的30% ~ 40%。如密闭门被破坏,则工事内的超压值会有所增高。反之,如加强掩蔽部的防护门,则工

事防冲击波的效果会显著提高,工事内的超压值有时仅为地面的 2% ~ 3%。

强冲击波可使掩蔽工事发生破坏,如出入口堵塞、孔口盾板震开、防护门损坏、主体结构变形、错位、断裂等,从而使工事内人员发生间接损伤。因此,增加孔口和防护门的强度,人员尽可能远离防护门,提高主体部分的抗压能力,对防止或减轻间接爆炸冲击伤有重要作用。

(三) 人防工事

全国多数城市建有人防工事。平时,可作为一般的地下建筑,以充分发挥其经济效益;战时,则可有效防护爆炸冲击波和其他致伤因素的作用。此外,人防工事对核爆炸冲击波和其他杀伤因素具有较好的防护效果。常用的人防工事有掘开式工事、巷道、地道、坑道和附建式人防工事。

掘开式人防工事对冲击波有明显的削弱作用。工事内超压峰值降低,升压时间延长,工事内压力波(pressure wave)形发生改变。出入口常常是工事最薄弱的环节。许多人防工事的主体结构抗压能力很强,但出入口却易受冲击波作用而发生破坏。因此,在设计人防工事时,须保证足够强度的防护盖板,并从工事设计环节防止出入口堵塞。

人防工事的内部结构与冲击波耗散密切相关。在冲击波通过巷道或地道分岔与转弯变向时,其超压会沿岔口各自向前分流传播并衰减。实验证实,冲击波通过单向转弯变向时,波阵面超压略有降低;而通过双向转弯变向时,超压大为降低。冲击波所通过巷道断面的缩小和扩大均会对冲击波超压带来明显影响。当巷道断面突然由大变小时,冲击波在此情况下将出现一个反射面并产生一个压缩空气层,此层向小断面巷道流动时,会产生比大断面超压要大的冲击波。反之,当冲击波突然由小断面巷道进入大断面巷道,由于波阵面迅速扩大,其超压很快降低。再次,巷道表面粗糙率越大,巷道断面愈小,冲击波冲量衰减越快。

(四) 永备工事

永备工事是指平时构筑的坚固耐用的一些工事。其特点是抗力强,孔口防护口严密,内部设备较为齐全。永备工事多在地下,主要供作战指挥和掩蔽人员使用。另有一些建于半地下或地面上,主要用于掩蔽兵器。各种永备工事因有一道或数道防护门,并有消波装置,故可有效防止冲击

波进入工事内。通风滤毒间是工事薄弱部位,此处超压值常高于其他部分,该处人员在爆炸冲击暴露时易于受伤。此外,触地爆炸时可产生直接传入地下的地震波。此时,地下工事内人员可能因直接接触工事内墙或地面而遭受间接冲击伤。

四、兵器防护

装甲车辆和舰艇等均配置有一定火力和武器装备,因此,也属于大型兵器类。同时,它们又具有一定的屏蔽作用和密闭性能,对爆炸冲击波有一定防护效果。

(一)装甲车辆

坦克有较高的密闭性能,冲击波不易进入车内,因此坦克内的超压值较旷场环境为低。依照坦克型号及车内装置不同而有所差异,约为旷场超压值的7%~70%。压力上升时间较慢,旷场仅有数毫秒至十几毫秒,车内约几百毫秒。正压作用时间两者差异不大。由于超压上升时间较慢,因而引起同样的伤情所需压力值较旷场环境为高。动压一般不直接作用于坦克内乘员,但强大的动压可使装甲产生冲击加速度,从而可使与装甲车接接触部位发生损伤。此外,因强大的动压造成坦克位移、翻转等情况,坦克内乘员也可能发生间接损伤。据实验观察,核爆炸时,坦克内动物冲击伤常较旷场环境轻1~2级,基本不会发生极重度冲击伤,杀伤半径也明显缩小。

(二)舰艇舱室

其防冲击波效果取决于抗压和密闭性能。舱室内除超压峰值较地面为低外,其压力上升时间也较慢,约为几百毫秒至1秒;压力作用时间延长,通常相当于舱外的1倍多。由于以上防护性能,舱室内冲击波对动物的杀伤半径较地面明显缩短,为地面的10%~90%。

第七节 爆炸冲击伤防护瓶颈

迄今为止,爆炸事故发生往往难以预测,爆炸物威力和与人员的相对距离常常是决定伤员预后的重要制约因素。因此,爆炸冲击伤的防护首先需要暴露人员对爆炸风险有理性的认知,这是防护装备得以有效普及的关键。对军事和爆破作业人员而言,防护装备往往是常规配置,而对多数无法感知风险的平民由于经济原因、疏忽大意以及防护装备效能的局限性,仍然在致命性爆炸冲击

伤发生时,遭遇严重损伤和失能结局。因此,从社会安全角度分析,生产、生活中,任何有爆炸风险的环境,都应该作为常识对广大民众反复宣传,常抓不懈。防爆炸冲击伤的安全意识与装备材料的防护同等重要,是防患于未然的明智选择。

大量数据表明,爆炸冲击伤诊断中,爆炸物的威力和伤员距离爆心的距离是首先需要明确的致伤因素。其次,爆炸环境(密闭环境、开放环境)和环境介质(空气、液体)是决定冲击伤伤情的重要因素。再次,压力波在固体界面(墙体、工事),可增加冲击波压力毁伤效应。此外,有无障碍物的阻隔,在伤员致伤中亦需作为独立变量予以考量。在可能条件下,明确以上因素,对于爆炸冲击伤防护材料和装备配置的针对性和个体化有重要价值。而且,在有防护条件下,对脏器损伤的发生、伤情轻重判别同样具有重要价值。

既往爆炸伤数据显示,枪炮致爆炸冲击伤的致伤时间多在2~10ms,和平时期,由于生产作业的实际需求,以及化学危险品存量的骤增等新情况,一旦发生失控性爆炸,爆炸时间往往偏长,既往针对短时程爆炸冲击伤防护方法可能尚无法完全满足和平时期许多爆炸冲击伤防护需求,需要基于实验室研究结果的循证医学数据,结合数学模拟和经验评估方法,对长时程爆炸冲击伤防护效能进行准确判别。

在实现爆炸冲击伤有效防护条件下,鉴于爆炸威力和伤情的复杂内在联系,部分伤类仍防不胜防。事实上,爆心较近距离伤员无损伤,并不意味较远距离的其他伤员无损伤。在相同距离有未发生损伤伤员,也并不能判定相邻人员无冲击伤发生。从逻辑上分析,爆炸冲击伤防护有可能掩盖部分伤员内脏损伤临床表征。因此,为获得确切诊断,伤员主诉或陪同人员主诉的采集须力求客观准确,尽早处置威胁生命的急症。对于体格检查(呼吸频率、氧饱和度、影像资料和气栓指征等),必要时须行动态观察,谨防漏诊、误诊,特别是对滞后表征的精准把握。与此同时,须关注冲击伤并发症的预警诊断(基因型、生物标志物),以及伤员非遗传信息(年龄、性别、生理状况、基础疾患等)。在处理机体损伤基础上,精神创伤的诊治亦须采用有效对症措施(如动眼疗法、内观疗法、其他精神疾患舒缓措施等)。

此外,基于最好的治疗就是预防,再好的治疗也不及有效预防思路,需采用新型生物、化工材

料,满足轻便、柔顺、阻燃、隔热基础上的迭代尝试和循环验证,以不断提升材料对于爆炸冲击能量进行有效的吸收、导引和耗散,从冲击波超压或负压峰值、压力作用时间以及压力升压时间三方面发挥有效防护作用。既往防护材料在有效性、安全性、舒适性方面尚有较大提升空间。

在个体冲击伤防护方面,建议作业人员在实现自身有效防护基础上,对于作业面存在潜在爆炸物(粉尘、燃气、油料、手机等)的环境防护,有减轻冲击波作用于人的强度和时程,同样至关重要。这需要防护材料的量产规模,使用中能够实现经济成本。从既往爆炸冲击伤经验看,破片或投射物致伤常常伴随冲击波,因此,在防护效能上,获得有效抵御冲击波基础上,确保防破片效能不降低甚至进一步提升,这就决定防护材料倾向于采用复合型,兼具防弹/破片性能。此外,为获得冲击波暴露时的频次、压力参数,量化评估伤情,研发智能化预警装置迫在眉睫。

因此,爆炸冲击伤难以预测、爆炸环境千差万别、致伤因素复杂多样、受伤人群个体差异、救治时效不尽相同决定了防护转化研究的复杂性,特别是防护材料复合型、适宜性难度大,而且基于防护的预警诊断、评估和救治中面对大量数据,评估指标亟待优化,这些因素都决定爆炸冲击伤防护挑战巨大。

第八节　爆炸冲击伤防护愿景

迄今,爆炸冲击伤防护材料和装备研发已有许多突破,特别是在材料科学、化学、生物力学、医学的长足发展和交叉融合背景下,对爆炸冲击波的防御能力必将不断得到提升。然而,由于人类对于物质世界的洞悉总会受到认知深度和广度的制约,加之主观臆断或盲人摸象式的思维局限,对爆炸冲击伤防护无限趋近客观真实并非易事。事实上,动植物在长期进化、物竞天择的生存压力下,会自然获得优于人类的防御损伤的组织结构,对于冲击伤防护也许会提供灵感和启示。观察发现,啄木鸟为了觅食和凿洞,用其长嘴以 6~7m/s 冲击速度、约 10 000g 加速度进行啄木,此时脑部所受冲击是其体重的 1 000 倍,却不会发生头部冲击伤。研究证实,除下喙比上喙长、"安全带"样舌骨结构外,颅骨海绵状骨小梁赋予的"弹性"可有效地缓冲撞击,吸收冲击力。颅骨外的软骨

和肌肉组织也是优良的减震装置。同样,许多鸟类在飞行中头部会无意识撞到玻璃上,但会迅速恢复并飞走。另外,柚子的抗冲击性能也值得关注。作为最大的柑橘类水果,柚子直径在 15~25cm 之间,重量可达到 6kg。即使从 10m 高处掉落,柚子外表面几乎没有伤痕。研究证实,柚子皮的独特结构使其可以承受数千牛顿的冲击力,吸收大量机械能。其原因在于它含有两种不同的生物组织:含有皮脂腺的外表皮以及较厚的白色海绵状中间皮。而且,从柚子外皮部分到中间皮部分其密度呈现逐渐变化的特点。这种渐变的组织层次有效避免了在组织成分、结构以及机械性能上的突变,从而降低了冲击暴露时发生组织撕裂的可能性。因此,基于以上动植物天然防冲抗震结构,从仿生学和组织学角度探究减轻爆炸冲击材料结构可能会有重要启示。

可以预料,在人力所及范围内,爆炸冲击伤防护的基础就是牢固树立安全第一、警钟长鸣的监督和防控机制。随着时间推移,爆炸物类别必然更加多样,致伤形式可能日趋复杂,这就决定爆炸冲击伤防护材料和装备需要按照因"矛"设"盾",铸盾为先的思路,迭代升级。特别是面对现今精确制导式大当量、深钻地爆炸武器打击,只有采取多层设防、层层耗散的综合防护措施,才可能达到最佳防爆抗冲效果。而且,随着材料科学和电子技术的迅猛发展,智能防护、预警为先的防护的理念将会成为冲击伤防护材料和装备研究的必然趋势。任何材料和装备的革新,必然是以消减损伤,以人为本的防护理念为基本着眼点,关键是坚持基于实践、推理和数学方法的科学认识论,虽然冲击伤防护研究的转化应用任重道远,但前景无限。

第九节　结语和展望

爆炸冲击致伤与防护作为"矛"和"盾",随着科技的迅速发展可能出现新的对立形式,但按照"一物降一物"的哲学观点,面对未来出现的新型爆炸物,特别是对于高能爆炸、投掷物爆炸等只能与时俱进,趋利避害,动态平衡,适度调整。伤情诊治的初衷在于救治原发损伤,防治并发症,恢复伤员身心完整性。而防护策略则是临床诊治的前伸与拓展,是爆炸冲击风险存在,人类恐惧本能无法克服境况下争取主动诊治的"哨卡"。依照防

护参数的预警、防护脏器的类别、防护效果的评估，积极吸纳先进新型多尺度生物和化工材料（聚脲复合或改构材料、低环境健康风险纳米材料、掺入高聚物等），是防护装备研发、升级的必需。我们相信，在抓好源头监控基础上，研发新型装备、即时反馈升级，以应对各类安全生产事故、恐怖袭击、煤矿爆炸等威胁，将有望实现防诊互动，防治共进，在理论和技术方面切实提升我国冲击伤防护水平，有效加强爆炸冲击伤综合防护体系建设。

（杨　策）

参 考 文 献

1. 王正国. 冲击伤. 北京: 北京: 人民军医出版社, 1983.

2. 王正国. 外科学与野战外科学. 北京: 人民军医出版社, 2007.

3. 郭光. 冲击波损伤动物实验. 北京: 人民军医出版社, 1988.

4. 杨志焕, 张均奎, 王正国, 等. 复合材料对冲击伤防护效应的实验研究. 西南国防医药, 1994, 4(3): 129-130.

5. 王礼立. 应力波基础. 2版. 北京: 国防工业出版社, 2005.

6. 尹志勇, 杨志焕, 蒋建新, 等. 水下冲击伤防护的初步探讨. 解放军医学杂志, 2004, 29(2): 103-106.

7. 邢叔星, 尹志勇, 杨志焕, 等. 水下冲击伤个人防护的实验研究. 爆炸与冲击, 2007, 27(1): 82-86.

8. 李晓炎, 杨志焕, 王正国, 等. 发泡镍对肺冲击伤的防护效果及其机理研究. 西南国防医药, 1995, 5(6): 333-335.

9. 中华医学会创伤学分会. 天津港"8.12"大爆炸伤员伤情特点与救治反思. 中华创伤杂志, 2015, 31(9): 810-813.

10. 杨策, 蒋建新, 杜娟, 等. 基于冲击伤诊治思考非战争性爆炸的防护策略. 中华诊断学电子杂志, 2016, 4(1): 10-12.

11. 彭刚, 王绪财, 刘原栋, 等. 复合材料层板的抗贯穿机理与模拟研究. 爆炸与冲击, 2012, 32(4): 337-345.

12. 刘新让, 田晓耕, 卢天健, 等. 泡沫铝夹芯圆筒抗爆性能研究. 振动与冲击, 2012, 31(23): 166-173.

13. 李顺波, 杨军, 夏晨曦. 壁厚对泡沫铝填充钢管的抗爆性能数值模拟研究. 应用基础与工程科学学报, 2012, 20(6): 1014-1021.

14. 谢卫红, 杜红涛, 李顺才. 聚氨酯泡沫铝复合材料动态力学实验. 复合材料学报, 2011, 28(3): 103-108.

15. 谢卫红, 杜红涛, 李顺才. 泡沫铝与聚氨酯泡沫铝吸能特性对比. 沈阳建筑大学学报（自然科学版）, 2011, 27(2): 307-311.

16. 肖锋, 谌勇, 章振华, 等. 三明治结构爆炸冲击动力学研究综述. 噪声与振动控制, 2012, 12: 1-7.

17. 杨策, 蒋建新, 杜娟, 等. 2000年至2015年国内174起爆炸事故冲击伤诊治分析. 中华诊断学电子杂志, 2016, 4(1): 36-40.

18. 石少卿, 刘仁辉, 汪敏. 钢板-泡沫铝-钢板新型复合结构降低爆炸冲击波性能研究. 振动与冲击, 2008, 27(4): 143-147.

19. 易建坤, 马翰宇, 朱建生, 等. 点阵金属夹芯结构抗爆炸冲击问题研究的综述. 兵器材料科学与工程, 2014, 37(2): 116-120.

20. 杨策, 蒋建新, 杜娟, 等. 爆炸冲击伤诊治中值得关注的几个问题. 中华诊断学电子杂志, 2016, 4(1): 23-25.

21. 杨策, 蒋建新, 杜娟, 等. 从转化医学视角认识肺爆炸冲击伤的精准诊治. 中华诊断学电子杂志, 2016, 4(1): 4-6.

22. 顾文彬, 徐景林, 刘建青, 等. 多层泡沫铝夹芯板的抗爆性能. 含能材料. 2017, 25(3): 240-247.

23. PENN-BARWELL JG, ROBERTS SA, MIDWINTER MJ, et al. Improved survival in UK combat casualties from Iraq and Afghanistan: 2003-2012. J Trauma Acute Care Surg, 2015, 78(5): 1014-1020.

24. WESTROL MS, DONOVAN CM, KAPITANYAN R. Blast Physics and Pathophysiology of Explosive Injuries. Ann Emerg Med, 2017, 69(1S): S4-S9.

25. CHAN RK, SILLER-JACKSON A, VERRETT AJ, et al. Ten years of war: a characterization of craniomaxillofacial injuries incurred during operations Enduring Freedom and Iraqi Freedom. J Trauma Acute Care Surg, 2012, 73(6 Suppl 5): S453-458.

26. CHAMPION HR, HOLCOMB JB, YOUNG LA. Injuries from explosions: physics, biophysics, pathology, and required research focus. J Trauma, 2009, 66(5): 1468-1477.

27. IQBAL N, TRIPATHI M, PARTHASARATHY S, et al. Polyurea coatings for enhanced blast-mitigation: a review. RSC Adv, 2016, 6: 109706-109717.

28. HADJADJ A, SADOT O. Shock and blast waves mitigation. Shock Waves, 2013, 23: 1-4.

29. PRETE ED, CHINNAYYA A, DOMERGUE L, et al. Blast wave mitigation by dry aqueous foams. Shock Waves, 2013, 23: 39-53.

30. GRUJICIC M, YAVARI R, SNIPES JS, et al. A zeolite absorbent/nano-fluidics protection-based blast and ballistic-impact-mitigation system. J Mater Sci, 2015, 50: 2019-2037.

31. FU Y, MICHOPOULOS J, SONG JH. Dynamics Response

7

of Polyethylene Polymer Nanocomposites to Shock Wave Loading. J Polym Sci, Part B: Polym Phys, 2015, 53: 1292-1302.

32. TEKALUR SA, SHUKLA A, SHIVAKUMAR K. Blast resistance of polyurea based layered composite materials. Composite Structures, 2008, 84: 271-281.

33. YEHIA A. BAHEI-EL-DIN, GEORGE J. et al. Fredricksen. A blast-tolerant sandwich plate design with a polyurea interlayer. Int J Solids Struc, 2006, 43: 7644-7658.

34. GRUJICIC M, BELL WC, PANDURANGAN B, et al. Blast-wave impact-mitigation capability of polyurea when used as helmet suspension-pad material. Mater Design, 2010, 31(9): 4050-4065.

35. GRUJICIC M, BELL WC, PANDURANGAN B, et al. Fluid/Structure Interaction Computational Investigation of Blast-Wave Mitigation Efficacy of the Advanced Combat Helmet. JMEPEG, 2011, 20: 877-893.

36. LI MH, BAI CH, SHI MW, et al. Experimental Study of the Compressive Performance of Life Jacket Use Polyurethane Foam for Blast Wave Protection. Advanced Materials Research, 2012, 463-464: 457-462.

37. TEKALUR SA, SHUKLA A, SHIVAKUMAR K. Blast resistance of polyurea based layered composite materials. Composite Structures, 2008, 84: 271-281.

38. GRUJICIC M, PANDURANGANA B, BELL WC, et al. Molecular-level simulations of shock generation and propagation in polyurea. Materials Science and Engineering A, 2011, 528: 3799-3808.

39. BUSCHE MN, GOHRITZ A, SEIFERT S, et al. Trauma mechanisms, patterns of injury, and outcomes in a retrospective study of 71 burns from civil gas explosions. J Trauma, 2010, 69(4): 928-933.

40. PLURAD DS. Blast injury. Mil Med, 2011, 176(3): 276-282.

41. YANG C, GAO J, WANG HY, et al. Effects of hypothalamus destruction on the level of plasma corticosterone after blast injury and its relation to interleukin-6 in rats. Cytokine, 2011, 54(1): 29-35.

42. ROSSI T, BOCCASSINI B, ESPOSITO L, et al. Primary blast injury to the eye and orbit: finite element modeling. Invest Ophthalmol Vis Sci, 2012, 53(13): 8057-8066.

43. CERNAK I. The importance of systemic response in the pathobiology of blast-induced neurotrauma. Front Neurol, 2010, 1: 151.

44. CHENG HF, HAN FS. Compressive behavior and energy absorbing characteristic of open cell aluminum foam filled with silicate rubber. Scripta materialia, 2003, 49(6): 583-586.

45. ZENKERT D, BURMAN, M. Failure Mode Shifts during Constant Amplitude Fatigue Loading of GFRP/Foam Core Sandwich Beams. Int J Fatigue, 2011, 33(2): 217-222.

46. RAMAN SN, NGO T, MENDIS P. A review on the use of polymeric coatings for retrofitting of structural elements against blast effects. Electronic Journal of Structural Engineering, 2011, 11(1): 69-80.

47. GRUJICIC M, SNIPES J, RAMASWAMI S. Meso-scale computational investigation of polyurea microstructure and its role in shockwave attenuation/dispersion. AIMS Materials Science, 2015, 2(3): 163-188.

48. SOMARATHNA H, RAMAN SN, MUTALIB AA, et al. Elastomeric polymers for blast and ballistic retrofitting of structures. J Teknol, 2015, 76(1): 1-13.

49. PINTO M, SHUKLA A. Mitigation of pressure pulses from implosion of hollow composite cylinders. Journal of Composite Materials, 2016, 50(26): 3709-3718.

50. JAJAM KC, SOTTOS NR. Energy absorption behavior of polyurea under laser-induced dynamic mixed-mode loading. J Dynamic Behavior Mater, 2016, 2(3): 379-390.

51. GRUJICIC M, RAMASWAMI S. Potential improvement in helmet blast-protection via the use of a polyurea external coating: Combined experimental/computational analyses. Proceedings of the Institution of Mechanical Engineers, Part L: Journal of Materials: Design and Applications. 2016.

52. IRSHIDAT M, AL-OSTAZ A, CHENG AHD. Nanoparticle reinforced polymer for blast protection of unreinforced masonry wall: laboratory blast load simulation and design models. Journal of Structural Engineer, 2011, 137(10): 1193-1204.

53. ROY PK, ULLAS AV, CHAUDHARY S, et al. Effect of SBA-15 on the energy absorption characteristics of epoxy resin for blast mitigation applications. Iran Polym J, 2013, 22: 709-719.

54. RAMAN SN, NGO T, MENDIS P, et al. Elastomeric polymers for retrofitting of reinforced concrete structures against the explosive effects of blast. Advances in Materials Science and Engineering, 2012, 2012: 1-8.

55. GARGANO A, PINGKARAWAT K, BLACKLOCK M, et al. Comparative assessment of the explosive blast performance of carbon and glass fibre-polymer composites used in naval ship structures. Composite Structures, 2017, 171: 306-316.

56. QI C, YANG S, YANG LJ, et al. Blast resistance and multi-objective optimization of aluminum foam-cored sandwich panels. Composite Structures, 2013, 105: 45-57.

7

第八章

爆炸冲击伤的诊断

爆炸冲击伤是爆炸后冲击波超压直接作用机体，因释放能量而产生的各种损伤，是原发性爆炸伤的一种。冲击波大小取决于爆炸的强度和环境。爆炸冲击伤表现外轻内重，多发伤、复合伤多见，脏器挫伤重，伤情发展迅速，诊断难度大。尤其以肺脏、胃肠和听器等充气空腔脏器易损伤，这些是本章叙述的重点。

因爆炸冲击伤仅仅是一级爆炸伤（即原发冲击伤），爆炸时还可能产生二级爆炸伤（投射物伤）、三级爆炸伤（将人抛起后导致的损伤）和四级爆炸伤（前述 3 种致伤机制外的所有其他爆炸相关损伤），尤其是四级爆炸伤包括烧伤、辐射暴露、化学品损伤、吸入性损伤、窒息、挤压伤、心绞痛、高血压和心理异常等。故临床上爆炸伤伤员病史采集时，不能仅仅关注爆炸冲击伤（一级爆炸伤），而应全面评估各种致伤机制可能导致的损伤，包括：①二级爆炸伤，抛射的物体击穿皮肤而后穿入深层组织所形成的开放性损伤，可累及身体各部，如枪弹伤、弹片伤等原发投射物伤，以及冲击波震碎的玻璃、受打击舱室破裂形成的碎片、爆炸掀起的物体等所致的继发投射物伤。②三级爆炸伤，是冲击波将人抛起后导致的损伤，可累及身体各部，常见骨折、创伤性截肢、颅脑伤和躯干伤等。③四级爆炸伤，烧伤、辐射暴露、化学品损伤、吸入性损伤、窒息、挤压伤、心绞痛、高血压和心理异常等。

第一节　爆炸冲击伤受伤病史采集

一、爆炸冲击伤受伤史采集

冲击波大小取决于爆炸的强度和环境。爆炸伤具有明确的方向性，爆炸伤伤情严重度受爆炸强度、周围环境、伤员与爆炸点距离等影响。爆炸产生的压力幅度与距爆炸点距离的平方成反比。受伤史采集应获取爆炸物性质、伤员与爆炸中心的距离、所处的环境、是否有潜在的毒性物质暴露等爆炸现场和受伤时详细信息。开放空间的爆炸可造成朝向爆炸点一侧肺部损伤更为严重，密闭空间内或水下爆炸可造成更严重的双肺损伤、肠道损伤。听觉器官易遭受冲击伤的损害，且是爆炸事件中最易受到损害的器官，相对低的压力即可造成鼓膜的损伤，应了解爆炸时头、耳相对于爆炸点的位置，是否具有耵聍或外部防护设备等。除了伤后临床表现外，应了解现场、转运途中以及其他医院救治的情况，包括已明确或怀疑的损伤、已给予的处理及效果等。

二、各脏器爆炸冲击伤受伤后临床表现

（一）肺爆炸冲击伤受伤后临床表现

肺爆炸冲击伤（blast lung injury，BLI）后临床表现取决于肺部受到冲击损伤的程度。存活到达医院的肺爆炸冲击伤伤员，在伤后早期可能相对平稳，2 小时内可有呼吸困难或不适，但在伤后数小时至 24 小时内可能会迅速发展，严重的伤员进而可发展成为急性呼吸窘迫综合征。肺爆炸冲击伤常合并气胸、血气胸和多发性肋骨骨折，并出现相应的症状和体征。

肺爆炸冲击伤临床表现包括咳嗽、咯血、胸痛、呼吸困难、呼吸暂停，查体心动过缓、低血压、发绀，叩诊呈浊音，听诊呼吸音低、可闻及爆裂音、干啰音、胸骨后摩擦音等。轻者仅有短暂的胸痛、胸闷或憋气感；较重者可出现咳嗽、咯血或血痰；更严重者可出现明显的呼吸困难、发绀、躁动不安、抽搐以至窒息，口鼻部流出大量血性泡沫样或血性液体，叩诊时发现局部浊音，听诊时有呼吸音

减弱,并可闻及较广泛的湿啰音。部分伤员伤后可出现典型的"呼吸暂停、心动过缓、低血压"的肺冲击伤三联征,持续时间30~120秒。

肺爆炸冲击伤可伴有空气栓塞,根据栓塞的部位不同可表现为咯血、持续性胸痛、视物模糊或失明(视网膜动脉栓塞)、局灶性神经功能缺失、癫痫发作、昏迷、意识混乱(脑部栓塞)、精神状态改变,巨大的栓塞可导致卒中、心肌梗死、脊髓梗死、肠缺血甚至死亡等严重后果。

(二)胃肠道爆炸冲击伤受伤后临床表现

腹部爆炸冲击伤主要是引起腹腔内出血和腹膜炎。出血以实质脏器破裂,如肝、脾破裂和血管伤为突出;腹膜炎是由空腔脏器破裂,胃肠内容物溢入腹膜腔所致。因损伤部位及伤情的不同有以下不同表现。

1. 腹痛 最常见的症状,受伤后即可出现,开始多在损伤部位,继而弥漫至全腹。胃、上段肠管和胆囊等穿孔时易引起弥漫性剧痛;结肠穿孔时疼痛较轻且较局限,但易引起脓毒症休克。迟发性胃肠穿孔伤员可在治疗过程中新发腹痛或腹痛进行性加重,伴恶心、呕吐等胃肠道症状。

2. 恶心呕吐 近半数腹部爆炸冲击伤伤员伤后有短暂或持续时间不等的恶心呕吐症状。

3. 腹膜刺激征 内脏破裂的伤员可出现压痛、反跳痛、腹肌紧张等腹膜刺激征。因内出血而引起者一般均较轻;肝破裂时因有胆汁溢出,腹膜刺激症状较脾破裂时为重;胃和小肠穿孔时腹膜刺激征更为严重。

4. 休克 因腹腔内大量出血或严重的弥漫性腹膜炎可产生休克。伤后发生的休克多为失血性。数天后可发生脓毒性休克,此时特别要警惕胃肠道延迟性穿孔所致,其腹膜炎的腹膜刺激征可逐渐明显。

5. 其他 肾脏和膀胱损伤时可发生血尿。肠黏膜损伤或肠穿孔时可出现暗紫色或黑色血便;肛门有鲜血流出表明结肠或直肠损伤。胃、肠穿孔时可出现气腹和肝浊音界消失,同时可有肠鸣音消失、发热、脉速,立位X线平片见膈下游离气体。盆腔脏器损伤时可刺激直肠而有频繁便意。水下爆炸所致的腹部爆炸冲击伤伤员,有不少并发暂时性下肢轻瘫,可能因脊髓内小血管损伤所致。

值得注意的是,如果在后送过程中使用过镇痛药物,则腹痛、腹膜刺激征等症状和体征可能不

明显。另外还需注意腹部以外的部位创伤,其症状明显掩盖了腹部伤的症状,如因颅脑损伤昏迷的伤员不能提供腹部的自觉症状;胸腹部联合伤可因胸部伤口和呼吸困难症状,而将注意力集中于胸部而忽视腹部的表现;四肢长骨损伤骨折也常掩盖腹部伤。

(三)耳爆炸冲击伤受伤后临床表现

如出现听力丧失、耳鸣、耳痛、眩晕、外耳道出血等,应考虑耳冲击伤。大多数听器冲击伤均有耳鸣,且持续时间较长。中耳损伤时常为单侧,内耳损伤则多为双侧。眩晕以中耳损伤时较常见,但持续时间较短,数分钟至数小时不等,内耳损伤时不常见。少数伤员可发生一过性的恶心呕吐或前庭功能障碍等症状。

1. 创伤性鼓膜穿孔 表现为耳痛、耳鸣、听力损失、血样或水样分泌物,甚至炎性分泌物及头晕等。鼓膜穿孔一般位于紧张部,呈不规则形。合并听骨链损伤时有比较严重的传导性耳聋。爆震伤也可能使圆窗和卵圆窗破裂而导致感音神经性耳聋。合并颞骨骨折时外耳道可表现为出血,并可伴有耳鸣、脑脊液耳漏。

2. 爆震性听力损失 听力下降是最常见的症状,听力损失的程度和爆炸源距离、爆炸次数及爆炸强度密切相关。爆炸冲击波损伤中耳时,如鼓膜破裂,可表现为传导性耳聋。伤及内耳及听神经时表现为感音神经性耳聋。中耳、内耳及听神经合并伤时表现为混合性耳聋。双耳呈非对称性(暂时性或永久性)听力下降,爆震后立即出现,程度轻者可逐渐恢复。早期出现耳部不适感、耳痛及耳鸣,耳鸣多呈双侧持续性高调,耳聋则呈进行性加重,听力损失逐渐由4kHz高频区向语频区发展。爆震引发的声波作用于内耳,外毛细胞首发受损,内毛细胞因缺血而退变,造成耳蜗Corti器的细胞和纤维发生变性,引起此类听力损失的伤员大多以耳鸣为主诉,严重影响其生活质量。

另外,因爆炸气流冲击使身体抬起后落下耳郭撞击硬性物体时可产生耳郭挫伤。轻度挫伤仅仅表现为皮肤挫伤及皮下淤斑形成。严重时可形成皮下血肿,耳郭有不同程度的红肿和疼痛,如果不及时处理可使耳郭软骨感染、坏死。耳郭切割伤及撕裂伤会有不同程度的耳郭撕裂缺损或是完全离断,并表现为局部疼痛和出血,大出血多因为颞浅动脉及耳后动脉断裂或破裂。耳郭烧伤常合

并颌面部的烧伤。

（四）其他爆炸冲击伤受伤后临床表现

1. 眼爆炸冲击伤受伤后临床表现 主要为视力减退或丧失。轻者仅有烧灼感、畏光、视物模糊，稍重者可发生暂时性失明。严重者伤后可立即导致永久性失明。

2. 其他胸部爆炸冲击伤受伤后临床表现 食管冲击伤导致的穿孔，在爆炸后伤员可出现胸部疼痛、呼吸困难、皮下气肿等。有心前区剧痛、胸闷、憋气感、出冷汗等冠状血管功能不全症状要考虑冠状动脉供血不足。严重的心脏冲击伤伤员可发生急性左心衰竭，表现为突发性端坐呼吸、发绀、咳泡沫样或粉红色痰、两肺布满干性和湿性啰音等。有冠状动脉气栓者可出现急性心肌梗死的各种征象，如心区剧痛、休克、左心衰竭、心尖区第一心音减弱或可听到舒张期奔马律。

3. 颅脑爆炸冲击伤受伤后临床表现 爆炸相关性颅脑损伤的伤情可从轻度功能紊乱至完全丧失反应力，但大部分该类伤员具有正常的 GCS 评分。

（1）轻度颅脑冲击伤：主要表现为不同程度脑高级神经功能缺失，注意力、知觉、记忆力、语言表达能力或执行能力的缺损，神经系统专科检查可发现认知功能、语言功能或逻辑功能有不同程度损害；持续性类似脑伤后或脑震荡后综合征症状，表现为头痛、恶心、呕吐、眩晕、视物模糊、睡眠紊乱、易怒、抑郁、恐惧、焦虑、情绪不稳定等。这些症状通常在伤后几小时或几天内好转，但伤后恐惧可能会持续数天甚至更长时间。

（2）中度颅脑冲击伤：通常有较长时间的意识丧失和/或神经功能的缺失，并可能长时间存在噩梦、失眠、过度警觉、易受惊吓等症状。

（3）重度颅脑冲击伤：可表现为头痛、呕吐、血压逐渐升高、呼吸慢而浅、脉搏减慢且有力等急性颅高压表现；若出现病理性呼吸、脉搏快而微弱、血压降低，则提示脑干功能可能处于衰竭状态；发生面色苍白、脉搏快而细弱、血压测不到、烦躁等创伤性休克表现时，需考虑是否合并其他脏器的损伤；也可出现局部定位症状，因不同部位脑实质受损可引起瘫痪、运动及感觉障碍、失语、视野缺损等。

第二节 影像学及实验室检查

一、肺爆炸冲击伤影像学及实验室检查

（一）肺爆炸冲击伤影像学检查

除依据受伤史、症状和体征外，下列辅助检查有助于肺爆炸冲击伤的诊断。

1. 胸部 X 线片 如条件允许，所有经历爆炸的伤员均应进行胸部 X 线检查。胸片异常的发生率为 52%~91.7% 不等。伤后 4~6h 内胸部 X 线片即可显示出肺部病变，主要表现为特征性蝴蝶形片状阴影。弥漫性浸润阴影通常在伤后 24~48h 开始逐渐消散，如果 48h 后胸部阴影扩大，往往提示合并 ARDS 或者肺部感染等并发症。

2. CT 检查 可见肺部边界不清的毛玻璃样阴影，可融合，有时可见肺实变影。较 X 线片更清晰，可以定量肺损伤的范围，有研究显示肺损伤超过全肺 28% 时需机械辅助呼吸，超过 45% 时，则需机械辅助呼吸平均 7d。而小于 18% 者不需要机械辅助通气。

X 线和 CT 等影像学检查除了用来诊断肺冲击伤外，还可以用来评估其严重程度，并发现肋骨骨折、气胸、血胸、异物、心包积液、皮下气肿及膈下游离气体等。

3. 超声检查 超声可以诊断血胸和心包积血等，经食管超声心动图及多普勒技术是诊断空气栓塞最灵敏的方法，可与呼气末二氧化碳（end-tidal partial pressure of CO_2，$PETCO_2$）、平均肺动脉压（mean pulmonary artery pressure，mPAP）或经皮二氧化碳（transcutaneous oxygen tension，$PtCO_2$）联合应用。

（二）肺爆炸冲击伤实验室检查

1. 动脉血气 重度肺爆炸冲击伤伤员，常可见 SaO_2 下降，PaO_2 明显降低，$PaCO_2$ 大多呈下降趋势，而伴有胸壁损伤的伤员则显示 $PaCO_2$ 升高。有时甚至在伤员还未出现任何症状的时候就可出现 SaO_2 降低。

2. 肺部分流量 伤后早期就有显著变化，其变化程度与伤情基本一致，伤前肺部分流量多在 5% 以内，伤后最高达 20% 以上。

3. 空气栓塞检查 检眼镜下见视网膜血管内有气泡，舌部苍白或网状瘀斑，四肢皮肤呈红蓝

色斑驳的颜色改变。心电图检查提示心律失常或心肌缺血。头部 CT 检查有时可见脑动脉内低密度条带。

Pizov 等把胸片表现、氧合指数（PaO_2/FiO_2）、是否有支气管胸膜瘘结合起来用于判断肺冲击伤的严重程度（表 8-1）。

表 8-1　肺爆炸冲击伤严重度分级

监测指标	重度肺爆炸冲击伤	中度肺爆炸冲击伤	轻度肺爆炸冲击伤
氧合指数（PaO_2/FiO_2）/mmHg	<60	60~200	>200
胸部 X 线片	大量双侧肺渗出影	双侧或单侧肺渗出影	局部肺渗出影
支气管胸膜瘘	有	有/无	无

二、胃肠道爆炸冲击伤影像学及实验室检查

（一）胃肠道爆炸冲击伤影像学检查

1. 腹部 X 线立卧位平片　可确定有无气腹。如发现有气腹，可确诊有胃肠道穿孔，特别是含气多为胃和结肠可能有穿透伤，但无气腹不能否定有胃肠道穿孔。平片出现气性扩张的胃和小肠被视为腹部爆炸冲击伤的征象之一，发生率 8.1%。

2. B 超检查　创伤重点超声检查（focused assessment with sonography for trauma，FAST）是重点检查心包、右上腹、左上腹、盆腔，发现 250ml 游离液体为阳性，在创伤后腹腔出现游离液体视为出血。在腹部爆炸冲击伤等钝性伤伴低血压时，FAST 评估的准确率很高，甚至可以决定是否需要急诊手术。但对于血流动力学稳定的伤员，如果考虑到腹腔内隐性损伤的风险较大时，即使已经行 FAST 检查，仍应该行 CT 检查。但超声往往因为腹部肠道胀气而受限，并且很依赖超声操作人员。

3. CT 检查　没有研究特别说明 CT 诊断腹部爆炸伤的作用，影像发现大多根据其他原因引起的腹部钝性伤而来。CT 是血流动力学稳定的严重创伤伤员的首选影像学评估方法，对于此类伤员应行从头至大腿中段的 CT 检查，包括头颈部、胸部、腹部、骨盆，明确并量化腹腔内实质性脏器损伤和腹腔积血，指导实质性脏器伤的非手术治疗，通过腹腔积液、肠道内造影剂外渗、腹腔内或腹膜后积气等也可提高空腔脏器损伤诊断率。多排螺旋 CT 检查对多数腹部损伤方面诊断的准确率高于腹部 X 线，其在腹部爆炸冲击伤诊断方面的应用也日益受到重视。

（二）胃肠道爆炸冲击伤实验室检查

1. 血常规检查　对诊断也有帮助。发生进行性内出血时，血红蛋白逐渐下降；有腹膜炎时，白细胞计数、中性粒细胞剧增，并有核左移。

2. 肝功能检测　血清谷丙转氨酶活性在肝破裂后 2h 内就急剧升高，伤后 12h 可达伤前的 2~5 倍，伤后 72h 仍维持在较高的水平。

三、耳爆炸冲击伤影像学及实验室检查

（一）耳爆炸冲击伤影像学

CT 检查可以对颞骨及听小骨骨折部位、类型及严重程度进行诊断。听小骨的三维重建技术对听小骨创伤比较直观，非常具有诊断价值。

（二）耳冲击伤实验室检查

严重冲击伤伤员一般伤势比较严重，要先抢救伤员生命，待病情稳定后，再对听器损伤进行评估和检测。

1. 耳镜及电耳镜检查　外耳道损伤及创伤性鼓膜穿孔通过耳镜检查能比较直观看到鼓膜穿孔位置、面积及中耳积液出血情况。

2. 听功能检查　创伤性鼓膜穿孔纯音听力检查表现为传导性听力下降，内耳损伤常表现为感音神经性耳聋。耳声发射检查反映耳蜗外毛细胞的功能状态，爆震冲击波及爆炸产生的噪声可能损伤耳蜗外毛细胞，造成声反射阈小于背景基线。电反应测听用于检测声波经耳蜗毛细胞换能、听神经和听觉通路到听觉皮层传递过程中产生的各种生物电位，听性脑干反应（auditory brainstem response，ABR）和纯音测听联合应用可以比较客观地反映爆震伤引起的听力损失。

3. 前庭功能检查　通过前庭功能检查，可对听器冲击伤伤员的前庭损伤做出客观评估，对判定听器损伤程度、范围和处置听器冲击伤具有重要意义。

四、其他脏器爆炸冲击伤影像学及实验室检查

（一）眼爆炸冲击伤辅助检查

1. **CT 检查**　是诊断眼球爆震伤，尤其是穿透伤的金标准，CT 对隐蔽的眼球开放伤的诊断灵敏度为 71%～75%。爆炸碎片不一定为金属材质，可能无法显示。CT 检查应永远早于眼部的 MRI 检查，以避免隐蔽的金属异物接受 MRI 后造成的严重损伤。

2. **超声检查**　同样可对眼部受伤情况提供快速的诊断。由于额外压力作用于开放的眼球上有可能造成进一步损伤，建议限制其在眼部穿透伤中的应用。

3. **检眼镜和裂隙灯显微镜**　眼前节可见结膜水肿、充血和出血，瞳孔缩小，角膜混浊等改变。眼底可见视网膜出血、水肿、渗出，严重者可见视网膜脱离等。

4. **荧光眼底血管造影**　伤后早期可见伤眼后极部脉络膜荧光迟缓充盈或缺损。伤后 3h 和 6h，视盘表面毛细血管扩张，荧光素渗漏，视盘荧光逐渐增强。后期可见玻璃体内有高度的荧光渗入，视盘显强荧光相。同时，眼角膜混浊水肿加重，角膜荧光染色明显。

5. **视网膜电流图（electroretinogram，ERG）**　可见伤眼 a 波波幅和 b 波波幅明显下降，a 波波峰潜时有所延长，提示视功能明显障碍。

（二）其他胸部爆炸冲击伤辅助检查

1. **碘水造影检查**　怀疑食管损伤时可行碘水造影检查有助于明确诊断。

2. **心电图**　心脏冲击伤后心电图表现为心率降低，收缩期和舒张期均延长。1 周内维持在正常心率的 60% 左右，至伤后半个月，心率明显恢复。合并心肌梗死者可出现病理性 Q 波、ST-T 波改变等，可明确梗死的部位、程度并观察治疗效果等。

3. **心肌标志物**　怀疑心肌梗死者可检测血清谷草转氨酶、肌酸磷酸激酶（CPK）及其同工酶（CPK-MB），活性升高结合心电图出现典型改变有助于诊断心脏冲击伤。

（三）颅脑爆炸冲击伤辅助检查

针对有明显体表损伤的爆炸伤伤员，应重视其是否发生颅脑冲击伤。在条件允许时，尽早进行相关辅助检查，以明确诊断及伤情分级，包括头颅 X 线片、头颅 CT、头颅 MRI、腰椎穿刺检查等，如有必要，实验室检查对于判断伤后脑功能和全身情况也有重要的参考意义。

1. **头部 X 线片**　头部、颈椎 X 线片可发现骨折、颅内积气、金属异物等。

2. **头部 CT 扫描**　主要用于确定骨折范围、深度及与硬脑膜、脑实质的关系；同时可明确脑组织挫裂伤程度、血肿位置及大小；CT 血管造影也可用于确诊脑血管的损伤。适于诊断重度颅脑爆炸冲击伤，轻度者 85% 头部 CT 正常。

3. **头部 MRI 检查**　适宜诊断轻度颅脑爆炸冲击伤，其阳性发现率比 CT 高 50%。可以显示胼胝体或大脑皮层少量出血，对弥漫性轴索损伤的诊断优于 CT。T2 加权及 MRI 液体衰减反转恢复序列（fluid attenuated inversion recovery，FLAIR）成像对非出血性脑损伤诊断有帮助，磁敏感加权成像（susceptibility weighted imaging，SWI）对发现微出血灶更有价值，弥散张力成像（diffusion tensor image，DTI）可定量分析脑白质损伤的范围和程度，功能性 MRI（functional MRI，fMRI）可记录脑的恢复过程。

4. **诱发电位检查**　为客观评价神经系统检查无阳性体征、CT 检查无异常的颅脑冲击伤伤员的神经系统功能状态提供依据。

5. **脑电图（electroencephalogram，EEG）检查**　EEG 不受伤员昏迷、镇静药和肌松药使用而影响检查效果，对于判定伤员预后具有重要帮助作用。

6. **腰椎穿刺术及颅内压监测**　腰椎穿刺术主要在于测量颅内压，也可用于确诊和治疗蛛网膜下腔出血与颅内感染。通过颅内压客观资料，使医师可早期察觉颅内血肿与脑水肿，作为治疗指导。

7. **实验室检查**　监测血气、电解质、脑脊液（cerebrospinal fluid，CSF）和血浆有关生化指标（S-IOOB、乳酸、自由基、兴奋性氨基酸、肌酐、血转氨酶）等，对伤后脑功能和全身情况判断具有一定作用。

第三节　爆炸冲击伤诊断要点

一、爆炸冲击伤伤情判断

严重的冲击伤可仅表现为轻微的外部损伤。

基于现场条件分拣出严重爆炸冲击伤是现场检伤分类的目标。鼓膜破裂曾被认为是严重冲击伤的标志，但美军在阿富汗和伊拉克战争中的资料显示鼓膜破裂与预后相关性差。鼓膜破裂是冲击伤的特征性损伤，有鼓膜穿孔就代表经受了爆炸伤，其发生与爆炸强度、爆炸时耳的方向等有关，鼓膜破裂与脑震荡导致的意识障碍明显相关。在资源匮乏情况下，单纯鼓膜穿孔伤员在接受胸部 X 线检查和一段时间的医学观察后可出院，但理想的观察时间周期尚未确定。

除鼓膜穿孔外，其他一些征象也被应用于预测冲击伤的存在，包括咽下瘀点或瘀斑、眼底学检查提示视网膜动脉气体栓塞，以及皮下气肿。目前研究认为更为准确预测严重体内冲击伤的证据包括≥4 处体表伤、超过 10%体表面积的烧伤、颅骨或面部骨折、颅脑或躯干的穿透伤。

二、常见爆炸冲击伤诊断要点

（一）肺爆炸冲击伤诊断要点

肺脏是冲击伤最易受损的靶器官之一，冲击波穿越胸壁和气道是肺爆炸冲击伤的主要机制，幸存者中肺冲击伤的发生率为 0.6%～8.4%，伊拉克战争中肺爆炸冲击伤发生率为 7.3%，阿富汗战争中肺爆炸冲击伤发生率为 11%。其伤情具有外轻内重、发展迅速等特点，严重威胁伤员的生命，死亡率为 11%。常见的肺爆炸冲击伤为肺挫伤和可导致气胸、纵隔积气、组织间隙或皮下积气的气压伤。

根据爆炸受伤史，伤后出现咳嗽、胸痛、咯血、呼吸困难等临床表现，氧饱和度降低可见于伤后，也可迟至伤后 48h 发生，血气分析提示进行性加重的低氧血症、低血氧饱和度。所有爆炸伤伤员均应行胸部 X 线片或 CT 检查，肺冲击伤典型表现为类似蝙蝠翼状浸润性影，可初步确诊。

（二）胃肠道爆炸冲击伤诊断要点

0.3%～0.6%的幸存者存在胃肠冲击伤，远端回肠和盲肠最常受累。伤员最初可完全没有腹痛，但临床上应谨慎除外腹部伤，包括鼓膜完整的爆炸伤伤员。胃肠道延迟性穿孔可发生于爆炸伤后 14d，最多见于伤后 3～5d。多数情况下，依据受伤史、临床征象和辅助检查就可确定诊断。即使是影像学技术高度发达的今天，腹部仍然是最后的黑箱。诊断的关键是动态的临床检查，包括查体、腹部 X 线立卧位平片、超声和 CT 检查等。

因肢体等其他部位伤和药物镇静等的影响，腹膜刺激征的准确率仅 50%。对于腹部体征进行性加重和血流动力学不稳定者，应高度怀疑延迟性胃肠道破裂，最终需剖腹或腹腔镜探查确诊。

1. **诊断性腹腔穿刺术**　怀疑有钝性腹腔脏器损伤时可作此项检查，如抽出血性液体即为阳性，阳性率可达 83.0%～97.7%。

2. **诊断性腹腔灌洗术**　当腹腔内积血或渗液较少时，腹腔穿刺常为阴性，此时可采用灌洗术。若灌洗液呈淡红色或镜下红细胞计数>0.1×10^{12}/L，或白细胞计数>0.5×10^9/L，或灌洗液中有细菌、胆汁、蔬菜纤维，则为阳性。此法确诊率可达 97%。

3. **导尿术**　怀疑有膀胱损伤时应做导尿检查。如导出的尿液澄清无血，表明膀胱无损伤；如有大量血尿，提示膀胱、输尿管或肾脏有损伤；如无尿导出或仅有少量血尿，可从导尿管内注入 50～100ml 无菌等渗液，数分钟后再吸出，如吸出量明显少于注入量或带有血液，则证明有膀胱破裂。

4. **腹腔镜术**　适用于生命体征稳定的需行剖腹探查手术成年伤员。生命体征稳定指收缩压在 90mmHg（1mmHg = 0.133kPa）以上、输液量小于 2L 和格拉斯哥昏迷评分（GCS）>12 分；需行剖腹探查是指临床、辅助检查等明确或高度怀疑腹腔内脏器损伤。可以直视下观察腹腔内脏器，有条件时应用可提高诊断率，降低阴性剖腹探查率。

（三）耳爆炸冲击伤诊断要点

爆炸导致听觉系统损伤的发病率高，但容易被忽视，所有经受过爆炸的人员都应进行耳科的评估和耳镜检查。伤害取决于爆炸时耳朵的方向。中耳最常见的损伤为鼓膜穿孔。耳损伤的体征通常在最初评估时出现，任何表现出听力丧失、耳鸣、耳痛、眩晕、外耳道出血、鼓膜破裂或者脓性耳漏的人员都应怀疑有耳损伤。耳郭损伤症状比较明显，不难诊断。内耳和中耳的损伤比较隐蔽，根据具体情况对伤员进行相关听力学、神经系统及影像学检查，对损伤部位进行初步定位，耳镜检查及听力测定有利于确诊。

（四）其他脏器及部位爆炸冲击伤诊断要点

1. **眼爆炸冲击伤诊断要点**　考虑到眼部相对较小的表面积（接近于全身体表面积的 0.1%），爆炸后眼部创伤的发生率并不低。10%的幸存者伴有明显的眼部损伤，诊断主要依据受伤史和临床症状体征，必要时可行超声、CT、检眼镜和裂隙灯显微镜、荧光眼底血管造影、视网膜电流图等检查。最常见的为眼内异物、角膜擦伤、眼睑或眶周擦伤、视网膜脱落、眼眶骨折以及眼球破裂。

2. 其他胸部爆炸冲击伤诊断要点 依据受伤史、临床征象、心电图及谷草转氨酶和肌酸磷酸激酶及其同工酶等项检查,可诊断心脏冲击伤等。

3. 颅脑爆炸冲击伤诊断要点 爆炸诱导的颅脑损伤发生率约为3%,爆炸相关性颅脑损伤的伤情可从轻微至致命。更为明显的损伤包括蛛网膜下腔出血、硬膜下出血、大脑和脑膜充血。主要依据外伤史、临床症状和体征、CT等做出诊断。由于多数颅脑冲击伤伤员表现为轻度脑损伤或脑震荡,常常是症状多、体征少或无,除进行神经系统检查外,可能时需进行神经电生理检查和心理评估。少数颅脑冲击伤伤员伤情严重,需结合病情进行必要神经影像学检查,如头颅 CT 或 MRI 等。

(张连阳)

参 考 文 献

1. KLUGER Y, KASHUK J, MAYO A. Terror bombing-mechanisms, consequences and implications. Seand J Surg, 2004, 93(1):11-14.

2. DEPALMA RG, BURRIS DG, CHAMPION HR, et al. Blast injuries. N Engl J Med, 2005, 352(13):1335-1342.

3. LOU ZC, LOU ZH, ZHANG QP. Traumatic tympanic membrane perforations: a study of etiology and factors affecting outcome. Am J Otolaryngol, 2012, 33(5):549-555.

4. 王正国. 外科学及野战外科学. 北京:人民军医出版社, 2007:962-966.

5. LASAK JM, VAN ESS M, KLYZERTC, et al. Middle ear injury through the external auditory canal: a review of 44 cases. Ear Nose Throat J, 2006, 85(11):722, 724-728.

6. 中华医学会. 临床诊疗指南耳鼻咽喉头颈外科分册. 北京:人民卫生出版社, 2009:319-412.

7. 谭群友,孙天宇,王如文,等. 肺部冲击伤临床诊疗规范(建议). 中华创伤杂志, 2014, 30(9):865-867.

8. HAMELE M, PASS WB, SWENEY J. Disaster preparedness, pediatric considerations in primary blast injury, chemical, and biological terrorism. World J Crit Care Med, 2014, 3(1):15-23.

9. WOLF SJ, BEBARTA VS, BONNETT CJ, et al. Blast injuries. Lancet, 2009, 374(9687):405-415.

10. ARGYROS GJ. Management of primary blast injury. Toxicology, 1997, 121(1):105-115.

11. MACKENZIE IM, TUNNIELIFFE B. Blast injuries to the lung: epidemiology and management. Philos TFans R Soc Lond B Biol Sci, 2011, 366(1562):295-299.

12. GLENSKI JA, CUCCHIARA RF, MICHENFELDER JD. Transesophageal echocardiography and transcutaneous O_2 and CO_2 monitoring for detection of venous air embolism. Anesthesiology, 1986, 64(5):541-545.

13. PIZOV R, OPPENHEIM-EDEN A, MATOT I, et al. Blast lung injury from an explosion on a civilian bus. Chest, 1999, 115(1):165-172.

14. CERNAK I, SAVIC J, IGNJATOVIC D, et al. Blast injury from explosive munitions. J Trauma, 1999, 47:96-103.

15. CRIPPS NPJ, GLOVER MA, GUY RJ. The pathophysiology of primary blast injury and its implications for treatment. Part II: the auditory structures and abdomen. J RNav Med Serv, 1999, 85:13-24.

16. FISEHER TV, FOLIO LR, BAEKUS CE, el al. Case report highlighting how wound path identification on CT can help identify organ damage in abdominal blast injuries. Mil Med, 2012, 177(1):101-107.

17. SOREIDE K, THORSEN K, SOREIDE JA. Stralegies to improve the outcome of emergency surgery for perforated peptic ulcer. Br J Surg, 2014, 101(1):e51-e64.

18. OWERS C, MORGAN JL, GARNER JP. Abdominal trauma in primary blast injury. Br J Surg, 2011, 98(2):168-179.

19. BOWLEY DM, GILLINGHAM S, MERCER S, et al. Pneumoperitoneum without visceral trauma: an under—recognised phenomenon after blast injury? J R Army Med Corps, 2013, 159(4):312-313.

20. 陈继川,蒋建新,孟德静,等. 听器冲击伤临床诊疗规范(建议). 中华创伤杂志. 2014, 30(8):765-767.

21. 林海,陈贤明,甄泽年,等. 畸变产物耳声发射在军事噪声致爆震性聋早期监测中的作用. 听力学及言语疾病杂志, 2008, 16(6):486-488.

22. 田勇泉,韩德民,孙爱华,等. 耳鼻咽喉头颈外科学. 7版. 北京:人民卫生出版社, 2008:293-300.

23. 曾实,王昊,许民辉,等. 颅脑冲击伤临床诊疗规范(建议). 中华创伤杂志, 2014, 30(11):1067-1069.

24. HADDEN WA, RUTHERFORD WH, MERRETT JD. The injuries of terrorist bombing: a study of 1532 consecutive patients. Br J Surg, 1978, 65(8):525-531.

25. SMITH JE. The epidemiology of blast lung injury during recent military conflicts: a retrospective database review of cases presenting to deployed military hospitals, 2003—2009. Philos Trans R Soc lood B Biol Sci, 2011, 366(1562):291-294.

26. FRYKBERG ER, TEPAS JJ 3rd. Terrorist bombings. Les-

sons learned from Belfast to Beirut. Ann Surg, 1988, 208 (5):569-576.

27. FSOKOS M, PAULSEN F, PETRI S, et al. Histologic, immunohistochemical, and uhrastruetural findings in human blast injury. Am J Respir Crit Care Med, 2003, 168(5): 549-555.

28. RITENOUR AE, BASKIN TW. Primary blast injury: update on diagnosis and treatment. Crit Care Med, 2008, 36 (7Suppl):S311-S317.

29. OWERS C, MORGAN JL, GARNER JP. Abdominal trauma in primary blast injury. Br J Surg, 2011, 98(2): 168-179.

8

第九章

爆炸冲击伤的分级救治

分级救治(medical treatment in echelons),亦称阶梯治疗,在成批伤员发生和救治环境不稳定时,将伤员救治活动分工、分阶段、连续组织实施救治的组织形式与保障原则。随着战争武器的演化,武器致伤因素也在发生变化,现代战争炸伤以及爆炸引起或合并的冲击伤,因致伤致死比例增加而受到关注。战时爆炸冲击伤的分级救治理论,在战争背景下提出,并在既有战争实践中得到了充分验证和发展,它揭示了战时爆炸冲击伤伤员医疗后送工作的基本特点和规律,对提高战时伤员医疗后送效率和效益发挥了重大作用。

爆炸冲击伤在平时多由恐怖活动或生产事故造成,伤员救治的组织原则与形式同样遵循分级救治规律。针对平时爆炸现场环境不确定性的增加和医疗后送资源相对充裕的特点,爆炸冲击伤伤员的分级救治,应确立分级和分工的思想方法和连续性医疗保障的工作方法。整体分级以现场医院两级为主体,院内分工结合医院业务划分特点灵活组织,按照组织分级、业务分工和连续继承的原则组织实施。

学习爆炸冲击伤分级救治理论,要把握其组织理论和保障理论两方面内涵。组织理论主要包括救治体系的分级规律、任务体系的区分规律、组织工作制度与组织工作方法的一般规律等;保障理论主要包括救治技术的组织规律、保障机制与技术保障的一般规律等。

第一节 分级救治理论概述

一、分级救治理论的产生

分级救治思想的产生是与战争形态发展密切相关的。在冷兵器时代一般实行就地救治,进入火器时代以后,出现了伤员后送救治的形式。在普法战争(1870—1871年)中,已形成了伤员在战地经简易处理后送往战地后方医院治疗的分阶段医疗与后送的救治方法。1916年(第一次世界大战期间),俄国外科医师 V·A·奥佩利提出了阶梯治疗的设想,自第二次世界大战起成为世界各国军队普遍采用的一种救治方式。1965年,我军学术界把"阶梯治疗"改称为"分级救治",其实质和内涵是一致的。

分级救治是战时条件与伤员救治要求相互矛盾的产物。战时伤员多,伤病情况复杂、严重,迫切需要及时进行良好的救治;但受战时条件限制,设备完善的救治机构不便于靠近前线,大量伤员也不可能在战场附近长时间停留接受治疗。因此,战时伤员的救治不可能像平时那样,从入院到出院,自始至终由一个医疗单位完成,而必须把一个伤员完整的治疗过程,从时间、空间上分开,由若干救治机构分工实施,共同完成。伤员最初由靠近前线的救治机构进行必需的救治,随着后送逐步得到完善和良好的治疗,最后结束整个救治过程。由此可见,分级救治是在救治上分级分工,前后继承,保持救治的连续性;技术上由低级到高级,逐步完善的组织形式。分级救治的出现是对医疗后送体制的一大发展和贡献,它将医疗与后送有机结合,使伤员在后送过程中逐步得到完善的救治,最后结束整个治疗过程。使战时特殊条件与伤员救治要求的矛盾得到统一。

二、经典分级救治理论的主要内容

根据战时伤员发生特点、战场环境和战伤救治的特殊要求,必须将伤员救治的全过程分工、分阶段地组织实施。在火线进行紧急处置,在后方进行完善和彻底的治疗。

在组织伤员的分级救治时,必须考虑到军事行动、部队编成和战场环境等军事特点。救治的分级部署应当与作战任务和军事部署相吻合；与作战样式和部队行动特点相协调；与部队编制体制相衔接；与战场地形和交通条件相适应。

战时伤员的救治与后送是连续、继承的关系。前一级医疗救治机构采取的救治措施要为后一级医疗救治机构及其救治措施创造条件，使伤员最终得到完善和彻底的治疗，伤员的救治和后送过程必须在连续的、不间断的医疗监护下组织实施。

三、分级救治理论的基本观点

（一）分级救治存在一定的适用环境和条件

分级救治的组织形式不是在任何环境条件下都需要的，而是在特殊环境条件下采取的组织形式和保障原则。这种环境条件通常可概括为救治环境不稳定、伤员成批发生、卫生资源有限三个方面。

1. 救治环境不稳定 救治现场环境复杂，救治场所不稳定。一方面，伤员发生现场自然地理环境各有不同，气象、气候条件多变，地形特点、地貌特征复杂，均达不到完善救治的医学要求；另一方面，救治场所随时可能受到破坏和袭扰（特别是在战场上），救治场所需要经常调整。

现场环境不稳定是分级救治的基本前提，不论平时还是战时，爆炸冲击伤伤员发生的现场都存在极多的不稳定因素，均需要现场紧急处理伤员之后迅速后送。

2. 伤员成批发生 大批伤员突然、集中发生，伤病种类复杂，伤病情况不一，救治任务紧迫，不可能同时、就地接受救护和治疗。

战时爆炸冲击伤伤员往往批量发生，平时则由爆炸物的威力与人员密集程度决定，多同时出现多名伤员，对医疗运力形成压力。

3. 卫生资源有限 主要针对战时。救治现场卫生资源有限，医疗设备不完备，高水平的救护医疗人员和装备难以到达现场，卫生人员携行的药品器材较少，许多检查、诊断措施难以实施。在这些环境和条件下，伤员救治活动必须采取分级救治的组织保障措施。

（二）分级救治的基本特征是分工、分阶段、连续组织实施

根据伤员发生和保障环境的特点，以及伤员救治的特殊要求，在伤病与保障工作中表现出以下特征。

1. 分级部署 在建立伤员救治组织体系时，采取分阶段救治的组织形式，实行分级部署。

2. 分工救治 在建立伤员救治技术体系时，按照能级管理、逐级完善的原则，对各级救治机构进行不同能级的职能分工。

3. 连续继承 伤员从前方到后方，从不稳定的环境到稳定的环境，从现场急救到早期治疗，再到专科治疗，是一个连续继承、无缝衔接的组织实施过程。

（三）分级救治是一项理论原则

在分级救治理论的实际运用中，应当强调以下两个方面的认识。

1. 把分级救治作为理论原则把握，在实际工作中灵活运用 分级救治，尤其是爆炸冲击伤的分级救治并不是指某一种具体的组织形式。"分级"是一项组织原则，"分几级"则是具体的组织工作方法。组织原则是组织工作的规范要求和准则，必须遵循；而具体的组织工作方法则是在具体环境条件下形成的，各种情况下有各种组织方法。

2. 灵活把握救治技术的运用，充分发挥救治技术的效能 在分级救治中，完整的救治活动和救治过程需要分工、分阶段组织实施保障，这也是一项基本原则。但是，应当如何划分各阶段的技术范围和采取哪些技术措施，需要根据实际情况灵活确定。从医学科学技术运用的规律来看，如果把"原则"当"规则"，容易把医学技术问题简单化，甚至产生运用上的僵化。

（四）以技术体系为主线进行分级

在分级救治的实际运用中有两种分级的思路和方法。传统的做法是以卫勤保障组织体系为主线进行分级和规范，即按照"以机构带任务"的思路进行分级和规范。现代分级救治理论倡导的是以救治技术体系为主线进行分级和规范，即按照"以任务定机构"的思路进行分级和规范。各级救治机构根据战场环境和保障能力分别承担以上某一类救治任务，具体任务的区分由组织领导确定。这样的组织和规范方法的优点是：体现了以伤员需求为主导的思想，更能体现救治工作的本质；体现了从急救到康复的基本过程，更加符合伤员救治的规律；适应了复杂多变的医疗环境；有效避免了分级过多、降低效率的问题。这样的规范方法，更加灵活，也更加灵更加符合技术规范的要求。

（五）在分级救治工作中，急救是关键，确定性治疗是根本

无论战时还是平时，分级救治工作中，现场急

救是整个救治工作的基础,是减少死亡,提高治愈率和整体救治质量的关键。确定性治疗是彻底消除伤员致伤原因和并发症的治疗,是维护伤员生命和恢复功能的根本性措施。在确定性治疗以前的各项救治措施,也可以把它看作是为确定性治疗提供时机、打好基础,真正解决问题还在于彻底消除致伤病原因和并发症的确定性治疗,卫生人员必须把它作为伤员救治的核心和重点来把握。

四、爆炸冲击伤分级救治的基本要求

根据分级救治的特点,在爆炸冲击伤分级救治的组织实施中,必须正确处理伤员的完整治疗要求和各级分工实施的关系,减少后送工作对及时实施救治的影响。为此,应该遵循以下三项基本要求。

(一)迅速及时,力争早日治愈

迅速及时地实施救治,可以有效地防止伤病情发展恶化,挽救危重伤员的生命,促进伤病好转,争取良好的预后,提高治愈归队率。①要做好现场抢救,迅速搬运和后送伤员。要加强后送工作的组织计划,改善运输条件,利用各种运输工具(救护车、装甲救护车、救护直升机),消除影响及时后送的各种因素。②战时要在符合战斗要求,适当考虑安全条件下,尽量靠前配置救治机构,及时救治伤员。③要加强救治机构内部的组织工作,简化救治操作,提高工作效率,缩短伤员在各救治单元通过时停留的时间。

(二)前后继承,确保救治质量

为了保证分级救治的质量,除了要有良好的技术和药材保障外,还必须从组织上保证各级救治工作前后继承地进行,做到整个救治工作不中断,各级救治不重复。前一级要为后一级做好准备,创造条件,争取时间;后一级要在前一级的基础上,补充其未完成的措施,并采取新的救治措施,使救治前后紧密衔接,逐步扩大与完善。

为实现上述要求,①要加强军事医学训练,统一学术观点;②要求各级救治机构树立整体观念,认真遵守爆炸冲击伤的救治规则,正确执行救治范围;③要按规定填写统一格式的医疗文书,使前后继承救治有所依据。

(三)相辅相成,医疗与后送结合

医疗与后送相辅相成,缺一不可,必须使二者有机结合,辩证处理二者关系。从伤员转归来说,医疗是主导,后送是辅助的,为了彻底治愈伤员,必须实行积极的医疗,尤其对需要紧急处置的伤员,应及时采取有效医疗措施。后送是为了医疗,如果离开了医疗工作,后送就失去了意义。因此,从整体上讲,医疗是医疗后送工作的主导方面。但主次矛盾也可发生变化。当伤员获得确定性治疗之前,医疗只是为了保证伤员安全后送。而具体在某次战役和战斗的不同时节,或在特定环境和条件下作战时,有可能后送成为主要矛盾。卫勤领导要因时因势利导,不能墨守成规,要把医疗与后送有机结合起来。

第二节 爆炸冲击伤分级救治的种类

一、经典战伤救治分类

为适应分级救治的需要,根据救治技术措施的性质及复杂程度对伤员救治工作进行的类别划分,即救治种类(kinds of medical treatment),是战伤救治技术的分级管理的主要依据。我军现行按照战(现)急救、紧急救治、早期治疗、专科治疗、康复治疗五个救治种类进行分级管理。

(一)战(现)场急救(first aid)

是指为抢救负伤人员生命,改善伤病情况,预防并发症,在伤员的负伤地点附近采取的最初临时性救护。主要包括:通气、止血、包扎、固定、搬运和基础生命支持六大技术。急救是分级救治的起点,直接关系到伤员的预后和后续治疗的效果。战时急救任务重,又往往是在敌火力和放射性沾染、化学染毒等直接威胁下进行。由连、营卫生人员的救护和广大指战员的自救互救共同完成。

(二)紧急救治(medical rescue)

是指为挽救伤员生命,防止伤病情况恶化,保证后送安全而采取的应急救治措施。它是对急救措施的补充和纠正,实质也是急救,只是比较专业化的初级急救。在战(现)场急救六大技术的基础上增加了检伤分类、不同伤病情况的专业急救处理,其中包括了一些简易的手术治疗措施。通常由卫生士官和旅以下单位军医在战(现)场或团救护所及相当救治机构完成。

(三)早期治疗(the forward resuscitative surgery)

是在明确诊断基础上实施的正规救治,是以紧急手术为主的治疗环节,是一系列比较完善的

紧急治疗措施,是在伤员救治过程中起着重要转机作用的环节。通常由旅救护所及相当救治机构完成。

(四)专科治疗(the definitive treatment)

是指由专科医师在医院用专门技术手段对伤员进行的确定性治疗。是在较稳定的环境中和完善的设备条件下进行的彻底解除伤病原因和生命威胁的根本性治疗,是在伤员救治过程中起着决定性作用的环节,对提高治愈率、降低伤残率有重要作用。我军专科治疗通常由战略后方医院和配置在战役后方基地兵站的专科医院、分科较细的综合医院、征用指定的地方医院组织实施。此外,得到上级专科医疗队、手术队加强的野战医院,也可实施相应专科治疗。

(五)康复治疗(the rehabilitative treatment)

是在确定性治疗基础上进行的,立足于改善生活和功能质量的完善性治疗。通常指在疗养院完成的功能恢复性治疗、训练和康复疗养。是在生命稳定条件下和伤病恢复期进行的治疗,是战伤救治工作的最后一个环节。是"以人为本"思想的具体体现,它对战后出现的大量伤残人员的康复具有重要意义。

二、爆炸冲击伤战时救治种类划分

战时环境特点在于供需矛盾,医疗资源的限制较平时尤为突出,因此爆炸冲击伤在战时的救治种类划分较细。需要强调的是,分级救治要把握原则灵活组织,不可生搬硬套,以下列出的爆炸冲击伤战时救治种类,在组织实施实践中可以根据实际情况进一步合并或拆分。

(一)爆炸冲击伤战(现)场急救

1. 无明显外伤而处于休克状态,并有听器损伤、胸痛、腹痛、呼吸困难、烦躁不安、血尿或咯血的伤员,应当按内脏损伤处置。

2. **防治外伤性窒息** 清除口、鼻腔分泌物,保持呼吸道畅通;改善呼吸功能和鼓励清醒的伤员咳嗽排痰,对呼吸停止的伤员进行口对口人工呼吸。禁止挤压胸部。

3. 对鼓膜破裂,口鼻出血或咳血性泡沫痰的重伤员,采用头高卧位后送,切不要搀扶伤员步行。

(二)爆炸冲击伤紧急救治

1. 抗休克时,应适当限制输液量;胸部伤时,更须注意控制输液速度。

2. 对严重呼吸困难的伤员,应当及时做气管造口术,清除气管内分泌物,给氧,保持呼吸道通畅。

3. 胸部疼痛可用肋间神经封闭镇痛,禁用吗啡或哌替啶类药物。

4. 静卧,血压稳定后即可后送。

5. 对危重伤员早期可一次性应用大剂量皮质类固醇激素。

(三)爆炸冲击伤早期治疗

1. **持续给氧** 在排除肋骨骨折和气胸的情况下加压给氧,输入高渗葡萄糖、甘露醇,减轻肺水肿,降低颅内压。血压稳定后用呋塞米(速尿)或依他尼酸(利尿酸)利尿,静脉注氨茶碱防治支气管痉挛。对昏迷、排痰困难或有窒息的伤员行气管造口术。脑水肿行头部降温。

2. 鼓膜穿孔、鼓室出血时,清除外耳道分泌物,保持干燥,用棉花疏松填塞,禁止冲洗和滴药。

3. 摄胸部 X 线片,注意监测心功能,必要时给予强心药物。

4. 对血胸伤员行胸腔穿刺排血,大量出血应行闭式引流术,对进行性大量出血的伤员,可行剖胸探查。

5. 疑有腹腔脏器伤时,及时剖腹探查(按腹部伤救治原则处置)。

6. 应用广谱抗生素,防治感染,合并弥散性血管内凝血(DIC)时可酌情输注新鲜血浆和血小板,低钾血症时可静脉滴注氯化钾。

(四)爆炸冲击伤专科治疗及康复治疗

远离战场,对症治疗。

三、爆炸冲击伤平时救治种类划分

冲击伤主要发生在听器、心、肺、脑和腹腔内脏器,伤情外轻内重,发展迅速,应当严密观察,及早救治,防止漏诊、误治,在平时医疗资源充足的情况下第一时间的救治和尽快的院内处理显得尤为重要。爆炸冲击伤平时救治种类被划分为现场紧急处理、院前关键救治和院内综合治疗三部分。其中,现场紧急处理是伤员生命保障的前提,院前关键救治是伤员生命保障的核心,院内综合治疗则是伤员身体康复的保证。根据不同医院的划分,现场紧急处理通常由急救单元完成,院前关键救治可由具备较强能力的急救单元完成,也可由住院单元完成,院内综合治疗由住院单元及康复单元完成。

（一）爆炸冲击伤现场紧急处理

1. **冲击伤发生的预判** 在爆炸现场，凡无明显外伤而处于休克状态的伤员，特别是核战争时发生的大面积烧伤伤员，均应想到有可能发生内脏冲击伤。

2. **保持呼吸道通畅** 鼓励伤员咳嗽排痰，清除口鼻分泌物；呼吸停止者做口对口人工呼吸，禁用压胸法呼吸；对有舌后坠的昏迷伤员做牵舌固定，或用口咽通气管或鼻咽通气管维持通气；有条件时对严重呼吸困难或较长时间昏迷的伤员作气管切开，清除气管内的分泌物，以保持呼吸道通畅。

3. **止血** 有伤口出血者做加压包扎止血，对肢体动脉出血可用止血带止血，并加上明显标记，优先后送。

4. **防治气胸** 胸部伤口需用厚敷料紧密包扎，发生张力性气胸者做穿刺排气。

5. **止痛** 口服或注射止痛剂以防休克，胸痛者可做肋间神经封闭止痛，禁用吗啡或哌替啶等具有中枢神经抑制作用的镇痛类药物。

6. **补液** 因失血而发生低血压或休克时可输入低分子右旋糖酐或代血浆；能饮水者可口服补液。

7. **抗感染** 给予抗菌类药物

8. **后送** 搬运中防颠簸，减少活动；对鼓膜破裂、口鼻出血或咳出血性泡沫痰的重伤员，采用头高卧位后送，不可搀扶伤员后送。

（二）爆炸冲击伤院前关键救治

1. **内脏损伤** 怀疑有闭合性内脏损伤要仔细检查，及早诊断，并及时采取相应的措施，对疑有脏器损伤的伤员及时剖腹探查，禁用乙醚麻醉；如有严重的颅脑伤、胸腹联合伤、开放性骨折或大血管伤，可按各专科要求施行紧急手术。

2. **多发伤** 根据先重后轻的原则，对影响呼吸循环功能、出血不止或已上止血带的伤部，优先清创。同时如果有休克，一般要在伤情稳定再做清创；但有活动性出血时应在抗休克的同时手术止血。

3. **防治肺水肿、脑水肿** 持续给氧，输入高渗葡萄糖，甘露醇，减轻肺水肿，降低颅内压，血压稳定后用呋塞米或依他尼酸利尿，静脉注射氨茶碱防治支气管痉挛。有严重脑水肿可加头部降温。稍后发生神经昏迷、排痰困难或窒息者仍应

做气管切开。

4. **听器伤** 鼓室出血时需要清除外耳道异物，保持干燥，禁滴油液和冲洗，勿用力擤鼻，防止生水灌入耳内。给予抗菌药物防中耳炎和全身感染。

5. **血胸** 伤情稳定后作胸腔穿刺排血。如胸壁裂口较大，可用缝合术。

（三）爆炸冲击伤院内综合治疗

按各专科要求进行全面治疗。

第三节 爆炸冲击伤分级救治的主要工作

一、爆炸冲击伤分级救治组织机构

（一）战时爆炸冲击伤分级救治组织机构

1. **连营首长** 应分工专人领导火线伤员抢救和后送。团以上救治机构的伤员后送工作，必须在各级后勤首长的统一领导下，将伤员后送纳入后勤保障计划内实施，并积极争取军内外有关部门和人民群众的支持。

2. **旅、团救护所和各级医院** 应有专人负责并编设专门负责后送伤员的组织（后送组或分类后送组），负责安排分配运力，办理后送手续，指派护送人员，组织伤员登车等。各救治组、室主要协助后送组共同做好伤员后送准备，严格掌握后送指征，落实后送复查制度。

3. **各级卫勤领导机关** 要有专人负责伤员后送的组织与协调，主要内容有：

（1）战前根据卫生减员预计，从多方面筹划足够的运输力量，做到专用运力与其他运力相结合，军内运力与地方支前运力相结合。

（2）制订后送的组织计划：战役后方要编设汽车后送医疗队、卫生列车医疗队、空运医疗队、医院船医疗队、专门负责伤员后送工作。

（3）规定伤员后送的程序和要求，确定后送指征，明确后送方式。

（4）战役、战斗过程中，要及时了解下级伤员后送情况，与运输部门保持密切联系，及时派出运输工具，组织伤员前接后转，紧急情况下，请求合成军首长抽派人员和车辆协助。

当战役后方伤员数量多，后送任务重时，还应建议由战勤、卫勤、军交运输部门和地方支前机构参加伤员后送指挥机构，加强对后送工作的组织

领。

（二）平时爆炸冲击伤分级救治组织机构

1. **医院应急抢救小组**　各级医疗机构制定有突发公共卫生事件紧急援救预案，预编有应急抢救小组，一旦责任区发生爆炸事件，可能存在人员伤亡，直接负责医院即启动突发公共卫生事件紧急援救预案，成立应急抢救小组。

小组通常以院长为组长、业务院长为副组长，成员由有关科室主任和医疗护理骨干以及辅助诊断、药剂、后勤相关部门人员组成，小组可分为若干梯队。通常急诊科主任担任第一梯队队长，带领急诊科的医护人员前往事故现场进行现场急救，对伤员进行快速分类和组织后送；第二梯队队长由大外科或主要外科主任担任，成员由各外科临床资深医师组成，主要任务是对后送入院的伤员进行进一步的检伤分类、组织检查、办理住院和进行急救手术等；第三梯队由医务处处长带队，成员主要由辅诊科室人员、药剂人员和有关后勤保障人员组成，主要任务是协助临床各科做好检查、保障药品、器械和物品供应车辆运输安全、通信线路畅通以及与地方有关部门联系。

2. **爆炸冲击伤分级救治指挥机构**　爆炸冲击伤分级救治指挥机构可由 4 级组成：一级为国家应急指挥中心（含国家部委及专项应急指挥中心），二级为省（市）应急指挥中心，三级为地（市）应急指挥部，四级为县（市）应急指挥部，实行分级指挥。

一级应急指挥中心设在国务院，由国务院应急管理办公室、国家政府部门应急指挥中心和专项应急指挥中心组成。政府部门应急指挥中心是国务院各部、委、局处置本部门业务范围内的应急事件而建立的指挥部门。专项应急指挥中心是几个部、委、局共同为处置专项应急事件而建立的指挥部门。

二级应急指挥中心为省（市）应急指挥中心。由省（市）政府办公厅应急管理办公室和应急委员会管理下的地（市）应急指挥中心和专项应急指挥中心组成，负责本省（市）所辖地（市）和专项业务部门突发事件应急处置工作的组织指挥。

三级应急指挥中心为地（市）应急指挥部。对所属县（市）政府应急管理办公室管理下的县（市）应急指挥部实施突发事件应急处置的组织指挥。

四级应急指挥中心为县（市）应急指挥部，在地（市）政府应急指挥部管理下开展突发应急事件处置。

二、爆炸冲击伤现场救治组织工作

爆炸冲击伤现场救治组织侧重战时的组织。

（一）组织杀伤区抢救，尽量减少阵亡

爆炸杀伤区抢救是伤员救治工作的起点，是在敌炮火、空袭、放射性沾染和化学染毒区直接威胁下进行的，是任务最艰巨、最困难的环节。做好这一工作可以减少阵亡，并为以后各级救治打下基础。救治经验证明，阵亡者除重要的器官受到致命损伤而立即死亡外，与抢救及时与否、抢救质量及伤员后送时间有密切关系，因此，要认真组织好杀伤区抢救。

1. **要建立抢救组织，加强对战（现）场抢救的组织领导**　凡战斗分队都要在连、营首长领导下，建立以卫生员为骨干，吸收有关人员组成火线抢救组；核化条件下作战，旅、团以上部队要建立杀伤（染毒）区抢救队，配发核、化伤员抢救药品、器材、担架等。

2. **要加强平时战救训练**　战救训练已列入军训内容，平时卫勤部门要按规定抓紧落实，临战前还应抽时间进行自救互救强化训练和抢救组织的演练。还可利用战斗休整间隙，结合实际，有针对性地安排一些急需的战救训练内容。

3. **要广泛开展群众性的自救互救**　战时火线抢救任务十分繁重，单靠卫生员救护难以完成抢救任务，必须依靠广大官兵，充分发挥卫生战士的作用，广泛开展群众性的自救互救。

（二）优先抢救危急伤员，努力减少伤员早期死亡

危急伤员主要指休克、大出血、窒息和重要脏器严重损伤的伤员，是伤员早期死亡的主要对象。其中又以休克发生率最高。因此必须加强伤员休克的防治和危急伤员的抢救工作。

防治休克采取综合性措施。如无输液条件，饮水、饮热汤或茶。使用镇静药、止痛药，防寒保暖、防暑、精神安慰、伤口的局部处理等措施，减轻休克的程度，争取后送时间。团以上各级救治机构，都应当建立抗休克或危急伤员的抢救组织。对休克及危急伤员积极进行治疗。

对窒息、大出血、重要脏器受伤等危急伤员，从现场开始，即应根据各级医疗条件，优先迅速给予抢救。伤员到达旅救护所或野战医院，首先保证对危急伤员施行各种紧急手术。

三、爆炸冲击伤伤员后送组织工作

伤员后送是向救治机构转送的活动,是医疗后送的组成部分,是实现伤员分级救治的重要手段。现代战争中,爆炸冲击伤伤员数量多,只有快速、安全地将伤员转送到各级救治机构,才能保证他们得到及时良好的救治,这不仅直接关系着救治工作的效率,还对部队作战和救治机构的机动产生重要影响。后送不仅是卫生勤务的专业工作,也是后勤指挥的重要内容,因此,必须在各级后勤首长的统一领导下,纳入后勤保障计划,卫勤领导必须认真做好伤员后送工作。

(一)后送方式

伤员后送的基本方式有两种:一是前接,二是后转。

1. 前接 前接是上级救治机构组织所属运力,接回下级救治机构伤员的活动。其优点是由上级掌握运输力量,统筹伤员后送工作的全局。根据所属各部队伤员的发生情况,更合理地使用运输力量,避免忙闲不均,提高运输工具的使用效率。缺点是当上下级通信联络不畅时,影响下级伤员不能及时后送。

前接又分逐级前接和越级前接。

(1)逐级前接:是指按建制由上一级救治机构到下一级救治机构接回伤员。是通常采用的前接方式(图9-1)。

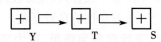

图9-1 逐级前接示意图
Y,营;T,团;S,师

(2)越级前接:是指上一级救治机构越过下一级或两级的救治机构接回伤员。一般在下一级的救治机构无力前接或准备转移,及采取空运时常采用的方式(图9-2)。

2. 后转 后转是下级救治机构组织所属运力将伤员送至上级救治机构的活动。其优点是各

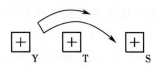

图9-2 越级前接示意图
Y,营;T,团;S,师

单位自己掌握运输工具,便于及时安排使用运输力量,掌握本单位伤员后送的主动权。缺点是运输力量分散。上级不能统筹。有时会出现各单位忙闲不均,不便机动使用,应付意外情况比较困难。所以后转多在战况不稳定,部队机动频繁,伤员数量少或运输力量比较充足的情况下采用。

后转也分为逐级后转和越级后转。

(1)逐级后转:指下一级救治依次将伤员送到上一级救治机构(图9-3)。

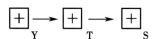

图9-3 逐级后转示意图
Y,营;T,团;S,师

(2)越级后转:是指下级救治机构将伤员越过上一级或两级送到以后的救治机构。在上一级救治机构无力收容,准备转移,或后送道路被封锁破坏时,根据上级指示越级后转(图9-4)。

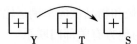

图9-4 越级后转示意图
Y,营;T,团;S,师

我军既往战争中,伤员后送多采取后转方式,抗美援朝战争末期才开始采用前接方式。究竟应采用哪种方式,要根据具体条件而定。但是,后送方式不只是后送方法和运输力量由谁掌握的问题,最重要的是明确上下级后送的责任,因此,必须有原则性的规定,以便遵循。根据上述两种方式的分析和各国经验,我军伤员后送通常应以逐级前接为主,前接与后转相结合。个别情况下,可采取越级前接和越级后转。

采用哪一种形式,要根据具体情况而定。战前对后送方式必须有明确的规定,以便有所遵循。目前,我军伤员后送,通常采取"以前接为主,前接与后转相结合"的形式,在条件允许时尽可能采取越级前接或越级后送。

(二)后送工具

后送工具是后送伤员使用的车辆、船、飞行器等运输工具以及各种器具,是组织伤员后送的物质基础。

1. 后送工具的分类 按其使用空间分为地面后送工具、水上后送工具、空运后送工具。

（1）地面后送工具：主要有长、中、短距离的后送工具。短距离后送工具，包括制式担架、折叠担架、雪橇担架、水陆两用担架、驮式担架、舰船担架、网状担架及装甲救护车等；中距离后送工具，包括轻型救护车、中型救护车、安装附加装置的伤员运输汽车等；长距离后送工具，包括经改装的伤员运输车辆和卫生列车等。

（2）水上后送工具：主要有橡皮艇、卫生救护艇、卫生所垫船、卫生运输船等。卫生救护艇、医院船在必要时，也可作为后送工具使用。

（3）空运后送工具：有救护直升机、卫生飞机和运输机。

上述后送工具，除担架外，均同时备有急救用药品、器械和医用氧等，供途中抢救伤员用。战时，为弥补后送运力不足，在运输上安装伤员后送附加装置后送伤员，或利用回程空车，作为后送工具的补充。

2. 后送工具的功能

（1）军用担架：军用担架是军队搬运卧姿伤员的制式工具，分通用担架和特种担架两种。通用担架，按统一规格制作，适于伤员躺卧、换乘各种运输工具。特种担架，用于海军舰艇、山地、沼泽地、雪地和水上运送伤员。根据使用条件和性能特点，特种担架有多种结构形式，如折叠担架、罗宾逊担架、舰船担架、马驮担架、雪橇担架、铲式担架、气垫担架、篮式刚性担架等。主要用于战场或现场抢救和短途运送伤员。

（2）救护车：救护车是运送伤员并能在途中实施急救处置的专用车辆。救护车包括普通救护车和装甲救护车两类。普通救护车通常配备专用担架及减震固定支撑装置，急救复苏器材与医疗用品，以及通风、取暖、降温、照明、通信等设备。小型救护车可载卧姿伤员 1~3 名，或坐姿伤员 4~6 名。大型救护车载运卧姿伤员 8~12 名，或坐姿伤员 30 名左右。

装甲救护车有轮式和履带式两种。对枪弹和炮弹弹片具有一定的防护能力，供战时火线抢救、后送伤员使用。通常可载运卧姿伤员 4 名，或坐姿伤员 6~8 名。

（3）卫生列车：卫生列车是后送伤员并能在运行途中施行救治和生活保障的专用铁路列车。具有载运量大、速度快、行驶平稳，能在短时间内转运大批伤员等特点。战时通常用于战役、战略后方后送伤员和平时抢险救灾使用。卫生列车的各种车厢按一定顺序排列编组，配备相应的卫生人员、救治药材、护理用品及通信联络器材，以利途中救治。

制式卫生列车，最大编组 19 节车厢，包括牵引机车、指挥车、重症监护车、后勤保障车和宿营车各 1 节，手术急救车 2 节，伤员运输车 12 节，除手术急救车、重症监护车为研发自备车外，其他功能车厢分别利用 25G 型硬卧车、餐车快速加改装而成。每节伤员运输车可接收卧姿伤病员 38 名，重症监护车可接收重症伤病员 20 名，卫生列车最大编组时可一次性装载卧姿伤病员约 476 名。

（4）救护直升机：救护直升机是用于救护和后送伤员的直升机。分为专用救护直升机和兼用救护直升机。专用救护直升机是经过改装专门用于伤员空运救护的直升机；兼用救护直升机则是在救护工作需要时，机内临时装上担架及便携式医疗卫生装备，用于伤员空运救护的直升机。救护直升机主要用于平战时各类伤员的空运后送、自然灾害伤员的医学救援和重大交通事故（航空、航海、铁路、公路）伤员的救护，也可用于海上、丛林、沙漠、寒区等条件下遇险人员的营救。机上配有卫生人员，负责伤员的现场抢救和后送途中机上的医疗护理。我军用作救护直升机的机型主要有：米-8、米-17、直-8、超黄蜂和黑鹰。各型直升机载卧位伤员的人数分别为：米-8、米-17 型 12 名，直-8、超黄蜂 15 名，黑鹰 4 名。

（5）卫生飞机：卫生飞机是运送伤员并能在飞行中进行医疗护理的专用飞机。卫生飞机平时可用于抢险救灾、边远地区和其他情况下伤员的运送和救治，战时可用于伤员的快速医疗后送。机上配有卫生人员，负责空运途中伤员的医疗护理。我军使用的卫生飞机由军用运输机改装而成。主要机型有安-26、运-5、运-8，其中运-5 可运载卧姿伤员 6 名或坐姿伤员 12 名，运-8 可运载伤员 60~96 名。

（6）后送船舶：后送船舶是用于后送伤员并能在后送途中进行医疗护理的勤务船只。其中卫生运输船的医疗装备比较简单，卫生人员配备少，主要用于保证伤员的安全后送。战时主要动员地方民船作为卫生运输船使用。卫生救护艇，主要配备内外科急救医疗装备和精干的卫生人员，多用于近岸伤员救护与后送。根据伤员发生的数量、类型、海区距离、战时敌我态势和作战样式，卫生运输船和卫生救护艇可以配合使用，也可单独完成伤员的救护和后送任务。为适应未来海战伤员救治的需要,后送船舶可与救护直升机、水上救护机等组成一个完整的海空结合的海上救护后送体系。

(7) 后送器具:主要有伤员后送附加装置和伤员换乘工具。

伤员换乘工具是伤员在转乘不同类型后送工具时的传送装置和载运用具。传送装置根据空间途径分为垂直传送装置和水平传送装置,主要包括:海上传送装置和陆空传送装置。前者用于海上伤员舰船之间的垂直换乘和水平换乘,主要有索道、滑轮、吊运设备等。后者用于直升机与陆地之间的换乘,主要有空吊设备及其配套设备。载运用具有吊篮、吊架、吊兜、海军担架和充气橡皮艇等。

伤员后送附加装置是安装在运输工具上可拆卸、用于伤员后送的担架固定装置。可安装在运输汽车、直升机、运输机和舰船上。我军装备的伤员后送附加装置有运输车后送附加装置、空运后送担架的固定装置等。运输车伤员后送附加装置,可安装在解放 CA10BE、东风 EQ140、东风 EQ240 等运输车上,可载卧位伤员 6~9 名。空运后送担架的固定装置。安装担架固定装置后,米-8 直升机可载卧位伤员 12 名,直-8 直升机可载卧位伤员 15 名,安-26 运输机可载卧位伤员 24 名,运-5 运输机可载卧位伤员 6 名。

(三) 安全后送的主要措施

安全后送的主要措施包括:严格掌握后送指征;选择合适的运输工具;确定合适的后送体位;做好后送途中的救护工作;战时还应注意严密伪装、警戒,搞好安全防护。

(1) 严格掌握后送指征,做好后送前各项医疗准备。为减少后送的混乱,保证后送安全,应坚持根据后送指征、禁忌确定后送以及后送前的复查制度。后送前要仔细检查伤员的全身和局部情况,确定是否符合后送指征,医疗后送文书是否齐全。昏迷、窒息和其他后送途中有危险的伤员,术后伤员按规定观察一定时间后才能后送。休克伤员原则上禁忌后送,必须后送时,应尽量利用直升机进行,途中要继续采取抗休克措施。对确定后送的伤员要补充进行某些救治处置和预防性的措施,并准备途中急救、护理的药材。

(2) 选择快速安全后送工具,保持合适后送体位。重伤员一般应使用担架、救护车和直升机后送。未手术的腹部伤员、胸部伤员不论手术与

否,均应使用担架和救护车后送。伤员进行空运后送,一般来说没有绝对的后送禁忌。

(3) 做好途中伤员观察救护,适时安排伤员休息和饮食。大批伤员或危重伤员后送,应根据情况指派卫生人员护送。医院成批后送伤员时,要建立专门的护送组织。护送及运输人员,要随时观察伤员情况,特别注意有无休克、窒息和大出血的发生,及时予以急救。经常通过伤员的交通枢纽和其他换乘地点,应设伤员休息场所,相距较远的两级救治机构之间,可根据情况在途中开设伤员中转机构,供伤员换乘、临时休息、饮食、取暖和急救使用。

(4) 注意途中安全防护、防止发生意外伤害。后送途中要防止因运输工具、道路和气候等原因造成伤员机械性外伤,或引起继发性出血和休克等,加重伤病情。为此,除后送前采取防震措施外,一般车辆后送时,还要适当降低车速;冬天后送要特别注意伤员的防寒保暖工作。敌火力打击常对后送道路造成破坏,后送人员要根据敌火力打击的规律,要搞好伪装,力保后送安全。

四、爆炸冲击伤中继性救治组织工作

爆炸冲击伤分级救治不可生搬硬套,在组织实践中,应参考救治种类划分,结合实际环境,灵活把握。所谓中继性救治,是指伤员经战(现)场急救之后在接受专业化综合治疗之前所接受的医疗救护处理。从医疗技术范围来界定,大致对应于爆炸冲击伤战时救治种类的紧急救治和早期治疗范围,而对应于爆炸冲击伤平时救治种类,则可理解为现场紧急处理较为复杂的部分和院前关键救治较为简单的部分。

中继性救治的实质更多是由若干机构或群体参与的,救治内容前后继承相互补充的,组织形式灵活多样的统筹协调工作。受平战时区别以及后送环境、后送距离、后送时间不确定性的影响,中继性救治可能由若干医疗主体接力完成,也可能由某一个医疗单元完成,甚至可能在后送工具上完成。

五、爆炸冲击伤的确定性治疗及康复工作

(一) 有效控制休克

快速开通多条静脉通道(可以达到四条)以便补液给药;对失血量较大的休克快速补液、补血,5min 可达 200ml,30min 达 800ml;合理使用高

渗盐水抗休克,缩短休克时间,为手术赢得时间;常规应用纳洛酮等药物抑制交感神经活性,改善微循环,促进意识恢复。

（二）重点防治创伤感染,适时进行清创手术

爆炸冲击伤往往伴随机体多部位开放性损伤,几乎所有创伤伤口都有原发的细菌污染,创伤感染是伤员晚期死亡的重要原因。现代战争复合伤、多处伤增加,不仅加大了创伤感染的机会,而且使创伤感染更加严重复杂,对救治技术要求更高,因此,必须及早防治。

1. **早期进行清创手术**　皮肤轻度损伤者早期行彻底清创术;对全身皮肤损伤严重或皮肤缺损较多者,做到"有效",不求"彻底",可行二期手术。重度伤员清创时,要把握好各重要脏器损伤的程度和功能,全面衡量利弊关系。清创中注意观察伤员的生命体征变化,重视全身的承受能力,不可顾此失彼,因小失大,不可忽视创伤性休克或内脏的潜在出血,而过多和长时间地处理皮肤和四肢伤,以免延误病情。

2. **适时使用抗感染药物**　我军规定从营开始用抗感染药物,旅救护所和野战医院继续口服或注射抗生素。一旦感染形成,各级救治机构应及早明确诊断,采取有效抗生素药物和其他有力措施进行控制。为了预防破伤风,在平时预防注射类毒素的基础上,临战前再普遍进行破伤风类毒素加强量的注射,对未进行预防注射者,伤后在旅救护所应补注破伤风类毒素和抗毒血清。

3. **对破伤风和气性坏疽等特异性感染伤员进行隔离治疗**　各级救治机构一旦发现破伤风和气性坏疽伤员,则应开设专门房间进行隔离,由专门后送工具,越级后送到专科或指导医院进行治疗、管理。对特异性感染伤员的分泌物、污染的器械、用具、房间、车辆等,均应严格消毒处理,防止交叉感染。

（三）根据爆震伤特点合理施治

针对爆炸冲击伤伤员多伴有的器损伤,如肺损伤、颅脑伤、肾损伤、脾损伤、肝损伤等,应提前有所预料,床旁及时发现,积极对因对症干预。

冲击伤最易引起肺、鼓膜等空腔脏器损伤。重度伤员要用呼吸机辅助呼吸,呼吸机支持辅助呼吸时,应遵循"早上机,早撤机"及"个体化"的使用原则。一般采用保护性机械通气的方式,采用低潮气量（6~8ml/kg）。对于呼吸频率快（25~30 次/min）,伴有高碳酸血症（pH ≥ 7.25）的伤员,采用压力限制型通气（平台压 ≤ 30cmH$_2$O,峰值吸气压 ≤ 40cmH$_2$O）,防止正常肺细胞进行性损伤。对于鼓膜穿孔伤员,穿孔小者任其自愈,较大者用明胶海绵外贴敷,视情行二期手术修复。

（四）关注心理创伤,促进身心健康

人性关怀,心理治疗,随访指导,加速康复,预防意外。烈性炸药爆炸不仅对人的身体造成很大的伤害,而且对其心理带来极大的创伤尤其在平时无心理准备的情况下。爆炸冲击伤伤员由于面对恐怖的爆炸现场,普遍存在恐惧心理,睡眠差,有的伤员不敢面对肢体伤残的现实,沉默悲观。在伤员确定性治疗和康复阶段,要注重人性关怀,心理治疗,对于愈后疗养的伤员,采取定期随访指导的方式,以取得良好治疗效果。

（黄朝晖）

第十章

爆炸冲击伤的急救技术

爆炸多见于战时,在平时恐怖袭击和意外事故中常发生,是由压力和温度的极速变化而产生的物理反应过程,通过冲击波、投射物、热力、有毒气体等直接或间接作用于人体,除了肺、听觉器官损伤常见外,还可造成气道损伤、大出血等威胁生命的状态,需要在最短的时间内给予有效的急救,以挽救伤员生命。本章就爆炸冲击伤的现场急救评估和急救技术进行论述。

第一节 爆炸冲击伤现(战)场伤情判断和急救原则

爆炸冲击波是由爆炸产生的瞬间高温高压气体急速膨胀并向周围传导而产生。开放空间内爆炸,压力波在瞬间快速增长,形成超压,此后衰减形成负压,再逐渐上升恢复至大气压。在冲击波作用下,机体所发生的各种损伤均称为冲击伤(即爆震伤)。冲击伤主要累积内脏和听器,特别是含气组织(肺脏、胃肠道),而伤员体表常完好无损,表现为伤情复杂、外轻内重、发展迅速。需要注意的是,爆炸时,除了冲击波这一致伤机制外,还可能弹片等投射物、热力、有毒气体、抛起等致伤因素,可导致气道损伤、大出血等威胁生命的状态,需要及时给予诊断和处置。

爆炸冲击伤的急救遵循高级创伤支持(advanced trauma life support, ATLS)的原则,即采用快速准确的方法尽快对伤情进行判断,明确存在的威胁生命的状态并尽快进行处理。在战现场急救和灾难救援现场,建议采用简单分类和快速救治(simple triage and rapid treatment, START)、"ABCDE"和"MARCH"等法进行伤情评估。

一、爆炸冲击伤现场伤情评估方法

(一) 简单分类和快速救治法(START)

START 在灾害救援中评估批量伤员时被广发应用。根据病情严重程度,伤员常被划分为4个等级,分别用黑色、红色、黄色和绿色4种颜色标记。其中,绿色标记代表轻微伤,此类伤员没有威胁生命的伤情,即使在几小时或者几天内没有给予医疗救助病情也相对稳定;黄色标记代表可延迟治疗的伤员,伤员尽管伤情较严重,但稍作延缓救助,病情也不会进一步恶化;红色标记代表伤员病情严重,需要即刻的急救处理;而黑色标记代表伤员已经死亡或者其伤情势必导致死亡。

其评估方法概括来讲是"30-2-can-do"法则。其中,30 是指呼吸频率是否超过 30 次/min,2 指的是毛细血管再充盈时间是否大于 2s,而 can-do 指的是伤员是否可听从命令行走。每分钟呼吸次数少于 30 次,毛细血管再充盈时间少于 2s 并且能够听从指令行走的伤员被归类为轻伤员。伤员能够符合上述标准但不能行走,他们被归类为延迟处理。没有意识或者呼吸频率很快的伤员,或者毛细血管充盈时间延长,或者桡动脉搏动消失都被归类为立即抢救。

(二)"ABCDE"和"MARCH"法

平时创伤救治中,一般推荐使用"ABCDEF"的顺序对伤员进行现场的检查,既对存在的诊断威胁伤员生命和肢体安全的状态做出快速的判断,又不会漏诊。其中,"A(airway)"是指气道是否通畅,梗阻时是否出现吸气性呼吸困难,不完全梗阻时是否出现喉鸣,严重伤员的喉鸣是威胁生命的标志;"B(breathing)"是指呼吸是否正常,有无张力性气胸、开放性气胸、反常呼吸、端坐呼吸、呼吸困难、发绀等;"C(circulation)"是指循环状态,包括观察脉搏、血压、肤色、毛细血管充盈时间;"D(disability)"是指中枢神经系统,观察指标有瞳孔大小、对光反射、肢体活动度、意识障碍程度和格拉斯哥评分等;"E(exposure)"是指暴露伤员身体,以利全面充分估计病情;而"F(fracture)"是指有无骨折。

战时仍可遵循这一检查顺序。但来自美军阿富汗和伊拉克战争的经验显示,其检伤顺序需要改变。他们建议使用"MARCH"的顺序进行检伤,其中,"M(massive hemorrhage)"是指判断有无大出血,如果存在威胁生命的大出血,应立即处理。在肢体应上止血带,而在腹部和胸部等部位的开放性出血,无法应用止血带的,建议使用止血纱布覆盖和包扎伤口。"A(airway)"同"ABCDE"顺序中的 A。"R(respiration)"同"ABCDE"顺序中的 B,指的是是否存在张力性气胸和开放性气胸,如果存在,需要减压和封闭胸部伤口。C(circulation)"同"ABCDE"顺序中的 C。而"H(hypothermia)"是指是否存在低体温。如果存在,需要采用保温毯等进行保温或复温。从中可以看出,这一检伤顺序将检查和控制大出血放在气道检查前面,这样做的理由是,从远到越南战争、近到伊拉克和阿富汗战争的数据分析看,战伤死亡原因没有发生大的改变,依次为:躯体伤(35%)、中枢神经系统损伤(31%)、多器官功能衰竭(12%)、肢体大出血(9%)、张力性气胸(5%)和气道损伤(1%)。但可以避免战伤伤亡(preventable death)的前三位原因分别为肢体出血(>70%)、气道损伤(14%)和张力性气胸(1%)。因而,美军推荐将检查和控制大出血放在了第一位。

"MARCH"检查顺序同"ABCDE"检查顺序另一个不同是增加了低体温的检查。这是因为低体温是构成严重创伤伤员"死亡三角(lethal triad)"非常重要的一个独立因素,其处理在院前救治中也对预后有至关重要的影响。

无论使用"ABCDE"检查顺序"MARCH"检查顺序,均需要在较短时间内对伤员是否存在威胁生命的状况做出判断,目前美军一般推荐对每个伤员的检查 20s 左右。经过这些检查,判断出如果存在威胁伤员生命的状态(如大出血、张力性和开放性气胸、气道梗阻等),需要做出紧急处理。

二、爆炸冲击伤现场急救原则

无论是战时还是平时,在对伤员施救前要确保周围环境和自身安全的基础上进行现场评估和急救。如战时需要首先压制敌人火力或消灭敌人、保证战现场环境的安全下进行,而在平时如爆炸现场环境不稳定,可能发生二次爆炸、化学危险品暴露等次生灾难,爆炸伤现场医学救援同其他灾难救援一样,仍然应遵循"先救自己再救伤员"的原则,确保救援者安全是第一位的。同理,搜寻到伤员后应尽快使其脱离危险区域,避免再次受伤。

然后,根据具体情况使用上述现场评估方法确定存在的威胁生命的状态进行处理,具体方法在以下各节详述。

第二节 爆炸冲击伤的气道管理

爆炸冲击伤时气道阻塞的原因是多方面的,可由火器伤直接引起,也可由继发性损伤引起。主要原因包括颌面部的损伤、颅脑损伤、吸入性烧伤、胸部冲击伤及胸部爆震伤引起的昏迷、颈部血肿、软组织移位、骨折片等对气管的压迫和气管内的损伤及异物等。无意识的伤员应该以抬颌或推颌法开放气道。如果存在自主呼吸并且没有气道阻塞,进一步的气道管理最好应该建立鼻咽部气道。如果伤员持续清醒,经口咽部气道开放更容易忍受,但是在搬运期间经鼻咽部气道开放比较稳固。另外,牙关紧闭症(颌骨强力咬紧)通常发生在头部损伤的伤员,这使得经口腔气道开放很难做到。无意识的伤员应该被放置于半俯卧位的复苏位置以阻止吸入血液、黏液或呕吐物。使用鼻咽通气管后无法缓解呼吸困难者,可采用环甲膜穿刺临时缓解气道阻塞,并立即后送伤员,由医疗所等机构进行气管插管或环甲膜切开。

爆炸冲击伤时气道阻塞现场最重要的急救措施是开放气道和通气。开放气道的方法包括清除呼吸道异物和解除舌后坠等,而通气主要采用鼻咽通气,必要时使用环甲膜穿刺术或切开术。

一、清除呼吸道异物

1. 手指掏出法 适用于口腔异物阻塞气道者,包括口腔颌面部损伤。方法是先将伤员头后仰,施救者用示指和拇指牵出伤者舌头,连同下颌一起向上提,可使舌部与咽部异物脱离,部分解除阻塞,然后用另一手的示指伸入咽喉部掏出异物

10

（包括碎骨片、血凝块、分泌物、泥土等）。有条件时，可吸净口内液体，将舌体外拉固定或置入口咽通气道/鼻咽通气道固定，将伤员置于侧卧位或俯卧位后送。需要注意的是在进行手指清除异物时应避免将异物向下推入气道。

2. 击背法　适用于气道异物阻塞的伤员（包括血凝块或组织碎块）。方法是施救者用手掌猛击伤员两肩胛之间的背部 4~5 次，清醒伤员取坐或站位，昏迷伤员取俯卧或半俯卧位，施救者另一手扶伤员胸骨部起支撑作用。

3. 腹部按压　适用于气管、大支气道的异物阻塞。其操作步骤如下：站在伤员后方，双臂环绕伤员腰部，一只手握拳，用另一只手抓住。拳头的拇指侧抵住腹部，拳中间稍高于肚脐，但低于胸骨下缘，用拳头快速前后按压腹部。每次按压应当是间断性、同时有明显的动作幅度；注意连续进行腹部按压直到伤员排除阻塞物或无反应；若伤员无反应，在继续对伤员开放气道时寻求救援，并且进行呼吸急救，包括口对口/鼻人工呼吸。

二、解除舌后坠

舌后坠可直接堵住气道，导致通气受阻。是昏迷伤员气道阻塞最常见的原因之一。需要注意的是在解除舌后坠导致的气道阻塞前需清除口咽部异物，另外还要检查伤员有无颈椎损伤，防止因颈部外伤加重而致高位截瘫。可以通过下列方法解除舌后坠导致的气道阻塞：

1. 托颈法（头后仰、颈上托法）　伤员仰卧位，肩背下垫一小枕，施救者一手放在伤员的额顶上，另一手将颈部托起，使头后仰即可解除。

2. 托下颌角法（头后仰、下颌上托法）　伤员仰卧位，头稍后仰，施救者两手置于伤者的下颌角两侧，用双手将下颌托起并推向前方即可解除呼吸道阻塞。在进行该法操作时，如怀疑有颈椎损伤伤员，可仅托举下颌解除气道阻塞。

3. 提颏法　伤员平卧头稍仰，施救者一手提伤员下颏，同时用拇指掰开下唇即可。需要注意的是伤员有颌面部损伤（包括下颌骨骨折）时不适用该法。

三、鼻咽通气道通气法

使用鼻咽通气可有效地缓解伤员的气道阻塞，其操作方法为：伤员仰卧，头正位，施救者将鼻咽通气管和伤员鼻腔润滑，轻轻上推鼻尖，置入鼻咽通气道，使其斜面朝向鼻隔膜，缓慢旋转将鼻咽管向前推进插入鼻孔，直至其远端边缘抵达鼻孔。需要注意的是不能用汽油基或者非水基润滑剂，以免损伤鼻腔或咽喉部组织，增加感染风险；置入时不能强行进入，遇有阻力可以更换鼻孔。伤员耳朵或鼻孔有明显液体流出，考虑有脑脊液耳漏及鼻漏者禁用。

四、环甲膜穿刺术

该法操作简单快速、安全有效，适用于窒息伤员或经以上简易方法不能有效通气时的紧急情况。方法是将伤员仰卧，头后仰充分暴露颈部，急救者站在伤员右侧，左手拇指及示指固定环状软骨，右手持注射器针头或较粗管腔针头一根刺入环甲膜，即可通过针头通气解除窒息。该法仅起暂时缓解作用，随后应进行环甲膜切开术。通常，环甲膜穿刺术可由作战人员或战斗卫生员和卫生员实施。

五、环甲膜切开术

一般情况下，单纯环甲膜穿刺术只能在较短时间内解除气道通畅，需要尽快行环甲膜切开术建立稳定的气道。通常，环甲膜切开术由卫生员或军医实施。环甲膜切开的简要步骤为：用尖锐刀片切开甲状软骨和环状软骨之间的皮肤，长约 3cm；暴露出环甲膜后切开，长约 1cm，用刀柄（或止血钳）撑开伤口；吸净气管内血液及分泌物后，置入气管导管并妥善固定。

六、气管插管

在战场上是否使用气管插管来缓解气道阻塞是一个有争议的话题。平时创伤救治经验显示，如果在使用鼻咽通气等措施开放气道后气道阻塞仍继续发展或存在，就应该做更确定性的气道开放方法。而气管插管是其中最为有效和迅捷的。但战场创伤环境下的气管插管有诸多不利因素，如战争环境下光线弱使喉镜使用变得困难，大部分的医务兵和军医从来没有给活着的伤员甚至尸体实施过插管，合并的颌面部损伤使插管极具挑战性等，即使很有经验的医务人员也很难正确实施气管插管。因而，不主张在战现场尝试气管插管。但在平时救援中，如果有经验的麻醉或重症监护医师，可尝试实施气管插管。

第三节　爆炸冲击伤大出血控制技术和休克现场急救

战时出血是最常见的伤情,常由肢体严重毁损、大动脉损伤、胸腹腔实质脏器损伤(如肝破裂等)引起。历次战争中战伤救治的统计数据显示,大出血是所有战伤伤亡的第二位原因(15%~18%),是可避免战伤伤亡的首要原因(高达80%~91%)。因而,在战现场急救中控制伤员的大出血,可挽救无数伤员的性命。

止血方法种类较多,包括直接压迫止血、药物止血、填塞止血、手术止血、止血带止血等,各有其优缺点,需要结合我军不同救治阶梯采用不同的止血措施。

一、出血和休克的评估

在战现场急救阶段,需要迅速地对伤员出血情况进行评估,包括出血性质(静脉出血还是动脉出血)、出血部位(是内出血还是外出血)、出血量、是否存在休克等进行判断。其中,最重要的是判断出血伤员是否存在需要在战现场进行急救的致命性大出血,以尽快采用必要的急救措施挽救生命。在早期救治机构中,B超和CT检查等可协助诊断胸腹腔等出血情况。

(一) 判断有无致命性的大出血

战现场最为重要的是判断有无正在发生的肢体威胁的外出血,如四肢、颌面、胸腹部开放性损伤的伤口正在不断地有血液渗出、涌出或搏动性喷射性出血,提示伤员正在遭受大出血的威胁。此时需要紧急使用止血带或止血敷料填塞包扎控制出血,具体方法详见本章节后面内容。

(二) 出血量的判断

其次需要对失血量进行评估,发现伤员所在地点的情况、受伤局部情况和情况、全身情况均对评估失血量有作用,需要综合考虑。

1. 伤员周围和衣物或地面有无血迹、血渍范围等。通常,打湿伤口周围的迷彩服,并周围地面存在血渍时提示失血量可达700~800ml。

2. 检查伤员神志、脉搏、肢体末端温度、口唇颜色、呼吸状态等,对失血量进行综合判断。神志的检查方法为通过和伤员简单谈话观察伤员是否神志改变,如问伤员"您还好吗?"如果其回答问题语速和表情正常,提示其神志相对正常;如果其

表现为紧张,回答类似"我不行了""快救救我"等,提示其出现烦躁;如果伤员回答"你好帅"等不对题的答案,或不回答、表情淡漠,提示其神志不清、意识模糊。脉搏通常通过检查桡动脉搏动,记录其1分钟内搏动的次数,并感觉其搏动的强弱。当桡动脉搏动无法触及时,可检查颈总动脉的搏动。亦可通过触摸伤员手和脚感觉其肢端温度,温度低提示手脚等末端血供差,存在大量失血、休克可能。

战场上,可主要通过伤员的脉搏和神志估计伤员的失血量。一般情况下,当伤员桡动脉搏动次数在正常范围内80~90次/min,提示其失血量通常少于750ml;当伤员桡动脉搏动加快,在90~120次/min,伤员紧张兴奋,提示其失血量800~1 500ml;当伤员桡动脉搏动增加到130~160次/min,强度减弱,不容易摸得清楚,伤员意识模糊、表情淡漠,提示伤员出血在1 500~2 000ml;当桡动脉搏动波动极弱无法触及、伤员昏迷,提示伤员出血在2 000ml以上,有严重低血压和休克。当判断伤员的出血量大于1 500ml以上时,需要请求卫生员和军医帮助,紧急进行输液,并安排优先后送伤员。

(三) 休克的识别

在战现场识别休克一般由战地救生员和卫生员完成,但战地指挥员需要掌握休克的识别方法,以尽早识别休克伤员,以安排其紧急后送。上述判断伤员出血量的方法均有助于判断伤员是否处于休克状态。战场上,推荐使用一种简单、有效和快速的判断方法,其有两个观察指标:第一是伤员的神志和意识;第二个是伤员桡动脉的搏动。如果伤员在没有头颅外伤的情况下,出现神志意识异常和/或桡动脉搏动次数明显增加至120次/min以上、变弱或消失,判断伤员为休克,有条件时紧急安排伤员后送。

而在平时灾难救援中,可使用血压计测量血压等综合指标评估休克。

二、爆炸冲击伤大出血的现场急救

战现场急救阶段可采用止血带、填塞止血和指压的方法进行止血,前二者效果最好。

(一) 止血带止血法

近年来的战伤救治实践经验表明,在战场上积极正确使用止血带更能有效地挽救生命,伤员死亡率显著减少。常见的止血带有橡皮止血带、

10

充气止血带、卡式止血带、旋压式止血带。平时，止血带仅用于危及伤员生命的上臂、前臂、大腿或者小腿等部位的活动性出血。战场上，止血带主要用于火线救援的临时性止血，使用时间一般不应超过 2 小时。在后续的治疗中，会将止血带去掉（如果需要的话也可以继续使用）。长时间使用（>2 小时）有发生肢体缺血坏死等严重并发症的可能。

有条件时首选旋压式止血带。在缺乏制式止血带的情况下，可以采用领带、血压计袖带、三角巾结合木棒等物品作为替代物进行临时止血也是有效的救治措施。

1. 适应证　战现场实施止血带的适应证为存在致命性的四肢大出血。判断方法为：伤口正在不断地有血液涌出或搏动性喷射性出血。在肢体离断伤或毁损伤中最为常见。

当伤口内有较大异物，但不能拔除，仍出血不止者，也可在伤口近端使用止血带控制止血。

2. 禁忌证　当不是致命性的大出血，只是少量出血时，不能盲目使用止血带，因为其会增加肢体坏死的概率。判断方法：伤口没有持续大量的血液涌出、流出或有喷射状出血。这种情况的处理方法为：在战场条件许可时（敌人火力得到压制而周围环境相对安全后），用止血敷料或普通敷料给予包扎。

3. 旋压式止血带操作步骤　伤员在一侧上肢没有受伤时可对自身负伤需要用止血带的肢体进行止血操作，也可由战友操作。互救时止血带的使用步骤为：

（1）查看损伤肢体，确定止血带绑扎的部位。从口袋中取出旋压式止血带。将伤员的肢体套入自固定带的环中，在没有敌方火力威胁的情况下，应在伤口近侧 5～10cm 处扎止血带，直接扎在皮肤表面，但不要在关节处扎。在敌方火力威胁时，或其他情况紧急时，可在四肢近端衣裤外直接扎上止血带，在解除地方火力威胁后再改善止血包扎。

（2）将止血带尾穿过锁扣的开口，拉紧，绕肢体一圈后贴住。旋紧短棍，直到出血停止，将短棍固定在短棍夹上。在比较细小的肢端，将余下的自固定带缠绕在绞盘夹上。在比较粗大的大腿使用时，必须利用"日"形防滑扣。将自黏带拉紧，然后黏附在尼龙搭扣上，结束止血带绑扎。

（3）再次评估和记录伤肢远端情况，检查止血带的有效性。检查远端动脉搏动是否消失或肢体出血是否停止。如果动脉搏动没有消失，或出现静脉瘀滞，提示止血带未达到理想效果。

（4）记录和油性记号笔标识扎止血带时间，并确保与收治机构人员交接，说明伤员已扎止血带。

（5）使用急救包中的无菌敷料包扎伤口。

4. 使用止血带的注意事项

（1）使用临时止血带时注意，务必标记止血带使用时间，标识记号需要防水防擦；继续检查和治疗，确定伤口出血情况得到控制，同时治疗其他能危及生命的情况；记录治疗情况和伤员后送。

（2）止血带扎上后远段肢体缺血耐受时间大概为两小时，确定性止血措施务必在此之前得到实施。超过两小时则开始出现肢体组织尤其是肌肉组织的坏死。超过 6 小时则坏死组织会释放大量的毒素，此时不能随意放松止血带，否则远端的毒素回流，进入全身血循环，危及生命。

（3）肢体捆绑止血带后，通常会出现不适感和疼痛，不应仅因为疼痛等而自行松开止血带。

（二）止血敷料填塞压迫止血

止血敷料是指在纱布上负载止血药物，在其覆盖到伤口上后可起到止血作用。无专用止血敷料时，普通纱布或油纱布敷料也可用来止血。其使用的指征主要包括：①对于处在肢体交界区（如腹股沟区和腋窝）和开放性胸腔、腹腔的出血，无法使用止血带，此时可止血敷料进行止血；②四肢大出血时使用止血带后仍然无法有效控制出血时，可附加使用止血敷料进行止血；③非致命性的伤口渗血。

使用方法和时机：因使用止血敷料时，需要按压 2～3 分钟以得到有效的止血效果，因而只有在敌人火力得到有效压制，周围环境相对安全时才能使用此种止血方法，否则容易使救护者较长时间地暴露在敌人火力之下，造成不必要的人员损伤。如有明显伤口腔隙，宜用敷料将其填满再按压数分钟，并用绷带包扎固定。

（三）直接压迫止血

直接压迫止血适用于快速临时止血。止血压迫点通常选择上述提到的表浅的血管，救援人员或伤员自己可以利用手或手指、敷料或者膝盖等将血管压向后方的骨骼组织或软组织，使血管腔受压而闭合阻止血流通过而达到止血目的。为了达到有效按压，应该使用两只手并用力，且将伤员放置在坚硬的地面以使有效搏动压存在，并且应该维持压力直至伤员被送至可以进行外科修复血管的地点。当用担架搬运伤员时，直接按压通常无效。一定要继续直接按压，而非反复间断停止按压检查出血点状态。因为所有这些原因，止血带和止血敷料是战场上控制大出血的好方法。因为难以维持必需的压力，并且在伤口中通常不止有一处血管破裂，所以直接按压止血法只能作为无其他止血措施时的临时止血方法或在加压包扎的情况下作为暂时的措施使用。常用的按压止血点有：

1. 颈总动脉 左侧颈总动脉起自主动脉弓，右侧颈总动脉起自头臂干，经胸锁关节后方，沿食管、气管和喉两侧上行，平甲状软骨分为颈内动脉和颈外动脉。前者垂直上行入脑支配脑组织血供；后者上行穿腮腺至下颌颈处分为颞浅动脉和上颌动脉。

将示指和中指的指尖放在伤员的喉结旁边3cm左右。压迫这个位置对颌面部和头颅出血有一定的止血效果。

2. 下颌动脉 颈外动脉的分支分布于面前部的肌肉等组织。当面部出血时，可在下颌角前约一横指处触及其搏动，压迫后可起到止血效果。

3. 颞浅动脉 颞浅动脉发出后在腮腺内经下颌颈的后上方到达耳屏前方，越过颧弓根表面达到颞区，分支分布于腮腺及颞区软组织。解剖定位为耳屏前方的颧弓根表面。其大体定位方法为：耳朵开口正前方2cm左右可触及其搏动，按压后可对面部的出血有止血作用。

4. 肱动脉 肱动脉为腋动脉的延续，是上肢的主要供血动脉。定位方法：上臂中部肱二头肌内侧，按压后可止血。

5. 桡动脉 桡动脉起自于肱动脉，沿前臂拇指侧行走，终末支分布于手。检查桡动脉脉搏时，将示指和中指的指尖放在伤员腕关节拇指侧。压迫此位置，可对手部出血起到止血效果。

6. 股动脉 股动脉是下肢动脉的主干，由髂外动脉延续而来，向下至腘窝更名为腘动脉。在大腿内侧、腹股沟下三分之一和上三分之二的交界处可触及其搏动，压迫此位置对下肢出血有控制作用。

7. 胫后动脉 胫后动脉为腘动脉的直接延续，行走于小腿浅、深两层肌肉之间，经内踝后方转入足底，分为足底内、外侧动脉，营养踝关节和足部。检查胫后动脉脉搏时，将示指和中指的指尖放在伤员内踝后方1.5cm左右。压迫此位置有利于控制足踝部出血。

8. 足背动脉 为胫前动脉的延续，和胫后动脉的终末支共同为足部提供血供。定位方法：足背中部、内外踝连线中点的垂直延长线上。

（四）闭合性腹腔大出血的止血技术

伊拉克战争早期的统计数据显示，肢体大出血、气道阻塞等是可避免伤亡的主要原因。近年，随着院前急救技术的改进，止血带、止血敷料的广泛使用，院前急救中肢体大出血、气道阻塞等导致的伤亡率明显下降，而由闭合性腹腔大出血导致的伤亡率显著增加，成为可避免伤亡的主要原因之一。美军在阿富汗战争中闭合性腹腔大出血占可避免伤亡的51.5%，而美国Ⅰ级创伤中心的数据显示闭合性腹腔大出血占可避免伤亡的42.3%，且呈逐年递增趋势。

闭合性腹腔大出血多由钝性伤导致腹腔脏器损伤引起，无法像开放性腹腔出血那样在转运途中实施填塞止血，多需到院内进行手术才能有效控制出血。而有相当一部分伤员因在转运途中无法控制腹腔出血出现休克进而导致死亡。因而需要研发一种止血装置，可有效控制在院前急救过程中闭合性腹腔大出血，使其能安全转运到院中接受确定性止血，减少其伤亡率。美军现在使用一种可注射式的止血装具，将两种聚丙烯类化学物注射到腹腔后，二者发生化学反应，体积膨胀到30倍以上，可对出血形成有效压迫而气道暂时止血的作用。我们前期工作中，研发出一种可以临时控制闭合性腹腔损伤的注射式止血装置，双腔样结构，一个腔预充"膨胀类"凝集剂止血剂-Xstat，一种压缩海绵，吸收水分后可膨胀10倍以上，可浓缩局部的血小板和凝血因子，同时也可起到一定的压迫作用；另一腔负载促凝类止血剂——冻干鲑鱼凝血酶-纤维蛋白（salmon thrombin-fibrinogen，STF），可直接激活凝血系统，触发凝血。使用过程中，将止血药物通过肚脐下做一小切口注射入腹腔后，可发挥Xstat的压迫和促凝集作用，同时，STF借助海绵的膨胀增大其止血面积，进而可有效控制致命性闭合腹腔大出血，并将其转运到院内进行确定性的治疗。这一设计还具有便携、使用方便、价格低廉、无

10

毒副作用等优点。

三、休克的急救

战现场判断伤员有休克时,需要立即确保战场环境安全的条件下,将伤员转移到安全区域。控制致命性的大出血后尽快启动液体复苏或口服补液进行抗休克治疗,优先安排伤员后送。

(一) 口服补液

美军在阿富汗战争中的救治经验显示,部分休克伤员在到达战地医院时没有接受任何形式的输液,由于后送的延迟导致这部分伤员产生严重的脱水。因而他们推荐对于意识清楚、吞咽功能正常和无胃肠道损伤的伤员进行口服补液,作为抗休克的一种辅助补液方式。同时,我们推荐当没有条件进行静脉或骨内输液时,或发生批量伤员无法对所有休克伤员建立静脉通道,对于没有消化道损伤等禁忌证的伤员应尽早口服补液。

口服补液的种类一般可选择含盐饮料,在1 000ml饮用水中加入食盐3g、碳酸氢钠1.5g、糖10g,配成烧伤饮料;也可饮用5%糖盐液。口服应少量多次,过多过急可引起呕吐、腹胀,甚至急性胃扩张,频繁呕吐或并发胃潴留时,应停止口服补液,尽快建立静脉和骨内通道进行补液。

(二) 有条件建立静脉或骨髓腔输液通道启动液体复苏

越早启动液体复苏,抗休克的效果越好。笔者在2014年分别参与了德军和美军的战术战伤救治(TCCC)培训,均在战现场要求建立静脉或骨髓腔输液通道。因而,如果有条件,可从战现场开始建立静脉通道或骨内通道进行液体复苏,特别是在预估后送会被延误时。如果预估伤员能很快后送,可在30min内后送到下一级救治机构,可在紧急救治机构中建立输液通道,并启动液体复苏过程。

在液体复苏过程中,需要注意的是,爆炸冲击伤的伤员通常伴有肺部损伤,不能耐受快速和大量的输液,否则容易出现心力衰竭,应严密控制输液速度,控制平均动脉压在80mmHg左右即可。

(三) 其他治疗

其他综合治疗措施包括松解衣领、腰带、鞋带、保持呼吸道通畅、保温等。

第四节　爆炸冲击伤气胸和血胸的处理

一、爆炸冲击伤张力性气胸的识别和处理

(一) 现场识别张力性气胸的方法

不同严重程度的张力性气胸症状和体征不一。伤员会表现出恐惧和不适,通常会感到胸痛和呼吸困难。伴随着情况恶化,会表现出越来越严重的呼吸困难。严重的情况下,可能会出现发绀和呼吸暂停。最经典的体检发现是气管偏离受损侧,伤侧的呼吸音减弱,叩诊音呈鼓音。但在战时现场环境嘈杂,这一体征不容易发现。

战时可根据以下征象来识别张力性气胸伤员:

1. 有胸部损伤史,可有胸部伤口,部分伤员可能没有明显伤口。

2. 呼吸困难进行性加重,表现为呼吸次增加,可达到20~40次/min,感觉呼吸费力。

3. 伤侧呼吸音减弱或消失。

4. 伤侧胸部较对侧隆起,皮下气肿,颈静脉怒张,脉细弱。

5. 随着胸腔内压力的不断增加,心动过速和呼吸急促日益突出,最终导致低血压和休克。

(二) 张力性气胸的急救

张力性气胸是威胁生命的急症,需要进行穿刺减压,特别是出现呼吸困难恶化、单侧呼吸音降低或消失、休克等时,更需紧急行穿刺减压术。其操作步骤如下:

1. 从急救包中取出胸腔穿刺导管针。一般情况下应选择较大口径的穿刺针(10~16G),并且针的长度至少应有8cm。过短的针难以穿透胸壁,或由于导管在移除针后出现打折,会阻塞空气排除。

2. 在伤侧的胸部锁骨中线定位于第2肋间(第2和第3肋之间)。选择这里是因为这个位置对于对院前急救者来说易于操作,因为一般情况下伤员处于仰卧平躺体位,两手臂紧贴两侧。患侧肺塌陷,并且偏移到对侧,选择此进针点不太可能在操作的过程中损伤到肺。定位方法:从锁骨中点向下平移两横指。

3. 如果时间允许用消毒剂擦拭要穿刺的

区域。

4.在第3肋顶部的进针点以90°角进针，一旦听到空气的咝咝声停止进针。当针进入胸腔时可感到一种突破感，或者有空气溢出。注意事项：进针过深可能会损坏底层的肺组织或其他重要器官。

5.固定导管并取出针芯。

6.用胶布将导管固定牢固。

7.穿刺针尾部活瓣的制作：在战现场是否制作活瓣尚存在一定争议。反对者认为，穿刺减压导管的直径比远小于伤员的气道，即使不使用活瓣，通过导管的空气流通不可能显著影响呼吸运

动，即不使用活瓣也只是将一个张力性气胸转变为可以忽略不计的开放性气胸。我们支持在战现场条件许可的情况下，特别是预估后送时间较长或有可能被延误时，可使用手套制作一个单向的活瓣，以提高减压的效果。

8.该导管可根据需要置于原位或每两小时用生理盐水冲洗以确保通顺畅。如果条件允许，则可取出导管，然后监控密切伤员，发现张力增加的迹象，有必要的话"重新穿刺"。记住：一旦伤员出现张力气胸，其病情将继续恶化，除非伤员接受胸腔置管，闭式引流。所以，当减压伤员的呼吸困难等症状加重时，指挥员应安排其紧急后送。

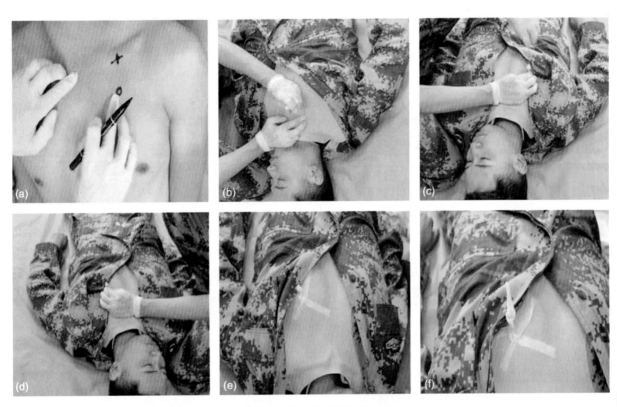

图 10-1　张力性气胸的处理图
(a)定位;(b)垂直将穿刺针刺入;(c)拔出针芯;(d)拔出针芯后;(e)固定排气管;(f)手套制作单向活瓣

二、爆炸冲击伤开放性气胸的识别和处理

（一）现场识别开放性气胸的方法

在战场上可根据以下特殊的征象识别出开放性气胸伤员：

1.外伤史。

2.胸壁有创口。

3.胸壁有吮吸声或咝咝声。当患有开放性胸部损伤的伤员吸气时，气体进入伤口，呼气时气

体排出。气流有时会引起"吮吸声或咝咝声"。正是因为这种独特的体征，因此被称为吮吸性胸部损伤。

4.呼吸困难。主要表现包括：呼吸频率异常，超出 10~30 次/min，伤员感觉气促、呼吸窘迫（呼吸幅度加深加大），组织明显缺氧（口唇颜色青紫、发绀）。

5.胸部可见的穿刺伤口（前或后）或有穿刺物突出于胸壁。

6.伤部的血液中含有较多气泡。咳出鲜红

色血液或泡沫血。

7. 吸气时胸部不能正常升起。

（二）开放性气胸的现场急救

治疗开放性胸部损伤的目的之一是使外界的空气不能通过伤口进入胸腔，这可以防止肺萎陷，至少可以减缓肺萎陷。用于伤口的敷料必须置于伤口和衣物之间以便有效防止空气通过敷料和伤口进入胸腔。我军三代急救包中配有制式的胸腔

贴，下面就介绍使用胸腔贴封闭开放性气胸的步骤（图10-2）：①用纱布尽可能地清洁伤口周围来增加黏附性；②在伤口周围涂擦碘酊增加黏附性；③撕开密封敷料背面，露出黏附面；④告诉伤员呼气并屏住呼吸，使胸腔内气体部分排出体外；⑤将密封敷料粘贴到伤者的胸壁伤口周围。透明的材料可以允许较好地观察伤口情况；⑥用战地敷料包扎伤口。

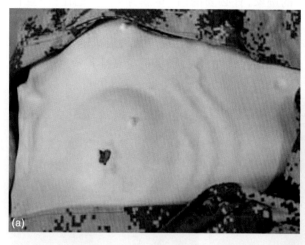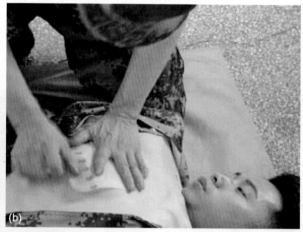

图 10-2　开放性气胸的封闭方法
（a）右侧胸部开放性损伤；（b）嘱伤员呼气后屏住呼吸，然后迅速封闭伤

【注意事项】

1. 如果有刺穿物体从胸部伤口伸出，可以在不覆盖或移动物体的前提下用宽大的敷料包扎伤口。然后，通过在突出物周围放置干净的敷料来稳定刺入物。

2. **伤员的体位**　在伤员有意识时将他放置于舒适的体位。大多数人可能要求坐起，在战术条件允许的情况下是允许的。如果伤员无意识不能保护自己的气道，则将伤员置于恢复体位。

1）侧卧位：将伤员维持在侧卧体位可以有助于开放气道和帮助液体从伤者口中排出。伤侧卧位时，地面起固定作用，有助于减轻疼痛。而未受伤侧肺部没有限制，可以在吸气时充分扩张。

2）坐位：伤者可能希望坐起来。如果他在坐起的时候比伤侧卧位时呼吸更顺畅，那就让他坐起来靠在一棵树、墙壁或其他稳定的支撑。如果伤员变得疲惫，把他放置于恢复位。

3. **利用替代物品临时填塞**　如果没有上述制式气胸敷料，可以利用气密性较好的就便器材来封闭开放性气胸的伤口，比如急救包的塑料包膜、雨披、金属箔等，然后使用胶布固定封闭物。

4. 注意密切观察伤员病情，如果伤员在封闭伤口后，呼吸困难加重，提示可能发生张力性气胸，可进行紧急穿刺减压，或者伤员存在大量血胸需要紧急处理，此时应紧急后送伤员到合适的救治机构接受治疗。

三、爆炸冲击伤大量血胸的识别和处理

（一）现场识别大量血胸的方法

胸部疼痛和呼吸急促是两个突出的体征，通常伴有严重休克的症状，如心率过速、呼吸急促、思维混乱、脸色苍白和低血压。受伤一侧的呼吸音减弱或者消失，但是叩诊可听到浊音（和气胸的鼓音对比）。气胸可能会和胸腔积血结合出现，增加心肺的损伤。因为循环血量的减少，颈静脉怒张将会消失。在战现场上，很难对血胸做出准确的判断。对于有胸部外伤伤员伴有呼吸急促等症状时，紧急穿刺减压症状没有缓解时应怀疑有大量血胸的可能。

（二）大量血胸的现场急救

此类伤员均需要充分供氧，在气道阻塞的情

10

况下可使用面罩供氧,或者在条件允许且体征显示有必要的情况下进行气管插管,合并休克者开始积极的液体复苏。大量血胸的伤员需要行胸腔置管术,其操作步骤如下(图10-3):

1. 将伤员置于仰卧位,患侧的手臂举过头顶。

2. 选择腋前线与第4或第5肋间交界为插入点,常规消毒铺巾后,在选定位置切开一个2～3cm的横切口,并向下延伸至肋间肌肉。将大号钳子插入皮肤切口的上方肋间肌中,用钳子尖端

刺穿胸膜壁,再将钳子略微张开1.5～2cm,继而扩大洞口。

3. 采用一根手指深入切口,清除任何粘连、血块等,撤出手指时,用钳子夹住胸管的尖端,将胸管尖端插入切口。将胸管往里面送,直到最后一个侧孔也被送进胸壁,深入达2.5～5cm。

4. 将胸管的另一端连接到单向排气阀,并采用缝合固定胸管,然后使用封闭敷料包扎切口部位。

5. 优先后送。

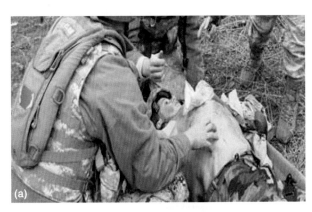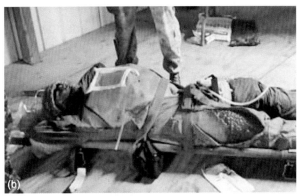

图10-3　胸腔置管术
(a)定位;(b)置管

第五节　爆炸冲击伤的包扎和固定

由于包扎和固定使用的器材、方法众多,本章节以最为实用的战地敷料为主讲解典型部位的伤口包扎方法,同时简单介绍使用三角巾和常规绷带等包扎伤口的方法。固定方面,本章节重点介绍使用制式夹板固定长骨骨折的方法。

一、颈部开放伤

对颈部穿透伤可不固定颈椎,因为在敌方火力下,颈段脊柱固定对施救者和伤员的潜在风险,超过了其潜在的益处。尽管平民伤处理中,在运送可能伤及脊柱的伤员前对其颈段脊柱做固定是标准流程,但这一操作在战场环境中通常并不适用。有研究专门分析了越南战争中对颈部穿透伤伤员作颈段脊柱固定的价值。结果显示,只有1.4%的这类伤员可能从这一操作中受益。即使是熟练的施救者也需要5.5分钟才能完成颈段脊柱的固定。因而,对于颈部开放性战伤,在战现场

阶段不主张进行颈椎固定。

对受到明显钝挫伤且颈部疼痛的伤员,应怀疑有颈椎损伤的可能。此时,颈段脊柱固定仍然是有必要的,除非有敌方火力构成巨大威胁的情况。固定的方法:怀疑伤员有颈椎损伤(颈部疼痛伴有或不伴有四肢感觉运动消失)时,使用颈托固定伤员颈部;如果没有颈托,可使用就便器材固定颈部,如可将军靴装满沙土固定在伤员的两侧(图10-4)。

二、开放性颅脑损伤

颅脑伤有脑组织膨出时,不要随意还纳,以等渗盐水浸湿的大块无菌敷料覆盖后,再扣以干净的碗,以阻止脑组织进一步脱出,然后再包扎固定。同时将伤员取侧卧位,并清除口腔内的分泌物、黏液或血块,保持呼吸道通畅。

三、眼外伤的包扎

对眼球施加压力会使眼球内容物被挤出,导致永久损伤和失明,所以,眼部外伤最为重要的是保护好眼部免受进一步的损伤。其处理的步骤如下:

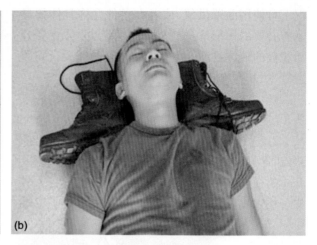

图 10-4 战现场颈椎固定方法
(a)颈托固定颈椎;(b)军靴固定颈椎

1. 快速现场视力测试(脱离敌方直接火力威胁后) 让伤员数你伸出几根手指,或让伤员随便读一段文字,还可以观察伤员是否能区分光亮和黑暗。

2. 用硬眼罩覆盖眼部 当发现眼部有外伤时,应如图 10-5 所示使用硬质眼罩或其他就便器材(如瓶盖等)保护好眼睛,避免给眼睛施加任何压力。异物插入眼球,严禁将异物从眼球拔出,最好用一只硬质眼罩或其他可找到的保护物先固定异物,然后将无菌的敷料卷围住,再用绷带包扎。

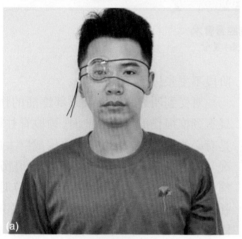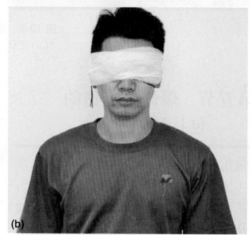

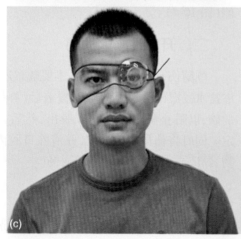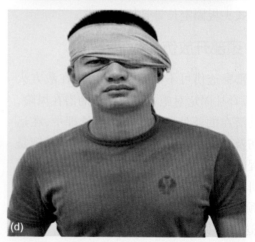

图 10-5 眼部损伤的包扎方法
(a)硬质眼罩保护眼睛;(b)普通绷带包扎双眼;(c)硬质眼罩保护眼睛;(d)"以色列绷带"包扎单眼

3. **包扎** 然后使用"H"形战地敷料或"以色列绷带"包扎眼部,注意不要施过大的压力,也可使用三角巾或绷带对眼部伤口进行包装。需要注意的是,当一只眼球严重受伤后,应该将两只眼睛覆盖固定住。因为双眼是一起运动的,同时对双眼缠绕绷带可以减少受伤眼睛进一步损害的概率。但在战场环境中,如果敌情仍未解除,伤员仍需参加战斗,此时需暴露未受伤的眼睛,以便伤员可以看到外界的情况。

四、躯干肢体交界处包扎法

1. **肩部和腋部包扎法** 使用"H"形战地敷料很容易包扎肩部和腋部伤口(图10-6):将敷料无菌一侧放置在伤口上,然后将绷带围绕肩部包绕一周后再"H"形加压扣的一个分支上缠绕绷带改变绷带方向后绕胸部一周进行包扎,然后再通过"H"形加压扣的另一个分支转角,围绕肩部包扎。最后将绷带尾端粘在敷料上,完成固定。

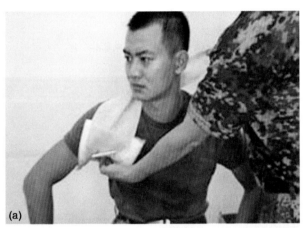
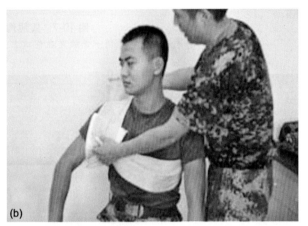
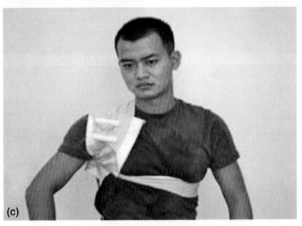

图10-6 肩部损伤的包扎方法
(a)将战地敷料的无菌一侧放置在伤口上;(b)依次完成肩部和胸部的绷带缠绕;(c)包扎完成

2. **腹股沟及会阴部包扎法** 腹股沟及会阴部的包扎与肩部类似(图10-7):将敷料无菌一侧放置在伤口上,然后将绷带围绕大腿包扎一周后再"H"形加压扣的一个分支上缠绕绷带改变绷带方向后绕腹部一周,然后在"H"形加压扣的另一个分支上转变绷带方向,绕行大腿进行包扎,将绷带粘在敷料上,完成固定。

五、伤口内存在异物时的包扎法

当伤口内有弹片、玻璃、木棍等异物时,注意不要轻易移动异物以免造成附加损伤。此时,可使用纱布等先保护好异物,然后用战地敷料对创面进行包扎(图10-8)。

六、腹部内脏脱出

腹部外伤有内脏脱出时,不要还纳,以等渗盐水浸湿的大块无菌敷料覆盖后,再扣以无菌换药碗或无菌的盛物盆等,以阻止肠管等内脏的进一步脱出,然后再进行包扎固定。如果脱出的肠管已破裂,则直接用肠钳将穿孔破裂处钳夹后

10

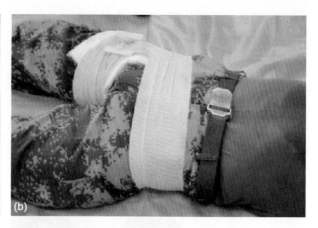

图 10-7 腹股沟区损伤的包扎方法

(a)将战地敷料的无菌一侧放置在伤口上;(b)依次完成大腿和腹部的包扎后完成包扎

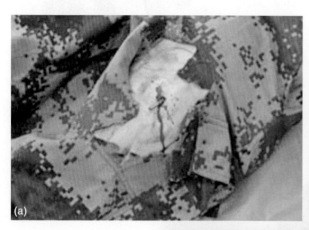

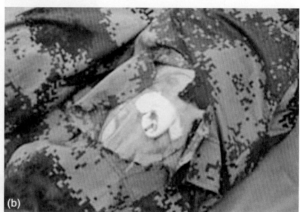

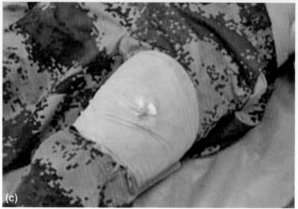

图 10-8 伤口内存在异物时的包扎法

(a)左大腿伤口内有钢条穿入,不明深浅;(b)纱布保护好钢条;(c)战地敷料包扎伤口

10

一起包裹在敷料内。注意,一定要将直接覆盖在内脏上的敷料以等渗盐水浸透,以免粘连,造成肠浆膜或其他内脏损伤,发生肠梗阻或其他远期并发症。

七、长骨骨折的固定

战现场判断骨折的简易方法为:伤处疼痛明显,出现成角等畸形角,或者在不该产生运动的地方有活动(异常活动)等提示此处有骨折。如果有伤口,从伤口中可看见骨块者,为开放性骨折,容易判断。肢体长骨骨折时,如不妥善固定,在搬运和后送途中会产生诸多害处,如产生剧烈疼痛、骨折端移动,导致出血增加,发生休克,或造成神经血管的额外损伤等。此时,应先用"H"形战地敷料包扎伤口后,再用卷式夹板放置在伤肢两侧对伤肢进行妥善固定(图 10-9)。需要注意的是,

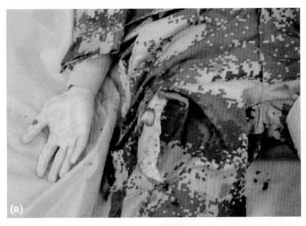
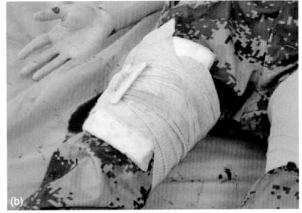
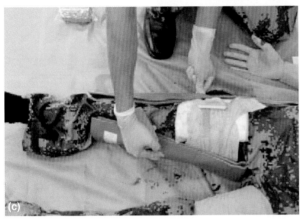
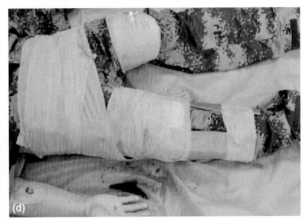

图 10-9 肢体开放性骨折的包扎固定法
(a)右股骨开放性骨折;(b)战地敷料妥善包扎伤口;(c)夹板放置在伤肢两侧;(d)弹性绷带完成固定

在使用卷式夹板固定肢体时,需要实现"跨关节"固定方才有效,如固定股骨时,夹板近端应超过髋关节,远端应超过膝关节。

在早期救治机构或条件许可时在紧急救治机构中,可使用外固定支架固定长骨骨折。

八、骨盆骨折的固定

战现场急救阶段,预估有不稳定型骨盆骨折时,可使用骨盆捆绑带或床单等就便器材固定骨盆。到达早期救治机构后,采用骨盆外固定支架固定骨盆。

第六节 爆炸冲击伤
伤员搬运技术

战时需要将伤员撤离火线至隐蔽地、掩体等安全地方或将伤员从火线转移到医疗机构时需要进行伤员的搬运。正确的搬运技术动作可减少伤员的附加损伤。而在平时,可使用担架进行伤员搬运。

一、匍匐搬运法

搬运伤员既要求快速又要求安全。因此,要注意充分利用有利地形,选择适当的搬运方法和姿势,在火线时处于敌方火力范围或敌方火力没有没完全压制时,一般应用匍匐背驮搬运法和侧身匍匐搬运法,将伤员搬运到隐蔽处。

侧身匍匐搬运法的实施操作步骤为:救护者侧身匍匐到伤员处,将伤员调整为背向侧卧姿势,提起腰带,将伤员腰、髋部垫在救护员屈曲的大腿上[图 10-10(a)]。然后将伤员两手置于胸前,救护者上侧手臂穿过伤员上侧腋下绕胸抱住伤员下侧上臂三角肌下缘,紧贴伤员身体[图 10-10(b)]。救护者下侧前臂和肘部撑于地面,蹬足向前。将伤员搬运至安全处[图 10-10(c)]。这种方法速度快,比较安全,伤员的大部分身体处于搬运者的保护之下,但是缺点是搬运者比较费力,不利于长时间搬运,而且当受伤部位在腰背部时不适于这种方法。

匍背驮搬运法的实施步骤为:救护者低姿匍

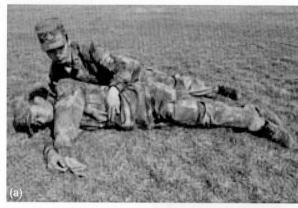
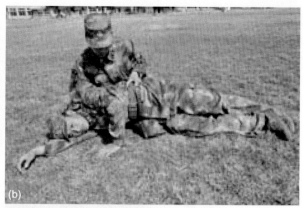
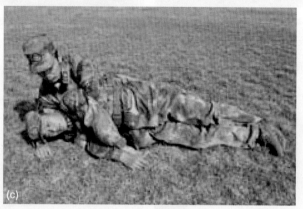

图 10-10　侧身匍匐搬运法

匍到伤员处,同向侧卧于伤员前侧并紧贴伤员身体,然后以下侧手从上侧肩部拉紧伤员上臂后,上侧手再抓住伤员臀部,合力猛翻将伤员转上身,低姿匍匐向前,将伤员搬运至隐蔽处。在搬运过程中,如救护者力量不够,可用上侧脚勾住伤员同侧,与双手一起发力,快速有效地完成搬运动作。

二、拖拽法

拖拽是战场上常用的搬运伤员方式,有双人拖拽法和单人拖拽法。搬运伤员最快的方法是双人拖拽法,由两名救护人员沿着伤员身体的长轴进行拖拽[图 10-11(a)]。这种方式可以在建筑物中、浅水区、雪地以及下楼的条件下使用。救护

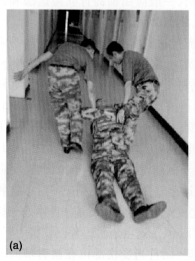
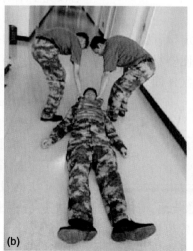
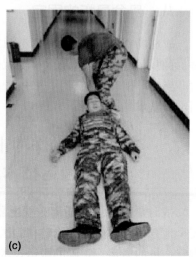

图 10-11　拖拽法
(a)(b)背心的双人拖拽法;(c)单人拖拽法

人员站立或爬行时均可完成。对伤员身上的战术背心、牵拉绳索、雨披、衣物或临时背带等物品的利用可以让这一搬运方法变得简单[图 10-11 (b)]。但实际上,从伤员手臂下面抓牢他就足够了。单人拖拽搬运可以用于短距离搬运伤员,但与双人搬运相比,单人搬运对救护人员来说难度更大,速度更慢,更不易控制[图 10-11(c)]。

拖拽搬运最大的缺点是伤员的身体直接接触地面,在崎岖地带搬运伤员时将对伤员造成额外损伤。战术条件允许时,将伤员搬起是一个更好的选择。Haws 搬运法就是一种可以用于单人快速搬运伤员的方法(图 10-12)。如果伤员可以维持直立体位,则救护人员站在伤员前面蹲下,将伤员的手臂环置于救护人员的颈部并抓牢固定。之后,救护人员起立并前倾,担负起伤员的重量并朝向指定地点移动。

美军海豹突击队第三分队的队员们设计了一种双人搬运的方法并已投入使用。在这种方法中,两名救护人员每人在肩上架起伤员的一只手臂,并用自己靠近伤员的手抓紧伤员腰部的腰带将伤员抬起(图 10-13)。如果伤员有意识,并且两只手臂都可以抓住两名救护人员,那么救护人员空余的手就可以在必要时使用他们的武器。

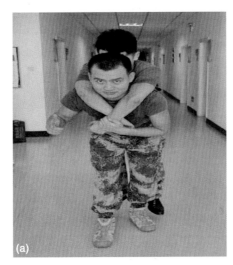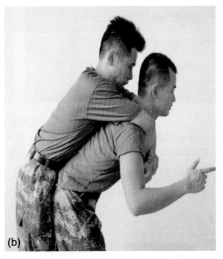

图 10-12 Haws 法搬运伤员
(a)正面观;(b)侧面观

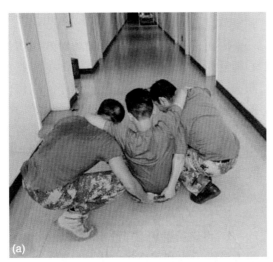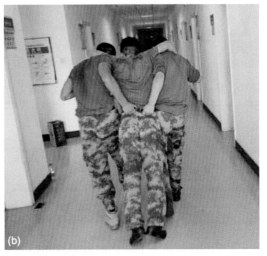

图 10-13 美海豹突击队使用的伤员搬运方法
(a)步骤 1;(b)步骤 2

三、担架搬运法

当伤员从火线上被救治下来后，组织起后送时，可使用担架进行搬运伤员。此处以我军配发的四折式担架描述其搬运方法：一名搬运者接近伤员后将伤员侧翻，注意保持伤员身躯不要扭曲。

此时，由另一名搬运者将担架放入伤员背后，然后将伤员翻滚在担架上。将伤员调整到合适位置后，系好担架两侧的捆绑带以固定伤员。统一口令后两名担架员同时抬起伤员。如没有制式担架，可根据战场环境，利用迷彩服和竹竿制作临时担架（图 10-14）。

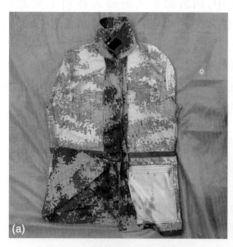
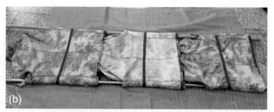
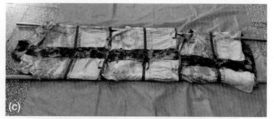

图 10-14 使用就便器材制备简易担架
（a）将迷彩服反转并系好纽扣；（b）（c）将两根竹竿穿过 2~3 件迷彩服后制备成简易担架

怀疑有其他部位的脊柱损伤时，在搬运伤员时需要保持员身体纵轴一条直线，避免扭曲（图 10-15）。

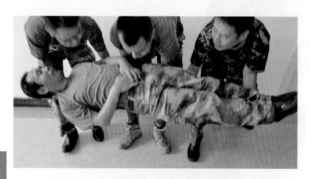

图 10-15 怀疑有脊柱脊髓损伤时伤员的搬运方法

第七节 爆炸冲击伤的心肺复苏技术

一、心肺复苏的适应证

心肺复苏的目的是为了使心搏骤停的伤员在接受进一步的生命支持治疗前维持一定水平的重要脏器灌注和供氧。虽然心肺复苏对于解剖结构完好的心脏伤员有帮助，但对于战场上的重伤导致心搏、呼吸骤停或者其他生命体征消失的伤员价值不大。大量的临床观察数据显示，对心搏骤停的创伤伤员进行院前复苏是徒劳的，即使在某些距离创伤救护中心较近的城区也是如此。在新近的一项研究中，Rosemurgy 和其团队报道的 138 例接受过院前复苏的战伤病例中，无 1 例生还。因为恶劣的战场环境威胁和一贯的复苏失败，编者不建议对战区伤员甚至是普通平民伤员进行心肺复苏。

因而，我们不主张在战现场对战伤伤员进行心肺复苏，特别是处于敌军火力威胁下时，而仅对非头、胸、心脏战伤心搏、呼吸骤停的战伤伤员和低体温、淹溺、冻僵、触电等情况导致的心跳呼吸暂停的伤员进行心肺复苏。而在平时的灾害救援中，建议对所有心跳呼吸暂停的伤员进行心肺复苏。

二、心肺复苏的步骤

1. 将伤员仰卧位，置于平坦地面或台面，救治人员跪于或利于伤员上半身一侧。

2. **清理呼吸道** 用手指迅速清除阻塞伤员呼吸道的呕吐物、血液凝块、分泌物、泥沙或水草等异物。

10

3. 胸外心脏按压　于伤员胸骨、两乳头连线中点偏左侧,救护人员双手掌重叠,掌根按压此部位,双手臂伸直,利用上身力量垂直向下有规律按压。按压深度 5cm,按压速度 80~100 次/min。

4. 口对口人工呼吸　两人同时救治时,在胸外心脏按压的同时一并进行口对口人工呼吸或简易呼吸器辅助人工通气;若只有一人进行救治时,每进行胸外心脏按压 30 次后,进行 2 次口对口人工呼吸;胸外心脏按压与口对口人工呼吸循环进行,切勿中断,直至自主心跳、呼吸恢复或确认救治无效。

心肺复苏有效的指标是:①瞳孔由大变小;②面色由发绀转为红润;③颈动脉搏动恢复;④眼球有自主活动;⑤自主呼吸恢复。

5. 心搏、呼吸恢复后应紧急后送,途中保持呼吸道通畅。

6. 到达早期救治机构后,应注意维持心脏和内环境稳定。①及时补充血容量,维持有效的循环功能和正常的心率;②纠正心律失常、微循环障碍、电解质紊乱和酸碱失衡;③维持呼吸功能:呼吸道分泌物多或昏迷时间较长者应做气管造口并给氧,必要时行辅助通气;④有心室纤颤时,可电击除颤。

（宗兆文）

10

第十一章

爆炸冲击伤伤员ICU内管理与治疗

爆炸冲击伤有多种受伤机制,表现外轻内重,多脏器损伤,伤情发展迅速,诊断难度大,病情危重。重症加强治疗病房(intensive care unit,ICU)对爆炸伤所导致一个或多个器官与系统功能障碍、危及生命或具有潜在高危因素的伤员,及时提供系统的、高质量的医学监护和救治技术,是医院集中监护和救治重症伤员的专业科室。ICU应用先进的诊断、监测和治疗设备与技术,对病情进行连续、动态的定性和定量观察,并通过有效的干预措施,为爆炸伤重症伤员提供规范的、高质量的生命支持,改善生存质量。

第一节 重症监测

一、基本生命体征监测

1. **心电监测** 心电监测是重症监测的基本内容之一,通过监护仪持续监测伤员心电活动,临床医师可以从中获得伤员心电活动的变化情况,以便尽早采取相应措施,处理可能发生危及伤员生命的恶性事件。

2. **无创血压监测** 无创血压是常规监测项目,原则上对所有重症伤员均应监测无创血压,根据病情调整监测频率,对于重症伤员或血流动力学明显不稳定的伤员,应改为有创血压监测。目前有人工袖套测压法和电子自动测压法等监测方法。

3. **脉搏血氧饱和度监测** 血氧饱和度的监测手段通常分为电化学法和光学法两类。常用的脉搏血氧饱和度(SpO$_2$)是利用光学法监测,与动脉血氧分压相关性很好,同时明显减少了动脉采血次数,且具有快速、动态、能连续监测的特点,临床应用日渐广泛。

4. **体温监测** 动态监测重症伤员的体温,监测皮肤温度与中心温度及两者之间的温差,可判断重症伤员的病情变化趋势。目前常用的测温计包括水银温度计和电子温度计,电子温度计可直接读数、远距离测温,能满足持续监测体温的需要。对于发热的伤员首先应寻找病因,积极控制导致发热的致病因素,同时应积极给予降温处理,以减少伤员的氧耗和能量代谢。可采用物理降温或药物降温等措施。重症伤员、极度衰竭的伤员可出现体温过低。严重爆炸伤伤员常发生体温过低,休克伴体温过低时,病死率明显升高。

二、血流动力学监测

血流动力学监测是反映心脏、血管、容量、组织的氧供氧耗等方面功能的指标,为临床监测与临床治疗提供数字化的依据。一般可将血流动力学监测分为无创伤性和有创伤性两大类:无创伤性血流动力学监测(noninvasive hemodynamic monitoring)是指应用对机体没有机械损害的方法而获得的各种心血管功能的参数,使用安全方便,伤员易于接受;创伤性血流动力学监测(invasive hemodynamic monitoring)是指经体表插入各种导管或探头到心腔或血管腔内,直接测定心血管功能参数的监测方法,该方法能够获得较为全面的血流动力学参数,有利于深入和全面地了解病情,尤其适用于重症伤员的诊治,缺点为对机体有一定伤害性,操作不当会引起并发症。血流动力学评价方法包括临床表现、一般监测、CVP、Swan-Ganz导管、PiCCO监测,根据监测参数动态变化评估容量反应性。临床上,应根据伤员的病情与治疗的需要考虑具体实施的监测方法。在选用监测方法时应充分权衡利弊,掌握好适应证。

1. **有创血压监测** 早在18世纪Hales用导管插入马的股动脉测定血压,以后又有许多无创血压测定的研究。1890年Roy和Adami描述的振荡监测血压技术也逐渐成熟,为当今自动无创血压监测奠定了理论基础。近 20 多年来,有创血压监测已是重症伤员血流动力学监测的主要手段。动脉穿刺途径常用桡动脉,也可选用足背动脉、股动脉,一般不选用肱动脉。有创动脉血压监测可以为临床医师提供准确、可靠和连续的动脉血压数据。

2. 中心静脉压监测　19 世纪后叶,人们已经通过动物实验认识到右心房测压的重要性,到 20 世纪五六十年代,中心静脉压监测在临床上已广泛应用,以评估血容量、前负荷及右心功能。经皮穿刺中心静脉主要经颈内静脉和锁骨下静脉,将导管插入上腔静脉。也可经股静脉或肘静脉,用长导管插入上或下腔静脉。目前在心脏和重危伤员中应用较多,一般较为安全,但如果操作者技术不熟练,也可能发生气胸和出血等并发症。CVP 的参考值为 $5 \sim 12 cmH_2O$;$<5 cmH_2O$ 提示血容量不足;$>15 cmH_2O$ 提示心功能不全、静脉血管过度

收缩或肺循环阻力增加;$>20 cmH_2O$ 提示有充血性心力衰竭。

3. 肺动脉漂浮导管　肺动脉漂浮导管的出现在血流动力学的发展史上具有里程碑意义,为心血管监测带来了一场革命,使重症伤员的床旁监测成为可能。Swan-Ganz 导管不仅使对肺动脉压(PAP)、肺动脉楔压(PAWP)和中心静脉压(CVP)、右房压(RAP)、右室压(RVP)的测量成为可能,而且可以应用热稀释方法测量心排血量和抽取混合静脉血标本,从而使得血流动力学指标更加系统化和具有对治疗的反馈指导性。

通过 Swan-Ganz 导管可获得的血流动力学参数主要包括三个方面:压力参数(包括右房压、肺动脉楔压、肺动脉压)、流量参数(主要为心排血量)和氧代谢方面的参数(混合静脉血标本)。以这些参数为基础,结合临床常规检查,通过计算可以获得更多的相关参数。常用的血流动力学参数及参考正常范围见表 11-1。

表 11-1　常用血流动力学参数

参数	略语	单位	计算方法	正常参考值
平均动脉压	MAP	mmHg	直接测量	$82 \sim 102$
中心静脉压	CVP	cmH_2O	直接测量	$5 \sim 12$
肺动脉楔压	PAWP	mmHg	直接测量	$6 \sim 12$
平均肺动脉压	MPAP	mmHg	直接测量	$11 \sim 16$
心率	HR	次/min	直接测量	$60 \sim 100$
血红蛋白含量	Hb	g/dl	直接测量	$12 \sim 16$
心排血量	CO	L/min	直接测量	$5 \sim 6$
每搏输出量	SV	ml/beat	CO/HR	$60 \sim 90$
心脏指数	CI	$L \cdot min^{-1} \cdot (m^2)^{-1}$	CO/BSA	$2.8 \sim 3.6$
每搏输出量指数	SVI	$ml \cdot beat^{-1} \cdot (m^2)^{-1}$	SV/BSA	$30 \sim 50$
体循环阻力指数	SVRI	$dyne \cdot sec/cm^5 \ m^2$	$79.92(MAP-CVP)/CI$	$1\,760 \sim 2\,600$
肺循环阻力指数	PVRI	$dyne \cdot sec/cm^5 \ m^2$	$79.92(MPAP-PAWP)/CI$	$45 \sim 225$
右心室做功指数	PVSWI	$g \cdot m^{-1} \cdot (m^2)^{-1}$	$SVI(MPAP-CVP) \times 0.014\,3$	$4 \sim 8$
左心室做功指数	LVSWI	$g \cdot m^{-1} \cdot (m^2)^{-1}$	$SVI(MAP-PAWP) \times 0.014\,3$	$44 \sim 68$
氧输送指数	DO_2I	$ml \cdot min^{-1} \cdot (m^2)^{-1}$	$CI \times CaO_2 \times 10$	$520 \sim 720$
氧耗量指数	VO_2I	$ml \cdot min^{-1} \cdot (m^2)^{-1}$	$CI(CaO_2-CvO_2) \times 10$	$100 \sim 180$
氧摄取率	O_2ER	%	$(CaO_2-CvO_2)/CaO_2$	$22 \sim 30$

4. 脉搏指示剂连续心排血量测定　脉搏指示剂连续心排血量(pulse indicator continous cadi-

ac output,PiCCO)是一种新的脉搏轮廓连续心排血量与经肺温度稀释心排血量联合应用技术,

PiCCO 技术在热稀释测量的同时,分析动脉脉搏轮廓并计算出主动脉顺应性。根据校正动脉脉搏轮廓公式,计算个体化的每搏量(SV)、心排血量(CO)和每搏量变异(SVV),以达到多数据联合应用监测血流动力学变化的目的。

5. 心阻抗血流图　心阻抗血流图(impedance cardiography, ICG)采用胸腔阻抗法(thoracic electrical bioimpedance, TEB)为基本原理,为血流动力学的监测和功能评价提供了一种安全简便、准确可靠、成本低廉的实时、连续监测血流动力学参数的途径和手段。经过 30 多年方法改进,目前运用叠加平均法信号处理技术及 ZMARC 算法提供血流动力学参数,早期 Kubicck 法存在的准确性低、重复性差的问题已得到解决。通过心阻抗血流图可测得胸液成分(TFC)、心室加速指数(ACI)、预射血指数(PEP)、左心室射血时间(LVET)、心率(HR)、血压(BP),计算可得心排量(CO)、搏出量(SV)、心排指数(CI)、体血管阻力(SVR)、左心室做功量(LCW)等血流动力学参数。

6. 超声多普勒技术　在 ICU 心功能的改变非常常见,尤其心功能衰竭或抑制,此时心室收缩、舒张功能的定量分析对于病情监测、指导治疗和判断预后具有十分重要的临床意义。心脏超声作为无创手段对心脏功能进行评估常包括二维心脏超声、M 型心脏超声、利用几何模型的容量方法、辛普森法、组织多普勒技术、Tei 指数和三维心脏超声等方法。心功能测定包括左(右)心室功能的收缩功能和舒张功能,左心室的功能临床上最为重要。

第二节　爆炸冲击伤的呼吸支持

肺冲击伤的主要病理学特点表现为肺泡破裂和肺泡内出血,其次是肺水肿和气肿,有时伴肺破裂,造成急性呼吸窘迫综合征(acute respiratory distress syndrome, ARDS)。ARDS 是在严重感染、休克、创伤及烧伤等非心源性疾病过程中,肺毛细血管内皮细胞和肺泡上皮细胞损伤造成弥漫性肺间质及肺泡水肿,导致急性低氧性呼吸功能不全或衰竭。以肺容积减少、肺顺应性降低、严重的通气/血流比例失调为病理生理特征,临床上表现为进行性低氧血症和呼吸窘迫,肺部影像学上表现为非均一性的渗出性病变。

一、氧疗

爆炸冲击伤伤员应及时进行氧疗,改善气体交换功能,保证氧输送,防止细胞缺氧。伤员治疗的基本目的是改善低氧血症,使 PaO_2 达到 60～80mmHg;但吸入氧浓度尽可能<60%,如吸入更高浓度氧尽可能小于 24 小时,一旦氧合改善就应尽快调整吸入氧浓度。根据低氧血症改善的程度和治疗反应调整氧疗方式,首先使用鼻导管,当需要较高的吸氧浓度时,可采用可调节吸氧浓度的文丘里面罩或带贮氧袋的非重吸式氧气面罩。爆炸冲击伤伤员往往低氧血症严重,大多数伤员一旦诊断明确,常规的氧疗常常难以奏效,机械通气仍然是最主要的呼吸支持手段。

二、无创机械通气

无创机械通气(noninvasive positive pressure ventilation, NPPV)可以避免气管插管和气管切开引起的并发症,近年来得到了广泛的推广应用。但 NPPV 在爆炸冲击伤急性低氧性呼吸衰竭中的应用却存在很多争议。

当伤员神志清楚、血流动力学稳定,并能够得到严密监测和随时可行气管插管时,可以尝试 NPPV 治疗。如 NPPV 治疗 1～2h 后,低氧血症和全身情况得到改善,可继续应用 NPPV。若低氧血症不能改善或全身情况恶化,提示 NPPV 治疗失败,应及时改为有创通气。

应用 NPPV 可使部分合并免疫抑制的 ARDS 伤员避免有创机械通气,从而避免呼吸机相关肺炎(VAP)的发生,并可能改善预后。免疫功能低下的伤员发生 ARDS,早期可首先试用 NPPV。

三、有创机械通气

1. 机械通气的时机选择　爆炸冲击伤 ARDS 伤员经高浓度吸氧仍不能改善低氧血症时,应及时气管插管进行有创机械通气。伤员呼吸功明显增加,表现为严重的呼吸困难,早期气管插管机械通气可降低呼吸功,改善呼吸困难。虽然目前缺乏 RCT 研究评估早期气管插管对 ARDS 的治疗意义,但一般认为,气管插管和有创机械通气能更有效地改善低氧血症,降低呼吸功,缓解呼吸窘迫,并能够更有效地改善全身缺氧,防止肺外器官功能损害。

11

2. 肺保护性通气　由于爆炸冲击伤 ARDS 发生后大量肺泡塌陷，肺容积明显减少，常规或大潮气量通气易导致肺泡过度膨胀和气道平台压过高，加重肺及肺外器官的损伤。小潮气量通气是 ARDS 病理生理结果的要求。目前认为潮气量设置为 6ml/kg（理想体重）左右，推荐维持气道平台压<30cmH_2O。

由于 ARDS 肺容积明显减少，为限制气道平台压，有时不得不将潮气量降低，允许 $PaCO_2$ 高于正常值，但保持 pH>7.20，即所谓的允许性高碳酸血症。允许性高碳酸血症是肺保护性通气策略的结果，并非 ARDS 的治疗目标。

3. 肺复张　充分复张爆炸冲击伤 ARDS 塌陷肺泡是纠正低氧血症和保证 PEEP 效应的重要手段。为限制气道平台压而被迫采取的小潮气量通气往往不利于 ARDS 塌陷肺泡的膨胀，而 PEEP 维持复张的效应依赖于吸气期肺泡的膨胀程度。而且肺复张有利于减少肺泡反复开放与萎陷所致的剪切损害。目前临床常用的肺复张手法包括控制性肺膨胀、PEEP 递增法及压力控制法（PCV 法）。其中实施控制性肺膨胀采用恒压通气方式，推荐吸气压为 30～40cmH_2O、持续时间 30～40s。

肺复张手法的效应受多种因素影响。实施肺复张手法的压力和时间设定对肺复张的效应有明显影响，不同肺复张手法效应也不尽相同。另外，ARDS 病因也影响肺复张手法的效果，一般认为，肺外源性的 ARDS 对肺复张手法的反应优于肺内源性的 ARDS；ARDS 病程也影响肺复张手法的效应，早期 ARDS 肺复张效果较好。

值得注意的是，肺复张手法可能减少心排血量，影响伤员的循环状态，还可引起气胸，实施过程中应密切监测。

4. PEEP 的选择　爆炸冲击伤 ARDS 广泛肺泡塌陷不但可导致顽固的低氧血症，而且部分可复张的肺泡周期性塌陷开放而产生剪切力，会导致或加重呼吸机相关肺损伤。充分复张塌陷肺泡后应用适当水平 PEEP 可防止呼气末肺泡塌陷，改善低氧血症，并避免剪切力，防治呼吸机相关肺损伤。因此应采用能防止肺泡塌陷的最低 PEEP。

ARDS 最佳 PEEP 的选择目前仍存在争议。一般使用 PEEP 在 5～15cmH_2O，合理选择目标是尽可能避免肺泡萎陷的趋势下将 PEEP 对机体不利影响降到最低。具体可以在维持吸入压不变的情况下，逐渐增加 PEEP，观察潮气量以及循环的变化。有学者建议可参照肺静态压力-容积（P-V）曲线低位转折点压力来选择 PEEP。Amoto 及 Villar 的研究显示，在小潮气量通气的同时，以静态 P-V 曲线低位转折点压力＋2cmH_2O 作为 PEEP，结果与常规通气相比 ARDS 伤员的病死率明显降低。若有条件，应根据静态 P-V 曲线低位转折点压力+2cmH_2O 来确定 PEEP。也有学者建议采用氧合法确定最佳 PEEP 值：即在进行充分的肺复张后，直接将 PEEP 设置到较高的水平（如 20cmH_2O），然后每隔 5～10min 将 PEEP 降低 2cmH_2O，直到氧合指数小于 400mmHg 或降低>5%（提示肺泡重新塌陷），然后重新进行肺复张，再将 PEEP 值调至氧合指数降低时的 PEEP＋2cmH_2O 进行通气，即为最佳 PEEP。

5. 自主呼吸　自主呼吸过程中膈肌主动收缩可增加 ARDS 伤员肺重力依赖区的通气，改善通气血流比例失调，改善氧合。尽可能保有自主呼吸是有创呼吸中比较重要的趋势。一项前瞻对照研究显示，与控制通气相比，保留自主呼吸的伤员镇静剂使用量、机械通气时间和 ICU 住院时间均明显减少。因此，在循环呼吸功能稳定、人机协调性较好的情况下，ARDS 伤员机械通气时需要保留自主呼吸。

6. 半卧位　爆炸冲击伤 ARDS 伤员合并 VAP 往往使肺损伤进一步恶化，预防 VAP 具有重要的临床意义。可能由于气管插管或气管切开导致声门的关闭功能丧失，且伤员胃肠内容物易反流误吸进入下呼吸道，导致 VAP。低于 30° 角的平卧位是 VAP 的独立危险因素。因此，除非有脊髓损伤等体位改变的禁忌证，机械通气伤员均应保持半卧位（30°～45°），可显著降低机械通气伤员 VAP 的发生。

7. 俯卧位通气　俯卧位通气通过降低胸腔内压力梯度、促进分泌物引流和促进肺内液体移动，明显改善氧合。如无明显禁忌，可考虑采用俯卧位通气。Gattinoni 等采用每天 7 小时俯卧位通气，连续 7 天，结果表明俯卧位通气明显改善 ARDS 伤员氧合，但对病死率无明显影响。然而，若依据 PaO_2/FiO_2 对伤员进行分层分析，结果显示，$PaO_2/FiO_2<88mmHg$ 的伤员俯卧位通气后病死率明显降低。此外，依据简明急性生理评分（SAPS Ⅱ）进行分层分析显示，SAPS Ⅱ高于 49 分的伤员采用俯卧位通气后病死率显著降低，其明

11

显优于仰卧位。最近,另外一项每天 20 小时俯卧位通气的 RCT 研究显示,俯卧位通气有降低严重低氧血症伤员病死率的趋势。可见,对于常规机械通气治疗无效的重度 ARDS 伤员,可考虑采用俯卧位通气。

严重的低血压、室性心律失常、颜面部创伤及未处理的不稳定性骨折为俯卧位通气的相对禁忌证。当然,体位改变过程中可能发生如气管插管及中心静脉导管意外脱落等并发症,需要予以预防,但严重并发症并不常见。

8. 镇静镇痛与肌松 机械通气伤员应考虑使用镇静镇痛剂,以缓解焦虑、疼痛,减少过度的氧耗。合适的镇静状态、适当的镇痛可保证伤员安全和舒适,改善人机同步性。

机械通气时应用镇静剂应先制定镇静方案,包括镇静目标和评估镇静效果的标准。以 Ramsay 评分 3~4 分作为镇静目标,并实施每日唤醒,必要时为使伤员舒适可酌情合用镇痛剂。重症伤员应用肌松药后,可能延长机械通气时间、导致肺泡塌陷和增加 VAP 发生率,并可能延长住院时间。机械通气的 ARDS 伤员应尽量避免使用肌松药物。在肌松药物使用过程中应监测肌松水平以指导用药剂量,以预防膈肌功能不全和 VAP 的发生。

四、液体通气

部分液体通气是在常规机械通气的基础上经气管插管向肺内注入相当于功能残气量的全氟碳化合物,以降低肺泡表面张力,促进肺重力依赖区塌陷肺泡复张。有研究显示,部分液体通气 72 小时后,ARDS 伤员肺顺应性可以得到改善,并且改善气体交换,对循环无明显影响。但伤员预后均无明显改善,病死率仍高达 50% 左右。部分液体通气能改善伤员气体交换,增加肺顺应性,可作为

严重 ARDS 伤员常规机械通气无效时的一种选择。

五、体外膜氧合技术

建立体外循环后在肺外进行气体交换可减轻肺负担,有利于肺功能恢复。非对照临床研究提示,严重的 ARDS 伤员应用体外膜氧合技术(ECMO)后存活率为 46%~66%。但 RCT 研究显示,ECMO 并不改善 ARDS 伤员预后。随着 ECMO 技术的改进,需要进一步的大规模研究结果来证实 ECMO 在爆炸冲击伤 ARDS 治疗中的地位。

(唐昊 蒋东坡)

参 考 文 献

1. 中华医学会重症医学分会专家组. 中国重症加强治疗病房(ICU)建设与管理指南(2006). 中国危重病急救杂志,2006,18:387-388.
2. AGUILAR G,BELDA FJ,PEREL A. Minimally invasive cardiopulmonary monitoring with the PiCCO Plus system. Rev Esp Anestesiol Reanim,2008,55:90-100.
3. PASERO C,PUNTILLO K,LID,et al. Structured approaches to pain management in the ICU. Chest,2009,135:1665-1672.
4. TERENTES-PRINTZIOS D,VLACHOPOULOS C,STEFANADIS C,et al. Blood-pressure measurement. N Engl J Med,2009,360:2034-2035.
5. VILLAR J,KACMAREK RM,PEREZ-MENDEZ L,et al. A high positive end-expiratory pressure,low tidal volume ventilatory strategy improves outcome in persistent acute respiratory distress syndrome:a randomized,controlled trial. Crit Care Med,2006,34:1311-1318.
6. 邱海波. 重症医学主治医师查房手册. 南京:江苏科技出版社,2006.
7. MATTHAY MA,IDELL S. Update on acute lung injury and critical care medicine 2009. Am J Respir Crit Care Med,2010,181:1027-1032.

11

第十二章

爆炸冲击伤的护理

第一节 爆炸冲击伤现场评估与救治

不管是战争年代还是和平时期,不管是意外事件还是蓄意为之,爆炸冲击伤都很常见,不仅给人民的生命财产造成巨大损失,也给医护人员的救治带来很大挑战。由于爆炸现场环境复杂,伤员多,伤情重,只有多部门密切配合,合理利用医疗资源,遵循紧急救治的基本原则,才能最大限度挽救伤员。在各种救援活动中,护理人员同其他专业人员共同工作在救援第一线,发挥着不容忽视的重要作用。

一、爆炸现场评估

1. 爆炸现场的工作重点 爆炸使高楼等建筑物地基破坏,主体结构倒塌、不稳定;现场混乱嘈杂、恐慌蔓延;大量人员伤亡。在这种情况下,要立即建立组织指挥机构,确保现场所有人员的安全,以及顺利开展医疗救援工作。现场的工作重点依次是:建立指挥机构、确保人员安全、确保沟通畅通、现场评估、检伤分类、治疗、转运。护理人员作为医疗救援队员,必须与所有的救援人员一样,在确保自身安全的情况下开展工作,必须穿戴好个人防护装备后才能进入现场。在进入现场之前,必须确保进入现场是否安全,只有在现场安全并取得现场指挥员允许的情况下才能进入现场救援。遵循 1-2-3 安全准则:1-我安全吗? 2-现场安全吗? 3-伤者安全吗?

现场的救援人员首先应注意避免次生灾难,如因爆炸后散落碎片、建筑物坍塌等导致损伤,还要考虑来自环境和伤者的化学、生物、放射性沾染,必要时进行合适的洗消,采取自我保护的措施。如果是恐怖袭击,要注意二次爆炸的危险,需保持无线电静默状态,以避免触发无线电控制的二次爆炸装置。相关资料表明恐怖袭击通常设定二次爆炸的时间为第一次爆炸后 30~100 分钟,主要是针对急救、消防和警务人员。要注意甄别恐怖分子,有时犯罪者可能在某处监视现场情况,在远处引爆二次爆炸或使用高能量武器杀伤救援者。救援人员也要警惕伤者可能有武器或爆炸性装置。

医疗救援人员除了准备充足的物资、调集备用的救护车外,还要对现场的各种情况有充分的思想准备,例如变形的遗体、离断的肢体、大量失血和严重毁损伤的伤员等。

2. 爆炸现场的伤亡评估 现场救援可以根据现场的一些证据对爆炸的强度和整体的伤亡情况进行评估,以指导后续相关物资、救援梯队以及院内医疗救治的准备。爆炸坑、邻近人员的损伤、倒塌的建筑物是冲击波强度的重要证据。爆炸超压超过 300psi(2MPa)就可以产生爆炕,引起人体致死性撕裂。一些建筑物在外界超压达到 10psi(68kPa)就可能倒塌。撕裂鼓膜的冲击波约等同于震碎汽车挡风玻璃、摇晃电线杆、震裂砖墙的力度。急救人员可通过汽车碰撞、爆炸后物件损坏估计事件的大概情况,再结合发生的地点、影响区域大小、发生的时间可以大概估计伤亡人员的特点和总数。

与一般紧急事件不同,爆炸引起的多是批量伤员受伤。对批量伤员的救治常常超过一家医院或一个地区的救援能力。爆炸后批量伤员呈现固有的发生规律,离爆炸越近死亡率越高,离爆炸中心越远受到冲击的强度越小。如果爆炸发生在相对封闭的空间(例如车辆、矿中、建筑物、地铁站等),伤亡更严重;如果发生建筑物倒塌,死亡率明显增加。对多次爆炸事件分析显示,现场总死亡率为 25%,大部分发生于爆炸时或爆炸后短时间内,大部分存活者都需要医疗干预;30%的存活者需要住院治疗,许多存活者没有躯体损伤,但有严重的精神错乱或定向障碍。对伤员的整体评估包括寻找碎片、弹片造成的损伤或烧伤。爆炸物可能产生高湿气流在接触伤员的时候造成严重烧伤,产生大量的烧伤伤员。严重的烧伤成为临床医师关注的焦点,尽管烧伤可能致命,但不能忽视潜在的创伤导致的死亡。

二、爆炸现场的紧急救治

1. **伤情评估** 爆炸伤分为4种类型。一型爆炸伤是冲击波穿过身体时的直接效应。由于气液界面产生激烈的震荡,人体含气的器官尤其容易受损。当爆炸发生在空气中时,肺容易受损;发生在水中时,胃肠道损伤风险大。二型爆炸伤是由爆炸产生的碎片击中人体引起。三型爆炸伤是受害者被冲击波掀起或抛掷到其他相对静止的物体时所致。四型爆炸伤指爆炸的间接影响,如吸入有害物质、烧伤、挤压伤等。爆炸后救援人员可能面临多种创伤,最常见的是穿透伤、钝性伤、热损伤和冲击伤等。爆炸伤伤情多表现为多发伤和复合伤,内外兼伤,伤情复杂,外轻内重,容易漏诊;伤员恐惧、焦虑、烦躁不安等负性心理尤为突出。伤情严重程度受爆炸强度、周围环境、伤员与爆炸点距离等影响。存活者的损伤严重程度与爆炸中心的距离成反比。但是,碎片或其他物体可能引起致命的继发损伤。

2. **检伤分类** 灾难救援中,检伤分类是现场成功救治的关键性因素,为了在资源有限的情况下为最多的伤者提供最大的帮助。尽管目前有多种检伤分类方法,但是批量伤员院前救治的检伤分类并没有统一标准。护理人员了解爆炸现场的基本情况后,应根据治疗的优先顺序分类伤员。首先可通过检伤筛选(triage sieve)快速识别最需要医疗救治的人员;检伤分类(triage sort)是进行更详细的检查,但一般只有在医疗资源充足,掌握足够的解剖、生理参数情况下才能进行。在检伤分类时,通常有过度分检的情况,虽然可以使伤者能立即接受更多的救治,但使有限的医疗资源分散,最需要救治的伤员死亡率上升。由于每个医疗机构满足伤员需求的能力有限,随着伤员总人数增多,过度分检的负面影响增大。

在检伤策略中,START法(simple triage and rapid treatment)最早是在美国实施的一种医疗救援检伤分类方法,现被广泛应用。其目的是简单检伤、快速治疗,主要针对医疗资源不足情况下大规模伤亡的检伤分类。通过评估伤员的行动能力、呼吸状况、循环状态以及意识情况快速判断伤情的严重程度,并作出优先救治的顺序决策。这个系统通过简单的临床评估将伤员快速分为4类,分别为绿色:轻度损伤,行走的伤员;黄色:中度损伤,延迟处理;红色:重度损伤,立即救治;黑色:期待处理。其在冲击伤检伤分类中的应用见表12-1。更简单的方法是分为紧急与非紧急救治。紧急救治类的伤员有危及生命的单处或多处损伤,需要立即救治。救治限于简单易行的处理,例如开放气道、压迫止血等。延迟类伤员血流动力学稳定,在一定时间内不治疗或简单治疗,存活不受影响。期待治疗只用于批量伤员事件。判定伤员是否为期待救治要根据存活概率的大小和可用的资源。被分检为期待治疗的伤员损伤非常严重,存活可能性小,救治会耗费大量的时间和资源,减少存活概率大的伤员的存活机会,例如全身毁损伤、创伤性肢体离断,但是这部分伤员并不是不治疗,要给予安慰和镇痛治疗,当这类伤员出现改善迹象时,应积极救治。在批量伤员救治中,因现场资源有限,不建议进行CPR。

表 12-1 爆炸冲击伤的检伤分类策略

种类(颜色分类)	救治要求	损伤举例
轻伤(绿色)	迅速从检伤区域移开,安排给其他工作人员	心理创伤、单独的听觉损伤(没有肺损伤)、小面积损伤
延迟处理(黄色)	数小时内需要简单救治	表皮或部分皮层烧伤、肢体损伤未合并大血管损伤、胸腔引流后情况稳定
紧急救治(红色)	存活概率很大的重度创伤伤者,需要立即救治,在短时间内完成快速干预,以解除气道梗阻和张力性气胸引起的呼吸循环功能紊乱	气道阻塞、低血压、活动性四肢外出血、穿透性躯干创伤、血管创伤、肢体大面积毁损伤体、深度或全层皮肤烧伤
期待(黑色)	治疗可引起有限资源的浪费,即使在资源充足的情况下,存活概率也小 复杂的、费时的病例,采取合理的措施使伤者感觉舒适	肢体离断伤(被冲击波而不是碎片所伤);颅脑开放性骨折,脑内容物外溢;瞳孔散大,没有生命体征(救援现场不推荐CPR)

　　检伤分类是一个动态的过程，在整个救治和后送过程中需要不断重复，如果伤者病情恶化、好转时需要再次评估，确保所有伤者都得到相应正确的救治。对暴露于化学、生物、放射性物质的伤员进行检伤分类是基于他们需要的医疗或外科救治，不是基于他们是否需要洗消。爆炸后，许多轻伤能走动的伤员或未受伤的人员往往会自行到附近的医疗机构就诊，而重伤伤员一般暂留在原地接受检伤分类。目前研究认为更为准确预测严重体内冲击伤的证据包括≥4处体表损伤、超过10%体表面积的烧伤、颅骨或面部骨折、颅脑或躯干的穿透伤。在土耳其伊斯坦布尔自杀爆炸中，1小时内到达创伤中心的184名伤者，52%非医疗转运，而是自行前往。在很多情况下，可行走的伤员自行步行到医疗机构，造成大量拥堵，从而影响救治真正严重的伤员。

　　3. 救治策略　在爆炸伤救治的过程中，非常重要的是明确爆炸伤救治的特殊性，确认与爆炸相关的特定性问题；紧急救治包括复苏、稳定重症伤员、识别和预防爆炸伤的并发症。在早期救治中，当从群体的检伤过渡到个体伤者的救治时，初次评估与处置同创伤一样，遵循ABCDE的原则，即A（airway）稳定颈椎、开放气道，B（breathing）维持有效通气和呼吸，C（circulation）控制出血、稳定循环，D（disability）神经功能评估，E（exposure/environment）暴露与保温。首先重点关注ABC。虽然创伤高级生命支持普遍采用的模式是ABC，但战场救援的经验和证据显示，10%战场死亡由四肢出血引起。越南战争的资料分析，在战场上可预防的死亡中，肢体伤口出血大于50%；通过肢体止血带可预防7%的战场死亡。因此ABC改为<C>ABC，<C>表示灾难性或致命性出血。快速识别致命的外出血，控制出血，早期应用止血带可挽救生命，特别是针对严重多发伤伤者。高能量创伤，有6种潜在的致命情况需要在初次评估中明确，即：气道阻塞、压力性气胸、开放性气胸、大量出血、浮胸（连枷胸）、心脏压塞。再次评估时要重点关注头、胸、腹、四肢被冲击波损伤的情况，是否有热灼伤、挫伤、穿透伤性碎片伤或弹片伤。通过评估及时发现和处理危及伤者生命的损伤，明确伤者的问题在哪里，现在应该怎么救治、下一步救治重点是什么，什么医院最适合接受这名伤者等。

　　爆炸伤可能发生吸入性烧伤，在数分钟内发生咽部水肿，应尽早气管插管控制气道，有条件均应给予吸氧。如果伤者合并呼吸费力、听诊异常、有明显胸部创伤证据者应高流量吸氧，立即评估与处置相应的损伤。胸部评估时重点关注气胸、血胸或压力性气胸（由快速变化的冲击波气压造成）；胸部伤员出现呼吸窘迫，疑有张力性气胸时应该穿刺减压，如胸腔穿刺后症状无改善应改为胸腔闭式引流。腹部重要的是注意中空器官（胃、脾）可能被快速变化的气压损伤。脾脏破裂在腹部左象限有压痛，有其他典型的出血体征。如果怀疑实质脏器损伤，也应该警惕是否有空腔脏器损伤。

　　人体鼓膜对压力非常敏感。受冲击波影响严重的伤者，一般鼓膜都有损伤或碎裂，可通过外耳道的出血或听力丧失判断。如果伤者一侧耳道或双耳道有出血或突发性听力丧失，可能就在爆炸点附近，应考虑重症伤员（黄色）直到再次深入评估。如果伤者外耳道出血或口鼻有血性泡沫分泌物，无明显外伤但处于休克状态，或者有呼吸困难、烦躁不安、咯血、胸痛、腹痛的伤员，应尽快联系并转运至医院。肺冲击伤是早期存活者最常见的致命性损伤，院外的医疗救治可遵循以下简单的原则：①早期救治同常规的创伤救治；②迅速后送可提高存活的机会；③遵循灾难管理的原则——检伤分类时不进行治疗；④因为伤者的数量和生存的概率，尽量少实施现场复苏。如果腹部冲击伤合并出血时需积极复苏，为避免过量复苏加重肺部病变，可行低压复苏（收缩压80~90mmHg）。如果伤者有持续的颅内出血，应避免静脉输入大量的液体；如果伤者有血容量不足的体征和症状，如神志状态恶化，应适当补液。发现肢体出血者用止血带或类似物绑扎，无外出血的血流动力学不稳定者包裹骨盆。一开始应注意减少热量丢失和预防低体温。筛选放射性沾染，如果检测到放射性物质，需要洗消设备，应告知接收伤者的医院。

　　院前不是评估或救治创伤伤者最合适的地方，应尽快将伤者安全地转运到救护车。不管是救援现场还是在救护车快速转运途中，应遵守"无进一步伤害"的原则。"无进一步伤害"指的是指没有"不作为之过"和"作为之过"。例如，在转运伤者之前应保证气道开放，确保伤者气道通畅，循环稳定，骨折固定。在医院进行静脉输液是作为常规，而在院前不作为常规要求，因为这样会

12

耽误转运时间,可以根据需要在救护车内建立静脉通道。为了伤者预后良好必须液体复苏时,则开放大号静脉通道,进行低压复苏。在院前开放不必要的静脉通道,进行不必要的二次体检,在院前做不必要的诊断测试,采取一些对于生存并不重要的措施而延误危重伤者的抢救都会加重伤者的伤害。

第二节 常见爆炸冲击伤院内救治护理

现代社会恐怖袭击增多,意外事件时有发生,以前只在战争中才能见到的爆炸伤现在平时也可见到。院前急救人员、院内医护人员都应熟悉爆炸伤的相关知识、体征和症状、诊断和处理,有助于爆炸伤员的检伤分类和处理。一般处理按创伤的标准流程处理,在伤者稳定后,对相应器官进行仔细评估,重点是胸腹部的致命性损伤表现。在存活者中,最常见的是体表穿透性和钝性创伤,肺冲击伤、腹部冲击伤死亡率高,在早期存活者中,肺冲击伤是最常见的致命伤。

一、院内急救工作重点

(一)救治预案

1. 急救药品、器材、人员准备 预见性进行物品、设备、药品和人力准备等。根据救治需求,护理人员根据紧急救治重点准备相应的设备和物品,保证其处于完好、备用状态。

(1)呼吸模块:准备气管切开、气管插管、胸腔闭式引流、吸氧装置、简易呼吸器、呼吸机等;

(2)循环模块:止血物品、药品和设备、简易固定装置、输液装置、血液制品等;

(3)体温和疼痛模块:保温和复温物品和设备,止痛药品等。

(4)人力准备:启动紧急救援人力应急方案,召回休息的人员,调集医院急危重症护理储备人员,组建队伍,分配工作。

2. 救治预案的启动 如接受批量伤员,应立即启动批量伤员应急救治预案。组建团队,使用预先确定的系统和人员,每个成员都能有序、同时开展提前分配的任务,提供快速、有效的救治。团队成员明确自身和其他人员的任务分工非常重要,可采用张贴栏,提醒便条等方法展示每个人的特定任务,可避免受其他任务干扰和职责混淆。

分流在院伤员,调整救治场所,设置各功能区域,如应急指挥、人员接待、新闻发布、洗消、检伤分诊、分级救治区域等。

在伤者到来之前,所有救治组成员必须就位,并且穿戴好保护手套、塑料围裙、护目镜、铅衣等。如伤者被放射性物质沾染,医护人员应采取标准防护措施,着个人防护装备,包括长大衣、外科口罩、防水鞋套、护目镜、双层手套等防护用品。重症伤者在正式去除沾染之前应先积极治疗。保证顺畅的伤员流动,与前方急救人员联系,了解伤员的伤情、伤类和数量。尽量处置转出急救室原有的伤者,优先满足应急救援的需要。划分场地,分别收治不同伤情的伤员,每个区域配有相应胜任能力的医护人员。轻伤伤员经过简单处理尽快出院,不占用院内医疗资源。重伤需要紧急处理的伤员进入抢救室,经紧急处理后分流到ICU、手术室或专科病房行进一步救治。如需紧急手术的伤员,开通绿色通道,护士准备相关文件,协调相关人员,送入手术室。伤情重但暂不致命的伤员,在积极救治的同时,应密切观察病情变化,随时调整救治阶梯。

(二)急救处理策略

1. 早期救治原则 遵从医院和当地的灾难应急预案,可能出现轻重倒置的情况,重伤员较轻伤员晚到医院就诊;用第一个小时伤员数量的两倍粗略估计第一批伤员的总数量;如果建筑物倒塌,伤员的严重程度会增加,送到的时间会延迟。在批量伤员处理中,总的原则是伤员接受"可接受的最少治疗",即相对简短的损伤控制处理和短暂的稳定伤情处理,而不是数小时的确定性处理。伤者从急救室到手术室、ICU直至出院,遵循"单向治疗原则"中途不再返回急诊室。

2. 伤情评估与处置 爆炸伤伤者致伤机制复杂,急救室的再次评估尤为重要,重点关注ABC:稳定颈椎的情况下开放气道,维持通气,控制出血,稳定循环;紧急处理危及生命的损伤。血流动力学不稳定的重伤伤者输入浓缩红细胞、冰冻血浆(1:1),以及血小板,如果条件允许,尽早使用新鲜全血。如果伤者严重创伤,可以考虑使用冷沉淀和重组Ⅶa因子。如果伤者有创伤性颅脑损伤,预防缺氧和低血压至关重要。因为肺挫伤可能在数小时内演变,需要紧密观察以及重复摄片检查,需要建立确立性气道和呼吸支持。如果腹部疼痛持续、呕吐,考虑将伤者收入急诊留观。常见的治疗操作有：胸腔引流、骨折固定；胃肠减压、膀胱减压、创面覆盖；应用广谱抗生素、注射破伤风抗毒素、止痛等。不推荐常规的放射影像检查、MRI、CT、血管造影术、实验检查、放射诊断等，因为会干扰伤者的流动。如果颅脑损伤GCS评分低或不断恶化，需做CT以排除大面积损伤，决定是否手术干预。在爆炸点周围的伤者，建议做FAST检查，特别是有原发性冲击伤指征的伤者，FAST可用来确定是否有腹腔积液及重要的腹部损伤。

（三）常规护理措施

1. 评估伤者伤情，开放气道，保持伤者呼吸道通畅，必要时协助医师实施气管插管及气管切开，常规给予氧气吸入。

2. **立即建立双静脉通道扩充血容量**　为防止休克发生或恶化，首选上肢外周静脉建立通路，宜选择大血管、大留置针（14 或 16 号）。液体一般宜先输入等渗盐水或平衡液，继而输入浓缩红细胞或全血，需要时再输入晶体液、白蛋白或血浆等。对于出血未能控制的伤员，主张限制性液体复苏，即将血压控制在低于正常水平但能满足组织灌流即可，待出血控制后再加强补液。

3. **留置导尿管**　尿量是伤者容量状态及反映肾脏灌注的敏感指标，创伤伤者应在条件允许的情况下，尽早留置尿管。当怀疑有尿道损伤时禁忌经尿道插入导尿管，可做紧急膀胱造瘘。

4. 密切观察伤者生命体征变化，发现异常立即报告处置。

5. **术前准备**　对需手术治疗的伤者应抽取血标本做相应检查，给予手术区皮肤准备等。

6. **安全转运**　转运前应充分评估伤者伤情，待生命体征稳定后再进行转运，转运前需与相关科室做好沟通，带上必要的急救物品和器材。

二、常见冲击伤的护理

气体和组织的交界面最容易遭受直接冲击伤。含气丰富的器官，例如肺、胃肠道和听觉系统最易受损。超压在 35kPa 时，听觉系统就会受损，压力在 75~100kPa 时肺和胃肠道损伤发生的概率增加。其他受超压损伤的系统包括中枢神经系统，肌肉骨骼系统，相对少见的是视觉和心血管系统。护理人员的主要工作是评估和观察病情，了解各系统冲击伤的治疗原则，预见性地做好治疗准备和协助工作，积极预防各种并发症，给予伤者照顾、帮助、鼓励和人文关怀。

（一）肺冲击伤的护理

1. **损伤评估**　除了听觉器官，肺最容易受冲击波的损伤，是冲击波波及胸腔和气道等结构所致。爆炸伤死亡人员中47%有原发性肺冲击伤；44%的住院伤者和71%的住院重症伤者中有肺损伤。如果在超高压或压力快速增加的环境下（如封闭空间的爆炸），肺损伤的发生率增加 3 倍。以前认为鼓膜穿孔伤者应住院观察，原因是认为肺冲击伤可能在伤后 24~48 小时出现。但现在认为肺冲击伤伤者并不是经过一段时间才出现肺损伤的表现，而是在爆炸发生后不久就有明显的临床表现；爆炸后 48 小时后出现的急性肺损伤大多与系统炎症反应综合征或脓毒血症有关，而不是肺冲击伤。常见的肺冲击伤有肺挫伤、气胸、纵隔积气、组织间隙或皮下气肿。呼吸暂停、心动过缓、低血压是肺冲击伤典型的临床三联征。有以下症状者怀疑爆炸性肺损伤，亲历爆炸后出现呼吸困难、发绀、咳嗽、咯血、胸痛等症状。一般情况下，密闭空间的爆炸引起双侧肺损伤，而开放空间与爆炸同侧的肺损伤更重。建议所有经历爆炸的人员行胸片检查，蝴蝶征可以确诊肺冲击伤。

2. **护理策略**　肺冲击伤从肺散在的瘀斑到明显的活动性出血，通常表现为低血容量性休克、呼吸窘迫、空气栓塞等特征，死亡率11%。必须对存活的伤者立即诊断、快速复苏。如果伤者情况不稳定或需要急诊手术立即行气管插管，正压通气可以纠正呼吸窘迫，改善低氧，但也可以引起气压性损伤或动脉性空气栓塞。爆炸伤伤者如果肺损伤严重则需要在正压通气的基础上提高呼气末正压（positive end expiratory pressure，PEEP），但注意高 PEEP 可加重肺实质损伤，引起气胸和其他并发症。因此，肺冲击伤应用机械通气时，需要注意采取肺保护性策略，尽可能降低气道峰压。如果常规机械通气无法保持足够的氧合，要采用高级的呼吸支持技术，如不同种类的压力控制性通气，以克服低氧，并不明显增加 PEEP。俯卧位有助于改善氧合，但在急救环节很难实施。现在通常认为在没有气胸的情况下，不安置双侧胸腔引流管，如果怀疑有肺冲击伤的伤者行全麻或是空中转运，建议预防性安置胸腔引流管。

（二）胃肠道冲击伤的护理

1. **损伤评估**　胃肠道冲击伤比鼓膜或肺冲击伤发生率低，幸存者中发生率为 0.3%~0.6%。

和其他冲击伤一样,在密闭空间里胃肠道损伤的概率更高;在水下胃肠道损伤更重,因为冲击波在水中更容易传播。冲击波和肠道的气液交界面相互作用,导致肠道挫伤、破裂和穿孔。在肠道游离部和固定点结合处的剪切力,如肠道肝曲和脾曲,会导致肠道扭曲。如果移动碎片导致腹部穿透伤,可引起致命的腹腔出血。经历爆炸的人员如有以下症状:腹痛、腹泻、恶心、呕吐、呕血、便血、肠鸣音消失、被动体位、反跳痛、里急后重、睾丸痛、无法解释的低血容量,或其他急腹症的表现时应考虑腹部冲击伤。但很多时候腹部冲击伤的临床体征在进展为急腹症和脓毒血症之前并不明显。

2. 护理策略　胃肠道爆炸性损伤的紧急处理与一般的腹部创伤的处理相似。首先是以高级创伤生命支持方案复苏伤者,评估伤者是否需要手术干预。如果腹腔有大出血,必须立即确认和处理,通常需要剖腹手术。肠挫伤可能继发肠穿孔,需要积极的处理,研究表明许多继发性肠穿孔发生在损伤后 3~5 天,偶尔发生在 2 周后;剖腹术中如发现小于 15mm 的小肠挫伤和小于 20mm 的大肠挫伤可以采用传统方法治疗。食管穿孔也可能发生,常表现为胸痛、呼吸困难、皮下气肿,食管 X 线片可以诊断,最常见的治疗是一期修复,但很多时候并不需要。腹部损伤在未确诊前要禁食禁饮;有麻痹性肠梗阻的伤者,在有效肠蠕动恢复前须行胃肠减压,以减少迟发性肠穿孔和呕吐的危险,并减轻对膈肌的压迫而利于肺通气。对未穿孔的腹部损伤伤者,经保守治疗症状缓解后,至少应继续观察 1 周,确定有无迟发性穿孔征象。

(三) 鼓膜冲击伤的护理

1. 损伤评估　听器非常脆弱,冲击性损伤发生率很高。由于听器受损不致命,救治伤者时要先救治危及生命的损伤,所以经常被忽略。在危及生命的损伤得到处理后,应对听器损伤情况进行评估。耳损伤体征在初次评估时已出现,常有听力丧失、耳鸣、耳痛、眩晕、经外耳道流血、鼓膜破裂、耳漏等症状。应常规进行基础听力测试和耳镜检查。中耳损伤最常见的是鼓膜穿孔。手持式耳镜检查简单易行,可用于观察外耳道和鼓膜的损伤情况。鼓膜损伤的影响因素包括:冲击波压力,爆炸时头和耳朵相对于爆炸的位置,是否有耳垢,是否佩戴保护器具,耳朵感染史、疾病史和受伤史等;儿童的鼓膜顺应性更好,在距爆炸点同样的距离下,儿童鼓膜穿孔概率比成人小。另外,外耳道的耳垢像耳塞一样对鼓膜有保护作用。

2. 护理策略　鼓膜穿孔伤者主要是保守治疗、消毒冲洗和异物清除,预防进一步损伤。如果鼓膜因为耳垢或血块而看不见,需请耳鼻咽喉科医师小心吸引和清理穿孔部位。没有专业人员在场时,应保持耳部的干净和干燥。鼓膜穿孔和耳道撕裂伤应使用无耳毒的抗生素滴液,这些滴液可以帮助冲洗和清洁耳道碎屑,一般应避免使用有耳毒的局部滴耳液,改用环丙沙星、氧氟沙星等喹诺酮类的药物制剂。鼓膜如果破裂大于 1/3,建议手术修补。不规则的穿孔合并外翻的鼓膜翼,重新组合可以促进愈合。大部分鼓膜穿孔伤者有很好的预后,不需要治疗的情况下即可痊愈,但是 30% 的伤者会有永久性听力下降。鼓膜穿孔增加了胆脂瘤的发生率,特别是穿孔大,没有自愈倾向的,需要随访筛查。外耳的损伤处理同其他软组织一样,清除异物、清洗冲洗伤口、引流耳部血肿、耳郭断裂、耳软骨外露需要软组织修补。因伤者耳鸣、听力下降、短暂的或永久的耳聋等原因,医护人员在和伤者沟通交流时,要注意沟通的技巧和方法,必要时使用写字板、助听器等辅助用具。

3. 筛查原发性冲击伤　鼓膜穿孔的伤者要高度怀疑肺和腹部的原发性冲击伤,肺和腹部的原发性冲击伤一般具有迟发性的特点。以前认为鼓膜穿孔是伤者经历爆炸的明显标志,而其他爆炸冲击伤虽常见但不容易识别。因此,经验做法是有鼓膜穿孔的爆炸伤伤者常经严密的隔夜观察,以发现有无隐匿性肺损伤引起的迟发性呼吸困难。尽管其必要性没有得到证实,很多实践仍然遵循此原则。2009 年,Harrison 等进行了一项具有里程碑意义的研究。美军在伊拉克战地医院中 167 爆炸伤伤者,16% 有鼓膜穿孔,7% 有气胸、纵隔积气、肺挫伤、鼻窦损伤或肠穿孔等冲击性损伤,但在这 7% 的伤者中,只有一半同时有鼓膜穿孔。这个结果后被其他研究重复证实,这说明鼓膜穿孔只是冲击伤一个不敏感的标志。因此,现在建议如果单纯性的鼓膜穿孔,没有其他创伤证据,密切观察 6~8 小时,同时监测血氧饱和度,行胸部 X 线检查。如果伤者没有症状,做好肺、腹部损伤的预防措施就出院。如果放射性检查有阳性发现或出现症状则需要支持治疗。如果伤者鼓膜完好,且没有呼吸和腹部症状和主诉,可以排除原发性冲击伤。

（四）其他冲击伤的护理

1. **颅脑冲击伤**　爆炸性脑损伤比以前认为的更常见。Dougherty 等在 2011 年通过回顾性队列研究发现在伊拉克的 2 254 名美军爆炸伤员中,37% 的伤员有不同程度的神经损伤。另报道,近期恐怖爆炸致 3 000 名伤员中,颅脑损伤是早期和晚期死亡的主要原因。爆炸性颅脑损伤从轻到重程度不同。主要的症状有头痛、耳鸣、对噪声不耐受、退行性或顺行性遗忘症、创伤后应激障碍(PTSD)。这些症状群以前被冠以"炸弹休克""炸弹脑震荡""战斗疲劳"等名称。临床表现从轻微的功能失调到完全失去反应,但大多数伤者 GCS 评分都正常。护理人员应密切监测伤者的全脑征和颅内压,做好体温管理,进行限制液体输注,这样既可减轻颅内高压,又可以维持大脑氧合。

2. **心血管系统冲击伤**　心血管系统的损伤常发生在离爆炸点近的小部分伤者。爆炸伤伤者在没有出血和其他低血压常见原因的情况下,可能陷入严重的休克,他们的低血压对复苏没有反应。休克被认为是冲击波的直接效应,导致心脏指数下降和出血,没有代偿性系统血管收缩反应和心动过速。另外,爆炸引起的出血也可致心血管损伤伤者低血压。空气栓塞在心血管损伤伤者中比较常见,可表现为卒中、心梗、急腹症、失明、失聪、脊髓损伤、跛行。空气栓塞风险最大的是在受伤后 24 小时内,当伤者接受正压通气时,空气栓塞的风险增加。如果伤者需要正压通气治疗,降低气道峰压可减少栓塞的风险。如果临床怀疑有空气栓塞,就应该经验性开始治疗。治疗主要是支持性的。护理人员可为伤者安置左侧头低脚高位,将气体局限在左心室心尖以预防随后发生空气栓塞。空气栓塞的伤者一般在第 1 个 24 小时内氧合达到最低点,需要吸入 100% 的纯氧。高压氧治疗对有些病例有用。另一个比较少见的心血管并发症是胸腔间隙综合征,特征是应用正压通气时,血压急剧下降。实质上是纵隔水肿或血肿引起心脏压塞,致正常功能受限,建议行开胸手术。

3. **肌肉骨骼系统冲击伤**　骨骼肌肉损伤在爆炸伤伤者中非常常见,继发性损伤比原发性冲击伤多,存活者>80% 的手术是与骨骼肌肉相关的。救治爆炸伤伤者要非常重视挤压伤,因为治疗不及时会发展为横纹肌溶解、急性肾衰竭以及酸中毒和代谢紊乱致死。横纹肌溶解也可以发生在没有明显挤压伤的情况下,例如建筑物倒塌后长时间被迫体位困于狭小封闭空间。治疗上主要是积极水化、尿液碱化、甘露醇利尿、肾衰竭时行血液透析。在爆炸伤伤者中,有任何肢体的离断都是多系统损伤的标志。创伤性肢体离断、肢体撕脱伤在爆炸伤伤者中发生率为 1%～3%。在这些损伤中,特别是腕和踝关节近端离断,预后较差,因为可能并发严重的内脏器官损伤。处理爆炸引起的骨骼损伤包括 X 线片评估骨折和异物,注射破伤风抗毒素,如骨折是开放性的则需要使用广谱抗生素。许多骨折伤者都需要早期固定,外固定四肢损伤时要考虑有无间隙综合征。小的残留弹片造成的伤口的治疗一直存在争议。有研究指出此类伤口如是以下情况则采取保守治疗:只涉及软组织没有涉及腹膜、胸膜或主要的血管;直径小于 2cm;没有明显感染;不是煤矿爆炸引起。

4. **眼冲击伤**　眼伤通常分为两类,一类是冲击波剪切力造成的损伤,表现为出血、视网膜脱落或眼球破裂,第二类更为常见的是爆炸投射物引起的损伤。爆炸后眼伤发生率非常高,虽然占不到体表面积的 0.1%,存活者 10% 都有明显的眼损伤,主要是投射物引起的损伤。常见有眼内异物,角膜擦伤,眼睑或眼眶周围撕裂伤,视网膜剥离,眶骨骨折,眼球破裂。处理原则:常规的眼科检查是必需的,如果发现视力下降,则建议作进一步深入检查。保护已暴露的眼球,防止眼球及创面干燥;所有眼球穿孔伤及破裂伤均应双眼包扎;佩戴金属眼罩,防止意外损伤;可给予甘露醇静脉滴注以降低高眼压,必要时行清创缝合或眼球摘除。

（刘蕾　何海燕　杨秀华）

参 考 文 献

1. O'SHEA RA. Principles and practice of trauma nursing. London:Churchill Livingstone,2005:516.

2. MCQUILLAN KA,MAKIC MB,WHALEN E. Trauma:from resuscitation through rehabilitation. 4ed. Missouri:Elsevier,2009:615.

3. 王德文,刘耀. 反恐应急救援. 2 版. 北京:人民军医出版社,2012:49.

4. WIGHTMAN JM,GLADISH SL. Explosions and blast injuries. Ann Emerg Med,2001,37:664-678.

5. CHAMPION HR, HOLCOMB JB, YOUNG LA. Injuries from explosions: physics, biophysics, pathology, and required research focus. J Trauma, 2009, 66 (5): 1468-1477.

6. 张连阳, 白祥军, 赵晓东. 急诊外科学. 北京: 人民军医出版社, 2015: 205-222.

7. 姚远, 周继红, 刘大维, 等. 爆炸伤伤情创伤评分. 创伤外科杂志, 2006, 6(8): 533-538.

8. 张连阳. 灾难爆炸伤医学救援进展. 解放军医学杂志, 2015, 40(9): 689-691.

9. KAHN CA, SCHULTZ CH, MILLER KT, et al. Does START triage work? An outcomes assessment after a disaster. Ann Emerg Med, 2009, 54: 424-430.

10. 刘中民, 张连阳. 中国基层医师灾难创伤紧急救治技术手册. 北京: 中华医学电子音像出版社, 2016: 31.

11. BRIDGES EJ. Blast Injuries: From Triage to Critical Care. Crit Care Nurs Clin N Am, 2006, 18: 333-348.

12. RODOPLU U, ARNOLD JL, YUCEL T, et al. Impact of the terrorist bombings of the Hong Kong Shanghai Bank Corporation headquarters and the British Consulate on two hospitals in Istanbul Turkey, in November 2003. J Trauma, 2005, 59: 195-201.

13. HODGETTS TJ, MAHONEY PF, RUSSELL MQ, et al. ABC to C. ABC: redefining the military trauma paradigm. Emerg Med J, 2006, 23: 745-746.

14. 孙海华, 黄丽虹, 吴志鸿. 常见的爆炸伤类型及其早期急救处理. 中华灾害救援医学, 2014, 2(9): 525-528.

15. MATHEWS ZR, KOYFMANA. Blast Injuries. J Emerg Med, 2015, 49(4): 573-587.

16. BEAVEN A, PARKER P. Treatment principles of blast injuries. Surgery, 2015, 33(9): 424-429.

17. DARLEY DS, KELLMAN RM. Otologic Considerations of Blast Injury. Disaster Med Public Health Prepared, 2010, 4(2): 145-152.

12

第十三章

爆炸伤害后的心理干预与治疗

爆炸事故类似地震、矿难、重大交通事故，属于急性、强烈、重大的创伤性应激事件。爆炸伤害会对事件经历的各类人员带来一系列生理、心理和行为的改变，从多方面影响其心理健康。这种影响可能仅短期存在，也可能长期持续，并导致严重的心理问题、应激障碍、适应障碍，甚至精神障碍，最严重的可导致自杀或伤人。因此，及时有效地开展心理干预与治疗具有十分重要的意义。

第一节　心理危机与干预概述

一、心理危机与干预的含义

爆炸因其突如其来且超乎寻常的灾难性，会给人们造成难以愈合的心理创伤。当个体遭遇重大的心理应激事件，无法用常规办法、已有能力和资源来解决来应对，产生情绪、认知和行为等方面的功能失调，被称为心理危机。

当个体产生心理危机时，就需要对其进行有效的危机干预。所谓心理危机干预，指的是对处于心理危机状态下的个体采取迅速、明确而有效的措施，帮助其战胜危机，恢复心理健康。它是一种短暂的心理救助过程。

爆炸伤害后心理干预是指对爆炸伤害发生后处于心理危机的幸存者、死伤者家属及救援人员及时给予适当的心理疏导，使之尽快摆脱困扰。

二、心理干预与治疗的模式、技术及实施的步骤

目前常用的心理危机干预模式主要有三种类型，分别是平衡模式、认知模式和心理社会转换模式。在危机干预早期阶段，主要应用平衡模式，干预后期可以应用认知模式和心理社会转换模式。三种模式为不同的心理危机干预策略和方法提供基础。

心理危机应根据不同情况选择相应的心理干预与治疗技术。一般来说，主要包括两大类技术：支持技术和干预技术。支持技术旨在给予当事者以情感或心理支持，为进一步的干预治疗工作做好准备；干预技术，以改变当事者的认知为前提，通过各种方式，帮助认识和理解心理危机发展的过程及与诱因的关系，并学习问题的解决技巧和应对方式。

尽管心理干预与治疗没有固定的程序，但是一些基本步骤是相同的。第一步，对心理危机进行充分的评估；第二步，制定危机干预与治疗计划；第三步，干预计划的实施。第三步即实施阶段，是整个干预治疗过程的主体。一般来说，要做以下几方面的工作：稳定当事者情绪；让当事者认识并接纳当前的危机；提供应付危机的方法和技巧；鼓励其多参与活动。

三、心理干预与治疗的必要性

爆炸伤害后会产生心理危机，导致 PTSD。当个体产生心理危机后，对个体进行紧急的心理干预与治疗非常重要，且一般在 2~10 天内进行，但重大灾难在 3~4 周内进行较好。心理危机紧急干预与治疗的目的有二：一是避免自伤或伤及他人；二是恢复心理平衡与动力。

第二节　爆炸伤害后幸存者心理干预与治疗

爆炸伤害对人造成的生理上的伤害，人们已有比较充分的认识和研究，并据此建立起相应的治疗对策，但对于爆炸伤害给幸存者心理上造成的伤害及其康复规律，还缺乏系统、科学、有效的研究和对策。下面将重点讨论幸存者的一般心理

特征、心理问题成因及不同阶段干预治疗的策略和方法,以期为爆炸伤害后幸存者的心理救助提供一些理论和方法依据。

一、幸存者的心理特征

爆炸伤害引起的心理危机反应发生急骤,通常在遭受超强刺激后立即产生反应,其表现有很大的变异性和多样性。爆炸伤害后幸存者的心理特征大致有以下几点。

1. 不良情绪状态　据调查,爆炸伤害后幸存者的不良情绪状态主要体现为抑郁、孤独、恐惧、烦躁、愤怒及焦虑。

2. 不良生理反应　主要表现为身体不适应、失眠、饮食不良或障碍。

3. 认知障碍　包括不同程度的注意力障碍、兴趣减退及自我效能感降低。

4. 不良应对方式增加　包括强迫、回避、漠然、自杀、自责、自罪感、退避、幻想等。

二、幸存者心理问题的成因

爆炸按照剂量分为高阶爆炸和低阶爆炸,两者会导致不同的身体损伤类型,但一般都会造成严重的多器官复合性损伤。而由于爆炸往往发生得十分突然,且有着毁灭性的破坏性,爆炸当场死亡的受害者和伤重未治者众多,也会造成幸存者或轻或重的心理问题。其主要成因有:

1. 爆炸灾难情境的惊吓　残酷的灾难情境对人的正常心理活动造成严重冲击,使得灾后回到现实生活中的幸存者的精神状态急剧恶化,情绪状态剧烈震荡,一系列负性情绪状态随之出现。

2. 爆炸带来的身体伤残　最为严重的打击是,虽然幸存下来,却不得不面对截肢、失明、毁容等严重的身体伤残状况。这时幸存者会不断问自己"今后的生活该怎么办"?

3. 失去亲人的悲哀　许多幸存者在惊吓之余,还要承受丧失孩子或父母的痛苦。这种突如其来的严重打击与失落,对于幸存者无疑是一个巨大而难以平复的心理创伤。失去亲人会使人产生高度的情感失落,包括悲哀、愧疚、焦虑、愤怒、疲倦、无助感、孤独感、害怕、思念等。在悲痛之余,有些人还会梦魇和自责,把亲人的死亡当成自己的过错。

4. 家毁物损的打击　爆炸会造成巨大的财产损失,瞬间改变人们赖以生存的物质生活基础和条件,从而给人们留下强烈的心理影响。

三、对幸存者的心理干预与治疗技术

爆炸伤害后心理干预与治疗就是向幸存者提供快速的心理支持,以帮助减轻爆炸伤害所导致的初期痛苦并促进其短期和长期的功能适应。包括以下几个方面:

1. 联系与接触　以一种非插入性的、富有同情心的、有帮助性的态度回应幸存者的接触或发起接触。

2. 安全与舒适　恢复安全感是在爆炸伤害发生后一个紧迫的重要目标。向幸存者提供情感安慰和支持,增进其安全感是最重要的心理干预内容之一。关注其身体舒适,促进其社交活动,避免增加创伤体验及避开创伤记忆提醒物。

3. 稳定(如果需要)　多数遭受过爆炸伤害的个体是不需要"特别"稳定情绪的。强烈、麻木或焦虑的情绪是遭遇创伤性事件压力时所作出的正常反应,然而极其高强度且持久的唤醒状态、麻木或高度焦虑,可能影响幸存者的正常功能,应考虑给予必要的干预措施,帮助其稳定崩溃的情绪,使其在情绪上适应。如果这些干预措施仍不能帮助稳定情绪,那么就要请精神科医师进行一些药物治疗。

4. 实际援助　在经历了灾难后,人们常会有失去希望的感觉和情绪。提供人们所需的东西可以让他们增加信心、希望和恢复尊严。因此协助幸存者应对当前或预期的问题是心理干预的一个核心组成部分。

5. 与社会支持者们联络　社会支持关系到人们在爆炸伤害发生后的情绪稳定和复原。帮助幸存者发展和保持社会联系对复原至关重要。对大多数幸存者来说,即时的关切就是让他们与其关系最密切的人(例如配偶/伴侣、孩子、父母、朋友等)取得联系。采取现实手段(会面、电话、网络、邮件)帮助幸存者联系上这些人。

6. 提供应对的资料　爆炸伤害可能令人迷惑、慌乱、不知所措,让幸存者感到难以胜任去处理他们所面临的问题。因而,提供应激反应的相关资料,讨论创伤经历和丧失经历常见的心理反应,并提供多种方法(如教授其适应性应对行为、简单的放松技巧或愤怒管理技巧等)能帮助幸存者处理应激反应并更加有效地应对问题。

7. 帮助建立与保持持续稳定的协助关系　许

多幸存者与最初的帮助者保持联络是十分有意义的。大多数情况下,帮助者不可能与幸存者继续保持联系,可是失去与灾难后第一救助人的联系会导致幸存者有被抛弃和被拒绝的感觉。为避免或减少这种情形的发生,可以告诉他们当地的公共卫生、公共心理卫生服务机构或其他经过认可的机构和志愿者的联系信息。这样可以给幸存者建立一个持续关怀的感受。

第三节 爆炸伤害后亲人遇难群体的心理干预与治疗

一、亲人遇难群体的心理特征

根据调查结果,有无亲人遇难的群体,从合群、信任、镇定、乐观这几个人格维度上有显著差异,说明亲人遇难在某种程度上改变了他们的这几个人格特征;而从不良情绪和应对方式对比来看,有亲人遇难群体比无亲人遇难群体更倾向于抑郁、孤独、恐惧、烦躁、愤怒及焦虑这些不良情绪,更倾向于强迫、回避、漠然、自杀、自罪、自责、退避、幻想等的应对方式。

二、亲人遇难群体的心理干预与治疗

丧失亲人带给生者心灵上的伤痛在所难免,哀伤是人们面对丧失事件时的正常心理和生理反应。因此,对亲人遇难群体进行心理干预与治疗的目的是帮助其度过正常的悲哀反应过程,使其能正视痛苦,表达对逝者的感情,并找到新的生活目标。

对亲人遇难个体,应首先建立支持性关系并评估其心理状况,再制订心理干预方案。具体的心理干预与治疗的步骤包括以下几点:

1. **引导丧亲者接受丧亲的事实** 帮助丧亲者认识、面对、接受丧亲事实,是成功干预的第一步。

2. **对丧亲者实施哀伤的心理教育** 帮助丧亲者了解什么是"正常"的哀伤行为,有助于缓解丧亲者担心自己发疯的恐惧,接纳自己目前看似异常的表现。

3. **鼓励丧亲者用言语表达内心的感受及对死者的回忆** 在处理哀伤时,帮助丧亲者发现、接受和表达悲伤过程中的各种复杂情感十分关键。干预者可多以开放式的提问来询问丧亲者对已故

亲人离世的感受,给丧亲者创造情感层面的适度宣泄,与其一起聊天、表达、痛哭、沉默、回忆,并给予恰当的回馈。

4. **向逝者仪式性的告别** 在丧亲者体验和表达哀伤情绪后,干预者可以鼓励丧亲者去寻找纪念亲人的标志,与逝者进行仪式性地告别,并与丧亲者共同探讨关于遗物的问题。

5. **完善社会支持系统** 灾难性事件会大大影响社会支持系统的稳定性,增加创伤后应激障碍的发生率。在对亲人遇难个体的心理干预过程中,完善其社会支持系统,是帮助其从灾难中复原的最重要、最有效的方面。

6. **提供积极的应对方式** 面对突如其来的亲人死去,丧亲者通常会处于一种情绪失衡状态,原有的应对机制和解决问题的方法不能满足其当前的需要。因此,心理干预与治疗的重点应该放在稳定丧亲者的情绪方面,使其重获平衡状态。干预者可以让丧亲者回忆以前用过的、有效的处理负性情绪的方法,给予肯定与强化,归纳出来并鼓励其继续采用;帮助丧亲者识别消极的应对方式及其导致的负面影响;提供多种方法助其建立适应性应对行为;亦可教授其一些简单的放松技术。

7. **重建有益的认知模式** 经历丧亲的人,观念会产生巨大改变,认知模式容易产生扭曲,产生悲观的生活态度,甚至自杀。干预者要帮助他们意识到自己认知中的非理性思维,矫正过度的自责和内疚感,使其重新理性思考和自我肯定,正视改变,适应生活。

第四节 爆炸伤害后救援人员的心理干预与治疗

爆炸发生后,救援人员面对大量惨烈和破坏性场景;遇难者遗体,耳边充斥着伤者的呻吟和丧亲者的哭喊,长时间的超负荷工作,很容易产生各种心理反应和"替代创伤"。当这种心理创伤超过耐受极限时,会出现严重的心理问题。显然,救援人员同样也需要心理干预与治疗。

一、救援人员的心理特征

1. **不良情绪反应** 恐惧是救援过程中最易诱发的、最为普遍和传染性最强的一种情绪反应。另外,由于任务紧急、长时间的紧张状态易引起焦

虑和强迫心理。救援过程中有时会遇到幸存者在救援中死亡的情况,可能导致个别救援人员产生自责、自罪。

2. 生理不适应反应 由于心身极度疲劳,产生体能下降、眩晕、身体不适感、失眠或噩梦、饮食不良或障碍。

3. 认知能力及自我效能感降低 注意力集中障碍及决策困难、记忆减退、闪回。兴趣减退,自我效能感降低甚至出现耗竭感。

4. 个性改变 退缩、回避与他人接触,冷漠、缺乏自制力、易怒、与他人关系紧张。

二、救援人员的心理干预与治疗

在救援人员出发前进行心理保健知识培训,掌握心理卫生的基本技巧,提高心理素质。此外,对救援人员的事前心理筛查是有效的预防措施。

尽可能保证救援人员的正常饮食、睡眠和休息,及时解决困难或需求,及时防治疾病,保持与家人的联系。

加强救援人员之间的交流,提高救援组织内部的协作互助精神。

提高救援工作的神圣感,事后表彰或奖励活动也有益于提高救援人员的心理健康水平。

救援工作结束后要进行正规的心理辅导。包括心理反应正常化教育、应激晤谈、放松训练等。对存在应激障碍的救援人员要根据情况进行心理治疗和/或药物治疗。

(冯正直)

第二篇

重要并发症及处理

第十四章

失血性休克

第一节 爆炸冲击伤所致失血性休克的病理生理特点与机制

一、爆炸冲击伤所致休克的病理生理特点

休克是由于各种严重致病因素如严重战、创伤、失血、感染、心脏功能障碍及过敏等所致的机体有效循环血量不足，组织灌流减少，而出现的器官功能障碍的一种常见的综合征。

现代战争高能高爆武器使用、日益频发的恐怖袭击、城市爆炸以及工矿企业瓦斯爆炸等，爆炸伤已成为战时和平时的常见伤类。由于爆炸伤致伤因素多样，其伤情较一般枪弹伤和创伤更为严重复杂。爆炸伤常造成组织脏器严重顿挫伤，同时，爆炸产生的弹片和碎片可击中大血管，常导致大量失血，引起失血性休克。一般战创伤，休克发生率为 10%~15%，爆炸伤休克发生率可高达39%，由于爆炸伤休克多伴有机体其他器官损害，因此其死亡率较一般休克高。根据爆炸伤特性，爆炸伤引发的休克多为失血性休克，有时可能伴发烧伤性休克，后期继发感染后可能伴发感染性休克等。因此，爆炸伤后要密切关注是否有休克发生，一旦有休克发生，应积极妥善处理，包括止血、抗休克和器官功能保护等。

二、爆炸冲击伤所致休克的心血管功能损害与机制

（一）血流动力学紊乱与机制

血流动力学是反映心脏和血管功能的综合指标。爆炸伤休克，主要是失血性休克，其主要血流动力学变化是血压下降，心脏功能下降。心脏功能下降标志性的指标是心排血量（cardiac output，

CO）下降。心排血量是反映心脏泵功能的综合指标，如以单位体表面积计算，称为心脏指数（cardiac index，CI）。心排血量是由心率和每搏输出量决定的，而每搏输出量又依赖于前负荷、后负荷以及心肌收缩力。在失血性休克过程中，CO 或 CI 都有绝对或相对降低，成人 CO 的正常值为 3.5~5.5L/min，心功能不全和衰竭时 CO 常低于 2.5L/min。在正常情况下，心肌的收缩力由心肌体积和交感肾上腺系统活性状态决定。失血性休克后组织缺血缺氧可损害心肌收缩力，心排血量下降。血压下降除心脏功能下降外，血容量减少，血管舒缩调节功能下降也是主要因素。

（二）心脏功能障碍与机制

1. 心功能障碍诱发因素

（1）心肌组织血液灌注不足及分布异常：心肌是人体耗氧量最多的组织，一般组织从动脉血液中摄取 20%~30% 的氧，而心肌组织摄取的氧可高达动脉氧含量的 65%~70%。在严重失血性休克后冠状动脉血流量显著减少，致使心肌缺血、缺氧，造成心肌细胞代谢障碍和结构损伤，继而引起心肌细胞供能不足、心肌收缩力下降、心泵功能障碍。

心率加快，心肌耗氧量增加。休克时由于交感神经-儿茶酚胺系统兴奋，通过 β 肾上腺素受体使心率加快、心肌收缩力加强。心率加快在一定范围内时，由于可提高心排血量，具有代偿意义。但心率过快时，一方面因心率过快可导致心室充盈不足、心排血量减少；另一方面心率过快可使心肌耗氧量增加，加重心肌组织缺氧。心脏每收缩一次，心肌耗氧 5~15ml/（min·100g）组织，舒张一次约耗氧 2ml/（min·100g）组织，故心率由正常的 75 次/min 增加到时 100 次/min 时，心肌耗氧量可增加113%。心率愈快，心肌耗氧量愈高。

（2）心肌抑制因子和炎性因子作用：早在

14

1966年发现出血性休克猫的血浆中有一种能抑制心肌的物质,称为心肌抑制因子(myocardial depressant factor,MDF),后来相继报道在脓毒性、创伤性以及心源性休克的伤员也存在这种物质,研究认为MDF,可能是两种不同大小分子量物质,一种是小分子量MDF,对心肌可能发挥早期快速抑制作用,另一种是大分子量MDF,对心肌发挥晚期延迟性抑制作用。另外,休克后许多炎性因子及细胞因子如肿瘤坏死因子(TNF-α)、白介素(IL-1β)等均可诱发休克后心脏功能的损害。

2. 心脏功能障碍发生机制

(1)受体失敏机制:正常心脏功能的维持有赖于中枢神经系统和内分泌系统共同调节,肾上腺素能受体系统功能紊乱在失血性休克心脏功能障碍中起重要作用。

肾上腺素受体有α(α₁、α₂)受体和β(β₁、β₂受体,参与体内多数脏器功能的调节。分布在心肌细胞膜上的受体主要有β₁、β₂和α₁受体。β₁受体多分布于心肌窦房结以及冠状血管中,占总受体数的70%~80%,β₁和α₁受体主要分布于心肌细胞如血管壁、心内膜、心外膜和传导系统,两者占受体总数的20%~30%。休克时由于交感神经和心肌交感神经末梢去甲肾上腺素(NE)以及循环血中去甲肾上腺素水平升高,在休克早期去甲肾上腺素可通过β肾上腺素受体信息传递系统加强心肌的收缩。但在休克中、晚期,由于β₁受体长期暴露于高浓度NE的环境下,则发生下调,而β₂和α₁受体主要分布在非心肌组织中,受高NE的影响较小,故变化不大。休克时β-肾上腺受体及其信息传递系统各环节均明显受抑,从而导致对儿茶酚胺敏感性降低,心脏功能下降。

(2)钙稳态失衡机制:心肌细胞内Ca²⁺浓度的调控是决定心肌舒缩的枢纽。它受心肌膜,线粒体尤其是肌质网膜上各种钙运转系统的控制。当心肌细胞兴奋时,首先心肌上心肌膜的电压依赖性钙通道开放,使远高于胞内的胞外钙通过L-型通道流入胞内,并诱发肌质网释放大量的Ca²⁺进入胞质;当其浓度迅速升高时,Ca²⁺与调节蛋白结合,导致构型改变,使肌球蛋白横桥作用点暴露,形成有效横桥;与此同时,Ca²⁺激活肌球蛋白ATP酶分解ATP放出能量,致使心肌收缩。当心肌复极化时,通过肌质网钙泵对Ca²⁺的摄取以及Na⁺-Ca²⁺交换等外移,使Ca²⁺浓度降低,导致心肌舒张。在心肌兴奋-收缩和复极-舒张的偶联中,

膜钙通道和肌质网对胞内游离钙浓度的调控起着关键作用,休克时膜钙通道和肌质网对钙的摄取和释放都可发生改变,出现钙稳态紊乱,心肌收缩力下降。

(3)钙失敏机制:保证和维持心肌正常舒缩功能,除了β-受体信息传递系统和心肌细胞内Ca²⁺的维持平衡稳定外,尚须心肌收缩蛋白和调控蛋白功能正常。当心肌缺血、缺氧损害时,由于心肌发生局部性或弥漫性坏死,使大量的心肌收缩成分丧失,可使心室的收缩性减弱。笔者实验室发现,休克时,尤其晚期,由于心肌的缺血缺氧、各种细胞毒性物质及其代谢产物等对心肌的作用,可通过各种途径和机制,使Ca²⁺与钙结合蛋白的结合力降低(如H⁺和Ca²⁺竞争结合钙蛋白位点),或使肌原纤维对Ca²⁺反应减弱,或因ATP不足和ATP酶活性降低,使心肌化学能变为机械能障碍,也或因收缩蛋白结构和功能的被破坏,其结果都可导致心肌舒缩功能下降。

(4)线粒体功能障碍机制:休克可严重损害细胞"能量加工厂",即线粒体功能。在失血性休克和脓毒性休克中均存在心肌细胞线粒体功能障碍,主要表现为休克后心肌细胞线粒体超微结构被破坏,呼吸功能的紊乱以及细胞利用氧能力降低,能量产生受抑,心脏功能下降。

总之,休克时引起心脏功能障碍及其舒缩性能改变的原因、机制极其复杂。不但与休克种类、发展阶段和严重程度有关,还与不同的诱发因素分别或同时通过器官、细胞、亚细胞和分子水平发挥作用有关。

(三)血管功能损害与机制

血管功能包括舒缩、屏障和物质交换功能等,休克后血管舒缩和屏障功能损害最为突出。休克后血管舒缩功能损害主要表现为血管低反应性。血管屏障功能损害主要表现为血管渗漏。血管低反应性和血管渗漏均为严重创伤、休克、多脏器功能不全综合征(MODS)等临床重症的重要病理过程和关键并发症,其发生会严重影响创伤、休克等发生发展和治疗,是困扰休克等临床重症治疗的一大难题。针对其发生机制,近年取得了较大进展。

1. 血管低反应性

(1)休克血管低反应性特点和规律:休克后血管反应性存在双相变化规律和器官差异,早期血管反应性升高,表现为多种动脉包括肠系膜上

动脉、肾动脉、肺动脉对去甲肾上腺素（NE）收缩反应升高，随着休克时间延长，血管反应性逐渐降低，在休克后1、2、4小时血管反应性明显降低。失血性休克后血管反应性还存在器官差异，即休克后不同器官血管反应性变化程度不同，腹腔动脉、股动脉血管反应性丢失程度最重，其次为肠系膜上动脉和肾动脉，各器官血管反应性的丢失程度与其一氧化氮合酶、细胞因子以及内皮素-1表达不同有关。

休克后大鼠血管反应性呈现不同年龄差异，研究发现7周龄大鼠休克后血管反应性最高，随着年龄增大，大鼠休克后血管反应性逐渐降低，与同龄正常大鼠相比，在7周龄和10周龄时血管反应性在休克后降低幅度最明显，均大于30%。随着年龄的增长，血管反应性在休克后丢失程度逐渐降低，24周龄大鼠血管反应性降低大约为正常24周龄大鼠的10%。除了有年龄差异外，休克血管反应性存在性别差异，与雄性大鼠相比，雌性大鼠对细菌脂多糖（LPS）引起的内毒素血症有更强的抵抗反应，而血管反应性丢失更少。在失血性休克中表现为同样趋势，即雌性大鼠失血性休克后血管反应性丢失率比雄性大鼠低。结果说明休克血管反应性呈现休克时间、器官、年龄以及性别差异。

（2）休克血管低反应性的诱发因素：多种因素可诱发休克血管低反应性的发生。最初研究认为，酸中毒、能量代谢是引起休克血管低反应发生的主要原因，通过纠正酸中毒和补充能量对恢复休克血管低反应性有一定的作用但效果有限；随后研究发现一氧化氮（NO）、内皮素（ET）在诱发休克血管低反应性中起重要的作用，其中NO在休克血管低反应性的发生中研究较多，用NO和ET的抑制剂防治休克血管低反应性有一定的效果。

随着研究不断深入，近年来研究发现除了上述因素外，细胞因子、内源性阿片肽以及肾上腺髓质素等在休克血管低反应性的发生中也发挥重要作用，其中细胞因子类在诱发休克血管低反应性的发生中受到较多关注，细胞因子引起血管反应性的变化有时间依赖关系。短时间作用主要表现为缩血管作用，在长时间作用，细胞因子刺激可引起血管反应性降低。在休克后期，细胞因子大量释放在血管低反应性的发生中具有重要的作用，细胞因子可通过引起肾上腺素能受体失敏而参与

了休克血管低反应性的发生。此外，研究发现内源性阿片肽和肾上腺髓质素在休克血管低反应性的发生中也发挥重要作用，内源性阿片肽可能通过抑制肾上腺素能受体，调节血管平滑肌细胞大电导钙依赖的钾通道（BK_{Ca}）通道调节休克后血管反应性；肾上腺髓质素通过诱导NO产生而参与休克血管低反应性的发生过程。

（3）休克血管低反应性的发生机制：国内外学者对休克血管低反应性的发生机制进行了大量研究。现有研究认为参与休克血管低反应性发生的机制有受体失敏机制，膜超极化机制和钙失敏机制。

1）受体失敏机制：受体失敏机制是指在高浓度的细胞因子、受体激动剂和内源性阿片肽、NO等刺激引起肾上腺素能受体数目减少，受体亲和力降低，导致受体失敏，从而引起血管低反应性的发生。

2）膜超极化机制：膜超极化机制是指休克后由于ATP减少和一些炎性因子刺激，使血管平滑肌细胞BK_{Ca}通道和K_{ATP}通道过度开放，导致血管平滑肌细胞膜超极化，抑制电压依赖性钙通道，钙离子内流不足而致血管低反应性。

3）钙失敏机制：尽管受体失敏和膜超极化学说在一定程度上解释了休克血管低反应性发生的机制，但随着研究不断深入，发现它们不能完全解释休克后的血管低反应发生的某些现象，它们的中心思想认为休克血管低反应性的发生是由于休克后血管平滑肌细胞内钙离子升高不足所致，但在重症休克或休克晚期，血管平滑肌细胞并非少钙，而是多钙，甚至存在钙超载，但仍然存在血管反应性降低的问题。基于此现象，笔者实验室提出了休克血管低反应性的钙失敏机制，即休克后血管平滑肌细胞肌肉收缩蛋白存在钙失敏，钙失敏可能在休克后血管低反应性的发生中起重要作用。研究发现Rho kinase和PKC是调节休克后血管平滑肌细胞钙敏感性的主要通路，休克后其活性变化和调节是休克后血管平滑肌细胞钙失敏的主要机制。

2. 血管渗漏 血管通透性增高是休克过程中一种重要的病理现象。血管通透性增高及其引起的组织水肿不但可加剧微循环障碍和组织细胞缺血缺氧，也可加重对包括微血管和微小淋巴管在内的组织细胞的损伤。

血管通透性增高的主要部位是在毛细血管和

微静脉,关于休克时血管通透性增高的原因,以往认为是由于病理状态下的细胞毒性导致细胞间缝隙的形成,近年的研究表明休克后血管通透性增高除细胞间连接破坏、细胞间隙增宽外,内皮细胞激活,穿细胞转运增强也起主要作用。休克后早期的血管渗漏主要是由于内皮细胞受到炎症介质如凝血酶、组胺、缓激肽、白三烯 B_4 等的作用,属于信号转导效应中的非基因型反应,后期的持续渗出则是由于免疫反应中的细胞因子(如 IL-1、TNF 和 γ-干扰素等)的作用,属于信号转导效应中的基因型反应。

(四)微循环功能障碍与机制

微循环作为全身循环的一部分,受神经内分泌系统、免疫系统、营养和代谢以及其他内环境状态的整体因素调节。但目前研究认为,休克病程中微循环功能的调节以局部因素为主,局部因素即在组织细胞水平上出现的能促进微循环障碍的因素,主要有以下方面。

1. 微循环血管舒缩功能障碍 正常微血管有自动的节律性舒缩运动,血管舒缩功能失调表现为动脉和静脉的过度收缩或扩张,动、静脉之间收缩、扩张的不协调,或者动静脉吻合支大量开放等。严重创伤、大量失血或失液引起休克时,微循环血管舒缩功能障碍常是最先发生的病理变化。

无论全身性还是局部的微循环血管舒缩功能失调,都可导致微循环障碍。在组织局部,如果从微动脉到微静脉都收缩,则毛细血管网趋于关闭,所支配区域的组织细胞缺血缺氧,持续时间过久就会引起细胞缺血性损伤;当微动脉收缩更明显时,由于毛细血管内压降低,可使静脉端的细胞间液回流增加;当微静脉收缩更明显时,由于毛细血管内压增高,可使细胞间液生成量增加,导致水肿和血液浓缩,还可使微循环内血液流速减慢,导致淤血或血流停止。如果从微动脉到微静脉都扩张,则毛细血管网大量开放,微循环的血流量增多;当微动脉与微静脉的扩张程度明显不同时,由于显著影响毛细血管内压,可出现血管内外体液交换失衡和血流速度改变。全身性循环功能变化可以直接或间接地影响各器官系统的血液供应、组织细胞的代谢和功能,例如广泛的小动脉、微动脉收缩可增高心脏后负荷及血压,导致脏器血供减少;广泛的小动脉、微动脉扩张可减少心脏后负荷,但不利于维持正常血压;广泛的小静脉和微静脉扩张可使回心血量和心排血量明显降低,导致

有效循环血量减少和血压降低。

2. 血液流变学变化 血液流变学变化是休克微循环障碍的结果,也是促进休克微血管损伤和加重的重要因素之一。在微循环由收缩、缺血过渡到扩张、淤血的过程中,微血流的改变常表现为线流、线粒流、粒线流、粒流、粒缓流、粒摆流、血流停滞等不同流态,微血管中血流由正常的"丸流"(红细胞悬浮在血浆中,单行通过微血管)变成"撬流"(红细胞与血浆分离,有血浆流过,而无红细胞进入)。这些改变导致血管内皮损伤、白细胞聚集激活、血小板聚集、凝血系统激活、血流停滞等,加重微循环障碍和组织细胞损伤。微循环中血液流变学的改变是各种血细胞和血浆性质变化的综合结果,其影响因素包括。

(1)红细胞聚集和变形能力降低:红细胞聚集是休克时红细胞流态紊乱最早的表现,严重的红细胞聚集使结合氧的细胞表面积明显减少,同时聚集形成的大团块可以堵塞微血管,加重机体缺氧。红细胞聚集的原因包括:①血浆中异常蛋白如纤维蛋白原浓度增高,吸附在红细胞表面,遮盖了红细胞膜表面的负电基团,使红细胞表面负电荷减少;②血细胞比容(hematocrit,HCT)增加,引起血流减慢,甚至血流停滞,使血细胞碰撞概率增加,从而容易发生聚集;③休克时血压下降,使血流速度缓慢,血液流动的切应力和切变率减低,促使红细胞聚集。

红细胞变形性降低是红细胞流态紊乱的另一重要表现,变形性降低的红细胞僵硬,无法顺利通过毛细血管,影响微循环的血液灌流,甚至阻塞微循环,造成组织器官缺血。休克时红细胞变形性降低的原因包括:①ATP 缺乏使红细胞有变圆的趋势,即几何形状改变(细胞表面积/体积比改变),导致红细胞变形能力降低;②红细胞内酸中毒和渗透压增高,使红细胞内液黏度增高,变形性下降;③休克时红细胞膜分子结构变化,如 LPS 刺激后红细胞膜骨架蛋白(血影蛋白)构型发生变化,使红细胞膜的黏弹性和流动性降低,引起变形性下降。

(2)白细胞扣押和嵌塞毛细血管:白细胞扣押和嵌塞毛细血管指白细胞变形速度减慢,通过毛细血管时间延长,甚至嵌塞毛细血管的现象。参与了休克淤血期和难治期无复流(no-reflow)现象的发生,还可通过释放自由基、溶酶体酶和白三烯等多种毒性物质直接损伤细胞,是休克后期多器官

功能障碍综合征(MODS)的发生因素之一。其发生机制包括:①白细胞变形能力下降,表现为硬度增大,白细胞体积变大变圆,这是白细胞扣押初始阶段的重要因素,但其信号传导途径不清;②血压下降使驱动白细胞流动的灌流压降低,导致白细胞在毛细血管中嵌塞和扣押;③休克时细胞缺氧缺能量以及酸中毒,导致毛细血管内皮肿胀,毛细血管管腔狭窄,引起白细胞嵌塞;④休克后白细胞表达白细胞黏附分子(Leu-CAMs),内皮细胞表达细胞间黏附分子1(ICAM-1)和内皮细胞白细胞黏附分子(ELAM),这些黏附分子的作用使白细胞-内皮细胞间黏着力增加,阻碍白细胞通过毛细血管。

(3)血小板黏附和聚集:在休克早期,血小板的黏附性与聚集性即开始升高,血小板聚集可以启动血管内凝血过程,引起微血栓形成,堵塞微静脉、毛细血管和微动脉入口,引起微循环血流淤滞;还可释放β-血小板球蛋白(β-thromboglobulin,βTG)、血栓素 A_2 和神经肽 Y(NPY),β-血小板球蛋白可抑制动脉血管内皮细胞生成前列腺素 I_2,血栓素 A_2 和神经肽 Y 有很强的缩血管作用,从而影响微血管舒缩功能;血小板聚集可释放5-羟色胺和产生血小板活化因子,使粒细胞激活,引起粒细胞依赖性的血小板对血管内皮细胞的黏附作用;还可释放5-羟色胺、ADP、组胺、前列腺素 E_2 和阳离子蛋白,直接损伤血管内皮细胞。

血小板黏附和聚集的发生机制包括:①微血管内皮细胞损伤引起内皮细胞下血小板黏附部位的胶原、微纤维暴露,同时内皮细胞产生的前列腺素 I_2、NO、胞外-ADP 酶(ecto-ADP 酶)减少,释放

ADP、Ca^{2+} 增多,导致血小板聚集;②休克时产生多种体液因子,其中有属于血小板强激动剂的胶原、血小板活化因子、血栓素 A_2,以及属于弱激动剂的 ADP、肾上腺素、5-羟色胺等,它们分别作用于血小板膜上相应的受体引起血小板活化和聚集;③血流减慢后聚集的红细胞团块把血小板推向血管中切应力高的边流,加上切应力的作用,血小板膜糖蛋白 IIb-IIIa(GPIIb-IIIa)和血小板膜糖蛋白 Ib(GPIb)发生构型改变,导致血小板聚集。切应力还可通过促使红细胞释放 ADP,使血小板聚集。

第二节 爆炸冲击伤所致失血性休克的程度判定与监测

一、失血性休克的诊断与程度判定

失血性休克诊断并不难,有创伤或失血诱因,符合下列表现1条或多条,即可诊断:①有诱发休克的病因,创伤或失血;②意识异常;③脉搏细数,超过 100 次/min 或不能触及;④四肢湿冷,胸骨部位皮肤指性(指压后再充盈时间>2 秒),皮肤花纹、黏膜苍白或发绀,尿量<30ml/h 或无尿;⑤收缩压<80mmHg;⑥脉压<20mmHg;⑦高血压者收缩压在原基础上下降30%以上。凡符合①以及②、③、④项中两项,或⑤、⑥、⑦项中 1 项,即可诊断为休克。

失血性休克的程度判定:临床上失血性休克可分为轻、中、重三度(表 14-1)。

表 14-1 失血性休克程度判定

指标	轻度	中度	重度
失血量	15%~20%	20%~40%	>40%
血压	收缩压偏低或接近正常	收缩压 60~80mmHg,脉压<20mmHg	收缩压<60mmHg 或测不到
心率	快,尚有力	脉搏细数	脉搏微弱,几乎摸不到
意识	神志清晰,可焦虑或激动	表情淡漠、反应迟钝	昏迷
皮肤黏膜	面色皮肤苍白,肢体湿冷	皮肤黏膜苍白	发绀
尿量	减少	少尿或无尿	无尿

二、休克器官功能监测

为了及时掌握休克进程,制定或修正诊疗方案,需要对休克进行严密的监测。休克的基本监测指标包括基本生命体征、血流动力学、组织灌注和氧合、血生化检验等。

14

（一）基本生命体征监测

休克是一种以组织灌注不足为特征的临床病理状态，所以作为传统的循环动力学监测指标，血压、心率、尿量仍是休克监护的基本指标，结合伤员的神志、呼吸、四肢末梢的温度等可了解组织灌注情况，以评估出血量和出血速度，以及制定治疗方案。这些指标在一定程度上反映了血液循环系统的功能状态，对以血压过低、心动过速和少尿为特征的失代偿性休克是适用的，但对于以组织血流和氧供异常的代偿性休克，则有明显的局限性。

休克血压指动脉收缩压<90mmHg（国内定为<80mmHg），脉压<20mmHg，高血压伤员收缩压较原水平下降 30% 以上，表明回心血量严重不足。诊断中应当正确认识血压，由于休克时通常有血压下降，因此低血压是判定休克的重要指标，但低血压不是判定休克及休克程度的唯一标准，因为低血压不一定都是休克，血压正常也不能排除组织器官的低灌流。如有些高血压伤员，又伴有高张性脱水，血压就常常偏高，但实际上处于低灌流状态。另外，血压本身也有不敏感的地方，实验证明，当心排血量大幅度下降时，血压至少 40min 后才见下降，而且在心排血量尚未能完全恢复时，血压却最先恢复正常。

相比之下，心率和尿量的变化比血压更敏感。心率是最简明、快捷的指标，通过心率可以判断休克病情，指导补液和血管活性药物的应用。尿量是判断肾脏等内脏系统灌流的重要指标，尿量正常值为 $0.5\sim1ml/(kg\cdot h)$，或成人 24h 尿量不<700ml，每小时不<30ml。休克时，肾脏灌流量降低使肾小球滤过压降低，导致尿量降低；反之，尿量降低也可能是由于肾灌流量减低，提示血压维持不足，休克未得到根本改善。休克时的尿量常先于血压的降低而降低，又后于血压的升高而升高。

（二）血流动力学监测

休克时的血流动力学监测主要包括血压、心排血量（CO）、中心静脉压（CVP）、肺动脉楔压（PCWP）、体循环阻力、肺循环阻力等。

1. 动脉血压　对血压进行监测是休克时的最重要最基本的监测手段，外周动脉血压在急性创伤监测中用处很大，可为显著失血提供证据。最常见的是用袖袋式血压计监测外周动脉血压，然而，由于休克时外周血管收缩，手动的血压测定和无创的自动血压示波技术均不准确，即使失血

量达血容量的 30%，所测血压也可能表现为正常。而且这些技术均不能快速、连续地检测不稳定伤员的血流动力学改变。因此，对于严重休克和血压不稳的伤员，使用直接有创血压监测更为有效和安全。动脉导管插管术被认为是一种在正常血流状态下测量收缩压和平均动脉压（MAP）的准确方法，但在低血容量性休克，由于小血管阻力升高，可导致反弹波进入放置导管的大动脉，致使所测收缩压值的假性升高，而动脉内测量平均动脉压则受小血管收缩的影响小，因此在低血流状态的失血性休克中准确性更高。

2. 心排血量　心排血量（cardiac output，CO）指心脏每分钟射出血液的量，是反映心泵功能的重要指标，计算公式为 CO = 每搏输出量×心率，正常值为 $4\sim8L/min$，受回心血量、心肌收缩力、心率、心排阻力、氧需求和氧消耗等多种因素影响。监测心排血量有助于诊断休克的类型、时期，判断疗效和预后。当心排血量<4L/min 时，提示有低血容量休克，心排血量过低是危险的信号，而在感染性休克，心排血量可较正常值高。测定心排血量常采用心阻抗血流图、多普勒、肺动脉导管热稀释法等方法，其中肺动脉导管热稀释法为有创检查，但准确率较高。

3. 中心静脉压、肺动脉楔压

（1）中心静脉压（central venous pressure，CVP）：指右心房和胸腔内大静脉的血压，反映右心前负荷及右心功能，同时也反映血容量、回心血量及右心室排血功能之间的动态变化。正常值为 $5\sim12cmH_2O$，受血容量、静脉血管张力、右心室排血能力、胸腔或心包内压力及静脉回心血量等多种因素影响，休克时的变化一般早于动脉压的变化，且动态观察中心静脉压的趋势比测定单一的数值更有意义。低血压时，若中心静脉压低于 $5cmH_2O$，提示血容量不足；若高于 $15cmH_2O$，提示心功能不全、静脉血管过度收缩或肺循环阻力增加；若高于 $20cmH_2O$，提示有充血性心力衰竭。中心静脉压可用于区分不同类型的休克，如低容量休克时中心静脉压降低，心脏填塞时中心静脉压增高。但中心静脉压不能准确评价危重症伤员的左心室前负荷，而且在存在瓣膜病变以及胸、腹腔压力增高的情况下，其意义也受到限制。

（2）肺动脉楔压（pulmonary artery wedge pressure，PAWP）：代表左心前负荷，反映肺循环阻力和左心室充盈压，正常值为 $6\sim12mmHg$，不超

过 18mmHg。若<8mmHg 提示血容量不足,准确性高于中心静脉压;若>20mmHg 提示左心功能不全,若≥30mmHg 常提示发生肺水肿。如果肺动脉楔压已经增高,即使中心静脉压不高,也应避免输液过多,以防肺水肿,并应考虑降低肺循环阻力。肺动脉楔压是临床上鉴别心源性休克和非心源性休克时的重要方法,但其测定值受瓣膜病变、心肌顺应性以及心室率等因素的影响。

中心静脉压和肺动脉楔压在心功能正常时,可反映血容量是否充足;在血容量正常时,可反映心脏和血管的功能状态。尽管这些参数可用来指导液体复苏,但若存在心功能障碍,则均不能准确预示急性失血。而且,中心静脉压和肺动脉楔压都是通过以压力代容积的方法来反映心脏的前负荷,因此受心室顺应性的影响。低血容量会造成心室顺应性降低,使中心静脉压和肺动脉楔压增高,使其测量值不可靠。而在超声下直接测定左、右心室舒张末容积被认为是准确反映心脏前负荷的最有效的方法,可以在其余监测方法存在疑问时用来判定心脏前负荷。

4. 体循环血管阻力(SVR)、肺循环血管阻力(PVR)　根据平均动脉压(MAP)、中心静脉压(CVP)和心排血量(CO),可以算出体循环血管阻力(SVR),公式为 SVR =(MAP−CVP)×7.5×80/CO,其正常值为 700~1 500dsc^{-5}。根据肺动脉压(PAP)、肺动脉楔压(PAWP)和心排血量(CO)可以算出肺循环血管阻力(PVR),公式为 PVR =(PAP−PAWP)×7.5×80/CO,其正常值为 100~250dsc^{-5}。临床上通常以体循环阻力作为监测左心室后负荷的主要指标,肺循环阻力作为监测右心室后负荷的指标。

(三) 组织灌流和氧合的监测

由于机体的代偿机制,在一定范围的失血情况下,心排血量、平均动脉压、心脏灌注压也可以维持,因此单纯的血流动力学变化不足以评估伤员是否出现失血性休克,而确定具有可积累性的氧债对于正确评估伤员病情和复苏效果、防止多器官功能衰竭有重要意义。氧债、器官耗氧量、组织酸中毒是评价组织灌注和氧合状况的主要指标。

1. 血氧饱和度　血氧饱和度是评估组织血液灌注的重要指标,包括混合静脉氧饱和度(SmvO$_2$)和中心静脉氧饱和度(ScvO$_2$)。SmvO$_2$ 指来自全身血管床的混合静脉血氧饱和度的平均值,

此时组织中毛细血管静脉端血液氧分压与组织氧分压达到平衡,所以这些组织的静脉血氧分压与血氧饱和度可以反映全身氧输送(DO$_2$)和氧消耗(VO$_2$)的平衡,以及组织的氧合状态,其正常范围是 60%~80%。临床上普遍将测量 SmvO$_2$ 作为监测组织氧合的方法,并将由 Swan-Ganz 导管抽取的肺动脉血作为测试标本。休克时氧运输不足,组织细胞的氧摄取增加,从而使 SmvO$_2$ 下降,若<60% 提示全身组织氧供不足或氧耗增加,若<50% 提示出现无氧代谢和酸中毒,若<40% 提示代偿已达极限,若<30% 则提示濒临死亡,若>80% 则提示氧供增加或氧耗减少,一般不会超过 90%。

2. 氧输送和氧消耗　氧输送(oxygen delivery,DO$_2$)指心脏每分钟向外周组织输送的氧量,由血红蛋白(Hb)水平,动脉血氧饱和度(SaO$_2$)和心指数(CI,=CO/体表面积)共同决定,公式为 DO$_2$ =CI×13.4×Hb×SaO$_2$,静息状态的正常值为 520~720ml/(min·m^2)。氧消耗(oxygen consumption,VO$_2$)指机体每分钟实际的耗氧量,需乘上动脉血氧饱和度(SaO$_2$)和混合静脉血氧饱和度(SmvO$_2$)之差,公式为 VO$_2$ = CI × 13.4 × Hb ×(SaO$_2$ − SmvO$_2$),静息状态的正常值为 100 ~ 180ml/(min·m^2),氧消耗在正常情况下反映了机体的氧需求量,但并不代表组织的实际需氧量。氧摄取率(oxygen extraction rate,ERO$_2$)指每分钟氧的利用率,即组织从血液中摄取氧的能力,公式为 ERO$_2$ =VO$_2$/DO$_2$,氧摄取率反映了组织的内呼吸,与微循环灌注及细胞内线粒体的功能有关,正常值为 20%~25%,最高极限值为 75%。

氧摄取率(O$_2$ER)是一个比单纯应用 DO$_2$ 和 VO$_2$ 评价氧供需平衡更敏感的指标,可以判断伤员预后。O$_2$ER>0.4 提示氧供不足、氧债积累;危重伤员若 O$_2$ER 接近 0.5 则提示非常危险。在一定的心排血量和血压范围内,若 DO$_2$ 下降,O$_2$ER 可以增高以维持 VO$_2$ 不变(即 VO$_2$ 不受 DO$_2$ 的影响);但若 DO$_2$ 降至临界值以下时,O$_2$ER 即使增高也无法满足有氧代谢的需要,此时 VO$_2$ 则随着 DO$_2$ 的下降而线性下降,同时伴有高乳酸血症等机体缺氧的表现,这种状态称为氧供依赖,此时的 DO$_2$ 值称为氧输送临界值[330ml/(min·m^2)],即维持组织细胞有氧代谢的最低氧需求量。另外,在脓毒症高代谢状态,存在"病理性氧供依赖"现象,表现为即使 DO$_2$ 正常或增高,VO$_2$ 仍然依赖于 DO$_2$,提示 O$_2$ER 下降和组织氧供不足、氧

债存在。但有研究认为,这样反映全身灌注和氧合的数据在大量危重伤员的预后中有意义,而对于个别伤员的意义还存在争议。

3. **血清乳酸盐和碱缺失**　血清乳酸盐和碱缺失是最常见的休克诊断和复苏监测的血清标记物,可反映创伤伤员全身灌注和氧合以及厌氧代谢程度的信息。

(1)血清乳酸盐:作为糖酵解的产物,血清乳酸盐可间接反映氧债,它可在血流动力学发生改变之前反映组织低灌注和酸中毒,是评估组织低灌流和组织氧债的可靠指标,可间接反映休克的严重程度,也是评价休克伤员预后的一个良好指标。动脉血清乳酸盐的正常值为 0.1~1mmol/L,危重伤员允许达 2.0mmol/L,若>2mmol/L 则为高乳酸血症,若>4mmol/L 则为乳酸中毒。休克时,由于缺氧,导致动脉血清乳酸盐浓度增高,并常伴酸中毒。有资料显示,血清乳酸盐浓度<4mmol/L 尚多可救治,若>4.0mmol/L 则仅有11%生存,若>8.0mmol/L 则鲜有存活,若血清乳酸盐浓度在 12~24h 内迅速降低到正常水平,常提示休克复苏理想、组织灌流和氧合在短时间内得到了改善。越来越多的研究表明,血清乳酸盐可以作为提示休克复苏终点的指标。

(2)碱缺失(BD):碱缺失反映了组织低灌注时乳酸等无氧代谢产物的水平,能快捷敏感地反映组织低灌流和酸中毒的程度以及持续时间。在代偿性休克,碱缺失比其他生理指标(如心率、平均动脉压、心排血量、混合静脉血氧饱和度)更敏感地反映容量的实际丧失。在容量不足、缺血缺氧的伤员中,碱缺失水平的持续降低往往与危重伤员的器官衰竭和死亡密切关联。Davis 等研究发现,碱缺失能准确反映休克的严重程度和复苏效果,且与成人呼吸窘迫综合征、多器官功能衰竭的发生率和死亡率密切相关,他们观察了大量伤后 1h 内碱缺失≤-6 的创伤伤员,发现存活者的碱缺失值一般在伤后 4h 内开始恢复,16h 内达正常;未存活者的碱缺失值在伤后 24h 后仍处于低水平。因此,采用碱缺失值将休克伤员分为三度,-5~2 为轻度,-14~-6 为中度,-15 及以下为重度,并以此估计伤员的平均动脉压和复苏所需液体量。还有研究发现,在进行复苏而碱缺失值持续下降的伤员中,65%有活动性出血,因此认为碱缺失是评价微循环灌注不足的严重程度和持续时间的重要指标,并用碱缺失来判断复苏终点。

4. **胃黏膜内 pH**　胃黏膜内 pH(pHi)是反映胃黏膜缺血缺氧的敏感指标,在临床上常规应用,其正常值为 7.32~7.44,pHi<7.32 提示胃黏膜有酸血症,内脏血流灌注不足;维持 pHi 在 7.35 以上,可提高存活率。胃黏膜内 pH 与全身和器官氧消耗、器官衰竭以及危重伤员预后密切相关,纠正胃黏膜内 pH 可以改善存活率,并成为休克复苏的目标,以及检验复苏是否有效的重要指标。研究表明胃黏膜内 pH 作为组织缺氧指征非常敏感,即使在休克和灌注的其他指标(如血清乳酸盐、碱缺失、心排血量等)都未出现异常时,胃黏膜内 pH 即已降低;而当休克复苏后,即使平均动脉压恢复正常,胃黏膜内 pH 依然低于正常。而且,胃黏膜内 pH 是诊断"隐性代偿性休克"(指一般传统的监测方法都无明确显示、但局部组织器官确实处于缺血和缺氧的状态)并指导复苏的唯一方法,比其他指标更能准确地预测伤员的预后。甚至有人认为,胃黏膜内 pH 是入院 24h 预示多器官功能不全死亡率的唯一可靠指标。但是,如果胃黏膜内 pH 是根据 Henderson-Hasselbach 公式 $pH = 6.1 + \log[HCO_3^-/(0.03 \times PCO_2)]$ 计算出的,那么公式中使用的动脉血 HCO_3^- 会降低胃黏膜内 pH 作为胃肠道参数的特异性,所提供治疗信息可能过晚。如果胃黏膜内 pH 是通过插鼻胃管的方法直接检测的,那么操作将比较麻烦,且盐溶液与胃黏膜的交换平衡需要 1 个小时的时间。

近年来研究显示,胃黏膜 PCO_2 也能准确反映胃肠道的缺血缺氧变化,胃黏膜 PCO_2 与动脉血 PCO_2 的差值是反映胃肠黏膜氧代谢的指标。有研究发现,皮下组织 PO_2、经皮 PO_2、胃黏膜 PO_2 和 PCO_2 的相关性很好,均可准确反映失血程度。还有研究发现,在休克复苏后全身氧合正常时,胃黏膜 PO_2 仍然低下,表明胃黏膜 PO_2 比全身 PO_2 和血流动力学参数对缺血更为敏感,但胃黏膜 PO_2 与急性期阶段处理的临床关系还需进一步研究。而且,监测胃黏膜 PO_2 比较麻烦,在复苏初期进行的可能性小,与急诊科和创伤科的处理关系不大。近年来,采用光导纤维传感探头直接测出胃黏膜 PO_2 和 PCO_2,可明显缩短测定时间(60秒内即可显示 PCO_2 变化),可望为危重伤员的处理提供直接依据。

另外,还有研究者在胃肠道以外的其他位置测量 PCO_2,如食管 PCO_2、舌下黏膜 PCO_2(PslCO_2)。Povoas 等发现舌下黏膜 PCO_2 与组织氧合状态有良好的相关性,随着休克的加重,舌下黏膜 PCO_2 升高;当休克纠正时,舌下黏膜 PCO_2 也下降至正常,而且舌下黏膜 PCO_2 与动脉血乳酸盐变化呈高度一致性。因此认为连续性监测舌下黏膜 PCO_2 对休克复苏具有指导意义。Weil 等通过比较临床伤员资料,认为舌下黏膜 PCO_2 高于 70mmHg 提示临床休克存在。这些指标的监测与胃黏膜 PCO_2 相比,无创且应用简单,可望成为有用的临床应用手段。

5. 脑灌注 大脑是对缺氧最敏感的器官,而且与其他组织相比,大脑缺血后的恢复能力较差,梗死后的细胞难以再生,因此大脑灌注的监测在伤员处理中尤为重要。

脑组织氧分压($PbtO_2$):局部脑氧合主要通过直接测量脑组织氧分压获得,能在创伤伤员的早期复苏阶段发现脑组织低灌注的存在。研究证明测定 $PbtO_2$ 具有很强的临床预测价值。虽然这是最准确的脑灌注监测方法,但由于其有创、需要直接接近脑组织本身,因而限制了其临床应用。

颈静脉氧饱和度($SjvO_2$):是反映大脑氧耗量、脑组织灌注和氧合的首要指标。局灶性水肿、颅内压(ICP)增高、平均动脉压降低、贫血和组织缺氧所致的大脑灌注降低均可导致颈静脉氧饱和度的降低。但颈静脉氧饱和度监测对头部外伤伤员治疗结果的影响尚不清楚。留置颈静脉球囊(JVB)导管可在原位用分光光度计持续测量氧饱和度,在复苏后期、神经外科和心血管外科广泛运用。

第三节 爆炸冲击伤所致
失血性休克的防治

一、止血与容量复苏

根据爆炸冲击伤休克的特点,爆炸伤休克现场急救要特别注意有无外周血管和内脏血管损伤,在现场应注意积极止血和损害控制。由于爆炸伤休克大多为非控制性出血休克,同时常伴随肺损伤,因此其早期复苏应使用限制性液体复苏及损害控制,若存在肺冲击伤,应减少输液量。

传统的复苏原则是主张积极快速复苏,及时使用正性肌力或血管活性药物以尽快恢复血压至

正常水平,即所谓的积极(正压)复苏(aggressive/normotensive resuscitation)或即刻复苏(immediate resuscitation),但近年来随着休克病理生理研究的不断深入和对组织体液和氧代谢的深入研究,这些传统的休克液体复苏概念正受到挑战。提出了一些新的复苏理念,包括限制性(低压性)液体复苏(limited/hypotensive fluid resuscitation)、延迟性液体复苏(delayedfluid resuscitation)和低温复苏(hypothermic resuscitation),这些新的战创伤休克早期复苏理念和方法为战创伤休克伤员的早期救治带来了新的措施,正日益受到临床医师的重视和接受,目前欧美大出血处理指南已纳入这些新的理念和措施。

1. 允许性低压复苏(permissive hypotensive resuscitation) 休克后快速恢复血压的传统复苏概念主要源于 Wiggers 控制性出血性休克(controlled hemorrhagic shock)模型。但在临床,特别是战(创)伤休克大多为非控制性出血休克(uncontrolled hemorrhagic shock),近年的研究表明,对于非控制出血休克伤员在手术彻底止血前大量快速液体复苏可增加血液丢失,引起稀释性凝血功能障碍和代谢性酸中毒。同时大量快速液体输注可影响血管收缩反应,导致血栓易位或引起伤口再次出血。笔者实验室及其他实验研究结果表明允许性低压复苏的目标复苏压力以收缩压控制在 90mmHg,平均动脉压控制在 $50\sim60$mmHg 较为理想,低压复苏时间不宜过长,最好不超过 90min,若超过 90min 则应考虑器官功能保护措施,否则会加重缺血缺氧性损伤,影响复苏效果。虽然这一新的方法在实验室和临床复苏战创伤休克中已取得良好效果,但尚需更多的临床研究以进一步验证此方法的有效性、安全性和适用范围。

2. 延迟复苏(delayed resuscitation) 传统观点认为,战创伤休克低血压,应立即进行液体复苏,使用血管活性药物,尽快提升血压。但近年的研究发现严重战创伤休克,特别是非控制出血休克,在手术彻底止血前若过早使用血管活性药物或大量液体提升血压,并不能提高伤员的存活率,事实上有增加死亡率和并发症的危险。基于实验室和临床研究结果,对于严重战创伤休克,特别是非控制性出血休克,近年来提出了延迟复苏的新概念,即对创伤失血性休克,特别是有活动性出血的休克伤员,在彻底手术止血前不主张快速给予

14

大量的液体进行即刻复苏,而主张在到达手术室彻底止血前,只给予少量的平衡盐液维持机体基本需要,在手术彻底处理后再进行大量复苏,这样比即刻积极复苏会有更好的复苏效果。但具体在手术前(或在后送途中)给多少液体,给什么液体合适,尚需进一步研究明确。

3. **低温复苏 (hypothermic resuscitation)** 低温复苏一直是一个有争议的课题,长时间深度低温会影响机体代谢,影响凝血功能和心血管功能。但目前越来越多的研究表明,对于严重创伤失血性休克,给予短时轻度的低温复苏可增强低压复苏的效果。本实验室研究表明,在伤后到彻底手术前这段时间给予短时间(1小时)轻度低温(34℃)可显著增强低压复苏效果,降低组织细胞代谢率,降低机体对氧的需求,延长休克的黄金救治时间,同时防止毛细血管通透性升高。但未来需要深入研究的是在临床如何实施低压复苏,用什么方法降低体温,如何与限制性液体复苏配合的问题。值得指出的是,此处所说的治疗性、控制性的低温与发生在创伤伤员的自发性、非控制性低温是不同的,前者对创伤伤员的治疗是有益的,而后者是有害的。

4. **损害控制复苏(damage control resuscitation)** 对严重创伤伤员,近年来除限制性液体复苏外,又提出了损害控制性复苏的概念。损害控制性复苏是指在对非常严重的创伤伤员的最初24~48小时的治疗中,用非手术治疗策略来防止或者逆转包括血液丢失性贫血、凝血功能障碍、酸中毒以及低体温(自发性)等一系列减轻损害,提高复苏效果的措施。这些措施具体包括:允许性低压复苏的应用;集被动和主动加温方法于一体的预防和治疗低体温;用外源性缓冲液等措施纠正酸中毒;直接应用1:1解冻血浆和红细胞悬液;早期应用血小板,早期应用重组细胞因子Ⅶa等。损害控制复苏在战创伤休克早期救治中虽然已得到广泛应用,但一些具体的方案和措施,特别是对凝血功能障碍的处理尚需深入研究,以提高救治效果。

二、复苏液体选择

复苏液体通常分为晶体液和胶体液,晶体液又分为等渗液和高渗盐液,胶体液有白蛋白、右旋糖酐、明胶和羟乙基淀粉。它们有各自的优势,也有自己的不足(表14-2)。

表 14-2　不同复苏液体的优劣

名称	优点	不足
等渗盐液	易储存,价格便宜	效率低(仅为全血的25%),输注量多,易致血液稀释、水肿、凝血功能障碍
高渗盐液	少量高效,效率高(450%),有增加心肌收缩力作用,作用时间长于生理盐水	过量使用可致高氯酸中毒
白蛋白	扩容作用强,可1:1替代血液	过量使用,漏入组织,影响组织功能
右旋糖酐	扩容作用时间长	影响凝血功能,影响配血,过敏反应
明胶	对凝血功能影响较小	扩容作用时间较短,过敏反应较高
羟乙基淀粉(HES)	扩容效率150%~200%	无明显副作用,对创伤失血性休克早期急救合适,但到后期,特别有肾功能损害时慎用

一个理想的战伤复苏液体应满足以下几个要素:①能快速恢复血浆容量,改善微循环灌流和氧供;②有携氧功能;③无明显的副作用,如免疫反应等;④具备细胞保护作用;⑤易储存、运输,且价格便宜。很明显,目前临床用的液体均不能满足这些要求。因此人们一直在努力试图解决这问题:①努力在研究修饰血红蛋白溶液,试图利用人的废血、动物血通过人工修饰或分子间交联的方式研制出能模拟人体的血红蛋白,同时消除其免疫原性、消除过敏反应,免除交叉配血及感染等问题。近年来美国、日本、加拿大等国一直在花大量资金研发这类产品,虽然在技术上已取得很多进展,许多产品已进入Ⅲ期临床,部分产品已在南非和墨西哥等国上市,但因一些毒性(如缩血管反应、肾毒性和氧化损伤毒性)反应未能克服,所以此类产品尚未大规模上市,还需继续深入研究,以克服这些问题。②努力在研究具有细胞保护作用的功能液体,以防止战创伤休克引起的组织细胞缺血缺氧损害或休克后液体复苏引起的再灌注损伤,但目前尚无这类产品用于临床。③近年来研

究表明,大量输注乳酸林格氏液(LR)后可激活中性粒细胞(PMN),导致组织损伤。研究证实,LR中的D-型乳酸是其激活PMN的主要原因。LR中含有L-乳酸和D-乳酸各14mmol/L,若用含有28mmol/L的L-乳酸则激活PMN的作用明显降低,若将乳酸完全用酮体取代,结果相似,说明D-乳酸与PMN激活作用有关。因此,美军建议改进现在的LR,去除D-乳酸,降低L-乳酸的总量,加入酮体作为能源物质。目前已研制出一种酮体林格液,并证明有良好的抗休克作用。

对于失血性休克早期目前比较一致的看法是晶体液与胶体液两者兼补为宜,资料显示非控出血容许性低压复苏期间2:1比率乳酸林格液和羟乙基淀粉复合液有较好效果。

三、血管活性药物使用

随着对休克病理生理研究的不断深入,目前已从整体、器官水平,深入到细胞、亚细胞及分子水平。由此休克的治疗,特别是抗休克的药物有了明显的发展,出现了许多新的抗休克药物如新型肾上腺素能激动剂、阿片受体拮抗剂、钙通道阻滞剂、花生四烯酸代谢产物抑制剂、磷酸二酯酶抑制剂、休克细胞因子拮抗剂及内毒素拮抗剂等,为休克的治疗展示了广阔的前景。

1. 缩血管药物 以往常用缩血管药物来提升伤员的血压,用得较多的缩血管药物有去甲肾上腺素、间羟胺、麻黄碱等。大多数休克伤员用药后血压有所增高,临床症状有所改善。但组织灌注明显减少,动脉血压的升高是以减少组织灌注为代价换来的,仅为权宜之计。在战时或灾害事故现场急救时只能用于血压急剧下降危及生命时先使用缩血管药物为输血、输液赢得时间。必须应用时,宜用小剂量、低浓度。尽快进行止血、输血、输液以恢复有效血容量。

2. 舒血管药物 使用血管扩张剂的目的是在充分输液、输血扩容的基础上适当扩张毛细血管前括约肌以增加微循环血容量,使外周组织得到充分的灌流。

常用的血管扩张药物有肾上腺素β受体兴奋剂(异丙肾上腺素),肾上腺素能α,β受体兴奋剂(多巴胺);肾上腺素能α受体阻滞剂(苯苄胺、苄胺唑啉、妥拉苏林);莨菪类药(阿托品、山莨菪碱、东莨菪碱);均衡性血管扩张剂(硝普钠)等。

应用血管扩张剂的适应证包括:

(1)静脉输液后,中心静脉压已上升至正常范围以上,但休克的临床症状并无好转。

(2)伤员存在交感神经活动亢进的临床征象(皮肤苍白,肢体厥冷,脉压较小,毛细血管充盈不足等)。

(3)心排血量难以满足正常或已增加的外周阻力的需要。

(4)晚期低血容量休克导致心力衰竭。心排血量降低,总外周阻力及中心静脉压升高。

(5)休克伤员存在肺动脉高压及左心衰竭的表现。

值得注意的是在使用血管扩张剂后腹腔脏器(包括肾)灌流压下降,灌流量减少;氧耗量下降但氧债增高,有可能加重酸中毒。因此使用扩血管药物时应及时监测各项指标如血气、心功能等,需要时应及时采取相应的措施。

四、改善心脏功能

战创伤休克经液体复苏和适量血管活性药物后血流动力学血压仍不能得到改善,怀疑有心脏功能不全时可考虑使用心功能改善药物,常用的有:

1. 异丙肾上腺素 异丙肾上腺素是一种强大的肾上腺素能β受体激动剂,兴奋心脏β₁受体,引起心率显著加快,传导加速,收缩力加强,心排血量增多。异丙肾上腺素也可兴奋β₂受体,主要使骨骼肌和皮肤血管扩张,也可使心脏、肠系膜等内脏血管扩张,外周阻力下降。故表现为收缩压升高而舒张压降低,脉压增大,临床可用于治疗失血性休克及感染脓毒性休克,剂量为$1\sim5\mu g/min$,总量1mg加至500ml糖盐水中。

2. 多巴胺 多巴胺又名儿茶酚乙胺,属儿茶酚胺类,能激动α和β肾上腺素能受体,还能激动多巴胺受体。多巴胺能增加心肌收缩力,增加心排血量,提高心肌耗氧量,扩张冠状动脉、肾管和肠系膜血管。多巴胺在扩张肾、肠系膜血管的同时,可使骨骼肌和皮肤血管收缩,使血液分配到生命攸关的器官中去,故使休克时血液分配比较合理。而异丙肾上腺素则使全身大部分血管扩张,使血液分配不合理。这就是多巴胺优于异丙肾上腺素而受到临床重视的重要原因。小剂量多巴胺减少外周阻力和降低血压的作用一般不显著,但对血容量不足伤员可出现明显血压下降,所以多巴胺也要在补液基础上使用。可用多巴胺

14

20mg 加入 5%葡萄糖液 250ml 中静脉滴注,每分钟 15 滴,如效果不明显,可逐渐加大剂量。

3. **多巴酚丁胺** 多巴酚丁胺为多巴胺衍生物,主要通过作用于肾上腺素能 β_1 受体,增加心脏功能,舒张外周血管,增加组织氧供及氧摄取量,改善组织氧合功能而发挥抗休克作用。常用剂量为 $2.5\sim10\mu g/(kg\cdot min)$,总量 $5\sim20mg$,加入 250ml 5%的葡萄糖液中静脉滴注。

4. **洋地黄制剂** 具有正性肌力作用,治疗休克并发充血性心力衰竭时效果好,可增加衰竭心脏排出量,减慢心率,减少心室舒张末期容量,节约心脏氧耗量。常用毛花苷丙 $0.2\sim0.4mg$ 加入 50%葡萄糖液 20ml 内静脉缓注。由于休克时心脏总有一定程度的缺氧,故对这类药物特别敏感,用药后易发生心律失常,这类药物应缓慢谨慎使用,剂量应较通常为小,并应作心电图监测。

5. **胰高血糖素** 为胰岛 A 细胞分泌的一种 29 个氨基酸肽。可中等度提高心肌收缩力,对外周阻力无明显影响,也不易引起心律失常,常用剂量每次 $1\sim3mg$ 或每小时 $3\sim4mg$ 静脉滴注。

五、改善微循环

改善微循环在休克治疗中非常重要,主要措施包括:①适当应用血管扩张剂;②使用低分子右旋糖酐,可稀释血液,抗红细胞凝集及抗凝血作用,与血管扩张剂同时使用效果较好;③使用适宜剂量的肝素,有 DIC 倾向者,应及早启用肝素 $0.5\sim1.0mg/kg$ 加入 250ml 葡萄糖液中静脉滴注每 6 小时 1 次,使凝血时间延长 1 倍,过量应用有出血倾向时,可用鱼精蛋白中和。

六、纠正酸中毒

休克时组织灌流不足,无氧代谢增强,产生乳酸增多,且细胞内失钾,常出现酸中毒和高血钾。可选用碳酸氢钠纠正乳酸蓄积过多的代谢性酸中毒。首选是 5%碳酸氢钠,24h 用量:轻度酸中毒是 $300\sim400ml$,重度酸中度是 600ml;伤员有心、肾功能不全或忌用钠者可用 3.5%的氨基丁醇,轻症剂量为 $300\sim400ml$,重症 $500\sim800ml$。高血钾也要积极纠正,除可采用碳酸氢钠滴注外,还可采用葡萄糖酸钙静脉滴注,以钙离子拮抗钾离子对心脏的毒性作用。此外,尚可通过葡萄糖、胰岛素和碳酸氢钠联合静脉滴注,使血中 K^+ 进入细胞内以降低血钾。

七、恢复休克血管低反应性

如前所述,严重创伤、休克等临床重症存在血管低反应性,严重影响创伤、休克的治疗。针对休克血管低反应性的诱发因素和发生机制,目前正在寻找有效的防治措施。笔者实验室发现小剂量的特利加压素和一定剂量的去甲肾上腺素合用有较好的改善创伤失血性休克和感染脓毒性休克血管低反应性的作用,临床效果显著,既能提升对感染脓毒性休克的复苏效果,又可降低去甲肾上腺素使用剂量,减轻高浓度去甲肾上腺素带来的副作用。另有研究发现 NO 合酶的抑制剂 L-NAME,ET-1 的拮抗剂 PD142893,阿片受体的特异性拮抗剂 ICI174、864 和 Nor-BNI,K_{ATP} 通道的抑制剂优降糖,以及酪氨酸激酶的抑制剂 Genistein 等,也有较好的抗休克血管低反应性的作用,但这些药物的效果目前仅为实验室研究,能否用于临床尚需进一步研究。

(刘良明)

参 考 文 献

1. 赖运泰,吕刚.百例多批瓦斯爆炸伤抢救体会.中国烧伤创疡杂志,2006,18:28-29.

2. OTTERBEIN LE, FORESTI R, MOTTERLINI R. Heme Oxygenase-1 and Carbon Monoxide in the Heart:The Balancing Act Between Danger Signaling and Pro-Survival. Circ Res,2016,118:1940-1959.

3. GRANFELDT A. Organ dysfunction following regional and global ischemia/reperfusion. Intervention with postconditioning and adenocaine. Dan Med J,2012,59:B4496.

4. MANSART A,BOLLAERT PE,SEGUIN C,et al. Hemodynamic effects of early versus late glucocorticosteroid administration in experimental septic shock. Shock, 2003, 19:38-44.

5. ZHANG C, MO M, DING W, et al. High-mobility group box 1 (HMGB1) impaired cardiac excitation-contraction coupling by enhancing the sarcoplasmic reticulum(SR)Ca (2+) leak through TLR4-ROS signaling in cardiomyocytes. J Mol Cell Cardiol,2014,74:260-273.

6. MING MJ,HU DY,CHEN HS,et al. Effects of MCI-154,a calcium sensitizer, on cardiac dysfunction in endotoxic shock in rabbits. Shock,2000,13:459-463.

7. LIU LM,DUBICK MA. Hemorrhagic shock-induced vascular hyporeactivity in the rat:Relationship to gene expression of nitric oxide synthase,endothelin-1,and select cytokines in corresponding organs. J Surg Res,2005,125:128-

136.

8. LI T,FANG YQ,YANG GM,et al. Effects of the balance in activity of rhoa and rac1 on the shock-induced biphasic change of vascular reactivity in rats. Ann Surg,2011,253 (1):185-193.

9. DUAN C,YANG G,LI T,et al. Advances in vascular hyporeactivity after shock:the mechanisms and managements. Shock,2015,44(6):524-534.

10. ZHOU R,LIU LM,HU D. Involvement of BKca alpha subunit tyrosine phosphorylation in vascular hyporesponsiveness of superior mesenteric artery following hemorrhagic shock in rats. Cardiovasc Res,2005,68:327-335.

11. ZHAO G,ZHAO Y,PAN B,et al. Hypersensitivity of BKCa to Ca2+ sparks underlies hyporeactivity of arterial smooth muscle in shock. Circ Res,2007,101(5):493-502.

12. XU J,LIU L. The role of calcium desensitization in vascularhyporeactivity and its regulation after hemorrhagic shock in the rat. Shock,2005,23:576-581.

13. LI T,FANG YQ,YANG GM,et al. The mechanism by which RhoA regulates vascular reactivity after hemorrhagic shock in rats. Am J Physiol Heart Circ Physiol,2010,299:H292-H299.

14. VESTWEBER D. Relevance of endothelial junctions in leukocyte extravasation and vascular permeability. Ann N Y Acad Sci,2012,1257:184-192.

15. ZHANG J,YANG GM,ZHU Y,et al. Role of connexin 43 in vascular hyperpermeability and relationship to Rock1-MLC20 pathway in septic rats. Am J Physiol Lung Cell Mol Physiol,2015,309:L1323-L1332.

16. 姚咏明. 急危重症病理生理学. 北京:科学出版社,2013.

17. 姚咏明,刘良明,梁华平. 中华创伤学-基础卷. 北京:人民卫生出版社,2016.

18. RIHA GM,SCHREIBER MA. Update and new developments in the management of the exsanguinating patient. J Intensive Care Med,2013,28:46-57.

19. LI T,LIN XL,ZHU Y. Short term,mild hypothermia can increase the benefit of permissive hypotension on uncontrolled hemorrhagic shock in rats. Anesthesiology,2012,116:1288-1298.

20. LI T,ZHU Y,FANG YQ. Determination of the optimal mean arterial pressure for post bleeding resuscitation after hemorrhagic shock in rats. Anesthesiology,2012,116:103-112.

21. LI T,ZHU Y,HU Y. Ideal permissive hypotension to resuscitate uncontrolled hemorrhagic shock and the toler tolerance time in rats. Anesthesiology,2011,114:111-119.

22. MOHR J,RUCHHOLTZ S,HILDEBRAND F,et al. Induced hypothermia does not impair coagulation system in a swine multiple trauma model. J Trauma Acute Care Surg,2013,74(4):1014-1020.

23. PALM K,APODACA A,SPENCER D,et al. Evaluation of military trauma system practices related to damage-control resuscitation. J Trauma Acute Care Surg,2012,73 (6 Suppl 5):S459-S464.

24. GRUEN RL,BROHI K,SCHREIBER M,et al. Haemorrhage control in severely injured patients. Lancet,2012,380(9847):1099-1108.

25. HU Y,WU Y,TIAN K,et al. Identification of ideal resuscitation pressure with concurrent traumatic brain injury in a rat model of hemorrhagic shock. J Surg Res,2015,195:284-293.

26. XIAO X,ZHANG J,WANG Y,et al. Effects of terlipressin on patients with sepsis via improving tissue blood flow. J Surg Res,2016,200:274-282.

第十五章

感染与脓毒症

第一节　基　本　概　念

感染是伤员负伤5天后死亡的主要原因,也是仅次于休克的致死原因。尽管清创术、组织修复术和抗生素的应用均取得长足的进展,但感染仍然是创伤伤员的常见并发症,如处理不当,可引起多器官功能障碍综合征和死亡。据统计,软组织创伤伤口的感染率约为12%,结肠伤约为8%,多发伤并伴股骨开放性骨折约为90%。感染不仅取决于伤部,而且与伤口的类型有关。如结肠火器伤感染率可达58%。

无论何种类型的创伤感染,其防治措施主要依靠良好的早期外科处理,抗菌药物只起到辅助作用。因此,对创伤感染的防治,决不能放松正确外科处理而过分依赖抗菌药物。

为了描述的方便,首先应明确以下几个基本概念。

(一) 感染(infection)

是指微生物侵入机体后引起的炎症反应。

(二) 外科感染(surgical infection)

是指需要外科治疗的感染,包括创伤、烧伤、手术等并发的感染。

(三) 菌血症(bacteremia)

循环血液中存在活的细菌称为菌血症。同理可有病毒血症(viremia)、真菌血症(fungemia)等。

(四) 毒血症(toxaemia)

大量毒素而非病原体进入血液循环,引起剧烈的全身反应,如内毒素血症。

(五) 败血症(septicemia)

以往败血症的定义是指循环血液中存在细菌或由其产生的各种毒素引起的全身性反应,但其概念容易混淆,因此美国胸科医师协会(The American College of Chest Physicians,ACCP)和危

重病医学会(The Society for Critical Care Medicine,SCCM)建议放弃这一名称。

(六) 全身性炎症反应综合征(systemic inflammatory response syndrome,SIRS)

各种感染性和非感染性致病因素作用于机体所引起的一系列全身性炎症反应的过程称为SIRS。SIRS可见于临床多种情况,如感染、胰腺炎、缺血、多发外伤、免疫应答引起的脏器损害,TNF、IL-1等介质的作用等,如进一步发展,可导致急性肺损伤、肾功能障碍、休克以及多器官功能障碍综合征(multiple organ dysfunction syndrome,MODS)。

(七) 序贯性器官功能衰竭评分(sequential organ failure assessment,SOFA)

SOFA是欧洲重症监护医学协会(European Society of Intensive Care Medicine,ESICM)感染相关问题工作组制定,主要针对机体呼吸系统、神经系统、心血管系统、凝血系统、肝和肾等6个系统和器官功能衰竭的严重程度的评分体系。其评估指标明确,评分简单易行,可序贯性评价机体脏器功能障碍,对危重病伤员的病情及预后有良好的评估能力,在动态监测过程中更能反映病情的变化及治疗效果,也便于回顾性分析。在《第三次脓毒症和脓毒性休克定义国际共识》中,SOFA成为确定伤员脓毒症的临床标准。目前专家组推荐:在基础SOFA值假定为0的基础上,SOFA≥2分代表器官障碍。

(八) 脓毒症(sepsis)

过去脓毒症被定义为宿主因感染而引起的SIRS。除检查证实体内存在感染外,临床上还同时出现SIRS症状和体征。但SIRS往往忽视了机体的炎症反应以及对炎症的适应性反应,同时以其作为传统的定义太过宽泛,特异性低。Sepsis 3.0将脓毒症重新定义为针对感染的宿主反应失

调导致危及生命的器官功能障碍。其中器官功能障碍是指感染后新增 SOFA≥2。

（九）全身性感染（systemic infection）

有学者主张使用"全身性感染"这一名词替代"脓毒症"。因为"脓毒症"的表达并不确切，容易使人望文生义，理解为脓肿形成和化脓性细菌产生的毒素。事实上全身感染可以不伴有脓肿形成，而"毒"也主要不是直接来自化脓性细菌而是指由细菌及其毒素激发机体防御系统产生的细胞因子和炎症介质。但"全身性感染"这一表述也远非完美，容易使人误解为全身各系统都发生感染。实际上多年来"外科脓毒症"已约定俗成地具有明确的含义，即外科严重感染伴有全身炎症反应的临床表现（如烧伤脓毒症），与"脓、毒"并无必然联系。鉴于目前国内外文献仍普遍使用"脓毒症"一词，短期内还不可能将其废除。目前我们只需知道这两个名词指的是同一个临床综合征，可以通用，而让时间去判断其优劣，决定其取舍。

（十）多器官功能障碍综合征（multiple organ dysfunction syndrome，MODS）

由于传统的多系统器官衰竭（MSOF）的概念比较模糊，ACCP 和 SCCM 提出了 MODS 的新概念，即罹患急性病（创伤、感染常为始动因素）导致二个或以上脏器功能不全的临床综合征，脏器功能不全可以同时或序贯地发生。根据致病因素的不同，MODS 可分为原发性和继发性。原发性 MODS 是病因直接的结果，而继发性 MODS 主要是异常的宿主炎症反应所致。一些慢性疾病的终末期及发病学上相关的脏器疾病，虽也涉及多个器官，均不属于 MODS 的范畴。

第二节　创伤感染的主要病原体

一、主要病原体的演变

数十年来，创伤感染的主要病原体经历了明显的变化。20 世纪 30 年代创伤感染的病原体以链球菌为主；20 世纪 40 年代则主要是对青霉素敏感的葡萄球菌；20 世纪 50 年代出现大量对青霉素耐药的葡萄球菌；大约从 20 世纪 60、70 年代开始，以大肠杆菌、铜绿假单胞菌为代表的革兰氏阴性（G⁻）杆菌逐渐取代以链球菌、金黄色葡萄球菌为代表的革兰氏阳性（G⁺）球菌，成为创伤感染

的主要病原体。据国外统计，1945~1956 年，创伤感染的致病菌有 2/3 为 G⁺ 球菌，到 1957~1974 年期间，G⁻ 杆菌引起的创面感染率增加 14 倍。20 世纪 70~80 年代创伤感染中无芽孢厌氧菌明显增多，一些新的机会致病菌和过去认为的"非致病菌"不断出现，如各种真菌、黏质沙雷氏菌、克雷伯氏菌、产气杆菌、阴沟杆菌和不动杆菌等。并已注意到有厌氧菌参与的混合感染和真菌（如白色念珠菌、曲霉菌、毛霉菌等）感染日渐增多。自 20 世纪 90 年代以来，以金黄色葡萄球菌为代表的 G⁺ 球菌卷土重来，由其感染的比例超过了临床感染病例的 50%，逐步取代 G⁻ 杆菌，成为创伤感染的主要病原体。如耐甲氧西林金黄色葡萄球菌（MRSA）感染，已构成临床威胁，令人瞩目。近年来，多重耐药菌如鲍曼不动杆菌、铜绿假单胞菌和克雷伯肺炎球菌所致的感染呈现明显增多的趋势。创伤感染病原体的演变过程至少与下列因素有关：

1. **抗菌药物的广泛应用**　是导致病原体演变的重要原因。随着新的抗生素的不断研制和应用，虽可有效杀灭对抗生素敏感的细菌，但同时引起了耐药菌株的繁殖。另外，抗生素的滥用可引起人体的正常生理菌群失调，易导致内源性感染的发生。

2. **微生物检验技术的进步**　使一些临床医师不太熟悉的新的病原体得以发现。如黏质沙雷氏菌，在 20 世纪 60 年代曾被公认为无害的细菌，但后来证实，它不但可以致病，而且可以致死。随着厌氧菌培养技术的改进和应用，已发现厌氧菌在创伤感染中的比例日渐增大。这同时也说明，以往创伤厌氧菌感染可能仅仅因为培养和检测手段的限制而常被漏诊。

3. **外科处理手段的改进**　也导致病原体的演变。如第一次世界大战早期，梭状芽孢杆菌的感染相当普遍，但随着清创技术的改进，这类感染已明显减少。

4. **医疗新设备、新技术的应用**　如呼吸装置、弹性敷料、各种动静脉导管、传感器、人工材料的移植等，常可致医源性感染，如真菌感染等。

由此可见，创伤感染的主要病原体将处在不断变化之中。在不同的地区，其演变过程可能不尽一致，对此我们应有清醒的认识。

二、创伤感染病原体的来源及入侵途径

创伤时由致伤器械、投射物等带入，以及随

之经衣物、泥土和其他污物带入,是致病菌的主要入侵途径,此类感染称为外源性感染。另一来源是人体本身的常驻菌,主要分布在皮肤的汗腺、毛囊、口咽部、呼吸道、胃肠道和泌尿生殖道。在生理条件下,这些正常菌群并不致病,而是与人体构成一种共生互利的生态平衡。当皮肤和这些腔道受伤而破损时,细菌可随之入侵;如结构上未破损,但其防御屏障功能降低时,细菌也可穿过皮肤、黏膜进入深部组织造成感染,此类感染称为自家感染或内源性感染。细菌或其他微生物由外源或内源入侵后,多侵入淋巴管和血管,或沿自然孔道造成特定部位乃至全身性感染。轻微损伤、不太严重的单纯外伤或烧伤,多只发生外源性感染,而在严重创伤、烧伤等情况下,既可发生外源性感染,又可发生内源性感染,特别是肠源性感染。

三、菌量计数的临床意义

创伤感染研究中的一大进展是认识到伤口或创面细菌生长水平比细菌的存在更为重要。一般而言,污染伤口或创面的细菌数量越多,形成感染的机会就越大。目前公认的细菌感染的临界数量为每克组织或每毫升液体中有 $10^5 \sim 10^6$ 个细菌。这一"临界值"适合于任何细菌。一些非致病菌如沙霉杆菌、表皮葡萄球菌、枯草杆菌,在组织或体液内的数量超过上述临界线,也可导致感染。值得一提的是,这一"临界值"并不是绝对的。一方面,当微生物毒力特别强,如 A 组 β-溶血性链球菌,在少于 10^5 个/g 组织的情况下,也可引起感染;另一方面,当伤员全身抵抗力下降,局部又有利于细菌滋生而不利于杀灭细菌的条件时,即使少于这个"临界值"的细菌,如菌量为 10^2 个/g 组织也会造成感染。相反,在某些特殊的情况下,这一"临界值"也可能增高。如有作者报告,高原地区细菌感染的临界数为 10^8 个/g 组织。

创伤组织细菌的定量检查,不仅可作为判定创伤污染与感染、指导合理应用抗生素的依据之一,而且是指导清创缝合和预测创伤治疗成败的一个客观指标。凡菌量在 10^5 个/g 组织以下,清创后即缝合,不致发生伤口感染,且愈合率很高。但如果菌量超过 10^5 个/g 组织,即使经过彻底清创,早期缝合后的伤口感染率仍很高,有时可超过半数。

第三节 创伤感染的主要类型

一、创伤后化脓性感染

常见的化脓性细菌包括:金黄色葡萄球菌、表皮葡萄球菌、化脓性链球菌、肠球菌、铜绿假单胞菌、大肠杆菌等。化脓性感染因发生的部位、范围不同,可分为伤口局部化脓性感染、内脏及体腔化脓性感染、全身化脓性感染。

(一)临床表现

1. **局部症状** 有伤口疼痛,周围组织肿胀,伤口附近皮肤发红发热,局部压痛,创面覆盖有不同数量和颜色的脓性渗出物或坏死组织,受罹器官功能失调。

2. **全身症状** 在局部感染形成的同时,全身也有轻重不同的反应,如果没有细菌侵入血液,则全身症状仅为细菌毒素所造成的毒血症引起。如果细菌侵入血液,并在血液内生长繁殖、产生毒素,即可发展成为全身性感染,形成脓毒症。有的发生多器官功能障碍和脓毒性休克。

(二)诊断

1. 根据临床症状和体征即可诊断:急性感染(创面化脓、创面周围蜂窝织炎等)的诊断依据为临床表现,一般不会有何困难。如果创面或伤口没有明显的脓性渗出物形成,可作细菌培养计数,细菌感染的临界数量为每克组织或每毫升液体中有 $10^5 \sim 10^6$ 个细菌。如果从血液中培养出活菌,可诊断为菌血症。

2. 在病情较重时(如合并厌氧菌感染,内脏器官和骨发生化脓性病变)以及在感染蔓延至全身时,除了常规的涂片镜检、创面分泌物、血液培养外,还得依靠一些现代设备予以确诊,如超声波、CT、磁共振等,或依靠化验方法诊断,如气相色谱法等。

(三)治疗方案及原则

1. 最重要的无疑是及时手术根治,一定要广泛检查患处,切除一切无生机的组织,切开脓包和肿胀处并充分引流;引流可采用吸引冲洗法、流水冲洗法或创面纱布疏松填塞法加上使用水溶性基质的高渗性软膏等。在感染被控制后,进行二期缝合,或用植皮、邻近皮瓣转移等方法,尽早闭合创面。

2. 感染伤口分泌物较多时,可用湿敷,常见的湿敷溶液有:漂白粉-硼酸溶液、过氧化氢溶液、高渗或等渗盐水、抗生素溶液等。肉芽组织水肿时用高渗盐水湿敷。患肢制动抬高。也可使用水溶性基质的高渗软膏、碳纤维和其他吸收剂,含氯敷料、固定在不同基质上的蛋白溶解酶等。

3. 应用广谱抗感染药物,然后根据分泌物的细菌培养和药物敏感试验结果,选用有效抗感染药物。

4. 启动积极的体外解毒方法,以降低血液、淋巴液和间质液内毒性成分的循环浓度,最常用的体外解毒方法有肠道吸收法、血液吸收法和淋巴液吸收法、血液透析法、血浆置换法、紫外线照射法以及血和血浆间接电化学氧化法。

5. 全身支持疗法以增进伤员的抵抗力,纠正水、电解质和酸碱失衡,纠正代谢紊乱,补充营养等,条件许可时酌情实施免疫调节治疗。

二、创伤后破伤风

破伤风自古以来就被认为与历次战争相伴随。每万次创伤中有 6~7 次发生破伤风这一并发症。据世界卫生组织(WHO)统计,每年因破伤风致死的超过 16 万人,年轻人中病死率为 25%~50%,而老年人高达 70%~80%。由于城市化社会的发展,加之自然灾害和人为事故发生大批伤亡,平时外伤人数不断攀升,因此,破伤风已不单纯是一个战争问题。

破伤风是创伤感染的一种特殊类型,是由破伤风杆菌(tetanus bacillus)侵入人体开放伤口内增殖并分泌毒素,导致一系列临床症状和体征。它的局部症状少,而中枢神经系统严重受罹,表现为不断加重的强直性痉挛、缺氧、心肺功能紊乱。

(一)病因与发病机制

破伤风杆菌是一种 G⁺厌氧性梭状芽孢杆菌,是一种严格的厌氧菌,革兰氏染色阳性,长 3~5μm,有繁殖体和芽孢两种形态。繁殖体周身有鞭毛,能运动,不形成荚膜,易被杀灭;芽孢为正圆形,位于菌体的一端,故带芽孢的破伤风杆菌外观呈鼓槌形。芽孢是细菌在不利环境中的生存形式,对外界抵抗力极强,其芽孢极其顽固,在煮沸和 150℃ 干热中可存活 1 小时。一般条件下它可存活数十年。

破伤风杆菌在自然界分布广泛。牛、马、羊等食草动物及 2%~30%成人肠道中均有此菌生存。粪便污染的土壤表层、灰尘中也可含有破伤风杆

菌。故粪便和泥土是该菌的重要传染源。创伤伤口的污染率很高,可达 20%~80%,但破伤风的发病率只占污染者的 1%~2%。这是因为破伤风杆菌进入创伤组织后需在一定的缺氧环境条件下才能生长繁殖,即芽孢转化为繁殖体,并产生外毒素才能致病。发生破伤风的外伤通常多为深刺伤、枪弹伤、动物咬伤、开放性骨折、挤压伤、大面积烧伤、创面污染严重或有混合感染者,其共同特征是:创面深、坏死组织多、污染重。少数伤员的创伤很轻微,并未引起伤员注意,需要仔细询问及检查。土法接生所致脐带感染可引起新生儿破伤风,不洁分娩或人工流产也可使产妇发生破伤风感染。个别伤员可发病于手术摘除体内存留多年的金属异物(子弹、弹片)之后。此外,偶有被虫咬伤、拔牙、不洁注射或手术后发病者,皮肤溃疡、疖、中耳炎、甲沟炎以及褥疮引起破伤风的病例也曾有过报道。10%~20%伤员没有明显的伤口或外伤史,称为隐源性破伤风(cryptogenic tetanus)。

破伤风的症状和体征是由于破伤风杆菌所产生的强烈外毒素引起。外毒素有两种:痉挛毒素和溶血毒素。前者可损及神经系统,而后者可破坏红细胞。主要是痉挛毒素起作用,它对中枢神经系统有特殊的亲和能力,是引起肌肉紧张、痉挛的直接原因。致病机制主要是毒素与灰质突触小体膜的神经节苷脂结合,阻止突触释放抑制性介质,以致 α 和 γ 运动神经系统失去控制,导致特征性的全身横纹肌的痉挛和强直,运动不协调。此外,痉挛毒素还在外周阻断神经肌肉结合点,并能直接作用于肌肉产生肌肉收缩。

(二)临床表现和诊断

破伤风可分为全身性和局部性两种。后者较少见,在伤肢侧伴有长期强直,它不危及生命,因为随着创口的治疗强直会自行消退,但是要记住有一些种类的局部性破伤风,如 Rose 面部破伤风和 Brunner 头部破伤风由于发生喉痉挛可导致死亡。全身性破伤风的临床分期如下:

1. **潜伏期**　长短不一,大多数为 5~14 天,个别伤员也有短于 1 天或长达几个月乃至数年,或仅在摘除遗留多年的异物时才发病。潜伏期越短,病程越急重,预后越差。如伤后 2~3 天内即出现症状,死亡率极高。新生儿破伤风潜伏期一般 5~7 天,俗称"四六风"或"七日风"。

2. **前驱期**　大多在 12~24 小时,其症状有全身乏力、头晕、头痛、烦躁不安、咀嚼无力、局部肌

肉紧张、扯痛、下颌僵硬、张口不便、吞咽困难、咀嚼肌和颈项肌紧张或酸痛等。

3. **发作期**　一般在最初症状后 24～72 小时间发作，受累肌肉呈阵发性痉挛。咀嚼肌最先受累，出现牙关紧闭；随后累及面部表情肌、颈、背、腹、四肢肌肉；最后是膈间肌和肋肌；由于面部肌肉群的持续性收缩可形成特征性的"苦笑面容"，伤员蹙眉、口角下缩；颈部强直、头后仰，背、腹肌同时收缩，因项背肌肉较腹侧的强大，躯干因而扭曲成弓，结合颈、四肢的痉挛状态，形成"角弓反张"或"侧弓反张"；出现"典型的破伤风三联征"，即牙关紧闭、吞咽困难和项部肌肉强直。肌痉挛往往导致肌断裂。膈肌受影响时，可使呼吸失调，咳嗽加剧，可能误吸呕吐物，膈肌痉挛严重时可致呼吸停止。痉挛也可导致心血管系统功能紊乱，表现为脉搏、血压和心律均不稳定。任何轻微的刺激如光、声、震动、饮水、注射等均可诱发强烈的痉挛发作。每次发作时间长短不一，短的仅几秒钟，长的可达数分钟。在两次发作期间肌肉紧张始终存在。但无论是发作还是缓解期，伤员意识始终清楚。

4. **恢复期**　病程一般为 3～4 周，严重者在 6 周以上。自第 2 周后，随病程的延长，症状逐渐减轻。在破伤风治愈后的一个较长时间内，某些肌群仍可有紧张和反射亢进现象。

5. **并发症**　肺不张、肺炎是常见并发症，50%～70% 伤员的死亡原因是肺炎。也可能在一次痉挛发作中出现致死性呼吸停止——窒息性危象。导致痉挛性窒息的直接原因是喉痉挛和膈肌痉挛性收缩。突然而强烈的肌肉痉挛可引起肌肉撕裂、出血、骨折脱位和舌咬伤等。

破伤风症状较典型，诊断一般并无困难。若有外伤史并出现伤后肌肉紧张、牙关紧闭、颈项强直、阵发性全身肌肉痉挛发作等，应考虑此病的可能。早期仅有一些前驱症状时诊断较困难，应密切注意病情变化。

临床上有些疾病表现常可与破伤风相似，应注意加以鉴别。颞颌关节炎、扁桃体或咽后壁脓肿、牙齿及齿龈的病变均可因局部的肿痛引起张口困难；脊椎及肌肉的病变可引起局部肌肉强直；脑炎时常有颈项强直及全身抽搐，但伤员意识不清，脑脊液检查异常有别于破伤风；士的宁中毒症状与破伤风相似，称为假性破伤风，但是痉挛间歇期肌肉松弛，有服药史、停药 24～48 小时后症状

消失等特点可助于鉴别诊断；有时癔症临床表现与轻度破伤风十分相似，细致的动态观察可发现其与破伤风表现规律的不符之处；此外，小儿低钙性手足搐搦、狂犬病等均有其特征，临床上鉴别不难。

（三）预防

1. **伤口处理**　创伤、污染严重的伤口必须彻底清创，可用 3% 过氧化氢溶液及甲硝唑溶液反复冲洗，清除一切坏死和无活力的组织，摘除异物，敞开伤口。小而深的伤口，应给予充分扩创、引流。

2. **主动免疫**　是预防破伤风的有效方法。破伤风疫苗是用破伤风杆菌经多代特殊培养后产生的类毒素，其注入人体后产生抗体，可产生较稳定的免疫力。具体方法：前后共注射 3 次，每次 0.5ml。第一次皮下注射间隔 4～8 周，再注射第二次即可获得"基础免疫力"。在半年～1 年后进行第三次注射就可获得较稳定的免疫力。这种免疫力可保持 10 年以上，若随后 5 年追加注射一次（0.5ml）便能保持足够的免疫力。对于已获得"基础免疫力"者，伤后应注射 0.5ml 破伤风类毒素的加强量，以延长主动免疫时效。

3. **被动免疫**　对伤前未接受主动免疫者，伤后应尽早采取联合免疫措施。除应用破伤风类毒素外，还应尽早皮下注射破伤风抗毒素（TAT）1 500～3 000U。注射后，血液中抗体滴度可迅速增高，但仅能维持 10 日左右。由于破伤风潜伏期长，因此对深部创伤、污染严重者可在 1 周后重复注射一次。破伤风抗毒素是马血清制剂，易发生过敏反应，注射前必须常规作皮内敏感试验。若阳性，应用脱敏法进行注射。

（四）治疗

破伤风的治疗原则：控制痉挛；保持呼吸道通畅，防止窒息；尽快中和游离毒素；预防并发症等。

1. **控制并解除肌肉痉挛**　是治疗的中心环节。伤员应隔离在安静的避光室内，减少声、光的刺激。根据病情可使用下列镇静、解痉药物，以减少和控制痉挛的发生：

（1）地西泮：适用于症状较轻者。优点是作用迅速，不干扰呼吸和循环，又无明显的毒副作用，应用剂量幅度大、安全，是当前公认的首选镇静解痉药。通常 10mg 肌内注射或静脉滴注，每日 4～6 次。

（2）氯丙嗪：具有较好的镇静催眠作用，成人常用剂量为50mg肌内注射或静脉滴注，每6~8小时1次。

（3）水合氯醛：可使用水合氯醛10ml或30ml保留灌肠。适用于症状较轻或严重伤员镇静解痉剂的联合应用。

（4）冬眠疗法：适用于严重痉挛伤员特别是伴有高热者，常用冬眠Ⅰ号半量（氯丙嗪25mg、异丙嗪25mg、哌替啶50mg肌内注射，每6~8小时1次，可有效地减轻肌肉强直，减少肌肉痉挛。

（5）硫喷妥钠：适用于严重痉挛和抽搐伤员。静脉注射硫喷妥钠0.1g，可迅速解除痉挛，缺点是使伤员意识不清，并有呼吸抑制作用。

（6）肌肉松弛药：对全身骨骼具有良好松弛作用，同时也使呼吸肌麻痹，故只能在有呼吸机控制呼吸条件下使用。仅用于症状极重，频繁发生呼吸肌痉挛的伤员。常用药物有左旋筒箭毒碱、氯化琥珀酰胆碱、氨酰胆碱、加拉碘铵、汉肌松等。

2. 保持呼吸道通畅，防止窒息　严重破伤风伤员应尽早给予气管切开术，气管切开一方面可以预防喉痉挛引起的窒息，另一方面也为呼吸肌痉挛时应用肌松药及呼吸机做准备，不至于发生窒息时措手不及。常用药物是硫喷妥钠0.5g溶于20ml葡萄糖溶液内，静脉注射2~4ml，可以立即解除呼吸肌痉挛，辅以短时间人工呼吸，伤员即可恢复自主呼吸。如呼吸肌痉挛频繁发生，可事先把所需的硫喷妥钠溶好、备用，但存放时间不能超过24小时。有条件单位可使用肌松药及呼吸机控制呼吸。同时注意吸出分泌物，清洁导管，吸入雾化气体和定期滴入抗生素溶液。

3. 中和游离毒素　TAT在原则上应是小剂量，一般总量5万~10万IU即可达到治疗目的。在清创和注射大剂量青霉素后，分别按重型、中型和轻型伤员注射10万、7万和5万IU，TAT肌内注射后6h血中浓度才逐渐上升，故以静脉给药较好。但静脉用药不能有效地透过血-脑屏障，常配合蛛网膜下腔注射（鞘内注射）。鞘内注射的优点是控制抽搐快、疗程短、用药少，一般用TAT 5 000~10 000IU，为避免TAT制剂中含有少量的甲苯和苯酚可能对神经的损害和产生炎症反应，注射时可用脑脊液稀释并加用肾上腺皮质激素。有条件者可用人体破伤风免疫球蛋白（TIG），国外已普及，国内因药源关系应用不多。其疗效远远超过TAT，且无过敏反应的危险。不宜静脉注

射，因可引起血压升高。采用深部肌内注射3 000~6 000IU，即可保持有效抗体效价达8~12周，因此仅需一次用药。

4. 预防并发症

（1）肺部感染：破伤风伤员因呼吸肌痉挛、排痰困难、镇静剂的应用以及长期卧床，常并发肺部感染，甚至导致呼吸功能衰竭。控制肺感染的要点为有效地应用抗生素，加强气管切开后护理，经气管切开给氧、吸痰、雾化吸入或滴药。

（2）心脏损害：长期交感神经功能亢进和溶血毒素所致的心肌损害可导致伤员心脏功能衰竭，故对有心动过速、血压高的伤员可给予普萘洛尔口服或静脉滴注。偶尔可见恢复期伤员下床活动后突然发生心衰甚至猝死，因此，即使是恢复期也不应忽视对伤员心功能的监护。

（3）营养不良及水电解质平衡紊乱：伤员由于频繁的肌肉抽搐、大量出汗及感染等原因，消耗极大，在较长的时间内又不能正常进食，所以营养维持问题对破伤风伤员是至关重要的。应该给予高热量、高蛋白、高维生素饮食。病情轻者可经口或经导管鼻饲，对抽搐频繁者，可给予全胃肠外营养支持。

三、创伤后气性坏疽

在创伤感染中，气性坏疽占有特殊地位，因为它的特点是感染经过特别严重，病死率极高，康复者中伤残率也高。在第二次世界大战时期，气性坏疽约占全部伤员的1.5%，而病死率高达60%，康复者中因患肢截肢而致伤残者占50%。气性坏疽又称梭状芽孢杆菌性肌炎或肌坏死，是由梭状芽孢杆菌引起的急性特异性软组织感染，多见于创伤后伤部肌肉组织严重开放性挫伤。

（一）病因与发病机制

气性坏疽的病原菌是一组G⁺梭状芽孢杆菌，主要为产气荚膜梭状芽孢杆菌、败血梭状芽孢杆菌、恶性水肿梭状芽孢杆菌、产气芽孢梭状芽孢杆菌和溶组织梭状芽孢杆菌等，但以产气荚膜梭状芽孢杆菌最常见和最重要，其生物特性是易在缺氧、失活的组织中生长繁殖。这类细菌在人体的胃肠道、输胆管和阴道内常年生长繁殖。其突出特点是有形成芽孢的能力，而芽孢对环境条件十分耐受，因而广泛存在于泥土和人、畜粪便中，极易污染创伤伤口，在适宜的条件下，可在局部生长繁殖并产生多种外毒素和酶损害人体。各种梭状

芽孢杆菌均能分泌外毒素,可引起溶血、血管血栓形成、肾损害和肌肉损害。梭状芽孢杆菌毒素的主要特点是破坏结缔组织和肌肉,并使之发生坏死。其生化结构十分复杂,由多种成分组成,如 α 毒素(卵磷脂酶 C)、β 毒素(溶血素)、κ 毒素(胶原酶)、n 毒素(透明质酸酶)、μ 毒素、纤溶酶、神经氨酸酶等,每一组分均有一定的致病作用。

(二)临床表现与诊断

创伤并发气性坏疽的时间一般在伤后 1 ~ 4 天,但也有短至 6 小时以内者。

1. **局部表现** 伤口局部剧痛是最早出现的症状。早期感伤肢沉重,以后由于气体和液体迅速浸润组织至压力增高而出现胀裂样剧痛,用止痛药无效。伤口周围水肿,皮肤苍白、紧张和发亮,皮肤表面可出现大理石样斑纹。伤口中有大量恶臭味的浆液性或血性渗出物,并出现气泡。触诊肢体有捻发音(又称握雪感)。伤口肌肉大量坏死,呈砖红色,无弹性,切割时不收缩、不出血,最后呈黑色腐肉。

2. **全身表现** 主要是由毒素引起的严重毒血症。在局部症状出现不久,伤员就出现口唇皮肤苍白,脉快无力,表情淡漠,神志恍惚,烦躁不安,呼吸急促,节律不整,体温与脉搏不成正比,体温不高但脉搏很快。以后,由于毒血症加重,体温可高达 40℃ 以上,进而昏迷,严重贫血并发生多脏器衰竭。

3. **实验室检查** 伤口渗出液涂片可见大量 G^+ 短粗杆菌,白细胞很少。血常规检查伤员明显贫血,红细胞计数降至 $(1.0 ~ 2.0) \times 10^{12}/L$;血红蛋白下降 30% ~ 40%;白细胞计数升高,但一般不超过 $(12 ~ 15) \times 10^9/L$。尿液检查出现血红蛋白尿。厌氧培养可明确诊断,但需时较长(2 ~ 3d),无助于早期诊断。

4. **诊断** 早期诊断很重要。由于病变进展非常迅速,耽误诊断 24 小时就足以致命。早期诊断的三项主要依据是:伤口周围有捻发音、伤口渗出液涂片可见 G^+ 短粗杆菌、X 线片检查发现肌群内有积气阴影。也可采用间接免疫荧光法进行早期诊断。在诊断时应注意:临床上组织间积气并不限于梭状芽孢杆菌的感染,应予区别。厌氧性链球菌和脆弱类杆菌在感染组织内也可产生气体,体检也可出现皮下气肿和捻发音,甚至筋膜坏死,但病情发展较慢,疼痛和全身中毒症状较轻,预后也较好,伤口渗出液涂片检查可发现链球菌

和 G^- 杆菌。

(三)治疗

1. **手术治疗** 诊断一经确立,立即作急诊手术。即使伤员处于濒死状态,也应在抢救休克的同时立即进行手术,彻底地清创引流、最大限度地切除坏死组织和切开筋膜减压是治疗的关键。术前静脉给予大量抗生素(青霉素+甲硝唑),输血,输液,纠正酸碱平衡。术前准备时间尽量缩短,一般不超过 30 ~ 45min。手术采用全身麻醉(如氯胺酮静脉给予),伤肢严禁用止血带。手术方法是在病变区域作广泛、多处的纵向切开,迅速切除所有坏死不出血的组织,直至颜色正常、出血良好的正常组织。因感染的范围常超出肉眼病变的范围,所以应整块切除肌肉,包括其起止点;如果感染限于某一筋膜间隙,可将受累的肌肉和肌群从起点到止点全部切除;如整个肢体的肌肉均已受累,即应在健康部位进行高位截肢,残端开放,不予缝合。术中用大量 3% 过氧化氢溶液或 1:4 000 的高锰酸钾溶液反复冲洗创腔,以改善无氧状态。术后伤口保持开放状态,并用过氧化氢和高锰酸钾溶液浸泡的纱布松松覆盖,每日更换数次,直至伤口感染控制为止。

2. **抗生素治疗** 术后继续应用大剂量青霉素和甲硝唑治疗。抗生素对这类感染有特殊的治疗作用,因这类感染属于急性扩散型的感染。厌氧菌的培养特别是药物敏感试验,需要专门的设备与技术,很难普遍做到,而且时间不允许。根据多数实验室的材料,在现有抗生素中可选青霉素、甲硝唑或其他广谱抗生素。青霉素剂量要大,每天应在 1 000 万 U 以上。氨基糖苷类抗生素(如卡那霉素、庆大霉素等)对此类细菌已证实无效。

3. **高压氧疗法** 应在术后最早期起用。目的是提高组织间的含氧量,造成不适合细菌生长繁殖的环境。可作为手术的辅助疗法。原第三军医大学高压舱曾对经细菌学证实的 11 例气性坏疽(年龄 21 ~ 50 岁),进行高压氧治疗(同时局部彻底清创、全身使用大剂量青霉素)。方法是:3 个大气压纯氧下每次吸氧 20min,间隔 8h;第一个 24 小时治疗 3 次,以后每 12 小时治疗 1 次,共 3 天。结果:显效者 6 例;明显进步者 4 例;1 例无效(此例 50 岁,晚期入院、昏迷)。所以,有条件者应争取进行高压氧治疗。

4. **其他疗法** 应用较多的是用过氧化氢溶液(双氧水)持续滴注伤口,以增加组织间的含氧

量。方法是在伤口深处留置导管,用线固定于伤口边缘,并接于盛有 1% 双氧水等渗盐水的输液瓶,以每分钟 8~10 滴的速度持续滴入,伤口用双氧水纱布湿敷,以此保持局部的有氧环境,并有利于引流。一般为 3~5 天至伤口感染控制为止。此外,全身支持疗法包括多次少量输血;维持水、电解质和酸碱平衡;给予三高(高热量、高蛋白、高维生素)饮食;保护心、肺、肝、肾功能,每日尿量需>1 500ml,以有利于毒素排出。气性坏疽抗毒血清防治效果不佳,且有过敏反应,现已不用。

5. 厌氧菌性蜂窝织炎　及时切开、减张、充分引流,切去肯定的坏死组织,加上抗生素治疗,预后较好。气体弥散范围可以相当广泛,但不必根据气体弥散范围过分切开,更不能贸然进行截肢。

6. 污物处理　伤员接触过的污物、敷料应单独收集或消毒或废弃(火焚)。有芽孢细菌的煮沸消毒,需 1 小时以上。

(四) 预防

对容易发生此类感染的创伤应加注意,如开放性骨折合并大腿、臀部广泛肌肉损伤或挤压伤者;有重要血管损伤或继发血管栓塞者;用止血带时间过长、石膏太紧或早期清创不彻底进行缝合的病史者。预防的关键是尽早彻底清创;包括清除失活、缺血的组织;尽可能彻底去除异物特别是非金属性异物,对深而不规则的伤口应充分敞开引流,避免死腔的存在;筋膜下张力增加者,应早期进行筋膜切开减张等,对伴有软组织广泛损伤的开放性骨折,清创后不宜早期缝合。此外,由于挫伤、压榨伤的软组织,在早期较难判定其活力,在这段时间内,要密切观察。对腹腔穿透性损伤,特别是结肠、直肠、会阴部创伤,应警惕此类感染的发生,因为这类细菌是人类肠道中的常驻菌。对上述伤员早期使用大剂量的青霉素或甲硝唑等有其指征。根据美军的报道,第一次世界大战时,气性坏疽的发生率为 1.5%;第二次世界大战降至 0.7%;朝鲜战争进一步降至 0.08%;越南战争又有所下降,主要经验就是早期充分清创与血循环的重建,说明本症重在预防,而且是可以预防的。

四、侵袭性链球菌感染

战伤伤口如处理不当或治疗延迟,可致侵袭性链球菌感染。最初表现为伤口周围局部蜂窝织炎,之后可迅速发展为全身性中毒症状。本病的特点是:任何部位的皮肤均可感染,且病变不易局限,扩散迅速,病变组织与正常组织无明显界线,全身中毒症状明显。但局部组织一般不发生明显的坏死和溶解,故痊愈后多不留痕迹。

(一) 病因

根据链球菌在血液培养基上生长繁殖后是否溶血及其溶血性质,可将链球菌分为三类:①α-溶血性链球菌:菌落周围有 1~2mm 宽的草绿色溶血环,也称甲型溶血,这类链球菌多为条件致病菌。②β-溶血性链球菌:菌落周围形成一个 2~4mm 宽、界限分明、完全透明的无色溶血环,也称乙型溶血,因而这类菌亦称为溶血性链球菌,该菌的致病力强,常引起人类和动物的多种疾病。③γ-链球菌:不产生溶血素,菌落周围无溶血环,也称为丙型或不溶血性链球菌,该菌无致病性,常存在于乳类和粪便中,偶尔也引起感染。

战伤伤口的侵袭性链球菌感染通常由 β-溶血性链球菌所致,其在自然界中分布较广,存在于水、空气、尘埃、粪便及健康人和动物的口腔、鼻腔、咽喉中,可通过直接接触、空气飞沫传播或通过皮肤、黏膜伤口感染。为需氧或兼性厌氧菌,呈球形或椭圆形,直径 0.6~1.0μm,呈链状排列,长短不一,从 4~8 个至 20~30 个菌细胞组成不等。不形成芽孢,无鞭毛,易被普通的碱性染料着色,革兰氏阳性,老龄培养或被中性粒细胞吞噬后,转为革兰氏阴性。该菌抵抗力一般不强,60℃、30min 即被杀死,对常用消毒剂敏感,但在干燥尘埃中可生存数月。对青霉素、红霉素、氯霉素、四环素、磺胺均敏感。

(二) 致病机制

β-溶血性链球菌的致病性与其产生的毒素及其侵袭性酶有关,主要有以下几种:①链球菌溶血素:溶血素有 O 和 S 两种,O 为含有-SH 的蛋白质,具有抗原性,S 为小分子多肽,分子量较小,故无抗原性。②致热外毒素:曾称红疹毒素或猩红热毒素,是人类猩红热的主要毒性物质,会引起局部或全身红疹、发热、疼痛、恶心、呕吐、周身不适。③透明质酸酶:又称扩散因子,能分解细胞间质的透明质酸,故能增加细菌的侵袭力,使病菌易在组织中扩散。④链激酶:又称链球菌纤维蛋白溶酶,能使血液中纤维蛋白酶原变成纤维蛋白酶,具有增强细菌在组织中的扩散作用,该酶耐热,100℃、50min 仍可保持活性。⑤链道酶:又称链球菌

DNA酶,能使脓液稀薄,促进病菌扩散。⑥杀白细胞素:能使白细胞失去动力,变成球形,最后膨胀破裂。

由于该病菌产生毒素及其侵袭性酶,加之受侵组织的质地较疏松,故其急性化脓性炎症病变扩展较快。病变侧的淋巴结常受感染,且常有明显的毒血症或菌血症。组织病理学检查可见真皮及皮下组织广泛的急性化脓性炎症改变,浸润细胞主要是淋巴细胞和中性粒细胞。皮肤附属器被破坏,血管和淋巴管扩张或栓塞,后期可见肉芽肿形成。常伴有淋巴结炎、淋巴管炎、坏疽、转移性脓肿,甚至发生脓毒症。

(三)临床表现

1. 局部症状 蜂窝织炎可发生于皮下任何部位,但以四肢及面部多见。

(1)一般性皮下蜂窝织炎:皮肤损伤的伤员发生本病时常有恶寒发热和全身不适。患处肿胀疼痛,表皮发红,指压后可稍褪色,红肿边缘界限不清楚,中央部颜色较深,周围颜色较浅。感染部位较浅、组织较松弛者,肿胀明显且呈弥漫性,疼痛较轻;感染位置较深或组织较致密时,则肿胀不明显,但疼痛剧烈。病变部位侧的淋巴结常有肿痛,例如前臂有蜂窝织炎时腋窝淋巴结肿痛,面部有蜂窝织炎时颈部淋巴结肿痛。病变加重扩大时,皮肤可起水泡,一部分变成褐色,或破溃出脓。

(2)颌下急性蜂窝织炎:在颌面部各种组织之间,如皮下组织、肌、唾液腺、颌骨,充填有数量不等的疏松结缔组织或脂肪,其中有血管、神经、淋巴组织、唾液腺导管走行。这种结构从生理上具有缓冲运动产生的张力和压力作用,从解剖上即是潜在的间隙,而且相邻的间隙之间相互通连。当感染侵入这些潜在间隙内,可引起疏松结缔组织溶解液化,炎性产物充满其中时才出现明显间隙。感染可起源于口腔或面部的污染伤口。局部表现红肿热痛,常向下方蔓延,全身反应较重;感染累及颈阔肌内结缔组织后,可发生喉头水肿和压迫气管,引起呼吸困难,甚至窒息。有时炎症还可以蔓延到纵隔,引起纵隔炎及纵隔脓肿。

2. 全身症状 急性伤员可出现高烧、寒战、头痛、乏力和全身不适等。有的可伴有淋巴结炎、淋巴管炎、坏疽、转移性脓肿或严重的脓毒症。

3. 体征 病变局部红肿,有明显的压痛。病灶较深者局部红肿多不明显,常常只有局部水肿和深部压痛。

4. 并发症 主要包括感染性休克和脓毒症。

(四)诊断

1. 临床表现和体征 根据典型的局部和全身临床表现和体征可做出诊断。

2. 实验室检查

(1)外周血象

1)白细胞计数:一般感染时,白细胞计数>10×10^9/L。若白细胞计数>$(20\sim30)\times10^9$/L,或<4×10^9/L,或未成熟白细胞>0.1%,或出现毒性颗粒时,应警惕并发感染性休克和脓毒症。

2)白细胞分类计数:白细胞计数升高时常伴有中性粒细胞比例升高。

(2)细菌学检查

1)细菌培养:对多发、反复感染者,可由脓肿直接抽取脓液进行细菌培养。

2)药物敏感性试验:在脓液细菌培养的同时,行药物敏感性试验,结果可为临床药物治疗提供科学依据。

3. 影像学检查 有助于早期病种判断,了解局部组织破坏程度。

(1)B型超声:病灶局部组织结构紊乱,中心部呈不均匀中低回声影,周围组织水肿明显,边界不清。

(2)X线片:口底、颌下、颈部蜂窝织炎蔓延引起纵隔脓肿时,可见纵隔增宽的高密度影像。

(3)CT检查:周围组织水肿,中心部液化。纵隔脓肿时,可见纵隔增宽的高密度影像。

4. 鉴别诊断

(1)丹毒:溶血性链球菌侵入皮肤及网状淋巴管引起的感染。局部表现为绛红色斑块,指压后褪色,皮肤轻度水肿,边缘稍隆起,界线清楚。感染蔓延迅速,但不化脓,很少有组织坏死,易反复发作。下肢反复发作者,可有皮下淋巴管阻塞。

(2)坏死性筋膜炎:常为需氧菌和厌氧菌混合感染。发病急,全身症状重,而局部症状不明显。感染沿筋膜迅速蔓延,筋膜与皮下组织大量坏死。伤员常有贫血、中毒性休克。皮肤可见溃疡、脓液稀薄,脓培养可有多种细菌生长。

(3)产气性蜂窝织炎:发生在皮肤受损伤后,病菌是厌氧菌,如肠球菌、兼性大肠杆菌、拟杆菌、兼性变形杆菌或产气荚膜梭菌。炎症主要在皮下结缔组织,未侵及肌肉层。初期表现类似一般性蜂窝织炎,特点是扩展快且可触及皮下捻发音,破溃后可有臭味,全身状态较快恶化。CT检

15

查可见有不同程度的皮下积气及深部软组织气肿。

（4）气性坏疽：常见于深及肌肉的严重创伤，伴有伤肢或躯体功能障碍。早期局部皮肤光亮、紧张、有捻发音，病变可累及肌肉深部。分泌物有某种腥味，涂片可检出革兰氏阳性粗大杆菌。肌肉污秽坏死，可有肌红蛋白尿出现，X线片可发现肌间有游离气体。

（五）治疗

1. 局部处理

（1）切开引流：一般性蜂窝织炎的早期，都应及时切开引流，以缓解皮下炎症扩展和减少皮肤坏死。如手指部的蜂窝织炎，应早期切开减压，防止指骨坏死。对于口底及颌下的蜂窝织炎，经短期积极抗感染治疗无效时，应及早切开减压，以防喉头水肿压迫气管造成窒息。一旦炎症局限形成脓肿，也应及时切开引流。切开可作多个较小的切口，用药液湿纱条引流。

切开引流指征包括：局部肿胀、跳痛、压痛明显者；局部有凹陷性水肿，有波动感，或穿刺抽出脓者；腐败坏死性感染者；脓肿已穿破，但引流不畅者。切开引流术的目的是：使脓液、坏死感染物迅速排出，减少毒素吸收；减轻局部肿胀、疼痛及张力，缓解对呼吸道和咽腔的压迫，避免发生窒息；可防止感染向邻间隙蔓延，防止向颅内、纵隔和血液扩散，避免严重并发症；可防止发生边缘性骨髓炎。

（2）局部湿敷：用50%硫酸镁或生理盐水，然后外用10%鱼石脂软膏包扎。

（3）物理治疗：早期应用紫外线、红外线可促进脓肿局限与消炎；脓液排出后可选择透热法，如超短波、微波等，可促进局部血液循环、肉芽组织生长并加快创口愈合。

2. 全身疗法

（1）早期给予足量高效抗生素：首选青霉素480万~800万U/d静脉滴注，过敏者可用红霉素1~1.5g/d静脉滴注。或选用环丙氟哌酸，每次0.2g，每日2次静脉滴注。口服氟嗪酸，每次0.2g，每日2次。也可用先锋Ⅴ号6g/d静脉滴注，或选用抗菌谱较广的头孢类抗生素。一般疗程10~14天，在皮损消退后应维持一段时间。

（2）全身支持疗法：保证伤员充分休息。感染严重者应适当加强营养，补充热量及蛋白质，适量输入新鲜血或血浆，补充维生素如维生素C、复

合维生素B等。

（3）对症处理：应用止痛、退烧药，如解热止痛片（APC）和索米痛片（去痛片）等。

（4）抗休克治疗：对并发感染性休克的伤员，应给予积极的补液扩容，改善微循环状态及相应的对症治疗，密切注意伤员的尿量、血压、心率及末梢循环情况。对低血压者选用多巴胺静脉滴注效果好。补液时应限制葡萄糖液的浓度，以免因渗透性利尿作用而掩盖少尿症状，造成补液充足的假象。

（六）预后

若无严重并发症，经积极、规范治疗后，预后较好。机体免疫力低下者、糖尿病伤员等有再发的可能。

五、坏死性筋膜炎

坏死性筋膜炎（necrotizing fasciitis）又称"食肉细菌"感染，是一种由细菌入侵皮下组织和筋膜引起的急性坏死性软组织感染。这种疾病在临床上较为少见，但发病急，进展较快，破坏力强，病死率较高，并会造成严重的残疾。临床表现为沿深浅筋膜播散的感染，在累及血管内形成血栓，引起相应皮下组织、皮肤和筋膜的坏死。可发生在全身各个部位，以四肢为多见，尤其是下肢；其次是会阴、颈部、面部、腹壁和背臀部等。严重时受感染部位的内部组织完全暴露在体外，坏死部分形成凹陷，就像被吃过一样，十分恐怖。

（一）病因

坏死性筋膜炎常为多种细菌的混合感染，包括革兰氏阳性的溶血性链球菌、金黄色葡萄球菌、革兰氏阴性菌和厌氧菌。随着厌氧菌培养技术的发展，证实厌氧菌是一种重要的致病菌，坏死性筋膜炎常是需氧菌和厌氧菌协同作用的结果。

创伤伤员如合并有糖尿病、肾病、肥胖、外周血管疾病、营养不良等疾病，或长期使用皮质类固醇等免疫抑制剂者更易于发生坏死性筋膜炎。

（二）致病机制

坏死性筋膜炎是需氧性和厌氧性细菌协同作用的结果。在全身或局部组织出现免疫损害后，多种细菌侵入皮下组织和筋膜，需氧菌先消耗组织中的氧气，使氧化还原电势降低，体系还原性增强。同时细菌分泌的酶将组织中的过氧化氢分解，创造出适宜厌氧菌生存繁殖的少氧环境。细菌感染沿着筋膜组织迅速广泛地潜行蔓延，引起

感染组织广泛性地炎症充血、水肿,继而皮肤和皮下的小血管网发生炎性栓塞,组织营养障碍导致皮肤缺血性坑道样坏死甚至发生环行坏死。镜检可见血管壁有明显的炎性表现,真皮层深部和筋膜中有中性粒细胞浸润,受累筋膜内血管有纤维性栓塞,动静脉壁出现纤维素性坏死,革兰氏染色可在破坏的筋膜和真皮中发现病原菌,但肌肉组织无损害的表现。坏死性筋膜炎的重要特征是:感染只损害皮下组织和筋膜,不累及感染部位的肌肉组织。

(三)临床表现

1. 局部症状 起病急,早期局部体征常较隐匿而不引起伤员注意,24 小时内可波及整个肢体。

(1)片状红肿、疼痛:早期皮肤红肿,呈紫红色片状,边界不清,疼痛。此时皮下组织已经坏死,因淋巴通路已被迅速破坏,故少有淋巴管炎和淋巴结炎。感染 24 小时内可波及整个肢体。

个别病例可起病缓慢、早期处于潜伏状态。受累皮肤发红或发白、水肿,触痛明显,病灶边界不清,呈弥漫性蜂窝织炎状。

(2)疼痛缓解,患部麻木:由于炎性物质的刺激和病菌的侵袭,早期感染局部有剧烈疼痛。当病灶部位的感觉神经被破坏后,则剧烈疼痛可被麻木或麻痹所替代,这是本病的特征之一。

(3)血性水疱:由于营养血管被破坏和血管栓塞,皮肤的颜色逐渐发紫、发黑,出现含血性液体的水疱或大疱。

(4)奇臭的血性渗液:皮下脂肪和筋膜水肿、渗液发黏、混浊、发黑,最终液化坏死。渗出液为血性浆液性液体,有奇臭。坏死广泛扩散,呈潜行状,有时产生皮下气体,检查可发现捻发音。

2. 全身中毒症状 疾病早期,局部感染症状尚轻,伤员即有畏寒、高热、厌食、脱水、意识障碍、低血压、贫血、黄疸等严重的全身性中毒症状。若未及时救治,可出现弥漫性血管内凝血、中毒性休克及多器官功能衰竭。

(四)诊断

局部体征与全身症状的轻重不相称是坏死性筋膜炎的主要特征。

1. 诊断标准 Fisher 提出六条诊断标准,有一定的参考价值:

(1)皮下浅筋膜的广泛性坏死伴广泛潜行的坑道,向周围组织内扩散。

(2)中度至重度的全身中毒症状伴神志改变。

(3)未累及肌肉。

(4)伤口、血培养未发现梭状芽孢杆菌。

(5)无重要血管阻塞情况。

(6)清创组织病检:发现有广泛白细胞浸润,筋膜和邻近组织灶性坏死和微血管栓塞。

2. 实验室检查

(1)血常规

1)红细胞计数及血红蛋白测定:因细菌溶血毒素和其他毒素对骨髓造血功能的抑制,60%~90%伤员的红细胞和血红蛋白有轻度至中度的降低。

2)白细胞计数:呈类白血病反应,白细胞升高,计数大多在$(20~30)×10^9/L$,有核左移,并出现中毒颗粒。

(2)血清电解质:可出现低血钙。

(3)尿液检查

1)尿量、尿比重:在液体供给充足时出现少尿或无尿,尿比重衡定等,有助于肾脏功能早期损害的判断。

2)尿蛋白定性:尿蛋白阳性提示肾小球和肾小管存在损害。

(4)细菌学检查

1)涂片镜检:取病变边缘的分泌物和水疱液,做涂片检查。

2)细菌培养:取分泌物和水疱液分别行需氧菌和厌氧菌培养,未发现梭状芽孢杆菌有助于本病的判断。

(5)血清抗体:血中有链球菌诱导产生的抗体(链球菌释放的透明质酸酶和脱氧核糖核酸酶B能诱导产生滴度很高的抗体),有助于诊断。

(6)影像学检查

1)X 线摄片:皮下组织内有气体。

2)CT:显示组织中的小气泡影。

(7)活组织检查:取筋膜组织进行冷冻切片,对坏死性筋膜炎的诊断也有帮助。

(8)鉴别诊断

1)丹毒:局部为片状红斑,无水肿,边界清楚,且常有淋巴结、淋巴管炎。有发热,但全身症状相对较轻,不具有坏死性筋膜炎的特征性表现。

2)链球菌坏死:链球菌坏死由 β-溶血性链球菌感染,以皮肤坏死为主,不累及筋膜。早期局部皮肤红肿,继而变成暗红,出现水疱,内含血性浆液和细菌。皮肤坏死后呈干结、类似烧伤的焦痂。

3）细菌协同性坏死：细菌协同性坏死主要是皮肤坏死，很少累及筋膜。致病菌有非溶血性链球菌、金黄葡萄球菌、专性厌氧菌、变形杆菌和肠杆菌等。伤员全身中毒症状轻微，但伤口疼痛剧烈，炎症区中央呈紫红色硬结，周围潮红，中央区坏死后形成溃疡，皮缘潜行，周围有散在的小溃疡。

4）气性坏疽：气性坏疽是专性厌氧菌的感染，常发生在创伤伤口污染的条件下。早期局部皮肤光亮、紧张、有捻发音，病变可累及肌肉深部。分泌物涂片可检出革兰氏阳性粗大杆菌。肌肉污秽坏死，可有肌红蛋白尿出现，X线片可发现肌间有游离气体。

5）梭状芽孢杆菌厌氧性蜂窝织炎：是一种梭状芽孢杆菌所致的严重的皮肤组织坏死，有广泛的气体形成，多好发于污秽或外伤清创不彻底的部位，特别是肛周、腹壁、臀部及下肢等易污染的部位。其临床表现与坏死性筋膜炎相似，表现为皮肤突然出现红、肿、痛等症状，很快发展为中心呈黑色的斑块，黑色区逐渐变成坏疽，并出现发热、寒战，但有某些缺氧性坏疽的现象，其分泌物黑色并有恶臭，常含有脂肪小滴，在皮损四周有明显的捻发音，X线检查软组织中有大量气体，混合性厌氧菌群感染者则无。

6）Fornier坏疽：是发生于男性阴茎、阴囊、会阴及腹壁的严重坏疽。可能为肠内杆菌、革兰氏阳性菌或厌氧菌感染所致。多见于糖尿病、局部外伤、嵌顿包茎、尿道瘘或生殖器部位手术后的伤员。临床表现为局部皮肤突发红肿，并很多发展成中心暗红色斑块、溃疡，溃疡边缘为潜行性，表面有浆液性渗出，压痛剧烈，常有发热。

（五）治疗

坏死性筋膜炎是外科危重急症，发展很快，一经确诊，应立即进行广泛切开引流。有文献报道，切开引流的早晚与病死率有直接关系。坏死性筋膜炎是沿筋膜蔓延，有时筋膜已发生坏死，而皮肤却表现正常，因而切开清创不应以受累皮肤为边缘，而应切开至正常筋膜为准。如受累面积过大，则需做多切口减压并用过氧化氢溶液反复冲洗切口，以消灭厌氧菌生长环境。尽早全身应用大剂量抗生素，首先给予大剂量青霉素注射或头孢类抗生素。全身症状较重者可同时应用糖皮质激

素。加强支持疗法及对症治疗。

坏死性筋膜炎其治疗原则是：早期诊断，尽早清创，应用大量有效抗生素和全身支持治疗。

1. 清创引流 彻底清创、充分引流是治疗成功的关键。手术应彻底清除坏死筋膜和皮下组织，直至不能用手指分开组织为止。常用方法：

（1）切除感染部位的健康皮肤备用：清除坏死组织，清洗创面；行游离植皮，覆盖创面。此法可防止创面大量的血清渗出，有利于维持术后体液和电解质的平衡。

（2）在健康的皮肤上做多处纵向切开：清除坏死筋膜和脂肪组织，以3%过氧化氢溶液、甲硝唑溶液或0.5%~1.5%高锰酸钾溶液等冲洗伤口，造成不利于厌氧菌生长的环境；然后用浸有抗生素药液（甲硝唑、庆大霉素等）的纱条湿敷，每4~6小时换药1次。换药时需探查有否皮肤、皮下组织与深筋膜分离情况存在，以决定是否需要进一步扩大引流。

（3）择期行植皮术：皮肤缺损较大，难以自愈时，应待炎症消退后，择期行植皮术。

手术操作中应注意健康筋膜的保护，损伤后易造成感染扩散。甲硝唑局部湿敷可延缓皮肤生长，不宜长期应用。

2. 抗生素 坏死性筋膜炎是多种细菌的混合感染（各种需氧菌和厌氧菌），全身中毒症状出现早、病情重，应联合应用抗生素。甲硝唑对脆弱类杆菌高度有效，配伍应用克林霉素可控制脆弱类杆菌；氨基糖苷类（庆大霉素、妥布霉素、丁胺卡那等），可控制肠杆菌属；氨苄青霉素对肠球菌和厌氧性消化链球菌敏感；头孢菌素如头孢噻肟、头孢三嗪等的抗菌谱较广，对需氧菌和厌氧菌均有效。

3. 支持治疗 积极纠正水、电解质紊乱。贫血和低蛋白血症者，可输注新鲜血、白蛋白或血浆；可采用鼻饲或静脉高营养等保证足够的热量摄入。

4. 高压氧治疗 近年来外科感染中合并厌氧菌的混合性感染日益增多，而高压氧对专性厌氧菌有效。需注意的是，虽然高压氧疗法可以降低患有坏死性筋膜炎的病死率，减少额外清创的需要，但该疗法绝不能取代外科清创和抗生素治疗。

5. 并发症的观察 在坏死性筋膜炎治疗全程中均应密切观察伤员的血压、脉搏、尿量，做血

细胞比容、电解质、凝血机制、血气分析等检查，及时治疗心肾衰竭，预防弥漫性血管内凝血与休克的发生。

六、创伤后脓毒症

脓毒症是外科感染最严重的一种。每年全球有超过 1 800 万新发脓毒症病例，且伤病员数目每年以 1.5%～8.0% 的速度递增，每天大约有 14 000 人死于脓毒症。国外流行病学调查显示，脓毒症的病死率高于急性心肌梗死，每年欧洲和美国死于脓毒症的人数已超过 35 万，治疗费用高达 250 亿美元，其中美国每年有大约 75 万新增病例，约 21.50 万人死亡。我国虽然缺乏详细的临床流行病学资料，但根据以往研究结果和目前掌握的临床信息，推算每年有新发脓毒症伤员 300 万～400 万例，死亡案例高达 100 万人以上。在野战外科学领域，脓毒症可分为创伤脓毒症、烧伤脓毒症和普通脓毒症（软组织性、牙源性、耳源性等日常生活中发生的脓毒症）等类型，其中严重创伤与烧伤伤员罹患脓毒症的机会均增加，而脓毒症与多器官功能障碍综合征（MODS）的发生和发展密切相关。近年来，有关脓毒症的发生机制及防治措施均取得明显进展，并已成为创伤感染领域中的重要研究方向之一。

（一）发生机制

病原微生物及其毒素是创伤后脓毒症的触发因素。已有证据表明，细菌的细胞壁成分如脂多糖、肽聚糖、磷壁酸等，G⁺菌外毒素如链球菌溶血素 O、金葡菌肠毒素 B 与中毒性休克综合征毒素（toxic shock syndrome toxin，TSST-1）等均可参与脓毒症的致病过程。但脓毒症发生与否、轻重程度则在更大程度上取决于机体的反应性。脓毒症的本质是机体对致炎物质的反应。这一过程十分复杂，广泛涉及神经-内分泌-免疫网络、补体、凝血、纤溶、激肽系统及血管内皮细胞系统，其中免疫系统和血管内皮细胞系统所起的作用特别重要。

创伤后脓毒症的特点是由进行性的、持续高动力、高代谢状态逐渐发展成为内脏功能衰退的过程，肺功能往往首先受损。内脏的损害往往是经过两次打击的结果。机体在接受第一次打击或原发性损伤（创伤、大手术、感染等）时，中性粒细胞、单核-巨噬细胞、淋巴细胞等免疫细胞以及内皮细胞被激活而处于一种"激发状态"。当出现

第二次打击（继发感染、手术、医源性错误或刺激等）时，即使程度不严重，也易使处于激发状态下的免疫细胞及内皮细胞出现超强反应，超量释放体液介质，即所谓放大效应。但这些体液介质只不过是机体反应的初级产物，当激活靶细胞以后，其靶细胞还可产生"二级""三级"乃至更多级的次级产物，即瀑布效应。这些参与炎症反应的介质大致可以分为两类：①具有直接细胞毒性：溶酶体酶、弹性蛋白酶、髓过氧化物酶、阳离子蛋白、氧自由基等，可直接杀伤靶细胞。②细胞因子：如肿瘤坏死因子 α（TNF-α）、白细胞介素 1（IL-1）、白细胞介素 6（IL-6）、白细胞介素 8（IL-8）、γ-干扰素（γ-IFN）、血小板活化因子（PAF）、粒细胞-巨噬细胞集落刺激因子（GM-CSF）、花生四烯酸代谢产物等。上述体液介质对机体可产生不利的影响。主要表现为："高排低阻"的高动力型循环状态、心肌抑制、内皮损伤及血管通透性增加、血液高凝及微血栓形成、强制性和"自噬"性高代谢。这些改变最终将导致多器官功能的损害。除直接细胞损害外，主要是缺血性损害。尤其是心、肺功能受损时，将加速加剧机体各器官的损害过程。

（二）诊断

2016 年 2 月发表于美国医学会杂志 JAMA 的《第三次脓毒症和脓毒症休克定义国际共识》将脓毒症的类型分为两类：脓毒症和脓毒症休克。这是基于对脓毒症病理学的进一步认识和临床大数据分析的结果而获得的，并形成新的诊断标准。

1. 脓毒症的诊断　脓毒症的新定义是针对感染的失调宿主反应所引起的危及生命的器官功能障碍。它既强调感染引发的非稳态宿主反应的重要性（这种反应已超出直接感染本身的可能致死性），又强调了及时诊断的必要性。

尽管 2001 年的国际共识提出了扩展诊断标准，并能够通过床旁和常规实验室检查提示炎症或器官功能障碍的存在，但目前仍没有临床方法能够反映失调的宿主反应这一概念。

重症医学研究显示，危重伤员的预后与衰竭器官的数量和功能衰竭的程度密切相关，而对危重伤员的器官功能进行评价有助于评估其预后情况。新近大数据临床研究表明，使用 SOFA 体系预测（受试者工作曲线下面积为 0.74，95% CI：0.73～0.76）死亡风险效果优于 SIRS 标准（受试者工作曲线下面积为 0.64，95% CI：0.62～0.66）；SOFA 评分 2 分以上感染伤员医院总体病死率风

险为10%,高于ST抬高的心梗伤员(8.1%);SO-FA评分2分以上感染伤员死亡风险较2分以下增加2~25倍。上述结果提示,SOFA评分涉及的临床标准更适用于感染伤员脓毒症的判断,即在基础SOFA值假定为0的基础上,SOFA≥2分代表器官障碍。这可以成为确定伤员脓毒症的诊断标准,并纳入第三次脓毒症和脓毒症休克定义国际共识。

实践证明,SOFA及其衍生的快速SOFA(qSOFA)体系均有利于脓毒症的筛查。一项临床模型确定以下3项当中符合2项与完全的SOFA评分类似:格拉斯哥评分13分以下;收缩压100mmHg(1mmHg=0.133kPa)以下;呼吸频率22次/min以上,这个模型在院外、急诊、病房(美国以外及非美国资料)得到验证。对于ICU怀疑感染的伤员,SOFA评分好于这个模型,并能很好反映干预措施的修正效果(如血管加压药、镇静药、机械通气)。增加血乳酸测定不能改善预测效果,但可帮助确定中等危险的伤员。这个新的措施即qSOFA。它可提供简单快速床旁判断成人感染伤员可能有不良预后的标准。虽然ICU内qSOFA不如SOFA评分有效力,但它不需实验检查,可快速评价及重复评价。因此,qSOFA标准用于让临床医师及时识别并进一步调查可能的脏器功能障碍,启动或升级治疗,考虑重症监护治疗或增加监护的频率。另外,对于之前未考虑感染但符合阳性的qSOFA标准的伤员要注意感染的可能。

2. 脓毒症休克的诊断　脓毒症休克的新定义是脓毒症的一种形式,其主要特征是循环和细胞代谢明显异常,显著增加病死率。该定义强调脓毒症休克与单纯的心血管功能障碍的区别和细胞代谢异常的重要性。与单纯的脓毒症相比,脓毒症休克病情更加严重,死亡风险更高。

根据Delphi共识过程及实际伤员的测试结果,确定脓毒症休克的变量为:低血压、血乳酸升高及持续使用血管升压药。低血压及高乳酸结合起来应用能反应细胞损害及心血管功能障碍,已被大多数专家(72.2%)接受。也就是说,脓毒症伤员如果在经历充分液体复苏的情况下,仍存在持续的低血压,而且需要使用升压药维持平均动脉压在65mmHg以上,血乳酸在2mmol/L以上,即符合为脓毒症休克的诊断标准,其临床病死率超过40%。因此,利用SOFA评分和脓毒症休克的3个变量指标,可以分层级诊断脓毒症和脓毒症休克。

(三)防治

根据目前沿用的脓毒症相关治疗国际指南推荐的方法,脓毒症的治疗措施主要为早期控制感染和器官支持治疗,并指出"目标导向无依据、早期液体目标复苏(EGDT)不推荐、血糖控制有目标、深度镇静危害多"等诸多注意事项,同时提出分子靶向治疗的方向。

1. 早期目标治疗　对脓毒症和脓毒性休克实施积极的早期复苏治疗,甚至将复苏时相提前至急诊科。复苏目标除要求使中心静脉压、血压和尿量等常用指标基本满意外,更要求使混合静脉血氧饱和度≥70%,为此可采用增加输液、血管活性药物和输血等手段,以达到目标。

2. 低潮气量通气　对ARDS和急性肺损伤的通气理念已经由既往的仅追求血气"正常化"转向"血气正常与肺保护并举"。采用低潮气量通气可以避免受损肺脏过度膨胀,从而减轻"继发性肺损伤"。研究证明:使用AVC模式、TV 6ml/kg、平台压≤30cmH$_2$O的通气策略较经典通气(TV 12ml/kg、平台压<50cmH$_2$O)获得更好的预后。

3. 中等剂量糖皮质激素　有价值的文献报告已经彻底否定大剂量、短疗程的糖皮质激素治疗策略(氢化可的松30mg/kg,1~2天),而提倡使用中等剂量、长疗程的治疗方案(50mg,每6小时1次,持续7天)。

4. 严格控制血糖　脓毒症时高糖血症并非简单的适应性反应或受体亲和力降低,有证据表明存在胰岛β功能损坏,因此给予胰岛素是合理和必要的。高糖血症抑制免疫功能,导致机体对感染的易感性增加,因此控制高糖血症具有重要临床意义。

5. 合理使用抗生素　尽管只有半数脓毒症的血培养阳性,但感染仍是一重要因素。故应预防性使用抗生素。

6. 抗凝血治疗　可应用低分子量肝素、尿激酶、抗凝血酶Ⅲ等。

7. 血浆置换　既可清除内毒素,也可清除细胞因子,有条件的医院可以用于治疗严重脓毒症伤员。

8. 去除病灶　对明确的感染灶必须及时清创引流。

9. 中药制剂 国内现已研制成功既有拮抗内毒素作用、也有拮抗 TNF-α 失控性释放作用的中药注射液"血必净"。抗生素与血必净并用，可以起到"细菌/内毒素/炎性介质并治"的作用。

（四）预警

目前主要有以下几类指标可用于预测创伤后脓毒症的发生：①伤员流行病学信息：如年龄、性别、种族、损伤严重度、损伤机制/部位/数量、生理学评分等；②生物化学和免疫学指标：如乳酸清除率、降钙素原（PCT）、IL-6、IL-18、新蝶呤、Gc 球蛋白、N 末端 C 型钠尿肽前体（NT-proCNP）、犬尿氨酸/色氨酸比值、单核细胞的人白细胞 DR 抗原（HLA-DR）等。临床研究显示，上述指标中只有 PCT 可用于鉴别脓毒症与非感染性 SIRS 伤员，并可指导抗生素的使用（缩短经验性抗生素的使用时间），已被列入脓毒症的预警及辅助诊断指标。

目前主要有以下几类指标可用于预测脓毒症的不良结局：①常规临床指标；②评分系统；③急性期反应蛋白；④细胞因子及黏附分子；⑤免疫功能指标；⑥血管活性及免疫调节神经肽；⑦凝血系统指标；⑧心肌损害标志等。由于伤员发生脓毒症的原因、背景（如年龄、基础疾病或基础状态）的不同，以至于精确预测脓毒症的发生及其结局十分困难。就创伤所致的感染/脓毒症而言，其预测研究较少。有学者发现，腹部穿透伤儿童术后脓毒症发生的相对危险性（relative risk）>2 的因素包括：年龄>10 岁、枪弹伤、腹腔损伤器官数量>2、结肠损伤、损伤严重度评分（ISS）>15、穿透性腹部创伤指数（penetrating abdominal trauma index，PATI）>15。另有资料表明，创伤伤员 3～7d 的 SIRS 积分是医院感染及住院时间长短的预测指标，持续的 SIRS 直至第 7 天将明显增加死亡的危险性（相对危险性为 4.7）。对于钝性创伤伤员，早期检测血清 C-反应蛋白（C-reactive protein，CRP）和 IL-6 水平无助于脓毒症的诊断。有文献证实，多发伤伤员外周血多形核白细胞迁移率降低，其预测感染的阳性预测值、阴性预测值、敏感性、特异性、似然比分别为 0.72、0.93、0.88、0.82、5.0。提示外周血多形核白细胞迁移率是高度敏感的感染预测指标，其早期测定将指导积极的抗感染治疗。高血糖与创伤伤员的高死亡率相关，高血糖组感染并发症如肺炎、尿路感染、伤口感染、菌血症的发生率也明显增高。多元 Logistic 回归分析结果显示，在控制年龄、性别、ISS 的情况下，高血糖为死亡、住院时间、ICU 停留时间以及感染并发症的独立预测因素。近来有研究证实，严重创伤伤员血浆降钙素原（procalcitonin，PCT）水平升高预示脓毒症发生的危险性增加。创伤伤员 PCT 水平在预测伤后脓毒症方面虽然优于 IL-6，但创伤早期如果二者水平均升高，则提示其发展为创伤后 MODS 的风险急剧增加。

由于目前用于脓毒症预警和诊断的生物标志物有限，故利用基因组学、蛋白质组学、代谢组学和生物信息学的研究手段，以发现脓毒症早期的生物标志物正逐渐得到重视。如有学者发现脓毒症大鼠肝脏、心脏蛋白质表达谱的改变与能量代谢有关。也有学者通过检测脓毒症伤员血清蛋白质组学以及全血细胞基因表达谱的变化，试图用于脓毒症的诊断与分级。但遗憾的是，该技术手段在创伤脓毒症领域的研究尚未见报道。

通过预测创伤后脓毒症发生与否，可以将创伤伤员预先划分为脓毒症发生的高危组和低危组，如能对脓毒症发生的高危组伤员实施早期的干预性治疗措施（该措施无疑比经诊断为脓毒症后再实施治疗措施更加提前），则可在"萌芽"状态有效遏制脓毒症的发展进程，从而降低脓毒症的发生率。对于已经发生脓毒症的伤员，也可通过对其不良结局（如 MODS、死亡）进行预测，将脓毒症伤员分为不良结局的高危组和低危组，如能对高危组伤员实施严密的监控及加强治疗措施，则可有效改善脓毒症伤员的预后，最终降低脓毒症的病死率。Pusajo 等对于腹腔手术后发生脓毒症并发症的伤员，计算腹部再手术预测指数（abdominal reoperation predictive index，ARPI），该指数对下述影响脓毒症伤员结局的 8 个参数分别进行计分：第一次手术为紧急手术计 3 分、出现呼吸衰竭计 2 分、出现肾衰竭计 2 分、术后 72 小时后肠梗阻计 4 分、术后 48 小时后腹痛计 5 分、术后伤口感染计 8 分、意识改变计 2 分、术后 4 天后出现症状计 6 分。对每一伤员进行计分后累加，即为该指数的积分值。如果指数为 1～10 分的伤员，则保守观察，如果症状持续存在，则进一步做实验室与影像学检查，对于检查的阳性结果则行第二次手术（阴性结果则继续观察）；如果指数为 11～15 分的伤员，立即做实验室与影像学检查，对于检查的阳性结果则行第二次手术（阴性结果则继续观察，如观察期症状持续存在，则行第二次手术）；如果指数为 16 分或以上的伤员，则立即实施第二次手术。该 ARPI 以影响腹腔手术后脓毒症伤员结局的参数作为预测依据，经过临床应用，不仅减少了伤员两次手术之间的间隔时间及 ICU 停留时间，而且使再手术伤员的死亡率由 67% 降低到 45%。

笔者近期通过对国内多中心近 3 000 例创伤病例资料分析，首次提出了创伤后脓毒症预测评分（sepsis predictive score post-trauma，SPSPT），通过对损伤严重度计分（ISS）、ISS 的 LD50（致某年龄段人群半数死亡的 ISS 值）、创面/伤道初始污染程度、系统性炎症反应综合征（SIRS）计分进行综合计算得出，其临床意义为：①SPSPT<4.25，预示脓毒症发生概率较低，建议常规处理；②SPSPT≥4.25，预示脓毒症发生概率较高，建议早期干预治疗；③SPSPT≥6.45，预示脓毒症发生概率极高，且死亡率高，建议早期积极的确定性干预治疗；以 SPSPT 值（分别为 4.25、6.45），预测创伤伤员在住院期间脓毒症发生和脓毒症所致的死亡结局，具有较高的准确度（分别为 84.6%、82.1%）。该评分系统简单实用，根据血常规检测结果和相关简易积分就可进行计算，不需要进行复杂的生化指标检测，适用于基层医院创伤脓毒症的预警，但其准确性尚需进行前瞻性多中心大样本量验证。

第四节　抗菌药物使用原则

创伤伤口都是污染的。原第三军医大学野战外科研究所的一项创伤细菌学调查表明，伤后数小时，清创前的早期伤口细菌种类繁杂，可检出需氧菌 29 种，厌氧菌 16 种，这些细菌与作战区土壤的细菌是相同的。清创后细菌种类数量减少，但阳性率仍高达 66.7%~75%。据统计，软组织创伤伤口的感染率约为 12%，结肠伤约为 8%，多发伤并伴股骨开放性骨折约为 90%。感染不仅取决于伤部，而且与伤口的类型有关，如结肠火器伤感染率可达 58%。

创伤感染预防与治疗的基本原则仍然是积极处理创面，合理应用抗生素及对症、支持治疗。

一、预防性应用抗生素的基本原则

（一）给药时机

大量研究表明，伤口污染后的 6h 是关键时期，随着伤后时间的推移，细菌数量呈指数级增加，故抗感染的最有效措施是伤后 6~8h 即实施早期清创。尽管抗生素的应用不能替代清创术，但可能由于恶劣环境以及运送工具的限制，相当一部分伤员可能延迟初期外科处理的时间，因此早期抗感染的治疗显得极为重要。早期应用抗生素可阻止细菌的生长与向深部组织的侵袭。有学者对穿透性腹部损伤的回顾性分析研究发现，术前使用抗生素者，其术后感染并发症发生率为 7%，而术中和术后才使用抗生素者，其感染并发症分别为 33%、30%。一项 meta 分析显示，在 1 241 例安放胸导管的胸部创伤伤员中，669 例预防性使用抗生素，572 例未使用，脓胸的发病率分别为 2.1% 和 6.8%，meta 分析表明在这些伤员中预防性使用抗生素后发生脓胸的风险要比不使用者大约低 3 倍。以上的实验研究均证明了创伤后尽早使用抗生素的优越性，即减少感染并发症的风险。

关于预防性使用抗生素的具体时间，有学者通过动物实验证实，伤后 1h 应用抗生素可以控制伤后 12h 内细菌生长，从而为清创赢得时间。也有文献报道在伤后 2h 对金黄色葡萄球菌污染的实验动物给予青霉素，90% 的伤口没有发生感染。对于创伤伤员，有学者推荐在创伤后 3h 内，应尽快给予单剂量口服、静脉或肌内注射抗生素。而在受伤 3h 后，对污染伤口预防性使用抗生素没有明显的治疗价值，其原因是伤口处外渗的纤维蛋白能够包绕入侵细菌并且形成一种抗生素所不能穿越的屏障。目前，多数学者认为，伤后 3h 之内是预防用药的"黄金时间"，在这一期间又是机体急性反应期，局部的充血反应有利于药物的弥散并发挥其抑菌或杀菌作用，延迟使用如伤后 6h 后使用抗生素将明显增加感染的风险。

（二）抗生素选择

创伤后选择预防性使用抗生素的种类不是越多越好，应视情况而定。一项研究显示，创伤后使用单一抗生素（时间<24h）与多种抗生素（时间>24h）对脓毒症发生率、器官衰竭发生率、住院时长和死亡率的影响没有差别。

创伤，特别是战伤发生后，预防性使用抗生素是选择广谱抗生素还是窄谱抗生素存在争议。美军推荐使用广谱抗生素，特别是对紧急情况下不能接受外科处理时更是如此。1993 年 10 月，美军在索马里的首都摩加迪沙展开了一场越南战争以后规模最大的一次城市地面攻击战。1998 年

12月，美国特别行动医学会召集有关专家和人员对这场城市战中伤员救治遇到的问题和经验教训进行了总结。在这次战斗中，由于手术时间的延误，感染发生率甚高，因此强调尽早给予抗生素的必要性。专家认为头孢西丁（cefoxitin）抗菌谱广、效果好，应为首选；其次是头孢曲松（ceftriaxone），尽管其抗菌谱较头孢西丁广，价钱也较贵，但每天只需用一次，在后送时间延长情况下使用很有优越性。它穿透至间质液内的抗生素量可达92%，在体内半消失时间为8小时。1981～1989年经140个单位、22 901例伤员使用，失败率仅为5.49%，使用剂量1次/d，一次剂量为2g，可使污染伤口预防感染达48小时。另外，氟喹诺酮（fluoroquinolones）抗菌谱广，口服后吸收很快，适于恶劣条件下使用。在战时，配发到单兵药盒和卫生员药包的抗生素，其选择除了考虑抗菌谱外，还需结合其杀菌能力、组织穿透力、安全性、稳定性、使用的方便性以及是否受储藏条件限制等因素进行综合考虑。目前美军将可供口服的莫西沙星（moxifloxacin）配发到单兵药盒和卫生员药包，该抗生素为8-甲氧基氟喹诺酮类抗菌药。

一项英国的研究表明，对于肢体伤感染的预防，基于青霉素的疗法是足够的。对于战伤感染的预防，英军应用相对窄谱的抗生素，典型的是青霉素加上β-内酰胺酶抑制剂。马岛战争时英军要求所有开放性伤口的伤员均静脉注射氨苄青霉素，头部贯通伤加用磺胺二甲嘧啶，腹部伤静脉注射庆大霉素加甲硝唑。

国际红十字委员会推荐，对于战伤伤员在院前尽可能使用青霉素，因为其最大的感染杀手是β-溶血性链球菌和梭菌，而对于此类病原菌，青霉素仍然是最好的抗生素。

无论是广谱还是窄谱，抗生素的选择最好能针对多数污染的伤口部位，选用的抗生素抗菌谱应能覆盖可能污染伤口的细菌（如正常的皮肤与肠道菌从金黄色葡萄球菌、埃希大肠杆菌和消化道厌氧菌）。不同部位的创伤，污染的病原菌种类是有差异的。例如腹部创伤后，病原菌几乎都来自肠道，其中很大一部分感染是需氧菌和厌氧菌协同引起的混合感染，为此就应选择能同时覆盖需氧菌和厌氧菌的抗生素或抗生素配伍。不可直接启动抗多重耐药菌的预防性治疗，毕竟多重耐药菌如鲍曼不动杆菌、铜绿假单胞菌和克雷伯肺炎球菌都不是损伤时伤口的代表性细菌。经验性使用万古霉素预防耐甲氧西林金黄色葡萄球菌（MRSA）感染是没有必要的。对部分伤员，如创面深、坏死组织多、污染重的伤员，应适当给予破伤风免疫球蛋白和破伤风类毒素。

"适当的"抗生素应用通常意味着缩窄抗菌谱或停用抗生素，不加限制地使用广谱抗生素使得多重耐药菌和机会菌感染变得更加普遍。考虑到广谱抗生素应用伴随的耐药性，窄谱抗生素应用可能带来更大的长期益处，但这需要大量的实践证实。

（三）剂量

研究发现，不足或过量使用抗生素会导致细菌耐药性的产生，从而并发各种耐药菌感染，例如呼吸机相关性肺炎、导管相关性感染以及真菌感染等。故创伤后预防性使用抗生素初次应使用最大允许剂量。

（四）疗程

创伤后预防性使用抗生素的传统观点是一周左右，但现行的观点认为，应最大限度减少抗生素使用的持续时间，即给予抗生素的时间由5～7天减少为3天或1天，甚至1个预防剂量。前瞻性的研究显示，预防性使用抗生素1天与传统推荐使用5天的疗效相当，伤后长期给予抗生素预防感染并不能带来益处。研究表明，在腹部创伤中短时（≤24h）预防性使用抗生素与长期（>24h）给予抗生素，两者的并发症发生率没有差异。严重创伤也并不是延长预防性使用抗生素的一个理由，研究发现，在严重创伤中预防性使用一种以上抗生素且使用时间大于24h，这对伤员发生器官衰竭和脓毒症并不能起到预防作用，也不能减少其死亡率，相反，增加了伤员感染耐药菌的可能性。对于战伤伤员，在紧急后送的理想条件、早期院前急救以及足够的基础卫生条件下，可单剂量或不超过24h预防性使用抗生素，但在医疗资源有限如不理想的卫生环境、延迟的后送等情况下，抗生素使用可达5d直到延迟的初期缝合。不同部位的创伤，预防性使用抗生素的疗程有所不同。

（五）给药途径

创伤后预防性抗生素的给药途径，静脉输注应作为首选，尤其在血流动力学不稳定的伤员中，静脉推注抗生素优于肌内注射。当然，不是所有的创伤伤员都需要全身用药，烧伤伤员就不需要全身用药,除非明确有全身感染或者合并有其他创伤。有学者认为局部用药优于全身用药,因为其较少受体内代谢的影响,发生全身过敏反应和毒副作用的概率也明显减少,还可以避免因全身使用抗菌药物所导致的菌群失调,尤其适合于清除定植在皮肤局部的细菌,例如将抗生素粉末直接敷于伤口能达到更高的药物浓度水平和更长的持续时间。美军在处理珍珠港事件中受伤伤员时,除强调早期清创外,就规定了创面常规使用磺胺药物,使感染率大为降低。自此以后美军背包中都随带磺胺粉。深度烧伤的伤员除血管栓塞外,血循环障碍波及的范围甚广,全身用药后有效剂量无法到达局部,改用局部用药可收到一定效果。为此研制了不少烧伤创面用药,如磺胺嘧啶银(锌)、碘胺嘧啶银-硝酸银、1%庆大霉素等。有学者推荐对烧伤的伤员应湿敷磺胺嘧啶银或醋酸磺胺米隆。在越南战争中,美军对一些不能早期清创的伤员给予抗生素(包括用四环素或新霉素、杆菌肽、多黏菌素等)局部喷雾,与没有用药的伤员比较,伤口感染率也明显降低(由39%降至16.3%)。所以,局部用药只要合理,是可以奏效的。药物选择可先考虑那些不准备全身使用的药物,但要注意浓度不能太高,所用的创面不宜过大,以免药物吸收中毒。此外,脓肿、腹腔内用药、气道雾化等也是局部用药的不同形式。近年使用药物控制释放技术将抗菌药物制成可生物分解的多聚体,国外在创面抗生素缓释胶囊或缓释珠的研究方面,已取得了一定的进展,其优点是局部高浓度、高效、副作用小,不足之处是局部给药难以达到伤道深部。有证据表明,抗生素缓释珠的应用对于那些等待从战区往后送的开放性骨折伤员是恰当的,但对于伤后1~3天即被后送至确定性治疗机构的伤员的疗效并不确切。有人建议全身和局部用药相结合,效果会更好。

创伤后感染由多因素造成,包括受损机体的免疫反应以及损伤的环境、机制和部位等。预防性使用抗生素就是为了减少创伤后的感染及其并发症,用药应基于实践指南选择使用抗生素。若发生感染,在细菌培养和药敏试验结果出来之前,应根据当地抗菌谱经验性选择抗生素,同时避免不必要的经验性广谱抗生素的使用,因为不合理的预防性抗生素也会导致细菌耐药的发生。研究发现,大约50%伤员由于接受了不恰当的经验性抗生素治疗,导致肠杆菌对氨苄西林、舒巴坦产生

很高的耐药性。在诊疗过程中,抗生素的合理运用需具体情况具体分析,根据不同的环境和个体情况制定出相应的治疗方案,同时注意到药物种类、疗程、剂量以及给药时机等。综上,合理的选择和使用抗生素能够减少药物副作用和细菌耐药的发生,缩短住院日,节约医疗资源。

最近美国外科感染学会对预防性抗生素应用是否影响开放性骨折后感染发生率进行了系统的文献回顾,相关数据支持了一些重要且实用的结论:①损伤后尽早且短程使用第一代头孢菌素,同时对骨折实施及时和现代处置措施,将极大地降低感染的风险;②没有足够的证据支持其他通常的处置手段有效,如延长抗生素的使用疗程或重复性短程应用抗生素、将抗生素的抗菌谱覆盖到革兰氏阴性杆菌或梭菌属、局部应用抗生素如使用缓释珠;③需要进行大规模的随机、盲法试验证明或反驳这些传统路径的价值。

二、治疗性应用抗生素的基本原则

对已确诊的细菌感染,应根据创伤感染类型、严重程度、伤员全身状况、致病菌的种类、细菌对药物的敏感性,药物在组织中的渗透性及有效浓度、维持时间和副作用等全面综合考虑。在未获得细菌培养结果以前,临床医师需要做出初步的菌种判断与药物选择。下列情况可供经验性用药的参考:

(一)结合创伤部位进行菌种分析

创伤感染的细菌来源,既有外源,也有内源,后者在近年来越发受到临床的重视。临床医师熟悉不同部位的常驻菌很重要,因创伤感染的致病菌常与创伤邻近部位的常驻菌相一致。

1. **皮肤、皮下组织、口鼻腔周围的浅表创伤**　常以革兰氏阳性球菌为主,如链球菌、葡萄球菌等。

2. **肌肉广泛损害的感染**　除革兰氏阳性球菌外,特别要警惕厌氧菌感染。

3. **骨折感染**　除葡萄球菌外,变形杆菌感染也相当突出。

4. **腹部(特别是胃肠穿透性损伤)、会阴、肛周、大腿根部损伤**　常见的致病菌是肠道菌丛。肠道菌丛比较复杂,主要有三类:肠道厌氧菌、肠道革兰氏阴性杆菌与粪链球菌。

5. **口腔复杂损伤**　除革兰氏阳性球菌外,厌氧菌感染也常发生。

至于颅内、胸部创伤感染的常见致病菌,因报

道不一,尚无一定的规律。

（二）结合局部情况进行菌种分析

1. **链球菌感染**　炎症反应明显,扩散较快,较易形成创周蜂窝组织炎、淋巴管炎等,脓液比较稀薄,有时为血性。

2. **葡萄球菌感染**　局部化脓性反应较重,脓液较稠厚,易形成灶性破坏。

3. **大肠杆菌感染**　脓液较稀薄。以往认为有粪臭味,实际上是肠道厌氧菌之误。

4. **铜绿假单胞菌感染**　敷料绿染,与坏死组织共存时,有霉腥或阴沟臭味。

5. **厌氧菌感染**　因菌种而异。如是气性坏疽,由于蛋白分解和发酵的作用,常有硫化氢、氨等特殊臭味,局部产气或有皮下气肿,组织腐败;分泌物涂片染色可发现革兰氏阳性芽孢杆菌。应予指出,无论属于哪类厌氧菌感染,在普通细菌培养中往往无菌生长(混合感染时可有其他细菌生长)。

（三）结合病情进行致病菌分析

发病急剧,恶化迅速,较快出现低温、低白细胞、低血压,呼吸急促者以革兰氏阴性杆菌、厌氧菌感染为多见。病情发展相对较缓,以高热为主,有转移性脓肿者以革兰氏阳性球菌常见。病程迁延,持续发热,对一般抗生素治疗反应特差者,应考虑念珠菌感染。

（四）针对病原菌选用抗生素

由于不同地区、单位的细菌药敏情况可能不同,所以有条件者应进行药物敏感试验。此处只按细菌对药物敏感的一般情况,供选用药物时参考。

1. **溶血性链球菌**　首选青霉素。虽然它用于临床已 50 多年,但耐青霉素的溶血性链球菌仍很少见。对青霉素过敏的伤员,可选用林可霉素、红霉素等。

2. **金黄色葡萄球菌**　青霉素在诸抗生素中,活力较强,组织弥散性也较好,非耐药性金黄色葡萄球菌感染仍可选用青霉素。耐青霉素金黄色葡萄球菌感染,可选用半合成青霉素、头孢菌素、林可霉素、氯林可霉素、氨苄青霉素、红霉素、泰能等。多重耐药性金葡菌可选用万古霉素。

3. **肠道革兰氏阴性杆菌**　在需氧菌中较常见的是大肠杆菌、克雷伯杆菌、产气杆菌、变形杆菌等。这些杆菌对药物敏感情况比较近似,可选用的药物是庆大霉素、丁胺卡那霉素、多黏菌素

B、第三代头孢菌素和泰能等。

4. **厌氧菌感染**　常见的厌氧菌有类杆菌、梭状厌氧杆菌、厌氧性链球菌、梭状芽孢杆菌等。厌氧菌的培养较难,药物敏感试验更难,后者尚缺乏标准的方法,如需对逐例伤员进行药敏试验,不但条件要求较高,又比较费时,所以当前多借鉴于一些专门实验室的材料,以助选药。几乎所有氨基糖苷类抗生素(如丁胺卡那霉素、庆大霉素、新霉素)以及多黏菌素 B,对厌氧菌均不敏感。青霉素对上述厌氧菌大都敏感,只脆弱杆菌例外。林可霉素的抗菌谱与青霉素近似,伤员对青霉素过敏时可选用。在目前常用抗生素中,氯霉素、氯林可霉素与甲硝唑等,可供选用。近年来,许多制药部门注意开发能兼顾需氧与厌氧菌的广谱抗生素,如第二、三代头孢菌素、泰能(亚胺培能/西司能丁)、舒普生(头孢哌酮/舒巴坦)、哌拉西林/他唑巴坦等等。

5. **铜绿假单胞菌感染**　可供选用的药物有庆大霉素、多黏菌素 B、丁胺卡那霉素、泰能与第三代头孢菌素等。临床还发现有一部分菌株对氯霉素相当敏感。

6. **真菌感染**　可选用两性霉素 B 与氟康唑(fluconazole)等。

（五）根据药物的组织分布能力进行选药

临床现用的药物敏感试验,都是以血清中有效的抑菌浓度为标准,并不反映不同组织中能达到的药物有效浓度。例如由于存在"血-脑屏障",脑脊液中的药物浓度往往明显低于血清中的浓度。且不同种类的抗生素穿透"血-脑屏障"的能力,更有明显的区别:庆大霉素、卡那霉素、多黏菌素 B 即使在体外试验中对颅内感染的致病菌高度敏感,但是这些药物基本不能穿透至脑脊液中,故不宜选用。相对之下,氯霉素、四环素、磺胺嘧啶、氨苄青霉素等则较好;林可霉素、头孢菌素也可考虑选用。此外,前列腺、胆汁等处的药物浓度也有较明显的差异。胆道感染时,临床多用氨苄青霉素,因该药可进行"肝肠循环",在胆道无阻塞的情况下,胆汁浓度可达到血清浓度的数倍。头孢菌素在骨与软组织感染时,疗效较好,也与其对上述组织的弥散作用较好有关。因此,在选用抗生素时,除选其敏感者外,还应考虑该菌对各有关组织的分布情况。

第五节　创伤感染的分级防治原则

一、战伤分级救治

战伤分级救治过程中的抗感染策略　我军2006年颁布的《战伤救治规则》明确了战伤的分级救治，按照救治技术体系划分为战（现）场急救、紧急救治、早期治疗、专科治疗和康复治疗5个基本救治环节。其中第二章（战伤救治的组织）第二节（救治工作的基本要求）第十六条规定"伤员应当从战（现）场急救开始服用抗感染药物。在条件允许时，可以在战（现）场采取输液等抗休克治疗措施。从团及兵种旅级单位救护所开始清创、注射破伤风类毒素或抗毒素血清、开展以输液输血为主的抗休克治疗"。在第三章（战伤救治技术范围）的紧急救治阶段，规定了"肌肉及浅表组织清创；尽早包扎伤口，口服抗菌药物。有条件时，给伤口污染较重的伤员静脉输入抗菌药物"；在早期治疗阶段，规定了"进行较完善的清创手术；肌内注射或静脉注射广谱抗菌药物；对未接受过破伤风自动免疫的伤员，补注破伤风类毒素和破伤风抗毒素血清"；在专科治疗阶段，规定了"继续全身性抗感染"。在第八章（特殊环境作战伤员的救治）中对特殊环境作战伤员的抗感染措施也提出了要求。如对于战伤合并海水浸泡，提出早期局部使用广谱抗感染药物。对于山岳丛林战伤救治，提出彻底清创，尽早给予抗感染治疗。对于高原战伤（开放伤），强调及时清创，伤口不宜一期缝合。对于戈壁沙漠战伤，应及早清创冲洗干净，用无菌敷料覆盖。对于湿热环境战伤，应现场急救开始口服广谱抗生素。

二、战伤感染防治的处置原则

1. 早期清创　战伤感染的防治主要依靠良好的早期外科处理，抗菌药物只起到辅助作用。人员负伤后应尽早实施清创手术，清创手术一般应在伤后6小时内进行，最晚不宜超过72小时。冲洗伤口的灌洗液可用生理盐水和没有添加剂的无菌水，无法获取无菌水的情况下，可使用饮用水冲洗伤口，不推荐使用添加抗生素的液体进行伤口灌洗。除了眼部、脑部和脊髓，其他部位的清创可以完全清除坏死组织和异物。对已感染的伤口，应尽量清除坏死组织和异物，建立引流。无条件进行清创手术的伤员，应当在连续抗休克、抗感染措施支持下，尽快后送。

2. 延期缝合　伤口清创后，特殊部位如头、面、手、外阴部应做初期缝合或定位缝合。颅、胸、腹、关节腔的穿透伤，必须缝合胸腹膜、硬脑膜和关节囊。其他部位伤口清创后仅做无菌敷料的包扎或覆盖，禁止做初期缝合。创面清洁、肉芽新鲜、整齐，无脓性分泌物，创缘无红肿和压痛的，一般在清创后4~7天延期缝合伤口；因伤口感染或错过延期缝合时机的，待感染控制后，创面清洁、肉芽组织健康时，一般在清创后8~14天进行二期缝合；伤口的肉芽底部形成硬结，影响伤口愈合时，应将硬结组织切除，再缝合伤口（晚二期缝合）；较大伤口不能一次缝合时，先缝合可以对合的部分，其余部分用皮肤移植覆盖；对不能做延期缝合或二期缝合的伤口，可酌情行植皮术、带血管蒂的皮瓣移位术或吻合血管的皮瓣移植。

在对越自卫反击战中，四肢伤严重的化脓性感染和气性坏疽不少是由于违反延期缝合这一最基本原则而进行一期缝合所造成的。在调查过的199个清创后即期缝合的伤口，除1例表浅伤口外，198个伤口（99.3%）发生严重感染，其中4例发生气性坏疽。2008年5·12汶川地震后，不少在灾区清创缝合的伤口，后送至成都、重庆等地的大医院时，几乎全部发生感染，而不得不再次进行清创。

3. 抗菌药物使用

（1）使用时机：越早越好。即使延迟，也应在伤后3小时内使用抗生素。延迟越久，感染发生率越高。

（2）给药途径：静脉输注为首选，其次是肌内注射与口服。

（3）用药疗程：国际红十字委员会推荐，在迅速疏散、可实施早期院前急救和具备足够卫生基础设施的条件下，通常选择单剂量抗生素或将抗生素预防使用时间限制在24小时以内。在医疗资源有限且后送延迟的情况下，通常给予5天抗生素，直至延迟缝合。

（4）抗菌药物种类：美军战伤感染预防指南推荐，至少对那些不能快速接受手术治疗的伤员提议使用广谱抗生素（如头孢菌素类）。由于使用广谱抗生素易致随后的耐药菌感染，故应避免过度使用广谱抗生素。战伤后批量伤员面临的主要感染威胁是气性坏疽、破伤风和侵袭性链球菌感染，应用相对窄谱的抗生素即可。按国际红十字委员会推荐，青霉素和甲硝唑是首选药物，如果有化脓性感染的全身症状，应添加庆大霉素。

4. 动态监测 批量伤员的救治是一连续的过程，并不因各阶梯之间的后送转运而中断。同样，创伤感染防治措施的不间断实施则有赖于对污染伤口进行动态的监测。大量证据表明，伤口污染和后续感染的细菌随时间而演进。在损伤瞬间，存在多重微生物污染的风险，特别是梭状芽孢杆菌和β-溶血性链球菌，之后是来自自身皮肤和胃肠道菌群的污染，最后才是医院获得性感染细菌的介入。

不要进行常规术前或术后微生物培养，除非有明确的临床感染征象。因为伤口细菌培养结果无法充分的指明随后的感染或者感染的病原菌，细菌培养结果可能误导使用不必要的抗生素或滥用广谱抗生素。动态观察伤口是简单而又可行的方法，国外学者研制的透明敷料为伤口动态监测提供了方便。

5. 综合干预 抗感染综合策略包括灌洗、清创、引流、抗微生物治疗、包扎伤口、稳定骨折断端。二级的干预措施包括控制出血、降低高血糖、提供充分的氧疗、减少输血、避免低体温。其他预防院内感染的措施包括：在专用的手术间进行手术，实施严格的灭菌消毒；医务人员保持良好的手卫生习惯；定期更换病房内的辅料；对感染伤员进行隔离；对医院设施进行适当的清洁、消毒与杀菌等。

三、亟待解决的问题

1. 抗生素的使用规范 由于批量伤员抗生素的应用缺乏随机对照试验，因此很多建议是基于大量的专家意见出版物形成的。争论的两个主要问题是：伤后是否使用最广谱的抗生素？预防性使用抗生素的持续时间是多少？这有待大型、随机、双盲临床试验来证明。

2. 脓毒症的早期预警与干预措施 创伤感染如处理不当，则可引起脓毒症、脓毒性休克、多器官功能障碍综合征（multiple organ dysfunction syndrome，MODS）和死亡。脓毒症是指由感染引起的全身炎症反应综合征（systemic inflammatory response syndrome，SIRS），病情凶险，发生率和病死率一直居高不下。尽管疫苗、抗生素及重症监护等现代医学手段较前有所进步，但是脓毒症仍然是感染所导致死亡的最主要原因，其住院病死率高达30%~60%。究其原因，关键是脓毒症病理过程在机体内一旦启动，呈序贯性发展的"SIRS→MODS"病理过程则难以有效遏制。如能准确预测（不是确诊）创伤后脓毒症所致的"SIRS→MODS"的发生，并实施早期的干预措施，将可望在早期中断这一病理过程。但目前有关批量伤员脓毒症预防的分级救治与时效救治策略尚未引起学术界的高度重视。

战时批量伤员的感染已经是并仍将是创伤外科学领域面临的重要问题。未来的发展趋势是：在沿用"早期清创、延期缝合"传统原则的大前提下，应遵循抗感染的分级救治基本规律，倡导"动态监测、综合防治"理念，实施"分级预警、连续干预"策略，从而有效降低批量伤员战伤感染的发生率和病死率。

（梁华平 严军）

参 考 文 献

1. 陈文亮. 现代卫勤前沿理论. 北京：军事医学科学出版社，2006：151-187.
2. 战伤救治规则修订组. 战伤救治规则（2006版）. 北京：中国人民解放军总后勤部卫生部，2006：5-67.
3. 梁华平，王正国. 战伤分级救治体系对灾害医学救援的启示. 中国急救复苏与灾害医学杂志，2008，3（1）：34-36.
4. 王正国. 灾难和事故的创伤救治. 北京：人民卫生出版社，2005：17-21.
5. 梁华平，王正国. 汶川地震伤员的分级救治阶梯与卫勤自我保障. 中国急救复苏与灾害医学杂志，2009，4（3）：129-130.
6. 陈俊健，都定元，梁华平，等. 创伤后抗菌药物预防性使用策略. 创伤外科杂志，2013，15（3）：278-280.
7. 梁华平，严军，王正国. 应重视批量伤员分级救治与时效救治的抗感染策略（专家论坛）. 中国急救复苏与灾害医学杂志，2014，9（8）：679-682.
8. 靳贺，肖雅，梁华平. 早期预测创伤后脓毒症发生的研究进展. 中华危重病急救医学，2014，26（9）：685-688.
9. 王正国，梁华平. 战创伤感染与脓毒症防治新策略（专家论坛）. 中华卫生应急电子杂志，2015，1（1）：1-3.
10. 梁华平，王正国. 批量伤员感染防治应注意的几个问题（专家论坛）. 中华卫生应急电子杂志，2015，1（3）：180-182.
11. JACOB JA. New sepsis diagnostic guidelines shift focus to organ dysfunction. JAMA，2016，315（8）：739-740.

12. ABRAHAM E. New definitions for sepsis and septic shock- continuing evolution but with much still to be done. JAMA,2016,315(8):757-759.

13. SEYMOUR CW,LIU VX,IWASHYNA TJ,et al. Assessment of clinical criteria for sepsis for the third international consensus definitions for sepsis and septic shock (sepsis-3). JAMA,2016,315(8):762-774.

14. SHANKAR-HARI M,PHILLIPS GS,LEVY ML,et al. Developing a new definition and assessing new clinical criteria for septic shock for the third international consensus definitions for sepsis and septic shock(sepsis-3). JAMA,2016,315(8):775-787.

15. SINGER M,DEUTSCHMAN CS,SEYMOUR CW,et al. The third international consensus definitions for sepsis and septic shock(sepsis-3). JAMA,2016,315(8):801-810.

16. GLANNOU C,BALDAN M. War surgery(Volume 1). Geneva,Switzerland. International Committee of the Red Cross,2010:253-265.

17. JIN H,LIU Z,XIAO Y,et al. Prediction of sepsis in trauma patients. Burns Trauma,2014,2(3):106-113.

18. CHRISTAKI E. Personalized medicine in sepsis:the coming of age. Expert Rev Anti Infect Ther,2013,11(7):645-647.

19. SHAW KS,SAPKOTA AR,JACOBS JM,et al. Recreational swimmers' exposure to Vibrio vulnificus and Vibrio parahaemolyticus in the Chesapeake Bay,Maryland,USA. Environ Int,2015,74:99-105.

20. TORSVIK M,GUSTAD LT,MEHL A,et a;. Early identification of sepsis in hospital inpatients by ward nurses increases 30-day survival. Crit Care,2016,20:244.

21. KEEN EF 3RD,MENDE K,YUN HC,et al. Evaluation of potential environmental contamination sources for the presence of multidrug-resistant bacteria linked to wound infections in combat casualties. Infect Control Hosp Epidemiol,2012,33(9):905-911.

22. LIANG H,JIN H,XIAO Y,et al. Two novel formulae are superior toprocalcitonin for prediction of sepsis in trauma patients. Critical Care,2014,18(Suppl 2):10.

23. TRIBBLE DR,CONGER NG,FRASER S,et al. Infection-associated clinical outcomes in hospitalized medical evacuees after traumatic injury:trauma infectious disease outcome study. J Trauma,2011,71(1 Suppl):S33-S42.

24. RHEE C,MURPHY MV,LI L,et al. Comparison of trends in sepsis incidence and coding using administrative claims versus objective clinical data. Clin Infect Dis,2015,60(1):88-95.

25. BOSMAN A,DE JONG MB,DEBEIJ J,et al. Systematic review and meta-analysis of antibiotic prophylaxis to prevent infections from chest drains in blunt and penetrating thoracic injuries. Br J Surg,2012,99(4):506-513.

26. FORGIONE MA,MOORES LE,WORTMANN GW. Prevention of Combat-Related Infections Guidelines Panel. Prevention of infections associated with combat-related central nervous system injuries. J Trauma, 2011, 71(2 Suppl):S258-S263.

27. PETERSEN K,WATERMAN P. Prophylaxis and treatment of infections associated with penetrating traumatic injury. Expert Rev Anti Infect Ther,2011,9(1):81-96.

28. KOTZAMANIS K,ANGULO A,GHAZAL P. Infection homeostasis:implications for therapeutic and immune programming of metabolism in controlling infection. Med Microbiol Immunol,2015,204(3):395-407.

29. WILLIAM D,JOSE J,RICHARD S. Critical care issues in managing complex open abdominal wound. J Intensive Care Med,2012,27(3):161-171.

30. HOSPENTHAL DR,MURRAY CK,ANDERSEN RC,et al. Guidelines for the prevention of infections associated with combat-related injuries:2011 update:endorsed by the Infectious Diseases Society of America and the Surgical Infection Society. J Trauma, 2011, 71(2 Suppl):S210-S234.

31. D'AVIGNON LC,CHUNG KK,SAFFLE JR,et al. Prevention of Combat-Related Infections Guidelines Panel. Prevention of infections associated with combat-related burn injuries. J Trauma,2011,71(2 Suppl):S282-S289.

32. 黄健,梁华平. 脓毒症发生发展及其结局预测的研究进展. 中国急救复苏与灾害医学杂志,2009,4(8):629-632.

33. BONNEVIALLE P,BONNOMET F,PHILIPPE R,et al. Early surgical site infection in adult appendicular skeleton trauma surgery:a multicenter prospective series. Orthop Traumatol Surg Res,2013,98(6):684-689.

34. EARDLEY WG,WATTS SA,CLASPER JC. Extremity trauma, dressings, and wound infection:should every acute limb wound have a silver lining? Int J Low Extrem Wounds,2013,11(3):201-212.

35. JAIN A,GLASS GE,AHMADI H,et al. Delayed amputation following trauma increases residual lower limb infection. J Plast Reconstr Aesthet Surg,2013,66(4):531-537.

36. SHAH K,PASS LA,COX M,et al. Evaluating contemporary antibiotics as a risk factor for Clostridium difficile infection in surgical trauma patients. J Trauma Acute Care Surg,2013,72(3):691-695.

37. WATERBROOK AL,HILLER K,HAYS DP,et al. Do

15

topical antibiotics help prevent infection in minor traumatic uncomplicated soft tissue wounds? Ann Emerg Med,2013,61(1):86-88.

38. FLEISCHMANN C, THOMAS-RUEDDEL DO, HART-MANN M, et al. Hospital incidence and mortality rates of sepsis: an analysis of hospital episode (DRG) statistics in Germany from 2007 to 2013. Dtsch Arztebl Int,2016,113 (10):159-166.

39. JONES TK, FUCHS BD, SMALL DS, et al. Post-acute care use and hospital readmission after sepsis. Ann Am Thorac Soc,2015,12(6):904-913.

40. LIMA CX, SOUZA DG, AMARAL FA, et al. Therapeutic

effects of treatment with anti-TLR2 and anti-TLR4 monoclonal antibodies in polymicrobial sepsis. PLoS One, 2015,10(7):e0132336.

41. BLATT NB, SRINIVASAN S, MOTTES T, et al. Biology of sepsis: its relevance to pediatric nephrology. Pediatr Nephrol,2014,29(12):2273-2287.

42. OBIEGLO K, FENG X, BOLLAMPALLI VP, et al. Chronic gastrointestinal nematode infection mutes immune responses to mycobacterial infection distal to the gut. J Immunol,2016,196(5):2262-2271.

43. MAYR FB, YENDE S, ANGUS DC. Epidemiology of severe sepsis. Virulence,2014,5(1):4-11.

第十六章

创伤性凝血病

第一节 概 述

严重创伤已成为现代社会的一个严峻问题，全球每年死于创伤的人数超过 300 万，是导致 44 岁以下人群死亡的主要原因，而该人群在创伤后第一个 48 小时的直接或间接死因是难以控制的出血。约 1/3 的严重创伤伤员到达医院时表现为凝血功能的紊乱。创伤伤员早期死亡的主要原因为大出血，后期死亡主要是脓毒症以及多器官功能衰竭等。创伤大出血可导致低体温、酸中毒和凝血紊乱，三者相互促进使病情恶化。因此，创伤大出血并非简单地处理失血，而是需要针对创伤大出血导致机体的一系列病理生理改变，以及由此引起的多器官功能障碍进行综合处置，从而降低伤员的死亡率。

提出创伤后凝血功能损害的概念及相关的研究已近一个世纪，至今其发病机制仍然不十分清楚。引起凝血功能损害的相关因素较多，如贫血、血液稀释、低体温、酸中毒、失血性休克和严重创伤本身。大约在 70 年前，发现在大手术、心搏骤停、严重出血、休克、烧伤、产科急诊、肺手术、大量输血输液后及肿瘤扩散等状况下伤员有止血困难，虽然对这种止血紊乱的情况有不同的称谓，如"严重出血倾向""去纤维蛋白综合征""消耗性紊乱"等，但根据当时的观察和研究都认为可解释为纤溶活性增加。1946 年 MacFarlane 和 Biggs 对出血领域的研究进行总结，认为虽然止血系统的正常功能还不清楚，但在休克的状况下可被激活，并提出休克是不同形式引起出血的共同特征。MacFarlane 和 Biggs 70 多年前的预言标志着我们对止血理解的一个转折点，他们的见解显露出来的复杂而深层次的问题至今仍然引起大家的思考。20 世纪 70 年代美军外科医生在救治越战伤

员时发现"弥漫性渗出性凝血病"现象；创伤外科医生 Hirsch 描述了他在越南战场上观察到的伴有休克的渗出性出血表型，认为其"致命性的结局不可改变"；Stefanini 将这种出血性紊乱称为"伴有纤溶的弥漫性血管内凝血"。在 20 世纪 80 年代，早期出血凝血障碍理解为继发于凝血因子和血小板的消耗、丢失或稀释，并由于酸中毒和低体温而加剧。1982 年 Moore 的研究团队称这种凝血功能紊乱为"出血的恶性循环"，而其他研究者结合低温、酸中毒，将其称为"致死三联征"。2003 年 Brohi 等引入术语"急性创伤性凝血病（acute traumatic coagulopathy, ATC）"；其他人则倾向于用创伤急性凝血病（acute coagulopathy of trauma, ACoT）、创伤/休克急性凝血病（acute co-agulopathy of trauma/shock, ACoTS）、创伤性凝血病（trauma-induced coagulopathy, TIC）或早期创伤性凝血病（early trauma-induced coagulopathy, ET-IC）。为减少在文献中不必要的混淆，需要对名称和缩写有一共识，根据现有对创伤后凝血紊乱的病理生理变化的研究资料来看，TIC 似乎是合适的选择。2010 年美国国立卫生研究院（NIH）也命名这种现象为 TIC。

目前对 TIC 仍没有一个确切的、公认的定义，但比较认同的观点是：TIC 是由于严重创伤或大手术等导致组织损伤，引起机体出现以凝血功能障碍为主要表现的临床综合征，是一种多元性的凝血障碍过程。

创伤伤员的生存取决于两种对立状况的调控，即早期的出血现象和后期血栓形成。创伤早期严重出血时大量输血是预防严重创伤伤员死亡常用的方法，但大量输血也会影响创伤伤员的结局。最新的研究表明，创伤伤员凝血功能的改变发生在凝血因子消耗、丢失、稀释或其他传统的假设因素之前，其机制并不十分清楚。因此了解

TIC 的病理生理变化以及其发病机制对严重创伤后严重出血的管理及输血实践有重要的意义,对明确诊断、改进治疗策略以及改善伤员的结局也是至关重要的。

第二节　发病机制

16

TIC 是以非手术区域黏膜、浆膜表面渗血为特征的综合征。创伤后止血功能的启动分为生理性变化和病理性变化(表 16-1),病理性变化中包括初始的内源性病理(创伤本身和/或创伤性休克直接引起)和继发的外源性病理。

表 16-1　创伤后止血功能变化

生理变化	病理变化
● 止血和伤口愈合	● 内源性诱导早期变化 　○ 弥散性血管内凝血(disseminated intravascular coagulopathy, DIC) 　　■ 凝血激活 　　■ 抗凝机制不足 　　■ 纤维蛋白(原)溶解增加(早期) 　　■ 消耗性凝血病 　○ 急性创伤休克凝血病(ACoTS) 　　■ 活化蛋白 C-介导凝血抑制 　　■ 活化蛋白 C-介导纤溶增强 ● 外源性继发性 DIC 和 ACoTS 　○ 贫血性凝血病 　○ 低温性凝血病 　○ 酸中毒性凝血病 　○ 稀释性凝血病 　○ 其他因素

创伤后早期即刻发生的是小血管的收缩,在此阶段通过压迫创面、结扎血管等人工方法来止血;如果创伤发展到非创伤区域的出血或渗血,机体就进入了凝血功能障碍阶段。创伤本身和/或创伤性休克直接引起的凝血紊乱不同于上述提到的原因如血液稀释、低体温和酸中毒所致凝血紊乱,有时较小的创伤也会发生广泛的渗血,因此,认识创伤的生理和病理之间的差异对理解创伤性凝血病的病理生理学和改善治疗策略都很重要。

(一)经典的触发因素

1. 血液稀释(hemodilution)　多年来一直认为与创伤有关的凝血病主要是由于用晶体液复苏后发生酸中毒、血液稀释和低体温。高级创伤生命支持(advanced trauma life support, ATLS)指导在入院时有低血压时可输注 2L 的晶体液。在出血早期,体内少量储存的纤维蛋白原和血小板可很快丢失;晶体液复苏可进一步稀释凝血因子,从而降低血液黏滞度。严重创伤伤员院前晶体液的复苏可恶化凝血功能障碍、酸中毒和低体温,并抑制凝血酶产生。Cohen 团队 2013 年的研究表明严重创伤伤员如 INR 值大于 1.3,就是引发凝血病的独立危险因素。Maegele 对 2007 年在德国创伤登记表中的 8 724 名伤员进行分析表明:晶体液输注大于 2 000ml 者,有>40% 发生凝血病;输注大于 3 000ml 者,有>50% 发生凝血病;输注大于 4 000ml 者,有>70% 发生凝血病。因此,创伤复苏应限制晶体复苏液的量,减少稀释效应。

2. 低温(hypothermia)　严重创伤伤员核心体温常低于 36℃,低温促进创伤性凝血病。大量血液的快速丢失和伴随的低灌注损害了机体的产热;其次,在温度低于 36℃ 时,凝血酶的产生减慢和功能受抑制。Mitrophanov 应用计算机模型来分析低温同时伴有血液稀释时对凝血的影响,发现血液在 36℃ 时其凝血酶原时间延长为正常的 3 倍。

3. 酸中毒和低灌注(acidemia and hypoperfusion)　机体有血凝块形成时必须考虑到酸中毒的影响。Engström 等人进行了一项体外实验,将盐酸加入正常人血标本中使其 pH 降低,发现形成血栓弹力最大凝块强度的速度减慢,与 pH = 7.4 比较,pH = 6.8 时凝块形成时间延长 168%。酸中毒是晶体液复苏(高氯血症)和低灌注(高乳酸血症)两者的结果,二者很难分割开。在休克状态,机体正常的细胞代谢灌注不足,在这种缺氧的状态下,细胞无氧代谢产生的乳酸,在肝功能正常的情况下有助于代谢性酸中毒的复苏;生理盐水中的氯化物超生理浓度会导致高氯代谢酸血症,可加重创伤伤员因低灌注已产生的酸中毒。低灌注也是影响凝血功能的独立因素,Simmons 等报道了 777 名休克状态的战创伤伤员(碱缺失 BD<-6mEq/L 或收缩压<90mmHg),入院时 INR 呈现异常增高。

随着人们对 TIC 认识的深入了解与重视,近年来的研究显示上述这些经典触发因素的作用被夸大了。Brohi 在 2003 年的研究发现,TIC 出现在复苏前,1/3 的多发伤伤员入院时常规实验室检查证实有凝血功能紊乱,而此时院前液体用量少,没有低体温,也未出现凝血因子消耗。随后,Moore 和 Floccard 也分别发现在创伤后 15min 和 25min 有 29% 和 56% 的伤员发生了凝血功能紊乱。2014 年 MacLeod 的研究也发现在发生早期创伤性凝血病的伤员中有大约 11% 的是轻度创伤伤员(ISS<16,RTS 评分正常,未进行液体复苏治疗,生命体征平稳)。这些研究和发现质疑了血液稀释、低温、酸中毒等触发凝血紊乱的传统看法。人们着眼于创伤后早期凝血紊乱内源性诱导机制的研究和创伤部位与创伤性质可能有关系。

(二) 早期 TIC 机制

对于 TIC 的机制,传统的观点集中在凝血因子的消耗和稀释、体温降低和酸中毒,迄今为止仍认为是 TIC 病理生理学上的组成部分,但并不是 TIC 的首要原因。TIC 可能的机制已逐渐显现,是一种比传统学说更复杂且有多因素参与的假说。目前 TIC 发生机制的假设包括:①DIC-纤溶假说;②活化蛋白 C 假说;③糖萼假说;④纤维蛋白原为中心的假说。TIC 是随时间动态变化的过程,这些假说之间互相交叉,没有单一的假说能完全解释凝血功能障碍不同的表现形式。

1. **DIC-纤溶假说**　DIC-纤溶假说认为出血倾向是继发于低灌注/休克和内皮损伤,并伴有 PT 延长、凝血酶生成潜力增加、抗凝血酶水平低、凝血因子的消耗、纤维蛋白原下降、纤维蛋白原降解产物的水平(FDP)增加及 FDP/D-二聚体比值增高。相对于凝血酶活性而言纤溶酶活性过度增加被认为是纤溶亢进。

对同样的损伤,DIC 和全身性纤维蛋白溶解的病理有时是共存的,所以称为“伴有纤溶表型的 DIC”。除了 DIC 所致继发纤维蛋白溶解外,创伤致组织灌注不足引起组织型纤溶酶原激活剂(tissue-type plasminogen activator,t-PA)从内皮细胞的 Weibel-Palade 小体的释放,导致全身纤维蛋白(原)溶解症。纤溶酶原激活物抑制剂-1 的水平(PAI-1)在有或无 DIC 的伤员几乎是相同,而 t-PA 和纤溶酶 α_2-纤溶酶抑制剂复合物水平是纤溶酶生成的标志物,在 DIC 伤员的水平显著高于无 DIC 者。究其原因是 t-PA 从内皮细胞释放到达到峰值时间很短,而 PAI-1 mRNA 的诱导和表达需要几小时,由于 t-PA 和 PAI-1 的水平之间的极端不平衡,纤溶亢进是创伤即刻发生,直至伤后数小时。

虽然纤溶在 TIC 中起着重要作用,但 Letson 等最近在失血性休克的大鼠模型中发现,小容量 7.5%氯化钠腺苷、利多卡因和镁离子在静脉推注 5min 内显示受损的凝血功能全面恢复,20min 后逆转出血,60min 后逆转休克,这个结果意味着此模型中早期 TIC 并未发生 DIC-消耗性凝血病,TIC 可被逆转。另一项前瞻性队列研究中,Rizoli 等根据病理结果发现经评分达到 DIC 标准的严重创伤伤员,创伤 24h 内并不具备 DIC 临床表现。因此作者认为在严重创伤时 DIC 是罕见的,ISTH(国际血栓与止血协会)的评分不是 DIC 的可靠的预后指标。因此,早期的 TIC 不是 DIC,区别 TIC 和 DIC 的一个显著特点是弥漫性血管内纤维蛋白沉积。虽然体外凝血酶生成潜力和/或纤维蛋白及纤维蛋白降解产物的增加均暗示 DIC 的可能,但在体内并无有临床意义的血栓形成状态。

2. **活化蛋白 C 假说**　活化蛋白 C 假说也认为出血是继发于低灌注/休克、血管内皮损伤和凝血时间延长。然而,出血主要是活化的内皮细胞蛋白 C 受体(endothelial protein C receptor,EPCR)、血栓调节蛋白(thrombomodulin,TM)和 TM-凝血酶复合形成通过活化蛋白 C(activating the protein C,APC)途径而抗凝。APC 通过 F V a 和 F Ⅷ a 的蛋白水解失活(由辅因子蛋白 S 增强)抑制凝血酶的产生来达到抑制凝血的目的,并且还通过灭活 PAI-1 进而导致更高的 t-PA,降低纤维蛋白原致 FDP 和 D-二聚体的生成增加,最终促进纤溶亢进。在血小板和纤维蛋白原相对足够的第一阶段是不会发生微血管血栓或 DIC 的;后期的血栓型 DIC 是一种独特的临床表现,是 APC、凝血因子和微血管凝块形成发生了衰竭。

APC 除了抗血栓和纤溶酶的作用,还有许多重要的细胞保护作用,如抗炎、抗细胞凋亡和内皮屏障稳定性能。多个研究团队的临床结果支持蛋白 C 假说。

活化蛋白 C 假说有许多特性可解释 TIC,但基本的机制仍不清楚,因为在 TIC 伤员中发现 APC 仅适度增加,似乎不太可能是唯一的决定因素或活化剂。此外,这一假说的中心原则是 APC 通过灭活 F V a 和 F Ⅷ a 引起全身抗凝的。在 TIC 伤员中入院就观察到凝血酶产生的增加是困难的。但 APC 有可能的是 TIC 随时间演变的关键点。

16

3. 糖萼假说　糖萼损伤假说特别强调内皮损伤的灌注不足/休克和可能向 DIC 纤溶和活化蛋白 C 假说发展的趋势。该假说提出保护内皮管腔侧 $0.1\mu m$ 至 $1\mu m$ 厚度、带负电荷的糖萼网孔损伤或脱落。糖萼的破坏，估计是蛋白聚糖 1 水平增高，从全身自发性肝素化导致抗凝状态，在一些创伤伤员这种凝血异常状态可被肝素酶逆转。糖萼脱落可能进一步导致内皮细胞的活化和后续凝血与炎症之间的不平衡，包括局部凝血酶形成、纤维蛋白溶解、白细胞和血小板功能障碍。创伤伤员损伤程度的增加，内皮损伤（蛋白聚糖 1 水平增高）表现出 APTT 的延长、交感活性增高、蛋白 C 枯竭、可溶性 TM 提高、纤溶亢进和炎症。

在 20 世纪 60 年代初，Willoughby 诊断少数灾难性产后出血病例是"肝素血"而不是"降纤综合征"现象，时至今日这仍是很有诱惑力的推测，这些早期出血状态可能涉及广泛的内皮损伤，支持糖萼假设。最新的研究数据表明，在较短的时间内皮细胞损伤可能是可逆的，这就使其成为一个潜在的有价值的药物靶点。然而，除了在蛋白聚糖 1 变化时，此假说需要与使用活体显微镜、电子显微镜或共焦显微镜直接进行验证。用活体显微镜的最新数据支持这一假说。

4. 纤维蛋白原为中心假说　纤维蛋白原为中心的假说是一个较陈旧的假设，其根源可以追溯到 20 世纪 40 年代中期，但如今仍吸引着创伤、产科、心外科等临床医师的关注。该假说的重点认为纤维蛋白原的损失是 TIC 的主要驱动因素，从而使黏弹性凝块振幅减小、FDP 和 D-二聚体增加。急性创伤性低纤维蛋白原血症是因为体内纤维蛋白原分解速度大于合成，而纤维蛋白原的损失程度取决于创伤、休克的严重程度和液体治疗。低纤维蛋白原也可能改变血小板功能并增加对EPCR、TM-凝血酶复合蛋白 C 活化，并加剧了出血的表型。

纤维蛋白原为中心的假说是与临床相关的，特别是在中度至重度出血和休克状态。然而，与APC 假说一样，在关于如何链接出血机制方面仍存在有许多问题，如纤维蛋白原消耗的时间，FDP和可溶性纤维蛋白单体的作用以及纤维蛋白通过F XⅢ 的交联可能缺陷的原因。目前纤维蛋白原为中心假说的潜在不足在于评价和治疗凝血紊乱时忽略了血小板和红细胞的数量与功能的。

虽然目前有多种假说，但仍然需要不同创伤类型的动物模型进一步研究其基本机制，也迫切需要前瞻性随机对照试验。

（三）其他

红细胞通过 4 种机制参与止血：流变学效应、二磷酸腺苷（ADP）的释放、由血小板调控的类花生酸的生成以及内源性凝固途径的活化，因此，血细胞比容的降低在创伤性凝血病中起重要作用。

红细胞在血管中心流动，推动血小板朝着内皮细胞方向移动，提高剪切力并激活血小板。血细胞比容低，无论血小板计数如何，均可显著降低血小板在内皮细胞的沉积。当血小板计数为 $50\times10^9/L$、血细胞比容 20% 时，血小板沉积是几乎不存在，但可通过增加血细胞比容来补偿。Blajchman 等已经证明，血小板减少症和低血细胞比容水平可独立预测出血时间延长，并认为血栓的形成使红细胞破坏而释放 ADP。此外，红细胞通过促凝磷脂的暴露参与凝血酶的生成。红细胞通过刺激血小板反应性诱导类花生酸的生产（血栓烷 A_2）而实现其促血栓作用。FⅫ或 FⅪ触发内源性凝血途径的激活，导致的 FⅨ和 F X 的逐步激活，并导致凝血酶的产生。内源性凝血需要 FⅨ 的活化，而 FⅨ 是通过位于红细胞膜上的红细胞弹性蛋白酶而激活，通过增加血细胞比容又可使 FⅨ活化增强。红细胞在血小板膜上的反应对后续凝血瀑布的传播起着重要的作用。实验表明血细胞比容达 33% 就已显示出改善出血时间，并可有血栓再现，因此普遍认为止血效果最佳的血细胞比容为 27%～35%。

总之，虽然 TIC 的基本机制目前不能得到很好的、唯一的解释，但主要启动还是与组织低灌注、内皮损伤和炎症有关，不同类型和程度的创伤增加了其表现的复杂性。内皮细胞 TM-凝血酶复合物及纤溶系统是有吸引力的药物靶标，因为他们可以作为从纤溶到抗纤溶型的"开关"，深入的研究将开启用新的诊断工具解开潜在的病因和用新药物靶向治疗内皮损伤或其他病理生理学改变。找到体内正确的平衡点，是留给创伤后早期的诊断和治疗的挑战。

第三节　诊　　断

根据实验室的标准来定义 TIC 有很大的局限性。首先，创伤伤员院前急救处理并不完全一致。许多研究排除了院前输注大量晶体液的伤员，那么伤情严重者就可能不被纳入,数据存在偏倚;其次,用于诊断 TIC 的实验室设备不达标。不是每一家医院都有血栓弹力描记图(thromboelastography,TEG,Haemonetics 公司,美国)或旋转血栓弹力图(rotational thromboelastometry,ROTEM,Pentapharm,德国);再次,某些指标的实验室检测所需时间较长,如 Davenport 等在对 325 创伤伤员的研究中发现,实验室将 PT 的电子结果提供给临床医师平均时间为 78 分钟;最后,伤员血细胞比容低和 POCT 检测装置的温度可能会影响 POCT 检测的准确性,即床旁测试(point-of-care testing,POCT)和实验室测试之间的差异可能会有假阴性的 TIC。尽管如此,还是有一些实验室指标和临床表现有助于临床医师的判断。

(一)实验室诊断

1. 经典凝血测试(classical coagulation tests,CCT) 2010 年,Frith 等对欧洲的几个主要创伤中心进行回顾性分析,他们的研究表明,当休克和出血同时都存在时,凝血酶原时间(PT)和活化部分凝血活酶时间(aPTT)显著上升。为了利用这些参数在功能上限定 TIC,他们建议使用凝血酶原时间比值(PTR,PTR = 待检血浆 PT 值/正常参比血浆 PT 值)>1.2 作为 TIC 的诊断标准。大于此阈值,伤员的死亡率和输血的需要都显著增高。作为预测指标,PTR>1.2 检测出 42.9% 伤员需要大量输血的,并且有 98.4% 阴性预测值。将 PTR 设为>1.2 比 >1.5 更易发现需要大输血的伤员(概率要多 17%)。

然而最新的证据表明凝血的经典测试指标,如国际正常化(凝血酶原时间)比值 INR、PT、aPTT 和纤维蛋白原(Fg),并不能准确地描述急性创伤伤员的复杂过程。因为这些经典测试是在乏血小板血浆样品中进行的,不能评估止血凝块的强度,假阴性的发生率增加。这些测试可提供纤维蛋白原含量和血小板数量,但无法判断其性能或功能,也无法确定凝血功能紊乱的性质,如是纤维蛋白原耗尽还是血小板功能受损,或是纤维蛋白溶解增加。

2. 黏弹性止血试验(viscoelastic haemostatic assays,VHA) 由于对 TIC 触发机制的进一步了解,使用黏弹性的实验室测试已经变得越来越流行。黏弹性测试,如 TEG 或 ROTEM 使用全血,并提供对整个凝血过程的测定。通过提供血凝块发展、稳定和溶解信息,黏弹性测试反映体内稳态。

Jeger 和 Doran 的研究表明在经典凝血试验和 TEG 之间的灵敏度有差异。Doran 的数据显示,在战伤中用血栓图的异常可确定 64% 的凝血功能障碍者,而经典测试(PT>18s)只有 10% 的识别率。Cotton 等又对 583 例伤员进行了前瞻性研究,比较了快速 TEG(rTEG)与经典凝血试验(CCT)之间在时间反应上的差异,而 rTEG 与标准 TEG 不同,试剂中加入组织因子和高岭土,加速凝血反应,比标准 TEG 大约缩短 10min。Cotton 的研究中发现,rTEG 中 R 和 K 时间的结果在 5min 内就有图形显示,MA 值在 15min 可见结果。活化凝血时间(用 rTEG 时 R 值)和 K-时间与 PT 和 aPTT 之间有很强临床相关性。α 角和 MA 与 PT、aPTT 和血小板计数之间也有很好的相关性。rTEG 所测的活化凝血时间在创伤后第 1 个 6h 可确定是否有大量输血需求。

通过使用 ROTEM,研究人员已确定在 TIC 时血栓强度是在减弱。血栓强度在 5min 时减弱到 42%,持续到血凝块形成。Davenport 对 325 名创伤伤员进行研究,ROTEM 描记显示凝块强度减弱,凝块形成时间变短。用 5min 内凝块振幅 <35mm(CA5<35mm)的阈值,ROTEM 在可预测 77% 的 TIC,其中有 13% 的假阴性率。相比传统的凝血试验(PTR>1.2),ROTEM 可以确定更多的 TIC 伤员(18% vs. 8%)。Davenport 的研究还表明 CA5<35mm 和 PRBC 和 FFP 输注之间有很强的相关性,他的研究报告中有 71% 使用 CA5 <35mm 来决定是否需要大量输血,43% 用 PTR 来决定。Tauber 对 ISS>15 的 334 创伤伤员研究表明,ROTEM 准确判断 TIC,可良好的预测死亡率和输血。减慢凝块形成速度、降低血凝块硬度和损害血纤维蛋白聚合的发生率分别是 23%、22% 和 30%。由于其诊断的敏感性和以指导临床决策的能力,在 TIC 的管理上黏弹性测试似乎优于 CCT。

尽管黏弹性测试是通过全血凝固的指标来分析凝血成分功能失调或缺陷,指导临床治疗有很多优势,但它仍然有些局限性。标准的 TEG 一些指标在实验研究中可用,如测定功能性纤维蛋白原(FF)以确定凝块强度,但在常规临床活动并不常规使用;同样,rTEG 检测速度更快,而标准 TEG 却做不到;再者,分析软件经常放置于实验室,不便于在手术间提供实时检测,这限制了需要在快速变化的环境做出决定其实用性;最后,床旁 TEG 检测需要由经过专门培训的人员来操作而不是医院日常检测。

3. 血小板功能分析 常规血小板计数作为创伤后血小板功能障碍的一个特征,但目前另一项有前途的方案"阻抗凝集度(impedance aggre-gometry,IA)"已将其替代。这一技术已被以现有的血小板功能试验和床旁快速分析装置所验证。IA 的工作原理是通过在全血中静止的银包覆铜线来测量阻抗。如某些血小板激动剂被添加到全血中,阻抗变化就决定了血小板的功能活性。常用的血小板聚集的激动剂是胶原、二磷酸腺苷(ADP)、花生四烯酸(AA)和凝血酶受体激活肽(TRAP)。检测结果可以在大约 10 分钟内获得,每次测试需要样本 300μl。Kutcher 的研究显示,尽管血小板计数正常,创伤后血小板功能仍然有异常的特征,血小板图可反映出 45.5% 的血小板功能异常者。血小板图或阻抗聚集在未来 TIC 的诊断中是有用的工具。

(二) 临床诊断

TIC 相关研究的共同特性已经通过实验室检测而对其量化和分级,而 TIC 详细的实验室数据分析与疗效相关。凝血障碍表型的范围和调查工作一直因缺乏标准化的凝血障碍临床评分系统和可判断凝血障碍是否影响损伤后死亡率的标准而受限。尽管临床诊断标准仍不清晰,但针对这一临床症状的复苏策略已出现,这种临床症状的定义目前依靠于外科医生的主观评估和对血液产品/输血需求。针对关键的临床定义建立可以量化、验证和测试评分者间的可靠性的标准评分系统,对临床疾病的进展是很关键的。NIH 资助建立了创伤性凝血病跨系统联盟(Trans-Agency Consortium for Trauma-Induced Coagulopathy,TAC-TIC),联络了全国的心脏、肺和血液研究所。TACTIC 组成的联盟通过 NIH 和国防部之间对创伤后凝血障碍问题的合作研究,开展从大规模多个站点临床研究到基本机制的实验室调查。在多中心研究的设计中,需建立一个可以量化凝血障碍的严重程度并且考虑到重要临床变量标准的评分系统。由于凝血障碍不是手术出血(不受控制的动脉或静脉破坏)导致的受损性凝血和出血,其量化有时具有争论和错误分类的风险。为提供一个均衡的评估,避免评估潜在的主观性,评分系统采用 Likert 五分量表法(明确正面的、正面的、

可能正面的、可疑的和负面的),观察者要相信每个分层水平的分数。因此,提出以下定量评分系统评估 TIC。

凝血病临床评分(Ⅰ~Ⅴ):

Ⅰ 正常止血(没有凝血障碍);

Ⅱ 轻微的凝血障碍,直接加压或临时纱布填塞,不需要其他干预(可疑凝血障碍);

Ⅲ 直接加压难以止血的凝血障碍,需先进的止血技术(如电烙术、止血剂或缝合),(可能有凝血障碍);

Ⅳ 尽管已进行了创面止血,但针对持续的出血,仍需辅助血液制品或全身治疗(有凝血障碍);

Ⅴ 远离创伤部位有多处弥漫性、持续性出血(如气管插管,静脉留置针处,胸腔引流管等)(肯定有凝血障碍)。

亚分类:

A 孤立的创伤性脑损伤;

B 颈/胸/腹部/骨盆损伤;

C 肢体损伤;

D 多发伤*;

E 多发伤+孤立的创伤性脑损伤。

当前对多发性损伤共识的定义是 AIS 评分>3 分、两个或两个以上 AIS 解剖部位、结合一项或多项变量(收缩压 90mmHg 或更低,格拉斯哥昏迷评分 8 分或更低,碱剩余超过 6 或更低,年龄≥70 岁)的严重伤害。机械出血得到控制后由创伤外科主治医师决定修正损伤的性质,包括钝性伤(用 b 表示)或尖锐伤(用 p 表示)。

该评分系统的一个目标是区分需要止血的损伤是否是单独的机械性创伤,或者是并发凝血功能障碍的出血。因此,分数高于Ⅰ的凝血障碍,创伤外科医生必须判断该出血由于严重创伤不仅是一般止血干预就能止血的。此外,为进一步研究凝血障碍,应根据出血的来源再细分出血。修正的内容包括损伤的类型,锐器伤用 p 表示,钝性伤用 b 表示;计算分数时要显示出伤员所处的位置,如急诊科(ED)、手术室(OR)或重症监护病房(ICU)。

建议由创伤外科主治医师在实施手术止血后立刻或尽早确定评估分数,以便在复苏前得出伤员是否有严重凝血功能障碍的初步印象。临床医师必须对损伤部位的出血(不可控的外科出血)和凝血障碍出血做出明确的区分,以限制损伤性

凝血病评估分数。随着损伤时间的延长，预计得分的可靠性将会增加。评分系统的重点应该放在控制手术出血后的出血量控制。

第四节　治疗及转归

创伤引起的外科出血和非外科出血是引起凝血功能障碍的两大主要病因。危急外科出血易引起失血性休克，同时伴有广泛的组织损伤，二者协同作用导致纤溶表型的 DIC。因此，TIC 管理的两个主要目标即严重创伤与严重出血所致失血性休克的控制。早期重视高危因素的识别，特别是对损伤严重、重型颅脑损伤、休克、活动性大出血、预期会接受大量输血的伤员，积极治疗基础疾病，即创伤本身和创伤引起的休克，因为这是在创伤的早期阶段全身纤溶亢进主要的原因。DIC 在创伤的早期阶段属于控制型，当创伤引起的出血和休克被外科手术控制，则会迅速逆转。因此，严重出血的多学科管理是优化创伤伤员治疗的奠基石。

关于 TIC 治疗管理最大争议是按既定方案治疗还是根据床旁（point-of-care，POC）目标导向指导治疗。美国提倡按既定方案指导治疗，欧洲提倡 POC 目标导向指导复苏。此外，也提倡早期恰当使用各种止血药物。

（一）纤溶表型 DIC

DIC 管理的关键是对潜在紊乱的预防性治疗，即创伤本身和失血性休克的治疗。纤溶表型 DIC 出血的主要原因是凝血因子消耗和高纤维蛋白（原）溶解，此时禁用抗凝剂。对凝血因子消耗的替代疗法是补充浓缩血小板、新鲜冰冻血浆和纤维蛋白原浓缩物或冷沉淀，血液成分的应用可强制性维持正常血小板计数与凝血水平，包括抗凝血酶和蛋白 C。目前，为维持蛋白 C 和抗凝血酶而输注 FFP 可能是创伤后治疗 DIC 的一种合理策略，其对抑制纤溶表型发展为血栓表型是重要的。但需注意活化蛋白 C、重组人血栓调节蛋白和抗凝血酶的用量，这些因子超过正常水平会引起出血。

氨甲环酸可降低创伤伤员出血死亡的危险，应尽可能早的给予。关于抗纤溶药物在创伤伤员中应用，目前有一项全球的多中心研究正在进行中，这项研究的结果可能会增加在纤溶型 DIC 伤员进行抗纤溶治疗的理论依据。但在创伤 24 至 48 小时后，纤维蛋白溶解表型 DIC 迅速转变为血栓性表型 DIC，在这种情况下，伤员不宜用抗纤溶药物治疗。2011 年，CRASH-2 随机对照试验中 20 211 例伤员创伤后的前 8h 内接受氨甲环酸治疗。结果表明，创伤后 3 小时内使用氨甲环酸治疗可降低死亡率，超过 3 小时使用不一定有益，可能还会造成伤害。

（二）严重出血和失血性休克

在过去的十年中，基于军事医学的经验和的 TIC 研究的进展，严重出血时大量输血的方法有了极大的进步，也就是现在被称为的"损伤控制复苏"。损伤控制复苏通常由损伤控制性外科、允许性低血压和止血复苏组成；然而，在实施损伤控制性复苏的同时应考虑它是从创伤现场到急救室、手术间和 ICU 的一种"捆绑式创伤复苏"方式，救治过程中下述的治疗方案都应涵盖（表 16-2）。

表 16-2　创伤复苏的"捆绑"

纤溶表型 DIC 的治疗
- 有下述紊乱
  - 创伤本身和创伤引起的外科出血
  - 失血性休克
- 凝血因子消耗
- 高纤维蛋白（原）分解

损伤控制性复苏
- 损伤控制性外科
- 允许性低血压
  - 限制性输液
  - 维持足够的灌注压
- 止血复苏
  - 固定的输血比例
  - 纤维蛋白原浓缩物
  - 凝血酶原复合物
  - 重组 FⅦa
  - 氨甲环酸

1. 损伤控制性外科和允许性低血压　损伤控制性外科包括简单手术、手术部位（原发于腹部）的一期缝合、低温和凝血功能障碍的纠正和再次手术的计划（允许创伤伤员生理储备功能有所恢复后再次手术）。虽然没有随机对照试验来评估损伤控制性外科的这个程序，但此概念现在已经成为创伤外科的指导原则。

20 世纪 90 年代中期进行了一次非随机试验，允许性低血压的概念（定义为限制输液，直到出血被控制）蔓延全球。然而，一项 Cochrane 评价结果显示早期和延迟性（限制性）复苏之间的死亡率没有差异。还没有证据支持创伤性脑损伤伤员要强制性采用允许行低血压和维持足够的脑灌注压。严重出血和失血性休克的管理的首要目标是氧气输送到外周组织和器官取消氧债，恢复氧供。氧气运输是通过适当的血容量和灌注压力维持心排血量，同时也通过血红蛋白携带氧和溶解血浆中的氧来进行协调。"允许性低血压"的问题在于是使用该术语对限制性输液的具体定义不明确。为维持充分的灌注压，这种误导性的术语，应该更准确地表述，目前推荐平均动脉压≥80mmHg。

2. **目标导向止血复苏**　从 20 世纪 70 年代的基于全血复苏，到大容量晶体、携氧复苏，特别是当前损伤控制性外科（DCS）理论在创伤救治中的广泛应用，复苏时凝血功能障碍的预防与治疗逐渐受到重视。其中最具有代表性的新理论是早期目标导向凝血治疗（early goal-directed coagulation therapy，EGCT）。这一"诊断性、导向性治疗"理念的雏形是根据黏弹性止血试验（viscoelastic haemostatic assays，VHA）结果指导成分输血，随后发展为目标导向止血复苏，最后形成 EGCT。VHA 检测所需的时间短，为快速诊断与个体化治疗提供了可能，并可通过动态检测连续评估治疗效果及进一步优化治疗方案，尽可能减少治疗副作用。欧洲高级创伤出血治疗工作小组 2013 年公布的指南中提倡 POC 治疗。工作小组认识到早期干预可改善凝血指标的异常，减少对红细胞、FFP 和血小板的总体需求，并降低创伤后多器官衰竭的发生率。

通过实验室检测或黏弹性的设备指导大量输血已成为普遍的方法，以避免血液制品过度或有害的使用，称其为"目标导向止血复苏"。许多研究已经建议在此策略中使用黏弹性设备，它可以提供更全面的观察创伤伤员的凝血功能。已证明入院时快速 TEG 与常规凝血指标（PLT、PT、PTINR、aPTT 和纤维蛋白原）相比具有很大的优势。但一项 Cochran 报告证实在严重出血的伤员，无论用 ROTEG 还是用 TEG 测定，都不能改善这类伤员的死亡率。国际止血与血栓协会（International Society on Thrombosis and Haemostasis，ISTH）和日本急救医学协会（Japanese Association for Acute Medicine，JMMA）的 DIC 评分系统包括炎症、血小板、凝血和纤溶的参数，这个评分对除

了治疗失血性休克复苏外还需要止血复苏的伤员是有益。入院时采用 JAAM 的 DIC 评分系统可独立预测伤员是否需要大量输血、发病率和严重创伤伤员的结局。因此，ISTH 和 JAAM 的 DIC 评分系统指导目标导向止血复苏是一很有前景的方法。

3. **固定比例的血液制品输注**　作为大量输血策略的一部分，止血复苏是通过血液制品的管理达到治疗严重出血和创伤性凝血病的目的，以改善休克和出血状况，最终控制纤溶表型 DIC 发展到血栓表型的进度（血栓表型 DIC 是导致器官功能障碍的原因）。虽然在过去的 10 年间有相当多的研究，但很少有基于止血复苏方法研究的报道。

早期的文献报道认为足够血浆是很重要，但没有提供一个恰当的比例。在治疗因战伤伴随的凝血紊乱时，随着首次提出采用血浆和红细胞的固定比例 1∶1 而来的争议，时至今日已有许多研究认可了这个结论。

最近有四篇系统综述和两个荟萃分析，总结了在创伤中固定比例的输血策略对死亡率的影响。系统综述的结论几乎一致：血小板或 FFP 与红细胞的比例高则可与死亡率低相关。美国通过伊拉克（伊拉克自由行动，OIF）和阿富汗（持久自由行动，OEF）战争而总结出经验，军队研究所的外科研究临床实践指南在损伤控制性复苏中，针对急性创伤的士兵目前建议用红细胞（PRBCs）、新鲜冰冻血浆（FFP）、血小板（PLT）之间的比例为 1∶1∶1。

基于前瞻性多中心观察创伤大输液（PROM-ITT）研究和回顾性分析的结果，设计了实用随机最优血小板和血浆比率（PROPPR）研究，旨在解决血浆、血小板和红细胞 1∶1∶1 与 1∶1∶2 不同比例在预测需要大量输血的创伤伤员的效果。两组之间死亡率没有显著性差异，然而在 1∶1∶1 组更多的伤员在 24 小时得到止血。这种改良式全血输注并不能减少预测需要大量输血的严重创伤伤员输血的容量。

早期应该用含血浆和血小板的血液制品，而不仅仅是大量的晶体液和红细胞代替丢失的血液，可将稀释性凝血病减少到最低；同时，根据 TEG 的结果可以对伤员的真实需要进行个体化的止血复苏。这两点既能降低输血不足导致的组织灌注不足、创伤性凝血病所致出血过多，又能避

免因输血过量而增加急性呼吸窘迫综合征、急性肺损伤、脓毒症、多器官功能损伤的危险。对于多发伤但未达到失血性休克诊断标准或是没有大量输血指征的伤员，并不适合行 DCR 治疗，因为血浆和血小板的大量输注会增加多器官功能障碍的风险，但并不增加伤员的存活率。

输入 FFP 的量与时机是近年来争议颇多的话题，主要集中在 FFP 与 RBC 的最佳输注比例方面。尽管很多研究都支持在创伤早期积极应用 FFP，但最佳 FFP 与 RBC 的比例仍无定论，特别是不同程度及不同原因的创伤可直接影响最佳 FFP 与 RBC 之比。虽然没有 DCR 应用方面的随机研究资料，但很多医学中心已经采用了这一观点。但要精确地达到这一比例是非常困难的，并且也不知道什么才是最佳比例。有研究认为，与全血相比，这种类似于全血的平衡比例成分血治疗（PRBCs∶FFP∶PLT＝1∶1∶1）提供的是血细胞压积低、血小板少和凝血因子活性低的血液制品。因此，很多人认为在严重创伤需要大量输血的这类人群中，最合适的复苏液体还是全血，它同时解决了失血性休克和凝血功能障碍的问题。目前唯一支持院前使用全血的指南是为战术疏散护理制定的"*Tactical Combat Casualty Care guidelines*（战术作战伤亡护理指南）"。

4. 纤维蛋白原浓缩物（fibrinogen concentrates，FC） 纤维蛋白原在创伤早期即可降至非常危险的低水平，欧洲治疗指南推荐创伤伤员纤维蛋白原不低于 1.5~2.0g/L，低于此浓度应使用纤维蛋白原浓缩物（3~4g）或冷沉淀（50mg/kg 或 15~20U）。严重创伤伤员低纤维蛋白原血症时，输注 FC 可降低其他血液制品使用、降低失血性休克和 MOF 的发生。

纤维蛋白原作为纤维蛋白的直接前体，通过激活凝血酶和血小板聚集的介质而转化，起到止血的基本作用。欧洲的指南定义在伤员到达急诊室后第一个 24h 内，在血小板计数、PT 和 aPTT 出现危急值之前纤维蛋白原水平低于 1.5g/L 为危急值。DIC 的伤员在到达急诊室时纤维蛋白原水平显著降低，与没有 DIC 的伤员相比，前者更快降低到危急值。到达急诊科时纤维蛋白原的水平是创伤后大量输血和死亡的独立预测因子，其最佳预测值是 1.9g/L 或＜1.5~2.0g/L。这些结果清楚地表明并不是所有的创伤伤员需要用纤维蛋白原浓缩物治疗，只有纤溶表型 DIC 的伤员才使用纤维蛋白原浓缩物。

在消除 DIC 病因之后，纤维蛋白原浓缩物用于治疗凝血障碍出血是一重要选择，包括在创伤时应用。不过，在严重出血时纤维蛋白原的使用还是有很多矛盾和争议。虽然是缺少大量出血创伤伤员使用纤维蛋白原浓缩物的证据，并在纳入的研究中有许多方法上的缺陷，但一些研究仍表明，纤维蛋白原浓缩物管理可以降低血液产品需求。在围手术期，纤维蛋白原浓缩物的有效性和安全性还需要随机临床试验来解决这个问题。

纤维蛋白原浓缩液确有减少同种异体血制品使用的优势，纤维蛋白原替代疗法，如用新鲜冷冻血浆、其他血浆制品或凝血因子浓缩物（如凝血酶原复合物浓缩物和重组 FⅦa）正作为治疗策略在探索中。

5. 凝血酶原复合物（prothrombin complex concentrate，PCC）和重组人活化因子Ⅶ（rFⅦa） 凝血酶原复合物浓缩物是包含三个（FⅡ、FⅨ和FⅩ）或四个（FⅡ、FⅦ、FⅨ和FⅩ）维生素 K 依赖性凝血因子的浓缩产品。PCC 不包含或只有非常少量的抗凝蛋白如蛋白 C、蛋白 S（游离）和不含纤维蛋白原的抗凝血酶。PCC 除了用于维生素 K 拮抗剂诱导的出血或对其保护外，PCC 已经在创伤引起的出血中有应用。

已有多篇研究证实从创伤后即刻到伤后数日，DIC 发生有凝血酶生成增加，蛋白 C、蛋白 S 和抗凝血酶水平较低。这类伤员循环中凝血酶的生成主要取决于抗凝血酶水平的降低。因此，理论上像 PCC 这样具有极高的促凝血剂/抗凝剂的比例，可诱发血栓和 DIC。实际上，PCC 增加凝血酶生成伴随血小板计数和抗凝血酶水平的降低、PT 和 APTT 的延长，这些都类似 DIC 的进展。建议应根据 DIC 评分和抗凝血酶水平监测谨慎使用 PCC。

两篇关于重组 FⅦa 的随机对照试验结果已发表。第一项研究仅能使钝性创伤减少输血需求的目标，但这项研究包含了很多方法上的缺陷；第二项研究由于比预期的死亡率低和无效而被终止。最近的 Cochrane 系统评价得出的结论是 rFⅦa 作为止血药物的有效性尚未得到证实，其使用增加动脉病变的风险。rFⅦa 超出许可范围的使用应限制临床试验。

基因重组的Ⅶ因子（rFⅦa）是一个很有前景的药物。Boffard 等的一项前瞻性研究发现，rFⅦa

16

能减少钝性伤员红细胞的输注量,但对穿透伤伤员及死亡率的影响没有统计学意义。现有的证据表明,在伤员使用 rFⅦa 或安慰剂治疗之间没有显著差异,还增加使 DIC 恶化的概率。因此需要进一步的研究 rFⅦa 在纤溶型 DIC 伤员的使用的疗效和安全性。

(三)其他药物治疗

从炎症可触发 TIC 的角度考虑,目前也在研究创伤后早期给予伤员非甾体抗炎药物(NSAIDs)。院前使用的 NSAIDs 类药物可降低 TIC 的发生率。从这些数据得出的结论是回顾性和观察,需要进一步的随机对照试验来验证 NSAIDs 的意义,是否能开拓 TIC 的另一种治疗方式。

Desmopressin 是合成的精氨酸加压素类似物,可促进内皮细胞释放 vWF,增加血小板表面糖蛋白受体数量和血液中Ⅷ因子浓度,但还没有在创伤伤员中应用的报道。

在治疗方面,除了上述的方法外,还应警惕 TIC 后继发的高凝状态和血栓形成。早期的一项研究发现,入院时存在凝血病是创伤伤员发生静脉血栓的独立预测因子,因而必须高度关注此类伤员后期并发静脉血栓和肺栓塞的危险。

第五节 结 论

创伤性凝血病是由严重创伤后立即发生的宿主内源性反应。蛋白 C 的活化、内源性肝素化以及糖萼的损害是 TIC 的重要启动因素,纤维蛋白原消耗和血小板功能障碍在出血过程中也是必须考虑到的。创伤的严重程度与凝血的程度有关。经典的凝血试验不能充分描述 TIC 发生的复杂过程,因而其价值有限。目前多支持使用 TEG 或 ROTEM 床旁凝血功能检测进行早期诊断。早期的管理包括由现场迅速送往医院、外科手术控制出血、避免过多的晶体液复苏和早期识别 TIC。方案指导治疗与 PRBC:FFP:PLT=1:1:1 是一种有前途的策略,已在全球被广泛使用,并证明可降低死亡率。现有的药物治疗,如 TXA 现在是标准的治疗方案,应早期使用。随着我们对 TIC 认识的增加,有望建立创伤早期标准的诊断和治疗规范。

(刘宿 陈力勇)

参 考 文 献

1. DAVENPORT RA, BROHI K. Cause of trauma-induced coagulopathy. Curr Opin Anaesthesiol, 2016, 29(2): 212-219.

2. CANNON WB, FRASER J, COLWELL EM. The preventive treatment of wound shock. JAMA, 1918, 70: 618-621.

3. MACLEOD JB, WINKLER AM, MCCOY CC, et al. Early trauma induced coagulopathy (ETIC): Prevalence across the injury spectrum. Injury, 2014, 45(5): 910-915.

4. COHEN MJ, KUTCHER M, REDICK B, et al. Clinical and mechanistic drivers of acute traumatic coagulopathy. J Trauma Acute Care Surg, 2013, 75(Supple 1): S40-S47.

5. FLOCCARD B, RUGERI L, FAURE A, et al. Early coagulopathy in trauma patients: an on-scene and hospital admission study. Injury, 2012, 43(1): 26-32.

6. VARDON F, MROZEK S, GEERAERTS T, et al. Accidental hypothermia in severe trauma. Anaesthesia, critical care & pain medicine. Available online 13 May 2016.

7. HILBERT-CARIUS P, HOFMANN GO, LEFERING R, et al. Clinical presentation and blood gas analysis of multiple trauma patients for prediction of standard coagulation parameters at emergency department arrival. Anaesthesist, 2016, 65(4): 274-280.

8. HOLCOMB JB. What is new in the treatment of trauma induced coagulopathy? Expert Rev Hematol, 2015, 8(6): 703-705.

9. GANDO S, HAYAKAWA M. Pathophysiology of trauma-induced coagulopathy and management of critical bleeding requiring massive transfusion. Semin Thromb Hemost, 2016, 42(2): 155-165.

10. NEAL MD, MOORE HB, MOORE EE, et al. Clinical assessment of trauma-induced coagulopathy and its contribution to postinjury mortality: A TACTIC proposal. J Trauma Acute Care Surg, 2015, 79(3): 490-492.

11. DARLINGTON DN, GONZALES MD, CRAIG T, et al. Trauma-induced coagulopathy is associated with a complex inflammatory response in the rat. Shock, 2015, 44(Suppl 1): 129-137.

12. DOBSON GP, LETSON HL, SHARMA R, et al. Mechanisms of early trauma-induced coagulopathy: The clot thickens or not? J Trauma Acute Care Surg, 2015, 79(2): 301-309.

13. HUNT H, STANWORTH S, CURRY N, et al. Thromboelastography (TEG) and rotational thromboelastometry (ROTEM) for trauma induced coagulopathy in adult trauma patients with bleeding. Cochrane Database Syst Rev, 2015, 2: CD010438.

14. CAP A, HUNT BJ. The pathogenesis of traumatic coagulopathy. Anaesthesia, 2015, 70 (Suppl 1): 96-101, e32-34.

15. BURGGRAF M, PAYAS A, KAUTHER MD, et al. Evaluation of clotting factor activities early after severe multiple trauma and their correlation with coagulation tests and clinical data. World J Emerg Surg, 2015, 10: 43.

16. SCHÖCHL H, SCHLIMP CJ. Trauma bleeding management: the concept of goal-directed primary care. Anesth Analg, 2014, 119 (5): 1064-1073.

17. LIOU DZ, SHAFI H, BLOOM MB, et al. Defining early trauma-induced coagulopathy using thromboelastography. Am Surg, 2014, 80 (10): 994-998.

18. CARDENAS JC, WADE CE, HOLCOMB JB. Mechanisms of trauma-induced coagulopathy. Curr Opin Hematol, 2014, 21 (5): 404-409.

19. NEAL MD, BROWN JB, MOORE EE, et al. Prehospital use of nonsteroidal anti-inflammatory drugs (NSAIDs) is associated with a reduced incidence of trauma-induced coagulopathy. Ann Surg, 2014, 260 (2): 378-382.

20. AUBRON C, READE MC, FRASER JF, et al. Efficacy and safety of fibrinogen concentrate in trauma patients-a systematic review. J Crit Care, 2014, 29 (3): 471. e11-7.

21. SPAHN DR, BOUILLON B, CERNY V, et al. Management of bleeding and coagulopathy following major trauma: an updated European guideline. Crit Care, 2013, 17 (2): R76.

22. COHEN MJ, KUTCHER M, REDICK B, et al. Clinical and mechanistic drivers of acute traumatic coagulopathy. J Trauma Acute Care Surg, 2013, 75 (1 Suppl 1): S40-S47.

23. MANN KG, FREEMAN K. TACTIC: Trans-Agency Consortium for trauma-induced coagulopathy. J Thromb Haemost, 2015, 13 Suppl 1: S63-S71.

16

第十七章

多器官功能障碍综合征

多器官功能障碍综合征（multiple organ dysfunction syndrome，MODS）或多器官功能衰竭（multiple organ failure，MOF）是指人体遭受致命性侵害（如严重创伤、感染、重大手术等）时体内防御系统、炎症反应以及凝血系统间的平衡被打破，发生病理性的相互反应，使机体内稳态被破坏后逐步出现的两个或以上器官序贯性、可逆性功能障碍。自 20 世纪 70 年代首次描述这个概念已40 余年，MODS 一直是外科危重病伤员和严重创伤伤员（除外早期耗竭性出血和严重脑外伤）死亡的主要原因。尽管这些年对 MODS 病理生理学变化的研究取得很多进展，有效的治疗手段仍然缺乏，所以早期采取积极措施预防其发生是当前关注的重点和研究的热点。

第一节　概念的演变

在第二次世界大战早期，失血性休克一度成为威胁伤员生命的主要问题，输血、输液知识的进步和外科手术技术的提高使这个问题得到解决。到第二次世界大战后期创伤后肾功能不全（损害）一度成为困扰伤员救治的主要障碍并延续到朝鲜战争，对休克病理生理学改变认识的深入和液体复苏策略的改进较好解决了这个问题。随后在越南战争中又出现了"休克肺"或"大白肺"的问题。1967 年 Ashbaugh 首次报道了成人呼吸窘迫综合征（adult respiratory distress syndrome，ARDS），并指出早期使用正压通气可以减少肺功能不全。20 世纪 70 年代中期随着 ICU 在西方国家的出现和发展，器官功能支持技术明显提高，因单个器官功能不全导致伤员或伤员死亡的情况日益减少，但同时发现，作为积极休克复苏的后遗结果，合并进行性、序贯性多器官功能不全死亡的伤员逐渐增多。20 世纪 70 年代 Tilney 和 Baue 先后

报道了多器官功能不全的病例并称之为序贯性系统衰竭（sequential system failure，SFF），Baue 的文章中特别强调了器官之间的相互影响，即伤员预后决定于器官系统间相互作用的结果，一个器官的损伤可以引起其他器官的功能障碍，反之首先衰竭的器官功能经治疗恢复可以减少其他器官功能障碍的风险，不同的器官功能障碍组合其死亡风险也不同。1977 年，Eiseman 首次提出 MOF 的概念。此后不久，Fry 报告了危重病伤员中著名的"衰竭的器官数目与病死率"的线性关系：单个器官衰竭病死率 30%，四个或以上器官衰竭病死率 100%。

MOF 的概念提出之初，人们一度认为感染是其主要原因：传统理论将一个局部感染发展为全身性事件也称为"脓毒症"（sepsis）。伤员出现发热，呼吸、心率增快等一系列其他症状常使临床医师意识到病原体入侵及随之发生的机体内环境变化不仅仅影响感染局部，也影响全身，如 20 世纪70 年代美国国内伤员大多为穿通伤，其中约有50% 的伤员发生腹腔内感染（intraabdominal infection，IAI）。美国"刀枪俱乐部"的报告认为"MOF是感染未得到控制的致命表现形式"，这促使研究重点集中在腹腔感染的手术处理和围手术期管理。经过努力，腹腔感染的发生率大幅下降，但MOF 并未因此而减少。几乎同时期，越来越多的研究发现其他非感染临床事件也可使机体出现类似上述"脓毒症"的临床表现并最终出现 MOF，如遭受严重钝性外伤后的伤员，而这些伤员并没有发现明确的感染灶。此后大量的临床、实验研究及尸体解剖均证实不是所有的 MOF 伤员都有感染存在，在实验室条件下甚至可以复制 MOF 的临床及炎症表现而不需要感染因素参与。

有学者关注到胃肠道在 MOF 中的作用，指出消化道细菌可以在缺少可识别的感染情况下引发

MOF，并由此提出"MOF 胃肠道发动机"假说：消化道细菌的过度生长及黏膜屏障功能受损促使细菌移位（translocation）而导致 MOF 的发生；但是选择性消化道去污术的临床应用和实验研究均未能证实其有效性，提示此假说仍有待进一步的研究。

随着研究的逐步深入，到 20 世纪 90 年代，普遍的观点认为感染是 MOF 的充分条件而不是必要条件，感染或非感染因素都可以导致 MOF 的发生，其主要机制是激发机体自毁性、失控性的免疫炎症反应而不是病原微生物自身的毒性对机体的损害。Goris 的研究证实严重的组织损伤和感染导致炎性介质的大量释放是发生 MOF 的原因，Marshall 等的研究指出，机体炎症反应的严重程度（而不是感染的类型和程度）与伤员的预后相关。

基于上述研究，美国胸科医师协会/危重症医学会（American College of Chest Physicians/Society of Critical Care Medicine，ACCP/SCCM）于 1992 年联席会议上提出全身炎症反应综合征（systemic inflammatory response syndrome，SIRS）的概念，指出 SIRS 是感染或非感染因素导致机体炎症级联反应的系统性激活，建议用 MODS 替代 MOF，并指出 MODS/MOF 是 SIRS 的并发症，首次明确 SIRS 和 MODS 是一个病理生理过程的不同阶段。既往认为 MODS 将一个静态的、全或无的综合征，新的定义将 MODS 描述为一个为动态的病理生理过程，这极大改变了认识、研究 MODS 的视角。

第二节　流行病学

MODS 是导致危重病伤员死亡的主要原因。由于伤病种类不同，诊断标准各异，其发生率也有较大差异。有研究证实，ICU 伤员中 MODS 的发生率为 19%，50%～80% 的 ICU 死亡病例都与 MODS 有关。德国国家创伤协会数据库 2002～2011 年的一组 31 154 例回顾性病例研究显示，以序贯性器官衰竭评分（sequential organ failure assessment，SOFA）为诊断标准，MODS 的发生率为 32.7%，MODS 和非 MODS 伤员的 30 天院内病死率分别为 34.1% 和 7.5%，差异有非常显著的统计学意义。Minei 等报告 916 例严重钝性创伤伤员，以 Marshall 评分为诊断标准，MODS 的发生率为 29%。

任何生物学应激引发机体炎症反应都可导致 SIRS 从而使机体处于发生 MODS 的风险中。目前已知某些外在的病理性损害和机体自身的情况，有无合并疾病等是 MODS 发生的危险因素。有研究揭示机体的缺血/再灌注损伤是 MODS 最常见的危险因素，其次是脓毒症和任何原因导致的休克。Sauaia 等的研究显示，损伤严重度评分（injury severity score，ISS）≥25 加上需要 24 小时内输注红细胞悬液大于 6 单位的伤员发生 MODS 的概率为 46%；而 Cryer 发现，只要 ISS≥25，不管是否需要输注红细胞，MODS 的发生率为 66%。至于机体自身因素，老年、合并多种疾病等都是 MODS 发生的危险因素；相比于白种人，黑人发生感染、脓毒症、MODS 及死亡的风险较高；新生儿和幼儿由于机体自身防御机制尚不健全，发生 MODS 的风险明显高于年长儿童。容易发生 MODS 的疾病或病理过程包括脓毒症、多发创伤、烧伤、急性重症胰腺炎、误吸、失血性休克、大量输血、缺血再灌注综合征、大手术、器官或组织的缺血性坏死、细胞因子释放综合征（细胞因子/抗细胞因子治疗）等。

近年来人体基因多态性与疾病关系的研究取得较大进展，现有资料表明，某些机体对 MODS 的易感性增加是因为存在能放大机体遭受疾病或创伤时发生天然免疫炎症反应强度的基因。目前单核苷酸多态性（single nucleotide polymorphisms，SNPs）研究已筛选出一系列与模式识别受体（pattern recognition receptors，PPRs）、信号转导分子、效应细胞因子及凝血因子有关的基因和多肽，但由于功能的多样性，其与 MODS 的因果关系尚难以确立，相信随着精准医学的发展和研究的深入，上述 SNPs 与 MODS 的关系会得到进一步揭示：

1. 模式识别和信号转导受体　血管生成素 2 基因（angiopoietin 2 gene，ANGPT2）、降钙素基因（calcitonin gene，CALCA1）、热休克蛋白 A1B（heat shock protein A1B，HSPA1B）、热休克蛋白 A1L（heat shock protein A1L，HSPA1L）、白介素 1 受体相关激酶-1（interleukin-1 receptor associated kinase-1，IRAK-1）、白介素 1 受体相关激酶-4（interleukin-1 receptor associated kinase-4，IRAK-4）、内毒素结合蛋白（lipopolysaccharide binding protein，LBP）、甘露醇结合凝集素（mannose binding lectin，MBL）、线粒体 ND1 基因（mitochondral ND1 gene，ND1）、CD14、髓磷脂及淋巴细胞蛋白（myelin and lymphocyte protein）、髓样分化 2 基因（myeloid differentiation 2 gene，MD2）、肌球蛋白轻链激酶（myosin light polypeptide kinase，MYLK）、toll-interleukin 1 receptor domain-containing adaptor protein、TLR1、TLR2、TLR4。

2. **细胞因子** IκBA、INFγ、IL-1α、IL-1β、白介素-1 受体拮抗剂、IL-6、IL-10；巨噬细胞抑制因子、TNF-α、TNF-β。

3. **凝血因子** 凝血因子 V、纤维蛋白原、纤溶酶原激活物抑制剂-1（plasminogen activator inhibitory-1，PAI-1）、凝血酶激活的纤溶抑制剂（thrombin-activatable fibrinolysis inhibitor）。

第三节 发病机制及病理生理学

关于 MODS 的发生机制目前有"单次打击""二次打击"和"持续打击"三个学说。当机体遭受的初始损害足够严重（如重度烧伤、严重多发伤、急性重症胰腺炎等）时，会直接引起相应的器官功能障碍，此即"一次打击"学说；当机体经受住初次打击，机体内稳态逐步恢复时，由于病情变化又受到意外的感染、出血、重大手术等较严重的应激事件影响，炎症反应再次失控，引发 MODS，此即"二次打击学说"；而"持续打击"学说是指应激因素连续不断作用于机体（例如多重耐药菌引起的呼吸机相关性肺炎）导致 MODS。临床实践中，上述三种机制难于截然分开，常常是相互影响而共同发挥作用。

由于机体器官脏器的功能结构特点不同，对缺血缺氧的耐受性也有差别。一般而言，心脏最容易受影响，也是最早发生功能不全的器官，呼吸系统功能不全也常在早期见到，而肝脏、血液、消化道、肾脏等器官系统功能不全常发生于病程后期。肝脏由于具有强大的代偿能力，功能受损早期表现常较隐匿，一旦出现明显异常提示损害严重程度超出临床检验指标的异常程度。此外，临床观察发现，某些器官功能障碍组合致死性风险更高，如肝脏和肺组合、肾脏和肺组合、血液和心脏组合等。

众多研究已证明，MODS 的病理生理进程中机体免疫系统发挥重要作用，先后经历两阶段截然不同的功能改变，已成为是其特征性表现之一：第一阶段是天然免疫（innate immunity）功能的上调和增强（表现为炎症反应失控，大量促炎因子生成，内皮通透性增加，广泛的微血管栓塞，细胞凋亡加速，实质细胞完整性破坏）；第二阶段是抗炎反应增强及适应性免疫（adaptive immunity）功能的下调减弱（表现为抗炎因子生成增加，免疫抑制和感染风险增加）。上述变化称为"免疫失衡（immunologic dissonance）"。

一、炎症反应和组织损伤

天然免疫系统是机体防御功能的第一道屏障，组织损伤、缺血-再灌注损伤、病原体入侵等都使其激活而发生非特异炎症反应，在保护机体的同时也发挥识别、提呈抗原的作用，是机体产生特异性细胞免疫和体液免疫反应的重要前提。如果机体防御功能足够强大，可以将损伤或入侵的病原体限制于局部并加以限制或清除，则仅发生局部的炎症反应，反之局部炎症灶内的许多促炎生物活性物质可经多条途径进入血液循环引起系统性炎症反应，使伤员出现发热、呼吸、心率增快等 SIRS 的典型临床表现。

（一）严重应激时，机体内稳态失衡，组织发生缺氧，激活体内炎症反应系统发生失控性炎症反应而产生组织损伤。炎症反应的早期阶段主要是巨噬细胞激活，释放细胞毒素和细胞因子。细胞毒素主要是由作为细胞表面 MHC II 类抗原共受体的 CD8+ 细胞（细胞毒性 T 淋巴细胞、树突状细胞）分泌，在局部破坏细胞壁和紧密连接。细胞因子除由免疫细胞（辅助 T 细胞、调节 T 细胞、单核细胞、巨噬细胞、树突状细胞）分泌外，也可由血小板或内皮细胞等分泌，主要介导作为 MHC I 类抗原共受体的 CD4+ 细胞发生局部或全身反应。虽然可以根据功能对细胞因子进行分类，但其引起的反应复杂多样，相互间有交叉重叠，一种因子可以激活不同的效应细胞引起不同性质的反应（促炎或抗炎）。机体内稳态的维持得益于体内促炎和抗炎反应的自我调节和平衡，一旦这种平衡被打破将会对机体造成损害。由于机体的免疫炎症反应网络庞大而复杂，虽然在过去的数十年间投入巨大的人力物力从基础和临床方面进行了广泛的研究，仍没有取得突破性的进展。如何调控炎症反应、尽快恢复机体自身的内稳态仍是今后研究的热点和重点方向。

（二）中性多形核（polymorphonuclear，PMN）白细胞在靶器官的聚集是 MODS 的另一个主要特点。对因 ARDS 死亡伤员进行的尸检发现肺间质中有大量的白细胞浸润；ARDS 动物模型实验也证实去除或抑制白细胞的功能可以减轻肺部的病理损害。研究证明，白细胞的激活（呼吸爆发）可以产生大量活性氧、氮类物质（氧自由基、一氧化氮）和脂质类介质（前列腺素、白三烯），破坏靶器官的组织结构，引起毛细血管的通透性增加。临床上常表现为肝脏急性期反应蛋白（acute phase protein，AP）如 C 反应蛋白（CRP）、α2-巨球蛋白、纤维蛋白原、α1-抗胰蛋白酶及补体的生成增加，发生机体全身多部位水肿。

（三）免疫系统在 MODS 的病理过程中也起着重要作用。免疫细胞通过模式识别受体（pattern recognition receptors，PRRs）与病原体上保守的病原体相关分子模式（pathogen associated molecular patterns，PAMPs）相互作用，传递机体遭受入侵的信息。除识别 PAMPs 外，PRRs 还可以识别机体遭受病原体入侵时通过 Toll 样受体（toll like receptors，TLRs）介导、由激活或坏死的细胞产生的内源性损害相关分子模式（damage associated molecular patterns，DAMPs）——又称为内动素（endokines）或预警素（alarmins）。DAMPs 包括高迁移族蛋白-1（high mobility group box-1 protein，HMGB-1）、HSPs、尿酸、变异的基质蛋白（altered matrix proteins）和 S100 蛋白等。其中感染性应激主要引起 HMGB-1 和 S100 的生成和释放，而 HMGB-1 在感染性应激时主要通过识别 PAMPs 的途径主动生成、释放，而非感染性应激时由缺血或损伤坏死的细胞被动释放。DAMPs 通过晚期糖基化终产物受体（receptor for advanced glycation end-products，RAGE）和 TLRs 的识别引起受体依赖性的信号转导和核因子 κB（nuclear factor-kappa beta，NF-κB）的激活，成为炎症反应启动的重要标志。感染和非感染性炎症反应动物模型研究证实，RAGE 还可以作为白细胞整合素（integrins）的内皮黏附受体促进白细胞聚集于靶器官血管内皮，加重靶器官损伤，而抑制 RAGE 的信号转导可以减轻炎症反应。现有研究也揭示了无菌性损伤引起机体天然免疫系统发生炎症反应的机制：作为一种分布广泛的核蛋白，HMGB-1 通过 TLRs 信号转导途径介导了细胞因子的产生、释放和组织器官的损伤从而在炎症反应的产生过程中起到核心作用。RAGE-HMGB-1 复合体还能通过增强组织细胞自噬（autophagy）-程序化细胞生存及抑制凋亡（apoptosis）-程序化细胞死亡来影响机体的自我稳定系统功能。

（四）凝血系统在 MODS 的发生发展中也扮演重要角色。众所周知，炎症反应和凝血功能改变紧密相连。失控的炎症反应常伴有广泛的微血栓形成。TNF-α 可以激活组织因子，启动凝血级联反应；反过来，凝血酶受体激活 NF-κB 又会使促炎基因转录增加而使促炎因子大量生成和释放；微血栓形成、组织缺氧会延长炎症反应的持续时间，所以炎症早期出现凝血功能障碍会大大增加发生 MODS 的风险。

二、抗炎反应

MODS 的初始阶段以机体内稳态遭受破坏、组织器官损伤、全身炎症反应为特征，随后阶段则表现为适应性免疫（adaptive immunity）功能受损和对感染的易感性增加，这种现象被称为代偿性抗炎反应综合征（compensatory anti-inflammatory response syndrome，CARS），最终结果是机体免疫功能处于麻痹状态（免疫麻痹，immunoparalysis）。这一阶段以抗炎细胞因子 IL-10、IL-13、TGF-β 等分泌增加、作为体液免疫功能标志的抗体合成减少以及作为细胞免疫功能标志的 T 淋巴细胞功能抑制为特征。

在许多脓毒症伤员中可以发现，机体免疫系统不能及时清除病原体常预示着免疫抑制状态的延续，其特征性的表现是机体在不能清除原发的感染的基础上并发院内感染，其发生的机制是多因素的，包括但不限于：群体性凋亡导致的淋巴细胞和树突状细胞减少、HLA-DR 细胞表面抗原提呈复合物的表达减少，以及负性共刺激分子程序化死亡 1（negative costimulatory molecules programmed death 1）因子、细胞毒性 T 淋巴细胞相关抗原 4、B 细胞 T 细胞衰减因子及其相应配体的表达增加；调节性 T 细胞和髓源性抑制细胞的数量增加；促炎性的 Th1 发生细胞表型的转变、向抗炎性的 Th2 细胞转化，导致 IL-10 的生成等。血液中出现功能"耗竭"的 CD8+ 细胞和"失能"的 CD4+ 细胞提示天然免疫和适应性免疫都受到严重抑制。

作为对 MODS 发病机制的另一种解释，系统生物学理论认为 MODS 的发生是器官之间或细胞之间正常联络遭受破坏的结果。这种理论把机体内每个器官、系统都看成是一个随机的（stochastic）生物震荡体（biologic oscillator），它们的功能活动状态随时间而发生周期性的变化；每个器官的功能状态必须与其所属的系统相适应，器官之间的功能活动通过多种机制相互联系，处于良好的协调状态，机体得以保持健康。当机体处于正常内稳态状态时，震荡体功能活动的变异性(variability)通过机械、神经、激素和免疫(细胞因子和前列腺素)等输入机制的调节得以保持稳定可控，机体遭受严重的生理性损害后，生物振荡体(器官、系统)间的联系失去协调性，就可导致器官、系统功能发生恶化。这个领域中研究最多的是心脏：正常心率变异性的丧失提示器官、系统间的联络失去协调性，易于发生 MODS。例如，有临床研究报道，健康志愿者注射内毒素后其心率变异性明显增加，同样的改变也见于脓毒症的急诊伤员。另外的研究还观察到，低心率变异性与入住 ICU 或罹患 MODS 的伤员病死率相关。因此，心率变异性监测有望成为预测危重病伤员预后的一种无创、精确、有效的手段。

尽管随机生物震荡体间联络失调有可能成为阐明 MODS 发病机制的全新理论，而且也有研究运用这个理论解释了曾经投入大量人力物力研究的 MODS 抗介质治疗试验失败的原因，但若要进入临床应用，为 MODS 治疗提供切实有效的治疗选择，还需要进行更多的研究，包括目前 MODS 定义的根本性更新(从目前的理论转移到生物振荡体失调理论)。

三、持续炎症、免疫抑制、分解代谢

在既往 MODS 的临床研究中，1996 年美国丹佛 MODS 数据库分析揭示 MODS 的发生呈双峰现象：机体经受住初始损害打击后，部分伤员很快发生 MODS，此即第一个高峰，约占发生 MODS 伤员的 1/3；此后伤员经历一段病情相对平稳的阶段，直到院内感染开始发生时，又有部分发生 MODS，此即第二个高峰，约占发生 MODS 伤员的 2/3。当时的免疫学观点认为，机体遭受初始损害后随即发生由天然免疫活动增强导致的促炎反应即 SIRS，其效应细胞主要是中性粒细胞。如果这个反应足够强大，即可导致早期 MODS 的发生而形成第一个高峰；机体为保护自身免于受到已经发生的自毁式促炎反应的损害，适应性免疫的活性会降低而发生 CARS，其效应细胞主要是淋巴细胞。如果 CARS 持续存在就会使机体免疫功能受到损害，容易发生院内感染而形成 MODS 的第二

个高峰。然而，以这个理论为根据于 20 世纪 90 年代先后进行的以早期拮抗炎症反应、控制 SIRS 及调控 CARS、防止发生晚期院内感染为目的的大量临床试验都以失败而告终。近年来越来越多的研究对 SIRS/CARS 理论提出质疑：在盲肠结扎穿孔复制脓毒症模型动物身上发现，阻断早期促炎反应未能对抗炎反应及适应性免疫抑制产生影响，此外，促炎和抗炎细胞因子几乎是同时产生；值得注意的是，在 Glue Grant 研究中，研究者通过对严重创伤伤员外周血白细胞进行全基因组表达分析测定发现，伤后早期除促炎基因表达增加外，与之相伴的还有与 T 淋巴细胞活性及抗原提呈功能相关基因的表达下调，抗炎基因表达上调，这一结果与动物实验中观察到的情况一致。

在此期间，作为 MODS 发生的主要人群，创伤伤员的临床治疗取得了不少进展，表现在以下方面。

严重出血伤员的初期救治理念发生根本性改变，以期减少腹腔间隙综合征(abdominal compartment syndrome, ACS)的发生，包括：①大量输血方案(massive transfusion protocols, MTPs)的制定及实施；②快速控制出血；③早期复苏尽量限制晶体液的使用；④ICU 不采用以机体氧输送为目标导向的积极复苏策略。

在专业创伤中心执行以循证医学为基础制定的标准操作流程(standard operating procedures, SOPs)以避免医源性损害发生，包括：①避免大潮气量通气；②避免运用开放性输血策略；③避免早期胃肠外营养；④避免间断血液透析。

加强感染控制的管理，减少发生晚期院内感染的风险，包括：①手消毒；深静脉穿刺时进行全屏障防护；②采用机械通气集束化方案；③制定抗生素使用方案。

得益于以上进展以及重症支持技术的发展和提高，重症伤员大多能平安渡过死亡高风险期，既往常见的严重创伤后 MODS 伤员的两个死亡高峰也逐渐消失，但在存活下来的伤员中，有部分会进入慢性重病状态(chronic critical illness, CCI)，表现为 ICU 滞留时间延长(大于 14 天)，重要器官功能持续维持在低水平正常或轻度异常状态，外周血淋巴细胞减少、功能降低、粒细胞增多、甚至出现未成熟粒细胞，血清 IL-6 水平升高，代表急性期反应的 C 反应蛋白升高，前白蛋白降低，机体处于分解代谢状态，瘦体质持续丢失，创面愈合

能力障碍,即使通过积极的营养支持干预也不能逆转。这种状态成为 MODS 在 21 世纪出现的一种新表现形式,称为持续性炎症反应、免疫麻痹、分解代谢综合征(persistent inflammation,immuno-suppression,catabolism syndrome,PICS)。这些伤员出院后往往需要入住长期急症护理机构(long term acute care facilities,LTACs),病情康复困难,常因遭受感染或器官功能障碍需要反复入住 ICU,最终预后不良。相信随着人口老龄化和围手术期治疗水平的不断提高,PICS 将会成为 MODS 在 21 世纪的主要表现形式,对危重病伤员治疗提出严峻挑战。

第四节　病理学变化

一、肺改变

MODS 最显著的器官改变常发生在肺部,表现为重量增加,出现下列病理学形态:①支气管肺炎:发生率高,约在 82% 的伤员中可见到;②肺出血:发生率约 65%,多为双侧多发性,灶性肺炎、伴高度淤血、水肿,两肺广泛出血,有时出现肺的"血水肿"表现,即在肺泡腔中出现液体渗出伴有出血,同时伴有大量的炎性细胞浸润;③肺淤血、水肿:轻度的淤血水肿也可以是濒死期改变。但 MODS 伤员常出现高度淤血及水肿。

呼吸功能障碍在 MODS 中发生率较高,出现时间较早,在起病 24~72 小时即可发生,临床表现为急性肺损伤(acute lung injury,ALI)和 ARDS。由于剧烈的全身炎症反应,循环中存在大量的炎症介质可以进入肺循环导致肺泡毛细血管壁的破坏和通透性增加,水分、蛋白、中性粒细胞等渗出并在肺间质和肺泡内聚集,中性粒细胞等炎症细胞又释放大量促炎介质,造成肺间质、肺泡水肿积液,影响气体交换、弥散功能。缺氧、酸中毒、内毒素、血管活性物质的作用引起肺小动脉痉挛收缩,血小板的黏附、聚集及微血栓形成,将造成肺毛细血管网的栓塞,导致肺组织缺血;缺血缺氧及炎症介质可诱发肺泡 Ⅱ 型上皮细胞的代谢障碍,进而引起肺泡表面活性物质生成不足及成分改变,肺泡表面张力增加,降低肺间质及血管周围组织压力,促使液体向间质、肺泡内转移,从而加重肺水肿。肺泡表面张力增加,肺顺应性下降,造成弥漫性肺泡萎陷及肺不张,肺内分流量增加;肺

血管栓塞、收缩及间质水肿对肺血管的压迫使流经肺泡的血流量下降,造成死腔通气。肺间质水肿及肺泡表面透明膜形成导致弥散功能障碍,透气血流比例(V/Q)失衡和肺内分流量增加共同引发持续性低氧血症。

二、心脏改变

心内膜可见出血及小坏死灶,心肌出现带状损害,局部横纹消失、细胞肿胀、空泡变性、心肌断裂,显示闰盘损害、线粒体消失,组织化学显示琥珀酸脱氢酶呈袋状消失,心肌微血管淤滞。

内毒素、炎症介质、自由基等都可对心脏产生毒性作用。在心脏出现损伤前即可表现心脏收缩和舒张功能受损。MODS 时体内释放 PGI_2、组胺、缓激肽、NO 等扩张血管物质,同时又释放 TXA_2、内皮素等缩血管物质,收缩和舒张血管物质分泌紊乱;表现为一方面短路血管大量开放产生外周血管低阻力,另一方面微循环阻力增高致组织细胞血供不足,从而形成高排低阻型血流动力学表现合并外周组织细胞缺血缺氧,混合静脉血氧饱和度升高,动静脉氧分压差下降,血乳酸水平升高。高心排血量主要通过心率增加实现,但射血分数下降。高动力循环贯穿整个病程。根据临床病例统计,心功能不全发生率比其他脏器系统功能不全的发生率要低,一旦出现往往伴有休克,表现为心排血量下降,左心室舒张末压(LVEDP)升高,肺毛细血管楔压(PCWP)升高,血压波动大,心血管系统对正性血管、心肌活性药物的反应性下降。

三、微循环改变

全身微血管均呈现高度淤滞,内多为红细胞重叠,可出现血管腔内近内皮游离缘有多数小空泡,电镜证实为小球;内皮细胞肿胀,空泡变性甚至脱落,内皮及基底膜可有血浆浸润,嗜酸性增强,血管周围胶原纤维也有一定程度的血浆浸润,严重者可有纤维素浸润。间质普遍嗜酸性增强,这一改变可能为细胞外酸中毒现象,这种情况并不是嗜伊红过染,而是酸度增大的细胞外 pH 改变。MODS 死亡伤员微血管中红细胞出现黄绿色变化,这极可能是红细胞濒临死亡或死亡的表现。

创伤、出血、感染等可诱发休克,导致有效循环血容量不足,心排量下降,微循环出现障碍,组织灌注下降。初发因素启动了一系列改变:激活

的凝血因子、活化的血小板引起微循环局部微血栓形成，激活的肥大细胞产生血管活性物质促使局部微循环血管舒张，提高了血管通透性，在增加局部血流量的同时又减缓了血流速度，从而造成血流淤积。补体活化可激活凝血系统，并协同炎症细胞产生炎症介质。细胞黏附、迁移，并在局部释放溶解酶及氧自由基等损伤性物质，引起组织损伤。

四、胃肠道改变

当机体遭受创伤、休克、感染等严重打击时，循环功能不稳定，内脏血管选择性收缩以保证心、脑等重要器官的血流灌注，胃肠道血管在此情况下常见收缩，消化道容易发生缺血性损伤。复苏后局部血管恢复血流又可能发生再灌注损伤。因此可见胃肠黏膜上皮缺血脱落，通透性增加，非胃肠营养还会导致胃肠黏膜萎缩。制酸药的使用、胃肠蠕动功能下降、肠液胆汁反流等，将使致病菌繁殖；分泌型 IgA 的减少使局部抗感染能力下降；临床上抗菌药物的不合理使用可引起肠道菌群失调、细菌及内毒素通过胃肠黏膜移位到腹腔，再经肠系膜淋巴结及门脉系统进入体循环，细菌移位是诱发脓毒症的重要原因。临床上表现为中毒性肠麻痹、应激性溃疡、肠道营养不耐受等。

五、肝脏改变

有资料证实，MODS 伤员多有肝脏肿大，原因如下：①淤胆：肝小叶边缘带有胆栓形成伴胆汁淤积，可能有肝内胆汁排泄障碍，特别是小叶间胆管（Hering 管）到细胆管、胆管移行部障碍；②血流淤滞：MODS 病例普遍表现为肝窦高度扩张，可达原来大小的 3~4 倍，血流淤滞，小叶中心带变性、坏死、出血，有时在肝中央静脉及小叶下静脉或肝窦内，可看见变性的游离肝细胞或细胞团，系肝细胞动员现象；③Glisson 鞘细胞浸润：以淋巴细胞为主，还可见到浆细胞、少量中性粒细胞及嗜伊红白细胞。这种浸润为非特异性肝炎，与免疫反应有关；④其他病变：在肝硬化伴有消化道出血、食管静脉曲张破裂出血时，肝脏可出现不同程度的缺血坏死。

严重创伤、休克、感染导致肝细胞 ATP 水平下降，能量代谢障碍，肝实质细胞及胆道细胞损伤，内毒素造成毛细胆管损伤，胆汁引流受阻，胆汁淤积，损害肝排泄功能。肝组织 P450 酶系活性

下降，药物代谢能力受损。胆红素代谢紊乱，临床上表现为黄疸。内毒素可以刺激肝脏库普弗细胞释放炎症介质，影响肝细胞对炎症介质的清除，降低急性期蛋白的合成。肝代谢功能紊乱，血糖、血脂、氨基酸、胆红素、尿素及乳酸等水平异常，对内毒素、细菌及其毒性代谢产物的摄取清除均受影响。

六、肾脏改变

肾脏表现为显著的混浊肿胀，重量增加，具体变化如下：①肾小管变化：肾脏最显著的变化在肾小管，尤其以近端小管最为明显，显示不同程度的混浊肿胀、变性，充满蛋白管型，部分病例有显著扩张的肾小管及肾小囊。有的病例死亡前数日少尿，死亡前 1~2 天无尿；有的肾小管上皮变扁平，严重者出现肾小管上皮细胞坏死，形态改变类似挤压综合征；临床有明显黄疸者，远曲小管内可见胆汁管型，形态像胆汁性肾病。②间质变化：间质呈不同程度水肿，大部分间质有散在的灶性淋巴细胞浸润，并有血浆浸润，有时还可见到纤维素严重浸润。

SIRS 和脓毒症时，毒素和炎症介质直接作用于肾小管细胞、内皮细胞、系膜细胞，ATP 生成减少，Na^+-K^+ ATP 酶活性降低，自由基产生增多而清除减少，还原性谷胱甘肽减少，细胞内钙超载，都将对细胞造成伤害，导致肾功能障碍。当休克和低血容量存在时，交感神经兴奋，肾脏入球和出球小动脉收缩，肾血管阻力升高，血流量减少，肾小球滤过率下降；垂体分泌抗利尿激素（ADH）增加，促使肾小管和集合管重吸收水分；肾素-血管紧张素-醛固酮系统活性增加促进 Na^+ 的重吸收。内皮素释放增加而前列腺素合成减少，收缩舒张血管物质失衡也造成肾血流进一步下降，肾内血流重分布，肾皮质缺血。上述情况在临床上表现为肾功能急剧恶化、尿量改变、代谢紊乱等。

七、神经系统改变

神经细胞肿胀，空泡变性，尼氏小体减少、消失，甚至出现层状坏死，胶质细胞增生，出现噬神经节现象，胶质细胞肿胀，细胞界限模糊。MODS 波及神经系统的伤员常陷入昏迷，如果皮质严重受损而脑干功能尚保持正常，则进入植物生存状态，一旦病变严重波及脑干，则伤员出现不可逆转的脑死亡。

中枢神经系统功能障碍常用格拉斯哥昏迷评分(GCS)来评价,对预测伤员病死率有重要帮助。神经功能障碍与脓毒症、颅内出血、脑水肿、肝肾疾病、酸中毒等有关。另外,神经肌肉病变也相当常见,可达50%～70%,与神经毒性药物、营养不良、长时间制动、毒素作用、组织缺氧、神经内水肿等引起神经轴突退化及神经损伤有关,伤员表现为乏力、感觉缺失,严重时出现呼吸肌肉无力。

第五节　临床表现和诊断

一、临床表现

虽然失控的炎症反应对机体器官显示出明确清晰的影响,但就整体而言,器官功能不全很少单个发生。此外还应当注意到,器官功能不全除炎症反应外,常常是多因素综合作用的结果。例如,急性肾损伤(acute kidney injury,AKI)是低血容量和使用肾毒性药物等因素综合作用的结果。炎症反应可广泛影响机体多个器官,出现不同的临床表现:影响心脏可导致心肌抑制;影响肺部可出现ARDS;影响肾脏可发生急性肾小管坏死(AKI);影响消化系统可出现胆汁淤积、糜烂性胃炎、肠梗阻、非结石性胆囊炎、肝脏网状内皮系统功能障碍、肠道菌群移位;影响中枢神经系统可出现中毒性脑病、多发神经元病或神经肌肉功能障碍等;影响血液系统可出现血小板减少、凝血功能障碍。

虽然休克常是SIRS和MODS的始动原因,但炎症反应本身也可导致心脏功能障碍。炎性介质肿瘤坏死因子、活性氧、一氧化氮能抑制心肌的收缩能力,炎症反应还可引起内皮细胞通透性升高和血管扩张,使回心血量减少,血管阻力降低。如此,影响血压的主要因素前负荷、心肌收缩力、后负荷都受到影响而发生低血压,对单纯补充容量反应不佳,常需要合并使用血管活性药物。

MODS时肺部的表现主要是气体交换功能的损害,表现为低氧血症为主,早期二氧化碳潴留并不明显。肺部损害最严重的类型为ARDS,以肺部换气指标$PaO_2 : FiO_2 < 200$,胸部X线片上呈现双肺弥漫性浸润影,同时没有左心房压力增高、液体过多的证据为主要表现。

MODS伤员胃肠道功能损伤的表现形式繁多,可以是外科手术后胃动力障碍,小肠、结肠梗阻,也可以是遭受脓毒症打击后的顽固性腹泻。

据报道,机械通气时约有50%的伤员存在胃排空障碍,而在脑外伤后颅压增高的伤员中这个比例可以上升到80%。肠道接受内脏固有神经和外来自主神经(主要是副交感迷走神经)的双重支配。胃肠动力障碍的原因可能是神经支配失常、炎症、缺血再灌注损伤、药物的影响、电解质紊乱或脓毒症,多数情况下是多种因素综合作用的结果。缺血再灌注损伤可导致应激性胃黏膜出血(应激性溃疡)或急性非结石性胆囊炎,还可破坏肠黏膜的完整性,肠道菌群移位导致肠源性感染(肠道发动机学说)。

研究证明,肠道通透性增加与SIRS和MODS的发生密切相关,但目前临床常规应用的检查手段无法准确对其变化进行评判。非蛋白质氨基酸-瓜氨酸几乎完全来源于肠道细胞,血清中瓜氨酸浓度测定有望成为判断肠道细胞功能的一种手段。

肝脏受损时除血清中相关酶(以丙氨酸转氨酶ALT和天门冬氨酸转氨酶AST为代表)升高外,胆汁淤积性黄疸是另一重要的特征性表现。促炎介质的毒性作用可以破坏肝细胞间的紧密连接,使胆红素从肝细胞间的狄氏间隙漏出并最终返回血管内。全身炎症反应时,肝脏最先表现为正向急性期反应蛋白(CRP,铁蛋白)合成增加及负向急性期反应蛋白(白蛋白,转铁蛋白)合成减少,随即凝血因子合成减少,补充维生素K不能纠正,临床上可出现凝血功能障碍。肝脏具有强大的代偿储备功能,炎症反应导致的肝损伤临床表现一般不明显,常规的化验检查方法亦不能发现,黄疸出现时常提示正常肝功能已严重丧失,可高达80%,因此测量血清经肝脏代谢药物的代谢物浓度有可能成为早期、量化衡量肝脏功能损害的一种方法。

AKI最常见的原因是缺氧、缺血性损害,其他原因包括横纹肌溶解、肾毒性药物(含碘造影剂、抗生素等)的使用、炎症介质(TNF-α)激活肾素-血管紧张素-醛固酮系统等。临床表现为少尿、氮质血症、液体和代谢废物的蓄积。除横纹肌溶解外,其他伤员早期电解质都正常。肾脏具有强大的储备能力,AKI常见于MODS病程的中晚期,如果发生预示病情严重,病死率和伤残率较高,因此可作为评估伤员预后的一个指标。由于IL-1、TNF-α、TGF-β等炎性介质可以抑制促红细胞生成素的合成和功能,AKI的伤员还可以发生贫血。

MODS 的神经系统损害表现为意识状态的改变或意识丧失，目前仍用格拉斯哥昏迷评分（GCS）数值表示意识障碍的程度。研究表明，GCS 分值的高低与 MODS 伤员预后密切相关。但必须注意到，GCS 不是专门为危重病伤员制定的评分系统，在对 ICU 危重病伤员评定时会受到诸如言语表达受限（伤员带有气管插管）、觉醒评估受影响（麻醉、阵痛镇静药物使用）等因素的限制而影响其准确性，目前正积极寻找更适合用于危重病伤员神经系统功能评价的方法。

MODS 的病理生理过程中，组织低灌注、广泛微血管栓塞和脑水肿是导致神经功能损害的主要原因，神经系统表现除神经病变外，还应该包含肌肉病变。近年来观察到，意识改变的危重病伤员中，许多还同时出现疲乏，肌肉无力，需要长时间的机械通气支持，最终发展为 MODS，称之为危重症多神经病变综合征（critical illness polynruropathy syndrome）或 ICU 获得性衰弱，通过神经肌肉电生理检查可以量化评估其严重程度，且不受麻醉、镇痛镇静药物的影响，其发生的危险因素包括长期卧床、脓毒症、激素使用等。随着研究进一步深入，危重症多神经病变有可能替代危重症脑病，成为 MODS 神经系统损害的标志。

二、诊断

早期的研究认为器官衰竭是"全或无"的二元现象，如果一个器官需要医疗支持措施干预（如呼吸机辅助呼吸、血管活性药物维持血压、肾脏替代治疗等）才能维持基本功能则认为存在功能衰竭。一旦器官衰竭发生，不论其轻重程度如何，发生时间长短，对机体产生影响的权重没有差别，伤员的预后只与发生衰竭的器官数目相关，而非衰竭的程度和持续时间。随着基础、临床研究的深入以及临床病例的逐渐积累，研究者们发现 MODS 不是简单的"全或无"现象，而是在器官生理功能不断发生变化的过程中逐渐产生、形成的动态过程。器官功能障碍不意味着一定会发生功能衰竭，原发病因不同导致 MODS 时不同器官的受损程度也有差别，器官功能障碍严重程度应该用分级方法衡量。伤员预后好坏除与功能障碍的器官数目相关外，还与器官障碍的分级严重程度及其持续时间密切相关，由此制定了多个评分系统用于量化评价 MODS 时各个器官功能障碍的程度。评分系统主要包括以下几个器官系统：①呼吸系统；②心血管系统；③肾脏；④肝脏；⑤血液系统；⑥中枢神经系统。每个评分系统的侧重点都是运用目前临床常用的、能反映器官功能变化的客观检测指标对器官功能进行分级评分，各个器官评分之和即为伤员的 MOD 评分。经大量临床研究验证，伤员 MOD 评分与预后间有较好的相关性，评分越高，预后越差。由于难以找到客观可靠的指标反映其功能状态，胃肠道和内分泌系统暂未包括在评分系统内。现将比较有代表性的评分系统 Marshall 的多器官功能障碍评分介绍如下（表 17-1）。

表 17-1 多器官功能障碍评分

器官系统	评分				
	0	1	2	3	4
呼吸（$PaO_2:FiO_2$，mmHg）	>300	226~300	151~225	76~150	≤75
肾脏（血清肌酐，mol/L）	≤100	101~200	201~350	351~500	>500
肝脏（血清胆红素，$\mu mol/L$）	≤20	21~60	61~120	121~240	>240
心血管（压力调整后心率）	≤10	10.1~15	15.1~20	20.1~30	>30
血液（血小板计数，$\times 10^9$）	>120	81~120	51~80	21~50	≤20
神经（GCS）	15	13~14	10~12	7~9	≤6

注：压力调整后心率=心率×CVP/MAP

上述评分系统是 Marshall 等在研究 Medline 从 1969 年到 1993 年与 MODS 临床研究相关的综述基础之上设计制定，每个器官系统最高得分为 4 分，系统最高评分为 24 分。如以单个器官评分判断预后，任何单器官评分为 0 时对应的病死率小于 5%，评分为 4 时对应的病死率大于 50%；如以总分判断预后，分值 9~12、13~16、17~20、>20 对应的病死率分别为 <25%、25%~50%、50%

75%、75%~100%。该系统简便易用,为 MODS 的发生发展、病情动态变化及伤员预后提供了较为客观的评估依据。

在过去近三十年的研究中,研究者付出许多努力试图寻找与炎症和感染相关的生物标志物以指导诊断及治疗,但由于疾病过程天然的异质性,患同样疾病的不同伤员可有多种多样的临床表现,生物标记物的测定因持续时间短,或未出现在血液循环中,或采血时间点不匹配等原因而难以发现与疾病病理生理过程有意义的相关性,因此到目前为止发现的结果有限,例如近年来关于胰腺炎的临床研究中,先后对近 40 个筛选出的生物标记物进行评价。由于方法学及疾病的复杂多样性等原因,未能发现对临床实践有指导意义的指标。稍有进展的是对血乳酸、IL-6 和 PCT 的研究:已证实,血乳酸早期清除提示严重创伤和脓毒症伤员进行休克复苏时组织缺氧得到纠正,与血清较低的促炎介质浓度、较低的 MODS 发生风险相关,可以作为有益的临床结局的标志;在创伤伤员中,血清 IL-6 浓度升高提示发生器官功能不全的风险增高,但与感染发生以及伤员预后的关系仍不明确;PCT 作为感染和炎症反应的标志物,其动态变化有助于感染与非感染的鉴别诊断,并可以指导抗感染治疗,与伤员预后的关系仍有待进一步的研究。

第六节 治 疗 原 则

MODS 的处理大体上可分为预防和治疗两个方面,与之相对应的临床治疗集中于器官功能的支持治疗和减轻全身炎症反应的程度。预防 MODS 的重点在于尽可能地及时处理原发病变或创伤,组织病情或伤情的进一步恶化,准确、动态评价器官功能,早期识别器官功能的恶化并采取有效的支持手段(包括药物或器械),及时有效复苏,尽快纠正组织缺氧,有效维持器官功能。目前有循证医学证据支持的措施包括 ARDS 伤员行小潮气量机械通气治疗,AKI 伤员的肾脏替代治疗、恰当的抗感染治疗及血糖控制等。

应当注意到,虽然组织和细胞的缺氧在 MODS 早期病理生理过程中发挥重要作用,但是通过吸入高浓度氧气、使用血管活性药物或积极输血等手段实施超常氧复苏策略并不能减少 MODS 的发生,也不能改善伤员预后,事实上还有可能会加重器官功能损伤,必须避免。超常氧复苏加重器官组织损伤的原因如下:①过高的组织内氧含量有利于细胞毒性活性氧物质的产生,加重组织损伤;②红细胞的"储存损耗"特性使库存红细胞的高能磷酸丢失:储存超过 48 小时的红细胞内 2,3 二磷酸甘油酸含量因丢失而减少,导致氧离曲线左移,红细胞释放氧气困难;储存超过 14 天,红细胞膜上的三磷酸腺苷消耗殆尽,使其脆性增加,变形能力降低,不能通过变形进入微循环,导致氧释放受阻。因此大量输入库存红细胞并不能改善机体氧的供给。

及时、恰当的抗感染治疗是治疗脓毒症和感染性休克成功的基本保证。关于抗生素的治疗剂量,虽然有众多在肾功能不全时使用剂量的推荐及指南,但有关在 MODS 伤员中抗生素使用剂量问题的文献不多。MODS 伤员中最有可能发生改变的药物代谢动力学参数是分布容积和清除率。首先,疾病本身和液体复苏等原因常使伤员分布容积增加,按照常规推荐剂量使用抗生素后,MODS 伤员血浆药物浓度低于其他非 MODS 伤员的数值,至少在开始治疗的第一天如此;其次,器官功能障碍又会导致药物的清除减少,容易发生药物蓄积引起的毒性反应。因此抗生素维持剂量的选择应该根据排泄药物器官(肝脏或肾脏)功能障碍的程度进行相应的调整,对于毒副作用较大或治疗窗口较窄的药物还可以进行治疗性药物监测(therapeutic drug monitoring,TDM)以精确指导抗生素使用剂量的调整。

关于抗炎治疗,近二十年集中研究的热点是调节 MODS 时失控的免疫炎症反应。早期曾经尝试系统性抑制机体免疫反应,措施包括使用非甾体类抗炎药物、激素以及食物中添加鱼油等,但众多临床试验研究结果令人失望,其中非甾体类药物还可减少肾脏血流灌注及破坏胃肠黏膜的完整性,从而加重器官功能的损伤。随着炎症反应病理生理机制研究的不断深入,各种细胞因子在炎症反应中所发挥的作用逐步被探明,治疗研究的重点又转向炎症介质导向的目标治疗,迄今已先后进行近 100 项临床试验研究,试图证实抗炎症介质单克隆抗体(TNF 抗体,内毒素抗体)以及炎症介质受体拮抗剂或抑制剂(IL-1 受体拮抗剂,组织因子途径抑制物,TLR-4 拮抗剂)对炎症反应的抑制作用。但这些以中和炎症介质为目标的研究得到的结果同样令人失望,迄今为止,还没有一个以炎症介质导向为目标的治疗手段或药物被批准应用于临床。与此同时，炎症与凝血系统的相互影响也受到关注。研究发现，炎症反应早期总是与凝血系统的激活相伴随，机体形成广泛的微血栓的风险明显增加，因此在 20 世纪末、21 世纪初研制出重组型人活化蛋白 C（human activated protein C，rhAPC）。这是一种具有抗炎症、抗凝血、促进纤维蛋白溶解活性的凝血因子，上市前的临床研究结果显示严重脓毒症伤员使用后可以使 28 天死亡风险降低 19.4%，平均 SOFA 评分也有明显改善。但从 2001 年上市后的临床观察发现，危及生命的严重出血发生率明显增加，因此于 2010 年从全球退市，脓毒症抗凝治疗的热潮也告一段落。

综上所述，MODS 的治疗可归纳为以下几个方面。

一、祛除原发病因

祛除原发病因是治疗 MODS 成功的关键和根本，凡原发病因未能及时去除或得到有效控制者，即使其他治疗措施充分有力，伤员预后都较差，尤其是严重感染和存在大量组织坏死（如严重烧伤）者更为明显。因此，应采取及时有效的措施千方百计积极治疗原发病因。

二、清除或拮抗内毒素

临床研究已经证实，革兰氏阴性杆菌脓毒症伤员在使用抗感染药物前，其血浆中游离内毒素浓度大致与细菌数量成比例，应用抗菌药物后，血流中细菌数量减少而内毒素浓度去升高。因此，在正确选择抗菌药物的同时，不但要防治菌群紊乱，而且还需要采取措施清除内毒素。目前研究拮抗内毒素的措施包括：①中医中药，金银花、蒲公英、大青叶、鱼腥草等中药具有清热解毒的作用；②内毒素单克隆抗体，目前已有两种抗内毒素制剂：E_5 是从用 J_5 突变型大肠杆菌致敏的鼠脾细胞中获得，它是一种对脂质 A 起反应的 IgM；HA-IA 是人 IgM 抗体，能特异性地与脂质 A 结合。早期研究证实 E_5 和 HA-IA 可与多种革兰氏阴性杆菌的内毒素结合，在特定的疾病条件下，可降低病死率及器官功能障碍发生率。其中 E_5 对未发生休克的病例有效，而不论伤员是否存在菌血症；HA-IA 仅对菌血症有效，而不论伤员是否合并休克，但对其他类型感染无效。然而，其后多项大规模、多中心随机对照研究未能证明 E_5 和 HA-IA 的临床疗效。从目前能获取的资料看，抗内毒素制剂不能改善 MODS 伤员预后，因此不能过高期望抗内毒素制剂的临床应用前景。

三、中和、拮抗炎症介质

这一领域发展较快，几乎包括了全部已经阐明的介质。曾经认为细菌-内毒素-炎症介质并治将是 MODS 治疗的新策略，但对已经结合到细胞膜上并发挥作用的炎症介质无效。另外仅仅是清除循环中存在的炎症介质，对其他复杂机制引起的组织损伤仍然没有作用。包括：①单克隆抗体，如 TNF-α、IL-1、磷脂酶 A_2、C5a、黏附分子抑制剂单克隆抗体等；②受体拮抗剂，如 TNF-α、IL-1、PAF 拮抗剂等；③前列腺素，如 PGE_2、PGI_2 等；④其他炎症反应抑制剂，如 C1 抑制剂、C5 阻断剂、花生四烯酸抑制剂，包括环氧合酶抑制、血栓素合成酶抑制剂、脂氧合酶抑制剂、缓激肽抑制剂、氧自由基清除剂及蛋白酶抑制剂等；⑤凝血酶调节剂，如抗凝血酶Ⅲ、活化蛋白 C、血栓调节素、水蛭素、$α_1$-抗胰蛋白酶、抑肽酶、大豆胰蛋白酶抑制剂、纤维蛋白原溶酶原激活物等。下面简要介绍其中作用明确，取得一定效果的炎症因子拮抗剂。

1. **TNF-α 单克隆抗体**　动物实验及Ⅰ期临床试验提示，TNF-α 单克隆抗体可改善革兰氏阴性及阳性菌脓毒症的转归。但该制剂的推广应用受到以下因素限制：①因半衰期较短（14～18 分钟），故仅约 1/3 脓毒性休克伤员血中可检出 TNF-α，对这部分伤员给予 TNF-α 单抗可能为时已晚，不能取得疗效；②有些研究证明，单纯 TNF-α 水平升高不会导致休克；③TNF-α 单抗并非对所有病例均有效；④至少低浓度的 TNF-α 是正常机体防御功能的一部分，输入抗体可能带来的损害大于利益。抗 TNF-α 单抗的临床应用时机及注意事项是值得深入研究的课题。目前国内已经研制成功既有拮抗内毒素的作用，又有拮抗 TNF-α 释放作用的中药注射液血必净，抗菌药物与之结合可发挥细菌-内毒素-炎症介质并治的作用。

2. **IL-1 受体拮抗剂**　IL-1 是感染性休克发病过程中具有与 TNF-α 相似作用的多肽，是一种血管内皮毒素，可提高组织对 TNF-α 的敏感性。此外，IL-1 可使细胞活化，并造成肾上腺、肠道及关节等部位严重损害。脓毒症伤员血中 IL-1 水平升高，在动物及志愿者等研究中证实，输入低剂量 IL-1 可诱发脓毒症表现。IL-1 至少有两种形式：IL-1α 和 IL-1β。在脓毒症中通常为 IL-1β 升高，它们的生物学活性可在受体水平进行调节。IL-1α 和 IL-1β 受体是一种广泛分布的胞质膜糖蛋白，任何可与受体结合的物质均可抑制 IL-1 的作用。目前已可用重组技术生产重组型 IL-1 受体拮抗剂（IL-1ra），并经过动物实验验证后进入临床验证阶段。在家兔注入 IL-1β 造成炎症的模型中，进行重组型 IL-1ra 防治研究，证明能抑制白细胞减少、白细胞聚集及低血压等 IL-1β 的生物学作用并且呈剂量相关性，但截至目前关于 IL-1ra 的随机对照临床试验未获得有益的结果。

3. **PAF 受体拮抗剂**　目前已经获得天然及人工合成的制剂。动物实验证明这两类制剂均可防治内毒素性肺动脉高压，少尿型肾衰竭，胃肠道损害及脑部血流量减少。WEB 2086 已完成志愿者第二期测试，正在进行临床试验。

4. **花生四烯酸生成抑制剂**　可阻断 TXA_2 合成，在动物实验中证实该药可提高内毒素血症模型的成活率。在健康志愿者中发现它可抑制内毒素导致的体温升高、心率加快，在严重脓毒症伤员中，它可改善血压、心率、体温、分钟通气量及气道峰压，并可增加休克逆转的概率。使用最多的是布洛芬，但最大限制是其潜在的肾毒性及发生胃肠道溃疡的危险性。目前正进行大规模的观察以评价布洛芬的疗效及安全性。今年来常用的有 FDA 批准的孟鲁司特钠、扎鲁司特，是强有力的白三烯受体拮抗剂，属于竞争性抑制，可减轻白三烯引起的血管通透性增加、减轻气道水肿及嗜酸性粒细胞浸润而产生平喘作用。其次是尼美舒利，为高度选择性抑制与炎症性前列腺素合成有关的环氧化酶 Ⅱ（COX-2）活性，而不影响与胃、肾等器官的生理性前列腺素合成有关的环氧化酶 Ⅰ（COX-1），这样在保证抗炎效应的同时减轻对胃肠道及肾脏的副作用。

5. **抑制或对抗中性粒细胞释放毒性介质**　由于脓毒症是内皮损害及随之而来的器官损害与活化的中性粒细胞释放介质有关，因此抑制这些介质释放或对抗其作用理论上是有益的。目前研究最多的是己酮可可碱、乌司他丁和中性粒细胞-内皮细胞黏附抑制剂，可以抑制应激反应引发的单核-巨噬细胞活化，减少 TNF-α 和 IL-1 分泌，抑制中性粒细胞的活化而间接减轻与内皮之间的黏附反应，减少氧自由基的生成，抑制血小板聚集。

通过上述机制保证脓毒症时重要器官的血流灌注，维持生命器官的功能良好，可能有助于提高伤员生存率。

6. **抗凝血酶Ⅲ**　可以使凝血酶失活，抑制纤溶酶、血管舒缓素以及凝血因子Ⅸa、Ⅹa、Ⅺa、Ⅻa 的作用。由于凝血酶可以削弱 PAF 的调控效应，可刺激 EDRF、PGI_2 及内皮素-1 释放，并且是中性粒细胞的趋化物，所以抗凝血酶Ⅲ的作用已经超过了其消减接触及凝血系统的作用。在动物实验性脓毒症模型中，凝血酶Ⅲ可使肺、代谢及血液系统损伤减轻，提高动物存活率。在早期小样本感染性休克治疗研究中，证实凝血酶Ⅲ可提高伤员生存率，但其后大样本随机对照试验未能证明其效果。

7. **纤溶酶原激活剂**　有研究对纤溶酶原激活剂增强脓毒症伤员的纤溶作用进行探索。例如，用链激酶治疗 30 例严重创伤伴感染性休克的 ARDS 伤员（伤员对供氧及机械通气均有反应），结果平均动脉氧分压增加 217mmHg，且其中 14 例存活。用这类制剂治疗除出血外的风险外，可会造成凝血酶生成的反跳。

8. **生长因子**　生长因子的产生与内脏器官的发育是同步进行的，肝、肾、胃肠道等内脏器官的胚胎发育不仅需要包括胰岛素样生长因子（IGF）等多种生长因子的刺激，而且在某些成熟的脏器如肝、脑中许多细胞成熟后不再复制，但它们仍保持旺盛的增值能力，并在损伤后通过生长因子的作用而进行修复。有研究证实，生长因子广泛分布于各种组织中，组织损伤时它们的释放明显减少，外源性补充可促进因急性炎症、缺血缺氧、缺血-再灌注而损伤的组织细胞的修复。

四、糖皮质激素

SIRS/MODS 被认为是机体炎症反应过度剧烈的表现，糖皮质激素多年前就已经试用于临床。早期研究发现，将糖皮质激素用于治疗感染性休克和严重 ARDS 伤员，可因二次感染及其他并发症导致病死率升高。近年来部分试验得出了不同的结论，采用小剂量、长时程糖皮质激素治疗，不仅可以快速改善症状，还可使病死率明显下降。有学者认为，糖皮质激素在机体处于过度炎症状态下可以通过关闭机体防御反应，保护机体免受过度炎症的损伤并稳定内环境。TNF-α、IL-1 等炎症介质可以激活下丘脑-垂体-肾上腺轴而促使糖皮质激素分泌。然而在 SIRS 伤员过度的免疫防御反应往往使糖皮质激素分泌相对不足,多种炎症介质可通过浓度依赖的方式引起糖皮质激素抵抗,激活的下丘脑-垂体-肾上腺可产生巨噬细胞迁移抑制因子(MIF),同样能抑制糖皮质激素的抗炎作用。关于长时程糖皮质激素疗法的主要依据是,通过补充机体相对不足和作用下降的糖皮质激素并提高各靶器官对糖皮质激素的反应,调节细胞内转录因子水平,将机体失控的免疫防御状态转变为可控。但尚无明确的药理学证据确定所谓长时程糖皮质激素治疗所需的剂量,只能单靠经验判断,而这里同样存在激素过量所致的诸如消化道出血、二次感染等风险,有待进一步的临床研究明确糖皮质激素在 SIRS/MODS 治疗中的地位。目前多数学者认为,连用 7～10 天地塞米松 10mg/d 或甲泼尼龙 80～240mg/d 或氢化可的松 100～400mg/d,对减轻伤员过强的炎症反应有一定帮助,有可能改善伤员的预后。

五、防治 DIC

目前一致认为 DIC 在 MODS 的发病中占重要地位,抗凝已经成为防治 MODS 的重要措施,宜在发病早期开始使用,同时还应注意纠正休克、补充血容量、保护各重要脏器功能。

1. 肝素或低分子肝素 可用于防治 DIC,尤其对孕妇,越早使用效果越明显。DIC 控制后要补充富含纤维蛋白原的血浆、机采血小板和新鲜冰冻血浆。DIC 后期亦可使用抗纤溶的药物,但一定要在充分肝素化的基础上应用。有研究表明,治疗 DIC 时低分子肝素在疗效和出血的副作用等方面均要优于普通肝素。

2. 重组人活化蛋白 C(rhAPC)抗凝治疗 血液高凝是脓毒症重要的病理过程,并与炎症反应形成正反馈机制,因此抗凝治疗是脓毒症治疗的重要环节。APC 是首个取得突破性进展的研究报告。研究在欧美 11 个国家的 164 个 ICU 进行,共有 1 690 例脓毒症被纳入。结果显示,治疗组 28 天病死率为 24.7%,对照组为 30.8%(P = 0.006)。分层分析显示,病情越重,获益越大。但在上市后的临床观察中发现,使用 rhAPC 伤员发生危及生命严重出血的风险明显增加,促使该药退出市场。

六、支持及对症治疗

1. 营养治疗,保持机体内环境稳定 SIRS/

MODS 的一个重要特征是高分解代谢,导致机体自我吞噬。控制高分解代谢除采取措施控制体温,减少机体做功外,营养支持也是不可或缺的重要手段。除非有禁忌证,否则营养支持的途径首选肠内,必要时辅以肠外营养。适当的肠内营养可以预防肠道屏障功能丧失,防止肠道细菌和内毒素移位。除传统的三大营养素外,近年来比较强调的一种营养治疗是应用谷氨酰胺。在应急时对糖皮质激素高度敏感的谷氨酰胺从肌肉释放并起到保持肠道完整性、支持免疫系统和抑制肌肉分解的作用。谷氨酰胺也有抗氧化损伤效应。长期饥饿、手术创伤、SIRS/MODS 等情况下谷氨酰胺消耗明显增加,传统营养支持不能满足需求,需要额外补充。关于用量目前没有明确规定,一般认为在严重应激情况下至少供给 20～30g/d,静脉或肠道途径均可以接受。除营养支持外,还应注意纠正酸碱平衡紊乱,维持水电解质平衡。

2. 纠正氧供需失衡 解决氧供给与氧需求之间的矛盾,保证足够的氧输送是维持机体组织正常有氧代谢,防治 MODS 的基本保证。但并不是氧输送越高越好。一项多中心临床试验证实,超常氧输送并能降低 MODS 伤员病死率,也不能降低器官衰竭发生率。因此,氧输送大小只要达到保证机体不产生无氧代谢,维持各重要器官功能即可,不应该为追求过高的氧输送而采取过于激烈的干预手段。

3. 器官功能支持 除药物外,各类人工器官功能支持技术及手段在脏器功能支持中发挥重要作用,如维持有效的血容量和心脏功能、急性肺损伤和呼吸衰竭的呼吸机治疗、急性肾功能损害的血液净化治疗、人工肝支持、应激性溃疡的预防等。

MODS 病理生理机制复杂,临床表现多样,受累的器官组织众多,虽然近二十年来在基础研究和临床治疗上都取得不小进步,但目前仍旧是人类健康的严重威胁。据国外文献报道,20 世纪 70～90 年代,MODS 的发生率为 14%,病死率为 60%;到 20 世纪 90 年末病死率降到 53%。2005 年一个包括 79 个 ICU、7 000 例伤员的前瞻性临床研究报道 MODS 的发生率和病死率分别为 17% 和 43%。相信随着对 MODS 发病机制研究深入,后续还会找到新的治疗靶点和治疗方法、药物,进一步改善伤员预后。

(周 健)

参 考 文 献

1. BRITT LD,PEITZMAN ANDREW B,BARIE PHILIP S,et al. Acute care surgery. Philadelphia：Lippincott Williams &Wilkins,2012.

2. ROSENTHAL MD,MOORE FA. Persistent inflammation,immunosuppression,and catabolism：evolution of multiple organ dysfunction. Surgical infections,2016,17(2)：167-172.

3. BINKOWSAANETA AM, MICHALAK G, SLOTWINSKI R. Current views on the mechanisms of immune responses to trauma and infection. Centr Eur J Immunol,2015,40 (2)：206-216.

4. FRY DE. Sepsis,systemic inflammatory response,and multiple organ dysfunction：the mystery continues. Am Surg, 2012,78：1-8.

5. BARIE PS,HYDO LJ,PIERACCI FM,et al. Multiple organ dysfunction syndromein critical surgical illness. Surg Infect,2009,10(5)：369-377.

17

第十八章

爆炸伤后应激障碍

第一节 爆炸伤后应激障碍的流行病学特点

爆炸伤后应激障碍是爆炸引起的心因性精神障碍、反应性精神病，包括急性应激障碍和创伤后应激障碍和适应障碍，是一类有强烈并持续一定时间的心理创伤性生活事件直接引起的心理障碍。爆炸性应激障碍即是由爆炸事故导致的有明显的发病刺激源，且本病的临床表现和爆炸惊吓及损伤密切相关，并伴有相应的情感体验，容易被人所理解，经过适当治疗预后良好。病情恢复后，心理状态正常，无人格方面缺损。

爆炸的事件和（或）剧烈的心理创伤，或持续的困难和处境，皆可成为本病的直接原因。据统计，受恐怖爆炸袭击的受害者主要是 15~44 岁，伤情多严重复杂，多需要外科手术。在炸弹袭击中，直接位于爆炸中心地带的大部分人员都有致命伤且立即死亡，部分幸存者有 10%~15% 的人有重要损伤，但一般不会危及生命。分析世界 3 357 例恐怖爆炸事件，通过比较恐怖爆炸和非恐怖爆炸伤者的损伤模式发现，恐怖爆炸事件的受害者受到严重损伤的发生率增加到 29%，远超过非恐怖爆炸伤。通常，恐怖袭击后还有可能来自狙击手的射杀，这些都是恐怖分子的常用战术，他们往往在安保人员和医务人员到达现场后再引发二次爆炸，以造成更大规模的伤亡。恐怖爆炸的头部损伤死亡率高，占 50%~70%，但大部分有头部外伤的幸存者虽没有危重性损伤，而其中很多人却很可能患有应激障碍。这些应激源大体可分为以下几种情况：①严重的爆炸事件或者恐怖袭击；②目睹或者参与爆炸现场救治或善后处理；③无法避免的残酷的战争。按照文献报道，普通人群中有 50% 以上一生中至少有一次曾暴露于创伤时间，并不是所有的创伤幸存者都会出现应激障碍。由于各研究应用评估方法、样本的收集方法，涉及的创伤类型、人群不同，急性应激占该发生率从 6%~33% 不等。普通人群经历创伤后应激障碍的患病率为 7%~12%，女性创伤暴露率为 51.2%，PTSD 的患病率为 6.07%，男性 PTSD 的患病率为 5%。女性 PTSD 伤员终身患病率高于男性，性别差异与先前体验的创伤事件类型有关，研究提示对创伤性事件反应的性别差异不能用创伤事件的暴露情况来解释，而应由性别决定的对创伤时间的归因来解释。男性伤员比女性更易合并物质滥用和反社会人格障碍。

第二节 爆炸伤后应激障碍的致病机制

Kaplan 将应激的后果归纳为 3 期：第一期为休克期，当个体遭受应激后，处于一种茫然的休克状态，当表现出某种程度的定向力障碍和注意力涣散，一般持续数分钟到几小时；第二期以明显的错乱、模棱两可及变化不定为特点，伴情感障碍，如暴怒、焦虑、抑郁等；第三期为长期的重建和再度恢复平衡。按照巴甫洛夫学说，急剧超强的刺激作用于高级神经活动过程，可以引起兴奋、抑制和情绪的过度紧张和冲突，而中枢神经系统为了避免进一步损伤或破裂，则往往引起超限抑制；超限抑制源于保护性抑制，在抑制过程的扩散中，中枢神经系统低级部位的功能，包括一些非条件反射就会脱抑制释放出来。这样就产生了皮质与皮质下层下活动相互作用异常的各种形式。临床上可表现为不受意识控制的情绪反应，无目的的零乱动作和原始性反应。一般认为，遗传因素对应激障碍没有重大意义。

从实验研究看，Selwyn 等发现以大鼠液压冲击模拟爆炸伤,电子发射断层评估研究大脑葡萄糖代谢摄取抑制,发现抑制高峰在爆炸应激后 1 天,在应激后 16 天恢复。成年大鼠在遭受两次爆炸性应激后,运动功能、神经系统小胶质细胞、星型胶质细胞的激活与二次爆炸伤密切相关,因此,大脑葡萄糖的代谢对爆炸造成的神经系统的损伤有直接影响。也有文献报道,爆炸引起的损伤中,C57BL/6 小鼠按规定通过激波管给以单一轻度或三次轻微强度(0、2、24 小时),发现小脑在 1、7、30、90 天小脑髓磷脂密度降低,在 90 天时可以检测到萎缩、畸形的浦肯野细胞(Purkinje cell),因此,作者以为爆炸所导致的行为、认知损伤可能根本原因是小脑损伤。Hoffman 等研究发现以单侧液压成年雄性大鼠脑损伤模拟爆炸损伤,发现电休克白噪声会增强杏仁核外侧的即早基因的表达,而听觉皮层的即早基因表达减少,表明爆炸的应激会影响恐惧信息的处理,影响创伤心理的编码。

Grisbach 等研究发现轻度创伤性脑损伤的初始两周通常为急性应激期,由于其足够强烈,常表现为急性应激障碍。应用大鼠轻度冲击伤实验,表明即时的进行体育运动可以有效地缓解应激损伤,表现在大鼠的促甲肾上腺轴功能正常,而不增加海马组织的脑源性神经营养因子的分泌。Valiyaveettil 等将大鼠经历 3 次重复爆炸,研究发现额叶、颞叶的细胞骨架蛋白 caspase-3/2 的表达差异,并且 a-Ⅱ收缩蛋白降解,提示骨架蛋白的破坏是导致轴索损伤并进而致情绪、行为异常。

第三节 爆炸伤后应激障碍临床类型与诊断

爆炸伤后应激障碍与一般性应激障碍的临床分型基本相同,多为急性或亚急性起病,且较快达到病情的充分发展期,可分为以下几个类型。

一、急性应激障碍

应激源明确,是由爆炸事故直接导致心理冲击,来势凶猛,精神症状在遭受爆炸刺激后数分钟或数小时出现。历时较短,可在几天至 1 周内恢复,以完全缓解结束,预后良好。

1. 临床表现

(1)意识障碍:伤员表现为不同程度的意识障碍,但以精神错乱状态常见。可见定向力障碍、注意力狭窄,难以进行言语交流,有自言自语,语句零乱或不连贯,令人难以理解,动作杂乱无目的,偶有冲动行为,恢复后少数伤员可有遗忘现象。

(2)精神障碍:伤员表现为伴随有强烈的情感体验的精神运动兴奋或抑制。精神运动性兴奋呈不协调性、激惹、叫喊、乱动,无目的的漫游、言语内容与爆炸事件因素或个人经历有关。有时表现情感爆发。四肢抽搐,类似于癔症。精神运动性抑制较少见,表现退缩、缄默少语,情感淡漠,呆若木鸡,可长时间呆坐或者卧床,无情感流露。可伴心动过速,出汗、皮肤潮红等神经系统症状。

2. CCMD-3 诊断标准

(1)症状标准:以异乎寻常的严重的精神刺激为原因,并至少有下列 1 项:①有强烈恐惧体验的精神运动兴奋,行为有一定盲目性;②有情感迟钝的精神运动性抑制(如反应性木僵),可有轻度意识障碍。

(2)严重标准:社会功能严重受损。

(3)病程标准:在受刺激后若干分钟至若干小时发病,病程短暂,一般持续数小时至 1 周,通常 1 个月内缓解。

(4)排除标准:排除癔症、器质性精神障碍、非成瘾物质所致精神障碍及抑郁症。

3. 鉴别诊断

(1)急性脑器质性综合征:如中毒性心理障碍、谵妄状态等,临床表现雷同,但这类障碍以丰富的幻视多见,其意识障碍又忽明忽暗的波动特点;另外,有相应的阳性体征及实验室检查异常(脑电图和 CT)可资鉴别。

(2)情感障碍:在一定应激源下发病,协调性精神运动兴奋及抑制表现可资鉴别,很少出现意识障碍,病程长,躁狂、抑郁量表可助鉴别。

(3)癔症:在一定的社会心理应激下发病,症状给人以做作感,病前以自我为中心,富于幻想、易反复发作,其中很重要的一点是易受暗示性。

二、爆炸伤致创伤后应激障碍

爆炸伤致创伤后应激障碍是与战争创伤或爆炸损伤的相关精神、行为障碍。在第五版美国精神病协会《精神障碍诊断和统计分类手册》中 PTSD 属于创伤相关和应激相关障碍中,在诊断中强调 PTSD 诊断必须有明显的体验创伤事件。

18

PTSD 的核心症状有三组:病理性再现(闯入)、回避和警觉性增高症状,伤员的社会职业功能、人际交往能力、生活料理功能和娱乐消遣功能均存在不同程度的严重损害。有时会伴有其他症状:比如躯体疼痛、酒精滥用或者合并其他精神障碍。临床分为 3 型:急性型,病程短于 3 个月;慢性型,病程为 3 个月或 6 个月之内;迟发型又称延迟心因性反应。因遭受爆炸后至出现精神症状有一潜伏期,一般为几周到几个月甚至在爆炸应激发生后 6 个月才开始的症状。

在严重爆炸中,受害者立即死亡较常见,但在幸存者中存在心律失常、神经损伤、视网膜动脉空气栓塞等;也有一些幸存者没有任何体表损伤,仅有不同程度的鼓膜穿孔、闪盲、急性呼吸困难等,或伴有非致命外伤,早期伤情稳定,但救护人员不能掉以轻心,伤情可能会迅速出现恶化。在爆炸现场救护中发现,爆炸致头部创伤所致的应激性精神障碍和爆炸致非头部损伤所致的应激性精神障碍两种情况。

(一) 爆炸致头部创伤所致的创伤后应激障碍

创伤性脑损伤是引发死亡最多的损伤,71% 在早期,52% 在后期死亡,脑损伤伤员在伤后出现一系列的临床表现,如意识丧失、情绪激动、兴奋、非理性行为等,病程较长的一级损伤后遗症和创伤后综合征均与爆炸伤引起的创伤性脑损伤有关。轻度爆炸引起的创伤性脑损伤可以没有临床症状,但是随着时间的推移,认知功能和认知程度会有所降低,特别是那些反复暴露在爆炸现场的伤员。这种对爆炸反复接触可导致 PTSD。中度和重度的创伤性脑损伤会严重影响伤员的整体的身体情况。在轻脑创伤中,短期或长期的认知能力改变时战时最需要关注的问题。轻度脑创伤可由于头部钝器伤或者爆炸超压所致,特别是反复震荡波(冲击波)接触史。美国国防部目前配备有军事急性脑震荡评价工具(MACE),可以帮助指挥官和医务人员对伤员的认知能力进行初步评估,结合伤员的身体健康程度检查,就可以在战术层面判断该伤员是否可以继续作战。欧美军方的经验表明,头部创伤是战斗中的常见损伤,越南战争期间,美军伤亡中 15%~20% 伴头部损伤。尽管有改进与防护措施,但海湾战争中头部外伤占 15%。从现代社会看,爆炸导致的头部损伤分为闭合性颅脑损伤和穿通性颅脑损伤。还有一种是

爆炸暴露后的脑功能紊乱,主要是爆炸力穿透脑实质致伤,超压、电磁能量、声学以及其他因素是潜在病因,同时与高爆炸强度直接有关。创伤性脑损伤的严重程度分为轻度、中度和重度,轻度创伤是指短暂性(<5 分钟)丧失知觉或意识,伤员常主诉头痛、精神错乱和失忆症。其他症状包括注意力难以集中、情绪波动、睡眠障碍、焦虑。上述症状数小时或数日内有所缓解。可出现意识延迟综合征的症状。

脑震荡是闭合性脑损伤的亚型,分为轻度(一级)、中度(二级)、重度(三级),损伤程度以 15 分钟为分界。许多士兵初次冲击暴露后并未意识到自己可能患病,而未及时就医。直到第二次、第三次冲击暴露后已受伤。伤员主诉为持续震荡后症状,如头痛、眩晕、短期记忆丧失或者注意力难以集中。由于上述症状相对微小,伤员应接受医师或者心理学家全面广泛的评估。轻度创伤性脑损伤伴有创伤后应激障碍难于处理。二者的临床特征在症状和体征上大同小异。共同症状为注意力难以集中,情绪波动,睡眠中断且容易焦虑。因此士兵需要接受战地应激小组或精神医师的评估。如果疑为创伤性脑损伤,应撤离,等待症状缓解,同时撤离致配备神经影像学和其他细节评价的上级医疗单位。

爆炸伤所致的轻度脑损伤容易与创伤后应激障碍有重叠。Reid 等对 573 名美军服役人员研究发现,经历多次爆炸(最多 4 次),士兵的创伤后应激障碍的评分(PTSD Checklist,PCL)与爆炸累计效应正相关。据 Elder GA 等通过对雄性大鼠进行麻醉后给以重复爆震,发现大鼠引发 PTSD 的症状,出现焦虑增加、情景恐惧增强、气味测定改变等表现,因此,作者认为麻醉下实施爆震伤,表明爆炸可以在没有任何心理应激的参与下即可诱发创伤后应激障碍,此项研究有助于了解伊拉克和阿富汗战争退伍军人中轻型创伤性脑损伤的比例。

(二) 爆炸无头部创伤的创伤后应激障碍

爆炸伤分为五级损伤,爆炸后的多维伤势是指那些存在多点损伤并且伤情异常复杂的爆炸伤,包括爆炸后的散射物体造成的钝器伤和贯通伤、爆炸导致的机体器官移位、原发性肺部爆震伤或者肠破裂、爆炸火球造成的烧伤、炸弹带有的化学物质或放射性物质的复合伤等。多点、多层次、多器官的损伤使这些复合伤的严重程度大大增

加,这对急救人员挑战大。

1. 损伤机制　大量研究报道了爆炸型脑损伤的病因导致脑功能障碍,机制为冲击与机体相互作用所致损伤(即机体如何受伤)。原发性损伤为直接作用于头部,另外一种是同一震荡波作用于全身。全身爆炸冲击伤后,大体解剖结果显示,肺脏呈出血、水肿等严重病变,但肉眼未发现脑组织有明显的器质性改变。说明全身冲击波暴露所引起的中枢神经系统改变的严重程度明显低于含气器官(主要为肺),并且可能主要为功能性损害。可使大鼠有等同于人类情绪障碍的认知能力受到损害。作者推测可能的机制是在爆炸伤后脑内 NO 过多,作为重要调节生物分子影响了突触前递质和突触后逆向信使在信息传递、突触可塑性等方面起重要的调节作用。爆后血-脑屏障(blood-brain barrier,BBB)损害的机制首先是由于冲击波的直接作用,破坏紧密连接,造成脑水肿、渗出等血管反应性改变及部分脑组织细胞变性损伤,少数坏死。血管内皮细胞内表面的质膜是冲击波作用于脑的最初靶点,尤其是冲击波的超压会严重损伤内皮细胞间的紧密连接,破坏血-脑屏障造成脑损伤。随着爆后时间的延长(1/4~48小时),血-脑屏障逐渐恢复,神经细胞周围间隙逐渐缩小,脑组织含水量也减少,表明脑水肿逐渐减轻,血-脑屏障通透性增加有明显的时间性和可逆性。该结果提示,爆炸后伤员如未经及时治疗,则处于可逆状态不稳定的脑细胞可能会进一步变性、坏死,导致血-脑屏障损害更严重,加重脑组织内环境紊乱,从而导致脑组织继发性损害。随着爆炸伤后时间的延长,脑组织神经细胞的损伤逐渐加重,表明爆炸后脑损伤除血-脑屏障通透性增高外,还可能与局部组织缺血、缺氧造成生化、血管活性物质改变及自由基的产生等因素有关,而且血-脑屏障的开放时间越长,脑损伤就越严重。

2. 临床表现　反复重复创伤性体验,反复出现与爆炸相关的梦境和噩梦,不愿与他人接触,对周围环境无反应,愉快感缺失;回避对既往爆炸相关的处境或活动的回忆。另外,具有高度警觉状态、惊跳反应,伴失眠、焦虑或抑郁。多数伤员能自行恢复,少数可呈慢性病程,达数年之久,可有人格改变。由于 PTSD 具有迟发性,因此其症状特征是逐渐出现的,早者可在爆炸伤后几日内出现,有些在数月后才出现,病程延长数年甚至终身。一般以三联征为主要表现:创伤过程再体验、持续地警觉性增高、回避行为和创伤经历的选择性遗忘,对未来失去信心。一般以求诊者首先有爆炸现场的亲历史、无爆炸当时的脑实质损伤表现、典型症状表现持续时间至少有 1 个月(一般 6 个月以内),且排除情感精神障碍、其他应激障碍、神经症、躯体障碍等。同时采用临床的 PTSD 诊断量表,国内一般采用李凌江教授和施嘉琪教授的中文翻译版,信效度良好。此外亦可以使用事件相关电位、惊跳反射等辅助诊断。笔者在研究 PTSD 的动物实验中,发现痛觉敏感异常,表明痛觉阈值改变亦是一个比较简单的辅助诊断指标。

3. 诊断标准　经历过爆炸事件,且这件事对当事人来说是异乎寻常的创伤性事件或处境。反复重现爆炸相关的创伤性体验(病理性重现),并至少有下列 1 项:①不由自主地回想遭受爆炸应激的经历;②反复出现有创伤性内容的噩梦;③反复发生错觉、幻觉;④反复发生触景生情的精神痛苦,如目睹爆炸现场、旧地重游,或听到相关新闻报道等情况下会感到异常痛苦和产生明显的生理反应(心悸、出汗、面色苍白等)。持续的警觉性增高,至少有下列 1 项:①入睡困难或睡眠不深;②易激惹;③集中注意困难;④过分地担惊受怕。对于刺激相似或有关的情景的回避,至少有下列 2 项:①竭力不想有关创伤性经历的人和事;②避免参加能引起痛苦回忆的活动,或避免到会引起痛苦回忆的地方;③不愿与人交往,对亲人变得冷淡;④兴趣爱好范围变窄,但对爆炸事件创伤经历无关的某些活动仍有兴趣;⑤选择性遗忘;⑥对未来失去希望和信心。

严重标准:社会功能受损。

病程标准:精神障碍延迟发生(即在遭受创伤后数日至数月后,罕见延迟半年以上才发生),符合标准至少已 3 个月。

排除标准:排除情感性精神障碍,其他应激障碍、神经症、躯体性事障碍等。

4. 鉴别诊断

(1) 抑郁症:有悲伤体验,情绪淡化等表现,两者不同之处,抑郁症的抑郁心境涉及较广,包括若干的兴趣、日常喜好、个人前途等各方面,而无固定的应激时间,且伴消极、自卑或自杀企图及行为,症状有晨重夜轻的变化特点。

(2) 焦虑性神经症:焦虑症往往对于自身健康过于忧虑,躯体主诉较多,甚至有疑病倾向,无明显的心理创伤发病因素。

三、爆炸伤后适应障碍

是指受爆炸事件的应激影响下,由于易感个性,适应能力不强,产生以烦恼、抑郁等情感障碍为主,同时又适应不良的行为障碍或生理功能障碍,导致学习、工作、生活及人际功能交往功能损害。病程较长,但一般不超过6个月。通常在爆炸应激事件后或者伴随的生活因之改变后的1个月内起病,随着事情过去环境改变,刺激的消除或者经过调整形成新的适应,精神障碍随之缓解。因此,ICD-10将其分为短暂型抑郁反应、长期抑郁反应、混合型焦虑和抑郁性反应、以其他情绪为主、以品行障碍为主、混合型情绪和品行障碍和其他类型为主的8种亚型。此病在经历爆炸事件的任何年龄都可发生,无性别差异,但有报道发现女性居多。

1. 病因和发病机制

(1)爆炸事件的刺激源:因为爆炸事件明确,因此对于适应性障碍的刺激源明确,但适应障碍的严重程度与爆炸事件的强度、性质、时间、可逆性等均关系密切,但更多地与个体对爆炸事件的主管理解和体验有关。

(2)个体易感性:性格缺陷,适应一般与性格是息息相关,性格中敏感、胆小、偏执和疑心重的人,一般环境适应差。这种性格在面临严重应激特别是可能危及生命的刺激时,很容易发生不良应激性心理反应,出现适应不良行为。

(3)应激能力:一般情况下,个体的应对环境应激方式恒定。因此,缺乏应付应激能力的人,在面对应激源时可反复出现适应不良行为。

(4)个体的基础生理健康:个体的身体基本条件对环境的适应也有很大影响。爆炸事件发生时,由于物理、化学以及场景的严重刺激,个体如果罹患脑血管疾患、心脏病甚至处于怀孕、肢体残疾(影响自救)等情况下,可极大地削弱个体面对爆炸事件的应对。

(5)其他因素:良好的社会支持和家庭温暖可以有利的提供安全感。个体在遭遇重大灾难之时,人际关系、社会和家庭成员的支持系统等均可影响个体应对强烈心理危机的能力。

2. 临床分型及诊断

(1)抑郁心境的适应性障碍:爆炸事件后,可常见亲历个体表现出抑郁症状为主,出现绝望、哭泣、沮丧等状态,但比抑郁症的表现轻。

(2)焦虑心境的适应性障碍:爆炸事件后,幸存者面对各种变故,表现出神经过敏、心情烦躁、紧张不安为主要表现。

(3)混合型情绪表现的适应性障碍:个体表现出抑郁和焦虑及其他情绪异常的综合症状,但比焦虑症和抑郁症的程度轻。

(4)品行异常的适应性障碍:个体表现出逃学、翘课、脱岗、破坏公物、打架、不履行法律责任的不遵守社会准则和规章的有损公德行为。

(5)情绪和品行混合的适应性障碍:分型4表现加上情绪异常。

(6)躯体主述的适应性障碍:个体表现出头痛、疲乏、背痛等全身不适,经医学检查排除器质性疾病的可能。

(7)工作抑制的适应性障碍:因为爆炸的影响无法正常工作,但情绪无抑郁、焦虑、恐怖等症状。

(8)退缩的适应性障碍:个体表现社会活动退缩但不伴有焦虑和抑郁等情绪症状。

3. CCMD-3诊断标准

(1)症状标准

1)爆炸事件亲历诱因明确:以爆炸事件的影响推断生活表现和人格为基础对精神障碍均起着重要作用。以抑郁、焦虑、害怕等情感症状为主,并至少有以下1项:①适应不良的行为障碍,如退缩、不注意卫生、生活不规律等;②生理功能障碍,如睡眠不好、食欲缺乏等。

2)有情感性精神障碍(不包括妄想和幻觉)、神经症、应激障碍、躯体形式障碍或品行障碍等相关症状,但不符合上述障碍的诊断标准。

3)严重程度:社会功能受损。

(2)病程标准:谨慎障碍开始于心理社会刺激(爆炸性事件的后果不是灾难或异乎寻常的)发生后1个月内,符合症状标准至少1个月。应激因素消除后,症状持续一般不超过6个月。

(3)排除标准:排除情感性精神障碍、神经症、躯体形式障碍以及品行障碍等。

4. 鉴别诊断

(1)创伤后应激障碍:主要鉴别点为创伤后应激障碍,由强烈的,对任何人都可能引起严重反应的生活事件所定义,如洪水、地震、飞机失事等,如对爆炸事件来说则是死亡在3人以上的严重爆炸事件,症状严重。另外复发的可能性大。

（2）抑郁症：一般来讲，抑郁症情绪异常严重，自卑、消极念头，甚至出现自杀企图和行为。另外，抑郁症临床相有早晚变化等可作为鉴别参考。

（3）焦虑症：焦虑症表现为持续而广泛的焦虑，同时伴自主神经系统失调症状，睡眠障碍突出，病程长，一般无强烈的应激源可寻。

（4）人格障碍：是适应性障碍发病的重要因素，可被应激源加剧。然而人格障碍早在成年前已明显，应激源并不是人格障碍形成的主要因素。人格障碍的异常表现可持续到成年或者终身。

第四节　特殊环境爆炸伤后应激障碍

爆炸伤按照传导介质分为：气体爆炸伤、水下爆炸伤和固体爆炸伤。根据爆炸当时发生的地点有：高原、沙漠、水下、高寒等特殊环境下。而这些发生于不同环境与媒介中的爆炸有其各自的特点。由空气爆炸冲击波引发的损伤为气体冲击伤；由水雷、深水炸弹和水下核武器等水下爆炸事冲击波引起的损伤称为水下冲击伤。水下冲击伤的发生机制与气体冲击伤基本相同，但水下的冲击波传导速度快致死范围是气体冲击波的 3～9 倍。水的密度是空气的 800 倍，而且至少可以被压缩 10 000 倍。在浅水区或者睡眠的人员不仅会受到爆炸的直接影响，而且会受到从地面或海床和其他周围结构反射回来的反射波影响。水下爆炸的威力比陆地上的同样强度的爆炸强 3 倍，而且爆炸点越深，影响越重。肺出血最常见，肠道其次，腹部实质脏器损害最少。固体冲击伤多由深水炸弹致艇舰、甲板等传递，由于继发的抛掷伤多见，从而引发颅脑损伤。高原冲击伤是指发生在海拔 3 000 米以上的对机体产生明显生物效应的地区的冲击伤，高原冲击伤呈现典型的外轻内重的特点。实验中所有存活和致死大鼠均无体表损伤，但致伤组 97.5% 大鼠已经出现肉眼可见的肺部出血或水肿。比如近来频繁发生的在相对封闭的环境中如：大楼、公共汽车、公共场所（比如 2014 年 3 月 11 日昆明火车站的爆炸）以及恐怖分子的汽车炸弹等，这种发生在密闭空间的爆炸冲击波由于有特殊的冲击波而造成较普通爆炸伤更为严重的损伤，国内在研究模拟装甲运兵舱内爆炸后形观察乘驾员位置的大鼠，虽然在爆炸后

30 分钟可以清醒、行走，外表无可见皮外伤，但在爆炸后 1 小时内表现出部分躯体行为障碍，但是随后逐渐恢复；相比较开放空间的爆炸冲击后所致的脑功能则在 8 小时才逐渐表现出脑诱发电位异常，从动物实验看，笔者以为在密闭空间下，爆炸冲击波波动形成的系列复杂脉冲波的波形能量较开放空间更多地以直接传递给暴露者，而这是目前越来越频繁发生的恐怖袭击的简易爆炸装置所表现的形式。从恐怖袭击到最近发生的巴黎、土耳其城市恐怖爆炸事件所造成伤亡的严重后果以及由此引发的精神障碍，是值得我们医务工作者尤其关注的。因此，对于其他环境下的爆炸事件相应的应激障碍更应该因时而处理。

第五节　爆炸伤后应激障碍的治疗

（一）爆炸伤后急性应激障碍和创伤后应激障碍治疗

1. 心理治疗　爆炸伤后应激障碍由明显的爆炸应激所引起，因此心理治疗有重要意义。接诊医师需与伤员建立良好的医患关系，同伤员一起分析发病经过，进行解释，指导伤员如何正确对待爆炸刺激；讲明生活中的强烈应激反应无时不在，关键如何正确去应付。同时给予有力的社会支持，积极调动伤员的主观能动性，尽快摆脱困境，树立战胜疾病的信念，促进病情康复。认知、模拟情景、沙盘、积极心理、正念、暴露脱敏、虚拟视频、认知-行为疗法、眼动脱敏再加工、人际治疗、家庭治疗、催眠、格式塔等方法，效果因人而异。此外还有两种新颖的具体治疗技术：连线联系和阶梯练习，简单易行。

连线联系方法：具体为灾难幸存者自行绘制一张按照生活年代顺序排列的坐标图，横坐标为年龄，把一生中经历的过去和现在结合起来，明确过去在面临挑战适应的和不适应的应付方法，然后选择积极的应对方法，这将更有利于自己的恢复。

阶梯练习与前一种方法联系紧密，它吸收前者获得的教训，着眼于未来。具体的做法是：幸存者在一张白纸或一块板上画一个有数层阶梯的梯子，最上层为长期目标，最下层为短期目标，把干预措施按顺序添进中间的几级阶梯。整个计划必须是现实的、灵活的，要求参与练习的每个成员向

18

其他成员提供一份有意义的计划,这样他们可以相互评论、相互借鉴。这种方法对于增强个体的自我评价,自我意识和自尊很有帮助。

正念减压(mindfulness-based stress reduction,MBSR)由美国麻省大学医学中心的 Jon Kabatzinn 博士所创立,用于辅助(而非取代)一般的医疗行为,参与疗程的病患通常各自患有不同的生理或心理疾病,MBSR 旨在教导病患运用自己内在的身心力量,为自己的身心健康持续注入正确的理念。在 2015 年美国 *JAMA* 杂志发表明尼阿波利斯对 116 名罹患创伤后应激障碍的退伍军人以正念为基础的干预措施显示有 PTSD 症状有 63.6% 的改善,明显优于团体治疗,作者谨慎地表示正念疗法也许更易被 PTSD 的退伍军人接受而改善症状。

2. 环境治疗　应尽可能离开或者调整使伤员处于发病的环境,对整个治疗有积极意义。环境治疗的另一方面,就是对伤员今后的生活和工作的指导和帮助。重新安排伤员的生活规律,建立起对工作的兴趣,帮助其改善人际关系等。

3. 药物治疗　首先保证伤员的良好睡眠,对焦虑、心烦不安者可应用抗焦虑药或者催眠药,以改善睡眠,缓解焦虑。常用的药物阿普唑仑、艾司唑仑、氯硝西泮等,皆可选用,但要注意不可长期应用,剂量也不宜过大。

对于精神运动性兴奋,抑制和妄想、情绪障碍为主的伤员,则应酌情使用抗精神病药或抗抑郁药,剂量依症状而定,一般不宜过大。

4. 经颅磁刺激治疗　急性应激障碍的刺激部位和治疗参数在右侧背侧前额叶,刺激参数可用 1Hz,100% 运动阈值,60s/串,5 串/d,间期 60s,5 天为一个疗程,共两个疗程。该治疗的禁忌证有大脑占位性病变及其他增加颅内压的病变;最近有颅内出血者,心脏功能不稳定的心脏病;佩戴有生物医用设备,如心脏起搏器者。另外癫痫病史者禁用高频率刺激。

创伤后应激障碍的刺激部位右侧背侧前额叶,治疗参数为 1Hz,100% 运动阈值,60s/串,5 串/d,间期 60s,5 天为一个疗程,共 4 个疗程。

5. 其他治疗　工娱治疗、生物反馈等,对稳定情绪、改善睡眠、消除躯体不适等有一定益处。另外,对不能主动进食或者饮食量过少者,可给予积极的支持治疗,如输液、补充营养等。美国最近采用的头皮应用的红/近红外发光二极管(二极

管簇头 5.35cm 直径,500mW,22.2mW/cm^2),在 11 个头皮位置,刺激 10 分钟,可有效改善睡眠,减少创伤后应激障碍症状。该实验处于开放协议研究阶段,有待进一步扩展。也有报道认为丹芪胶囊和枸杞提取物枸杞多糖可通过促进神经保护和神经变性的改善而促进脑创伤的精神障碍以及认知功能的恢复。Road 等研究认为中枢神经的自身抗体被释放到末梢循环并与特异蛋白反应,其特有的作用模式可以提供一个现实的有效治疗神经损伤的发展前景,并可作为病理成分作为候选标记的检测和评估中枢神经系统不同程度损伤的潜在作用靶点。

(二)爆炸后适应障碍的治疗

1. 心理治疗　心理治疗是爆炸伤后适应障碍的主要治疗方法,对适应不良的行为和改善社会功能有积极的作用。常用的有认知疗法、行为疗法(放松系统、系统脱敏等)、心理疏泄疗法等,可采用个体、集体和家庭治疗的形式进行。

2. 药物治疗　伤员症状严重时,如出现自杀行为、暴力等危机状态时,配合心理治疗加以应用。治疗时保持最小的有效剂量,症状缓解后即以撤除。常用的有抗焦虑、抑郁药,必要时可用抗精神病药物对症处理。

3. 经颅磁刺激疗法　刺激部位和治疗参数在右侧背侧前额叶,刺激参数可用 1Hz,100% 运动阈值,60s/串,5 串/d,间期 60s,5 天为一个疗程,共两个疗程。

第六节　爆炸伤后应激障碍的预后

以色列研究 1973 年 10 月战争中发生的战斗应激反应的士兵在以后 9 年的适应军事工作的情况,发现 94% 的人仍在军中服役。这些适应战斗的士兵有 80% 的复发。结果表明,战斗应激是可以完全恢复的,仍可以重新参加战斗。美军认为,应激障碍的军人,在上了年纪后,一旦健康恶化,工作不顺心,失业或者家庭纠纷等,就会有战争场景惨烈的闪回,或者在梦中情景重现,陷入难治终身性创伤后应激障碍,更会有诸如抑郁、孤独,并进而酗酒,并发心血管疾病、消化系统、关节、糖尿病等。加拿大军事医学中心对 92 名加拿大武装人员在战争部署前、中进行评估,以创伤后应激障碍量表、创伤生活事件调查表、CANTAB 认知测量

研究发现,62%的参与者压力风险降低,认知功能、生物学和心理预测因素降低,12%高度不适应。因此,军事人员的压力应激训练的拓展是非常有必要的。

通过以上治疗,急性应激障碍可在几天至1周内恢复正常。创伤后应激障碍病程有波动性,但大多数能恢复,少数可转化为慢性病程,达数年之久,有的会出现人格变化,对工作和学习有一定的影响。总的来说,应激障碍的预后良好,仅有少数可迁延数年之久,或转变为其他类型的精神障碍。

第七节　爆炸伤后应激障碍的预防

一、平时爆炸伤后应激障碍的预防

爆炸伤后的及时心理干预和自我互救教育是非常必要的。天津大爆炸后,媒体报道国家出动了专业的精神、心理治疗专家共计176名,体现了干预爆炸后精神损伤的重要性。

恐怖爆炸的头部损伤死亡率高,占50%~70%,但大部分98.5%有头部外伤的幸存者无危急损伤。现在的救治原则中也提到在爆炸伤后初诊中认为伤情并不严重的幸存者也应当进行全面仔细的检查,观察是否存在隐匿性损伤,或现有损伤是否存在恶化等微妙迹象。爆炸伤中单纯的弹片伤存活率高,但爆炸更多的是多种致伤因素,这种复合伤包括爆震伤、弹片贯通伤及爆炸引起的挤压、烧伤、吸入性损伤等。

二、战争爆炸伤后应激障碍的预防

爆炸伤对暴露人群和参与救治的消防、警察、救护人员以及事故调查和清理人群可造成很大影响,因此,各国的研究者和决策者都在积极寻找有效的防护措施。

1. 平时和奔赴现场时,对即将暴露人群讲授一些心理卫生常识,使他们掌握和识别可能出现的心理问题,并掌握一些有效的处理方法。对有应激过度反应的精神病伤员的重新归队,切忌歧视和抵制,以减少对爆炸现场应激反应的易感性。

2. 平时积极增强心理耐受训练,多实施一些贴近实战和情境的各种军事、极度环境和体力、心理耐受能力等。

3. 保证参加/接触相关场景人员的睡眠。一般认为,连续24小时接触,至少给予4小时睡眠时间,持久作战的部队或连续战斗的决策人员应保证6小时睡眠。同时尽量保障参加人员的休息和饮食,做好保暖或降温工作,使参加人员有较好的体力和心理应对状态。

4. 建立有效、可靠的医疗救护系统,可减少参加或接触现场人员的恐惧,减少伤后忧虑,可在预防战斗应激反应树立牢不可破的精神支柱。

5. 努力改善现场环境,及时清除现场的尸体与污染物,尽量保持整洁的环境,可使人心情舒畅。倘若需要不得不坚守现场,在空闲时间可以适当地开展各种娱乐活动,以减轻紧张恐怖氛围,身体负荷要合理,防止过度疲劳。对危险、艰苦环境的部队,应设法定期换防,可有效减轻应激的发生。

6. 在现场的应激状态下,一般军人的食欲是下降的,美军Naticks科研中心研究发现食用大量含有酪氨酸的高蛋白食物,或者将之放入饮水和食物中,可缓解应激。笔者的研究发现在严重应激大鼠,服用含有枸杞提取物枸杞多糖,可有效预防和改善大鼠的应激障碍症状。

第八节　爆炸伤后应激障碍的防护研究

研究爆炸损伤,人们的普遍共识是,爆炸事故中对大脑最好的防护方式是加强对头颅的保护。目前文献报道美军正在开发出一种新型头盔,与普通头盔相比,这种头盔增加了一个由聚碳酸酯制成的透明面罩。实验显示,该头盔在一定程度上延迟了爆炸冲击波到达头部的时间,并减小了大脑受冲击的面积。而在美国几家大学也相继撰文公布了相关防护研制理念为:埃默里大学研发爆震时快速评估便携式医疗装置,可快速评估认知功能、平衡和眼动;加州大学洛杉矶分校开发新型的能量吸收性晶体材料;迈阿密大学与匹兹堡大学合作开发出便携式护目镜,通过收集眼球精密运动,协助实际识别轻度脑创伤;华盛顿大学开发拥有新的冲击吸收结构的头盔,减轻爆震下的头颅损伤等;同时美军开发出速率驱动系绳(rate-actuated techer),通过降低头部运动的加速度,从而减轻头部受到的冲击损伤。同时,也有文献发现对于胸部做好防护,可以有效地减轻头部和腹

18

部的爆炸损伤,从而为爆炸伤的应激性的生理和心理防护提供新途径。

从当今的社会发展趋势看,人们已经习惯了每日在新闻中看到世界各地此起彼伏的爆炸事件,单从网络新闻发布的消息统计 2010—2016 年我国共出现伤亡人数在 3 人以上的爆炸事件有 91 件,其中以天津滨海新区的大爆炸的影响与辐射面最大。据新闻信息报道,天津大爆炸事后,专家分析应激障碍的发生比例可能在 30% 左右。因此对于医护人员在参与现场急救时,对于爆炸应激障碍的早期诊治、干预对大规模爆炸事件的处理非常重要。事实上,爆炸致应激障碍给罹伤员的健康带来了早死和失能两方面的危害,不仅减少罹伤员自身寿命,而且明显增加由于该病症所造成的直接和间接经济损伤,增加医疗资源的消耗,使疾病成为本人、家庭以及社会的负担。有研究者统计伤员在伤后三年住院花费较同年龄、同性别、入院时间的对照组高出 76%。美国退伍军人 PTSD 转折每年治疗费用政府需支出 8 300 美元/人,颅脑创伤后精神症状的疾病都与医疗保健费用的显著增加相关,这无疑是爆炸冲击应激障碍诊治中高度需要重点关注的问题。目前国际上以伤残调整寿命年(disability adjusted life year)为指标,主要关注生命的数量和质量的健康损失。爆炸冲击波所导致的渐进性精神应激障碍的伤员,由于爆炸伤本身、可能的共病等未能活到正常人群平均期望寿命而早亡,失去为社会服务和生活时间,必将成为爆炸冲击波事件受害者以及社会需要关注的主要问题。

(高洁 伍亚民)

参 考 文 献

1. 王正国. 外科学与野战外科学. 北京:人民军医出版社,2007:688-699.

2. 王正国. 创伤学基础与临床. 武汉:湖北科学技术出版社,2006:1278-1280.

3. Norman E. McSwain. 院前创伤生命支持. 7 版. 赵铱民,黎檀实,译. 西安:第四军医大学出版社,2015:654-657.

4. ELSAYED NM, ATKINS JL. Explosion and blast-related injuries. Elsevier(Singapore)Pte Ltd,2010.

5. POLUSNY MA, ERBES CR, THURAS P, et al. Mindfulness-based stress reduction for posttraumatic stress disorder among veterans a randomized clinical trial. JAMA,2015,314(5):456-465.

6. 张理义,陈洪生. 临床心理学. 4 版. 北京:人民军医出版社,2015:208.

7. ELDER GA, DORR NP, GASPERI RD, et al. Blast exposure induces post-traumatic stress disorder-related traits in a rat model of mild traumatic brain injury. J Neurotrauma,2012,29(16):2564-2575.

8. GAO J, CHEN C, LIU Y, et al. Lycium barbarum polysaccharide improves traumatic cognition via reversing imbalance of apoptosis/regeneration in hippocampal neurons after stress. Life Sci,2015,121:124-134.

9. GAO J, WANG H, LIU Y, et al. Glutamate and GABA imbalance promote neuronal apoptosis in hippocmpus after stress. Med Sci Monit,2014,20:499-512.

10. 高洁,康健毅,王丽丽,等. 密闭舱室内爆炸致大鼠失能性脑损伤的神经电生理机制研究. 解放军医学杂志,2015,40(8):666-670.

11. 高洁,康建毅,赖西南. 中枢神经系统冲击波损伤及救治原则. 中华神经科学杂志,2009,8(11):1183-1185.

12. 张连阳. 灾难爆炸伤救援进展. 解放军医学杂志,2015,40(9):689-692.

13. BATTLE DE. Diagnostic and Statistical Manual of Mental Disorders(DSM). [J]. Codas,2013,25(2):191.

14. ELDER GA, DORR NP, DE GASPERI R, et al. Blast exposure induces post-traumatic stress disorder-related traits in a rat model of mild traumatic brain injury. J Neurotrauma,2012,29(16):2564-2575.

15. BAALMAN KL, COTTON RJ, RASBAND SN, et al. Blast wave exposure impairs memory and decreases axon initial segment length. J Neurotrauma,2013,30(9):741-751.

16. YANG C, GAO J, WANG HY, et al. Effects of hypothalamus destruction on the level of plasma corticosterone after blast injury and its relation to interleukin-6 in rats. Cytokine,2011,54(1):29-35.

17. YANG C, YAN J, WANG HY, et al. Effects of bilateral adrenalectomy on the innate immune responses following trauma in rats. Injury,2011,42(9):905-912.

18. CERNAK I, NOBLE-HAEUSSLEIN LJ. Traumatic brain injury:an overview of pathobiology with emphasis on military populations. J Cerebr Blood F Met,2010,30:255-266.

19. CERNAK I, WANG Z, JIANG J, et al. Ultrastructural and functional characteristics of blast injured-induced neurotrauma. J Trauma,2001,50(4):695-706.

20. NAESER MA, ZAFONTE R, KRENGEL MH, et al. Significant improvements in cognitive performance post-transcranial, red/near-infrared light-emitting diode treatments in chronic, mild traumatic brain injury:open-protocol study. J Neurotrauma,2014,31(11):1008-1017.

21. GRIESBACH GS, TIO DL, NAIR S, et al. Recovery of stress response coincides with responsiveness to voluntary

exercise after traumatic brain injury. J Neurotrauma, 2014,31(7):674-682.

22. VALIYAVEETTI M, ALAMNEH YA, WANG Y, et al. Cytoskeletal protein α-Ⅱ spectrin degradation in the brain of repeated blast exposed mice. Brain Res, 2014, 1549:32-41.

23. QUINTARD H, LORIVEL T, GANDIN C, et al. MLC 901,a traditional chinese medicine induces neuroprotective and neuroregenerative benefits after traumatic brain injury in rats. Neuroscience,2014,277:72-86.

24. 蒋建新,王正国,廖维宏,等. 冲击伤对大鼠学习记忆功能的影响. 中华创伤杂志,1999,15(3):181-184.

25. SHIVELY SB,HORKAYNE-SZAKALY I,JONES RV,et al. Characterisation of interface astroglial scarring in the human brain after blast exposure:a post-mortem case series. Lancet Neurol,2016,15(9):944-953.

26. 王庆松,谭庆荣. 创伤后应激障碍. 北京:人民卫生出版社,2015:4-6.

18

第三篇

部位爆炸冲击伤

第十九章

肺 冲 击 伤

肺冲击伤即爆炸产生的冲击波对爆区人员造成的以肺为主要靶器官的机械性损伤。由此可见,肺为冲击伤的首要靶器官。战时,由于爆炸性武器[燃料空气炸弹(FAE)、航弹、地雷爆炸等],平时,因军工厂、化工厂、弹药库、矿井、锅炉、高压气瓶,以及日益频繁的恐怖活动等爆炸事故引发的爆炸均可导致肺冲击伤的发生,且发生率呈明显的上升趋势。

虽然冲击波可以使机体多种器官和部位如听器、眼、心、腹腔、四肢和脊柱等发生损伤,但其作用的主要"靶器官"却是肺。这是因为冲击波的超压-负压作用于人体后,通过内爆效应可使含气组织发生损伤。作为含气组织相对丰富(如肺泡)的器官,肺的损伤将首当其冲。作为冲击波作用的"靶器官",肺较其他脏器损伤机会多、程度重,常常影响着全身伤情的发展和转归,是冲击伤早期死亡的主要原因之一。

一、肺冲击伤的发生机制

冲击波肺致伤机制主要包括内爆效应、碎裂效应、血液流变学效应和血流动力学变化、惯性效应、压力差效应、负压与肺泡扩张效应,以及生物力学效应。

1. **内爆效应(implosion effect)**　气体被压缩后又急剧过度扩张而致伤(见图4-3)。

2. **剥落(碎裂)效应(spalling effect)**　致密介质进入疏松介质时在两者介面上引起反射,局部压力突然增高而致伤(图19-1)。

3. **血流动力效应(hemodynamic effect)**　血液从腹腔大量涌入胸腔,致使肺组织损伤(见图4-1)。

4. **负压效应(underpressure effect)**　以往认为负压几乎没有或具极轻微的杀伤作用,但我

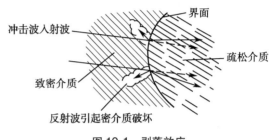

图19-1　剥落效应

们的研究显示,冲击波负压可造成轻伤至致死性损伤,病理特点与超压致伤时相似。冲击波负压与动物伤情间呈一定的量效关系,其降压倍数比压力峰值能更好地反映冲击波压力强度和动物伤情间的关系。

5. **过牵效应(overexpansion effect)**　冲击波所致肺损伤主要不是发生在以往认为的压缩期,而是在减压期和负压期,即过度扩张所致的效应。在冲击波作用下,肺泡经历了被压缩和膨胀两个时相。膨胀时,在肺泡壁上产生拉伸应变和拉伸压力。拉伸应变达到一定水平后,可使肺微血管内皮细胞和肺泡上皮细胞对小溶质的渗透性增加到超过其临界值,从而造成肺水肿。拉伸应力如果超过肺泡壁的强度极限,肺泡便会破裂,同时,肺泡毛细血管也发生破裂,造成肺实质出血,即肺膨胀期中发生了过度和快速扩张效应。

二、肺冲击伤的病理生理改变

肺冲击伤的主要病理学特点表现为肺泡破裂和肺泡内出血,其次是肺水肿和气肿,有时伴肺破裂。肺出血可呈斑点状至弥漫性不等,重者可见相当于肋间隙下的相互平行条状的肺实质出血。肺实质内血管破裂可形成血肿,甚至可出现血凝块堵塞气管而迅速致死。细支气管上皮与基底膜

分离,随之造成液/气膜功能失调,血液或水肿液进入肺泡,而空气被压进肺部血管内。肺水肿轻者为间质性或肺泡腔内含有少量积液,重者可见大量的水肿液溢至支气管甚至气管内,常混有血液,呈血性泡沫液。肺出血和水肿可致肺不张。肺气肿可为间质性或肺泡性,重者在胸膜下出现含有血和气的肺大疱,发生肺破裂时可引起血胸或血气胸。肺组织撕裂后,肺泡内的气体经破裂的小血管进入肺静脉可导致气栓。光镜下可见肺泡和间质出血、水肿和炎细胞浸润。电镜下可见毛细血管内皮肿胀,胞饮作用增强,偶见髓样体形成。毛细血管内有红细胞相互挤压、变形、血小板黏附和中性白细胞堆积、脱颗粒及细胞膜溶解。

三、肺冲击伤的临床表现及诊断

肺冲击伤的临床特点可因伤情不同而有所差别。轻者仅有短暂的胸痛、胸闷或憋气感。稍重者可出现咳嗽、咯血和血丝痰,少数伤员有呼吸困难,听诊时有时可闻散在的湿性啰音。严重肺冲击伤伤员往往出现明显的呼吸困难、发绀及口鼻流出血性泡沫状液体,叩诊时发现局部浊音,听诊时有呼吸音减弱,并可闻及较广泛的湿性啰音,常伴休克。动压造成的肺损伤,常合并有气胸、血气胸和多发性肋骨骨折,并出现相应的症状体征。

其他特点:冲击伤后,肺器官内部组织和机体血液代谢等生理指标的变化可以通过肺分流量测定、动脉血气分析、胸部X线摄片等手段对肺冲击伤伤情进行判断。研究表明,深入肺实质的出血、水肿常有较明显的胸部X线改变。典型的X线所见为双侧肺门周围呈蝶样浸润,非典型者仅表现为片状或絮状阴影。而肺部损伤较轻的出血现象则无法在X线胸片上显示出来。在肺冲击伤后机体的血气改变中,PaO_2的变化较为明显,而$PaCO_2$、pH的变化则不显著。也有研究显示,冲击伤后不同时相点肺分流量明显增高,而相关血气指标的变化不显著,提示在判定肺损伤程度时,肺分流量是更有价值的诊断指标。

四、肺冲击伤的伤情分类标准

肺冲击伤的伤情分类标准是根据不同的伤情特点来制定的。肺冲击伤在病理学、临床表现及诊断方面存在各自的特点,并且与冲击伤致伤程度密切相关。长期以来,国内外研究的相关分类标准也是按照上述方面完成的,内容比较分散,缺

乏对不同程度肺冲击伤诸方面伤情特点的综合归纳,尤其是可操作性的伤情分类标准。

1. 根据冲击波压力值和冲量分类 冲击伤后,肺损伤的轻重类型与爆炸当量、距爆心位置等因素相关,但都可以通过机体单位面积的受力值(即冲击波压力)或冲量来简要确定肺冲击伤的类型。根据美国国家炸弹资料中心报道的冲击波压力值和伤情关系的标准,当压力值为207.2~345.3kPa时,能够导致轻度肺损伤,而当压力值为522.4~690.6kPa时,50%伤员会发生严重肺损伤。杨志焕等通过对水下冲击伤犬肺伤情与冲击波压力值关系的研究发现,引起犬极重度、重度、中度、轻度(包括轻微伤,指病理学分类,后文详述)与无伤的冲量分别为248.3~848.2kPa/ms、190.9~324.1kPa/ms、146.3~246.8kPa/ms、106.6~213.5kPa/ms和73.1~152.1kPa/ms。

2. 根据病理学特点分类 国内外根据肺冲击伤病理学特点而制定的相关分类标准已有数十年,两种标准在内容上有所交叉但并不完全统一。

国内的肺冲击伤伤情分类标准也将肺出血的范围作为判定伤情的重要依据,并对出血范围进行如下量化:肺出血面积在0.5cm×0.5cm以内或如黄豆大者称为"点灶状";1.5cm×1.5cm以内或如蚕豆大者称为"斑块灶";3cm×3cm以内或如手表大者称为"小片状";更大者称为"大片状"或"弥漫性"。该标准分为轻度、中度、重度和极重度等四类。其中肺大多如黄豆大并伴有轻度水肿者称为轻度,主要表现为:肺一叶或数叶呈散在性点灶状或个别(2个以内)斑块状出血,一叶或数叶的切面挤压时有很少量的粉红色泡沫样液体流出,切开时刀上附有很少量的泡沫液。肺大多如蚕豆大并伴有中度水肿者称为中度,主要表现为:肺一叶或数叶呈散在性斑块状或个别(2个以内)小片状出血,二叶以上的肺表面较膨满,切面可见小支气管腔内积有少许泡沫样液体,挤压时有较多的液体流出。肺出血大多如手表大、肺有裂口并伴有重度水肿者称为重度,主要表现为:肺一叶或数叶多个(3个以上)呈小片状或个别(2个以内)弥漫性大片状出血,泡沫样液体积存于主支气管腔内,通常有3叶以上的肺表面明显膨满,发亮,切面可见小气管管腔内积有较多的泡沫液,不加挤压,切面上亦可流出泡沫样液体,个别(2个以内)肺叶出现浅层裂口,胸腔无大量积血等病变。肺出血大多如大片状、肺有多处裂口并伴有

重度水肿者称为极重度,主要表现为:肺4叶以上出现弥漫性大片状出血,泡沫样液体积存于气管腔内,可因此引起严重窒息。通常两侧肺表面显著膨满,发亮,打开胸腔后肺不萎陷,切面可见小支气管管腔内积有多量的泡沫样液体,且较广泛,并有大量泡沫样液体自肺切面自发地流出,肺叶出现多发性浅层裂口或个别(2个以内)深层裂口(深0.5cm以上)。

国际上主要通过 Yelverton 记分法对肺冲击伤伤情进行定量评估,并在此基础上将其进行定性分类。一般而言,它将肺冲击伤伤情简单分为轻度、中度和重度三类,其中轻度是指肺出血点呈点状或散在性分布,出血总面积小于全肺面积的10%;中度是指肺有较多的点状出血,有片状出血,出血总面积介于全肺的10%~50%之间;重度是指肺有较多片状出血,偶见大片出血,甚至肺实变,出血面积大于50%肺表面积,气管中有较多的血性泡沫液。

五、肺冲击伤的治疗原则

伤情轻者经休息和对症治疗后数日内即可恢复,以重者或合并有其他损伤时,需进行积极的综合治疗。

1. **休息**　凡怀疑有肺损伤者,应尽量避免剧烈活动,以减轻心肺负担和防止出血加重。

2. **保持呼吸道通畅**　有呼吸困难者应保持半坐位,有支气管痉挛者可作颈部迷走神经封闭,或给予支气管扩张剂,气道内分泌物应及时吸出。

3. **吸氧**　对于有呼吸困难或 PaO_2 有降低趋势的伤员,应用口罩或鼻插管给氧。如吸氧后不能纠正 PaO_2 的降低,或已发生呼吸功能衰竭者(多发生在伤后12~36h),则需采取机械辅助呼吸措施。

4. **正压通气**　其作用是保证良好的通气,移除滞留的 CO_2,增加肺泡腔内的压力,防止肺萎陷,并使已发生萎陷的肺泡复张;又因增加肺泡内和间质内的压力而减少了液体向肺泡内渗出,肺瘀血和间质水肿有所减轻,通气与血流灌注间的失衡得以纠正,如应用持续正压通气(CPBB)可增加功能残气量(FRC),提高顺应性。

5. **高压氧治疗**　发生气栓的伤员,可给予607.9kPa 高压气(其中氧不能超过253.3kPa)持续2h,继之减压,当减至283.7kPa 时,立即改用100%氧气,以后间歇性应用,此法可缩短减压所需时间,改善组织氧合作用,降低减压病的发生率。此外,甘露醇也可辅助治疗气栓。怀疑有气栓而需空运时,应尽量降低飞行高度。因为,在高空低压条件下易发生气栓。搬运怀疑有气栓的伤员时,应让伤员左侧仰卧,头低于足部,使气栓留在心脏和进入下肢。

6. **防治肺水肿和保护心功能**　发生肺水肿时,可先将氧气通过50%或95%的乙醇湿化后再吸入,以降低气管内分泌物或水肿液的表面张力。还可用脱水疗法,如应用氨茶碱(溶于50%葡萄糖液内静脉缓慢注射)、静脉滴注20%甘露醇和静脉注射呋塞米;氢化可的松静脉注射可治疗间质性肺水肿。有心力衰竭者可给予洋地黄类药物,如洋地黄片、地高辛片、毛花苷丙、毒毛花苷 K 等。

7. **防治出血感染**　可应用各种止血剂,如卡巴克络、纤维蛋白质和活血化瘀的中草药。如有严重肺破裂伴有大量出血者,应立即手术,缝合破裂口或行肺叶切除术。给予抗生素以防治肺部感染。

8. **镇静止痛**　为减轻疼痛和烦躁不安,可给予哌替啶或盐酸吗啡,但呼吸功能不良或伴有脑挫伤者禁用吗啡。胸壁疼痛者可作肋间神经封闭。此外,可酌情采用针刺疗法。

9. **输血输液**　合并有其他严重损伤(如内脏破裂、烧伤等)而造成全血或血浆丢失时,需及时输血输液以恢复血容量和心排血量。补充的液量以中心静脉压略有增高而心排血量还有所增加较为理想。如中心静脉压增高而心排血量无任何变化或有所降低,表明心肌收缩力障碍。此时若继续输注大量液体,很可能会发生急性左心功能衰竭,因此要特别注意。输液时要注意补充一定量的胶体,胶体和晶体之比以1:1为宜。在严密监测肺部体征(湿啰音是否明显增加)和尿量(是否过少)的情况下,可给予足量的液体。

10. **麻醉选择**　伤后1~2d 内,肺冲击伤伤员对麻醉的耐受性较差,故手术时间尽可能后延;必须作紧急手术时,可用一氧化氮麻醉,术中注意给氧。

六、特殊环境下的肺冲击伤

爆炸冲击波通过介质(如空气、水、土壤、岩石、钢板等）向周围传播。根据传播介质的不同，冲击伤可分为空气冲击伤、水下冲击伤和固体冲击伤。不同密度的传播介质可对冲击波的传播速度和冲击伤的伤情产生明显的影响。通常传播介质的密度愈高，冲击波的传播速度愈快、传播距离愈远，冲击伤程度也愈重。特殊环境冲击伤主要是指高原冲击伤、水下冲击伤和坦克、装甲、舱室等有限空间内的冲击伤。

1. 高原肺冲击伤 我国高原总面积占疆土的33%，大约310万平方千米；高原约占国土面积的1/6。我国高原有1 000万以上的常住人口，居住人口为世界首位。加之，我国高原拥有大量未开采的矿藏、油气资源，具有重要的经济价值；有着漫长的国防线；高原的地理特征决定其在未来国家和地区冲突中具有重要的战略防御地位。

高原冲击伤是指发生于海拔3 000m以上地区的冲击伤。高原地区空气稀薄，大气压和氧分压低，海拔4 000m的大气密度约为海平面的65%，大气压和氧分压约相当于海平面的61%。高原冲击伤是指生物体直接或间接受到高原环境下冲击波的作用而发生的损伤。高原大气压低，且随海拔升高而降低，随着环境压力的降低、氧缺乏加重等变化，动物对冲击波的耐受性下降，表现为冲击伤的伤情较平原和低海拔地区更重。高原冲击伤的死亡率很高，致伤/致死的主要靶器官依然为肺、肠等含气体的脏器；实质性器官如肝、肾等的损伤很少发生。

高原冲击伤时肺的病理变化主要表现为肺出血与水肿。损伤区域的肺泡内出现明显的血液成分外溢；肺泡壁断裂并相互融合形成"大泡"结构；在超微结构上，肺泡壁 I 型上皮及毛细血管内皮的破坏均可严重影响肺的呼吸及屏障功能，严重者导致呼吸功能衰竭，为早期死亡的主要原因。

2. 水下肺冲击伤 水下冲击伤是岛礁作战和登陆作战时常见的一种损伤。深水炸弹、水雷、鱼雷或水下核武器，以及制导的导弹、炸弹、炮弹在水中爆炸时均可产生水下冲击波，从而对水中人员产生水下冲击伤。

水的密度约为空气的800倍，几乎不可被压缩，水下冲击波的传播速度远较空气冲击波快得多，衰减更慢，传播的距离也更远，传播速度约为空气中的3~4倍，炸药水下爆炸时产生的冲击波强度是其在空气中爆炸强度的3倍。同质量的TNT地面爆炸与水下爆炸相比，同距离的压力值可相差200倍左右。水下冲击波伤情比空气冲击波重得多，杀伤范围明显大于空气冲击波，死亡率显著增加。早在第二次世界大战时，就发生了数千例水下冲击伤，并注意到可因水下冲击伤而致死亡，当时称为"浸没冲击伤"（immersion blast injuries）。但有关水下冲击伤的实验研究直至20世纪60年代末美军在柯特兰建立水下试验场后才开始。

水下冲击伤除与气体冲击伤一样具有伤情复杂、外轻内重和发展迅速的特点以外，水下冲击伤具有明显伤情特点：损伤发生率高、程度重，多与严重肺出血和肺水肿有关，还可见有肺破裂和肺损伤所致的冠状动脉气栓。

七、肺冲击伤的防护

强冲击波的个人防护、冲击伤致伤机制研究及武器发射时多次低强度冲击波致伤效应，是目前国内外冲击伤研究的重点。在听器冲击伤得到相应防护以后，肺冲击伤的防护问题就显得尤为突出。常规防弹背心用于冲击波的防护研究，结果发现非但起不到防护作用，反而可加重肺冲击伤。因此20世纪70年代初，王正国院士曾用石膏筒和塑料制品作过胸部冲击伤的防护研究，并发现石膏筒防护可减轻肺冲击伤。20世纪80年代中期，有人用泡沫塑料研制成炮手防震服，但主要针对弱冲击波的防护，对强冲击波的防护效果不佳。

胸腹部冲击伤防护与颅脑冲击伤防护装备类似，除缺乏预警性能外，对于防护装备材料、面积和辅料等方面都均需重点考虑。一方面，鉴于肺是冲击波暴露最常见的靶器官，因此既往研究采用了胸带装置。胸带和充气袋防护组动物的肺表面出血面积、肺体指数（肺湿重/体重）均明显低于单纯致伤组，以充气袋防护组效果最好。说明用胸带限制胸廓过度向外运动的惯性、降低肺组织的张应变，可以明显减轻肺冲击伤，由此进一步反证了"过牵效应"在肺冲击伤发生机制中的重要作用。

同时基于上述结果,提出以下肺冲击伤防护装备原则:

1. 应使用强度高、弹性低的软质材料,以保持一定的紧张度。

2. 防护应为软防护,以气体为主要成分防护效果较好。

3. 胸廓下缘是重点防护部位,可以较好地限制胸廓扩张,因此,防护装备不必很宽,可制成带状。另一方面,研究发现,由于冲击波暴露时,腹部在冲击波压力作用下,对膈肌上方的胸腔产生显著应力传导,在佩戴胸部防护装置条件下,仍有相当应力波通过腹腔向胸腔传导,并对肺产生毁伤效应。因此,为保证爆炸作业的安全性,研制胸腹连体防护装置较单一胸部防护装置(如胸带)可能更具防护价值。

（张 波）

19

第二十章

听器冲击伤

恐怖分子的爆炸袭击导致大量爆炸伤,而这种爆炸伤原来只有在战争中才发生。很多受害者靠近爆炸源,受原发的冲击伤造成多发的严重损伤而死亡。爆炸产生的冲击波掺杂着过热的空气,通常足以抬起受害者并推翻物体,导致穿透性或钝性损伤。有学者对 3 000 名爆炸伤的伤员进行分析研究,其中13%直接死亡,30%幸存者住院治疗。爆炸伤对人伤害极大,爆炸伤伤者与非爆炸伤伤者相比,往往伤情严重,伤员需要手术治疗及重症监护,需要更多的住院治疗和康复治疗。爆炸伤被分为第一、第二、第三和第四损伤。第一损伤是爆炸的冲击波直接作用于人体导致的,一般含有气体的器官容易受到影响,比如鼓膜、肺泡及胃肠道。第二损伤是由于弹片造成的穿透伤。第三损伤一般发生于冲击波将伤员抛至坚硬的物体或是物体降落到伤员的身上。第四损伤是其他的爆炸伤,包括烧伤、窒息、辐射、毒素及心理创伤。耳分为外耳、中耳和内耳。爆炸可以导致外耳、中耳、内耳的单一及复合损伤。受伤部位不同、受伤时间不同,检查和处理的方法也不同。

第一节　外耳冲击伤

耳郭暴露于头颅外,受伤的机会比较大。容易遭受各种损伤。爆炸产生的碎片可能造成烧伤及损伤。耳郭损伤包括耳郭挫伤、切割伤、撕裂伤及烧伤等。

一、耳郭挫伤

(一)临床表现及诊断

耳郭挫伤可在爆炸时气流冲击使身体抬起后冲撞硬性物体时产生。轻度挫伤仅仅表现为局部皮肤擦伤、肿胀及皮下瘀斑形成。重者皮下及软骨膜下小血管破裂,血液聚集形成血肿,局部呈紫红色丘状隆起或圆形肿胀,但无急性炎症表现,触及柔软有波动感。血肿多发生在耳郭外侧。小的血肿可自行吸收,血肿机化有时可使耳郭局部增厚变形。血肿较大则因耳郭皮下组织少、血液循环差,难以自行吸收。此外,耳郭软骨无内在营养血管,其营养主要来自软骨膜,如血肿导致大面积软骨膜与骨剥离,可导致软骨坏死,易继续感染造成耳郭畸形。"菜花耳"就是耳郭血肿处理不及时遗留的常见畸形。积存血肿可继发感染,当铜绿假单胞菌感染时,可导致软骨广泛坏死的化脓性软骨膜炎。

软骨血肿时局部隆起,表面可呈暗红色,触诊有轻度压痛,呈囊性感,以灯光自对侧照射耳郭时,血肿部位呈不透光阴影,可与耳郭假性囊肿区别。

(二)治疗原则与方法

耳郭挫伤的主要治疗原则是彻底消毒、预防感染及出血、促进血肿吸收或引流。耳郭血肿时,如果血肿吸收困难或是继续出血时需要切开引流,在血肿的表面做与皮肤自然皱褶平行的切口,切勿损伤耳郭软骨。如果血肿已机化,需要在血肿表面做切口去除机化的血肿。为了预防感染和软骨坏死,应用足量抗生素。

血肿早期(24h 内)可先冰敷耳郭,减少血液继续渗出。如渗出较多,应在严格消毒下用粗针头抽出积血,操作时以手指加压以便血液完全吸尽,穿刺针不要刺伤软骨,吸除积血后以纱布或挤干的酒精棉球将血肿部位垫好,加压包扎。同时给予抗生素防止感染。穿刺无效时,消毒后于血肿部位做一约 1cm 小切口达血肿部位,吸除积血后加压包扎 5~7d,全身应用抗生素预防感染。

二、耳郭切割伤及撕裂伤

（一）临床表现及诊断

耳郭切割伤及撕裂伤会有不同程度的耳郭撕裂缺损或是完全离断。轻者仅为一裂口，重者可造成耳郭撕裂缺损，甚至完全离断，此种创伤还常伴有颌面、颅脑及其他部位的损伤。撕裂伤伤口特点是皮肤伤口不整齐，软骨可无损伤，若伤及软骨，则软骨损伤部位可与皮肤损伤位置不一致，软骨损伤多不规则。切割伤伤口特点是伤口整齐，皮肤与软骨多同时受累，且多在同一位置。

按损伤部位分成耳郭上部、耳郭中部、耳轮部及耳垂部4种。按损伤程度分为单纯皮肤损伤、皮肤及软骨全层损伤、耳郭部分离断及耳郭完全离断。因冲击伤引起的外伤伤口多较严重，可同时有颅面部、腮腺及面神经损伤。损伤部位可有异物存留。

（二）治疗原则与方法

注意全身其他部位合并伤，特别是颅脑、胸、腹等，以免耽误重要器官损伤的诊治。在全身情况允许的情况下，争取尽早清创缝合。创面彻底冲洗，严格消毒，注意清除异物。耳郭对美容十分重要，耳缺损重建是十分困难的，即使有优良技术，也难以修复到原来形状，造出完美外形。因此处理冲击伤时需考虑这方面情况，尽量利用原有耳郭组织。

1. **局部处理**　单纯耳郭皮肤破裂，或伤及软骨，或软骨皮肤已与耳郭大部分皮肤分离但仍和耳郭相连者皆可做直接清创缝合，缝合时间原则上距受伤时间越短越好，受伤后8h以内为最佳缝合时间，受伤达24h，但伤口无感染者亦可直接清创缝合。对受伤虽超过48h，伤口无感染或有轻微感染者，可作清创缝合及局部消毒处理后直接缝合。对感染明显者全身及局部控制感染治疗，待感染控制后再修复。缝合前用生理盐水冲洗，彻底清除伤口中的异物，对伤口缘不整齐或有轻度感染者予以适当切除，切除时要尽量保存耳组织。如裂伤创缘处皮肤收缩致软骨边缘内外露时，应将暴露部分软骨修剪，再予以缝合，以减少皮肤缝合后张力。清创后伤口以双氧水、苯扎溴铵（新洁尔灭）消毒后，再以75%酒精消毒10～20min后再缝合，这对预防术后感染很重要。缝合时先将耳轮对整齐缝合，然后再缝合其他部位，先缝合耳郭外侧然后缝合内后侧，缝合可用3-0

丝线，针距以0.5cm左右为宜，过密针距会影响血运，缝合时不要穿透耳郭软骨。必要时软骨膜可用6-0无创可吸收缝线缝合固定，注意勿穿透软骨。对外耳道口部皮肤要修复好，若需植皮时用缝线固定皮片，并用敷料压迫好，这对防止外耳道狭窄十分重要。

耳郭组织离断处理：检查离断耳郭组织块，若全部或部分组织可用时，离段组织首先用生理盐水清洗干净，放入含有肝素的林格液中低温保存。离断耳的再植时间一般不超过24h，仅作清创后对位缝合，再植成活的概率很小，缝合时皮肤缝合不要过密，以免皮下水肿引起压迫坏死。外面用浸以抗生素溶液的明胶海绵轻轻压迫，妥善包扎。术后如果皮肤水肿较重，可做多的小切口，以利减张引流。术后除积极给予抗生素预防感染外，同时配合应用扩血管药物及抗凝剂促进血运。在术后修复组织者出现红肿，紫黑色或是水疱时，为缺血表现，可继续观察，不忙于取出，局部以红外线照射或热敷对增加耳血运有帮助，水疱在消毒后以针吸除疱内组织液，大多数修复组织多能完全或部分存活。对因组织干性坏疽脱落的，可待伤口瘥愈后再修复。对离断组织已经丢失或脱落的耳郭组织无法利用时，根据缺损情况进行修复。对小的缺损可在伤后直接牵引缝合，对缺损严重或当时不能做修复时，可先将创缘缝合，或将创口包埋于耳后皮下，以后再行二期修复。

2. **术后处理及全身治疗**　伤口包裹固定3～4周，术后应用破伤风抗毒素及抗感染治疗至关重要，特别是有软骨损伤者。一旦发生软骨膜炎，常导致软骨坏死，日后瘢痕形成，耳郭失去支架，严重者成为"菜花耳"，需要进一步整形。抗生素治疗5～7d，一般用青霉素即可，需要时加用其他抗生素。两周内固定耳郭，避免移动，以免影响伤口愈合。

三、耳郭烧伤

耳郭暴露且突出，皮肤相对较薄而脆弱。冲击伤伤员常合并烧伤，加之耳郭邻近头发并与外耳道相连，表面凹凸不平和不易清洁等因素，烧伤后容易并发感染及化脓性耳软骨膜炎。

（一）临床表现及诊断

耳郭烧伤按伤情分为3度。Ⅰ度烧伤：伤及表皮层，表现为皮肤充血、微肿、稍痛。Ⅱ度烧伤：伤及皮肤深层或真皮浅面，表现为局部充血肿胀、

20

水疱形成、剧痛。浅Ⅱ度烧伤:伤后出现明显肿胀、水肿和形成水疱,愈合不留畸形和增生性瘢痕,很少发生耳软骨膜炎。深Ⅱ度烧伤:溶痂过程中易发生感染,耳软骨膜炎的发生率最高。Ⅲ度烧伤:伤及皮下软骨,皮肤初呈苍白色,以后焦痂形成,耳郭部分或完全脱落,耳郭痛觉及其他感觉消失。可导致瘢痕挛缩、干性坏死及耳郭脱落。Ⅰ度烧伤及Ⅱ度烧伤预后无畸形。

耳郭烧伤易感染,因素有:易受压潮湿,伤员仰卧位时,头面部烧伤分泌物及眼泪常积于耳郭窝内;耳局部肿胀,血循环不良,使耳郭软骨缺血。化脓性软骨膜炎最早出现的症状是局部持续性胀痛,用止痛剂难以缓解。局部红肿、压痛,严重者波及邻近区域,可出现相邻头皮水肿,耳郭向前突出;随着病情发展,局部软化,有波动感,切开引流或自行破溃后,疼痛减轻。如引流不畅或有死骨,则可反复发作。除局部症状外,另伴发热、食欲不振和白细胞增加等。主要病理变化是软骨间质广泛丧失,有化脓性腔隙,缺乏软骨细胞,有中性粒细胞浸润,可发现细菌。

(二)治疗原则与方法

Ⅰ度烧伤不需特殊处理,仅保持清洁即可。浅Ⅱ度烧伤治疗与一般烧伤创面的处理相同,采取暴露或半暴露疗法,清创后局部创面涂磺胺嘧啶银悬液,或用一层纱布或油纱涂上聚乙烯吡咯烷酮碘软膏外敷,保持创面干净,每日换药1次。深Ⅱ度烧伤合并化脓性耳郭软骨膜炎的治疗:①采用暴露或半暴露疗法,清创后局部创面涂磺胺嘧啶银悬液或用一层纱布或油纱涂上聚乙烯吡咯烷酮碘软膏外敷。②保持焦痂完整,避免受压,局部可用远红外线治疗。③保守治疗无效,及时进行手术治疗,在肿胀明显部位切开引流,切口要足够大,鱼口最佳,防止过早封闭。④病变局限者,切除部分软骨,待生长肉芽组织后再植皮;病变广泛者,沿耳轮做纵向切口,将耳前后瓣分开,清除坏死软骨,放入含抗菌药物纱条引流,以软纱布包扎耳郭,每日换药1次。待疼痛、肿胀消退后再行手术修复,愈后常有耳郭畸形,日后可酌情进行耳郭再造。⑤单纯耳郭烧伤,不主张早期切痂植皮,待焦痂分离形成肉芽组织后再植皮,效果更好。Ⅲ度烧伤用无菌包扎或暴露于无菌环境中,有焦痂形成时可于1周内逐渐切除植皮。当耳郭发生坏死脱落时,先不忙进行手术干预,让其自然脱落,因脱落范围常较临床估计为小,对可用的软

骨支架用抗生素溶液浸泡后保存备用,也可采用中医湿敷。

耳烧伤中常有外耳道烧伤,由于局部肿胀,分泌物多,耳道闭塞,引流不畅,容易使细菌繁殖而感染,而感染又加重耳道肿胀,形成恶性循环。伤员可出现头部沉重,局部疼痛,听力下降。严重者可引起耳软骨膜炎和中耳炎。愈合后可因瘢痕挛缩导致耳道狭窄。在治疗上注意清洁和干燥,清除分泌物,引流通畅。

全身应用青霉素及高效抗生素预防感染,一旦发生感染,取分泌物培养,针对敏感菌种换药。但是注意不要用耳毒性的药物,以免引起药物性听力下降。肌内注射破伤风类毒素1 500U(皮试阴性后使用)。瘢痕形成时待瘢痕变软(一般需要3个月)切除瘢痕植皮,已有畸形者按耳郭成形法修复。

四、外耳道损伤

外耳道直接外伤多为软组织损伤,如皮肤擦伤或破裂等,间接外伤是因颞骨骨折或颞颌关节外伤波及外耳道所致,颞骨骨折以纵行骨折为主,易伤及外耳道,横行骨折引起外耳道损伤者较少,这些损伤均有骨折或错位,外耳道外伤可同时有鼓膜及耳郭损伤。

(一)临床表现及诊断

外耳道的损伤常合并头颅及颞骨损伤,外耳道皮肤常有破损、肿胀、渗血和积血。合并颞骨骨折时,外耳道壁也可骨折而堵塞外耳道。主要症状为耳痛及出血,外耳道发生肿胀,上皮糜烂。当血块阻塞或移位外耳道骨片阻塞外耳道时有听力减退,颞骨骨折者可有脑脊液耳漏。继发感染、上皮缺失过多者可形成瘢痕、狭窄或骨质增生,妨碍耵聍排泄,影响听力。

(二)治疗原则与方法

治疗首要为预防感染,局部严格进行消毒,严禁做外耳道冲洗。用抽吸的方法或用小刮匙及细棉签清除外耳道泥土、耵聍及脱落破碎组织。尽量保持外耳道干燥,不宜涂红汞及甲紫液,以免妨碍观察。彻底清除异物后,为防止外耳道狭窄及闭锁,可以在外耳道内放入碘仿纱条或硅胶扩张管。后期若已形成外耳道闭锁,则需要外耳道整形术治疗。

1. 受伤当时处理

(1)对仅有外耳道表皮擦伤者,用75%酒精

消毒后用抗生素滴耳剂或用2%酚甘油滴耳。

（2）外耳道皮肤缺损较多者，可在外耳道消毒后用清洁敷料或含有0.5%新霉素溶液敷料压迫，至外耳道完全上皮化为止，压迫有利于上皮修复防止肉芽形成及外耳道狭窄。

（3）对有错位及骨片使外耳道狭窄者，可将骨片复位或取出。

（4）有脑脊液耳漏者切忌阻塞外耳道或耳内滴药治疗，以免引起逆行颅内感染，应以75%酒精消毒外耳道后让其开放，使伤员半卧位，避免咳嗽，防止便秘，经观察2~3周后脑脊液仍有排出者，应请神经外科修复破裂脑膜。

（5）全身应用抗生素治疗，治疗长短视伤情及治疗效果而定，有脑脊液耳漏者宜用血-脑屏障通透性较好的抗生素或磺胺类药物。

（6）感染明显或由不洁物所致的外伤需同时用破伤风抗毒素。

2. **后期处理**　当外伤导致外耳道瘢痕狭窄或闭锁时需行外耳道成形术。

（1）范围较小的狭窄，经外耳道切除瘢痕组织使外耳道较正常略宽时为止，外耳道进行扩张，至不再收缩为止。

（2）范围广泛的瘢痕狭窄，行耳内或耳后切口，分离组织，暴露外耳道狭窄或闭锁部位，分离切除瘢痕组织，对有闭锁或骨性狭窄时，可将闭锁及狭窄皮片分离，然后将错位骨片切除，以电钻或骨凿将狭窄及骨片除去，术后应使外耳道较正常宽1倍为宜。对皮片缺损不多者，使皮片复位，并压迫1~2周，皮片缺损过多时可作植皮修复。

第二节　中耳爆炸冲击伤

一、创伤性鼓膜穿孔

鼓膜具有最低的压力阈值，在初始的损伤中最常见到，在幸存者中占鼓膜穿孔47%。除压力振幅外，鼓膜破裂还受头部位置、外耳道中是否存在耵聍、耳部是否有保护措施及先前是否有损伤和感染有关。有研究显示在爆炸的50m范围内，经常出现鼓膜的出血性挫伤。在过去，鼓膜破裂常被作为严重损伤的标志。但是近期研究表明，鼓膜的破裂缺乏敏感性和特异性。严重爆炸伤的更准确的标志是大于10%表面积的烧伤、面部骨折、头部及躯干部的穿透伤。

（一）临床表现及诊断

在以往的研究中，很多鼓膜穿孔伤员没有任何症状，或只是表现为主观听力下降和耳鸣。鼓膜破裂的症状主要包括：耳闷胀不适、耳鸣、听力损失、血样或水样分泌物、疼痛、化脓性中耳炎及头晕等。合并听骨链损伤时有比较严重的传导性耳聋。爆震伤也可能导致圆窗和卵圆窗的破裂而导致感音神经性耳聋。合并颞骨骨折时外耳道可表现为出血，并可伴有脑脊液耳漏。耳镜及纤维耳镜是检查创伤性穿孔的比较直观的方法。检查可发现外耳道及鼓膜有鲜血及血痂。鼓膜穿孔一般位于紧张部，呈不规则形。爆震伤常常引起鼓膜大穿孔，同时损伤鼓环和砧骨，少数伤员在伤侧耳症状不明显，而在对侧耳比较明显，因此双耳都必须经过内镜观察诊断，避免漏诊。近来研究发现鼓膜穿孔与意识丧失存在很大的关联。因为存在传导性耳聋，合并内耳损伤可能合并感音神经性耳聋，可以对其进行主观听力检查（如纯音测听）及客观听力检查（如脑干听觉诱发电位检查）等。鼓膜穿孔也可表现不同程度的耳鸣，持续时间不一，偶尔伴有短暂的眩晕。爆震冲击伤鼓膜破裂多伴有不同程度伤时或伤后的耳痛，如伴有外耳道皮肤损伤并有感染时耳痛比较明显。

（二）治疗原则与方法

首先清除外耳道内的血痂、异物等，并用酒精对外耳道皮肤消毒，保持外耳干净，以防感染。以酒精再次消毒外耳道后，用消毒棉球轻塞外耳道口。禁止冲洗及向外耳道内滴入抗生素类滴耳液，以免引起中耳继发性感染，可全身应用抗生素预防感染。如受伤环境不清洁，需使用破伤风抗毒素。嘱伤员勿擤鼻涕，必要时可将鼻涕吸入咽部吐出。

鼓膜破裂不是鼓膜修补的指征，因为鼓膜破裂具有很好的自我修复功能，有研究显示75%的伤员有自愈倾向，尽管高频听力损失高达30%。伤后3~6个月鼓膜没有自我修复的伤员可通过手术治疗。近期研究发现大的鼓膜穿孔并伴随周围组织损失很难愈合。鼓膜穿孔的周围卷边也会延迟愈合，并且发生胆脂瘤性鼓膜炎的可能性很大。很多研究发现，鼓膜穿孔延迟愈合和失败的主要原因有鼓室硬化、锤骨损伤和大穿孔，所以局部应用表皮生长因子及成纤维生长因子可能是一个合理有效的方法。对穿孔过大，或呈边缘性穿孔，或经反复修补无效，或无条件随访者可行手术

20

方法修补。对于伤后传导性耳聋听力损失大于40dB或有眩晕症状者,应早期行鼓室探查。

已发生化脓感染者,按照化脓性中耳炎治疗。最重要的治疗是避免听力进一步损伤。在以色列的一项研究中,把患有耳聋和耳鸣的433名士兵分为两组,一组被转移至远离战斗噪声的地方,另一组待在作战区,第一组中30%听力有所改善,而第二组中只有8.7%听力有所提高。所以为了避免听力的进一步损伤,转移受伤伤员到非作战区是非常重要的预防和治疗措施。

如有耳鸣、感音神经性聋或眩晕者可给予改善内耳微循环的药物及神经营养药物如烟酸、654-2、维生素 B_1、维生素 B_{12} 及三磷酸腺苷(ATP)、辅酶A、细胞色素C等治疗,对早期耳鸣及感音神经性聋的减轻及恢复有一定帮助。

有脑脊液耳漏者,要避免阻塞耳部及耳内滴药。令伤员半卧位休息,全身应用抗生素预防感染。当出现头痛、恶心、呕吐、意识障碍及颅神经症状时,应及时请脑外科诊断及治疗。

二、听小骨损伤

在严重爆炸伤的情况下,爆炸的压力波可以损伤、破坏中耳传递声音振动的听小骨,可以导致骨折或关节脱位,有时和鼓膜破裂同时发生。和鼓膜一样,听小骨可以减轻冲击波对内耳的损伤。另外,颅脑剧烈移动时可引起听骨的惯性牵引作用,导致听骨链损伤。听骨链损伤以砧骨损伤最多,镫骨及锤骨受伤机会较少,可因砧骨脱位或砧骨长突断裂使听骨链中断,也可使镫骨足板与卵圆窗分离或镫骨弓骨折。锤骨损伤主要表现为锤骨柄骨折,听骨链外伤可导致40dB以上的传导性耳聋,若合并迷路损伤时呈混合性聋或全聋,严重外伤者有颅脑损伤症状。

(一)临床表现及诊断

临床表现常见两种类型:鼓膜急性损伤或鼓膜无损伤体征。听骨链损伤后一般表现为传导性听力下降,听力损失一般在50~60dBHL,Gelle试验可出现阳性结果,但阴性结果不能排除听骨链中断。同时可伴有眩晕及眼震。听骨关节脱位发生粘连时主要表现为低频听力下降为主的传导性耳聋。程度较单纯性鼓膜穿孔为重,骨气导听阈差大于50dB。合并鼓膜破裂伤员,鼓膜愈合后但仍有听小骨关节脱位时,声导抗可以有助于诊断,声顺值会明显升高。听小骨

的三维重建技术对听小骨创伤比较直观,非常具有诊断价值。耳内镜可对听骨链进行观察,明确病变部位。检查方法如下:伤员取仰卧,常规消毒铺巾。鼓膜完整,怀疑听骨链损伤一般通过实验室检查可确诊。如要进一步从损伤的形态学观察,推荐鼓膜切开后耳内镜鼓室探查,但必须得到伤员许可。鼓膜穿孔者,鼓膜黏膜表面麻醉下选择合适的内镜进行观察。检查时应注意减少外耳道皮肤或鼓室黏膜的损伤,少量出血可用明胶海绵压迫止血。

(二)治疗原则与方法

根据不同情况进行听骨链重建,一般来说,外伤后3个月听力仍无改善伤员,应尽早进行鼓室探查术。外伤后即出现眩晕、镫骨内陷性骨折伤员,应尽早手术治疗,如合并面神经麻痹,可同时行面神经减压术。

1. **砧、镫骨离断** 这是最多见的损伤形式,轻度分离者,松解听骨,使豆状突或长突与镫骨头连接,局部以生物胶及明胶海绵固定。在砧骨长突缺失不多时可按此种方法处理,当无法与镫骨接触时,可取骨片楔入砧、镫离段之间使其恢复连接,也可取出砧骨,松解锤骨并使其转位与镫骨连接。

2. **镫骨脱位** 当镫骨底板与卵圆窗轻度分离时,在显微镜下拨动镫骨使其复位,并用明胶海绵固定。当移位明显已接近全脱出卵圆窗或足板有下陷时,取出镫骨,卵圆窗以明胶海绵或脂肪覆盖,然后将镫骨置其外侧部。

3. **镫骨足弓骨折** 当骨折的足弓靠近足板时,可将听骨链松解,然后将镫骨向下推移使足弓压于足板上,注意要无张力,否则以后瘢痕可使足弓与足板再度分离。当足弓折断部较高时,重新连接已无可能,修复方法是取下砧骨,以砧骨体雕刻成小柱状,将之连接足板与锤骨柄。

术后护理:①应用抗生素5~7d;②防止用力擤鼻,限制头部运动,避免咀嚼过硬食物。

三、乳突损伤

(一)临床表现及诊断

乳突损伤,轻者只限于乳突,重者可波及外耳道、鼓室及内耳,也可伴发面神经麻痹及颅脑损伤。

(二)治疗原则与方法

治疗根据损伤范围和轻重程度而定。单纯乳突损伤,只需除尽污物、碎屑、已坏死或化脓的乳

突气房即可,不必施行乳突根治术,以期保持听力。如出现外耳道、鼓室及内耳并发症,则应行乳突根治术。术中可同时探查面神经,或日后再行面神经减压或修补术。

第三节 内耳爆炸冲击伤

引起内耳损伤的有颅脑外伤引起颞骨骨折、爆炸、爆破及噪声等。颞骨骨折常合并有中耳、面神经及其他损伤(见颞骨骨折)。爆震性损伤伤及内耳有爆炸脉冲、噪声等,冲击波为频率10~20Hz的压力波,发生于平时生活中的各种意外爆炸以及战时、核战争、爆破、炸弹及各种口径的枪炮发射时。爆炸产生脉冲式噪声,对内耳产生损伤。冲击波及脉冲噪声引起的内耳改变以螺旋器病变为主,螺旋神经节及听神经亦有退行性病变,螺旋器的病变表现为内淋巴及螺旋韧带出血,毛细胞及支持细胞变性、脱位及萎缩,基底膜变性脱位,前庭膜塌陷,重者引起耳石脱位。在毛细胞病变中,最初侵犯外毛细胞的外侧部,以后侵犯内侧部,最后侵犯内毛细胞。在受损部位中以4 000Hz附近损伤最重,出现时间最早。爆炸冲击波和产生的噪声可以导致内耳和外耳毛细胞的结构损伤,导致传导性耳聋和/或前庭功能障碍。这主要是机械损伤,冲击波可以使感觉细胞和基底膜移位。这种损伤可以导致暂时性或永久性听力损失。圆窗和卵圆窗同样可以受到冲击波的损害,可以导致永久性听力丧失。爆炸伤最常引起的是感音神经性耳聋,在爆炸伤的伤员中占35%,高达64%的伤员有进行性听力丧失。听力检查爆炸冲击波引起的听力损失可能是在一个或是多个频率的高频听力损失,从轻度到重度或全聋都有可能发生。声创伤引起的听力损失一般围绕在4kHz左右,而爆炸伤产生一个倾斜的高频听力损失,常常影响到低于8kHz的频率。

一、概述

(一)临床表现及诊断

内耳损伤的临床症状有耳聋、耳鸣、耳痛、出血、头痛、头昏及眩晕等症状。耳聋在受伤后即出现,属于感音神经性耳聋,当为暂时性阈移时,可在伤后1周内部分或完全恢复,若经半年仍未恢复时则再恢复的可能性很小,称为永久性阈移。

耳鸣发生率极高,可达100%,可为暂时性或永久性,遗留持久性耳鸣时,伤员常难以忍受。眩晕为迷路受伤或脑损伤所致,为脑震荡后遗症之一。耳出血及头痛、耳痛为外耳道、中耳、颅底受伤的表现。

(二)治疗原则与方法

一般受伤后治疗越早越好,据文献报道受伤3日内治疗效果最佳,1周内疗效亦满意,1个月内治疗亦有效,若受伤后3个月再治疗则多无效。

治疗方法有:

1. 给予镇静药物,如地西泮、巴比妥类药物,疗程1~3周。

2. **血管扩张药物** 有烟酸、丹参、葛根、氟桂利嗪等。

3. **神经营养药物** 有维生素 B_1、维生素 B_{12}、三磷酸腺苷、辅酶 A、细胞色素 C 等。

4. **糖皮质激素类药** 早期使用可减轻水肿及受伤反应,对恢复有帮助,地塞米松、泼尼松等可大量短期使用,疗程1~2周。

5. 高压氧吸入。

6. 吸入含7%~10%二氧化碳的氧气。

7. **组织疗法** 用胎盘组织浆 2~4ml 肌内注射,每天或隔天1次,疗程3个月左右。

8. **中药** 用活血化瘀类中药。

9. **耳鸣** 用镇静药抗痉治疗,利多卡因按1~2mg/kg 溶于生理盐水 200ml 作静脉滴注或用0.5%利多卡因溶液静脉注射,卡马西平 100mg,口服,每天3次,逐渐增加药量至600~1 000mg/d,疗程2个月,对此药敏感者用苯妥英钠治疗。掩蔽法对抑制耳鸣有一定效果。

10. 眩晕及头痛时对症治疗。

(三)预防

内耳损伤多为意外发生,故难以预先采取防范措施。现介绍有关减轻或防止内耳受伤的方法。

1. 当发生冲击波时,应迅速采用俯卧位,头部在远离冲击波源或藏在有保护、有障碍的地方,这可减轻冲击波作用。

2. 用手指或其他物品堵塞双耳,用耳塞效果最好,同时张口呼吸。

3. 及时转入掩蔽体内。

二、内耳气压性损伤

冲击伤引起内耳气压性损伤多由于外界气压

急剧变化所致。当外界压力大于中耳压力,超过90mmHg时,高气压压迫咽鼓管,此时作 Valsalva 吹张,外界气体不仅不能进入鼓室,反而会引起脑脊液压力的突然升高进而引起迷路窗膜向鼓室方向破裂,导致感音神经性的听力下降。光镜下见耳蜗的柯替器变形、变性,血管纹、鼓阶和前庭阶级内淋巴管出血。电镜下可见毛细胞消失,静纤毛混乱、倒伏,表皮板部分消失,内质网扩张,线粒体减少。

(一) 临床表现及诊断

常伴有中耳损伤的表现,伤员出现耳痛、耳闭塞感、听力下降等症状。检查时见鼓膜内陷或充血、鼓室积液或积血,严重者可发生鼓膜破裂。波及内耳时即有听觉及前庭系统损伤。表现为:耳痛、耳鸣、耳闭塞感、听力下降、剧烈眩晕,伴有恶心、呕吐。专科检查:纯音测听、声导抗、耳蜗电图、听觉诱发电位测听、耳声发射等均可表现为混合性或感音神经性听力损害改变,前庭功能检查如自发性眼震,冷热试验可表现异常。

(二) 治疗原则与方法

治疗原则是设法使鼓室内外的压力达到平衡,预防感染,并消除造成咽鼓管阻塞的各种因素。改善中耳通气,清除中耳积液,同时给予止痛、镇静、休息等对症治疗。局部热敷,蒸汽吸入促进液体吸收。鼓膜穿孔者用75%酒精消毒,局部消毒棉球封盖。怀疑圆窗膜及卵圆窗膜破裂者应尽早行鼓室探查术,耳内镜或显微镜下找到破裂处,取耳垂脂肪或颞肌筋膜修补。

三、内耳辐射性损伤

辐射引起的耳蜗及前庭系统的形态损伤,在照射后一段时间内呈进行性加重,而前庭功能的减退不是在照射后立即出现,而是开始于照射后2周,射线对前庭功能的损害有延迟效应。同时辐射射线造成耳蜗结构的损伤,是造成听力下降的直接原因。

(一) 临床表现及诊断

严重伤员在受到大剂量辐射后的 15~30min 发生恶心、呕吐,呕吐开始的时间除与总剂量、照射剂量率关系密切外,还与受照射部位的敏感性有关。其后24h内的症状有疲乏、发热、腹泻等。冲击波引起的气压伤常常伴有中耳损伤的表现。伤员可出现耳痛、耳闭塞感、听力下降等症状,检

查时可见鼓室积液、鼓膜穿孔。冲击波和辐射均可损伤内耳,表现为耳痛、耳鸣、耳闭塞感、听力减退、剧烈的眩晕,伴有恶心、呕吐。但也有不出现前庭症状者。原因是:前庭功能损伤是一个缓慢发生的过程,允许中枢代偿。由于射线有穿透力,照射后造成前庭功能减退是双侧的,而非单侧的。

(二) 治疗原则与方法

1. 鼓膜穿孔时,若耳道清洁干燥,随访观察,大多可自愈。耳道内有放射性沾染物时,应立即洗净消毒,酌情给予炉甘石洗剂、抗生素药液或软膏涂敷耳道,注意保护鼓膜表面清洁干燥,超过1个月鼓膜穿孔未愈合者可行鼓膜修补术。

2. 出现感音神经性聋和眩晕等内耳损伤表现者,应尽早予以激素、神经营养药、维生素和对症治疗。

四、前庭系统损伤

爆炸对前庭系统损伤的作用效应还不是很清楚,很多研究发现,眩晕和失平衡可能是由于创伤性颅脑损伤导致的中枢神经系统的损伤。但是眩晕和失平衡也可能是冲击波损伤前庭系统产生,而不是单单由于颅脑损伤产生。

(一) 临床表现及诊断

前庭系统损伤可以发生在单耳或双耳,也可能对感觉器官、前庭神经产生影响。临床主要表现为眩晕和失平衡。有研究显示,这种眩晕和失平衡可能是由于噪声暴露造成的。中央前庭损伤可能是由于脑或脑干损伤的结果或后遗症。有眩晕或是失平衡症状的伤员都应进行平衡功能检测,但平衡是多器官共同维持的,所以该检测在评估病变部位不敏感。在临床工作中,要排除可能引起眩晕的其他疾病,比如创伤性颅脑损伤、直立性低血压、颈性眩晕、视力缺陷、耳毒性药物的副作用等。对爆炸伤可能存在前庭功能损伤的伤员进行筛选测试,包括颈椎评估、眼球运动评估、姿势稳定性评估、步态评估、椎动脉评估等。外周前庭功能检查包括半规管功能检查,如冷热和旋转试验;耳石测试,如前庭诱发肌源性电位。试验中评估中枢前庭功能包括眼球运动试验和前庭抑制试验。

(二) 治疗原则与方法

对有平衡障碍或半规管功能障碍的伤员进行前庭康复治疗(VRT);也可以通过物理治疗,包括改变活动水平和药物,改变饮食习惯;并对

可能引起眩晕的疾病如眼部疾病、感染等进行积极治疗；或是手术治疗。耳石症比较难治疗，耳石损伤后很少出现适应过程，而且有研究显示，对耳石症伤员进行传统的前庭康复治疗一般是没有效果的。

五、外淋巴漏

在爆炸时，冲击波使外界的压力瞬间升高，中耳内压力陡升，造成圆窗膜破裂，使外淋巴和中耳之间形成异常通道而导致外淋巴溢出。爆炸时引起的颞骨骨折、耳部损伤时也可能导致外淋巴漏。其中以卵圆窗膜即环状韧带的破裂最为常见。

（一）临床表现及诊断

多为一侧突发性感音神经性耳聋、耳鸣，少数为双侧。感音神经性耳聋常突然发生，常伴有耳鸣，要与突发性耳聋进行鉴别。听力下降的程度不等。若未及时进行治疗，听力会逐渐下降。有的伤员还出现听觉过敏的症状。当时立即可出现旋转性眩晕、恶心、呕吐、面色苍白、出冷汗等自主神经症状，经过一段时间代偿后，上述症状会逐渐减轻，但在相当一段时间内仍存在摇晃感和位置性眩晕。还可伴有颅脑外伤、脑神经及运动系统受损症状。气压剧烈改变应注意有无血液系统及心血管系统症状。耳镜或纤维耳镜检查显示，鼓膜可有破裂。纯音测听检查，多呈中高频听力损失为主的感音神经性耳聋听力曲线。前庭功能检查可有自发性眼震、Romberg 征阳性，并可有甘油试验及 Tullion 试验阳性。声导抗检查当鼓膜未穿孔时因外漏的外淋巴液一般较少，鼓室压图通常为 A 型，但在对耳道进行加压或减压时，有些伤员会出现眩晕、恶心、呕吐和眼震。耳蜗电图 SP/AP 比值可出现增高。

（二）治疗原则及方法

早期采取非手术治疗，头位抬高 $30° \sim 40°$，绝对卧床休息半个月以上。避免增加中耳腔内压及颅压的动作，如用力排便、用力擤鼻、剧咳等。眩晕严重者可以对症治疗，如镇静剂、抗眩晕药物等。非手术治疗无效需采取手术探查，可行两窗膜探查术，修补瘘口。手术过程中避免造成新的外淋巴漏。

六、迷路震荡

爆炸时会产生空气强烈的震动，通过鼓膜、听小骨传到内耳，引起内耳损伤。距离爆炸点越近产生的损伤也就越严重，可同时伴有鼓膜和听小骨损伤。爆炸时产生的颞骨骨折也可导致内耳损伤，引起迷路震荡。

（一）临床表现及诊断

爆炸引起的迷路震荡，多同时伴有颅内出血、脑震荡等。受伤后多出现双侧耳聋，并可伴有耳鸣。伤后出现旋转性眩晕，伴有恶心、呕吐等自主神经症状，症状可持续数日至数月不等。耳镜检查可发现有鼓膜穿孔，穿孔周围有血痂或出血。纯音测听多为感音神经性耳聋，并发中耳损伤时，可表现为混合性耳聋。

前庭功能检查多数患侧耳前庭功能低下。

（二）治疗原则与方法

有颅脑创伤伤员，应积极治疗颅脑疾病，维持生命体征平稳。听力下降者可行营养神经、扩血管、维生素 A 等治疗。存在眩晕伤员，可给予对症治疗，如镇静、抗眩晕药物治疗，无改善者及后期仍然存在影响生活质量伤员，可加强前庭功能训练，缩短前庭代偿时间。

七、声创伤性听力损失

研究表明听力系统在爆炸冲击伤中最容易受到影响。而爆炸性听力损失的产生是广泛的耳蜗损害，爆炸产生的冲击波可以导致中到重度感音神经性耳聋，永久性感音神经性耳聋是最常见的类型，占 $33\% \sim 78\%$。爆炸过程中除对听觉系统机械性损伤，还可以触发细胞和分子过程，造成长期损害。激活细胞凋亡途径和炎性分子介质，从而损伤外毛细胞、耳蜗支持细胞，导致耳蜗细胞变性、鼓阶外淋巴液中淋巴细胞和巨噬细胞积累。有学者发现氧化应激与稳态噪声和脉冲噪声引起的听力损失有关，所以我们认为在爆炸性听力损失中，氧化应激可能也是其中的一个原因。声创伤可因有害声刺激的强度、频谱、时程及类型不同而不同，但存在一定共性。暂时性损伤表现为暂时性阈移，是由于声刺激强度相对变小或接触时间较短引起的内耳血流量变化和 Cortis 器的可逆性损伤，在停止接触有害声刺激后可逐渐恢复。永久性损伤表现为永久性阈移，可由于长期暴露于有害声刺激环境、单次或数次强声刺激引起。其中最常见的为噪声性听力损失，以 3kHz、4kHz 及 6kHz 的损失最重，因噪声所引起的听力损失最明显的频率与低于该频率一个倍频程所含的声能量有关。即 1kHz 及 2kHz 的听力损失与 300～600Hz 频段的声能有关,4kHz 听力损失与 2kHz 频段的声能有关。

(一) 临床表现及诊断

听力下降是最常见的症状,听力损失的程度与爆炸源距离、爆炸次数及爆炸强度密切相关。爆炸冲击波损伤中耳时,如鼓膜破裂,可表现为传导性耳聋。伤及内耳及听神经时表现为感音神经性耳聋。中耳、内耳及听神经复合伤时表现为混合性耳聋。听力损失一般在频率4kHz以上,对日常生活没有很大的影响,听力下降的同时多并发耳鸣,很多伤员是以耳鸣为主诉,严重影响其生活质量。中耳创伤时,鼓膜多表现为充血、破裂、穿孔等,伤员可有耳痛症状。爆炸冲击伤严重时伤及内耳及前庭系统,表现为旋转性眩晕、平衡失调,并伴有恶心、呕吐症状。通过耳镜检查,可发现无症状的鼓膜创伤性穿孔,鼓膜充血、破裂、出血等。对伤员进行听力筛查,包括纯音测听、声阻抗、耳声发射及听性脑干反应测听检查,评估听力损伤的程度。疑有前庭系统损伤伤员进行前庭功能检查,了解前庭功能损伤情况。通过影像学检查中耳、内耳、颞骨的损伤情况。声导抗可发现声刺激所导致的中耳传音装置的损伤。如"D"型、"B"型鼓室压图,部分或全部镫骨肌反射消失。如果声创伤未累及传音装置,鼓室压图多为"A"型,镫骨肌反射可部分或全部未引出。电反应测听早期表现为听性脑干反应的反应阈升高。后期多引不出听性脑干反应波形,但多数可引出中潜伏期反应,如40Hz听觉相关电位(AERP)。长期接触有害刺激的伤员往往难以引出瞬态诱发性耳声发射(TEOAE)和自发性耳声发射(SOAE),早期伤员或只能部分引出畸变产物耳声发射(DPOAE)。

(二) 治疗原则与方法

爆炸冲击伤伤员首先要对生命存在威胁的创伤进行积极救治,如大出血、颅脑损伤等。把伤员转移离开爆炸现场,避免重复受到爆炸噪声。在声创伤的早期,通过休息、离开有害声环境后多可自行恢复,也可给予大剂量维生素、血管扩张药或中医中药的常规方法治疗。对无咽鼓管损伤的伤员可行高压氧治疗。中耳受到损伤时要首先清除外耳道内异物,保持外耳道清洁,切勿滴入滴耳液。一般创伤性鼓膜破裂能够自行愈合,大的穿孔(>80%表面积)及3～6个月没有愈合的穿孔可

考虑行鼓膜修补术,存在感染及进展为化脓性中耳炎按照化脓性中耳炎治疗。内耳受到损伤时,要尽早治疗,以恢复听力及控制症状为治疗原则。可以应用营养神经、扩血管、镇静剂、抗眩晕等药物改善听力及对症治疗。伴有耳鸣的伤员可用耳鸣习服疗法或认知行为疗法。近年来,有关寻找治疗和改善声创伤的途径和方法的研究从未间断,并且取得了一定的进展。人类 β 神经生长因子(hNGFβ)能增加抗氧化酶的活性,对爆炸冲击引起的听力损害起到保护作用,另外它能抑制凋亡相关蛋白的活性,对爆炸声创伤起到保护作用。腺病毒介导的人类 β 神经生长因子(Ad-hNGFβ)可以在爆炸中受损的耳蜗内高水平表达,表明对爆震后耳蜗螺旋神经节细胞具有保护作用。这为声创伤性听力下降提供了新的可行性治疗方法。亮抑酶肽是钙蛋白酶抑制剂,可以抑制细胞死亡,有研究显示,亮抑酶肽应用于中耳腔可以减少声创伤引起的听力下降。急性声创伤及时应用皮质类激素和高压氧治疗可以在一定程度上控制听力的下降。以上研究虽然还不是很成熟,但是为治疗这一疾病开拓了新的思路和途径。

(三) 预防

声创伤的关键问题为预防,预防的重点是尽量避开有害声刺激。要想有效避开有害声刺激,就必须了解声刺激的物理性质与声创伤之间的关系,从而判断在什么样的声刺激下有可能导致声创伤。因为声创伤中以噪声创伤最为多见,所以了解噪声环境的物理性质与引起听力损失的关系,是预防噪声性听力损失的主要依据。

第四节 中央听觉系统爆炸 冲击伤

中央听觉系统爆炸冲击伤往往与创伤性颅脑损伤同时存在。缺乏诊断标准,症状常被误诊为创伤后应激障碍、心理健康问题及认知功能障碍,而且对多发伤伤员进行逻辑检测比较困难。脑震荡也会产生听力学症状如听力丧失、眩晕等,因为听觉中枢比如颞叶、丘脑、胼胝体容易受到损伤。爆炸冲击伤伤及中枢听觉系统的主要机制是剪切、拉伸等作用力施加在轴突和小血管,导致肿胀和轴突连接中断。

(一) 临床表现及诊断

中枢听觉系统损伤可导致在背景噪声中听力

困难以及声音的定位困难。双侧初级听皮层损伤-皮质性耳聋表现为暂时或持续对所有神经都不敏感，言语理解功能障碍，识别和辨别环境声音障碍等。无论是周围还是中枢听觉系统损伤，都需要准确确定损伤发生的部位。目前只有少数的测试可以评估中枢损伤，测试结果与特定功能障碍的联系不精确。听力学家与认知心理学家及神经学家合作对伤员的诊断很有必要。对怀疑有中枢听觉系统损伤者进行一系列的检查，如交错扬扬格词测试、噪声测试间隙、掩蔽水平差异、听觉时间处理和模式试验、双耳语音试验、单声道低冗余试验、双耳相互作用试验、电生理检测，如中、晚期潜伏期反应，综合反映听觉中枢对听觉刺激的反应活性。

（二）治疗原则与方法

临床指导建议分两个步骤，包括听觉训练和一般的管理。听觉训练的目的是利用听觉系统的可塑性，改变声音的神经编码及随后的脑干感应时间。推荐在受伤后尽早开始听觉训练，以最大限度提高大脑的可塑性。同时听觉训练要个体化，并通过一系列的检查，针对受伤部位开展。一般的管理策略包括使用环境策略，如频率调制、补偿策略学习。针对性补救措施有语音意识、辨别训练、听觉封闭训练、韵律训练、语音阅读、通过跨通道活动提高两半球间的信息传递联系等。除了以上的治疗措施，低增益的助听器及远程麦克风技术对中枢听觉系统损伤的治疗有一定作用。

第五节　颞骨骨折

颞骨的岩部、鳞部和乳突部损伤中以颞骨岩部骨折最为常见，因为颞骨岩部本身边缘不规则，与周围的颅骨连接缺少弹性，当受到外力时易骨折。内耳位于颞骨岩部内，当颞骨骨折时常会伤及内耳。根据骨折线与岩部长轴的关系，将颞骨骨折分为纵行骨折、横行骨折、混合性骨折。颞骨岩部骨折常合并颅脑损伤，病情复杂。

（一）临床表现及诊断

1. 纵行骨折　是骨折线与岩部平行，较常见，占颞骨骨折的 70%～80%，主要损伤中耳。骨折线多由骨性外耳道顶后部越过鳞部，撕裂鼓膜，横贯鼓室盖，沿鼓膜张肌管向内，抵达膝状神经节，或沿颈动脉管向前抵达棘孔，向着斜坡，严重者可从破裂孔经蝶骨底延至对侧。骨折经过处常引起砧骨长突、锤骨颈、镫骨足弓和底板发生骨折。又由于鼓室盖骨折，脑膜和鼓膜破裂，可发生脑脊液耳漏。临床表现主要有：

（1）全身症状：颞骨骨折常合并不同程度颅脑外伤等神经系统症状。

（2）听力下降：骨折与岩部长轴垂直，主要伤及中耳，极少伤及迷路，所以听力下降多比较轻微，多数为传导性耳聋。强烈的爆炸冲击损伤耳蜗、听神经甚至听皮层，造成经久不愈的耳聋。一般无耳鸣，如有以低频为主。

（3）耳出血：一般量少可持续数日。外耳道后壁骨折，耳后软组织水肿、皮下淤血，鼓膜破裂和鼓室损伤者，血液自外耳道流出。

（4）脑脊液漏：外耳道或鼻孔流粉红色或清样液体，如凝固后不结痂，提示脑脊液可能。

（5）周围性面瘫：发生率比较低，约占 20%，一般损伤比较轻，多可逐渐恢复。

2. 横行骨折　骨折线与颞骨岩部长轴垂直，约占颞骨骨折的 20%，骨折线由颅后窝伸向颅中窝，越过骨迷路呈多发性骨折。常见的是从枕大孔、颈静脉孔、前庭、内听道，向前到达或接近破裂孔。常破坏内耳结构，常有耳蜗、前庭及面神经受损症状，如听力严重下降、耳鸣、眩晕、平衡功能障碍、面瘫及脑脊液耳漏。临床表现主要有：

（1）全身症状：同纵行骨折。

（2）听力下降：骨折容易伤及内耳的前庭及内耳道，耳蜗及半规管也可累及，但较少伤及中耳，听力损失程度较重，一般为感音神经性耳聋，耳鸣严重，多呈持续性高频耳鸣。

（3）眩晕：横行骨折多伤及迷路和前庭神经，发生严重旋转性眩晕，并伴有恶心、呕吐、出冷汗等自主神经症状，向患侧偏倒，向健侧自发性眼震。症状可持续 2～3 周，后期前庭功能检查可表现为功能消失。

（4）周围性面瘫：由于横行骨折的骨折线与面神经走行方向垂直，神经容易受到压迫或撕裂，造成周围性面瘫，约占 50%，且不易恢复。

混合性骨折少见而严重，常合并有严重的颅脑创伤，骨折线呈多向性分布，包括横行骨折和纵行骨折，引起鼓室、迷路骨折，可同时有中耳及内耳损伤的临床表现。通过临床表现、外伤史、耳镜检查、听力学检查、神经系统检查及影像学检查，可以对颞骨骨折做出定性和定位诊断。颞骨骨折伤员清醒时可进行纯音测听检查，评估听力损失的程度,意识不清醒时可作听性脑干反应测听,了解听力损失情况。为了解面神经损伤情况可以对伤员做早期测试,如神经兴奋性试验、涎腺分泌试验、面肌电图等。影像学检查如颞骨 X 线片、颞骨 CT,了解颞骨骨折的具体情况。X 线颅底摄片不易发现纵行骨折,X 线阴性不能排除骨折。一般情况下,颅脑外伤合并脑脊液耳漏者提示有岩骨骨折。CT 扫描则可反映颞骨骨折的走向,也可以发现颅内血肿积气。漏出液葡萄糖定量试验、核素扫描可协助明确诊断。

(二)治疗原则与方法

颞骨骨折常和颅脑创伤合并存在,应与神经外科医师协作,积极抢救,维持生命体征稳定。

1. 维持呼吸道通畅,清除上呼吸道分泌物及异物,对昏迷舌后坠者,可将舌拉出口外,以舌钳或粗线自舌尖后约 2cm 处穿过舌背固定于口外,或放入通气气管,无效时行气管插管或气管切开术,需要时装人工呼吸机或给氧。

2. 维持循环功能,血压下降为内出血征象,需用输液或输血,寻找出血并止血,不宜用升压药物。

3. 脑水肿时,采用脱水治疗,静脉注射 50% 葡糖糖或静脉滴注甘露醇,给氧及脑部冰敷对保护脑组织有帮助。

4. 脑脊液漏者用 75% 酒精消毒外耳道后不填塞,并随时更换被脑脊液渗湿的敷料。在严格无菌的条件下清除外耳道异物和积血,鼓膜破裂时耳内禁止滴药。鼓膜穿孔超过 3 个月,根据情况行手术治疗,修补鼓膜。采取头高位或半卧位,避免上呼吸道感染、咳嗽或用力排便等。脑脊液漏多可自行停止,超过 3 周仍未停止者,可经耳部径路采用颞肌或筋膜覆盖硬脑膜缺损处,修补裂孔。及时应用容易通过血-脑屏障的抗生素,防止耳内及颅内感染。

5. 伴有周围性面瘫者,病情许可情况下,尽早手术减压。轻伤者先观察 1 个月左右,无恢复时探查面神经或做面神经减压术。

6. 感音神经性耳聋者需要用泼尼松、三磷酸腺苷及维生素 B 药物治疗,若为传导性耳聋及混合性耳聋,全身条件允许的情况下,尽早探查中耳,随病变做不同鼓室成形术,有鼓膜穿孔者可同时用颞肌筋膜修复。

7. 眩晕者应卧床 2~3 周,给予茶苯海明(乘晕宁)等镇静药,眩晕多能逐渐恢复。

第六节 外伤性面瘫

面神经损伤分为直接和间接两种。直接损伤由于手术损伤、骨折、肿瘤压迫或炎症损害使神经离断或传导受阻。间接损伤是面神经因病毒感染或过敏反应发生水肿缺血,在骨管内受压,缺血水肿进一步加重,从而形成恶性循环。细菌毒素和物理损伤使面神经供血血管发生痉挛,影响神经血供而变性。有时外伤虽无骨折发生,但因颅骨严重震荡,使供应面神经的血管发生痉挛收缩,引起神经缺血、缺氧,进而可引起神经功能受损。面神经损伤一般分为三种类型的病理改变:①神经失用:是面神经轻度损伤引起的暂时性传导功能障碍,通常因神经受压引起。此型病变常先累及运动神经纤维,然后依次为本体感觉、触觉、温度觉、痛觉和自主神经纤维。神经失用时没有轴索变性,无髓鞘及神经纤维中断,受支配的肌肉瘫痪而不萎缩,病因解除后,神经肌肉功能可在短期内完全恢复。恢复的顺序与上述相反,即先为自主神经纤维,最后为运动神经纤维。②轴索断裂:损伤的面神经远端、神经轴索和髓鞘变性而髓鞘完整,轴索变性常发生在伤后 24~72h。变性的轴索和髓鞘被吸收,轴索即可沿着中空的鞘膜管从近端向远端再生。直至运动终板,神经传导得以部分或全部恢复。恢复的时间比上述神经失用长。常需以月计。③神经断裂:为神经干完全离断,伴神经远端变性。断端常不能对合,近端虽能再生,但因失去了鞘膜的导向作用,只能形成神经瘤,须经手术切除后改道吻合或移植才能恢复。而这种恢复常常是不完全的,且后遗不同程度的连带运动。

(一)临床表现及诊断

单侧周围性面瘫者,面部两侧不对称。患侧表情动作丧失,不能皱眉、闭眼,久之下睑外翻流泪,结膜及角膜因长期外露而干燥发炎。患侧鼻唇沟变浅,口角下垂并偏向健侧,以面部运动时明显。鼓腮时漏气,不能发"bo""po"等爆破音。进食时液体易从口角外流。固体食物易嵌塞在齿颊间。双侧面瘫者面部呆板无表情。

1. 定位检查

(1)泪分泌试验:是临床上测试岩浅大神经功能的方法。用长 5cm、宽 0.5cm 的滤纸两条,将一端折叠,在无麻醉下放入双眼已吸干的下穹隆中部,5min 后比较两侧浸湿的长度,相差 1 倍以上为阳性,提示损伤在膝状神经节以上。泪液分泌过少时可刺激鼻黏膜以诱发。

（2）味觉试验:用酸、甜、苦、咸等味液涂两侧舌前 2/3 以对比味觉差异。或用电味觉测定仪比较,正常味阈为 50~100mA,患侧比健侧大 50%以上为阳性,提示损害在鼓索神经平面以上。测试结果个体差异大,在老年人和嗜烟酒者结果常不可靠。

（3）镫骨肌声反射:患侧病变在镫骨肌神经水平以上时则声反射引不出。

2. 损伤程度检查

（1）面瘫程度评分:参考 House 的百分法进行面肌功能评价。一级:正常（100%）,各区域的面肌功能均正常。二级:轻度功能障碍（99%~75%）,面肌功能轻度不足,仅仔细检查才能发现。面肌松弛时,张力及对称性正常,面肌运动时,额肌运动正常,眼睑能闭合,口角可有轻度不对称。详细检查时,面肌轻度功能障碍可见继发很轻微的连带运动,但既无面肌痉挛,又无半面痉挛。三级:中度功能障碍（75%~50%）,面肌功能障碍明显,但面容尚非丑陋。面部两侧出现差异,尚无严重功能障碍,无严重连带运动,无挛缩或半面痉挛。面肌放松时,对称性及张力尚正常。面肌运动时,额肌仅有轻微到中度运动,用力尚可闭合眼睑。口角用力运动也有轻度不对称。出现少许连带运动、挛缩或半面痉挛也属三级。四级:较严重功能障碍（50%~25%）,面肌功能显著障碍。面容丑陋不对称。面肌放松时,对称性及张力尚正常,面肌运动时,额肌用力也不能运动,眼睑不能完全闭合,口角在用力运动时也不对称。不论运动性如何,当有严重的连带运动、挛缩和半面痉挛而影响面肌功能,属此级。五级:严重功能障碍（25%~0%）,仅可觉察到少许运动。面肌放松时,面肌不对称,口角下垂,鼻唇沟变浅或消失;面肌运动时,额肌无运动,眼睑闭合不全,口唇用力时仅有少许轻微运动,口角轻微运动。通常无连带运动、挛缩或半面痉挛。六级:完全麻痹（0%）,面肌丧失张力,不对称,无运动,无连带运动,无挛缩,无半面痉挛。

（2）神经兴奋性试验:用每秒 1 次、时程 0.3ms 的方波电脉冲透皮刺激茎乳孔下方的面神经干,分别测定引起各面肌挛缩的最小电流强度。两侧差异超过 2mA 时便可认为患侧有神经变性。

用较大强度刺激时,与正常侧比较,依反应程度分为轻度、中度、重度和完全失神经支配,本法简单无痛苦,适用于单侧面瘫超过 72h 者。

（3）肌电图检查:用插入面肌的电极刺激,记录运动单位的潜伏期、波形和振幅。正常肌肉静止时无电活动,轻微自主运动时呈双相或三相电位,表现为每隔 30~50ms 出现 50~1 500mV 的电位。用力收缩出现干扰波。神经变性或肌肉除神经后为纤颤电位,常于神经损伤后 14~21d 出现。神经再支配后出现多相电位。根据电位类型、潜伏期和振幅变化可判断神经和肌肉的损伤程度,以及恢复的可能性。

（4）神经电图检测:用 0.2ms 60~120V、每秒 1 次的矩形电脉冲经双极表面电极刺激茎乳孔的面神经干,用另一同类电极引出并记录口角周围肌群的复合肌肉运动电位,测量引起电位的电流强度、最大刺激下的潜伏期和叠加后的波幅。两侧对比,患侧波幅占健侧者的百分数约可代表麻痹神经的纤维数。

3. 定位诊断

（1）核性损害:常伴有外展神经麻痹、脑桥外侧综合征和对侧偏瘫。患侧味觉、泪液和唾液分泌正常。

（2）桥小脑角段损伤:面瘫伴神经性耳聋和眩晕,角膜反射、镫骨肌反射消失,味觉、泪液和唾液分泌正常或减退。

（3）迷路段损伤:面瘫伴神经性耳聋,镫骨肌反射消失,味觉、泪液和唾液分泌减退或消失。

（4）鼓室段损伤:伴传导性耳聋、耳鸣或听觉过敏,镫骨肌反射消失,味觉和唾液分泌功能减退而泪腺分泌正常。

（5）乳突段损伤:在鼓索神经以上则仅伴有味觉和唾液分泌减退,在鼓索神经以下则定位检查结果均正常。

（6）颞骨外段损伤:累及主干则所支配全部肌肉麻痹,累及某分支则所支配的相应肌肉麻痹。

（7）各项定位检查结果均正常。

（二）治疗原则与方法

神经减压术适用于面瘫两周后如电刺激试验直流电刺激无反应或肌电图出现肌纤颤者为适合进行减压术的对象。但也有报道麻痹十余年后,只要肌肉不完全萎缩,手术后还有部分恢复的可能。外伤或手术后引起的神经受压或水肿,手术目的在于解除压迫、减轻水肿,早期用做预防变性,晚期已变性者则可提供神经轴索再生的条件。

面神经改道吻合术:适用于各种原因引起的神经缺损。面神经自膝状神经节改道取直,经鼓室内壁至茎乳孔可比原路缩短5mm,故缺损在5mm之内者可用神经改道吻合。

面神经移植术:适用于面神经缺损过长或不适于改道缝合者。

面-脑神经交换术:可与副神经、舌咽神经或舌下神经交换,其中面-舌下神经交换常用。

面部交叉性神经移植术:适用于一侧面神经无再生能力或颞骨外面神经主干缺损者。

第七节　小　结

爆炸冲击可造成多器官损伤,具体情况下要根据伤员病情,分清轻重缓急,多学科临床工作者团结协作,积极抢救伤员生命。耳部的损伤包括外耳损伤、中耳损伤、内耳损伤、中枢听觉系统损伤及颞骨骨折等,根据具体情况对伤员进行相关听力学、神经系统及影像学检查,对损伤部位初步定位,制订针对性及具体性治疗方案,使伤员得到积极有效治疗。耳部损伤的类型多样且复杂,采取多种防护措施十分必要。耳机和耳塞在一定程度上可以防止物理性声音、压力及碎片对外耳和中耳的损伤。抗氧化剂清除自由基、增加血流量、药物阻断细胞死亡途径的信号因子,经研究都可以减轻听力的损失,为爆炸伤听力损失的防治开拓了新的路径。为提高康复效果、减少认知功能障碍及提高生活质量,听觉系统损伤要早期诊断、及时治疗。

(孟德静　陈继川)

参考文献

1. FRYKBERG ER, TEPAS JJ. Terrorist bombings. Lessons learned from Belfast to Beirut. Ann Surg, 1988, 208:569-576.

2. AHARONSON-DANIEL L, WAISMAN Y, DANNON YL, et al. Epidemiology of terror-related versus non-terror-related traumatic injury in children. Pediatrics, 2003, 112:e280.

3. YEH DD, SCHECTER WP. Primary blast injuries-an updated concise review. World J Surg, 2012, 36:966-972.

4. DEPALMA RG, BURRIS DG, CHAMPION HR, et al. Blast injuries. N Engl J Med, 2005, 352(13):1335-1342.

5. HELLING ER. Otologic blast injuries due to the Kenya embassy bombing. Mil Med, 2004, 169(11):872-876.

6. RITENOUR AE, BASKIN TW. Primary blast injury: update on diagnosis and treatment. Crit Care Med, 2008, 36(7 Suppl):S311-S317.

7. SASSER SM, SATTIN RW, HUNT RC, et al. Blast lung injury. Prehosp Emerg Care, 2006, 10:165-172.

8. ALMOGY G, LURIA T, RICHTER E, et al. Can external signs of trauma guide management? lessons learned from suicide bombing attacks in Israel. Arch Surg, 2005, 140:390-393.

9. RITENOUR AE, WICKLEY A, RITENOUR JS, et al. Tympanic membrane perforation and hearing loss from blast overpressure in Operation Enduring Freedom and Operation Iraqi Freedom wounded. J Trauma, 2008, 64(2 Suppl):S174-S178.

10. LOU ZC, LOU ZH, ZHANG QP. Traumatic tympanic membrane perforations: a study of etiology and factors affecting outcome. Am J Otolaryngol, 2012, 33:549-555.

11. LASAK JM, VAN ESS M, KRYZER TC, et al. Middle ear injury through the external auditory canal: a review of 44 cases. Ear Nose Throat J, 2006, 85:722, 724-728.

12. 王正国. 外科学及野战外科学. 北京:人民军医出版社, 2007:962-966.

13. XYDAKIS MS, BEBARTA VS, HARRISON CD, et al. Tympanic-membrane perforation as a marker of concussive brain injury in Iraq. N Engl J Med, 2007, 357:830-831.

14. 王正国. 创伤学基础与临床. 武汉:湖北科学技术出版社, 2006:2128-2140.

15. BHADAURIA RS, GUPTA SC, CHAKRABERTY S. Bullet and blast ENT injuries in Counter-Insurgency Area. Med J Armed Forces India, 2010, 66:29-31.

16. ARMSTRONG B. Traumatic perforations of the tympanic membrane: observe or repair? Laryngoscope, 1972, 82:1822-1830.

17. LOU ZC, HE JG. A randomised controlled trial comparing spontaneous healing, gelfoam patching and edge-approximation plus gelfoam patching in traumatic tympanic membrane perforation with inverted or everted edges. Clin Otolaryngol, 2011, 36:221-226.

18. LOU ZC, HU YX, TANG YM. Effect of treatment at different time intervals for traumatic tympanic membrane perforation on the closure. Acta Otolaryngol, 2011, 131:1032-1039.

19. LOU ZC, HU YX, TANG YM. Prognosis and outcome of the tympanic membrane flap at traumatic tympanic membrane perforation edge. ORL J Otorhinolaryngol Relat Spec, 2011, 73:212-218.

20. HAKUBA N, IWANAGA M, TANAKA S, et al. Basic fi-

broblast growth factor combined with atelocollagen for closing chronic tympanic membrane perforations in 87 patients. Otol Neurotol,2010,31:118-121.

21. MELINEK M,NAGGAN L,ALTMAN M. Acute acoustic trauma—a clinical investigation and prognosis in 433 symptomatic soldiers. Isr J Med Sci,1976,12:560-569.

22. FOLTIN GL,SCHONFELD DJ,SHANNON MW. American Academy of Pediatrics. Pediatric terrorism and disaster preparedness:A resource for pediatricians. AHRQ Publication No. 06(07)-0056. Rockville(MD):Agency for Healthcare Research and Quality. October 2006.

23. TINTINALLI JE,KELEN GD,STAPCZYNSKI JS. American College of Emergency Physicians. Emergency medicine:A comprehensive study guide. New York(NY):McGraw-Hill. 2000:1275-1277.

24. LEW HL,JERGER JF,GUILLORY SB,et al. Auditory dysfunction in traumatic brain injury. J Rehabil Res Dev,2007,44(7):921-928.

25. CHANDLER D. Blast-related ear injury in current U. S. military operations. ASHA Leader,2006,11(9):8-9,29.

26. KERR AG,BYRNE JE. Concussive effects of bomb blast on the ear. J Laryngol Otol,1975,89(2):131-143.

27. FURMAN JM,WHITNEY SL. Central causes of dizziness. Phys Ther,2000,80(2):179-187.

28. HOFFER ME,GOTTSHALL KR,MOORE R,et al. Characterizing and treating dizziness after mild head trauma. Otol Neurotol,2004,25(2):135-138.

29. FAUSTI SA,WILMINGTON DJ,GALLUN FJ,et al. Auditory and vestibular dysfunction associated with blast-related traumatic brain injury. J Rehabil Res Dev,2009,46:797-809.

30. BASTA D,SINGBARTL F,TODT I,et al. Vestibular rehabilitation by auditory feedback in otolith disorders. Gait Posture,2008,28(3):397-404.

31. NAGERIS BI,ATTIAS J,SHEMESH R. Otologic and audiologic lesions due to blast injury. J Basic Clin Physiol Pharmacol,2008,19:185-191.

32. CAVE KM,CORNISH EM,CHANDLER DW. Blast injury of the ear:clinical update from the global war on terror. Mil Med,2007,172:726-730.

33. FAUSTI SA,WILMINGTON DJ,GALLUN FJ,et al. Auditory and vestibular dysfunction associated with blast-related traumatic brain injury. J Rehabil Res Dev,2009,46:797-810.

34. HENDERSON D,BIELEFELD EC,HARRIS KC,et al. The role of oxidative stress in noise-induced hearing loss. Ear Hear,2006,27:1-19.

35. WU J,LIU B,FAN J,et al. Study of protective effect on rat cochlear spiral ganglion after blast exposure by adenovirus-mediated human β-nerve growth factor gene. Am J Otolaryngol,2011,32:8-12.

36. GAVRIEL H,SHULMAN A,STRACHER A,et al. Leupeptin reduces impulse noise induced hearing loss. J Occup Med Toxicol,2011,6:38.

37. LYNCH ED,KIL J. Compounds for the prevention and treatment of noise-induced hearing loss. Drug Discov Today,2005,10:1291-1298.

38. TABER KH,WARDEN DL,HURLEY RA. Blast-related traumatic brain injury:What is known? J Neuropsychiatry Clin Neurosci,2006,18(2):141-145.

39. American Speech-Language-Hearing Association. Guidelines for the audiologic management of individuals receiving cochleotoxic drug therapy. Am Speech Lang Hear Assoc,1994.

40. GALLUN FJ,LEWIS MS,FOLMER RL,et al. Implications of blast exposure for central auditory function:A review. J Rehabil Res Dev,2012,49:1059-1074.

41. 刘新民. 临床五官科急症学. 北京:人民军医出版社,2002:389-391.

42. 苏振忠. 耳鼻咽喉创伤学. 北京:人民卫生出版社,2004:130-251.

43. 郑中立. 耳鼻咽喉治疗学. 北京:人民卫生出版社,2000:325-336.

20

第二十一章

颅脑冲击伤

一、颅脑冲击伤的流行病学

颅脑冲击伤(blast-induced traumatic brain injury,bTBI)是军事医学、灾害医学和创伤医学中的一个重要研究课题。随着平时国际恐怖活动、意外突发事件(煤气、汽油、煤矿瓦斯等爆炸)的增多,冲击波增强武器的迅速发展和大量使用,颅脑冲击伤在平战时均较以前更多见,并有不断增多趋势。

1. **发病率** 美军在近年来的军事行动中,爆炸性颅脑冲击伤的发生率为40%~60%,估计有32万服役人员或20%的士兵遭受过爆炸性颅脑冲击伤。通过对战场上和回国士兵开展的大规模的流行病学调查和筛查,进行了各种问卷、评估和检查,如服役后健康评估/再评估(post-deployment health assessment/reassessment, PDHA/PDHRA)、军队急性脑震荡评估(military acute concussion evaluation,MACE)、简单脑创伤筛查(brief trauma brain injury screen,BTBIS)、标准脑震荡评估(standardized assessment of concussion,SAC)及创伤性颅脑损伤(traumatic brain injury,TBI)相关的垂体功能筛查等,其中距爆炸50m内者需进行强制筛查。上述调查报告表明,爆炸导致的伤亡有60%以上为颅脑冲击伤,15%~23%参战士兵遭受了创伤性颅脑损伤,其中大多数为轻度创伤性颅脑损伤(mild TBI,mTBI)。据报道,约19.5%的参战士兵有发生创伤性颅脑损伤的潜在可能。

2. **致死率、致残率** 美军统计发现,2001~2007年在伊拉克和阿富汗战争中63%的伤亡人员与爆炸损伤有关;美海军和海军陆战队在伊拉克战争中52%的颅脑损伤因爆炸冲击所致。2/3的后送伤员及88%的需要到二级医疗机构进行治疗的伤员为冲击性损伤所致。Konlos等报告,22 203名参加国伊拉克/阿富汗战争的军人中,有

2 813名(12.7%)至少有1种mTBI,1 476名(6.6%)有创伤后应激障碍(posttraumatic stress disorder,PTSD)临床症状,两者间有剂量、反应程度的依赖关系,重复受冲击波作用后,可发生永久性损伤效应。Drake等对7 907名美海军陆战队复原人员检查,有TBI阳性体征者占9%,从伊拉克/阿富汗归国士兵中,有心理健康障碍者分别占19%和11%(Hoge等)。在频发的自制炸弹及汽车炸弹的恐怖袭击中,颅脑冲击伤的发生率也很高。美国布朗大学Watson学院对最近十年间死于阿富汗/伊拉克反恐战争的平民保守的估算至少有13万人,而且因战争受伤的平民及其带来的远期损害更无法统计。

二、颅脑冲击伤的发生机制

颅脑冲击伤的损伤力学过程异常复杂,可能既有冲击波直接作用的人体内波传播,又有头颅对冲击波动压撞击的响应,即头颅加速运动,前者导致颅压力增加,后者则是颅内出现应力/应变。

1. **原发性冲击效应** 压力波作用于人体表面,经局部和全身组织传入脑组织,血管内压力波传至脑组织也可造成局部损伤。激波传至不同密度的组织时,由于声阻抗的差异和不匹配,由此造成组织机械性破坏,即剥落效应。冲击波引起颅压的突然变化从而导致水泡形成,特别是在脑脊液与脑组织的界面上,使脑组织被穿透形成空腔,轴索通道破坏和毛细血管损伤。

2. **继发性冲击效应** 投射物击中头部造成颅骨骨折,压力波传入脑组织后,造成组织结构的破坏。

3. **第三冲击效应** 人体被抛掷,头部碰撞到坚硬物体,波阵面通过机体时会产生加速/减速度,特别是在相对密闭的工事或建筑物内,因反射波作用使压力波呈反向移动,类似情况是车祸时

的脑损伤,形成弥漫性轴索损伤(diffuse axonal injury,DAI)。

三、颅脑冲击伤的分类

颅脑冲击伤伤员多数伤情较轻且较隐匿,大量动物实验和临床研究表明,冲击波超压(非穿透、撞击、中毒等二、三、四类冲击伤)可以引起神经生理、病理、生化及行为的改变。轻度颅脑损伤(mTBI)多为原发性颅脑冲击伤,可根据格拉斯哥昏迷评分(GCS)进行分类,0级(15分):伤后无昏迷、记忆丧失、头痛、呕吐;1级(14分):有短暂意识丧失(<5min),有或无记忆丧失和呕吐;2级(GCS 13分):有意识丧失(<30min)和神经症状。而中重度颅脑损伤及多发伤多为四类冲击伤的多重作用所致。

四、颅脑冲击伤的病理生理学特点

颅脑冲击伤最显著的特征是被描述为"喷胡椒模式"的弥漫性损伤,水肿、颅内出血、血管痉挛是颅脑冲击伤最常见的病理生理学特点。

1. **颅压增高**　颅压增高常常发生在严重的颅脑冲击伤的急性期,并伴有充血和严重水肿。病理学检查可发现神经元肿胀、星形胶质细胞增生肥大、髓鞘碎片及水通道蛋白4(AQP4)的高表达,这些均提示脑水肿的发生,是引起颅压增高的原因之一。而这种表现通常在 CT 扫描发现蛛网膜下腔出血时,会被引起注意。基底池出血可能预示着颅压将会升高,但这种情况也可能在冲击伤发生后 2～3 周才会出现。另外,血-脑屏障(blood-brain barrier,BBB)破坏引发神经元继发性损伤也是颅脑冲击伤的重要致伤因素。在小鼠闭合性颅脑损伤中,血-脑屏障破坏在伤后 4h 出现,直到伤后 30d(脑水肿早在伤后 7d 已消退)仍然存在,提示血-脑屏障不仅对损伤敏感,且损伤后难以重建,并引发其他系列组织损伤。

2. **脑血管痉挛**　颅脑冲击伤造成的创伤性脑血管痉挛(traumatic cerebral vasospasm,TCV)被认为是最常见的一种病理生理反应。对严重颅脑冲击伤伤员进行脑血管造影检查发现,47%伤员存在脑血管痉挛,35%伤员存在假性动脉瘤。其中,脑血管痉挛可以在伤后很早(48h 内)出现,持续时间平均为 14d,最多可达 30d。颅脑冲击伤造成脑血管痉挛的时间长于闭合型颅脑损伤,闭合型颅脑损伤发生脑血管痉挛的时间最多为 14d。

另外一项研究发现,在损伤发生后,脑血管痉挛可能持续 10d 或更长时间,持续时间与急性创伤性蛛网膜下腔出血相关。尽早进行经颅多普勒(TCD)检查可以及时进行干预。

3. **出血**　在动物实验中,脑出血在冲击伤中很常见。常见的损伤位置为大脑、小脑和脑干。但是,当猪穿上胸部保护服暴露在 131～366kPa 冲击波中,就不会出现脑出血或血管异常的症状。推测可能是因为压力波冲击胸腔,使得压力波通过胸腔血管传送到脑血管。

五、颅脑冲击伤的神经病理学改变

(一)局部神经病理学

冲击波还可以导致皮质、白质、海马、小脑等多部位的神经元骨架破坏,除了胞体变性、坏死,更引起神经突的肿胀、变性、死亡,尤其是轴突损伤,如轴突回缩、溶解、脱髓鞘等。

1. **皮质**　单纯皮层颅脑冲击伤的症状很难判断,因为皮层与其他结构联系十分复杂。颅脑冲击伤已经被证明会引起锥体细胞皱缩,以及树突尖端的变形。在颅脑冲击伤的伤员中有皮质、白质纤维束损伤都显示有弥漫性轴突损伤。

2. **白质**　颅脑损伤中弥漫性轴突损伤很常见,因为颅脑冲击伤引起纤维变性退化,特别是在额-纹状体、额-顶叶和额-颞部的传导束。实验中,把胸腔被保护的猪暴露在 131～538kPa 冲击波中,造成了脑室周围的轴突损伤,但是没有脑血管的损伤。另外,把灵长类动物暴露在 80kPa 和 200kPa 的冲击波中,均造成了皮层下的白质少突细胞和星形细胞坏死,以及髓鞘紊乱导致的传导通路受损。

3. **海马**　暴露在 80kPa 和 200kPa 的冲击波中,会使得锥体神经元的树突尖端扭曲,体细胞在CA3 区域的收缩,以及 CA1 区域的明显减少。可能是由于锥体神经元氧含量低和局部缺血。弥散张量成像(diffusion tensor image,DTI)证明,颅脑冲击伤的伤员在钩束和白质神经束中有弥漫性轴突损伤。

4. **小脑**　颅脑冲击伤伤员在进行 DTI 检查中可发现小脑的纤维束存在损伤。实验也发现,灵长类动物暴露在冲击波中,小脑浦肯野神经元会发生改变,表现出不规则的核皱缩,而从浦肯野神经元发出的树突也出现变性,这是导致运动的协调性发生变化的原因。

21

这些研究表明，脑血管痉挛和弥漫性轴突损伤是颅脑冲击伤伤员引起记忆功能障碍等症状的基础。

通常 MRI 和 CT 很难诊断白质神经束的损伤。扩散加权成像（DWI）可以解决这个问题。在严格限制的白质神经束中，弥散是有限制的和定向的，有低的扩散系数和高的各向异性分数。在急性白质损伤中，细胞肿胀，增高了扩散系数，降低了各向异性分数。在慢性损伤中，细胞溶解或死亡，导致高的扩散系数和低的各向异性分数。

多种弥散张量成像的方法被运用于颅脑冲击伤中。在轻度颅脑冲击伤的病患中，通过弥散张量成像，可以发现在受损区和白质中各向异性分数降低。但是传统技术不能发现这种损伤。当病患暴露在多种冲击波中时，弥散张量成像会体现更多的各向异性分数。弥散张量成像和脑电图的使用，可以更好地探测到颅脑损伤。

（二）细胞神经病理学

实验表明，颅脑冲击伤后不仅能见到神经元数量减少（凋亡、坏死），还可以见到小胶质细胞、星形胶质细胞和少突胶质细胞的凋亡。

1. 星形胶质细胞　实验中，当灵长类动物皮质区被暴露在冲击波中，星形胶质细胞发生增生。而且同侧海马体中的星形胶质细胞发生活化。在另一个实验中，猪体内的星形胶质细胞也增多。颅脑冲击伤后缺血边缘区和海马的反应性星形胶质细胞增生与微循环灌注减少密切相关。

2. 神经元　颅脑冲击伤后轴突微管在受到冲击波后重新聚集和排列，而且会导致轴突传输系统部分或全部被破坏。轴突波动可能会提示有弥漫性轴突损伤。淀粉样前蛋白（β-APP）在神经元中产生并有轴突快速转运。如果轴突损伤，β-APP 在损伤部位堆积，在颅脑冲击伤后 2h 内即可产生轴索球。De Lanerolle 等报告，对猪进行颅脑冲击伤致伤后可见 β-APP 在脑室周围轴突的堆积。

3. 少突细胞　当灵长类动物暴露在冲击波中时，皮质下白质中的少突细胞会出现死亡，细胞生成的髓磷脂会减少，这将导致神经传导减弱。

（三）分子生物化学的改变

颅脑冲击伤后炎症相关分子如胶质纤维酸性蛋白（GFAP）、S100B（GFAP 和 S100B 均为星形

胶质细胞活化的特有标志物，与早期炎症反应和胶质瘢痕形成有关）、髓鞘相关蛋白 8（MRP8，由活化的巨噬细胞和小胶质细胞表达）、骨桥蛋白（缺血后募集小胶质细胞、巨噬细胞和星形胶质细胞的黏蛋白趋化分子）、趋化因子（募集巨噬细胞）以及白细胞介素（IL）-1B、IL-6、肿瘤坏死因子-α（TNF-α）等炎症因子均在炎症早期升高，有的甚至持续 1 个月。

神经丝重链（neurofilament heavy chain，NfH）和巴甫洛夫肠激酶（Pavlov's enterokinase，PE）可能是颅脑冲击伤的生物标记物。NfH 在实验中在猪的体内随时间增加而增加。神经丝重链在冲击波后 6h 后达到顶峰。PE 作用于 NfH476 和 986 的位点上。NfH 分裂的产物可以通过皮质微量渗析量化。外伤性蛛网膜下腔出血中，NfH 很多。具有吞噬作用的 Mato 细胞在颅脑冲击伤后增加。由于吞噬细胞的改变，大脑的新陈代谢也被改变。颅脑冲击伤也会减少葡萄糖代谢。葡萄糖代谢减少会引起阿尔茨海默病或脑功能失调。

六、颅脑冲击伤的临床症状和体征

轻度颅脑冲击伤可以引起头痛、健忘、思维混乱、注意力不集中、短期记忆丧失、情绪改变、睡眠障碍、眩晕和焦虑。一般来说，这些症状会在伤后立即出现，但需几个小时或几天才可缓解。但对有些颅脑冲击伤伤员可能没有意识到他们所受到冲击性脑损伤。两次或两次以上的颅脑冲击伤发生可能使伤员意识到大脑受到了损伤。一次冲击综合征：震荡伤后持续症状如头痛、眩晕、短期记忆丧失和注意力不集中或执行多重任务障碍。二次冲击综合征：意识的快速丧失、恶性脑水肿发生、颅压增高、昏迷。高达 50% 的死亡率与二次冲击综合征有关。

对伤员来说，伤后恐惧症可能会持续数天。受伤的首要症状或许在惊吓症状后持续存在。这些症状通常对安慰剂和特效药如非甾体类抗炎药、抗偏头痛药和抗抑郁药有效。由于多数颅脑冲击伤伤员早期症状轻微或被其他头面部损伤所掩盖而不能引起伤员及医师的足够重视，大多没有在早期接受合理的治疗而使得伤情逐渐加重，因此在初期治疗后仍需重视以下器官的损害和继发症状的出现。

1. 视觉　爆炸伤后的继发性损害是视觉受

损最常见的原因,闭合性眼外伤比开放性眼外伤更为多见。严重的非穿透性损伤包括:脉络膜破裂、视神经损伤、前房充血、视网膜脱离、外伤性晶状体和玻璃体积血。2004 年 8 月—2006 年 10 月,国防和退伍军人的大脑创伤中心(Defense and Veterans Brain Injury Center,DVBIC)发现沃尔特里德陆军医疗中心(Walter Reed Army Medical Center,WRAMC)中 66% 的脑外伤伤员也遭受了眼外伤。CT 检查是诊断眼外伤的重要方法。

2. **听觉** 耳朵是一个复杂的器官,可感受压力波、运动和机体对重力的反应。最常见的是爆炸物引起的噪声导致的听觉受损。回顾性分析 10 431 例伊拉克和阿富汗战争中遭受过颅脑冲击伤的老兵医疗记录,表明 68.5% 都存在听力障碍。在颅脑冲击伤后可快速出现耳胀、耳痛、耳鸣、听觉及感音异常、眩晕、听力下降等症状,主要由于超压冲击鼓膜,中耳鼓室与外耳道之间有明显的压力差,导致鼓膜破裂、鼓室积血、听骨链离断等。内耳也可能有渗血、出血、耳蜗结构紊乱等,但不常见。

声音传导受阻或中耳、外耳结构的损害造成传导性耳聋(conductive hearing loss,CHL),耳蜗、听神经或听觉皮层受损可导致感音神经性耳聋(sensorineural hearing loss,SNHL),感音神经性耳聋的常见症状是耳鸣。文献表明感音神经性耳聋和混合型耳聋(CHL & SNHL hearing)在爆震伤后更为常见,而 CHL 在非爆炸伤中较常见。回顾听力损伤分析表明,50% 感音神经性耳聋的听力损失是爆炸伤所致。一项颅脑冲击伤伤员小队列研究表明 62% 有听力损失,其中超过一半的单纯 SNHL 伤员存在听力缺失。

通过 MRI 或 PET-CT 检查可检测到听觉脑干和中枢听觉结构的变化。

3. **前庭** 爆炸伤对前庭功能的影响包括良性阵发性位置性眩晕(BPPV)、中枢或外周调节失调、眩晕或外伤后美尼尔综合征。颅脑冲击伤最常见的平衡障碍是 BPPV,Scherer 和 Schubert 报告颅脑冲击伤会引起前庭损伤导致平衡失调和头晕。有研究表明 3 973 名从伊拉克战场返回士兵中有 797 例颅脑冲击伤伤员。虽然头痛是颅脑冲击伤主要症状,其中一半伴有头晕、目眩,1/4 伴有平衡失调。24 例颅脑冲击伤的伤员检查发现外周前庭功能减退导致眩晕的发生率较高。在伊拉克战争退伍军人中 42% 伴有前庭中枢损伤,表现为眼球震颤和/或眼球活动障碍。前庭症状可以持续数周至数月。

4. **癫痫** 颅脑冲击伤诱导的癫痫发作目前还不太清楚,癫痫发病形式多样,脑外伤后出现两次或两次以上无诱因的癫痫发作称为外伤性癫痫(PTE)。外伤性癫痫发作通常在脑外伤后 5 年之内出现。对越战军人 PTE 调查发现有 53% 颅脑冲击伤老兵患 PTE,这项调查对颅脑损伤伤员预测 PTE 风险十分有意义。目前对 PTE 的诊断仍需要脑电图(EEG)检查及 MRI 检查。

综上所述,颅脑冲击伤具有以下伤情特点:

(1)多数颅脑冲击伤,是原发性冲击波造成全身损伤的一部分,可能没有明显的体表及脑实质损伤,仅表现为头痛、记忆力和注意力下降、眩晕、焦虑、抑郁、失眠、易疲乏、易激惹、对声光敏感等刺激性征兆,如未进行系统检查和细致观察,易误诊。

(2)部分严重颅脑冲击伤,常见广泛的脑水肿和充血,并且发展迅速。有蛛网膜下腔出血者则预示更严重的脑充血和水肿及迟发性脑血管痉挛的出现。

(3)生命体征变化早且迅速,动物颅脑爆炸伤实验显示,颅脑冲击伤后即出现呼吸暂停、心率减慢、平均动脉压和脑电活动降低或消失等特征性病理生理变化。

(4)伤型和伤情复杂,颅脑冲击伤有冲击波对机体直接作用的伤害,或抛掷物体击中机体所致损伤,或抛掷机体撞击物体造成损伤,或烧伤、吸入有毒烟雾的伤害。

因此,颅脑冲击伤不仅具有冲击波超压直接致脑组织损伤或肺和胃肠道等空腔脏器损伤,而且可有动压抛掷位移所致的肝、脾、肾等实质脏器损伤,尽管有时颅脑损伤较轻,但合并多部位组织损伤可加重脑损害,如不进行仔细筛查,易漏诊,导致严重后果。

七、颅脑冲击伤的辅助检查

1. **头部 MRI** 可以显示胼胝体或大脑皮层少量出血,对弥漫性轴突损伤的诊断优于 CT。T2 加权及磁共振液体衰减反转恢复序列(fluid atten-

uated inversion recovery, FLAIR)成像对非出血性脑损伤诊断有帮助,磁敏感加权成像(susceptibility weighted imaging, SWI)对发现微出血灶更有价值,DTI可定量分析脑白质损伤的范围和程度,功能性磁共振成像(functional magnetic resonance imaging, fMRI)可记录脑的恢复过程。

2. 头部CT扫描 主要用于确定骨折范围、深度及其与硬脑膜、脑实质的关系;同时可明确脑组织挫伤程度、血肿位置及大小;CT血管造影也可用于确诊脑血管的损伤。

3. 诱发电位 为客观评价神经系统检查无阳性体征,CT检查无异常的颅脑冲击伤伤员的神经系统功能状态提供依据。

4. 脑电图(electroencephalogram, EEG) EEG不受伤者昏迷、镇静药和肌松药使用而影响检查效果,对于判定伤者预后具有重要帮助作用。

5. 腰椎穿刺术及颅压监测 腰椎穿刺术主要在于测量颅压,也可用于确诊和治疗蛛网膜下腔出血与颅内感染。通过颅压客观资料,医师可早期察觉颅内血肿与脑水肿。

6. 实验室检查 监测血气、电解质、脑脊液和血浆有关生化指标(S-100B、乳酸、自由基、兴奋性氨基酸、肌酐、血转氨酶)等,对伤后脑功能和全身情况判断具有一定作用。

八、颅脑冲击伤的临床诊断

由于多数颅脑冲击伤伤员表现为轻度脑损伤或脑震荡,所以常常是症状多、体征少或无,除进行神经系统检查外,可能时需进行神经电生理检查和心理评估。因此,临床医师需根据伤员的症状和体征制订相应检查以便更好地了解脑损伤的严重程度。轻度创伤性脑损伤委员会美国康复医学大会(1993)定义颅脑冲击伤是意识丧失、伤前或伤后的记忆缺失、损伤时的心理改变、伴或不伴局灶性神经功能缺损状态的原因。少数颅脑冲击伤伤情严重,需结合病情进行必要的神经影像学检查,如头颅CT或MRI等。同时对伤员进行体格检查,观察血压、脉搏、呼吸、意识、体位姿势等,判断是否存在窒息、休克等危及生命情况,这样既能防止遗漏重要伤情,又能提高诊断效率。以下是不同程度颅脑冲击伤的诊断要点:

1. 轻度颅脑冲击伤 定义为<30min的意识

丧失,创伤后遗忘<24h,GCS:13~15分。主要表现为不同程度脑高级神经功能缺失,如知觉、记忆力、语言表达能力或执行能力的缺损,神经系统专科检查可发现认知功能、语言功能或逻辑功能有不同程度损害;持续性的类似脑伤后或脑震荡后综合征症状,如头痛、恶心、呕吐、眩晕、视物模糊、睡眠紊乱、易怒、抑郁、恐惧、焦虑、情绪不稳定等。这些症状通常在伤后几小时或几天内好转,但伤后恐惧可能会持续数天。

2. 中度颅脑冲击伤 定义为意识丧失>30min但<24h,遗忘持久>30min但<1d,GCS:9~12分,可能存在颅骨骨折。通常有较长时间的意识丧失和/或神经功能缺失,并可能长时间存在噩梦、失眠、过度警觉、易受惊吓等症状。

3. 重度颅脑冲击伤 定义为意识丧失>24h,遗忘>1d、GCS:3~8分,可能伴有脑挫伤、裂伤或颅内出血。主要临床表现为头痛、呕吐、血压逐渐升高,呼吸慢而浅、脉搏减慢且有力等急性颅高压表现;若出现病理性呼吸、脉搏快而微弱、血压降低,则提示脑干功能可能处于衰竭状态;发生面色苍白、脉搏快而细弱、血压测不到、烦躁等创伤性休克表现时,需考虑是否合并其他脏器的损伤;也可出现局部定位症状(因不同部位脑实质受损可引起瘫痪、运动及感觉障碍、失语、视野缺损等)。

九、颅脑冲击伤的鉴别诊断

PTSD是一组临床综合征,是指伤员在经受危及生命或健康的事件后感觉深深的恐惧或无助而导致的一种疾病。其症状包括注意力难以集中、睡眠紊乱、爆发性生气、易怒、高度警觉及易惊吓等。轻度颅脑冲击伤有许多这样类似的临床表现,但确诊PTSD需要根据六项相关诊断标准,并辅以标准化的测验工具如定式诊断访谈:结构化临床访谈表(structured clinical interview for DSM, SCID)、临床用PTSD诊断量表(clinician-administered PTSD scale, CAPS);自评问卷:生活事件冲击量表(life event scale, IES)、PTSD检查表平时版(the PTSD checklist-civilian version, PCL-C)、PTSD自评量表(posttraumatic stress disorder self-rating scale, PTSD-SS或posttraumatic stress disorder social support scale, PTSD-SSS)。PTSD与轻度颅脑冲击伤临床上容易误诊,必须仔细甄别。

十、颅脑冲击伤的救治原则

针对颅脑冲击伤的伤情特点,救治过程中应在迅速诊断及伤情评估的基础上,根据优先解决主要矛盾的原则,迅速制订救治方案,保证颅脑损伤伤员得到快速有序的治疗。

1. 颅脑冲击伤的处理原则　一般情况下,颅脑冲击伤伤员多数伤情较隐匿,外轻内重,检伤时对伤员进行 GCS 评估,根据伤情的轻重及伤情的演变进行相应处理。

(1) 对于 GCS 15~13 分的轻型颅脑损伤者,按伤后临床症状又分为 0 级(15 分):伤后无昏迷、记忆丧失、头痛、呕吐;1 级(GCS 14 分):有短暂意识丧失,有或无记忆丧失和呕吐;2 级(GCS 13 分):有意识丧失(<5min)和神经症状。具体处理原则:①0 级伤员仅头皮挫伤、局部头痛、头昏症状,可观察 6h,如无神经症状表现,可嘱伤员卧床安静休息,或口服非甾体类止痛药、抗偏头痛药和抗抑郁药。无需放射学检查及特殊治疗。

②1 级伤员可选作头部 X 线片或 CT 扫描,早期行头 CT 可发现血肿或排除迟发血肿,有症状者,至少观察 24h,进行卧床休息、保持呼吸道通畅、吸氧等处置。期间根据伤员意识程度,动态复查 CT。③2 级伤员有并发颅内血肿可能,需要密切观察,要注意从中筛选出有可能发生颅内血肿危险的伤员,及时转入神经外科并行外科治疗。

(2) 对危重伤员要重视保持呼吸道通畅、充分的脑灌注、供氧、控制颅压、治疗低血容量性休克等顺序进行治疗。对于严重的闭合性颅脑损伤及穿透伤伤员,应早期实施去骨瓣减压术治疗,可保证危重伤员后期治疗。

2. 穿透伤的处理原则　①脑伤口有活动性出血者立即手术;②血肿伤员一侧或两侧瞳孔散大者一般由射入口扩大骨窗清除伤道近侧血肿,血肿距射入口较远,或位于对侧半球时,应于邻近血肿处另行开颅清除;③脑伤口大量脑脊液流出者应及早手术;④颅脑穿透伤中负伤时间较长者先手术;⑤对颅脑穿透伤要先于颅脑非穿透伤手术。

3. 诊疗流程(图 21-1)

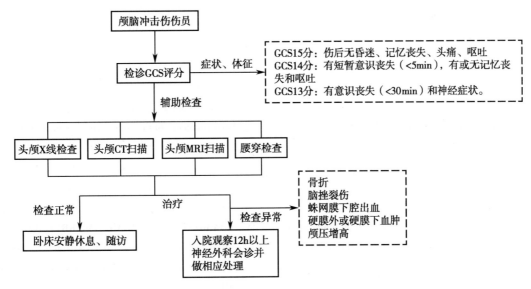

图 21-1　诊疗流程

(许民辉)

参 考 文 献

1. LING G,BANDAK F,ARMONDA G,et al. Explosive blast neurotrauma. J Neurotrauma,2009,26(6):815-825.

2. CEMAK I,MERKLE AC,KOLIATSOS VE,et al. The pathobiology of blast injuries and blast-induced neurotrauma as identified using a new experimental model of injury in mice. Neurobiol Dis,2011,41(2):538-551.

3. TERRIO H,BRENNER LA,IVINS BJ,et al. Traumatic brain injury screening:preliminayyfindingsin aUS Army Brigade Com-bat Team. J Head Trauma Rehabil,2009,24(1):14-23.

4. SCHELL TL,MARSHALL GN. Survey of indi-viduals previously deployed for oef/oif//TANIELIAN T,COX LH. In-

visible wounds of war：psychological and cognitive inju-ries，their consequences，and services to assist recovery. Santa Monica：RAND Corporation，2008：97.

5. WOJEIK BE，STEIN CR，BAGG K，et al. Traumatic brain injury hospitali-zations of U. S. army soldiers deployed to Afghanistan and Iraq. Am J Preve Med，2010，38（1S）：S108-S116.

6. GALARUEAU MR，WOODRUF SI，DYE JL，et al. Trau-matic brain injury during Operation Iraqi Freedom：find-ings from the United States Navy-Marine Corps Combat Trauma Registry. J Neurosurg，2008，108（5）：950-957.

7. XYDAKIS MS，BUTMAN JA，PIERPAOLI C. Blast-related traumatic brain injury in U. S. military personnel. N Engl J Med，2011，365（9）：859.

8. CHEN Y，HUANG W. Non-impact，blast-induced mild TBI and PTSD：concepts and caveats. Brain Inj，2011，25（7-8）：641-650.

9. BAUMAN RA，LING G，TONG L，et al. An introductory characterization of a combat casualty-care relevant swine model of closed head injury resulting from exposure to ex-plosive blast. J Neurotrauma，2009，26（6）：841-860.

10. ARMONDA RA，BELL RS，VO AH，et al. Wartime trau-matic cerebral vasospasm：recent review of combat casual-ties. Neurosurgery，2006，59（6）：1215-1225.

11. LU J，NG KC，LING G，et al. Effect of blast exposure on the brain structure and cognition in Macaca fascicularis. J Neurotrauma，2011，29（7）：1434-1454.

12. KNUDSEN SK，ØEN EO. Blast-induced neurotrauma in whales. Neurosci Res，2003，46（3）：377-386.

13. SALJO A，MAYORGA M，BOLOURI H，et al. Mechanisms and pathophysiology of the low-level blast brain injury in animal models. NeuroImage，2011，54 Suppl 1：S83-S88.

14. DE LANEROLLE NC，BANDAK F，KANG D，et al. Char-acteristics of an explosive blast-induced brain injury in an experimental model. J Neuropathol Exp Neurol，2011，70（11）：1046-1057.

15. JOHNSON VE，STEWART W，SMITH DH. Axonal pathology in traumatic brain injury. Exp Neurol，2013，246：35-43.

16. PETZOLD A，TISDALL MM，GIRBES AR，et al. In vivo monitoring of neuronal loss in traumatic brain injury：a microdialysis study. Brain，2011，134（Pt 2）：464-483.

17. GONDUSKY JS，REITER MP. Protecting military convoys in Iraq：an examination of battle injuries sustained by a mechanized battalion during Operation Iraqi Freedom II. Mil Med，2005，170（6）：546-549.

18. JANKOVIC S，ZULJAN I，SAPUNAR D，et al. Clinical and radiological management of wartime eye and orbit in-juries. Mil Med，1998，163（6）：423-436.

19. FAUSTI SA，WILMINGTON DJ，GALLUN FJ，et al. Au-ditory and vestibular dysfunction associated with blastre-latedtraumatic brain injury. J Rehabil Res Dev，2009，46（6）：797-810.

20. HELFER TM，JORDAN NN，LEE RB，et al. Noise-in-duced hearing injury and comorbidities among postde-ployment U. S. Army soldiers：April 2003-June 2009. Am J Audiol，2011，20（1）：33-41.

21. LEW HL，JERGER JF，GUILLORY SB，et al. Auditory dysfunction in traumatic brain injury. J Rehabil Res Dev，2007，44（7）：921-928.

22. MAO JC，PACE E，PIEROZYNSKI P，et al. Blast-in-duced tinnitus and hearing loss in rats：behavioral and imaging assays. J Neurotrauma，2012，29（2）：430-444.

23. LANTING CP，DE KLEINE E，VAN DIJK P. Neural ac-tivity underlying tinnitus generation：results from PET and fMRI. Hear Res，2009，255（1-2）：1-13.

24. SCHERER M，BURROWS H，PINTO R，et al. Characteri-zing selfreported dizziness and otovestibular impairment among blast injured traumatic amputees：a pilot study. Mil Med，2007，172（7）：731-737.

25. COHEN JT，ZIV G，BLOOM J，et al. Blast injury of the ear in a confined space explosion：auditory and vestibular evaluation. Isr Med Assoc J，2002，4（7）：559-562.

26. SCHERER MR，BURROWS H，PINTO R，et al. Evidence of central and peripheral vestibular pathology in blast-re-lated traumatic brain injury. Otol Neurotol，2011，32（4）：571-580.

27. SYLVIA FR，DRAKE AI，WESTER DC. Transient vestib-ular balance dysfunction after primary blast injury. Mil Med，2001，166（10）：918-920.

28. RAYMONT V，SALAZAR AM，KRUEGER F，et al. "Studying injured minds"- the Vietnam head injury study and 40 years of brain injury research. Front Neurol，2011，2：15.

29. AXELSSON H，HJELMQVIST H，MEDIN A，et al. Physi-ological changes in pigs exposed to a blast wave from a detonating high-explosive charge. Mil Med，2000，165（2）：119-126.

30. CERNAK I，WANG ZG，JIANG JX，et al. Ultrastructural and functional characteristics of blast injury-induced neu-rotrauma. J Trauma，2001，50（4）：695-706.

31. 蒋建新，王正国，CERNAK I，等. 冲击伤对大鼠学习记忆功能的影响及其与伤情的关系. 中华创伤杂志，

21

1999,15(3):181-183.

32. 蒋建新,CERNAK I,王正国,等. 全身冲击伤后脑组织内 NO 变化及其与神经行为功能的关系. 解放军医学杂志,1999,24(6):435-437.

33. Centers for disease control and prevention. (2006). Explosions and blast injuries:A Primer for Clinicians. CDC:Atlanta,GA.

34. American Psychiatric Association Diagnostic and Statistical Manual of mental disorders. DSM-Ⅳ, Tic Disorders. 4th ed. Washinghton DC:American Psychiatric Association,1994:100-105.

35. BELL RS,MOSSOP CM,DIRKS MS,et al. Early decompressive craniectomy for severe penetrating and closed head injury during wartime. Neurosurgical Focus,2010,28(5):E1.

21

第二十二章

眼 冲 击 伤

第一节 概 述

冲击波作用于眼部后因释放能量而产生的各种损伤,称为眼冲击伤(ocular blast injury)。眼冲击伤在战时和平时均较常见。据我国西南边境作战中一组 199 例眼球穿通伤统计,视网膜冲击伤的发生率为 21.6%。平时眼冲击伤主要见于各种爆炸性事故,在施放烟花和小量烈性炸药爆炸而受伤的人员中,眼冲击伤的发生率高达 30% ~ 50%。冲击波可直接作用于眼部而造成眼损伤,也可由爆炸时扬起的泥土、砂石和爆炸物碎片等作用于眼球而造成间接损伤。

眼冲击伤可导致眼部多种组织的广泛损伤,如眶内软组织血肿、气肿、眶壁骨折;眼外肌嵌顿、断裂;眼睑及结膜组织充血、水肿、出血、撕裂;角膜混浊、裂伤、上皮脱落、溃疡以至穿孔;前房房水混浊和出血;虹膜根部离断和出血;晶状体脱位、混浊和破裂;脉络膜血管扩张,血细胞瘀滞,重者可见脉络膜破裂出血;视网膜水肿、渗出、出血,重者可以发生视网膜脱离,偶尔可见视网膜血管内气栓;视神经可见视盘水肿,重者可造成视神经断裂;严重时可见眼球破裂或自眶内脱出。

冲击波作用于眼球,通过动压、超压与负压造成眼球的机械性损伤,并传导到眼球内部,冲击波的损伤往往外轻内重。根据眼球壁有无全层伤口,眼冲击伤可分为闭合性眼冲击伤和开放性眼冲击伤;开放性眼冲击伤又可分为:眼球穿通伤、眼内异物伤、眼球破裂伤。眼冲击伤常由爆炸所致,除冲击波作用于眼部外,根据爆炸物作用于眼部的性质,眼冲击伤可同时合并化学伤、烧伤及辐射伤。

一、眼冲击伤的诊断要点

(一) 病史采集

眼冲击伤的诊断主要依据受伤史和临床症状体征。全面、准确的病史资料可以指导医师迅速进行检查,指导最初的处理和评估预后。病史采集应包括以下内容:

1. **受伤时间** 受伤时间可以帮助判断伤情可能的进展情况。眼内炎多发生在伤后 24 ~ 72h,交感性眼炎多在伤后 4 ~ 8 周发生。如眼部开放性外伤,伤后时间越长,感染的概率越大,应尽早行清创缝合。成人眼眶骨折手术修复时间应在伤后半个月至 2 个月内,而儿童眼眶骨折尤其是眶底骨折,越早手术修复效果越好,一般在伤后 5 ~ 7d 内。

2. **致伤原因和致伤物性质** 了解致伤原因和致伤物性质对于早期的处理和伤情的判断有非常重要的参考作用。爆炸所致冲击伤常合并眶内及眼内异物,并且需注意排除眼后段伤及贯通伤;铜、铁性质的眼内异物可产生眼铜质沉着症(铜锈症)及眼铁质沉着症(铁锈症),严重影响视功能;而眼球内的玻璃、塑料等异物常无须取出,密切观察即可。若合并酸碱烧伤,会立即与组织发生生物学效应,酸烧伤后发生蛋白凝固性坏死和沉积,还常合并热烧伤;碱烧伤后碱性物质因能与组织细胞中的脂质发生皂化反应,形成的化合物具有脂溶和水溶双重特点,能够使其很快地穿透上皮组织和角膜基质,并继续向深部渗透。

(二) 眼部检查

眼部检查包括视功能检查、外眼检查和眼球检查。

1. **视功能检查**

(1) 中心视力:视力是眼部检查的基础指标,视力下降与否可间接判断眼部创伤的轻重和预后。无法用视力表检查的伤者也要粗略评价视功能,如记录指数、手动和光感等。对于眼睑高度水肿,睑裂无法分开的伤员,可以在眼睑消肿后再行视力检查。

(2)瞳孔对光反射:包括瞳孔直接对光反射和间接对光反射。瞳孔对光反射能够客观反映前段视路的功能。当视路损伤时,可发生相对性瞳孔传入障碍(relative afferent pupillary defect,RAPD),表现为用手电筒照射健眼时,双眼瞳孔缩小,患眼瞳孔由于间接对光反射而缩小;随后移动手电筒照射患眼时,双眼瞳孔不缩小或轻微收缩,因患眼传入性瞳孔障碍;以1s间隔交替照射双眼,健眼瞳孔缩小,患眼瞳孔扩大。

(3)视野检查:能反映视神经和视网膜及颅内受损情况。对于眼部严重受损或伴有其他脏器受损的伤员,可采用粗略检查周边视野的方法:检查者面对伤员,遮挡伤员一眼并嘱其平视前方,同时用余光注视检查者手指从4个象限自周边向中心移动的位置,根据伤员和检查者所看到的手指移动范围来初步判断伤员视野有无缺损。

2. 外眼检查　对眼睑及周围软组织的检查内容包括:眼睑皮肤颜色、温度;眼睑及眶周组织水肿、瘀斑;有无组织撕裂、异物以及是否发生眼睑下垂或外翻。

当发生眼眶骨折时,可因气体进入结膜下或皮下造成结膜气肿或眶周皮肤捻发音;若出现眼球明显凹陷,则眶壁骨折诊断基本成立;眼球运动障碍可能由于眼外肌水肿或受挫伤引起,眶壁骨折造成眼外肌嵌顿是更为常见的原因。

3. 眼球检查

(1)结膜:应在良好的光照下和裂隙灯显微镜下检查结膜有无充血、水肿、出血、裂伤和异物。如有结膜裂伤,应在表面麻醉下用棉签进一步探查结膜下有无异物和巩膜有无损伤。单纯的结膜出血多为新鲜局部出血。如果球结膜下广泛浓重淤血,呈深红色,并伴有低眼压,则提示可能有巩膜破裂伤。因此,检查时要避免挤压眼球。明显的眼畏光、流泪,球结膜高度充血、水肿,并伴有眼球穿通伤时,要警惕眼内炎的发生。

(2)角膜:角膜的检查,原则上应在裂隙灯显微镜下由上皮层开始向角膜实质层由表及里进行。主要包括角膜表面擦伤、上皮剥脱、缺损、水肿、溃疡、裂伤及组织嵌塞和异物等。对于较深的异物,需要在窄裂隙光照下确定异物的深度和是否是全层嵌塞在角膜上,以确定异物取出后是否会造成角膜穿孔,以便决定异物是在诊室内还是需要在手术室取出。将1%~2%无菌荧光素钠溶液滴在角膜表面,在裂隙灯显微镜钴蓝光源照射下可以用于下列检查:①对于角膜擦伤,可以使没有角膜上皮的组织着色,便于裂隙灯下观察;②当无法判断角膜裂伤是否是穿通伤口时,可以通过下眼睑轻轻按压眼球,若有明亮的小溪样的线状液自伤口流出,即为房水渗漏(Seidel试验),可确定为全层裂伤;③当没有出现房水渗漏时,可确定角膜伤口是闭合的。

(3)巩膜:巩膜的损伤常常容易因结膜的覆盖而被忽视。小的异物伤由于损伤过程中异物体积小、速度快,往往在结膜上很难找到明确的伤道。但当结膜局部出血明显,又有穿通伤的外伤史时,需要考虑手术行巩膜探查。对于冲击伤后出现球结膜下广泛浓重出血,加之眼压很低、严重者眼球变形,应高度怀疑隐匿性巩膜破裂伤,CT检查可明确诊断。

(4)前房:前房应在裂隙灯显微镜下进行双眼对比检查,包括前房深浅,房水有无混浊,前房有无渗出、积血,玻璃体积脓和异物等。

前房加深:由于冲击伤或穿通伤导致晶体向下或向后半脱位,虹膜根部离断和巩膜破裂等失去支撑使前房变深。前房变浅:晶体向前半脱位,玻璃体脱出,角巩膜裂伤导致房水溢出,严重的脉络膜脱离等均可使前房变浅。

(5)虹膜和房角:采用直接照射或后照法检查虹膜损伤情况,如瞳孔缘撕裂、虹膜根部离断,虹膜裂伤和因晶体半脱位引起的虹膜震颤。虹膜根部离断表现为虹膜在角膜缘处形成裂隙或半月形缺损,透过缺损可观察到虹膜后面的晶体,瞳孔呈"D"形,严重的虹膜根部离断使虹膜卷缩,遮挡瞳孔。瞳孔缘撕裂表现为瞳孔中度开大,瞳孔缘呈锯齿样缺损或切迹,因外伤造成晶体半脱位时由于虹膜失去晶体的支撑出现虹膜震颤。

虹膜有无穿孔对于异物伤的诊断有意义。虹膜裂孔可以通过裂隙灯直接照射检查,也可以利用间接光通过瞳孔从后极部的反射光检查,发现小的虹膜穿孔,穿孔处呈红色亮光。大约80%的眼内异物是经过角膜进入眼内,依据角膜穿孔和虹膜穿孔的大小、位置和形成的角度,可以初步判断异物在眼内的大致位置和可能对眼球造成的损伤程度。

眼球闭合伤可使用房角镜检查房角,眼的解剖结构使房角在眼球受到冲击伤时易造成房角损伤,包括房角后退和房角离断。另外,房角镜检查还可以发现存留在房角的异物。

房角后退:冲击波作用于眼球瞬间,瞳孔发生阻滞,房水向虹膜根部冲击,挤压房角组织,导致环状肌和放射形肌的纤维和纵行肌的纤维分离,因而使虹膜和内侧睫状体向后移位,使房角加深、加宽,称房角后退。

房角离断:眼球在外力作用下使睫状体与其附着的巩膜嵴之间有一道裂隙,漏出白色的巩膜,造成睫状体与巩膜完全分离。睫状体与巩膜之间的分离导致脉络膜上腔开放。

(6) 晶状体:晶状体的检查主要是有无晶体半脱位,有无晶体前囊膜和后囊膜破裂,有无晶体外伤性混浊、水肿和皮质溢出,晶体内有无异物等。严重外伤可以使晶体坠入玻璃体腔内或从眼内完全脱出眼外。也可能经破裂的角巩缘或巩膜破口进入结膜下。晶体囊膜破裂使晶体皮质溢出,导致晶体过敏性葡萄膜炎,其临床体征容易与化脓性眼内炎混淆。

(7) 玻璃体、视网膜和脉络膜:玻璃体的检查主要包括玻璃体的混浊、出血和机化。由于外伤常常造成角膜混浊、外伤性白内障和玻璃体积血,直接检眼镜无法窥入,因此,在排除颅脑损伤引起的神经疾病后,充分散大瞳孔,采用光源更强、立体效果更佳的双目间接眼底镜是眼外伤后段检查不可缺少的仪器。通过间接检眼镜可以观察到玻璃体积血或伤道的位置。

视网膜、脉络膜检查主要包括视网膜震荡伤、脉络膜裂伤、异物与视网膜的位置关系、黄斑孔及视网膜裂孔、视网膜脱离和脉络膜脱离、视网膜下或脉络膜下出血及玻璃体视网膜增殖等。视网膜检查应全面、仔细,当发现某一部位出现视网膜裂孔后,还应注意其他部位视网膜有无多发裂孔,是否同时合并黄斑裂孔和锯齿缘离断,不要遗漏。视网膜震荡伤多因钝伤造成的眼闭合性损伤,在后极部视网膜产生灰白色水肿,可伴少量视网膜出血。脉络膜裂伤则常发生在视盘或黄斑区或后极部,呈弧形,条带状视网膜下出血,伴有视网膜水肿,出血吸收后留下界限清晰的白色斑痕,周围伴有色素沉着。视网膜裂孔周围常有出血和玻璃体牵拉,裂孔孔缘界限清楚,其下方为红色的脉络膜或出血。当视网膜脱离后,局部视网膜隆起,呈灰白色,飘动明显,眼外伤造成的视网膜脱离均伴有视网膜裂孔和出血,对于高度近视眼伤员外伤后造成的视网膜脱离,除穿通伤直接损伤视网膜造成损伤部位的裂孔外,黄斑裂孔和锯齿缘离断较为常见。视网膜嵌塞是眼外伤常见的眼部体征,发生在巩膜伤道或异物在巩膜的嵌塞处,视网膜向伤道或异物嵌塞处集中形成较大的视网膜皱褶,并且固定,异物和伤道可被增殖机化组织包裹、覆盖,局部常伴有出血。

眼球破裂、视网膜脱离和睫状体脱离均可造成眼内压明显降低,或因脉络膜上腔均可出血造成脉络膜脱离。局限性脉络膜脱离表现为纵行细小的脉络膜皱褶,范围较大的脉络膜脱离表现为脉络膜的实性隆起,呈暗红色,形态固定不变,多位于赤道部前后,可不伴有视网膜脱离。位于视网膜脱离下方的脉络膜脱离则由于视网膜脱离和视网膜下液的影响,多呈棕黄色隆起,表面模糊不清,有时被混浊的玻璃体或出血遮挡而难于发现,B 超检查可明确诊断。

(8) 视神经:视神经损伤在间接性脑损伤中占第三位,包括直接视神经损伤和间接视神经损伤,外伤作用多由于眶部骨折和视神经骨管骨折造成。创伤的着力点多位于前额偏颞侧。直接检眼镜和三面镜检查视盘有无水肿、出血和颜色是否正常。视力急剧下降至指数甚至是无光感是其主要临床症状。CT 检查可以发现视神经骨管骨折及骨折与视神经的关系,碎片是否压迫视神经。间接视神经损伤的早期眼底可以没有任何异常改变,视神经骨管也可以没有骨折。

(9) 眼压:眼外伤伤员眼压的检查具有重要的诊断价值。眼压明显降低提示有眼球穿通伤或隐匿性巩膜破裂伤,也可能有视网膜脱离、脉络膜脱离或睫状体脱离,房水流出增多,使眼压下降,外伤性睫状上皮脱离使房房水分泌减少导致眼压降低。前房积血或炎性反应会引起眼压升高,瞳孔渗出膜形成、睫状体水肿导致晶体-虹膜隔前移和晶体向前半脱位或玻璃体疝入前房均可造成瞳孔阻滞,导致房水流出受阻,眼压升高;也可能因外伤造成房角机械性损伤,或房角后退,导致房水流出渠道减少,形成长时间高眼压。另外,玻璃体内大量积血,造成血影细胞性青光眼或溶血性青光眼。

所有眼外伤伤员在没有明确眼球破裂伤或穿

通伤时,都应进行眼压检查。眼压检查可以应用气性非接触眼压计、修氏眼压计或压平眼压计测量眼压。如果伤员行走不便或不配合,也可指测眼压。值得注意的是低眼压提示眼球穿通伤或破裂伤,但眼压升高也不能完全排除眼球穿通伤或破裂伤的可能。

(三) 影像学检查

常规 X 线检查、CT、MRI 及超声检查,对于眼冲击伤及其并发症的诊断和鉴别诊断都有重要的作用。

1. X 线检查 X 线片是检查眼部异物的传统方法,能显示眼眶全貌和异物数目,可显示眼眶或眼球高密度异物的整体形态。但 X 线的密度分辨率较差,不能显示透 X 线异物和较小的不透 X 线异物,因此,X 线片阴性不能除外眼部异物。

2. CT 检查 CT 较多地用于眶内及眼内异物、创伤性眼球后血肿、眼眶骨折等检查。

CT 检查可清晰准确地显示眶内及眼内异物及其与眼球、眼外肌、视神经等结构的关系。CT 具有更高的密度分辨率,对一些 X 线显影较低的物质如合金、玻璃、塑料等亦可发现。在所有影像学检查中,CT 可准确显示眼眶骨折的部位、范围、程度,并可准确定位出血的位置。CT 对组织分辨率高,可充分显示眼球内结构并能进行横断面、冠状面扫描。眼球破裂在 CT 上的表现为:①眼环不连续,可伴有局部不规则增厚;②前房加深,是后部巩膜破裂的一个重要征象;③眼球破裂伤常伴有眼球周围结构的损伤,如眶壁骨折、气肿、出血等。

3. MRI 检查 MRI 检查在眼部创伤诊断的应用,较多地用于创伤性眼眶血肿、创伤性玻璃体积血、眼球破裂伤、眶内及眼内非磁性异物等的检查。非磁性异物 MRI 的显示明显优于 CT。眼内异物形成的信号缺失区与玻璃体和房水的长 T1 信号接近,T2WI 玻璃体和房水信号增高,与异物的信号缺失区形成鲜明对比,形成一个无信号黑洞。眶内脂肪为高信号而眼眶异物为低信号或无信号,在 T1WI、T2WI 均易被发现。

4. 超声波检查 超声检查对眼球挫伤及眼眶软组织挫伤具有很高的诊断价值,另外,超声检查对眼球破裂伤和眼内异物的诊断也有帮助。B 型超声主要用于晶状体后囊以后组织的探查,如玻璃体、视网膜、眼外肌、视神经、球后和眼眶等部位病变的检查诊断。超声生物显微镜(ultrasound

biomicroscopy,UBM)也属于 B 型超声扫描,其换能器的频率高,分辨率强,但穿透力差,仅能检查 4~5mm 深度的软组织结构,适用于眼前段的病变,如睫状体脱离、眼前段的微小异物诊断。

(四) 眼部特殊检查

1. 荧光素眼底血管造影(fundus fluorescein angiography,FFA) 其基本原理是将荧光素钠快速注入被检者静脉中,循环至眼底血管中,受蓝光的激发而产生黄绿色荧光,利用配有特殊滤光片的眼底照相机,观察并及时拍摄眼底血液循环的动态过程。

(1) 视神经钝挫伤:早期视盘轻度水肿,边界欠清,造影早期可见视盘表层辐射状毛细血管扩张,晚期产生荧光素渗漏,超出视盘边界,致视盘边缘模糊:毛细血管扩张程度轻重不一。创伤后晚期表现为视盘部分或完全苍白、色淡,附近视网膜血管白鞘。造影示视盘毛细血管充盈缺损,可为局部或全部充盈缺损,也可呈弱荧光。

(2) 视网膜震荡:冲击波作用于眼前段,压力波经球内间质传递,作用于后极部,导致黄斑水肿混浊,又称为 Berlin 水肿。视网膜及脉络膜血管在外力作用下,开始发生强烈痉挛,随后发生麻痹性扩张,引起水肿渗出。眼底像如同视网膜中央动脉阻塞后的视网膜苍白水肿及黄斑樱桃红斑。FFA 示早期黄斑区弱荧光,晚期荧光积聚,组织着染,如同糖尿病黄斑病变伤员的黄斑水肿。

(3) 创伤性视网膜下出血:也是因为眼前段受到冲击波作用,引起后极部视网膜损害。眼底初时在黄斑及其附近呈暗红色,表面雾状混浊,出血逐渐变成灰黄色,继而呈现蜂窝状黄白色圆形或椭圆形病灶,可逐渐扩大。FFA 示蜂窝状黄白色病灶处荧光遮蔽,视网膜动静脉充盈时间正常,无渗漏,管壁也无染色,病程后期,有斑点状透见荧光。

(4) 创伤性黄斑裂孔:当眼前段受到外力冲击后,黄斑中央无血管区视网膜直接破裂形成裂孔,亦可因 Berlin 水肿持续不退,引发黄斑囊样变,囊腔破裂导致裂孔形成。检眼镜下为圆形或类圆形视网膜缺损。FFA 在裂孔形成早期无异常改变,其后因色素上皮萎缩,造影为透见荧光,即黄斑区出现窗样缺损。

(5) 脉络膜裂伤:脉络膜裂伤常发生于视盘边缘 1~2PD 范围内,裂口一般呈新月形,与视盘呈同心圆排列,是因外力致脉络膜在巩膜内面滑

22

动所致。后极部脉络膜与巩膜联系比较固定,赤道部稍后处也因有涡状静脉,很少有收缩或滑动的余地,故脉络膜裂伤大多发生在能滑动和不能滑动交界处。检眼镜下脉络膜裂伤口呈新月形,其下灰白色或白色为巩膜暴露,裂口长短不一,裂口边缘可有出血或色素增生。FFA 示动脉早期荧光缺失,后有暴露的巩膜荧光着色、出血及色素增生处荧光遮蔽。

(6) 创伤性脉络膜缺血:眼球受外力冲击后,脉络膜-动脉支发生痉挛而阻塞,造成其供应的远端脉络膜缺血,其内面的视网膜色素上皮层及神经上皮层外层血供中断而出现坏死。在病程初期,病变区视网膜水肿混浊,散在渗出斑和出血斑,经过一段时间后,出血逐渐吸收,水肿消退,形成尖端朝向后极部的扇形视网膜脉络膜萎缩。FFA 所见病程初期缺血区呈弱荧光,视网膜动静脉期延长,病变边缘处有荧光渗漏。病程晚期则为境界清楚的弱荧光区。

2. 吲哚菁绿血管造影(indocyanine green angiography,ICGA)　主要反映脉络膜情况和视网膜大、中血管的形态。

(1) 创伤后脉络膜新生血管膜:ICGA 在脉络膜新生血管成像上有明显的优越性,被血液、混浊液体阻挡的脉络膜新生血管或 FFA 上的隐匿性新生血管膜常可在 ICGA 中发现。

典型脉络膜新生血管膜在眼底上表现为视网膜下灰色的病灶,其周围存在由于脉络膜新生血管膜产生的出血和渗出等继发性改变。脉络膜新生血管膜的形态多种多样,可显示点状、片状、环形、鹿角形、海葵状强荧光或粗大血管等,在数量上,可有 1 个或多个渗漏点。在动态观察上,根据新生血管的活动性不同,有的新生血管在造影初期就出现,纤维化倾向的脉络膜新生血管膜在晚期才比较明显,有的新生血管膜在晚期可合并有周围组织的荧光积存或染色。最显著的特征是在造影过程中的渗漏现象,周围出血造成的弱荧光或组织的染色是其有力的佐证。

(2) 创伤后脉络膜血管充盈缺损:在 ICGA 中见到的这种弱荧光主要与脉络膜灌注的改变有关。血管充盈缺损可以分为生理性的、继发于血管阻塞性的和组织萎缩性的。在 ICGA 中,生理性充盈缺损的影像可发生于早期(脉络膜分水带)和晚期(脉络膜大血管相对于背景荧光的轮廓)。这些弱荧光区是因为存在于眼底的染料在各个区域之间不同引起。

3. 光学相干断层成像术(optical coherence tomography,OCT)　OCT 是利用不同组织对光反射能力不同而对组织的结构进行成像,是一种无损伤性的高分辨率眼组织断层成像诊断技术。

(1) 创伤性黄斑裂孔:在 OCT 的图像上表现为黄斑区视网膜神经上皮全层缺失,孔的周围视网膜增厚,网膜下可伴有积液,伴有或不伴有玻璃体后脱离,有时可见玻璃体后界膜对黄斑的牵引。

(2) 创伤性板层黄斑裂孔:表现为中央凹外形由缓坡状变陡坡状,视网膜神经上皮层部分缺失。

(3) 视网膜前膜:表现为在视网膜前的一层高反射组织与视网膜之间有一分离区,这是与视网膜分离的前膜,还有一种紧贴在视网膜表面的前膜,其反射性质与其下的视网膜不同,有时还伴有膜的边缘隆起。

(4) 黄斑囊样水肿:用 OCT 可以清楚地显示视网膜水肿及增厚,黄斑囊样水肿的表现为外丛状层和内核层中局限性无反射的囊性空间。

4. 视觉电生理检查

(1) 视网膜电图(electroretinogram,ERG):是视网膜受光刺激后,在视网膜神经节细胞轴突电冲动之前记录到的一组电反应。它反映了从视细胞到神经节细胞的视网膜各层的电位活动和变化。Blight 发现在眼球钝挫伤后的早期,视网膜光感受器外节破碎,以后外节消失,数周后才能恢复。Hart 和 Blight 还发现眼球钝挫伤后猪眼的 ERG b 波立即消失,10~15min 后开始逐渐恢复,但振幅仅有伤前的一半,说明不仅出现了视网膜水肿的那一部分网膜功能受损,而且表现正常的视网膜功能也有损害。吴永强等通过动物实验造成轻、重两型眼球钝挫伤模型,分别观察 a 波、b 波、OPs 波的改变,并通过镧示踪剂法观察血视网膜外屏障的改变。结果发现,轻型挫伤组 ERG b 波有暂时性降低,但很快恢复,而 a 波、OPs 波正常,光感器外节轻度破坏,无血-视网膜屏障的破坏;而重型挫伤组视网膜光感受器外节破坏严重,伴有血-视网膜屏障破坏,ERG a 波、b 波和 OPs 波均出现明显降低。黄秋闽等对实验性兔眼球冲击伤后早期 ERG a 波、b 波改变的研究表明,伤后 24h 内轻、重两组伤眼的 ERG a 波、b 波波幅均明显下降,a 波潜伏期延长,同时对侧健眼的 a、b 波振幅也有下降。

22

（2）视觉诱发电位（visual evoked potential，VEP）：是在眼部受到光线或图形刺激时，在大脑枕叶视中枢皮质诱发出的一个电反应。VEP在眼部创伤中主要应用于眼球钝挫伤和视神经挫伤。由于眼球钝挫伤时 ERG 的临床意义要大于VEP，故 VEP 检查更多应用于视神经挫伤。在眼球钝挫伤时 VEP 的主要表现是 P_{100} 波潜伏期延长，其异常率为 74%，另外还有 P_{100} 波振幅降低，约占 76%，在视神经挫伤时 VEP P_{100} 波潜伏期异常率为 76.5%；而振幅的异常率为 82.8%。汤景乾等对临床上诊断为视神经挫伤的 68 例 74 只眼进行了 VEP 检查，其中 VEP 波形消失的为 4.00%，P_{100} 波振幅降低的为 71.62%。波潜伏期延长的为 17.57%，P_{100} 波振幅降低同时伴有潜伏期延长的为 6.76%。当 P_{100} 波振幅下降，下降幅度超过健眼对照值 80% 以上，或 P_{100} 波振幅消失者，伤后视力差，治疗效果不明显，预后不良；而 P_{100} 波幅下降在 50%~70%，经治疗后预后较好；如果 P_{100} 波振幅下降小于 25%，经治疗后视力可以恢复，预后良好。

二、眼冲击伤的急救原则

眼冲击伤早期处理迅速、得当，可以使损伤及时得到控制并向好的方向转化，同时减少并发症。应掌握以下急救原则：

1. 眼冲击伤合并颅脑及全身损伤时，应首先处理危及生命的损伤，待渡过危险期后再行眼部处理。在处理颅脑及全身损伤时，亦可同时处理眼部损伤。

2. 眼冲击伤首先要判断是闭合性还是开放性。若为闭合性，需重点关注眼压情况及前房是否有出血，可予止血、降眼压对症处理及皮质类固醇激素治疗；若为开放性，需进一步完善 CT 或 X 线检查，确定有无异物及异物位置。对于伤眼的处理，首先，清洁创面，探查伤口，去除眼睑、结膜囊内、伤口处污秽异物；其次，复位撕裂的组织，一般情况下，尽量将脱出的组织复位，不要轻易剪除，对眼球内组织脱出，如葡萄膜组织，在 24h 内无明显污染的，经抗生素冲洗后回纳，若为脱出的玻璃体，应用棉片沾着剪除干净，直至无嵌顿；最后，缝合伤口。在眼睑、眼球组织同时裂伤时，先处理眼球裂伤。

3. 眼冲击伤合并酸、碱等化学烧伤，应即刻用缓冲液或生理盐水冲洗。如条件不允许，可用大量自来水或其他干净水冲洗。冲洗时要翻转眼睑，转动眼球，暴露穹隆部，将结膜囊内化学物质彻底洗出，一般至少冲洗 30min。

4. 眼冲击伤合并热烧伤，应立即离开热源或去除致伤物，并用生理盐水或干净水冲洗降温。

5. 眼辐射伤重在预防，注重防护，一旦对眼部造成损害，一般只能对症处理。

第二节　冲击伤所致机械性眼损伤

一、闭合性眼冲击伤

当冲击波作用于眼球时，冲击波的动压可直接作用于眼球，造成机械性损伤，同时动压与超压还可通过眼内组织和眼球壁向后传导，引起间接损伤，从而造成眼球全段的损伤。当冲击波的力量尚不足以压爆眼球，且没有异物击穿眼球的情况下，形成闭合性眼冲击伤。

（一）角膜挫伤

角膜位于眼球最前部，质地坚韧而略有弹性，是眼冲击伤首先伤及的部位。当高压液体或气体冲击后，主要表现为角膜水肿和角膜层间断裂。伤员常出现疼痛、畏光、流泪、睫状充血和视力下降。轻微的角膜挫伤引起局部角膜组织受损，引起角膜的线状、格子状和盘状混浊；较重的挫伤造成角膜内皮细胞损伤，使基质内的水泵出功能减弱甚至丧失，导致角膜含水量增加，角膜基质出现团块状或弥漫性水肿。而角膜层间断裂是指短暂的角膜挫伤造成角膜剧烈内陷而发生基质层间胶原纤维或弹力层断裂，随之房水进入角膜基质出现弥漫性角膜水肿。

角膜挫伤的治疗：单纯的角膜水肿，随着角膜内皮细胞的修复，数日或数周内水肿可消退；不伴有角膜上皮损伤的角膜水肿，可局部应用皮质类固醇眼药水或眼膏。对于单纯的角膜板层断裂，如断裂范围小，无组织缺损，可不必缝合；如断裂范围较大，且角膜层间对位不良，可在表面麻醉下行间断缝合；对于部分角膜层间撕裂形成角膜瓣的伤员，需清除角膜瓣下的异物，再行解剖对位缝合，使角膜瓣良好贴复。

当冲击波带有砂石、铁屑等爆炸物碎屑作用于眼部时，会同时造成角结膜上皮擦伤、上皮缺损、角膜异物等，需应用广谱抗生素眼药水预防感染，如左氧氟沙星滴眼液，以及促进角膜上皮生长的眼药水如重组牛碱性纤维细胞生长因子滴眼液等；合并角膜异物的伤员，可在表面麻醉下，用无菌湿棉签或镊子取出异物；当异物较深，无法确定是否为角膜全层穿通时，按照角膜穿通伤方法处理；如结膜囊表面较多细小异物时，可用生理盐水冲洗结膜囊。如果角膜上皮损伤面积较大，伤者症状明显，可佩戴角膜绷带镜，以减轻症状、促进角膜上皮的修复，但要注意防止感染。

（二）虹膜睫状体挫伤

虹膜是葡萄膜的最前部，最厚处为瞳孔缘，最薄处为虹膜根部，只有一层色素上皮，特别脆弱。当眼球受到冲击波作用时，眼球中部直径扩大，以角巩膜环最显著，所以易发生虹膜根部离断。当虹膜遭受冲击伤后，会立即发生痉挛性瞳孔缩小，而后出现瞳孔散大及调节麻痹。眼球冲击伤后，组织细胞代谢作用紊乱，并释放出组胺类等炎性介质，房水内前列腺素增加，可引起虹膜睫状体的血管痉挛，继而毛细血管扩张、充血、血管通透性增加。临床表现为伤眼视力减退，畏光，裂隙灯下房水闪辉阳性，可见浮游细胞、纤维素渗出、角膜后灰色点状沉降物。行房角镜检查时，可以看到细胞及纤维素沉积。治疗上可用皮质类固醇滴眼液、非甾体类抗炎药治疗，同时予托吡卡胺滴眼液活动瞳孔，防止虹膜粘连，当眼压高时可口服醋甲唑胺或局部滴用阿法根滴眼液。虹膜离断较轻者可以休息及观察，不需要特殊治疗，较重者可行修复术。

当冲击伤使睫状体在巩膜突处造成睫状体纵行肌与巩膜之间的分离称为睫状体分离，导致睫状体上腔与前房直接交通。当睫状体与巩膜直接分离、睫状体纵行肌与巩膜突未分离，称为睫状体脱离。两者都会由于睫状上皮水肿使房水生成减少，同时引流增加，造成低眼压状态。行超声生物显微镜（UBM）检查发现有睫状体脱离者，若范围小、程度轻，可给予皮质类固醇激素治疗并观察；一般范围较大、脱离较高或有分离者，应手术治疗。

（三）前房积血

虹膜和睫状体血管丰富，结构细致，当冲击波作用于眼球时，眼球前后径受压，角膜中央凹陷，眼球赤道部扩张，瞳孔括约肌反射性收缩，虹膜根部受牵拉，在角膜压陷的同时，房水被挤到周边，直接冲击虹膜根部。大多数前房积血是由于撕裂睫状体前表面，导致动脉环主干及分支破裂和反复发生睫状体静脉及脉络膜破裂引起，大约15%的前房积血是由于虹膜血管破裂、睫状体分离和虹膜分离引起。

前房积血量不到前房容积的1/3，位于瞳孔下缘以下者为Ⅰ级；占据前房容积的1/2，超过瞳孔下缘者为Ⅱ级；超过前房容积的1/2以上，甚至充满整个前房者为Ⅲ级。

前房积血的治疗：双眼遮盖半卧位休息，遮盖双眼能够充分限制眼球活动，并可预防再次出血，半卧位休息可防止血液蓄积在瞳孔处，并可减轻颈部及眼部静脉充血；可早期全身及局部使用皮质类固醇激素，同时应用止血药物，如口服云南白药等。关于散瞳或缩瞳，有不同主张，主张缩瞳者，认为可以扩大虹膜面与前房角，前房积血可从虹膜表面隐窝吸收，从Schlemm管排出；主张散瞳者认为，70%的前房积血是由于睫状体撕裂和睫状动脉受伤所致，瞳孔散大后，虹膜聚集在根部，可使血管收缩，停止出血。

当前房积血较多且在24h无吸收征象时，不论眼压有无升高，为了预防青光眼或角膜血染，可应用降眼压药物控制眼压。全身应用的降眼压药物可口服醋甲唑胺、静脉滴注20%甘露醇溶液，局部可使用酒石酸溴莫尼定滴眼液（阿法根）、盐酸左布诺洛尔滴眼液（贝他根）等降眼压药物。

根据眼压、角膜血染和血凝块大小及存在时间决定是否手术治疗。手术适应证：当前房积血为Ⅱ级，血平面超过瞳孔水平，经过2~3d的治疗，未发现血平面下降时，应做前房穿刺冲洗术；当前房积血5d不吸收，血液凝固，眼压升高或有角膜血染征象时，应行前房注吸术。

（四）晶体外伤

1. 外伤性白内障　当角膜遭受冲击波时，由于房水压力的传导，虹膜突然受压贴近前囊，将色素附在前囊上皮，称为虹膜印环（Vossius 环）。这种改变主要是在瞳孔缘，当冲击波力量去除后，玻璃体及晶体产生回跳，再次碰撞虹膜，瞳孔后面的色素及纹理再次打印在晶体前囊，因此，晶体前囊伤可以出现双环。年轻人比较容易出现，一般经过几周或几个月后，逐渐消失，亦可持续几年者。视力预后良好。

外伤性播散型上皮下混浊、外伤性玫瑰花状混浊：当冲击伤较轻时，在晶体前部的上皮下可发生许多散在的针尖样混浊，主要分布在中心部或

22

赤道部,可以呈大片扩散,也可以是小区域;当晶体前囊上皮下的纤维结合部位受累及,混浊可呈羽毛状或花瓣状。伤后几天或几周即消失,偶有持续很久者。由于晶体上皮不断生长,后一类混浊逐渐被移向深层,可以根据混浊所在深度,估计受伤的时期。预后视力良好。

弥散性挫伤性白内障:当冲击伤造成晶体囊膜破裂后,房水被吸收,很快混浊扩散,产生白内障。裂伤小者,最早是由纤维素封闭,以后有上皮长入;裂口大者,混浊发展很快,纤维肿胀,从裂口突出,或入前房,或入玻璃体腔。年轻伤员,白内障可以被吸收,只留下晶体囊膜;老年伤员可以并发虹膜炎及青光眼。

治疗:对于闭合性冲击伤所致的外伤性白内障,多数为局限性静止型,对视力没有显著影响,晶体囊膜完整者,不需要手术。可予阿托品散瞳,每日2次,活动瞳孔,防止发生虹膜后粘连;滴用皮质激素眼液,每日3次,控制炎症反应。对于外伤性白内障较重、对视力有明显影响或晶体囊膜破裂者,可行手术治疗。

散瞳剂和缩瞳剂的应用:晶体受伤用散瞳剂还是缩瞳剂,要根据具体情况而定。需要掌握缩瞳与散瞳的原则:①晶体囊膜破口不大,且尚未完全闭合时,宜用缩瞳剂,使虹膜将晶体囊膜创口遮盖,由创口与虹膜接触反应,而产生纤维素性渗出物,封闭囊膜创口,以达到房水不再进入晶体内的目的;②晶体皮质脱入前房堵塞前房角,眼压有升高趋势,瞳孔区无阻塞,无眼内炎症者,可滴用缩瞳剂,密切观察;③有虹膜炎症、虹膜与晶体囊膜粘连,宜用散瞳剂;④晶体损伤情况不明,为明确诊断,可滴用弱散瞳剂,如1%去氧肾上腺素或0.5%托品酰胺眼液;⑤因晶体皮质脱出阻塞瞳孔而眼压升高者,宜用散瞳剂。

手术时机的选择:外伤性白内障,晶体无水肿膨胀、皮质无脱出、晶体部分混浊、眼球安静者,一般可待伤后3~6个月再施手术,也有主张伤后1年再施手术。如果晶体囊膜破裂口较大,外伤后数小时或数天内皮质迅速混浊,甚至溢至前房或出现并发症时,需早期行白内障摘除手术。否则,晶体皮质吸收水分迅速膨胀,同伤口发生粘连或引起角膜内皮损害,甚至引起晶体过敏性葡萄膜炎或继发性青光眼等。如双眼同时受伤,视力极差,生活不能自理时,则应创造条件,尽可能先给一眼施行手术,以其能够独立生活。

常用的手术方法:对于年轻伤员的软性白内障行白内障注吸术,对于单纯外伤性白内障伤员行白内障超声乳化术,以上可同时行人工晶体植入。对于无晶体眼伤员,二期植入人工晶体的一般条件:伤后6~12个月,伤情稳定,炎症反应消失;眼B超及视觉电生理检查玻璃体无出血,无视网膜脱离,视网膜及黄斑功能正常;矫正视力可提高;为防止出现弱视,儿童伤员应尽早行人工晶体植入。

后房型人工晶体植入的适应证:后囊膜完整或后囊膜缺损范围小于1/3,保证植入后人工晶体稳定,不会发生人工晶体的移位或脱落;如果后囊膜缺损范围大,应采用缝襻睫状沟固定后房型人工晶体植入术。虹膜如有缺损,残余的虹膜需能够遮盖人工晶体边缘,否则应植入有人工虹膜的人工晶体。

若后囊膜缺损范围大,不适合植入后房型人工晶体,可以考虑植入虹膜夹持型人工晶体或前房型人工晶体。需满足如下条件:角膜内皮细胞计数和前房深度基本正常;瞳孔小于5mm,虹膜能稳定支撑人工晶体;房角正常,无青光眼;视轴眼组织无明显的混浊性病变。

2. 晶体脱位　眼球遭受冲击伤后,压力迫使眼球变形,眼球中间段直径扩大,房水冲击晶体,随后,由于反弹力作用,玻璃体回跳冲击晶体,如此晶体前后部反复冲击,可将晶体悬韧带扯断,引起晶体半脱位或完全脱位。有的向前脱入前房,有的向后脱入玻璃体腔。

当晶体向前脱位到前房时,晶体依然可以保持透明,有的几乎占据整个前房,亦可沉于前房偏下。虹膜被推向后,前房加深,瞳孔因有痉挛性收缩而变小,可以导致虹膜睫状体炎及急性青光眼等并发症。晶体脱入玻璃体腔时,伤眼因无晶体产生各种症状,如前房变深、虹膜震颤、玻璃体疝入前房、视力下降、复视等。晶体在玻璃体腔内,早期尚可活动,晚期常固定于下方,眼底检查可见晶体边缘因扰动玻璃体产生牵拉性视网膜脱离;晶体前囊上皮变性,晶体完全混浊,甚至过熟而出现晶体过敏性眼内炎及晶体溶解性青光眼。

晶体轻度不全脱位时有时不易发现,晶体前后径增加,远视力下降,近视力尚可,形成近视征。检查可见晶体增厚,向前突,前房变浅,特别是年轻人晶体皮质多,可塑性大,更为明显。晶体脱位后向前方突出,该处虹膜随之膨起,前房变浅;而悬韧带断裂部位,则虹膜下陷,前房变深,无晶体依托部分则可见虹膜震颤。重度不全脱位者瞳孔略大但不圆,虹膜面一部分高一部分低,前房深浅不一,瞳孔区内可见一弧形明暗相间两部分,明亮部分为晶体存在的屈光介质的反光,暗区为无晶体部分。透照法检查时,有晶体区发暗,无晶体区呈新月形红色。

治疗:对于晶体半脱位者,如晶体尚透明,无严重视力障碍、无虹膜睫状体炎或继发性青光眼等并发症,可不必手术;如晶体脱位明显或引起的高度屈光不正戴镜不能矫正者,可考虑手术摘除晶体。晶体若全脱位入前房或嵌顿于瞳孔区者应立即手术摘出;全脱位于玻璃体腔者,如无并发症,可观察;如引起葡萄膜炎、继发性青光眼或视网膜脱离,需行玻璃体切除手术摘除晶体。

(五) 玻璃体积血

当冲击伤造成的挤压、波动传导至视网膜、脉络膜时,常会造成视网膜或脉络膜血管的破裂出血,进入玻璃体腔。伤眼的视力下降程度与玻璃体内积血的严重程度相关。轻度的玻璃体积血视力的下降程度较轻,重度玻璃体积血伤员的视力有时可能降至光感。少量的玻璃体积血可散瞳检查眼底,了解脉络膜、视网膜损伤情况,辅助检查以眼科 B 超最有参考价值,不但可以反映玻璃体积血的程度,也可提供有无玻璃体后脱离、视网膜脱离和脉络膜出血的证据。

处理原则:①发现视网膜裂孔可密切观察或给予激光预防性凝固治疗;②轻度玻璃体积血可口服云南白药治疗;③较重的玻璃体积血,在超声检查未发现视网膜脱离或脉络膜出血的情况下观察,4～6 周后出血无明显吸收者应考虑玻璃体手术治疗;④有视网膜脱离或脉络膜出血的情况,手术应在伤后 1 周进行。

(六) 外伤性脉络膜视网膜病变

1. 脉络膜破裂 当冲击波动压及超压经眼球壁及玻璃体传导至脉络膜可使其受损血管破裂,称为脉络膜破裂。脉络膜破裂形状不规则,单发或多发,愈合后可见有组织断裂形成的半月形瘢痕。伤后破裂处多有出血,可发生组织增殖及脉络膜新生血管,延伸到黄斑中心的破裂严重影响视力。一般脉络膜挫伤可根据炎症反应情况,适当给予抗炎、止血、促进吸收的药物治疗;若有新生血管形成、反复出血时,可采用激光治疗或球内注射抗新生血管因子药物。

2. 视网膜挫伤 轻度挫伤后眼底后极部出现一过性视网膜水肿、视力下降,数日后水肿吸收、视力恢复,不留明显的病理改变,称为视网膜震荡。重度挫伤可使视网膜的外屏障功能破坏,出现细胞外水肿、渗出,组织坏死,视力显著下降且不可逆。此外,严重的冲击伤还可引起视网膜出血、坏死或形成裂孔,尤以黄斑裂孔最常见。视网膜挫伤性水肿可局部或全身应用糖皮质激素。对出现视网膜裂孔的伤员可行激光治疗,若为黄斑裂孔或者发生孔源性视网膜脱离,需行玻璃体切除手术治疗。

(七) 外伤性视神经病变(TON)

当冲击波经眼眶或颅脑传导至视神经,可引起视神经的直接挫伤,或引起视神经缺血、坏死。通常可分为前段型和后段型,前段型 TON 源于视神经眼内段或眼眶前段的损伤,后段型 TON 源于视神经眶内段、视神经管内段或颅内段损伤。多表现为外伤后视力下降或丧失,亦可为渐进性下降或延迟性视力丧失。多表现为伤侧,也可表现为双侧。43%～56%的伤员视力损伤至光感或无光感。

轻度损伤者,伤侧直接光反射迟钝,间接光反射存在;健侧直接光反射存在,间接光反射迟钝。重度损伤者,伤侧直接光反射消失,间接光反射存在;健侧直接光反射存在,间接光反射消失。前段型 TON 眼底检查可见视盘水肿,周围可有火焰状出血,视网膜静脉常常不同程度扩张,表现可能与视网膜静脉阻塞相似。一些伤员可能合并视网膜中央动脉阻塞、视网膜苍白和水肿。后段型 TON早期视盘可能表现正常,4～5 周后才出现视盘苍白。

辅助检查可行 CT 排除是否有视神经管骨折,部分伤员可发现视神经眶内段不同程度的弥漫增粗。视觉电生理检查常可记录到异常 VEP波形。有足够视力者,可行视野检查,视野检查多为象限性,以下半象限居多。

目前多采用大剂量糖皮质激素冲击治疗,同时给予脱水剂、血管扩张药、神经营养药治疗。治疗目的是减轻视神经水肿,改善局部血液循环,增加视神经营养,防止视神经进一步损伤。药物治疗应尽早进行。

有以下几种情况可考虑手术治疗。如:眶内异物、血肿或视神经管骨折压迫视神经。视神经管减压术在伤后数小时内进行最为理想。对于大剂量糖皮质激素冲击治疗效果不佳的伤员,行视神经管减压术有时也可取得一定的效果。手术治疗的目的在于去除视神经管及其周围的骨折碎片,解除对视神经的压迫或刺伤,开放视神经管以缓解管内压力,改善局部血液循环。

二、开放性眼冲击伤

（一）眼球穿通伤

冲击波一般由爆炸引起,当爆炸物碎片或冲击波所激发的投射物直接击中眼球,造成眼球壁的全层伤口,称为眼球穿通伤,常由爆炸产生的高速金属碎片、石块等引起,多发生在眼球前部,角膜、角巩膜缘、前部巩膜最为多见。

当穿通伤口位于角膜且伤口较小、前房未见明显变浅时,可以行溪流试验判断伤口是否密闭。较大或不规则的角膜伤口,房水可流出,导致前房变浅、瞳孔变形或移位,常见虹膜嵌顿在角膜伤口处。

治疗:①伤口处理:小于 3mm 的整齐伤口大多可自行闭合,不需要缝合。为防止眼球遭受新的挤压和促进伤口自愈,可佩戴角膜绷带镜,至伤口愈合稳固,一般需要 3～6 周。对于伤口不能闭合、伤口有虹膜或玻璃体嵌顿或眼压极低的开放性角膜伤口,原则上必须立即行角膜缝合手术,并建立正常的眼内压。②抗感染治疗。开放性角膜裂伤,在没有缝合之前局部不主张滴眼药水,以防刺激反射性挤压眼球。角膜裂伤缝合术后,局部和全身应用抗生素,预防感染。③防止眼内出血。对于有活动性出血的伤员,除应用止血药外,还应单眼或双眼包扎、制动和半卧位,有助于减轻出血。④破伤风治疗。破伤风抗毒素皮试阴性者肌内注射 1 500U 破伤风抗毒素,伤口污染严重或超过 12h,剂量应加倍。也可直接注射脱敏破伤风抗毒素制剂。

巩膜穿通伤伤口部位结膜出血、裂开及水肿,睫状充血,角膜裂开或变形,前房变浅或消失,前方积血,葡萄膜嵌顿或脱出。伤口较小的巩膜穿通伤或后部巩膜穿通伤不易直接查见伤口,尤其是较小的伤口,可能仅见局部结膜出血及水肿,清创缝合术中需要充分剪开球结膜,仔细探查伤口的止端;伤口较大的巩膜裂伤,由于较多的出血和眼内容物脱出,可有较多的表现,如结膜下出血、前方积血、眼压下降、眼球运动受限、视力严重损害等。巩膜伤口不易自行闭合,大于 2mm 的不规则伤口就需要缝合。

（二）眼内异物伤

异物经眼球壁穿通,滞留在眼内,成为眼内异物伤,若该致伤物再次从眼球壁穿出,形成两个全层伤口时,称为眼球贯通伤。

眼内异物如果是活泼金属如铜和铁,由于自身的毒性可在近期内造成眼的严重伤害,远期可致锈沉着症,给伤眼带来广泛损害,预后不良。眼内异物,尤其是受伤环境污染严重,有机异物如木质异物等,还是外伤后眼内炎最常发生的原因。因此,眼内异物伤一经确诊,应尽早手术取出异物。CT 扫描对金属异物有优异的显影效果,MRI 适用于非磁性异物的诊断。异物摘除手术根据异物的性质、大小、磁性、深度、位置不同而采取不同的手术方式。若伤口大、异物位置浅,可在清创缝合术中经原伤口行异物取出。若为磁性异物,即使异物位置较深,在一期缝合穿通伤口时,也可用磁铁探查看能否吸出异物;若异物小且深入玻璃体腔,可行玻璃体手术取出异物,玻璃体手术的目的不只是单纯取出异物,还有防止发生远期并发症如增殖性玻璃体视网膜病变,或取出异物的同时清除玻璃体积血以及复位脱离的视网膜。若发生眼内炎,取出异物的同时需行玻璃体腔注射抗生素如头孢他啶及万古霉素。

（三）眼球破裂伤

当冲击波的超压作用于眼球,眼球受到巨大压迫,眼内压急剧升高,对眼球壁的作用力从内到外,一般从眼球壁最薄弱处破裂,可以在或者不在受力点处破裂,眼球破裂伤常发生在眼球壁最薄弱的角巩膜缘处。临床统计表明,鼻上象限角膜缘后与 Tillaux 螺线（通过四个直肌止端的圆）之间、颞上象限 Tillaux 螺线与赤道后 5mm 之间是巩膜破裂最多发的部位,其次是颞上象限角膜缘后与 Tillaux 螺线之间。眼球破裂伤往往伤情严重,伤口较大且眼内容物脱出,术中需仔细探查,将未被污染的内容物尽可能还纳。眼球破裂伤缝合的目的是保持眼球形态,减少远期并发症,尽可能挽救视力。

第三节　冲击伤合并眼化学伤

一、酸烧伤

（一）酸烧伤损伤特点和损伤机制

酸性物质属水溶性,低浓度时与组织接触不

易穿透上皮结构而进一步损伤深层组织。因为上皮组织富含脂质,具有良好的屏蔽水液作用。高浓度时与组织接触,会使组织中的蛋白质发生凝固和变性。由于所形成的凝固蛋白不溶于水,在损伤表面形成屏障,一定程度上能阻止致伤物进一步渗透到深层,但这是与碱烧伤比较而言,而且只适用于弱酸或稀释的强酸。高浓度强酸(如硫酸和盐酸)烧伤同样会产生严重而毁灭性的眼部损伤。除致伤物的浓度和 pH 外,致伤物对组织产生的生物学效应也有很大差别。例如:三氯醋酸在 pH 为 4.5 时即产生组织损伤,而盐酸在 pH 为 2.5 时才产生损伤效应。浓硫酸与水亲和力强,结合后释放大量热能,造成化学和热双重损伤,引起严重的眼表损伤,同时可能常伴有眼睑的破坏和功能丧失,预后很差。酸酐如二氧化氮、二氧化硫、三氧化硫等,同时具有水溶和脂溶的特性,而且遇水可以生成酸,一旦伤及眼组织,可较快渗入组织深层,产生与碱烧伤相似的严重损伤。氢氟酸分子结构小,易穿透组织,破坏细胞的作用也很强。铬酸是强腐蚀剂,溶液甚至其挥发的气体均可对眼造成严重损伤。

(二)分度和预后

根据眼外伤学组制定的眼烧伤分度标准,主要内容包括角膜上皮的损伤情况、基质水肿混浊程度(提示损伤深度)、角膜缘缺血(角膜缘变白)等情况。根据损伤程度将其分为四个级别。

1. **Ⅰ度烧伤** 角膜上皮剥脱,球结膜水肿和充血。畏光流泪等刺激症状明显,1~2d 即可消退,角膜上皮愈合不留瘢痕。

2. **Ⅱ度烧伤** 角膜浅基质层水肿混浊,虹膜纹理不清,结膜血管稀少,血管细呈暗黑色,常伴小出血点。角膜缘缺血范围不超过 1/4 周。经治疗,多恢复或遗留少许角膜翳。

3. **Ⅲ度烧伤** 角膜深基质层呈灰白色混浊,仅能见到瞳孔轮廓。结膜呈白色凝固坏死,血管消失。角膜缘缺血范围在 1/2 周内。常伴有虹膜睫状体炎等眼内反应。如治疗及时得当,角膜仍留有斑翳,睑球粘连。否则,角膜持续溃疡,甚至穿孔。

4. **Ⅳ度烧伤** 角膜呈瓷白色混浊,结膜白色或黄色坏死,角膜缘缺血范围超过 1/2 周。此时无刺激症状,往往会发生角膜穿孔,全睑球粘连,视力丧失。

酸烧伤虽然使用上述同样标准和内容,但由于酸烧伤即刻表现比真实伤情严重,在伤后 24~48h 的分度记录结果将更符合实际。

(三)临床表现

接触致伤物后,可出现包括灼痛、异物感、流泪、畏光、眼睑痉挛、视物模糊等各种自觉症状。眼部检查表现,轻者可能仅有结膜充血、水肿。角膜损伤多伴有上皮剥脱、角膜基质水肿和混浊。严重者眼组织可被烧焦坏死,角膜缘完全破坏,甚至角膜穿孔,视力丧失。

(四)治疗

原则上应尽快清除致伤物,控制眼部炎症反应和并发症(包括预防感染、控制眼压、防止组织溶解和粘连等),促进组织修复,尽力保存和恢复视功能。

1. 急救处理

(1)冲洗:伤后应立即用清水对受伤部位进行彻底冲洗,及时和连续大量冲洗是抢救的关键。对严重烧伤,可不必过分强调水质。在受伤现场即刻进行。经过初步冲洗后,有条件时,结膜囊内滴入表面麻醉剂后,再用生理盐水冲洗。冲洗时间应在 1h 以上。可用试纸测定,如 pH<7 就应继续冲洗。如确定致伤物确为酸性物质,有条件可用 2%碳酸氢钠溶液进一步冲洗并起到中和的作用。但不能未经初步冲洗,就用碱性溶液去试图进行中和,否则产热会加重病情。

(2)清除固体致伤物:特别是可能隐藏在上下穹隆部结膜囊内的残留异物。

2. 药物治疗 经急救冲洗后,应进行更详细的检查,包括视力、眼睑、上皮和角膜缘受累情况。由于角膜上皮混浊,除非有上皮脱落,角膜基质水肿混浊程度最初难以判断。

(1)局部应用广谱抗生素:主要目的是防止继发感染。

(2)睫状肌麻痹剂:对多数伤员,最好用较长效药物如后马托品,甚至阿托品。

(3)皮质类固醇激素:在早期应用可起到保护组织、减少炎症反应的作用。但伤后 1~2 周后应适时停用,否则可能抑制组织修复过程、激活胶原酶、加速溃疡和穿孔。

(4)维生素 C:动物实验口服或局部滴用10%维生素 C 溶液,能减少角膜溃疡发生率。推测对人眼表酸烧伤也有益处,但并未有详细临床验证经验。

(5)生长因子:如表皮生长因子(EGF)已有

22

滴眼剂。EGF 促进细胞增殖和上皮修复,对角膜上皮化后又发生反复剥脱者,用自体血浆中分离的纤维连接蛋白(FN),有助于上皮细胞的黏附。如与 EGF 联用效果更好。

(6)β-受体阻断剂:用于继发青光眼者,必要时可能需同时口服碳酸酐酶抑制剂。

(7)止痛剂:对疼痛较重者,可临时口服止痛剂。

3. **手术治疗**　严重眼表酸烧伤常引起组织广泛坏死、角膜上皮持续性缺损、角膜溃疡或穿孔。后期发生的角膜混浊、血管翳、角膜缘缺陷、睑球粘连、睑闭合不全等,均可能需手术治疗,如羊膜移植、角膜移植、结膜移植、角膜缘移植、黏膜移植术等。

二、碱烧伤

(一)碱烧伤损伤特点和损伤机制

碱性物质能与组织细胞中的脂质发生皂化反应,形成的化合物具有脂溶和水溶双重特点,能够很快地穿透上皮组织和角膜基质,并继续向深部渗透。因此与酸烧伤不同,临床上一般损伤区界线模糊,难以准确划定损伤区范围和深度。碱烧伤可分为以下病程:

1. **急性期**　烧伤后 1 周内,最突出的病理改变为组织缺血、水肿和广泛坏死。结膜、角膜内细胞崩解脱落,较慢胶原纤维板凝固坏死,角膜细胞坏死消失,为坏死性角膜炎。结膜和巩膜内微血管血栓形成。

2. **角膜溶解期(早期修复期)**　烧伤后第 2~3 周,组织进入再生和溃疡加深、扩大、相互交错的病理过程,亦是组织释放胶原酶的高峰时期。由于大量胶原酶的作用,角膜实质、上皮及内皮细胞大部分溶解、坏死,受伤区角膜呈无细胞状态,易发生角膜溃疡和穿孔。

3. **组织修复期(晚期修复期)**　烧伤后第 4 周,由于长时期上皮不能修复及组织炎症渗出增多,最终导致瘢痕性睑球粘连及角膜瘢痕性血管化。

角膜碱烧伤与其他损伤不同:修复时间长,长期不愈,病情反复,预后差。

(二)临床表现

除与其他化学烧伤一样,眼表面接触碱性致伤物后,可出现包括灼痛、异物感、流泪、畏光、眼睑痉挛、视物模糊等各种自觉症状。眼部检查表现,轻者可能仅有结膜充血、水肿。角膜损伤多伴有上皮剥脱、角膜基质水肿和混浊。严重者角膜缘可完全破坏缺血。由含钙碱性物质造成的角膜烧伤,常在角膜基质中可见到许多白点状颗粒样钙沉积。

临床特点　①致伤物渗入组织速度快,要求现场冲洗抢救十分迅速。②损伤区边界不清,对初步判断和鉴别酸碱烧伤有很大帮助。③深部组织常发生损伤,包括虹膜、晶体和睫状体等。因此,在角膜混浊看不清前房的情况下,早期抢救治疗必须考虑控制炎症的问题。④眼压升高。除由炎症和虹膜粘连等机制引起的继发性青光眼外,在碱烧伤后即刻眼压升高推测与胶原纤维的收缩有关。⑤角膜常不能完全上皮化。持续性上皮缺损常导致角膜无菌性溃疡甚至穿孔。这与组织破坏严重、局部胶原酶活性增高、维生素 C 和营养物质供给缺乏均有密切关系。⑥碱烧伤组织炎症诱发大量新生血管长入和瘢痕形成。⑦角膜缘结构破坏造成的角膜上皮结膜化和血管化。⑧后期结膜囊缩窄、睑球粘连、闭合不全和泪液分泌和分布功能障碍等。上述多项内容均对角膜移植等复明手术带来困难,并对维持手术效果提出严重挑战。

(三)治疗

原则上应:①尽快清除致伤物;②促进组织修复,特别是眼表上皮再生,以角膜表型细胞覆盖角膜;③防止溃疡,支持角膜细胞产生胶原,降低胶原酶活性;④控制眼部炎症反应和并发症(包括预防感染、控制眼压、防止组织溶解和粘连等);⑤保存和恢复视功能。

1. **烧伤即刻急救处理**

(1)冲洗:伤后应立即用清水对受伤部位进行连续大量冲洗,不必过分强调水质,在受伤现场即刻进行。经急救冲洗后,可在结膜囊滴表面麻醉剂后,进行更详细的检查。包括视力、眼睑、上皮和角膜缘受累情况。对角膜烧伤进行分度(分度标准见酸烧伤分度标准)。

(2)清除固体致伤物:特别是可能隐藏在上下穹隆部结膜囊内的残留异物。

(3)前房穿刺:由于碱性物质能迅速进入前房,如果接触致伤物浓度大,时间长者,冲洗后应视情况给予前房穿刺、球结膜放射状切开等措施,尽量清除深部组织内残留的碱性物质。在伤后短时间内前房穿刺能有效排出进入前房的碱性物质,更新房水。同时也能缓解烧伤引起的瞬时眼压增高。球结膜放射状切开适用于高度结膜水肿者,对减轻组织压力、排出结膜下渗液可能有一定帮助。

(4) 去除失活组织:要视情况而定,不要过度清除,以免造成大面积组织缺损。

(5) 局部广谱抗生素应用:主要目的是防止继发感染。对于上皮缺损者,涂抗生素眼膏并加压包扎,可有效促进眼表的上皮化。眼膏也有助于眼表润滑,减少粘连。

(6) 皮质类固醇激素应用:在早期应用可起到保护组织、减少炎症反应的作用。目前有含抗生素的激素眼膏或滴眼液。炎症的有效控制能促进上皮愈合,减轻角膜新生上皮再次发生剥脱。

(7) 睫状肌麻痹剂:对轻度灼伤,可用短效散瞳剂,活动瞳孔,防止虹膜后粘连。对较重度烧伤,需用较长效药物如阿托品。

2. 药物治疗　根据碱烧伤的病程阶段,给予对应的治疗方式,目的是重建和保持健康的角膜上皮,控制胶原合成和胶原溶解之间的平衡,减少后遗症。

(1) 急性期:主要是局部和全身应用抗生素防止感染,用糖皮质激素抑制炎症反应和新生血管形成,但局部应用糖皮质激素时必须非常慎重,使用不当可能造成严重的角膜损伤和溶解。应尽力改善结膜囊微环境,选用不含防腐剂的人工泪液,含生长因子的眼液,或佩戴亲水性高透氧角膜接触镜等,以促进上皮愈合,支持修复;口服维生素 C 和 10%维生素 C 溶液局部应用,或联合局部应用半胱氨酸、乙酰半胱氨酸和乙二胺四乙酸钠(EDTA)等胶原酶抑制剂,以最大限度减少溃疡的发生。可同时使用睫状肌麻痹剂和降眼压药物。必要时口服止痛药。

(2) 角膜溶解期(早期修复期):如角膜上皮仍未修复,需加强使用润滑剂。角膜接触镜甚至睑裂缝合术,且激素要逐渐减量,在伤后 14d 内停用。继续给予维生素 C、胶原酶抑制剂、抗生素和降眼内压等治疗。可采用机械分离联合局部使用润滑剂等,以预防睑球粘连。

(3) 组织修复期(晚期修复期):除继续药物治疗外,手术是此阶段的主要治疗方式。针对局部症状选择使用角膜接触镜、羊膜覆盖及睑裂缝合、口腔黏膜移植、角膜缘上皮细胞移植、角膜板层或全层移植等手术治疗。

重度化学烧伤晚期常见后遗症包括角膜混浊、睑球粘连、睑内翻或外翻和眼内压升高。针对具体病症选择合适的手术方式,如睑及结膜囊成形术、睑内翻或外翻矫正术,睑球粘连分离术等。若出现继发性青光眼、并发性白内障、玻璃体视网膜病变时,可选用相应的手术及药物治疗。

第四节　冲击伤合并眼热烧伤

由火焰引起的直接烧伤称为火焰性热烧伤,由高温液体(如熔化的金属)或固体(如爆炸物碎片、玻璃、煤渣等)溅入眼内引起的热烧伤称为接触性热烧伤,

一、火焰烧伤

1. 闪光烧伤　常见广泛而表浅烧伤,多侵及面部(包括眼部)、双手。一般火焰烧伤,眼球很少被侵犯,因瞬目反射而紧闭眼睑的保护作用,足以防止或减弱火焰的直接作用。但多数睫毛及眉毛被烧焦。如果热的作用强烈而且持续时间久,也可使眼睑被烧毁、角膜坏死,最严重者全眼球及眶内容物被烧毁,发生这种情况,伤者很多难以生存。

(1) 镁闪光烧伤:通常只烧伤表层。如闪光弹烧伤,可能因没有足够的时间闭睑,致使小的镁粒在曝光时溅到眼球表面,如不及时清除,可穿入深部,刺入角膜,形成溃疡。若发生结膜溃疡则发生睑球部分粘连。

(2) 磷烧伤:在战时或平时均可偶见。白磷常用作为燃烧弹的填充物,磷与空气接触可自燃,其破坏性特别显著,因磷粒可被埋入皮肤或眼的表面,如不采取措施,会继续燃烧。其产物遇水还可产生磷酸,进一步腐蚀组织。若局部烧伤面积广泛,由于全身性吸收,可引起实质性脏器的退行性变,如肝、肾中毒,可以致命。最有效的紧急措施,皮肤用 5%硫酸铜洗,结膜用 0.5%硫酸铜点眼,此法可给磷颗粒涂上一层磷酸铜,从而防止接触空气中的氧,变得无活力。眼表面的磷粒必须用镊子夹除,或用湿棉棒蘸出。磷粒清除后,应取 2%碳酸氢钠溶液湿敷或浸洗,以中和磷酸。如果一时难以得到硫酸铜,最好的办法是将头面部浸泡水中或结膜囊用水持续浸洗,在无水情况下,亦可用水浸过的垫子敷上,使之与空气隔绝,防止继续自燃。由于磷会很快溶于油中,禁用油性敷料。以后的治疗同一般热烧伤。磷损伤一般愈合慢。

2. **黑色火药爆炸伤** 是短暂的浅层烧伤,有时较深可形成溃疡,造成角膜永久性混浊,甚至眼球穿通。在角膜及球结膜上常有无数"椒盐粉粒"。爆炸时还会造成震荡伤和撕裂伤。炮兵射击时,可被炽热的气体烧伤,在很多情况下,眼部的火药气体烧伤,同时伴有眼球挫伤。

3. 燃烧的凝固汽油弹凝块,很易黏附在身体上,若试图扑灭它,常会将燃烧的汽油弄到自己身上,而不易摆脱。因此对于身体表面正在燃烧的汽油弹凝块,不能用手去扑灭,而应该设法将火焰和空气隔绝,例如将烧着的部分浸入水中或用雨衣、被子、大衣等将燃烧的局部包住,或将烧着的衣物脱下扔掉。一般落在身上的汽油弹凝块,因燃烧得慢、温度高、时间长,所以烧的面积大而深。这种烧伤的坏死组织,再生过程很慢,常发生局部感染,结成的瘢痕也常形成瘢痕疙瘩。

4. **临床表现**

(1)眼睑火焰烧伤:因眼睑的反射性瞬目作用,火焰烧伤多数仅伤及眼睑,并由于用力闭眼,常能保留睑缘一窄条皮肤不被烧伤。眼睑皮肤表层烧伤时表现眼皮充血、水肿、睁不开眼。于伤后12h达到最高峰,36h开始缓慢减轻,逐渐消退痊愈。累及眼睑表皮及部分真皮,则肿胀及水肿不仅使整个面部变得很大,而且在皮肤表面有大小不等的透明浆液水疱形成。累及眼睑表皮及真皮全层甚至损伤肌肉及睑板者,眼皮呈黄褐色或黑色焦痂,创面极难愈合。严重者不仅眼睑被破坏,前额及颊部也有深而广泛的组织丧失,常易发生感染。腐肉分离是在肉芽形成之后,而肉芽组织中有纤维组织形成,纤维收缩可使面部变得丑陋、畸形。此过程对眼部来说最重要的是严重眼睑外翻。将结膜、角膜暴露,造成暴露性结膜、角膜炎。轻则影响视力,重则发生暴露性角膜溃疡,继发感染甚至穿孔而失明。

(2)角膜火焰烧伤:轻者上皮损伤;中度角膜基质浅层水肿;重度全层受累,虹膜看不见。如继发感染,形成角膜溃疡,甚至穿孔。

(3)睑缘的火焰烧伤:使睑板腺排泄管口阻塞,皮肤、结膜交界处变形,睫毛乱生,引起刺激性角结膜炎;内眦部泪小点、泪小管受累纤维化,造成泪道阻塞性溢泪等后遗症。

二、接触烧伤

在工业生产中,常由于熔化的金属、熔渣、焊料、玻璃或燃烧煤渣飞溅入眼部所引起。在战时常由于爆炸物碎片溅入眼部所引起。伤处常有热的致伤物附着。

1. **决定热烧伤程度的因素** 接触烧伤的轻重,决定于热物体的大小、温度及接触的时间等因素。

热物体的体积小,所带的热量也少,组织接触后迅速冷却,烧伤的面积小而浅;反之,体积大的热体,所携带的热量多、冷却慢,所造成的损伤也大。

热物体的温度越高,所带的热能也越大,所造成的组织损伤也越重。高温的液体或固体,其温度若超过1 000℃,可致严重烧伤,如铁水熔点为1 200℃、玻璃水熔点为1 300~1 500℃、铜水熔点为1 000℃。而熔点较低的物质,如铅水(熔点为330℃)、锡水(熔点为280℃)及油蜡等所致的热烧伤则较轻。

同一温度和同样大小的热物体,其接触组织的时间越长,所造成的损伤也越重。

2. **临床表现**

(1)结膜、虹膜烧伤:热物体在眼瞬目反射前已与眼球接触,随后眼睑闭合,则热物体被留在结膜囊内。若为温度较低的物体,接触眼球时立即被眼球表面覆盖的泪液层冷却,迅速形成薄膜;但高热熔化的金属留在结膜囊内,在冷却成固体的过程中,所带的热量全部传给组织,将造成结膜、虹膜及角膜的严重损伤。

结膜Ⅰ度和Ⅱ度烧伤治愈后不留瘢痕,但Ⅲ度以上烧伤,不仅结膜凝固坏死,其下的巩膜也会坏死,甚至穿孔,愈合后多形成睑球粘连。

(2)角膜烧伤:动物实验45℃以上的热物体,即可造成角膜热烧伤,60℃可使角膜水肿,80℃致角膜内皮损伤。

角膜浅层烧伤常发生于热水、蒸汽、煤火花、热油等烧伤。温度较低的物质接触角膜,可见角膜表层形成灰白色坏死膜,1~2d后痊愈,不留痕迹,或稍有薄翳。

角膜深层烧伤,常见高热熔化的金属,如铁水、铜水、铅水等。金属冷却后贴于角膜或结膜表面,形成大小、形状相同的烧伤面,角膜混浊坏死,前房内渗透出物,瞳孔缩小,并有葡萄膜炎,伤员疼痛、畏光、流泪。当坏死膜脱落,角膜变薄,角膜混浊减轻,甚至变透明,不可误认为病情好转,常是角膜穿孔的前兆。此时如不采取紧急措施(如板层角膜移植术等),可致角膜穿孔。若角膜开始瘢痕修复时,有大量新生血管伸入,将形成膜样或厚血管翳(肉样血管翳)及瘢痕,角膜瘢痕不仅影响视力,且因其抵抗力弱,往往形成局部角膜葡萄肿。

严重的角膜烧伤可致角膜组织焦化、坏死、穿孔,以致眼内容物脱出发生眼内炎而失明。此时若睑结膜也被烧伤,则往往上下睑全部与眼球粘连形成眼睑闭锁。

三、热烧伤的急救和治疗

不论战时或平时,眼部热烧伤通常伴发于面、颈、胸、上肢及全身其他部位的广泛烧伤。因此,紧急处理热烧伤伤员时,应全面了解其全身及局部情况,对严重烧伤伤员急救治疗时宜全身及局部兼顾。

1. **全身处理** 早期全身治疗,根据全身伤势,着重于防休克、抗感染。对大面积Ⅱ、Ⅲ、Ⅳ度烧伤者,首先止痛输液、预防休克或抢救休克,其次预防局部和全身感染。

战地或现场救护,主要保护伤部,尽力创造减少休克和感染的机会,并迅速后送。

伤部保护,首先灭火。对磷弹烧伤局部,迅速浸入水中,或用大量水浸过的湿布覆盖以隔绝磷与空气的接触。口服吗啡,伤部给予必要制动,立即后送。

团、师救护所及基层医疗单位,应根据全身情况的需要,首先皮下注射哌替啶,同时注射破伤风抗毒素。必要时注射抗休克液体,补充高蛋白、高维生素饮食,能食者以口服为主。应喝含盐饮料,不宜单纯喝开水,以免发生水中毒。严重烧伤者,就输血浆或输血,注射或口服抗生素。

2. **局部处理**

(1) 面部包括眼睑皮肤Ⅰ~Ⅱ度烧伤:治疗原则是暴露疗法,将颜面及眼睑用生理盐水冲洗清洁后,滴抗生素液或涂抗生素眼膏,取笼架盖着头颈部,架上用消毒巾敷盖,或者取消毒敷料数张轻轻敷盖。这个疗法的优点是烧伤表面能与外界空气接触,加速干燥,有利于伤口愈合;暴露的创面的温度低于体温,不适于细菌繁殖;而且观察方便,护理简单。这类伤员不需后送,3d 左右即可痊愈归队。

(2) 眼睑Ⅱ~Ⅲ度烧伤:先用肥皂水擦洗烧伤四周的健康皮肤,然后用灭菌生理盐水冲洗创面,并用消毒湿棉球或纱布轻轻擦除创面污垢或残留物,创面的水疱可用消毒注射针头刺入水疱内抽出液体,然后涂广谱抗生素眼膏,既能预防和抑制继发感染,又能保护创面,不妨碍上皮生长。对这类伤员应同时注意全身预防休克及抗感染,迅速后送至有专科的医院继续治疗。

(3) 眼睑Ⅲ度以上烧伤:皮肤坏死区用含0.25%庆大霉素的盐水溶液浸透的湿纱布湿敷,促使焦痂迅速脱落。肉芽组织健康者,可早期植皮、睑缘缝合,防止眼睑外翻、睑裂闭合不全,以保护眼睑及其功能。

(4) 同时伴有结膜、角膜Ⅰ~Ⅱ度烧伤:伤眼滴散瞳剂,涂抗生素眼膏;应用促进角膜上皮修复和再生的药物,如重组碱性成纤维细胞生长因子(贝复舒眼液)、碱性表皮生长因子(易贝眼液)、营养角膜药物(小牛血去蛋白提取物眼用凝胶)、神经生长因子(NGF)能促进角膜上皮细胞增殖移行,调节角膜干细胞的分化和增生,从而防止角膜基质混浊,促进基质愈合。

(5) 重度角膜烧伤:治疗目的是保持眼球完整,预防严重并发症。仔细观察伤眼,一旦坏死组织脱落,角膜变薄、变透明,这是角膜穿孔的前兆,应紧急做带巩膜板层角膜移植术,预防穿孔及眼内容物脱出。未找到角膜材料前暂时先给降压药,涂氰基丙烯酸黏合剂或戴软性角膜接触镜,暂时保护角膜,同时口服镇咳剂,肌内注射冬眠1号,使伤员能安静入睡。一旦找到角膜材料,应立即做治疗性带巩膜板层角膜移植术。

(6) 重度结膜、巩膜烧伤:若是部分的,则彻底清除坏死组织,移植健眼颞上方球结膜,固定于缺损处的巩膜表面。若为双眼烧伤,或烧伤面积太广,使用上述治疗方法尚不能防止睑球粘连者,只有早期唇黏膜移植,修补结膜缺损,预防粘连,改善结膜状况,促进角膜愈合。

(7) 烧伤深达巩膜全层:此种情况,伤眼有穿孔危险,最好不做任何外科处理,凭眼睑组织与眼球粘连,以促进创面修复。待晚期再做整形手术。

第五节 冲击伤合并眼辐射伤

辐射性损伤包括电离辐射伤和非电离辐射伤。电离辐射伤包括远紫外线(短波长)、X 线、γ线及核辐射线引起的损伤。这些射线随着波长的减短,能量越来越强,它们是由中子、原子、质子等粒子在改变运动状态时放射出来的,可穿入组织的不同深度,在组织内产生生物效应,一种高能光子效应。非电离辐射伤则包括由近紫外光、可见光、红外线、微波等引起的损伤。这些电磁波是由电振荡器等发射出来的,波长较长,能量较弱,在组织内产生光生化效应或热效应。

1. **红外线损伤**　红外线通常由高温物体产生,对眼部的损伤主要是热作用,这是由于红外线的震动传播能量被组织吸收后,使组织中的分子运动率增加,温度升高所致。红外线造成的眼部损害常见的有:由于长期暴露在低能量的短波红外线环境下(如高炉及玻璃工人)所造成的慢性睑缘炎、热性白内障,观察日蚀而引起的日蚀性视网膜灼伤。

2. **紫外线损伤**　紫外线是放射线的一部分,有长波紫外线(300~400nm)与短波紫外线(180~300nm)两种。波长 315~400nm 者,对组织作用轻微;波长 280~315nm 者,对皮肤有强力作用;波长 200~280nm 者,对组织蛋白及类脂有破坏作用,并引起溶血。波长 250~320nm 的紫外线可引起电光性眼炎,其中尤以波长 265~280nm 者最为严重。波长 375~400nm 者,有极少部分可侵入眼底;波长 300~375nm 者,可到达晶状体;波长 300nm 以下的短波紫外线,侵入深度不超过角膜。根据紫外线波长不同,分别可造成电光性眼炎(雪盲)、白内障及视网膜损伤。电焊、高原、雪地及水面反光、紫外线灯和原子弹爆炸等放出的一般属短波紫外线,波长在 290nm 左右,可造成眼部紫外线损伤即电光性眼炎。一般在照射后 3~8h 后发作,有强烈的异物感、刺痛、畏光、流泪及睑痉挛、结膜混合性充血、角膜上皮点状脱落。24h 后症状开始减轻。

治疗与预防:治疗的目的主要是解除伤员的痛苦,促进损伤恢复和预防继发感染。早期冷敷或包扎伤眼可以缓解眼睑痉挛减轻症状,局部滴 0.5%~1% 丁卡因眼液一次可立即消除眼痛。因麻醉剂抑制角膜上皮的再生,故只能作为急救的权宜措施,不可多次使用;可卡因能损伤角膜上皮,应禁用。

为缓解虹膜痉挛所引起的不适,局部可滴复方托品酰胺眼液散瞳。碱性成纤维生长因子可促进角膜上皮的愈合,吲哚美辛眼液和地塞米松混悬液均具有抗炎作用,可缩短病程。此外,可佩戴墨镜以减轻光敏感。

3. **电离辐射性损伤**　包括 X 线、γ 线及核辐射线引起的损伤,都属于电离辐射线,可以造成各种眼组织的损伤,包括结膜、角膜、晶状体、葡萄膜、视网膜及视神经,巩膜较不敏感。电离辐射伤的作用机制一般认为有三种:一种是放射线直接作用于组织细胞,造成细胞异常生长或死亡;第二种是引起组织血管损伤,然后造成继发性损伤;第三种是大量细胞崩解物进入血液,引发全身毒性反应,即放射性休克。

临床表现为眼睑皮肤出现红斑、干燥性脱皮或湿性脱皮(水泡加剥脱),毛囊受损伤则可致眉毛或睫毛脱落。大剂量照射时,可产生放射性皮炎;长期慢性放射性刺激,可致放射性皮肤癌或坏死性皮肤溃疡。泪腺损害常致泪液分泌减少,产生"干眼症"的症状。结膜损伤表现为结膜炎、结膜水肿,严重者可产生结膜坏死,最后形成睑球粘连或结膜干燥等并发症。角膜损伤轻者失去光泽,重者引起不同程度的角膜炎,可致角膜坏死穿孔,伤员有畏光流泪等刺激症状。由于角膜知觉减退,所以无明显疼痛。虹膜睫状体在大剂量照射时可引起急性虹膜睫状体炎。X 线损伤还可突然产生不可治的青光眼。

治疗与防护:对皮肤、结膜、角膜等的损伤,对症处理,预防继发感染。电离辐射性白内障可按照其他类型的白内障治疗原则进行治疗。电离辐射性视网膜损伤,可使用维生素类药物、能量合剂、血管扩张药物以及激素类药物等。

防护应根据不同的辐射源性质和能量,分别选用不同厚度的铅屏蔽和防护眼镜。有机玻璃防护眼镜可防护 X 线,铅眼镜防护 β 线及 γ 线。

4. **激光损伤**　激光对生物体的作用有光化学作用、热作用、电磁作用、机械作用(包括冲击波)。其中最主要的是热效应。临床表现主要是:①角膜损伤:为凝固性灼伤;②晶状体损伤:主要为热效应损伤,使晶状体后囊下皮质混浊,形成白内障;③玻璃体损伤:使玻璃体变混浊;④视网膜损伤:正视激光束可造成黄斑部视网膜脉络膜严重损伤,中央视力明显减退,甚至失明,眼底表现和日食性视网膜炎相似,黄斑部明显水肿,并伴有出血。

药物治疗　早期处理原则是止血、抑制炎性反应、使用抗氧化剂及自由基清除剂、增加眼组织营养。后期主要是促进出血及渗出吸收组织

22

修复。

（1）止血：给予卡巴克络、云南白药口服。可避免出血加重进入玻璃体。为帮助视网膜和玻璃体积血吸收，可口服沃丽汀1.5mg，每次1片，每日3次。

（2）抑制炎性反应：一般认为，对眼底激光损伤给予糖皮质激素治疗，可以抑制炎性反应、减轻渗漏和视网膜水肿、增加血流减少局部缺血、阻止视网膜下新生血管形成等。

（3）维生素及能量合剂：有助于帮助激光损伤的修复。

（4）使用抗氧化剂及自由基清除剂：常用的有去铁敏、二甲基硫脲、维生素E、维生素C、胡萝卜素，中药人参、五倍子、三七、当归、丹参等也有此作用。

5. 微波损伤 微波频率为0.3万~300万MHz，频率越高，组织穿透力越小，但其被组织吸收的能量越大，可引起眼睑、结膜及角膜的烧伤；频率较低的微波穿透力较强，而被吸收的能力越小，主要引起晶状体混浊。微波白内障治疗同其他病因所致的白内障。微波作业者需戴防护眼镜，并定期行健康体检，早发现早防治。

（谭念 叶剑）

参 考 文 献

1. 付小兵.中华战创伤学：第4卷.郑州：郑州大学出版社，2016.

2. 张卯年.眼创伤学.北京：军事医学科学出版社，2007.

3. 庞秀琴，卢海，王海燕.同仁眼外伤手术治疗学.2版.北京：北京科学技术出版社，2016.

4. 王正国.外科学与野战外科学.北京：人民军医出版社，2007.

5. 中华医学会眼科学分会眼外伤学组.我国眼外伤近五年十大研究进展.中华眼科杂志，2015，51（8）：604-607.

6. 赵磊，方学奇，杨昕.美军战场眼球穿通伤救护管理及启示.人民军医，2017，（9）：859-861.

7. 郑斌，毕延峰，陈岩，等.共聚焦显微镜观察眼钝挫伤伤员角膜基质下神经丛组织形态学变化.中华眼科杂志，2014，50（8）：584-588.

8. 张歆，梁四妥，赵华，等.外伤性睫状体脱离复位术及并发症处理.中华眼外伤职业眼病杂志，2018，（1）：34-36.

9. 付立红，雷方.外伤性晶状体脱位不同手术方式的疗效.中华眼外伤职业眼病杂志，2017，39（7）：517-519.

10. 张丽，侯立亭，马建霞，等.严重Ⅲ区开放性眼外伤玻璃体切除联合手术的效果.中华眼外伤职业眼病杂志，2018，（1）：26-29.

11. 中华医学会眼科学分会神经眼科学组.我国外伤性视神经病变内镜下经鼻视神经管减压术专家共识（2016年）.中华眼科杂志，2016，52（12）：889-893.

12. 丁辰，蔡建明.紫外线辐射对眼的损伤效应.中华放射医学与防护杂志，2016，36（2）：149-153.

13. GAD K，SINGMAN EL，NADGIR RN，et al. CT in the Evaluation of Acute Injuries of the Anterior Eye Segment. AJR Am J Roentgenol，2017，209：1353-1359.

14. ZHANG Y，ZHANG M，JIANG C，et al. Intraocular foreign bodies in China：clinical characteristics，prognostic factors，and visual outcomes in 1421 eyes. Am JOphthalmol，2011，152：66-73.

15. BUTTANRI IB，SEVIM MS，ESEN D，et al. Modified capsular tension ring implantation in eyes with traumatic cataract and loss of zonular support. J Cataract Refract Surg，2012，38（3）：431-436.

16. PARKE DW 3RD，FLYNN HW JR，FISHER YL. Management of intraocular foreign bodies：a clinical flight plan. Can J Ophthalmol，2013，48（1）：8-12.

17. PARKE DW 3RD，PATHENGAY A，FLYNN HW JR，et al. Risk factors for endophthalmitis and retinal detachment with retained intraocular foreign bodies. J Ophthalmol，2012，2012：758526.

18. AHMED Y，SCHIMEL AM，PATHENGAY A，et al. Endophthalmitis following open-globe injuries. Eye（Lond），2012，26（2）：212-217.

第二十三章

心脏冲击伤

心脏冲击伤分原发和继发两种。原发心脏冲击伤是指超压所致的损伤;继发心脏冲击伤是指因抛掷、撞击等动压作用而造成的心脏创伤,包括肺心组织界面(含气/非含气组织)的高压力直接造成心包、心肌(乳头肌)、瓣膜、心内膜损伤,肺泡肺静脉瘘所致的冠状动脉空气栓塞;而心包腔内活动性出血所致的心脏压塞、反射性迷走神经刺激、合并肺损伤引起的低氧血症、恶性心律失常等,将进一步加重心肌损伤、恶化循环系统,甚至造成伤员死亡。此外,心脏冲击伤合并其他部位损伤(肺挫伤、头部腹部损伤、骨盆或长骨骨折等)的发生率较高;而这些合并损伤也常常是致命的。

第一节 心脏冲击伤的诊断

一、临床表现

心脏冲击伤临床表现差异大,可以从无症状、无心电图变化至心源性休克,甚至死亡。且因为没有规范的诊断标准,其发生率尚不明确。故所有具有相应爆炸伤病史、胸部创伤病史和不能用常见原因解释的心功能改变伤员,均应怀疑心脏冲击伤诊断。相对于成人,儿童冲击伤伤员的临床症状和表现可能较轻。

对所有有冲击伤史的均应进行仔细的体格检查,重点评价生命体征及头颈部、心肺相关体征。伴有低血压、颈静脉怒张、胸部疼痛、心音遥远、心脏杂音者,病情可能出现急剧恶化。重症伤员可出现意识障碍、心动过缓和低血压。

二、辅助检查

目前尚无高特异性和高敏感性的标准来诊断心脏冲击伤。心电图、胸片、心肌损伤生化标志物、心脏超声和核素心肌显像等检查,可用于排除心脏冲击伤和评价心肌冲击伤伤情。

1. **心电图** 所有怀疑心脏冲击伤的伤员均应先行十二导联心电图检查。绝大部分心电图改变通常在伤后24h内出现。心脏冲击伤能导致多种短暂的心电图改变或循环功能异常所致的各种复杂的恶性心律失常。最常见的心律失常为窦性心动过速和非特异性ST段抬高(发生于35%~80%的伤员),其余包括短暂的室上性心动过速、室性早搏、心房颤动、室性心动过速甚至室颤、Ⅱ或Ⅲ度房室传导阻滞。大部分伤员心脏冲击伤主要累及紧贴胸骨后方的右心室,故胸前导联可能会有ST段的轻微改变。既往合并心血管疾病、肺挫伤、创伤后的酸碱电解质紊乱可能影响心电图的判读。心脏冲击伤伤员较少有正常心电图,但正常心电图不能完全排除心脏冲击伤相关并发症。

2. **胸片** 胸片检查用于评价胸部损伤的合并症,包括肋骨骨折、血气胸和纵隔增宽等。60%左右心脏冲击伤伤员可以在胸片上发现合并的胸部损伤。在低血压或心功能失常等血流动力学不稳定情况下,应急诊行床旁胸片检查,以便病情的快速诊断和治疗。

3. **心脏超声** 二维超声心动图能直接观测心脏结构和功能变化。其中经胸超声心动图在诊断心肌损伤以及评估损伤程度方面是简便、快速、实用的无创伤检查方法,可以明确判断心脏结构功能的异常,包括心室壁运动功能障碍、心肌内血肿、心腔扩张、瓣膜形态和运动异常、心肌破裂或心脏压塞等。但在使用PEEP、存在纵隔气肿或广泛皮下气肿、严重的胸壁损伤伤员,经胸心脏超声检查方法可能有限。采用经食管超声心动图诊断心肌损伤及其并发症,克服了经胸心脏超声检查的局限性,适用于各种危急情况,可充分观测心脏变化,影像清晰而敏感性高,在评价心肌损伤方面,是一项较理想的检测手段。而实时三维成像能显示瞬时动态的心脏解剖结构及血流动力学状态,心室壁具体某个节段运动异常,瓣膜反流束立体范围和方位,腱索与乳头肌的形态、位置等,为心脏冲击伤的进一步诊断及治疗方案的制订提供有力的证据。

近年来采用床旁超声的创伤重点评估法(focused assessment with sonography in trauma,FAST)是专门针对严重创伤的一种重要超声检查评估方法,其对心包腔、胸腹腔游离积血有较高的敏感性和特异性,对腹腔内实质脏器损伤有较高的特异性。在加快创伤处理进程、避免延误时机方面有很好的临床应用价值,在野战条件下大规模检伤分类中作用更为突出。但钝性伤中心包积血发生率相对较低,且对心腔内结构评估有限,目前关于FAST 在心脏冲击伤中的研究报道尚在积累阶段。

CT 和 MRI 虽然极具诊断价值,特别是对冠状动脉损伤、大血管损伤等的评价,但对危急伤员会因搬运和检查操作而延误抢救时机。如果伤员病情稳定,上述的常规检查不能确诊,可考虑应用。

4. 心肌核素扫描 心肌核素扫描相关技术不断进展,包括放射性核素心室造影术、多门电路探测扫描、正电子发射成像、^{99m}锝焦磷酸盐热点显像等,但诊断心肌钝性损伤价值不大,且其价格、检查的时间和复杂性限制了临床的广泛应用。

三、实验室检查

血清酶用于诊断心肌损伤已有很长时间,但其特异性不高。伤后血清磷酸肌酸激酶(CPK)、谷草转氨酶(SGOT)、乳酸脱氢酶(LDH)均显著升高,但这些酶的升高是非特异性的。因为其他器官,如肝、肾、脑、骨骼肌损伤也可升高。CPK同工酶(CPK-MB)的增高才被认为是心肌细胞损伤特异而敏感的指标。CPK-MB 多在心肌损伤后6~24h 达到高峰,至 72h 逐渐恢复正常。伤员入院后必须在头 24h 或 48h 内每 8h 测一次 CPK 或CPK-MB,若 CPK-MB/CPK≥5%,应高度怀疑心肌损伤。但需要注意的是,其他肌肉损伤也释放CPK-MB,交叉反应可达 20%,因此很可能出现假阴性和假阳性反应。LDH 的测定对心肌挫伤的诊断有一定价值。但在肾脏疾病和溶血情况下LDH 及其同工酶亦可升高,在骨骼肌损伤时 LDH

值不升高。

心脏肌钙蛋白(cardiac tropnin,cTn)测定是心肌损伤的特异性指标。现已发现 cTn 有肌钙蛋白T(cTnT)、肌钙蛋白 I(cTnI)和肌钙蛋白 C(cTnC)3种,临床上主要测定前两种。cTnT 和 cTnI 都是心肌特有抗原;其血清值增高是心肌损伤的特异性标志。和当前诊断心肌损伤的其他指标相比,cTn 具有血中出现早、灵敏度高、特异性高和持续时间长等优点,因而是目前诊断心肌细胞损伤最敏感和最特异的指标。一般认为正常成人血清 cTnT 浓度为$(0.18\pm0.1)\mu g/L$,cTnI 的正常值<301μg/L。当前应用 cTnI 检测更为普遍。

第二节 心脏冲击伤的特殊表现

一、心包损伤

心包损伤是指暴力导致的心包脏层和/或壁层破裂和出血。心包腔内积血称为血心包。积血在心包腔迅速增加,形成张力而影响静脉回流及造成循环功能障碍,可产生急性心脏压塞。心包壁层裂口较大时部分心脏可疝出心包腔,或嵌顿于心包裂口上,形成心脏脱位或嵌顿,引起严重循环功能障碍。

二、冠状动脉损伤

并发的冠状动脉损伤大致可分为三类:①冠状动脉血栓形成与闭塞;②冠状动脉破裂;③冠状动脉瘘。其中冠状动脉血栓形成与闭塞的原因比较复杂,可能与创伤基础上血液凝固性增高(血栓前状态)有关;亦有可能是外力导致冠状动脉原有的粥样钙化斑块撕裂脱落,引起冠状动脉堵塞,或局部冠脉痉挛;或邻近的心肌挫伤组织血肿压迫致冠状动脉管腔狭窄,在此基础上继发性血栓形成。至于冠状动脉破裂或冠状动脉瘘,则往往由于较大暴力引起,且常伴发心脏破裂和/或室间隔穿孔。

三、心脏破裂

心脏破裂部位多见于心室和心房的游离壁,右房破裂亦可发生于上下腔静脉入口处相对的固定部位。急性心脏破裂时由于血液迅速经心脏破口进入心包腔,伤员可由于急性心脏压塞而死亡。

23

如心包同时有撕裂,出血进入胸膜腔,伤员可因失血性休克致死。心脏破裂合并心包撕裂者为10%~33%。心包撕裂可以暂时缓解心脏压塞症状,延长伤员生存时间。此外,心脏裂口的凝血块脱落,或心肌挫伤软化灶坏死而穿孔,发生继发性心脏破裂。这类伤员伤情发展迅速,预后不佳,左室破裂可在数分钟内死亡,右室破裂可在30min内死亡。当有凝血块暂时堵住心脏裂口时,伤员可以生存较长时间,从而获得诊断和救治机会。

有下列情况提示可能存在心脏破裂:①严重低血压和低血容量的临床表现与创伤程度不成比例;②对输血输液无反应,血压不回升,伤情不改善;③尽管安装有胸管引流,胸腔引流出大量积血,仍不能减轻血胸征象;④尽管充分补液,代谢性酸中毒得不到纠正;⑤低血压伴中心静脉压升高或颈静脉饱满。

四、室间隔破裂

闭合性胸部损伤可造成心室间隔穿破,一般为单个破口,常位于靠近心尖的肌肉间隔处。室间隔急性破裂主要由于外伤产生的剪切力和扭力,以及心室内压力骤然升高所致,多呈线形破裂;而延迟性破裂则由于室间隔肌部挫伤或梗死引起,多在受伤1~2周以后发生,破裂呈不规则形,并可出现多个破口。

这类损伤常合并心肌挫伤、三尖瓣关闭不全、房间隔缺损和胸主动脉撕裂等。与先天性室间隔缺损一样,可以立即出现明显的左心室到右心室的分流。不同之处是,上述室间隔缺损一旦出现时,右心室因突然接受大量左向右分流,可以很快发生右心衰竭;并出现肝大、腿肿和肺淤血;严重者可导致病情的急剧恶化,甚至死亡。若合并广泛室壁挫伤,特别心内结构损伤,血流动力学紊乱更为严重,低血压和心源性休克出现更早,死亡率更高。

五、心脏瓣膜损伤

冲击伤后出现单纯心脏瓣膜损伤较为少见,各瓣膜损伤率依次为主动脉瓣、二尖瓣和三尖瓣。半月瓣瓣膜撕裂伤常伤及瓣膜支架组织,如瓣叶交界等;在房室瓣中则常导致乳头肌或腱索断裂,引起急性瓣膜关闭不全和反流。

伤后在胸骨左缘或主动脉瓣区出现舒张期杂音和主动脉瓣关闭不全征象,应考虑到主动脉瓣损伤。若在心前区或心尖区听到收缩期吹风性杂音,且伴有房室瓣关闭不全临床征象时,则应考虑相应的房室瓣损伤,对这类伤员必须进一步检查。二维超声心动图和彩色多普勒是对心脏瓣膜损伤进行确诊的有特征性的无创检查方法。根据心脏瓣膜结构和反流情况,可以提示瓣膜损伤部位、程度及反流量大小。

六、大血管损伤

胸主动脉损伤主要位于左锁骨下以远的主动脉峡部;其他少见的部位包括主动脉弓、近端升主动脉和膈肌平面的降主动脉。其发生与主动脉峡部位置固定、结构脆弱,以及冲击伤所致的骨性结构夹压(主动脉前后的胸骨和胸椎)等有关。

在合并胸部其他损伤的情况下,主动脉损伤容易被忽视。常规胸片检查可能会提示胸主动脉损伤的可能性,如纵隔增宽、主动脉结模糊、气管和左右主支气管移位、左侧胸腔大量积液等。因此根据胸部受伤机制、合并损伤情况、胸片表现等,对胸主动脉损伤可疑者应进一步完善影像学检查,包括胸部CT、经食管超声等,来确诊或排除诊断。急诊大血管CT血管造影(CTA)检查能明确大血管损伤的类型和范围,为后续的诊治提供依据。

第三节　心脏冲击伤的治疗

一、治疗原则

对于一般性心脏冲击伤伤员主要是采取非手术治疗。对无血流动力学改变的伤员只需镇痛,卧床休息和心电图监测。重要的是通过对生命体征和临床表现的连续动态监测,预测和早期识别将要发生心肌挫伤并发症的"高危"伤员,并防治可能危及生命的并发症和后遗症。

二、治疗方法

对于疑诊心肌损伤的处理:入院观察24h,充分卧床休息,检查心电图、血清酶和心脏超声。若辅助检查无特殊、血流动力学稳定,24h后解除监测。对胸部创伤伤员检查心电图、超声心动图或血清酶学可疑阳性者,才有必要收入重症监护病房进行进一步监测和治疗。临床上有低心排血量表现或低血压者应常规给予正性肌力药物,必要

23

时监测中心静脉压,或应用 Swan-Ganz 导管监测肺毛细血管嵌入压,适当纠正血容量,要避免输液过量,出现心力衰竭时,给予强心、利尿药物治疗。注意观察和处理并发症,心律失常、心包裂伤后心脏压塞、冠状动脉损伤、心脏破裂等及心内结构损伤等并发症可能在伤后 48~72h 或更长时间才出现,要严密观察,及时给予相应的治疗。

1. 心包裂伤　疑诊急性心脏压塞时,应行心包穿刺,若抽出积血,不仅能改善伤员血流动力学障碍,而且可以进一步确立诊断。心包穿刺中或穿刺后不断有新出血征象,则提示可能有心脏或大血管损伤,是早期手术探查指征。

2. 冠状动脉损伤　临床症状和体征一般无特征性,而且往往被严重心肌挫伤所掩盖,如受伤前无心脏病史,伤后在心前区若出现连续性心脏杂音和/或心电图上呈现心肌梗死图形,可提示冠状动脉损伤存在。对高度怀疑冠状动脉损伤或冠状动脉血栓形成伤员,可及早进行选择性冠状动脉造影。若伤员循环状态不稳定,则应在积极处理急性心脏压塞或抢救失血性休克的同时,进行紧急剖胸探查,修复心肌裂伤,检查和同时处理冠状动脉损伤。

3. 心脏破裂　当高度怀疑心脏破裂时不宜做更多无益的检查,而应毫不犹豫进行急诊手术探查,在术中进行最后诊断和鉴别诊断。

经检查对疑有心脏破裂和伴心脏压塞表现的伤员,应立即进行心包穿刺术或剖胸探查术,以免丧失手术机会。在手术准备期间进行心包穿刺术或剑突下心包开窗术,对这类危重伤员,有时即使从心包腔放出 20~30ml 积血,也可暂时缓解心脏压迫和增加伤员对手术的耐受性。立即建立静脉和动脉通道,输血补液,严密监测动脉压和中心静脉压,进行抗休克治疗。要备有充足血源,并做好自体输血准备。采用仰卧位和胸骨正中切口,四个心腔和升主动脉都能得到良好的显露,需要进行腹部探查时还可将切口向下延伸到上腹部。

4. 室间隔破裂　室间隔裂口小、分流量少、没有明显临床症状且循环功能稳定者,应首先考虑应用药物治疗。早期急诊手术的弊端有:①伤员常合并其他部位损伤,心肌亦有挫伤,有低心排血量及心律失常的存在;②室间隔破裂周边组织出血、水肿严重,且很脆弱,不易修补,术后容易发生残余分流。在药物治疗期间室间隔缺损若无自行闭合征象,可在 3 个月左右进行室间隔缺损修补术。对伤后有持续性或进行性心功能不全和肺动脉高压者,应于伤后 2 周内尽早进行手术修复,在这期间急性创伤反应基本好转可提高手术治疗安全性。

术前必须全面检查,谨防漏诊和误诊,并对合并伤进行合理处理。对伤后早期出现急性或进行性心力衰竭,应用 Swan-Ganz 导管进行血流动力学的监测,加强强心利尿的治疗。有低心排或心源性休克者,术前尚应静脉滴注多巴胺类正性肌力药、血管扩张药或应用主动脉内球囊反搏术以维持血压和改善心脏功能,保证冠状动脉和全身组织得到满意灌注。

手术在体外循环和应用含钾心脏停搏液诱导心脏停搏下进行。择期室间隔缺损修补术可按常规方法进行。急诊室间隔缺损修补术往往是在创伤后进行,这时心肌的挫伤尚存在,而且破口较大,并邻近心尖的心室间隔肌部,手术修复室间隔缺损的室壁切口可首选左室前壁心尖部少血管区,平行左前降支做一小切口,由左室面探查室间隔破裂部位、大小,并判定心肌挫伤范围及其程度,然后决定修复方式。目前,有人为了避免修复困难,采取介入室间隔缺损封堵或直视下(同期需行其他心内手术)植入封堵器,其疗效有待进一步评价。

5. 心脏瓣膜损伤　瓣膜损伤不重、反流量小,或轻至中度反流经药物治疗病情相对稳定者,可等待创伤反应,包括心肌挫伤恢复后再评估。瓣膜关闭不全程度较重、受伤后即出现进行性心功能不全、应用药物治疗无明显效果者,应尽早或急诊手术处理。

心脏瓣膜损伤的血流动力学变化是瓣口反流造成的左心或右心严重超负荷,几乎早晚都要出现心功能不全和/或心力衰竭,因此首先应积极进行治疗和改善心功能状态,包括合理应用正性肌力药物和血管扩张剂,保持循环稳定,并抓住急症手术时机。择期手术的术前准备,可参照一般心脏瓣膜手术。

对主动脉瓣损伤而言,大多数需要行瓣膜置换术,仅对少数瓣膜交界撕脱伤员可试行交界成形术;若成形不满意,应立即改做主动脉瓣置换术。二尖瓣和三尖瓣损伤,是进行瓣膜置换或成形术,应通过术中探查决定,一般多考虑瓣膜修复或成形手术,瓣膜损伤严重,特别是二尖瓣,在成形不满意时,也应立即改做瓣膜置换手术。

6. **大血管损伤**　钝性主动脉损伤的初始管理包括,建立两个大口径的外周静脉通道,分别用于药物治疗和液体复苏。对于高血压伤员,应控制收缩压在100mmHg左右,保持目标心率100次/min。基于高级创伤生命支持的原则,血流动力学不稳定的伤员应到手术室紧急手术探查,以确定胸部和/或腹部可能的出血源。闭合性胸主动脉损伤是血流动力学不稳定的原因时,应立即予以处理。

既往认为,如果主动脉损伤存在,但并不危及生命,主动脉延迟修复可能更为有利(损害控制方法)。对于主动脉壁内血肿,建议非手术治疗,而不是主动脉手术修复。非手术治疗包括积极的药物管理,控制收缩压在100mmHg左右,保持目标心率100次/min;同时进行系列的影像学评价。对于急性主动脉夹层或主动脉假性动脉瘤,若手术风险较小,建议进行手术修复。若伤员有严重合并伤,且其血流动力学尚稳定,可适当延迟外科手术。在等待的同时,应积极控制血压和心率。但随着主动脉腔内治疗技术的进步和材料工艺的发展,对于主动脉病变的处理更为微创化、多样化。这就使得主动脉损伤的外科处理时机更为提前和灵活多变,极大地改善伤员预后。

三、诊疗流程

见图23-1。

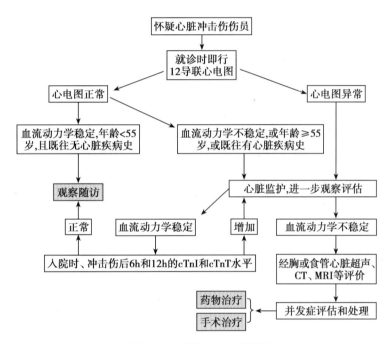

图23-1　心脏冲击伤诊疗流程

(钟前进)

23

参 考 文 献

1. 王正国. 冲击伤. 北京:人民军医出版社,1983.

2. 汪曾炜,刘维永,张宝仁. 心脏外科学. 北京:人民军医出版社,2003.

3. AGARWAL D, CHANDRA S. Challenges in the diagnosis of blunt cardiac injuries. Indian J Surg,2009,71(5):245-253.

4. BALA M, SHUSSMAN N, RIVKIND AI, et al. The pattern of thoracic trauma after suicide terrorist bombing attacks. J Trauma,2010,69(5):1022-1028.

5. BOCK JS, BENITEZ RM. Blunt cardiac injury. Cardiol Clin,2012,30(4):545-555.

6. EL-CHAMI MF, NICHOLSON W, HELMY T. Blunt cardiac trauma. J Emerg Med,2008,35(2):127-233.

7. GARNER J, WATTS S, PARRY C, et al. Prolonged permissive hypotensive resuscitation is associated with poor outcome in primary blast injury with controlled hemorrhage. An Surg,2010,251(6):1131-1139.

8. GLAUSER J. Cardiac arrhythmias, respiratory failure, and profound hypokalemia in a trauma patient. Cleve Clin J Med,2001,68(5):401,405-410,413.

9. GOYA AK, MOOLCHANDANI R, SHARMA SK, et al. Transient conduction disturbances and pericarditis due to non-penetrating cardiac injury. Indian Heart J, 1987, 39

（3）:240-241.

10. GUY RJ,WATKINS PE,EDMONDSTONE WM. Electro-cardiographic changes following primary blast injury to the thorax. J R Nav Med Serv,2000,86(3):125-133.

11. HOLANDA MS,DOMINGUEZ MJ,LOPEZ-ESPADAS F, et al. Cardiac contusion following blunt chest trauma. Eur J Emerg Med,2006,13(6):373-376.

12. IRWIN RJ,LERNER MR,BEALER JF,et al. Cardiopul-monary physiology of primary blast injury. J Trauma, 1997,43(4):650-655.

13. KAEWLAI R,dE MOYA MA,SANTOS A,et al. Blunt cardiac injury in trauma patients with thoracic aortic inju-ry. Emerg Med Int,2011,2011:ID848013.

14. MAGISHI K,IZUMI Y,ISHIKAWA N,et al. Stanford type A acute aortic dissection caused by blunt trauma in a patient with situs inversus. An Thoracic Surg,2006,81 (6):2294-2296.

15. MASCARO M,TROJIAN TH. Blunt cardiac contusions. Clin Sports Med,2013,32(2):267-271.

16. NESCHIS DG, SCALEA TM, FLINN WR, et al. Blunt aortic injury. N Engl J Med,2008,359(16):1708-1716.

17. OZER O,SARI I,DAVUTOGLU V,et al. Pericardial tamponade consequent to a dynamite explosion:blast overpressure injury without penetrating trauma. Tex Heart Inst J,2009,36(3):259-260.

18. POON H,MORRISON JJ,APODACA AN,et al. The UK military experience of thoracic injury in the wars in Iraq and Afghanistan. Injury,2013,44(9):1165-1170.

19. PRESS GM,MILLER S. Utility of the cardiac component of FAST in blunt trauma. J Emerg Med,2013,44(1):9-16.

20. RUDUSKY BM. Classification of myocardial contusion and blunt cardiac trauma. Angiology,2007,58(5):610-613.

21. SCHNURIGER B,EXADAKTYLOS E,SAUTER T,et al. Highly sensitive cardiac troponin in blunt chest trauma: after the gathering comes the scattering? J Trauma,2011, 70(3):766-767.

22. SCHULTZ JM,TRUNKEY DD. Blunt cardiac injury. Crit Care Clin,2004,20(1):57-70.

23. TARMEY NT,PARK CL,BARTELS OJ,et al. Outcomes following military traumatic cardiorespiratory arrest:A prospective observational study. Resuscitation, 2011, 82 (9):1194-1197.

24. TEIXEIRA PG,GEORGIOU C,INABA K,et al. Blunt cardiac trauma:lessons learned from the medical examin-er. J Trauma,2009,67(6):1259-1264.

25. VAN METER K. Hyperbaric Oxygen Therapy as an Ad-junct to Pre-hospital Advanced Trauma Life Support. Surg Tech,2011,XXI:61-73.

23

第二十四章

腹部冲击伤

第一节 概 述

爆炸冲击伤是由于爆炸形成的冲击波作用于人体后因释放能量而产生的各种损伤，主要是由冲击波超压和负压所致，称为原发损伤或纯冲击伤。而广义的爆炸冲击伤还包括有冲击波直接作用人体或使人体被抛掷、位移而致的损伤，以及冲击波形成的继发投射物击中人体或倒塌的建筑物压砸人体而引起的损伤。而腹部冲击伤则是由爆炸冲击波作用于人体腹部所产生的各类损伤，往往是复合伤。由于腹腔表面积大、器官多，冲击波引起的腹部损伤发生率高、伤情复杂，且多为闭合性损伤，隐匿性强、漏诊率高，大大影响了伤员的救治效率。

一、腹部冲击伤的分类

腹部冲击伤可根据有无体表伤口分为开放性损伤和闭合性损伤两大类。闭合性损伤多为冲击波所产生的超压、负压等原发损伤造成，而开放性损伤多由于冲击波产生的二次伤害所造成。

按照受损伤的器官可分为实质性脏器损伤和空腔脏器损伤。空气冲击波所致的腹部冲击伤中，以肝脾等实质性脏器损伤最为多见；水下爆炸时，肠管等含气的空腔脏器更易发生损伤。

二、腹部冲击伤的致伤机制

大量研究表明，冲击波性腹部损伤的可能致伤机制是超压导致组织变形和位移。爆炸发生后，超压冲击波穿过腹膜，产生高速、低频的应力波（横波）和低速、高频的剪切波（纵波）。应力波主要引起微观水平的改变，剪切波则引起整个腹腔壁和内脏的移动。由于各脏器、组织和腹腔壁的密度不同，剪切波引起的移动加速度也不一致，

造成腹部脏器及血管结构附着组织发生分离性损伤，胃肠道中系膜较长的小肠、盲肠较容易因牵拉效应或惯性撞击于腹后壁造成损伤，也称之为惯性效应。应力波主要通过碎裂效应和内爆效应致伤组织。碎裂效应常见于不同密度的组织连接处、气液界面等部位，在这些连接界面，应力波发生部分反射，致使较致密组织因局部压力突然增高引起组织表面、边缘发生损伤。而内爆效应是指在应力波作用下，组织中的气体被压缩，局部压力增大，超压过后，被压缩的气体急剧膨胀，呈放射状向周围释放更大能量的动能，每个被压缩的气团均相当于一个小型的爆炸源，内爆致使周围组织发生损伤。

三、腹部冲击伤的诊断

询问伤员可详细了解受伤时候的环境、爆炸物的类别以及爆炸发生时的具体状态，有助于充分、全面了解伤情。体格检查，特别是全面、动态的体征观察，有助于判断伤情的发展，及时调整治疗计划。辅助检查的项目则需要根据伤员伤情及血流动力学稳定情况而定，尽量做到不遗漏。

1. **症状与体征** 腹部爆炸冲击伤主要是引起腹腔内出血和腹膜炎。出血以实质脏器破裂，如肝、脾破裂和血管伤为突出；腹膜炎是由空腔脏器破裂、胃肠内容物溢入腹膜腔所致。

因损伤部位及伤情的不同有以下表现：

（1）腹痛：是最常见的症状，开始多在损伤部位，继而弥漫至全腹。胃、上段肠管和胆囊等穿孔时易引起弥漫性剧痛；结肠穿孔时疼痛较轻且较局限，但易引起感染性休克。

（2）恶心、呕吐：近半数腹部冲击伤伤员伤后有恶心和呕吐，短暂或持续不等。

（3）休克：腹腔内大量出血或严重的弥漫性腹膜炎可产生休克。

（4）腹膜刺激征：内脏破裂的伤员可出现压痛、反跳痛、腹肌紧张等腹膜刺激征。

（5）其他：肾脏和膀胱损伤时可发生血尿。肠黏膜损伤或肠穿孔时可出现暗紫色或黑色血便；肛门有鲜血流出表明结肠或直肠损伤。胃、肠穿孔时可出现膈下积气、气腹和肝浊音界消失，同时可有肠鸣音消失、发热、脉频。盆腔脏器损伤时可刺激直肠而有频繁便意。水下爆炸所致的腹部冲击伤伤员，有不少并发暂时性下肢轻瘫，可能因脊髓内小血管损伤所致。

值得注意的是，有的伤员在后送过程中曾用过止痛药物，症状和体征可能表现不明显。另外还需注意多发伤常因其他部位损伤的症状明显掩盖了腹部伤的症状，如因颅脑伤昏迷的伤员，则不能提供腹部的自觉症状；胸腹联合伤可因胸部伤口和呼吸困难症状，而将注意力集中于胸部而忽视腹部的检查；四肢损伤或长骨骨折也常掩盖了腹部伤。

2. 辅助检查

（1）X 线、CT 检查：腹部 X 线检查可确定有无消化道穿孔，但应用相对有限，怀疑有肾脏及输尿管损伤时，可用静脉肾盂造影。目前认为，多排螺旋 CT 检查对多数腹部损伤的诊断率高于腹部平片，其在腹部冲击伤诊断方面的应用也日益受到重视。

（2）诊断性腹腔穿刺术：怀疑有闭合性腹腔脏器损伤时可作此项检查，如抽出血性液体即为阳性。此法简便迅捷，对闭合性损伤来说，其阳性率可达 83%～97.7%。

（3）诊断性腹腔灌洗术：当腹腔内积血或渗液较少时，腹腔穿刺常为阴性，此时可采用灌洗术。若灌洗液呈淡红色或镜下红细胞计数>0.1×10^{12}/L，或白细胞计数>0.5×10^9/L，或灌洗液中有细菌、胆汁、蔬菜纤维或粪渣，则为阳性。此法准确率可达 97%。

（4）超声检查：本法简便、迅速、非侵入性，可在床边进行，亦可反复动态观察，对肝、脾、肾、胰等实质性脏器损伤和腹膜后血肿、腹内液体的存在均有较大诊断价值。

（5）腔镜检查：腹腔镜检查既是一项检查技术，同时也可以做一些治疗性的手术，但应用相对有限。由于缺少触觉，在充分探查腹腔脏器方面存在不足。

（6）导尿检查：如导出的尿液澄清无血，表明膀胱无损伤；如有大量血尿，提示膀胱、输尿管或肾脏有损伤；如无尿导出或仅有少量血尿，可从导尿管内注入 50～100ml 无菌等渗液，数分钟后再吸出，如吸出量明显少于注入量或带有血液，则证明有膀胱破裂。

（7）实验室检查：血常规，肝、肾功能，动脉血气分析，尿液、胃液检查对伤员局部和全身功能判断具有重要意义。

四、腹部冲击伤的治疗原则

1. 治疗原则 首先应处理对生命威胁最大的损伤，如保持呼吸道通畅、控制明显的外出血等。不是所有的腹部冲击伤伤员均需要手术治疗，对于采取非手术治疗的伤员，应继续观察 1～2 周，注意消化道迟发性穿孔的危险。对尚未确诊或处于观察期而不能确定是否手术的伤员，需要禁食、水，同时不能给予镇痛治疗。而对于已经确诊需要等待手术的伤员，为缓解伤员的疼痛，可以镇痛。手术时机的选择需根据伤员的伤情而定，特别是合并其他脏器损伤者，要决定是分期手术还是同期手术。腹部探查宜取经腹直肌切口或正中切口，一定要充分探查，避免漏诊。特别是对于胃肠道肌层血肿、系膜缘穿孔，要反复、仔细检查。对于弹道伤，不能只满足于找到某一处伤口。手术宜迅速、安全、准确、不遗漏内脏伤，术后要充分引流。

2. 治疗流程

（1）迅速做全身检查，以判断有无腹腔内脏器伤和其他部位合并伤，如出现呼吸循环功能障碍，应有限进行初期复苏，必要时行气管内插管、紧急气管切开或胸腔壁式引流，以解除呼吸道梗阻，保持呼吸道通畅，行正压通气时要防止空气栓塞，然后再做腹部伤情处理，必要时需要同时手术。

（2）禁食、水，安置胃管，持续胃肠减压，并观察有无出血。

（3）安置导尿管并记录尿量。

（4）补充血容量：对疑有内脏损伤者，应迅速抽血做血型交叉试验配血，对于出血较多、休克严重者，应建立 2 个甚至 3～4 个输液通道同时输液。伤情危重者，应边抗休克、边行剖腹探查术。

（5）早期应用广谱抗生素和甲硝唑抗感染，对于未用过破伤风类毒素的应注射破伤风抗毒血清。

（6）处理腹壁伤时都应做好剖腹探查手术的准备。

（7）剖腹探查：对于严重的腹部创伤，注重早期实施抢救手术，特别是失血性休克的抢救。对于病情特别严重者，应争分夺秒，赢取时间挽救生命。及早剖腹探查是危重创伤救治的重点和难点，不可片面强调纠正低血压，而延误抢救时机导致伤员死亡。手术力求简单、短时、有效，以修复、止血、引流、关闭腹腔和损害控制为目的。

第二节 腹壁冲击伤

腹壁冲击伤分为闭合性损伤和开放性损伤两种，主要行对症治疗。

腹壁闭合性损伤，例如腹壁血肿，多是由于冲击伤造成腹壁肌肉内血管破裂而产生。处理方式可在血肿最明显部位切开，清除血肿及坏死组织，结扎明显损伤的血管，缝合断裂的肌肉，修建各层腹壁，根据术中情况决定是否安置引流。术后注意观察腹部体征，警惕可能伴有的腹腔内脏损伤。

对于开放性腹壁损伤，若为非穿透性损伤，可给予清创处理、伤口充分引流，伤口可根据受伤时间决定一期缝合还是二期缝合。要注意，此类伤员在伤情得到处理后要严密观察腹部情况的变化，警惕迟发性穿孔、延迟性脾破裂等的发生，边治疗边观察，做好剖腹探查的准备工作。而对于穿透性腹壁伤，无论伤员是否有急腹症的临床表现，均应接受剖腹探查手术。手术一般采用右侧经腹直肌切口，尽量避开原伤口，待手术结束后再对原伤口进行清创处理。术后要尽量关闭腹腔，对于腹壁损伤较大者，可采用暂时性腹腔关闭技术（temporary abdominal closure，TAC），借助皮肤、人工材料［例如负压封闭引流装置（VSD）］等临时关闭腹腔。待伤员病情稳定后，再行二期确定性腹壁关闭手术。

第三节 空腔脏器冲击伤

胃肠道（特别是肠）损伤是空腔脏器冲击伤的主要受累器官，主要病理生理改变是管壁血肿、浆膜撕裂、管腔穿孔。主要注意两点：一是伤情可能不止一处，二是伤情可能延迟发生或加重。

一、胃、十二指肠冲击伤

（一）临床表现

胃、十二指肠冲击伤的临床表现不一。常见腹痛、恶心、呕吐、呕血等症状。严重时可伴有休克。

体检：单纯的胃十二指肠壁挫伤，可仅仅存在上腹部压痛等不适。而对于胃、十二指肠穿孔者，由于胃酸、胆汁、胰液等的强烈刺激，可出现上腹部压痛、反跳痛及肌紧张。

（二）诊断

除上述受伤史、体征外，实验室检查有极其重要的意义。血常规可见白细胞计数升高，腹部立卧位平片可提示膈下游离气体，诊断性腹腔穿刺可抽出浑浊的腹腔积液。腹部 CT 对于明确空腔脏器穿孔、排查实质性脏器损伤均有重要意义。

（三）治疗

对于单纯的胃、十二指肠壁挫伤，可给予禁食、胃肠减压、对症治疗，对于怀疑胃、十二指肠壁出血者，可行胃肠减压。若明确存在胃、十二指肠穿孔者，可根据病情综合评估：若伤员生命体征平稳，症状轻，腹部体征相对局限，且伤员是在空腹状态下受伤者，可接受非手术治疗，积极抗感染、抑酸、禁食水、胃肠减压治疗，并严密观察病情变化。若伤员心率偏快、发热，腹部体征重，且为全腹膜炎时，则应积极手术探查。术中注意充分暴露胃底、胃后壁、十二指肠降段、水平段等隐匿部位，不能只满足于找到一处病变。对于浆膜破裂者，丝线缝合浆肌层，有穿孔时，需切除失活的组织，彻底止血，修补穿孔，大量灭菌水冲洗腹腔后充分引流，同时行胃肠减压。胃部分切除手术仅用于大面积胃毁损伤者，而十二指肠毁损严重者，则需要行十二指肠端-端吻合手术、胃十二指肠吻合口手术或十二指肠空肠吻合手术。

二、小肠及肠系膜冲击伤

（一）临床表现

小肠及肠系膜冲击伤的临床表现多以小肠破裂、肠系膜血肿为主。典型症状为腹痛、腹胀、恶心、呕吐及休克等。

体检：有典型的腹膜刺激征，早期压痛可仅限于受伤部位，后逐渐扩散至全腹。肠鸣音消失。腹腔穿刺可抽出血性浑浊液。

24

（二）诊断

小肠及肠系膜冲击伤的诊断，除了典型的冲击伤受伤史、症状及体检情况外，腹部CT、腹部平片等仍具有相当重要的意义。特别是肠系膜血肿，CT有较大的诊断价值。值得一提的是，腹部平片若无膈下游离气体，也不能单凭此结果断定无肠穿孔可能。

（三）治疗

小肠及肠系膜冲击伤是否需要手术治疗需根据伤员病情而定，单纯的小肠壁血肿或稳定的肠系膜血肿，可采取非手术治疗。而对于出现急腹症或失血性休克的此类伤员，需积极手术探查治疗。术中要对全部肠管及其系膜做仔细的探查，小肠多处损伤是小肠冲击伤的特点之一，病损范围往往散在、多发。小肠系膜缘的肠管损伤往往较为隐蔽，不易发现，检查时应仔细观察。对于小的穿孔，可清除坏死组织后行肠穿孔修补手术，而毁损严重或肠系膜血管出血点难以控制时，需要行肠段切除、吻合手术。小肠切除的范围应尽可能靠近伤部，多保留小肠，以免短肠综合征的发生。

三、结直肠及肛管冲击伤

（一）临床表现

结直肠的冲击伤较小肠为多，其中又以横结肠与乙状结肠的损伤最为多见。主要症状为粪瘘引起的腹膜刺激症状，全腹部剧烈疼痛、恶心、呕吐，较早出现的感染性休克表现。位置较低的直肠及肛管冲击伤可出现肛门坠胀、便意频繁、肛门流血等症状。

体检：腹部压痛、反跳痛、肌紧张，肠鸣音消失，直肠指检有血迹。同时伤员可能伴有高热、脉搏细速等。

（二）诊断

除伤员的冲击伤史、症状、体征等外，辅助检查中实验室检查可提示炎性指标升高，腹部平片有可能发现膈下游离气体，腹部CT具有一定的参考价值，可发现腹腔积液、腹腔游离气体等情况。而诊断性腹腔穿刺可抽出脓性浑浊液或粪性液体，具有重要意义。

（三）治疗

结直肠及肛管冲击伤一经明确，应尽早手术。探查原则同小肠冲击伤。手术方式根据术中情况而定。多数较小的损伤可将该段结肠游离后拉出

腹腔，可选择直接修补破口外置，或切除损伤段结肠而行双腔造口。对于较为广泛的结直肠损伤，则考虑行肠段切除、远端结肠旷置、近端造口手术。而右半结肠的广泛损伤，则可在切除右半结肠的同时，行回肠-横结肠一期吻合手术。术中反复冲洗、充分引流是整个手术的重点。

第四节 实质性脏器爆炸冲击伤

一、肝脏爆炸冲击伤

肝脏爆炸冲击伤是腹部爆炸冲击中最常见的损伤，主要的病理变化是肝被膜下出血、血肿、破裂，常伴有不同程度的腹腔内出血。

（一）临床表现

常常表现为急性腹痛，可伴有恶心呕吐、便血、里急后重、睾丸疼痛等。严重者可出现休克，表现为脉搏增快、面色苍白、冷汗、口渴、烦躁不安、头昏、心慌，肢体发凉等。水下爆炸冲击伤有时可伴有通电感、短暂的下肢麻痹。体检往往有压痛、反跳痛与肌紧张，腹膜刺激征可为全腹性或局限性。

（二）诊断

依据伤情，穿透性爆炸冲击伤可通过伤口和致伤物的径路判断受伤脏器；闭合性爆炸冲击伤特别是合并昏迷者诊断较为困难，需快速判断：是否存在肝爆炸冲击伤；有无腹腔内出血情况；有无腹内其他脏器合并伤；是否需要急诊手术。一般根据以下临床特点进行诊断：

1. 有爆炸冲击伤病史。

2. 有上述临床表现。

3. **腹腔穿刺或诊断性腹腔灌洗** 肝脏爆炸冲击伤时腹腔穿刺阳性率达89%～95%，抽出0.1ml不凝血即有诊断价值。腹腔穿刺不能诊断时可考虑腹腔灌洗。

4. **超声检查** 优点是简便、迅速、无创，可在急救现场进行，并可反复动态观察，是急救的首选检查方式。

5. **腹部CT** 同样具备简便、迅速、无创的优点，而且分辨率高，解剖关系清晰，是比超声检查更加客观的检查，是肝脏爆炸冲击伤诊断中的重要方法，但不适合血流动力学不稳定的伤员。

6. **选择性肝动脉造影** 能明确肝内血管爆

炸冲击伤的部位和程度。肝血管破裂表现为造影剂外溢；血管断裂或闭塞还可表现为肝实质呈尖端指向肛门的楔形充盈缺损；肝实质断裂或有血肿时，可见充盈缺损和裂缝或血管受压移位。

7. 血液和生化检查 发生进行性内出血时，血红蛋白逐渐下降；有腹膜炎时，中性粒细胞剧增，并有核左移。

需要强调：目前临床诊断肝爆炸冲击伤的主要手段仍为物理诊断和实验室检查。严重的伤情和治疗的延迟是导致肝爆炸冲击伤死亡的两大因素。

（三）治疗

1. 非手术治疗 适用于美国创伤外科学会（AAST）分级Ⅰ～Ⅱ级的轻伤伤员。闭合性爆炸冲击伤，意识清醒，有可以严密观察病情变化的客观条件；无中、重度休克表现，血流动力学稳定；无明显腹膜刺激征；不伴其他腹内脏器爆炸冲击伤；CT 检查结果提示伤情不重、可行非手术治疗者。

2. 手术治疗

手术指征：输血输液 1 000ml 后血流动力学仍不稳定；合并其他脏器爆炸冲击伤；有腹膜炎表现；血肿出血超过 250ml；血肿进行性增大；血肿继发感染形成脓肿者。经大量输血输液无法维持生命体征则需进入"绿色同道"。

手术方式：根据肝爆炸冲击伤的部位、程度及病理分型，采用不同的处理方法：①控制肝门入肝血流以暂时止血，确认出血来源。②爆炸冲击伤处清创，探查爆炸冲击伤的血管和胆管，分别给予缝合、填塞、结扎、切除等处理。③创面应用止血材料或带蒂大网膜填塞；④肝周引流。

（四）并发症处理

1. 出血 包括肝创面继发性出血、胆道出血和应激性溃疡出血。术后短期内再次出血的应再次手术清除坏死组织，结扎出血点，充分引流，或创面纱布填塞。术后 10d 左右可继发胆道出血、胃和十二指肠应激性溃疡出血，非手术治疗无效需再次手术。

2. 感染 包括膈下脓肿、肝脓肿、腹腔内感染和切口感染等。与腹腔引流不当、填塞纱布、合并胃肠道爆炸冲击伤等有关。

3. 胆漏 经充分引流后可自行愈合，较大的胆管瘘，可切开胆总管放置 T 形管引流。

二、胆道爆炸冲击伤

（一）临床表现

肝外胆道爆炸冲击伤约占腹内脏器爆炸冲击伤的 3%～5%。单纯的肝外胆道爆炸冲击伤较少见，症状常被其他脏器爆炸冲击伤所掩盖，主要表现为腹痛、腹胀、黄疸等，大量胆汁及胰液漏出或与出血同时发生。

（二）诊断

1. 有明确的爆炸冲击伤病史，受伤部位为右侧胸部或腹部。

2. 临床表现符合上文所述，部分在后期出现黄疸、腹腔积液、陶土样便才被诊断。

3. 腹腔穿刺、腹腔灌洗：操作同肝脏爆炸冲击伤，若抽出胆汁样物可确诊。

4. B 超检查：若损伤较小容易漏诊。

5. 影像学检查：腹部 X 线片有时可见膈下游离气体。CT、内镜逆行胰胆管造影术（ERCP）、磁共振胰胆管成像（MRCP）、经皮经肝胆管造影（PTC）可发现胆道的完整性破坏，或狭窄甚至闭塞，有助于临床诊断。

（三）治疗

1. 胆囊修补术 早期单纯的胆囊破裂，裂口小且边缘整齐者，可予双层修补缝合。

2. 胆囊造瘘术 多用于胆囊较小的裂伤而全身情况较危重，在胆囊修补基础上，在其底部另做胆囊造瘘术引流胆汁。

3. 胆囊切除术 适用于所有类型的胆囊爆炸冲击伤。

上述所有术式都需要留置引流管。

（四）术后并发症

1. 吻合口出血 多因吻合处肠壁切开后止血不够完善所致，可适当使用止血药，出血较多时需再次手术止血。

2. 吻合口瘘 不多见，常因胆管爆炸冲击伤处清创不彻底导致感染及吻合口处张力较大所致。小的瘘口使用双套管引流可望愈合；若为胆囊壁或胆总管-十二指肠吻合口瘘，流出胆汁及肠液过多，应禁食，使用生长抑素，双套管负压引流。

3. 吻合口狭窄 最常见，多发生在术后数月或 2 年内。表现为腹痛、黄疸、胆管结石以及反复发作的胆管炎，晚期甚至发生胆汁性肝硬化。

三、胰腺爆炸冲击伤

胰腺爆炸冲击伤在平战时腹部各脏器爆炸冲

24

击伤中的发生率较低,占腹部外伤 1.0% ~ 6.0%。由于胰腺位置特殊,损伤时多伴有其他脏器的爆炸冲击伤(50% ~ 98%),伤情复杂严重,病死率高达 20%。早期诊断困难,处理复杂;可进一步引起组织坏死、腹膜炎、大血管破裂出血等严重并发症。

(一) 临床表现

1. 轻度胰腺爆炸冲击伤 胰腺损伤局部有少量组织破损、渗血或胰液漏出,伤员仅有轻度上腹不适,或轻度腹膜刺激症状。但数周或数月以至数年形成胰腺假性囊肿,出现上腹部肿块或消化道压迫症状。

2. 严重胰腺爆炸冲击伤 可引起休克或虚脱,伤员诉有上腹部剧烈疼痛,肩部或肩胛部放射性疼痛,腹胀、恶心、呕吐、呃逆等症状。局限性腹直肌强直与压痛,有时可在脐周围或腰部皮肤有不规则瘀斑。

(二) 诊断

1. 病史 上腹部穿透伤的伤员多行剖腹探查,在术中明确诊断。闭合性爆炸冲击伤的伤员,要了解冲击波的作用方式和作用部位等。

2. 体格检查 注意有无腹膜刺激征、腰部压痛等,上腹部存在不同程度的触痛,应引起重视。

3. 淀粉酶测定 血、尿淀粉酶升高时应怀疑有胰腺损伤,持续性及进行性的血、尿淀粉酶升高诊断更有意义。腹腔穿刺或行腹腔灌洗并测定腹腔液的淀粉酶值,有较高的诊断价值。上消化道其他部位的穿孔可因肠内容物流入腹腔而引起血和腹腔穿刺液淀粉酶升高。

4. 彩超检查 可显示胰腺的大小、形状及连续性,有助于明确胰腺周围液体积聚、是否存在假性胰腺囊肿等。

5. CT 检查 CT 对胰腺损伤有较高的诊断价值,可明确合并的十二指肠损伤、胰脾间积液及胰腺形态异常。适用于诊断 24h 后的胰腺损伤和术后的晚期并发症。

6. 诊断性腹腔灌洗 灌洗液淀粉酶含量增加,对诊断胰腺等腹膜后损伤的阳性率不高。

7. 经十二指肠镜逆行胰胆管造影 可显示主胰管损伤、造影剂有胰管外溢或聚集成团,主胰管损伤是腹部探查的绝对指征。有助于决定是否手术。

8. 剖腹探查 对于是否有胰腺爆炸冲击伤或损伤的部位、程度,术前多难于做出诊断和准确估计。凡高度怀疑有胰腺爆炸冲击伤,又有明显腹膜刺激征,或已明确腹部有其他脏器爆炸冲击伤者,均应积极施行剖腹探查术。

(三) 胰腺爆炸冲击伤的治疗

以手术治疗为主的综合医疗措施是治疗胰腺爆炸冲击伤最主要的手段,及时的手术探查是减少并发症、提高治愈率的关键。

1. 处理原则

(1) 胰腺创面严格止血:胰腺爆炸冲击伤术后最常见的并发症是继发性出血,因而要求对每个出血点进行严格止血。清除坏死胰腺组织后,对胰腺的出血点应用细丝线做与创面平行的间断褥式缝合。

(2) 切除失去生机的胰腺组织:彻底清创以及尽可能多的保留胰腺功能在术中必须兼顾,需切除部分胰腺时,应考虑到胰腺内、外分泌功能的保留。当两者不能充分兼顾时,彻底清创和切除已失去生机的胰腺组织。

(3) 胰周充分引流:充分有效的腹腔及胰周间隙引流,是保证胰腺爆炸冲击伤治疗效果、防治并发症的关键措施。引流可减少胰液在胰周的积聚,减轻胰液对自身组织的消化腐蚀,预防腹腔内的严重感染及胰周囊肿的发生。

(4) 严重胰腺损伤时应附加胆道引流术,必要时行胆总管 T 管引流术,使大部分胆汁经旁路引出体外,减少胰液的分泌,促进愈合。

(5) 正确处理其他脏器和血管合并伤:对合并有肝、脾、空腔脏器及大血管的爆炸冲击伤,并发腹腔内大出血及休克,应尽早正确、及时、有效地处理内脏合并伤。

2. 术后处理

(1) 维护机体重要脏器的功能:严重胰腺爆炸冲击伤尤其是伴有多处损伤的伤员,或术前休克时间较长者,可能发生 ARDS 或 MODS。如有条件应在 ICU 接受危重症监护治疗。

(2) 营养支持治疗:早期由于胃肠道功能尚未恢复,尤其合并有十二指肠爆炸冲击伤的伤员,术后早期应给予肠外营养支持。

(3) 胰腺内分泌功能监测:术后应定期监测血糖和尿糖,必要时给予外源性胰岛素。

(4) 应用抑制胰液分泌的药物:对胃肠道和胰液的分泌有明显的抑制作用。

(5) 保持引流持续通畅:可用双套管负压引流并加滴水管缓慢滴入无菌生理盐水或含抗生素

液体冲洗引流;或应用负压封闭引流技术。

（四）术后并发症及其处理

胰腺爆炸冲击伤手术后并发症发生率可达30%～40%。

1. **胰瘘**　发生率为20%～30%,较多发生在胰腺头部,胰瘘的非手术治疗:通畅引流、营养支持、使用抑制胰液分泌药物、增加蛋白质的摄入、使用胰酶。手术治疗包括瘘管切除术、切除含瘘的部分胰腺、胰瘘管空肠 Roux-en-Y 吻合术。

2. **胰周感染、脓肿**　发生率为20%左右,诊断明确后应及早进行引流,给予抗生素、营养支持等治疗。

3. **胰腺炎**　发生率约5%,给予禁食、胃肠减压、抑制胃酸分泌、抑制胰液分泌、改善胰腺微循环、补液和营养支持。

4. **腹腔内出血**　发生率为5%～10%,出血量少时可行非手术治疗,若为大出血,则应再次手术止血。

5. **胰腺功能不全**　术后应定期监测血糖、尿糖,损伤恢复后胰腺可代偿而自行缓解,缓解前可行胰岛素替代治疗。永久性胰腺功能不全则需终身胰岛素替代治疗。

6. **胰腺假性囊肿**　发生率为10%～30%,可行囊肿内引流术,较小且局限于胰尾者可予以切除;如囊肿形成较牢固与胃后壁粘连甚紧者,常采用囊肿胃后壁吻合术;多数囊肿可行囊肿空肠吻合。

四、脾爆炸冲击伤

脾脏质地柔软,血运丰富,重150～250g,长11～12cm,有致密的被膜,所占腹腔面积较小,当其受到一定外力作用时极易引起破裂出血,和平时期常见,而战时爆炸冲击伤性脾破裂所占的比例则不大。

（一）临床表现

主要表现为失血性休克,包括血压下降、脉搏细速、呼吸增快、贫血貌、四肢冷、口唇发绀和意识变化等。休克的程度与脾损伤的严重程度、出血量相关,出血越多,休克越严重。受伤后腹部有明显压痛、反跳痛和肌紧张,以左上腹部最为明显,伤后腹式呼吸减弱或消失。出现板状腹,同时有不同程度的左季肋区叩击痛,膈肌刺激征阳性。腹部不同程度的膨隆,失血量1 000ml 以上时腹部可叩出移动性浊音,听诊肠鸣音减弱或消失。

（二）脾爆炸冲击伤的诊断

对疑有脾爆炸冲击伤的伤员,诊断上需明确:①是否有脾爆炸冲击伤;②脾爆炸冲击伤的程度、范围;③是否合并其他腹内脏器爆炸冲击伤或膈肌破裂;④是否合并有腹部之外的脏器或组织爆炸冲击伤;⑤是否存在需急救处理的合并爆炸冲击伤,如颅脑伤(脑疝、颅压增高)、张力性或开放性气胸、心脏压塞、呼吸道阻塞(窒息)、大血管破裂出血等。

（1）外伤史:凡是腹部伤或邻近脾脏的腹部闭合性或开放性爆炸冲击伤,都应想到有脾爆炸冲击伤的可能。

（2）临床表现:同上述。

（3）腹腔穿刺和诊断性腹腔灌洗:左下腹抽出暗红色不凝固血液时即有诊断价值。

（4）普通 X 线检查:可显示肋骨骨折(左第9～10 肋);左膈肌升高,运动受限,脾脏阴影扩大,胃泡向内移位,胃大弯呈锯齿状;结肠脾曲受压、下降移位等。

（5）超声检查:可及时诊断脾爆炸冲击伤的程度、估计腹腔内出血量,并结合外伤史判断脾爆炸冲击伤的存在。

（6）CT 检查:平扫和增强 CT 扫描诊断的敏感性和准确性达95%,若初次 CT 扫描阴性时应密切观察并定期做 CT 复查,以避免遗漏延迟性脾破裂的诊断。

（7）MRI 检查:脾挫裂伤、断裂、血肿、包膜下出血等 MRI 表现同 CT 一致,但血肿的 MRI 信号强度不同。

（三）脾爆炸冲击伤的治疗

在条件许可的情况下,应尽可能保留脾组织。80%～90%的脾破裂处已被血凝块凝住;脾破裂的出血引起腹膜刺激较轻,如未合并其他脏器爆炸冲击伤,可不引流或清洗,采用非手术治疗,尽量保存脾脏或脾组织。

1. **非手术治疗**

（1）非手术治疗适用于伤员年龄小于50岁、诊断明确的单纯脾外伤、排除病理性脾、血流动力学稳定、B 超和 CT 监测血肿未扩大、具备随时中转手术治疗的条件、具有 ICU 或相应监护条件。

（2）非手术治疗的方法:①通过各种监测手段,评价病情进展、治疗效果及预后。②一般治疗:伤员绝对卧床,限制活动。禁饮食,腹胀明显者应持续胃肠减压，营养支持，维持水、电解质和酸碱平衡。应用广谱抗生素预防感染。③止血药的应用：给予酚磺乙胺、氨甲苯酸、血凝酶等。适当使用生长抑素。④脾动脉栓塞：可大大减少脾灌注量，栓塞材料包括明胶海绵、硅橡胶、不锈钢圈、组织粘合剂、无水乙醇、自身凝血块等。

2. 手术治疗　术前应积极采取抗休克措施，予以补液、输血和血浆代用品。血流动力学尚稳定者，应争取在最短的时间内施行急诊手术；血流动力学不稳定者，必要时可采用动脉途径快速输血补充血容量，在抗休克的同时，果断剖腹探查。临床多采用左腹直肌切口或上腹部正中切口。根据术中探查，可向两侧腹部加行横切口，或向上延伸为胸腹联合切口，或向下延伸至耻骨联合上方处理合并伤。

3. 手术方式　①纤维蛋白粘合胶止血：适用于脾被膜下血肿、被膜撕裂伤或浅表的脾实质裂伤。②脾缝合术：用于破裂伤口较浅者。③脾网罩包裹术：用于重度脾破裂者，如1个或多个深及脾实质扩展至被膜的裂伤，脾脏呈分叶状裂口，脾实质出血等情况时。④脾动脉结扎术：用于其他保脾手术的辅助方法，如脾缝合术、部分脾切除术时应用。⑤部分脾切除术：适用于脾脏上极或下极的严重爆炸冲击伤，伤员全身情况较好，生命体征平稳，无严重致命合并伤。⑥全脾切除术：严重脾爆炸冲击伤为挽救伤员生命，宜果断实行脾切除术，止血彻底可靠。

在完成脾爆炸冲击伤的处理、有效控制出血后，应细致有序地进行腹腔内探查，注意检查有无其他实质脏器或空腔脏器的合并爆炸冲击伤，根据发现予以做出及时相应的处理。术后应密切观察病情变化，监测血压、脉搏、呼吸、体温、血氧饱和度及血流动力学等，有条件者宜在ICU监护直至病情稳定。

（四）术后并发症及其处理

如果腹腔内出血、应激性溃疡大出血、肠系膜血栓形成、胰腺炎、脾热、膈下感染、肺部感染等一旦发生，应及时做出正确处理。术后保持引流管通畅，防止滑脱，记录引流量，观察其形状、色泽，必要时测淀粉酶、血红蛋白等。腹腔引流量若每天少于20~50ml，淀粉酶不高，通常于术后48~72h拔除，个别可延至术后7d拔除。脾切除伤员术后感染机会升高，需使用广谱抗生素预防感染，尤其是2岁以下的儿

童脾切除术后。

五、肾爆炸冲击伤

（一）临床表现

血尿为肾爆炸冲击伤的一个重要症状，多为肉眼血尿，少数为镜下血尿。5%~10%肾爆炸冲击伤伤员无血尿。血尿的严重程度与肾爆炸冲击伤程度有时不一致，要注意询问伤员伤后排尿情况，必要时行导尿检查。肾组织损伤可引起肾脏周围部位胀痛。血压下降甚至休克是肾爆炸冲击伤及内出血的严重表现，可为创伤性休克和出血性休克。开放性爆炸冲击伤时应注意受伤部位及附近弹片等伤入口的方向、深度，有无尿液或血液溢出，以及有无出口、经过的路线，以估计合并伤可能涉及的范围。

（二）诊断

肾爆炸冲击伤的诊断可根据受伤史、临床表现、尿液检查、X线检查做出诊断。大多数伤员仅根据受伤史及伤后血尿及腰痛症状即可做出初步诊断。

1. 外伤史　绝大多数肾爆炸冲击伤伤员有腰部或腹部受到撞击、挤压或刀枪伤史。应注意受伤过程中的每一个细节。详细询问伤后有无排尿、血尿及意识状态，对全面评估伤情、进一步检查处理都有重要的意义。

2. 临床表现　符合上文所述。

3. 实验室检查　尿液检查是评价肾爆炸冲击伤最重要的检查指标，动态的尿液检查对评价肾爆炸冲击伤及恢复过程具有重要意义。血常规的检查有助于评估是否合并尿路出血。

4. X线检查　①X线平片：严重型合并伤平片检查对诊断与治疗起到关键作用。若为弹片伤，还可以了解有无金属异物及其部位。②大剂量静脉肾盂造影：是肾爆炸冲击伤初期的影像学诊断方法，有助于对肾爆炸冲击伤进行较准确的分期。③肾动脉造影：可以更详细提供肾脏血管爆炸冲击伤的证据，同时可以选择性栓塞治疗肾脏内血管活动性出血。

5. CT扫描　CT是诊断肾爆炸冲击伤的常用方法，敏感性及特异性均优于静脉尿路造影检查，还能提供肾脏邻近组织器官损伤的影像学证据。多平面重组及三维成像技术将为肾脏损伤的诊断提供更丰富、完整的信息。

24

（三）治疗

1. 急救处理　急救处理原则：应及早、迅速输血输液抗休克、复苏，并确定是否合并其他脏器爆炸冲击伤。治疗原则是最大限度保留肾功能，减少并发症。并详细评价肾损伤的程度。

2. 非手术治疗　轻度的肾闭合性爆炸冲击伤无须手术治疗，处理措施包括：绝对卧床休息2周；补充血容量，维持水、电解质平衡，保持足够的尿量；密切观察血压、脉搏、体温、尿液的颜色变化；如可扪及肾周包块，要定期观察包块的大小变化，定期进行B超观测；应用止血药、预防性应用抗生素，适当给予止痛药物等。

3. 手术治疗

（1）手术适应证：①开放性的肾爆炸冲击伤；②经积极抗休克（输血600ml），血压仍低者；③大量尿外渗，包括严重的肾脏碎裂及肾盂破裂；④肾蒂损伤常由于出血严重来不及救治，需要紧急剖腹止血；⑤合并腹腔其他脏器的严重爆炸冲击伤。

（2）手术方法：首先探查腹腔内脏器，控制活动性出血。强调在打开肾脏Gerota筋膜之前控制肾蒂，以免由于Gerota筋膜打开后肾周减压发生难以控制的出血而导致肾脏切除。在正中与肠系膜下静脉平行处切开后腹膜，向上向前牵拉左肾静脉即可显露左右肾动脉起始部以控制肾动脉。用血管夹或血管环临时控制伤侧肾动脉后，切开同侧结肠旁沟及肾脏Gerota筋膜，清除血肿，尽可能保存成活肾组织，严密缝合破裂的集合系统，缝扎小血管，缝合破裂的肾组织，清除破碎的肾组织，引流尿外渗。

（四）并发症及处理

肾损伤的早期并发症包括继发性出血、尿外渗和肾周脓肿。如伤后或手术后新出现腰痛、发热、包块以及血红蛋白下降或血肌酐升高，往往代表上述并发症的发生。可采用经皮穿刺方法引流肾脏尿性囊肿及肾周脓肿。选择性血管造影栓塞可有效控制由于肾脏节段性血管爆炸冲击伤或假性动脉瘤所致的继发性出血。

肾脏损伤的后期并发症包括Page肾、高血压、肾脏动-静脉瘘、肾积水、肾脏假性囊肿、肾结石、慢性肾盂肾炎及肾功能的丧失。这些并发症常常在肾损伤后1年内发生。肾损伤高血压多数6周内消失，如发生恶性高血压需要行肾脏血管修补或肾脏切除。如出现反复血尿即应考虑到肾动静脉瘘的可能，进行血管造影及栓塞治疗。

六、输尿管爆炸冲击伤

（一）临床表现

输尿管爆炸冲击伤后，由于尿液外渗，导致伤者发生腰痛、腹痛、发热及恶心呕吐、腹胀、肠麻痹等症状，多数伤员可出现血尿。

（二）诊断

根据受伤史、临床表现、静脉肾盂造影以及逆行肾盂造影做出诊断。输尿管爆炸冲击伤伤员均有腰、腹部或盆部受伤史，常合并血管及腹部其他脏器爆炸冲击伤。有开放伤口者，经切口或伤口大量渗液，发生输尿管皮肤或输尿管阴道瘘。尿液外渗需要与腹腔渗液相鉴别。双侧输尿管受损则出现无尿；部分伤员早期无明显症状，在后期由于输尿管狭窄，出现肾积水等梗阻的症状。

静脉肾盂造影和逆行肾盂造影是最重要的诊断措施。静脉肾盂造影可发现造影剂排泄受阻、肾积水等，有时由于输尿管断裂，造影剂排泄加快。逆行肾盂造影可准确确定输尿管爆炸冲击伤程度及部位。B超及CT检查可发现尿液外渗及脓肿形成。

（三）治疗

输尿管爆炸冲击伤治疗目的是恢复输尿管的连续性，引流尿液外渗，防止感染，保护患侧肾功能。优先处理威胁伤员生命的脏器爆炸冲击伤。术中发现的输尿管爆炸冲击伤，若无感染，应立即修复。若损伤确诊超过24h，可先行肾脏造瘘，3个月后再行修复手术。也可采用经皮穿刺引流尿液囊肿，逆行或顺行置输尿管内支架如双"J"管内引流，可使输尿管完全愈合。如出现大量尿外渗，需开放手术修补。

输尿管修补要遵循以下原则：①伤口完全清创；②爆炸冲击伤输尿管修补吻合口张力不宜过大；③缝合严密；④留置输尿管内支架；⑤对复杂的输尿管爆炸冲击伤，伤口污染或组织活力差的情况下，同时行肾脏造瘘或留置输尿管支架外引流；⑥在腹膜后留置引流管充分引流。下段输尿管损伤可直接行输尿管膀胱吻合术。如输尿管缺损较大，可行腰大肌膀胱悬吊或膀胱肌瓣成形术，以减轻输尿管吻合口张力。上、中段输尿管爆炸冲击伤，行输尿管端-端吻合术或输尿管肾盂吻合术，如输尿管缺损较大，可行肠道代输尿管或自体肾脏移植术。

24

（四）并发症及预后

输尿管爆炸冲击伤时可以出现受伤部位输尿管狭窄、输尿管梗阻，肾盂积水导致肾功能受损。尿液外渗可导致腹膜后尿液积聚、尿性囊肿、脓肿形成、反复尿路感染等，需要及时近端引流治疗。

第五节　含液体脏器爆炸冲击伤

一、胆囊爆炸冲击伤

具体内容见第四节。

二、膀胱爆炸冲击伤

（一）临床表现

1. 腹膜内破裂　多由膀胱穿透爆炸冲击伤及腹部钝性伤所致，大量尿液经膀胱裂孔进入腹腔，导致严重的尿性腹膜炎。体检伤员有明显的腹膜刺激症状。

2. 腹膜外破裂　膀胱裂孔位于腹膜返折之下，由于腹膜完整，尿液外渗范围主要限于耻骨后间隙，伤员可出现下腹部弥漫性疼痛，但疼痛常较腹膜内破裂轻。

3. 混合型　大约10%的伤员同时存在腹膜内型及腹膜外型膀胱破裂，其尿液外渗的范围广，可外渗到腹前壁、阴茎、阴囊及会阴部，通常暗示骨盆的筋膜分界已被撕裂，应与合并尿道爆炸冲击伤鉴别。

（二）诊断

膀胱爆炸冲击伤的诊断可根据受伤史、临床表现、膀胱造影做出诊断。破裂的类型与受伤时伤员膀胱充盈状态有密切关系。膀胱充盈状态下容易发生腹膜内型膀胱破裂，膀胱空虚时容易发生腹膜外型膀胱破裂。耻骨上肿胀青紫、疼痛、不能排尿，应考虑腹膜外膀胱破裂。腹胀、腹痛、肌紧张、肠鸣音消失等尿性腹膜炎症状应考虑腹膜内型膀胱破裂。如果尿道口血迹，则要怀疑合并尿道爆炸冲击伤。

血尿是膀胱损伤的重要症状之一。膀胱造影对膀胱破裂诊断具有决定性意义，准确率达85%~100%。如怀疑尿道爆炸冲击伤需行逆行尿道造影。

CT扫描膀胱造影是诊断膀胱爆炸冲击伤的重要方法，静脉肾盂造影可鉴别是否同时合并肾及输尿管爆炸冲击伤。

（三）治疗

1. 膀胱挫伤　这种类型的损伤只有黏膜及肌肉受损而没有膀胱壁连续性中断，没有造影剂的外渗，膀胱壁完整，一般无须处理。

2. 间质性膀胱爆炸冲击伤　膀胱壁非完全性穿孔，没有尿液外渗，或者虽然膀胱壁完全破裂，但膀胱造影时血块或网膜封闭了破口。留置尿管延长膀胱休息时间，10d拔管。

3. 腹膜内型破裂　破裂常位于膀胱顶部并且裂口较大（5~10cm）需开放手术修补。手术一般取腹部正中切口，吸净渗出的尿液，组织坏死可予以切除。仔细探查腹腔可能爆炸冲击伤伤及的器官和血管，如果膀胱内出血较重，则需留置耻骨上造瘘管。

4. 腹膜外型膀胱破裂　多与骨盆骨折有关，应迅速止血，保证没有血凝块滞留，留置气囊导管。如尿管引流不畅，则需要开放手术修补，行正规膀胱修补。合并有膀胱颈、前列腺、阴道爆炸冲击伤时，应立即进行修补手术。

5. 混合型膀胱爆炸冲击伤　需进行适当联合上述各种操作的修补。

6. 膀胱贯通伤　所有贯通伤伤员均需剖腹探查，并探查从入口到出口的全部伤道。探查腹腔内的全部器官，并通过膀胱顶部切口探查膀胱内部。

（四）并发症及处理

膀胱感染，因术后不常规使用抗生素治疗，部分伤员可出现感染，在拔除尿管时，为净化尿液应给予抗生素。部分伤员出现长期的急迫性尿失禁，需给予抗胆碱能药物治疗。膀胱无反射，常因骶骨骨折引起，需长期应用间歇性清洁导尿术。

第六节　腹部血管相关爆炸冲击伤

一、腹部大血管爆炸冲击伤

（一）临床表现

腹部大血管爆炸冲击伤，由于迅猛的出血，伤员多在现场死亡。伤口大量流血、进行性腹胀和重度休克提示腹部大血管损伤。早期伤员精神紧张、面色苍白、脉搏快速、血压下降、呼吸浅快。以后昏迷，脉搏和血压均不能测到，呼吸微弱，瞳孔散大,最终心搏停止而死亡。常见的腹主动脉损伤可出现双下肢动脉搏动明显减弱或消失。伤侧下肢疼痛,皮肤苍白,肢体冰冷,动脉搏动微弱或消失,伤肢活动受限,甚至下肢因急性缺血而迅速发生坏疽,提示髂总动脉、髂外动脉受损。

（二）诊断

腹部创伤后短期内即出现失血性休克,而无其他部位出血者,应高度怀疑腹部大血管爆炸冲击伤。应立即将伤员送至急救室,或直接送手术室。由于出血凶猛,病情的迅速恶化不允许进行全面检查,只有在积极抗休克的同时立即剖腹控制出血才有救治的可能。

（三）治疗

1. 腹主动脉爆炸冲击伤　处理腹主动脉破损有赖于良好的暴露,通常需切开右结肠外侧和小肠系膜根部下缘的腹膜,将右半结肠连同十二指肠和胰头向左翻转,必要时切开降结肠外侧腹膜,沿左肾前方游离,将脾、胰、胃及结肠脾曲一并向右翻转,甚至改为胸腹联合切口,以便更好暴露。在破损处的近远端阻断血流进行修补。腹腔动脉或肠系膜上动脉损伤的处理较困难,但应争取修复,或行血管移植;肝总动脉损伤可结扎,肝固有动脉损伤在门静脉无损伤时可结扎,肠系膜下动脉损伤也可结扎。肾动脉损伤时阻断血流不应超过 40min,左肾动脉损伤可切脾后将近端脾动脉与远端脾动脉做替代吻合,髂外动脉损伤可用髂内动脉转移吻合。

2. 下腔静脉爆炸冲击伤　肝后下腔静脉爆炸冲击伤,伤员常处于濒死状态且伴凝血障碍,手术中采用 Pringle 法阻断肝门仍未缓解肝后涌血时,表明有肝后静脉损伤,应用纱垫暂时填塞或将肝压向后上方以控制出血。肝静脉损伤严重难以修复者可结扎受伤的肝静脉,但应至少修复一半肝静脉主干。肝周填塞法是重要的控制方法。

肝以下、肾静脉水平以上下腔静脉采用下腔静脉内分流术控制。自右心耳切口插入两端有侧孔的 34~38 号 Argyle 导管至下腔静脉,使近端侧孔位于右心房,远端侧孔开口位于肾静脉下,在下腔静脉的心包端和肾静脉上方分别套以线绳,阻断下腔静脉血流,使下腔静脉的血液可以经导管回流至右心房,避免回心血量急骤及大量减少。

肾静脉水平以下下腔静脉可在肾静脉水平以下结扎,伤员可以耐受,并且可以预防肺栓塞,双侧下肢可减少水肿,较下肢静脉重建效果更好。

3. 门静脉主干爆炸冲击伤　门静脉损伤病死率在 50% 以上。肝脏血供的 70% 来自于门静脉,爆炸冲击伤后应立即修复。脾静脉与肠系膜上静脉汇合处远端损伤可缝合关闭肠系膜上静脉的近段端,切除脾脏,将脾静脉转向下内与肠系膜上静脉的远侧断端行端-端吻合。大范围的门静脉损伤可采用人造血管、同种异体血管或自体血管行血管移植术,重建门静脉。毁损严重无法修复者,可行门静脉分流或结扎门静脉。

4. 髂总动静脉及其侧支爆炸冲击伤　髂总动脉及髂外动脉损伤宜修复或重建血管,恢复血管的连续性,以保障下肢的血液循环。根据情况选择侧壁缝合、血管断端吻合、自体血管或同种血管移植术等方法。髂总静脉和髂外静脉损伤应尽量行血管修复。髂内静脉损伤可直接结扎受损血管的两侧断端而无须行修复术。

5. 骶前静脉爆炸冲击伤　一旦发生骶前出血,应迅速有效地采用纱布压迫止血,设法取得良好暴露。根据爆炸冲击伤静脉类型采取缝扎、纱布填塞、钝头器械捣碎骶孔、图钉压迫等方法止血。采用特制的止血钉压迫,可迅速、有效地控制止血。

二、腹膜后爆炸冲击伤

（一）临床表现

腹膜后血肿临床上多伴有腹膜后脏器和间位脏器爆炸冲击伤,临床表现主要包括腹痛、背痛及相应部位的压痛;腹胀、肠鸣音减弱或消失等麻痹性肠梗阻表现;失血性休克,严重骨盆骨折所致的血肿。腹膜后血肿可出现侧腹部和腰部瘀斑;腹部或直肠指诊可扪及压痛性包块。血肿穿破后腹膜可导致腹内积血和腹膜炎。腹部中央腹膜后血肿可扪及膨胀性、搏动性或逐渐增大的肿块;肾区、骨盆腔前部的腹膜后血肿,可有血尿等泌尿系统症状和体征。

（二）诊断

爆炸冲击伤后出现腹痛、腰背痛、腹胀、肠鸣音稀少和全身失血表现,尤其是骨盆或椎体骨折时,应考虑腹膜后血肿的可能。若生命体征平稳,腹部平片、超声、CT 及数字减影血管造影（DSA）有助于明确诊断。

（三）治疗

对于腹膜后血肿及腹部大血管爆炸冲击伤的伤员,伤后 6h 特别是第 1h 是抢救的"黄金时

24

间"，挽救生命的关键是控制出血而不仅仅是维持血流。要使伤员在最短时间内到达有效治疗机构，在心搏停止前控制住出血。应快速输入晶体溶液、血浆代用品或全血提高血管容量，休克无法纠正时宜果断行剖腹探查术。腹膜后小血肿，或未引起血流动力学改变的较大血肿，可行非手术治疗，但应密切观察 6~8h，若出现血压不稳或下降，或出现腹膜刺激征等，则应积极处理。若术中发现腹膜后血肿，应根据致伤原因、血肿不稳定和血肿是否进行性增大等决定处理方法。较大血管损伤所致的腹膜后血肿应切开后腹膜探查。手术治疗的步骤如下。

（1）术前准备：包括留置尿管、鼻胃管和建立足够数量的静脉管道，给予广谱抗生素。对于血流动力学不稳定的伤员，应快速送至手术室，完成皮肤消毒，铺单应完全暴露前胸腹壁，两侧至腋中线。

（2）探查、控制出血：经中线切口进腹后快速清除出血，如果出血量大、鲜红，应由助手自膈肌下缘压迫主动脉，如果操作不能在 40min 内完成，应每隔 20min 开放腹主动脉血流至少 10min；若在肾动脉水平以下阻断，则时间可延长。应遵循先控制出血后处理合并伤的原则。腹主动脉爆炸冲击伤形成的血肿呈搏动性，动静脉瘘所形成的血肿有连续性震颤。门静脉爆炸冲击伤出血通过压迫肝十二指肠韧带多可控制，确定肝动脉未受爆炸冲击伤后，应恢复肝动脉血流。

最好控制出血的办法是解剖出爆炸冲击伤血管的远近端并加以控制，包括：进腹后腹腔充满血液，应自膈下阻断腹主动脉，考虑腹主动脉则应预先阻断膈上胸主动脉；破口小可指压、侧方钳闭或填塞；缺损、横断或贯通伤时作两端钳闭或束带阻断；肝后下腔静脉大出血填塞不能控制时，应阻断肝上或肝下的下腔静脉及肝十二指肠韧带，无法在膈下阻断时应迅速剖胸，下腔静脉阻断可能因回心血量骤减而诱发停搏。

出血暂时控制后应暂停手术，调整治疗策略：准备足够的血液和液体；建立足够的快速升温输液输血装置和通道；必要时准备新鲜的冰冻血浆和血小板；联系有经验的手术医师；准备特殊的缝线、器械及仪器。

（3）止血和修复方法：血管结扎是最简单、可靠的止血措施，肾静脉平面以下的下腔静脉、髂静脉均可结扎；极端情况下，门静脉、肠系膜上静脉也可以考虑结扎，但可引起大量液体向第三间隙转移，需要大量补液；髂总动脉、髂外动脉结扎可引起严重的肢体缺血，应慎行。

血管修复技术包括直接缝合修补、静脉片贴补、对端吻合、自体血管移植和人造血管移植等，修整后缺损在 2cm 以内，或内膜完整者可端端缝合；缺损大于 2cm，一段血管多处损伤及严重挫伤者应血管移植。下腔静脉、腹主动脉、门静脉、肠系膜上血管、髂总血管、髂外血管等应力争行修补或血管移植。

（四）术后并发症

术后加强监护，尤应注意监测生命体征、每小时尿量和中心静脉压，补充全血、液体或血浆，使血容量恢复正常。防治感染。防治大量输血后的凝血功能障碍。防治急性肾功能衰竭、改善呼吸功能，预防肺部并发症和预防感染。

（赵松　郭雄波　童卫东）

第四篇

爆炸复合伤

第二十五章

烧冲复合伤

第一节 概 述

一、烧冲复合伤概述

烧伤-冲击伤复合伤(burn-blast injury),简称烧冲复合伤,是指人员同时或相继受到冲击波和热能的作用而产生的复合伤。烧冲复合伤在战时和平时均有发生。其中,以烧伤为主要的烧冲复合伤较为多见,以冲击伤为主的烧冲复合伤也经常遇到。

煤矿瓦斯爆炸、易燃物爆炸燃烧、锅炉和核反应堆设施事故等均可导致烧冲复合伤发生,由此造成大量群体性烧冲复合伤的现象在平时期仍偶有发生,如:2015年6月27日20:40,台湾新北市八仙水上乐园七彩粉末爆炸,500多人受伤,498人送医,183人进入ICU,其中大部分伤员为烧伤伴有不同程度的冲击伤。虽然烧冲复合伤伤员在平时容易得到有力的医疗资源支持,救治通常较及时,但是由于普通医师对烧冲复合伤很陌生,常难以给予最恰当的治疗,甚至可能采用不恰当的救治策略或手段,导致严重后果。

而在战时,烧冲复合伤是一种较为多见的复合损伤,特别是在使用核武器和常规高技术爆炸性武器的战争冲突中。在核武器爆炸时会产生强烈的光辐射和强大的冲击波,人员在遭受光辐射照射导致烧伤的同时,也会发生不同程度的冲击伤,因而会产生大量的烧冲复合伤伤员。其中,在10万吨级核爆炸时,烧冲复合伤是其所致的主要伤类;在小于10万吨级的核爆炸时,光辐射所致烧伤的范围要大于冲击波的致伤范围;而在大于10万吨级的核爆炸时,冲击波所致损伤的范围要大于光辐射所致烧伤的范围。在现代常规战争中爆炸性武器成为重要的打击手段,往往人员受到爆炸冲击波炸伤的同时被火焰烧伤,因而导致烧冲复合伤发生的情况也不少见。特别是在现代高技术武器大量使用后,如燃料空气炸药(FAE)武器致伤时,烧冲复合伤的发生率大幅度升高,成为其主要的伤类。燃料空气炸弹爆炸的瞬间可产生约3 000℃的高温,持续数毫秒,能造成云爆区及其边缘区人员皮肤烧伤;当燃料空气炸弹发生爆燃时,高温持续时间可达数十毫秒,其高温产生的效应将更为强烈,可造成严重烧伤;第三代燃料空气炸弹——温压弹的出现,其成分中添加了铝等助燃成分,爆炸过程中所产生的高温持续时间明显延长,温度也更高,所致的烧伤也更为严重。同时,燃料空气炸弹容易引燃周围易燃物,也可能引起严重烧伤。因而,其烧冲复合伤的发生率高,而且伤情严重而复杂。

二、烧冲复合伤伤情分类

烧冲复合伤者通常是同时或相继遭受到冲击波和热能的伤害。有学者将以烧伤为主要损伤的烧冲复合伤称为烧-冲复合伤,而将以冲击伤为主要损伤的烧冲复合伤称为冲-烧复合伤。由于烧冲复合伤的损伤部位、类型和伤情比较复杂,难以准确判断细分,故多数学者并不刻意区分"烧-冲复合伤"和"冲-烧复合伤",都统一称之为烧冲复合伤。

烧冲复合伤严重程度通常分为4级:

1. **轻度复合伤** 烧伤和冲击伤损伤均为轻度伤者。

2. **中度复合伤** 烧伤和冲击伤损伤中有一种达中度者。

3. **重度复合伤** 烧伤和冲击伤损伤中有一种达重度或两种损伤均为中度伤。

4. **极重度复合伤** 烧伤和冲击伤损伤中有一种达极重度或两种损伤均达到重度伤。

而对中度以上复合伤者,如伴有严重休克、重要器官功能障碍或功能衰竭等严重并发症,或严重的慢性原发性疾病时,伤情可加重一级。

相对于单纯烧伤和单纯冲击伤,无论是伤情特点和病理生理过程,还是诊断与治疗的要点等方面,烧冲复合伤都有其自己的特点和需求。中度以上烧冲复合伤的病程类似于烧伤,可分为休克期、感染期和恢复期;但由于冲击波致伤的主要靶器官是含气的各种体内器官,表现为伤情外轻内重、变化迅速,对其准确及时的诊断和治疗困难。在中度以下冲击伤以肺组织的出血为主;中度以上烧冲复合伤除有不同程度的出血外,可能出现不同程度的肺水肿,或有其他脏器的损伤,如肝包膜撕裂、肝多处裂伤、胃肠出血和膀胱出血等。以烧伤为主的烧冲复合伤与以冲击伤为主的烧冲复合伤的病理生理过程和特点有一定的差异,即便是烧伤后又受到冲击伤的病理生理与冲击伤后再遭受烧伤者的病理生理也有区别。在烧冲复合伤的救治过程中,也存在很多矛盾与冲突,例如:烧伤休克的液体复苏与肺脑冲击伤的出血水肿控制的矛盾、镇静止痛与呼吸抑制的矛盾,等等。因此,深入了解烧冲复合伤的病理生理特点与诊治的矛盾与需求有着重要的意义。

第二节　烧冲复合伤的病理生理过程

因烧伤严重程度的不同、冲击波致伤器官和程度的差异,以及伴发的其他损伤致伤因素(如破片伤、撞击伤、挤压伤等继发性冲击伤)的不同,烧冲复合伤的病理变化各有不同,发展过程也更加复杂多变。

通常,中度以上烧冲复合伤伤员的基本病理过程表现与烧伤的基本病理过程类似,同样可分为休克期、感染期、创伤修复期和康复期。但由于同时伴有原发性冲击伤和继发性冲击伤,烧冲复合伤的病理生理学变化特点主要表现在以下几个方面:

一、休克发生率高

当伤员的烧伤严重程度达到中重度以上时,烧伤创面血浆的大量持续渗出丢失可导致进行性的低血容量休克;与此同时,原发性冲击伤可引起

肺组织出血水肿、肝脾组织撕裂出血、胃肠道出血甚至穿孔等,也可导致不同类型和程度的休克;而心肌组织细胞损伤和冠状血管气栓等因素的作用,则是导致心源性休克的原因。另外,烧伤和冲击伤后机体产生的大量心肌细胞抑制因子、血管活性物质、多种炎症因子等,均可能促进和加重休克;而继发性冲击伤导致的骨折、软组织撕裂伤、破片和投射物伤、压轧伤与挤压伤等,也是促进和加重休克的重要原因。

因此在烧冲复合伤伤员中,发生休克者更为多见,且一般出现得较早,持续时间也较长,病理生理过程也更为复杂;极重度烧冲复合伤伤员可在伤后立即出现严重的休克,尤其是合并颅脑损伤和重要脏器出血时,休克就更加严重。如未能及时接受恰当而有效的治疗,其休克期死亡率将显著增加。

二、感染较严重

烧冲复合伤伤员复合损伤的组织和部位均利于全身感染的发生与发展。比如:烧伤创面是各种细菌生长繁殖的优良培养基,是全身感染的主要外源性途径;而冲击伤导致的肺、支气管和气管损伤,其组织的广泛撕裂、出血水肿、肺泡上皮和内皮的广泛损伤,为肺部和全身性感染创造了条件;胃肠道冲击伤的出血、水肿、坏死,甚至破裂和穿孔等损伤,以及发生休克时肠黏膜上皮处于缺血缺氧状态,使细菌的肠道移位发生得早而严重,为内源性感染的侵入开了方便之门;同时,严重烧冲复合伤时机体非特异免疫功能显著降低,细胞免疫和体液免疫功能失调,因而更易发生严重创面和全身性感染。因此,重度以上烧冲复合伤,其感染多出现较早,更为严重、持续较久,伤后均有持续性发热,全身感染发生率很高,并多伴有继发性休克等的出现。

有研究显示,极重度、重度和中度伤情的实验犬的伤后血液细菌培养阳性率分别达 88.8%、64.4% 和 58.3%。极重度和重度伤情的动物,分别于伤后 1.8d 和 2.2d 开始出现血培养阳性。在感染期,其低温发生率高,实验中分别有 75% 和 50% 的极重和重度伤动物发生低体温,且全部死亡。

与此同时,复合伤增加了感染的严重程度。在严重的烧冲复合伤中,各种感染都较单一损伤更重,如皮肤烧伤创面感染更为严重,发生肺炎或

肺脓肿、胃肠道挫伤部位的感染和穿孔、腹膜炎等，并且易发生全身感染，加重伤情。

烧冲复合伤后的严重感染，除了与严重而广泛的多部位和多种组织损伤，以及有大量出血和水肿液的培养基存在等因素有关之外，与机体的抗感染能力明显下降也有关系。其主要表现为：

（1）组织器官的屏障作用被广泛破坏，增大了外源性感染机会与感染来源的分布：烧伤导致皮肤屏障破坏，原发性冲击伤导致呼吸道与肺泡、胃肠道等黏膜和组织屏障破坏，继发冲击伤导致相应组织的结构与屏障破坏等。

（2）组织的出血水肿，为细菌生长提供了良好的培养基：烧伤局部大量渗出的血浆，冲击伤所致的呼吸道与肺泡内大量的出血与水肿液，继发性冲击伤所致的局部组织损伤坏死的组织，以及出血水肿液和异物等。

（3）机体的免疫功能降低，利于细菌感染的发生与发展：严重烧冲复合伤后外周血白细胞数量减少，粒细胞非特异性免疫功能与作用也有明显抑制和减弱，脾和淋巴结的淋巴细胞生成受到抑制，淋巴细胞数有所减少，也将削弱机体的免疫功能，网状内皮系统的网状细胞吞噬大量红细胞和细胞碎片，以至吞噬和杀死细菌的功能显著降低等。

（4）一些器官功能障碍也降低了机体抗感染能力：肾上腺功能降低使抗感染的应激能力下降，肝功能降低使解毒功能减弱，肾功能障碍使体内毒性物质排出障碍等，均可降低机体抗感染能力。

三、严重的肺损伤和呼吸功能障碍

在烧冲复合伤后，冲击波不仅导致肺组织撕裂、出血和水肿等发生，灼热的烟气还可能导致呼吸道烧伤的发生，因而常发生严重的原发性肺损伤和呼吸功能障碍。与此同时，烧冲复合伤后的休克和感染可导致肺循环障碍、组织灌流量不足，肺可产生类似急性呼吸窘迫综合征（ARDS）的变化，使肺发生肺萎陷、间质和肺泡水肿及透明膜形成等病变；心脏功能障碍可加重肺组织的充血、水肿；肾功能障碍所致体内水潴留，也导致肺水肿加重；组织损伤激活的组织凝血质，促进弥散性血管内凝血（DIC）的形成；而作为"血液滤器"的肺，被严重烧冲复合伤后机体产生的各种有害物质和介质的损害，加重其病理损伤和功能的障碍，比如：

肺泡巨噬细胞激活、白细胞的激活和肺内扣押、血管活性物质的产生和释放、前炎症因子及炎症因子等作用，可导致肺组织继发性损伤，并显著加重肺出血、肺水肿和呼吸功能障碍。

在病理上，主要表现为气管和支气管黏膜和黏膜下不同程度的出血、水肿，肺组织不同程度的撕裂、出血和水肿，肺大疱形成，血气胸的发生等。其中，肺的出血水肿在早期是进行性的，表现为肺泡和支气管中有不同程度的出血、血栓及水肿液，甚至填满相应的肺泡和支气管。

伤员在伤后可表现为胸闷、憋气、咳嗽、咯血性痰、呼吸加快、呼吸困难等，听诊可有不同程度的捻发音、湿性啰音、水泡音、局部呼吸音增强或消失等现象，而这些表现随着病程的发展是快速变化的。当出现严重呼吸困难、发绀和口鼻流血性泡沫样液时，常表明有严重的肺冲击伤存在，此时常有明显的动脉氧分压（PaO_2）和氧饱和度降低。X线胸片检查在早期可能仅有肺纹理增粗，随后可有实变阴影，甚至广泛的云雾状阴影。后期的肺部感染和透明膜形成可进一步加重肺功能障碍，可出现 PaO_2 下降和分流量增加等。

在烧冲复合伤救治过程中，如治疗措施不当，将会加重肺病理损伤及功能障碍，促使伤情迅速恶化，甚至导致死亡。烧冲复合伤后不恰当的治疗措施主要有：过量、快速输血、输液，过量的非胶溶液易稀释血浆蛋白，使血液胶体渗透压下降，导致肺水肿迅速加重，严重影响肺通气和换气功能；过久的高浓度氧气吸入也可造成"氧中毒"，导致肺换气功能障碍。

四、心脏和循环功能严重受损

烧冲复合伤后，心脏的病理变化主要表现为冠状血管气栓，心内膜下出血和心肌间质出血，心肌纤维变性、坏死，甚至断裂。心肌纤维断裂可原发于烧伤和冲击伤即刻效应，也可继发于心肌变性坏死以后。在超微结构观察中可见肌原纤维肌凝和肌溶现象，肌纤维间闰盘发生解离，心肌间质水肿，毛细血管与心肌纤维之间隔水肿液。

临床上，损伤即刻重度烧冲复合伤伤员常出现心动过缓，然后逐渐恢复正常，随后又出现心动过速，常伴有心律不齐，并可出现心肌收缩和舒张功能障碍，心排量迅速降低，可有明显的血压下降；由于烧冲复合伤后循环血容量明显减少，可出现明显的血压降低，甚至休克。心电图可表现为

25

ST 段下降,T 波低平或倒置等心肌缺血性变化。

上述变化除与伤后心脏的直接损伤有关外,可能还与伤后心肌抑制因子的出现、血液浓缩、红细胞膜的黏性和刚性以及全血黏度显著增加等有密切关系,同时肺的严重损伤与功能障碍也可直接影响右心室功能。

烧冲复合伤中,以烧伤创面损伤、肺损伤及呼吸功能障碍表现更为突出,因而心脏损伤相对容易被忽视。同时,多种器官的损伤与功能障碍可加重心血管功能损伤与障碍,如:严重休克将加重心脏血管微循环的障碍;肺的出血水肿和肺动脉压的改变将进一步加重心功能障碍;肾功能障碍致体内水潴留,将增加心脏负荷。

五、肝脏和胃肠道损害

冲击波的作用可导致烧冲复合伤伤员肝脏出现不同程度的撕裂及包膜下血肿,因而可发生腹腔内出血、迟发性肝包膜下血肿破裂等情况,发生急腹症,甚至发生失血性休克。在病理上可见肝窦出血、炎细胞浸润、肝血窦扩张、肝细胞胞质疏松和空泡化等细胞肿胀等变化。烧伤与冲击伤复合时,肝损伤有明显相互加重的现象。实验室检查可有血浆丙氨酸转氨酶(ALT)和天冬氨酸转氨酶(AST)升高,其中以 AST 增加更为突出,其升高程度与伤情有一定关系,但该异常在烧伤与冲击伤复合时的相互加重效应不明显。

烧冲复合伤后,临床上常有消化道症状出现,如食欲明显缺乏,甚至拒食,并常发生血便。当有胃肠穿孔时,会出现严重的急腹症表现,即严重的腹痛、腹部压痛和反跳痛,甚至出现板状腹;腹部 X 线片可见膈下积气等。有部分伤员可能发生迟发性胃肠穿孔。胃肠道的病理变化主要为黏膜充血、出血、糜烂和溃疡;胃肠浆膜下出血、血肿形成、肠襻与肠系膜连接处的出血、胃肠穿孔等。其中溃疡与严重烧伤伤员发生的应激性溃疡类似。

六、肾功能障碍

烧冲复合伤,虽可导致肾挫伤的发生,但发生率相对较低,肾功能障碍的决定因素主要与烧伤面积的大小有关,其功能障碍主要表现为尿少、血红蛋白尿和血尿等。血尿素氮和非蛋白氮升高与伤情关系密切。肾功能障碍的病理基础主要是肾小球缺血性损伤,病变和临床表现与单纯烧伤者类同。在有继发性冲击伤所致的挤压伤等发生

时,可有相应的病变发生。

严重烧冲复合伤时的肾功能障碍常是由下列一些因素所造成:

(1) 伤后早期休克或后期感染性休克时血压下降,使肾灌注血流量减少、使肾滤过率下降、甚至停止。

(2) 严重烧伤等导致大量红细胞的破坏,大量血红蛋白阻塞肾小管,导致肾后性肾功能障碍。

(3) 全身严重血液循环功能障碍,肾脏淤血可致滤过率下降。

(4) 肾脏本身病变使滤过率下降。肾小球缺血,使滤过减少甚至停止,严重肾小球缺血可引起急性肾衰竭和尿毒症。肾缺血的程度与血中非蛋白氮和尿素氮的增高基本呈正相关。

七、造血功能与外周血象变化

烧冲复合伤后,可见骨髓幼稚细胞肿胀、局灶性溶解。伤后 3d 有核细胞减少,变得稀疏,有巨核细胞被吞噬。因伤情不同,骨髓的增生状态也有所不同。烧冲复合伤较轻时,骨髓呈增生活跃状态,成熟粒细胞不断释放至外周血,循环血中白细胞数增多。而极重度的烧冲复合伤者骨髓呈成熟抑制状态,外周血白细胞呈进行性下降,外周血血小板计数也显著减少,且外周血白细胞的吞噬杀菌能力明显下降。

烧冲复合伤时外周血的主要表现为:

1. 白细胞 烧冲复合伤伤员的白细胞计数大多增加,特别是伴有感染时增加尤为显著,尤以中性粒细胞增多为主。而在严重烧冲复合伤者,其白细胞计数的变化趋势则不同,多数不增加,反而下降。如在犬重度和极重度烧冲复合伤实验中,其白细胞计数下降的发生率分别为 75%、35%,但中性粒细胞百分比并不降低。外周血白细胞数变化与烧冲复合伤的严重程度有一定关系,出现白细胞计数明显下降或极度升高的烧冲复合伤动物,其死亡率较高,且存活时间较短。

轻度烧冲复合伤者的骨髓造血组织基本上呈增生反应,有核细胞、成熟粒细胞、外周血粒细胞计数升高,淋巴细胞无明显变化;一般于伤后 15d 左右降至正常范围。中度烧冲复合伤者,骨髓增生现象和外周血白细胞计数升高更加明显,伤后 1d 即可达到正常的 200% 左右,并维持在高水平波动。重度烧冲复合伤者,其外周血白细胞计数变化较为复杂,可分别表现为:下降型(伤后降

低,一直低于伤前值)、升降型(伤后第 1d 升高,以后降低,并低于伤前值)、升降升型(伤后第 1d 升高,以后数日降低,随后再次升高)及升型(伤后一直升高)。下降型和升降型提示机体的防御反应能力低下,病情危重,预后险恶;另两型表明机体尚有反应能力,预后相对较好。

白细胞出现上述变化的机制:烧冲复合伤后白细胞计数急剧升高可能与强烈的应激反应、大量皮质激素释放有关。伤后白细胞计数明显下降可能与创面、伤口大量白细胞渗出(如在大面积烧伤时)而被减耗,大量白细胞扣押聚集在内脏血管床(以肺、肝、脾等为多)而使血液循环内的白细胞数相应减少,骨髓造血功能的成熟抑制和延缓,有些骨髓组织中出现局灶性坏死等。

2. **红细胞** 中度以下的烧冲复合伤,外周血红细胞通常无明显变化。重度以上的烧冲复合伤者,在休克期血红蛋白一般均有所升高,而且比单纯冲击伤或烧伤更为显著;随着病程进展,血红蛋白则持续下降,且常出现贫血现象。极重度烧冲复合伤者,其早期有很显著的血液浓缩现象,血红蛋白升高;随后均出现明显的贫血。

烧冲复合伤后发生贫血的机制主要包括:①烧伤时热能引起溶血作用;②原发和继发冲击伤导致的失血,可加重贫血的发生;③烧伤后红细胞破坏增多,常见异形和破碎红细胞,血浆血红蛋白含量增多,尿胆原排出增加;④烧冲复合伤时出现全身性循环障碍,大量红细胞淤积在烧伤创面和内脏;⑤严重感染也加快、加重贫血的发生。

3. **血小板** 严重烧冲复合伤可导致血小板功能和数量持续下降,同时血小板功能和数量持续下降也提示伤员的伤情严重、预后差。而血小板数量与功能的下降可能与烧冲复合伤后血小板被大量消耗和"骨髓巨核细胞被吞噬现象"有关。

八、烧冲复合伤的复合效应

烧冲复合伤者由于同时受到热能和冲击波的作用,存在热与冲击波效应相互叠加或抵消的复合效应,其与单一因素致人员损伤的病理生理和临床表现有一定的差别。

以烧伤为主的烧冲复合伤者,烧伤常在整体伤情和病理生理过程中起主导作用,此类复合伤的临床经过和转归主要取决于烧伤的严重程度,病程主要分为休克期、感染期、创面修复期和康复期;其主要临床表现是休克、呼吸系统损伤症状体

征,此外,局部创面和全身感染也较严重;在重度烧冲复合伤中,还常出现明显的肝、肾功能障碍等。

以冲击伤为主的烧冲复合伤者,早期的病理生理受冲击伤的影响较大,其病理生理过程和临床表现与肺冲击伤的严重程度、肺的出血水肿进展、血气胸发生情况和呼吸系统功能障碍有密切关系;其腹腔内出血、腹腔感染、便血等与腹部冲击伤所致的实质器官破裂、胃肠道出血、水肿和穿孔等有密切关系。其早期死亡多与肺组织严重出血、水肿相关。

一般而言,烧冲复合伤伤员的全身状况多比单一伤严重,其损伤严重程度不能以体表所见的伤情来解释。在实验研究中,也可观察到烧冲复合伤早期整体病理表现比单纯冲击伤整体状况更好,伤后短期内伤者体重增加较单纯冲击伤更加明显,这可能与烧冲复合伤时机体水、电解质滞留有关。实验还发现冲击伤和烧伤的发生顺序对伤情程度有一定的影响,如:在受到烧伤后再承受冲击波的打击,其肺出血水肿的伤情要轻于先受到冲击伤而后再发生烧伤者。

第三节 烧冲复合伤的临床特点和主要死亡原因

一、烧冲复合伤的临床特点

烧冲复合伤者既有烧伤的临床表现,也有冲击伤的基本特点,同时因烧伤和冲击伤的病理生理过程相互作用和影响使其伤情和病程更为复杂和严重;而烧伤和冲击伤分别损伤的器官和部位的不同,以及损伤严重程度的差异,所产生的临床表现与结局也有很大的区别,对烧冲复合伤及时准确的诊断与治疗有着显著的影响。

大多数烧冲复合伤的临床过程主要表现为烧伤的病程特征,即其病程主要为:休克期、感染期、创面修复期和康复期 4 期。由于伤情的不同,各期中可能表现出与单纯烧伤或单纯冲击伤不同的临床特点与需求。

烧冲复合伤的临床表现除了烧伤创面和冲击伤损伤器官的局部症状体征外,其主要的特征性表现集中在休克和呼吸循环系统的症状体征方面。临床上常出现胸闷、胸痛、心区不适、心律失常、咳嗽、泡沫痰、血丝痰、粉红色泡沫痰、呼吸困

25

难、缺氧发绀、四肢冰凉等，甚至出现呼吸功能衰竭和心力衰竭等征象；重度以上的烧冲复合伤伤员，有明显的 PO_2 和血氧饱和度降低，还可能出现肝、肾功能障碍的表现。X 线胸片检查早期可有肺纹理增粗或斑片状肺实变阴影，随后可有大片的肺实变阴影，甚至广泛的云雾状阴影；有的可出现血气胸征象。心电图检查常见心率增快，P 波高尖，ST 段下降或上升，T 波变平、倒置和低电压等。

轻度烧冲复合伤为轻度烧伤复合轻度冲击伤者，其烧伤面积小、肺损伤较轻，临床过程时间较短、恢复较快，一般在伤后 2~3 周可痊愈。

中度烧冲复合伤常为中度烧伤复合轻度冲击伤，或轻度烧伤复合中度冲击伤，病理损伤程度不太重，伤情有一定的相互加重作用，但加重作用不是很显著，一般 1 个月左右可痊愈。

重度烧冲复合伤多数为重度烧伤复合轻度或中度冲击伤，或重度冲击伤复合轻度或中度烧伤；少数情况为中度烧伤复合中度冲击伤。重度烧冲复合伤伤员常伴有不同程度的休克，临床表现较严重，相互加重作用较为显著，特别是在伤后早期病情复杂、变化快；经积极治疗后大部分可在伤后 2 个月左右恢复。

极重度烧冲复合伤为极重度烧伤复合不同程度冲击伤，或极重度冲击伤复合不同程度烧伤，以及重度烧伤复合重度冲击伤。极重度烧冲复合伤均会发生严重休克、呼吸功能严重障碍等，病情危重、病情变化迅速而严重，临床表现极为严重，死亡率极高。在早期救治中，抗休克、肺出血水肿和呼吸功能的维护是其关键和核心，随后的感染控制、重要器官功能维护、创面覆盖和修复是关键。

烧伤与冲击伤相互复合后，其伤情加重主要表现为休克、呼吸功能障碍、感染、心肺等内脏并发症的发生，伤者血象变化、危重症状（拒食、衰竭、低体温等）发生多而早、变化快而重，全身伤情的严重性常难用单纯烧伤或冲击伤来解释。

二、烧冲复合伤的主要死亡原因

烧冲复合伤的死亡率比单一损伤高，其死亡率与伤情和累及的脏器、重要内脏功能的状况等有密切的关系。当烧伤为主要损伤时，死亡与烧伤的严重程度有关，烧伤面积越大，深度烧伤所占比例愈高，则死亡率越大，存活时间愈短；当以冲击伤为主时，其死亡率与肺出血、水肿程度和进展、其他内脏器官的损伤程度有明显关系。

烧冲复合伤的死亡原因比较复杂，是多种因素共同作用的结果。因此通过烧冲复合伤的主要死亡原因分析，把握关键所在，将有助于抓好各阶段的防治重点，提高烧冲复合伤的救治水平。

烧冲复合伤都是因爆炸所致，其死亡的原因主要为冲击伤、休克、感染及其他严重并发症等。

烧冲复合伤现场立即死亡的人员，主要死于爆炸冲击伤。现场死亡的人员往往在巨大冲击波作用下发生肢体离散、冠状动脉气栓、肺严重出血水肿、严重的血气胸、肝脾破裂、胃肠穿孔、颜面部损伤以及异物致口腔和呼吸道堵塞等，甚至可能复合严重的破片伤，在爆炸现场，没有时间、也没有能力通过紧急医疗救治控制这些损伤、挽救生命。

早期死亡的烧冲复合伤伤员中，主要死亡原因为严重的肺出血水肿、严重休克、严重实质性器官破裂等。有死亡分析研究显示，烧冲复合伤早期死亡者中，死于肺出血水肿者占 60% 左右，死于严重休克者占 15% 左右，死于肺出血水肿并发肝破裂者占 17% 左右。因此，严重的肺出血水肿是造成烧冲复合伤早期死亡的最主要原因之一。发生严重肺出血水肿的主要原因是冲击波的直接损伤作用，同时也与呼吸道烧伤和缺氧等因素密切相关。

在伤后 4d 内烧冲复合伤的最主要死亡原因是休克，占死亡数 66.1%；急性肾功能衰竭位列第二，占死亡数的 8.5%。伤后 4~10d，烧冲复合伤的死亡原因中，各种感染所致的死亡占总死亡数的 68.6%，而重要器官功能障碍或衰竭紧随其后。伤后 11~15d，87.54% 的烧冲复合伤伤员死于感染。

因此，烧冲复合伤后最初几小时内主要死因为严重的肺出血水肿、严重实质性器官破裂、冠状动脉气栓、呼吸道阻塞等，稍后的主要死亡原因为肺出血水肿和严重休克，几天后其死亡的主要原因则为感染和重要器官的功能障碍或衰竭等。

为此，烧冲复合伤救治的关键在于：早期要注意保持呼吸道通畅和肺出血水肿的防治，随后则应重点关注休克和感染的防治。此外，还应该积

25

极处理烧伤创面,维护心肺和肾脏等重要器官的功能,充分调动机体抗损伤功能和修复能力,促进创面和损伤器官的修复与愈合。

第四节 烧冲复合伤的诊断

烧伤诊断中除早期的烧伤深度判断有一定困难外,其烧伤创面是显而易见的。冲击伤的诊断与伤情的判断则是烧冲复合伤的诊断难点。在烧冲复合伤的诊断过程中应注意以下几个方面。

一、病史

烧冲复合伤者都有遭受爆炸打击的病史。因此,在诊断时应首先了解伤员遭受爆炸的详细情况,包括爆炸(武器)的种类、爆炸能量大小、距爆心的距离、附近其他人员的情况等。如在核爆炸时,应首先了解核爆炸的当量、方式和伤员离爆心的距离等;对于百万吨级核爆炸,除远距离防护好的条件下可发生单纯冲击伤外,绝大多数伤员会发生烧冲复合伤;而十万吨级核爆炸时,较远距离主要发生烧冲复合伤。而对于燃料空气炸弹打击者,在云爆区附近的伤员多存在烧冲复合伤。

二、症状和体征

对于烧冲复合伤伤员,一定要详细询问其受伤经过、症状和体征,同时进行认真的全身检查,发现有疑点时应仔细分析和检查,找出危及伤员生命的主要原因,给予及时的处理与救治。

对于烧伤,应认真检查和判断烧伤深度和面积,以确定伤情程度和救治对策。对于烧伤深度,应按烧伤的四度五分法进行区分;烧伤面积可采用9分法结合手掌法,迅速判定其烧伤面积占全身体表面积的百分数。同时应注意伤者是否存在呼吸道烧伤、化学烧伤等特殊烧伤情况,并对其严重程度进行判断。

相对于体表烧伤易被察觉、判断和重视,冲击伤的情况和程度判断难度较大,特别是内脏冲击伤的症状不易表露出来,且易被烧伤等外部伤的表现所掩盖,如急腹症的征象常可被腹部皮肤烧伤的表现所掩盖。因此应特别仔细和认真地检查分析。

在体检中,要注意口鼻腔是否有异物、出血和分泌物,是否有发绀等缺氧的表现,是否有呼吸道阻塞等。头部是否有合并损伤,特别注意有无昏迷及其持续的时间和程度,瞳孔大小和对光的反应情况,肢体麻痹和反射的变化,以及有无脑膜刺激现象等。胸部是否有肋骨骨折、血气胸,是否有胸腔活动度的异常,是否有肺实变及肺呼吸音的改变等。复合腹部伤伤员的诊断重点是确定有无内出血、胃肠穿孔和腹膜炎等;四肢是否有骨折、软组织损伤等。

三、辅助检查

1. **血气分析和肺分流量** 严重烧冲复合伤后,常有指血氧下降、动脉血氧饱和度降低,其对观察伤情发展有一定参考;肺冲击伤后,肺分流量显著增高,其变化比血氧分压的变化更为敏感,在很大程度上可反映肺部损伤程度。

2. **影像学检查** X线检查对诊断骨折、胸部冲击伤(气胸、血胸、肺出血和肺水肿等)、腹部冲击伤(气腹等)、呼吸道烧伤和异物的定位等有特殊价值。如采用CT检查,其灵敏度和准确性都更高。

3. **心电图** 烧冲复合伤时常有心电图变化,如P波增高、低电压、ST段移位及倒置等。心电图变化在一定程度上反映心脏及肺病变,但属非特异性改变。

4. **听器和听力检查** 应列为常规检查。重点观察鼓膜、听骨和中耳的损伤情况,有条件可做电测听等。

5. **其他** 怀疑血管气栓时,应做眼底检查;肺冲击伤时,也可做超声波检查;脑电图、脑血流图都可提供参考;必要时可进行腰椎穿刺测脑压和检查脑脊液;腹腔穿刺检查对腹部损伤的确诊有一定价值。

四、伤情严重程度判断

(一)烧伤严重程度的判断

1. **烧伤的深度判断** 烧伤的分度方法较多,目前我国大都采用四度五分法,即Ⅰ度、浅Ⅱ度、深Ⅱ度、Ⅲ度和Ⅳ度。

(1) Ⅰ度烧伤:在组织学上烧伤可累及表皮角质层、透明层、颗粒层,偶可伤及棘状层,但生发层完好,增殖再生能力活跃。临床上又称之为红斑性烧伤,局部干燥、疼痛、微肿而红,无水疱。3~5d后局部由红转为淡褐色,表皮皱缩、脱落、露出红嫩光滑的上皮面而愈合,不留瘢痕,可有短时间的色素沉着。

（2）Ⅱ度烧伤

1）浅Ⅱ度烧伤：烧伤所致组织损伤包括表皮和部分真皮乳头层。生发层部分受损，上皮再生可依赖残存的生发层及皮肤附件，如汗腺及毛囊的上皮增殖。临床上又称之为水疱性烧伤，局部红肿明显，有大小不一的水疱形成，内含黄色或淡红色血浆样液体或蛋白凝固的胶胨物。水疱破裂后，可见潮红的创面，质地较软，温度较高，痛觉敏感，疼痛剧烈，并可见无数扩张充血的毛细血管网，呈脉络状或颗粒状。愈合后不留瘢痕，可有色素沉着。

2）深Ⅱ度烧伤：烧伤所致组织损伤累及真皮乳头层以下，但仍残留部分网状层。由于真皮内毛囊、汗腺等皮肤附件的残存，仍可再生上皮，成为修复创面的上皮小岛。创面一般需3~4周自行愈合，如发生感染，破坏了皮肤附件或上皮小岛，创面需手术植皮方能愈合。临床上表现为局部肿胀，表皮较白或棕黄，间或有较小的水疱。去除坏死皮后，创面微湿、微红或红白相间，质地较韧，感觉迟钝，温度较低，拔毛痛。可见针孔或粟粒般大小的红色小点，如有扩张充血或栓塞的小血管出现，则表示深Ⅱ度烧伤较深。

（3）Ⅲ度烧伤：烧伤所致组织损伤累及全层皮肤。由于皮肤及其附件全部被毁损，创面已无上皮再生的来源。创面修复依赖手术植皮或由周围健康皮肤上皮长入。临床上称之为焦痂性烧伤。局部表现可为苍白、黄褐、焦黄。严重者呈焦灼状或炭化，皮肤失去弹性，触之硬如皮革，创面干燥、无渗液、发凉，针刺无痛觉，拔毛不痛。可见粗大的栓塞血管网，如树枝状。

（4）Ⅳ度烧伤：烧伤所致组织损伤深及肌肉、骨骼或内脏器官的烧伤。临床上的表现类似于Ⅲ度烧伤，创面呈黄褐色、焦黄或炭化，丧失知觉，活动受限。

2. 烧伤深度的鉴别（表25-1）。

表25-1 临床对各度烧伤的鉴别方法

深度		损伤深度	外观特点及临床体征	感觉	拔毛试验	温度	创面愈合过程
Ⅰ度（红斑性）		伤及角质层、透明层、颗粒层等，基底层健在	局部似红斑。轻度红、肿、热、痛，无水疱，干燥，无感染	微过敏，常为烧灼感	痛	微增	2~3d内症状消退，3~5d痊愈，脱屑、无瘢痕
Ⅱ度水疱性	浅Ⅱ度	可伤及基底层，甚至真皮乳头层	水疱较大，去表皮后创面湿润、鲜红、水肿	剧痛、感觉过敏	痛	温度增高	如无感染1~2周痊愈，不留瘢痕
	深Ⅱ度	伤及真皮网状层	表皮下积薄液，或水疱较小，去表皮后创面微湿、发白，有时可见许多红色小点或细小血管支，水肿明显	疼痛、感觉迟钝	微痛	局部温度略低	一般3~4周后痊愈，可遗留瘢痕
Ⅲ度（焦痂性）		伤及全皮层，甚至皮下脂肪	创面苍白或焦黄呈炭化，干燥、皮革样，多数部位可见粗大栓塞静脉支	疼痛消失、感觉迟钝	不痛且易拔除	局部发凉	3~4周后焦痂脱落，需植皮后愈合，遗留瘢痕或畸形
Ⅳ度烧伤		伤及肌肉、骨骼、脏器	焦黄炭化，干燥、皮革样，多数部位可见粗大栓塞的静脉	疼痛消失、感觉迟钝	不痛且易拔除	局部发凉	3~4周时表现为黑色，干瘪坏死，需截肢（指）或皮瓣修复

3. 烧伤严重程度分类　烧伤的严重程度一般分为轻度、中度、重度和特重度四类。

（1）轻度：总面积 10% 以下的 Ⅱ 度及以下烧伤。

（2）中度：总面积在 11%~30% Ⅱ 度及以下烧伤或 Ⅲ 度以上烧伤面积 9% 以下。

（3）重度：总面积在 31%~50% Ⅱ 度及以下烧伤或 Ⅲ 度以上烧伤面积 10%~19%，或烧伤面积不足 31%，但有下列情况之一：①全身情况严重或有休克；②复合伤（严重创伤、冲击伤、放射伤、化学中毒等）；③中、重度呼吸道烧伤（呼吸道烧伤波及喉以下者）。

（4）特重烧伤：总面积 50% 以上或 Ⅲ 度以上烧伤面积达 20% 以上者。

（二）冲击伤严重程度的判断

通常，轻度冲击伤后可能没有明显临床症状，或仅有轻度胸闷、胸痛或憋气感。中度冲击伤时可出现呼吸加快、咳嗽，听诊可闻啰音。重度以上者可出现呼吸困难、咳嗽、咯血或血丝痰；X 线胸片上呈现肺纹理增粗或斑点状或结节状致密阴影，边缘模糊，有时出现淡薄、云雾状和（或）境界不清的致密阴影；动脉血氧分压下降等。极重者可出现口鼻部流出粉红色泡沫样液体。在烧冲复合伤诊断过程中，需要了解伤员在爆炸时的防护和被抛掷情况，是在开阔地还是在密闭空间致伤；当烧伤伤员伴胸闷、气急、咳嗽、咯血痰或泡沫样痰时，要考虑肺冲击伤的存在，且伤情较重；要随时注意冲击伤外轻内重的特点。鼓膜对爆炸时产生的超压特别敏感，如疑有冲击伤时，可检查有无鼓膜穿孔破裂以辅证冲击伤的存在。

在现场急救和早期救治过程中，由于条件和检查手段的限制，难以进行动态 X 线胸片、胸部 CT 检查以及其他更多的细致临床检验分析，因此难以快速精确诊断其伤情、判断预后。临床上可通过对伤员的鼓膜损伤、呼吸和发绀情况、胸部听诊以及口鼻分泌物状况的观察，对冲击伤的伤情程度和变化进行快速判断（表 25-2）。

表 25-2　临床对各度冲击伤的快捷鉴别方法

	轻度	中度	重度	极重度
鼓膜	破裂	破裂	破裂	破裂
呼吸	–	加快	明显呼吸困难	极度呼吸困难
发绀	–	––	明显	严重发绀
胸部听诊	–	散在捻发音或湿性啰音	广泛湿性啰音	广泛湿性啰音甚至广泛水泡音
口鼻分泌物	–	少量泡沫样	较多的粉红色泡沫样分泌物	大量粉红色泡沫样分泌物，甚者从口鼻部喷出

第五节　烧冲复合伤的救治

一般来说，轻度烧冲复合伤伤员不需住院治疗；中度伤伤员经救治后均能恢复；重度伤伤员经治疗后多数可康复；极重度伤伤员仅少数经治疗后能恢复。由于烧冲复合伤的伤情多较复杂，救治过程中存在诸多矛盾和困难，因此每例伤员之间救治的需求与特点会有一定的差异，在处理原则上要注意处理好主要损伤和次要损伤、主要矛盾和次要矛盾的关系，积极采取有效治疗措施以提高救治效果。

一、烧冲复合伤的治疗原则

1. 烧冲复合伤的治疗应以烧伤治疗原则为基础，充分考虑冲击伤救治的需求与矛盾，积极开展治疗。

2. 早期急救治疗过程中一定要重视保持呼吸道通畅、通气和换气功能、良好的供氧。

3. 积极和科学地抗休克，适当控制输液速度和输液总量，尽量多用胶体液、少用晶体液，注意保护心肺功能，严禁过量补液和输液速度过快，防治加重肺水肿。

4. 抗感染措施要早、要有针对性，同时加强创面处理和营养，增强机体抵抗力。

5. 保护心肺和肾等重要器官功能。

6. 适当和及时的专科处理和治疗，包括胸腹内脏冲击伤的手术治疗、烧伤创面的处理与植皮、脑外伤的治疗、骨折的治疗，等等。

25

二、烧冲复合伤的现场救治原则

1. 消除烧伤源对人体的继续伤害。首先迅速脱离火源：如立即利用衣服、被单或毯子等扑灭受害者身上的火焰，立即卧倒，翻滚灭火，用冷水持续冲洗或跳入附近的水塘中等。当有凝固汽油在皮肤上燃烧时，用湿布将其覆盖以隔绝空气，以防黏稠的胶状物扩散；火焰熄灭后，用湿布或湿衣服覆盖在创面上，清洗除掉黄磷的碎片，并将之放在水内，防止其遇空气后重新燃烧。用干净的冷水持续冲洗或浸泡烧伤部位（冷疗），阻止热力向深层发展，并清洁烧伤创面、洗去有害物质，且发挥明显的止痛作用。

2. 将伤员置于空气流通的环境，保持呼吸道通畅。对清醒者应鼓励咳嗽排痰；对呼吸停止者慎用压胸法人工呼吸，应采用口对口人工呼吸；防止舌后坠阻塞气道；对有面颈部烧伤、严重呼吸困难或昏迷时间较长的伤员，有条件时做气管切开。

3. 止血、包扎伤口，避免进一步污染和受伤。对有伤口出血者尽快进行包扎止血；胸部伤口用厚敷料紧密包扎，防治气胸发生；对发生张力气胸者应立即行穿刺排气；烧伤创面用吸水性好的消毒敷料包裹，如无此条件者可用被单或毛毯覆盖后送。

4. 因失血而发生低血压或休克者应给予口服或静脉补液，并给予抗菌类药物。

5. 可口服或注射止痛剂以防休克，但慎用吗啡或哌替啶等有明显呼吸抑制的药物。

6. 严重烧伤或有明显休克者在条件允许时建立静脉通道，输注电解质溶液。

7. 后送中防止颠簸，减少活动；对咳粉红色泡沫样痰、鼓膜破裂、口鼻出血的伤员应采用半卧位后送。

三、烧冲复合伤的早期治疗原则

1. **早期治疗的关键**　在于保持呼吸道通畅与氧供，有效而恰当的液体治疗，在严密观察和治疗肺出血水肿的同时采取合理的其他专科治疗等。对各种关键损伤，救治过程中依据先救命和先重后轻的原则进行治疗。对影响呼吸循环功能的损伤、血管和内脏损伤等应优先处理。

2. **卧床休息**　对疑有烧冲复合伤的伤员，都应卧床休息，以减轻心肺负担，防止出血加重。

3. **保持呼吸道通畅**　对有呼吸困难的烧冲复合伤者应保持半卧位，及时吸出气管和支气管

的分泌物；如气管内有大量粉红色泡沫样液体，或有严重上呼吸道阻塞症状和体征者，或有窒息危险时，应及早实施气管切开术；若有支气管痉挛发生，可给予氨茶碱或行颈部迷走神经封闭，以解除其支气管痉挛。

4. **吸氧**　对有呼吸困难或氧分压有降低趋势的烧冲复合伤伤员，应用面罩吸氧或鼻插管吸氧。对于吸氧后仍不能纠正低氧血症者，应采取机械辅助呼吸。对于有气栓的烧冲复合伤伤员，可予以高压氧治疗。

5. **内脏损伤诊治**　仔细检查和及时处理闭合性内脏损伤，对影响呼吸循环功能的损伤、危及生命的血管和内脏损伤要立即处理。对于有严重颅脑伤、胸腹联合伤、大血管伤、开放性骨折等存在时，可依紧急救治原则按各专科要求进行紧急手术处理。

6. **机械辅助呼吸**　对烧冲复合伤后的低氧血症，一般可采用间歇正压呼吸（IPPB），可有效改善肺冲击伤后肺潮气量变小、气道阻力增加、肺顺应性降低等症状，可以起到提高有效肺泡通气量、减少生理无效腔和肺分流量、改善氧合作用。如 IPPB 不能使动脉氧分压达到 80mmHg，可考虑改用持续正压呼吸（CPPB）。但应注意：一般认为如在治疗前已有气栓存在者，或在治疗过程中出现气栓时，应禁止或停用 IPPB 或 CPPB；此时，有研究者推荐用高频通气疗法，因为高频通气提供的潮气量和气道压力都比较低，能减少气栓形成的危险性。

7. **抗休克治疗**　以烧伤后抗休克液体治疗原则为基础，结合冲击伤等其他复合伤的失血和肺出血水肿情况，进行积极而谨慎的液体复苏治疗。液体治疗过程中一定要在严密监视肺水肿、脑功能变化条件下，积极适量地进行抗休克治疗，严禁过量和过快输液，多用胶体液，防止加重肺水肿和脑水肿。

8. **高压氧治疗**　对有严重烧冲复合伤伴低氧血症或气栓的伤员，给予高压氧治疗可有效改善伤员的低氧血症、治疗气栓、改善肺功能。可采用 6 个大气压的高压气（氧不超过 2.5 个大气压，以防对肺、脑的毒性效应），持续 2h，继之用 36h 减压；也可迅速将伤员置于 6 个大气压的空气内，然后根据症状缓解情况减压，当减至 2.8 个大气压时改用 100% O_2，在以后减压过程中间歇性应用 100% O_2，可缩短减压所需时间，改善组织氧合

作用,降低减压病的发生率。

9. 防治肺水肿,保护心脏功能　可给予脱水、利尿和强心药物,早期大剂量应用皮质类固醇激素对减轻肺水肿有好处。

10. 镇静止痛,减轻疼痛和烦躁不安　可应用哌替啶、异丙嗪及冬眠药物等进行镇静和镇痛治疗,以减轻烧伤疼痛对中枢神经系统的强烈刺激。慎用吗啡等有严重呼吸抑制的药物。

11. 防治感染　按烧伤创面处理原则做好烧伤创面感染防治,同时全身应用抗生素。

12. 按各专科诊治原则治疗烧冲复合伤的各专科问题。

四、烧冲复合伤的液体治疗

在烧冲复合伤的液体治疗过程中,由于烧伤休克的病理生理同时复合有冲击伤所致的严重肺原发性损伤和出血水肿,所以一定要极其重视其在抗休克治疗上的矛盾。烧伤休克的治疗原则是积极快速的输血输液以扩充血容量;但当肺有中度以上冲击伤时往往伴有肺出血和水肿,过量输液可加重肺水肿。因此,在烧冲复合伤抗休克治疗过程中,需在输液同时密切观察肺部情况变化,但也不必因怕出现肺水肿而不积极抗休克,适当合理的输液并不会显著加重肺水肿的发生和发展。输液量可参照单纯烧伤的计算公式进行,酌情增减液体,在可能情况下尽量用胶体液。

烧冲复合伤的液体治疗原则应为"缺多少,补多少"的个体化补液方案。补液量以伤员的Ⅱ度以上的烧伤面积和体重为依据计算;在治疗过程中应结合伤员基本生命体征及尿量等变化、肺水肿发展等情况,对输液量和输液速度适时进行调整。

基本输液量计算可采用烧伤液体治疗的"中国通用公式",即第一个 24h 输液量为:1.0ml/(kg·1%BSA)的电解质、0.5ml/(kg·1%BSA)的胶体、2 000ml 5%的糖水或 10%的糖水;第二个 24h 输液量为:0.5ml/(kg·1%BSA)的电解质、0.25ml/(kg·1%BSA)的胶体、2 000ml 5%的糖水或 10%的糖水。其中,BSA 是指烧伤面积。第一个 24h 输液量的一半在伤后 8h 内输入,余下的一半在后16h 输入。如果条件允许,可提高胶体液的比例。

在野战条件下,对"中国通用公式"不熟时,可参照"野战条件下成人烧伤的补液简易公式"

指导补液,再根据伤员的具体情况进行调整。野战条件下成人烧伤的补液简易公式为:第一个24h 补液总量(ml)= 烧伤面积(%)× 100ml ±1 000ml(体重过重者加 1 000ml,过轻者减1 000ml),在这些液体中,2 000ml 为生理盐水(糖水),余下可根据情况按 1:1 或 1:2 给予胶体和电解质;第二个 24h 补液量则将其胶体和电解质的量减半,并适当加减。

如在一线或伤员后送过程中输液有困难者,可采用早期一次性高渗盐液复苏结合延迟性持续补液的方案:在伤后早期一次性输入 3～4ml/kg体重的 7.5%氯化钠 6%葡聚糖 70 溶液(静脉推注,5min 推完),可迅速有效地恢复血压、增强心功能、恢复心排量、改善组织器官血液灌流,其抗休克作用起效快,且可持续 2～5h;待到有条件时再按烧伤输液的公式进行复苏治疗。但在治疗过程中应注意伤员是否有外伤性活动出血,防止因治疗后血压恢复致大量失血;另外,因高渗治疗有显著利尿作用,后期补液量应根据具体情况进行适当调整,维持尿量于 1ml/(h·kg)左右。

需要强调的是:以上计算方法获得的输液量仅为指导原则,每位伤员的具体输液量应根据其抗休克效果与伤情(包括肺出血水肿状况)来进行判断和调整。临床上判断烧冲复合伤输液量是否充足的指标主要包括以下几个方面:

1. 精神状况　安静合作,表示血容量基本恢复;烦躁常表示血容量不足或缺氧,除继续补液外,尚需排除气道梗阻或脑水肿。

2. 皮肤　色泽正常、肢体温暖、压迫指甲充盈反应迅速等,都表示周围循环良好。

3. 心率和血压　心率应在 120 次/min 以下,收缩压应高于 12kPa(90mmHg),脉压应在2.7kPa(20mmHg)以上。

4. 尿量　成人每小时平均尿量应在 30ml 以上,少于 20ml 时应加快输液;多于 50ml 要减慢输液。有血红蛋白尿者要求尿量偏多,并应碱化尿液。

5. 中心静脉压(CVP)　可反映心排血量和回心血量间的关系。正常值为 0.49～1.5kPa(5～15cmH$_2$O)。CVP 低、血压低、尿量少常反映血容量不足。CVP 升高则应减慢输液速度。

6. 血红蛋白、血细胞压积、电解质和酸碱平衡　均应在正常范围内波动。

25

五、其他专科治疗

（一）烧伤创面的早期处理

1. 早期清创　对烧伤创面的清创应在复苏防治休克的同时、并待伤员全身情况稳定后进行。清创方法的选择应根据清创后处理情况，即采用包扎疗法，或暴露疗法，或即时手术而定。对拟采用包扎疗法的创面，清创时应采用较为细致的方法；对拟采用暴露疗法的创面，清创应趋于"简单"。清创时，剪除创面周围的毛发，对于手足烧伤者应剪除指（趾）甲；去除粘在创面上的异物；创面污染较重或已涂有油膏者，应用去污剂和清水轻擦与冲洗，再用新洁尔灭和生理盐水冲洗干净，用无菌纱布拭干创面。对陷入创面的砂土和煤渣，不强求清除彻底，但对于面部的皮内异物应尽量去净，以防愈后留下永久的色素痕迹。如果烧伤的水疱已破裂、疱皮皱缩，应剪除皱缩的水疱皮；小水疱予以保留，大水疱在消毒后于水疱的低位剪小口引流或用注射器将疱液吸出；完整的水疱皮不用撕掉，水疱皮对创面有良好的保护作用，能减少水分蒸发，减轻疼痛，防止因干燥而加深创面，保护创面不易被污染，也减少了细菌感染概率。应除去Ⅲ度以上烧伤部位的坏死表皮组织，若不清除，则痂皮不易干燥，坏死组织在潮湿的状态下易感染。

2. 焦痂切开减压　由于肢体、颈及躯干的环状深度烧伤所形成的焦痂没有弹性，并且随着烧伤部位肿胀的加剧，焦痂将束缚局部形成环形张力，导致静脉回流障碍，毛细血管渗出进一步增加，肿胀将更为剧烈，形成恶性循环，最后机械性阻断动脉血流、引起动脉反射性痉挛，甚至可发展为肢体筋膜间隔综合征，最终导致肌肉坏死或肢体坏死。颈部环状焦痂可压迫气管，引起呼吸困难；或压迫颈静脉，导致颅压增高，引发脑水肿。

因此，环状焦痂一旦出现压迫症状，原则上应早期将焦痂切除。若烧伤面积大、压迫症状出现早，而切痂手术又不便开展时，应行局部环状焦痂切开减张术，以解除焦痂的束缚，避免可能的并发症。

实施环状焦痂切开减张术时，可采用碘酒、乙醇或聚维酮碘消毒，切口应贯穿Ⅲ、Ⅳ度烧伤的全长，切开的深度以达到正常柔软组织为止，通常须切至深筋膜或肌膜平面；如果筋膜下组织坚硬、深筋膜下张力较大，或筋膜下肌间隙压力超过4kPa（30mmHg）时，应将深筋膜切开减压。

3. 烧伤创面的治疗　根据烧冲复合伤伤员的创面和伤情的具体情况，按烧伤专科原则进行相应的手术或非手术治疗，并做好创面和全身的抗感染治疗。

（二）烧冲复合伤伴软组织外伤的治疗

烧冲复合伤伴软组织外伤，按照战时外伤处理原则及时进行处理。主要包括：早期清创，伤口用清洗液冲洗，清除异物及坏死组织，累及的筋膜应予切开，坏死的肌肉组织应切除。如果伤口内无明显组织坏死，不必扩大清创范围以清除所有异物。

清创后如伤口处无烧伤创面，可按一般原则进行包扎、延期缝合；对面部血液循环丰富、修复力较强的组织，清创后可仔细缝合，并给予抗菌药物防治感染。

如外伤伤口位于烧伤创面区内时，一般不进行包扎，因包扎可能会加重感染，可改用有效的抗菌药物涂布。如果创面较大，可采用同种皮肤植盖，以后视情况做进一步处理。

（三）烧冲复合伤伴骨折的治疗

在烧冲复合伤伤员伴骨折发生时，如果烧伤与骨折不是发生在同一部位，治疗时除应考虑复合损伤的加重效应外，同时应按伤情及救治需求的急缓分别处理。如果骨折与烧伤发生在同一部位，处理时矛盾和困难往往较多，应根据实际伤情，区别主次和急缓，依次处理。

1. 清创　烧冲复合伤伴开放性骨折时，烧伤创面易使骨折处发生感染。清创时应尽量清除坏死组织和消灭无效腔，骨面上应有软组织覆盖；伤口保持引流通畅并应用抗菌药物，加强控制感染的措施，预防骨髓炎和全身感染的发生。

2. 复位　复合伤伤员对早期复位操作耐受性较差，容易引起休克。如评估复位操作对伤员影响较大时，可推迟复位操作。如复位操作需累及被烧伤的区域，在复位前应暂时妥善包扎保护烧伤创面，避免操作时造成进一步的损伤。需切开复位时，切口应避开烧伤区以防感染；不能避开者，可先将烧伤处行同种植皮控制创面炎症后再进行手术复位，必要时可等烧伤区愈合后再行手术。

3. 外固定　骨折区域合并有烧伤时，采用小夹板局部固定有助于骨折部位邻近的关节早期活动，有利于骨折愈合与功能恢复，可根据损伤具体情况使用。石膏固定后容易引起烧伤创面感染，可能加重组织坏死，且不便于随时观察创面，增加了诊治上的困难；另外，当烧伤区早期组织明显水肿时，石膏包扎会增加肢体内压力，影响血液循环，容易发生肢体缺血，甚至坏死。故通常不主张采用石膏固定。但在没有其他简便方法可以取代时，石膏固定仍是战时行之有效的简便的固定方法之一。如采用石膏固定，上好石膏后应纵行切开，适时调整松紧度，必要时还可开窗以利观察、引流或做其他处理。

4. 持续牵引　采用骨牵引的优点是骨折复位比较稳定，烧伤处可以采取暴露疗法，可随时观察创面，有利于换药和进行切痂、植皮等手术。因此，在外固定法不宜采用时可考虑应用。但应注意持续牵引方法也有不少缺点：从烧伤处打入的牵引针易引起针道感染、骨质疏松和针位移动等，另外骨牵引者大都需长期卧床，背部烧伤者因长期压迫和感染可影响其愈合。

5. 外露骨面的处理　烧冲复合伤伴有开放性骨折骨端外露者一般暂不做处理，待周围烧伤愈合后将骨面表层削除至出血，再等肉芽组织生长覆盖后行同种植皮和自体植皮闭合伤口。剥除骨表面层时，一般不钻孔。这是因为钻孔后孔间骨组织易坏死，同时钻孔本身又易导致细菌侵入骨髓腔，增加发生并发症的概率。

（四）其他专科治疗

对有耳鼓膜破裂和鼓室出血者，应清除外耳道异物，保持耳道干燥。严禁滴油性液和耳道冲洗，勿用力擤鼻，同时给予抗生素防治中耳炎。

当烧冲复合伤伴有颅脑损伤时，应加强抗休克液体治疗管理，补液量应限制在能平稳渡过休克为度。休克稳定后可取头高位，以有助于静脉血回流和减轻颅内充血。对颅压增高的脑水肿伤员，根据具体伤情和情况选用高渗葡萄糖溶液或甘露醇等利尿减压。颅脑开放性损伤处如合并有烧伤时，应尽早关闭硬脑膜，应用有效抗菌药物控制感染，同时密切观察颅内感染症状，及时给予正确专科处理。

对烧冲复合伤伴腹部伤的伤员，如确诊有内出血或空腔脏器损伤伴腹膜炎者应优先处理。在抗休克的基础上进行相应的手术治疗。手术切口应选在无烧伤的皮肤处。闭合切口时，皮肤及皮下层一般做延期缝合。如切口处缺损较大，可暂时移植同种皮肤。对怀疑有腹腔内脏损伤者应予禁食，必要时行诊断性剖腹探查。

当烧冲复合伤的严重烧伤导致严重的血红蛋白尿，以及伴有挤压伤有大量肌红蛋白尿时，应给予渗透压性利尿剂（如甘露醇）以保持尿量，预防肾小管坏死。在用利尿剂后，不能再以尿量作为补液充足与否的指征。

（周继红　邱俊）

参 考 文 献

1. BARILLO DJ. Using mafenide acetate in acute and chronic wounds. Ostomy Wound Manage, 2002, Suppl: 5-10.

2. BELLMANN D, GRELLNER W, WILSKE J. Suicide bomber using a pipe bomb. Arch Kriminol, 2001, 208(5-6): 139-148.

3. CHAI JK, CAI JH, DENG HP, et al. Role of neutrophil elastase in lung injury induced by burn-blast combined injury in rats. Burns, 2013, 39(4): 745-753.

4. CHEN XL, WANG YJ, WANG CR, et al. Gunpowder explosion burns in firework factory: causes of death and management. Burns, 2002, 28(7): 655-658.

5. HULL D. The clinical consequences of an industrial aerosol plant. J Trauma, 1985, 25(4): 303.

6. NIKOLIC D, JOVANOVIC Z, VULOVIC R, et al. Primary surgical treatment of war injuries of the foot. Injury, 2000, 31(3): 193-197.

7. NING YL, YANG N, CHEN X, et al. Adenosine A2A receptor deficiency alleviates blast-induced cognitive dysfunction. J Cereb Blood Flow Metab, 2013, 33(11): 1789-1798.

8. TSOKOS M, TÜRK EE, MADEA B, et al. Pathologic features of suicidal deaths caused by explosives. Am J Forensic Med Pathol, 2003, 24(1): 55-63.

9. YANG C, YAN J, WANG HY, et al. Effects of bilateral adrenalectomy on the innate immune responses following trauma in rats. Injury, 2011, 42(9): 905-912.

10. ZAJTCHUK R. Textbook of military medicine series on combat casualty care. Washington, D.C., Surgeon General at IMM Publications, Center of excellence in Military Medical Research and Education Walter Reed Army Medical Center, . 1991: 221-349.

11. ZHOU JH, WANG ZG, ZHU PF, et al. The resuscitative effect of HSD solution in dogs with burn-blast combined injury. Japan J Pathophysiol, 1995, 4(2): 27.

12. ZHOU JH, ZHU PF, WANG ZG, et al. Study on endothelin-1 and endothlin receptor in rats inflicted with burn-blast combined injury. Chin J Traumatology, 1997, 13(1): 10-14.

25

13. 程天民.防原医学.上海:上海科学出版社,1986:446-488.

14. 戴继光.烧伤复合伤冲击伤5例分析.实用外科杂志,1985,5(5):238.

15. 黄国雨,徐纪玲,陈刚,等.CT扫描在烧冲复合伤早期救治中的应用.中华烧伤杂志,2012,28(6):437-438.

16. 雷晋,郭志权,段鹏.成批瓦斯爆炸烧冲复合伤的经验与教训.中华烧伤杂志,2012,28(6):439-439.

17. 汤家骥.1980年以来放射性复合伤国外研究概况.军事医学动向,1984,(1):1.

18. 王正国.冲击伤.北京:人民军医出版社,1983:198-208.

19. 王自然,黄延芬.两起批量爆炸冲击伤院前组织急救和临床救治体会.临沂医学专科学校学报,2004,26(6):421-422.

20. 岳茂兴,彭瑞云.冲击伤复合液体火箭推进剂染毒大鼠的远期效应研究.创伤外科杂志,2004,6(5):364-366.

21. 岳茂兴,张坚.化学物质爆炸致化学和冲击复合伤的损伤特点及紧急救治.中华急诊医学杂志,2004,13(8):515-517.

22. 张明良.烧伤合并冲击伤53例分析.北京医学,1986,8(2):65.

23. 张向群,何红梅.甲苯乙丁酮酚爆炸的紧急护理.岭南急诊医学杂志,2005,10(1):78.

24. 张韫新,刘志宾,届晓玲.肺冲击伤窒息的急救处理.创伤杂志,1989,5(1):61.

25. 赵春玲.爆震伤所致左胸巨大膈疝.中华创伤杂志,1991,7(2):125.

26. 周继红,尹志勇,朱佩芳,等.高渗溶液治疗创伤后微血管、大血管血容量和总血容量的变化.中国危重病急救医学,1997,9(7):391-394.

27. 周继红,朱佩芳,王正国.烧伤后红细胞膜粘弹性的检测及高渗盐溶液对其的影响.中华整形烧伤外科杂志,1997,13(5):395-396.

28. 朱佩芳,王正国.烧冲复合伤.中华烧伤杂志,2008,24(5):384-386.

29. 朱佩芳.重度烧冲复合伤早期补液治疗的实验治疗.中华整形外科杂志,1992,8(4):295.

第二十六章

弹冲复合伤

第一节 概　述

炸弹、导弹、炮弹和地雷等各类爆炸性武器是现代战争中最常用的杀伤性武器。破片与冲击波是现代爆炸性武器对人员的主要杀伤因素。据近代几次局部战争统计,破片伤的发生率为53%~81%。但随着现代武器弹药技术的发展,爆炸性武器除破片致伤外,在爆炸近区常同时合并有冲击波引起的冲击伤,有时冲击波甚至可以成为主要的杀伤因素,从而使破片与冲击波所致的复合性损伤十分常见。

弹冲复合伤(也称破冲复合伤)是指高速投射物(枪弹、破片等)复合冲击波所致的复合性损伤,由于冲击波与破片是爆炸性武器致伤的主要因素,因此,弹冲复合伤常见于各类爆炸性武器所致的损伤。弹冲复合伤主要表现为破片对冲击波的加重效应,在破片所致的开放性损伤基础上,常伴有严重的肺脑等重要靶器官损伤。

第二节　弹冲复合伤的病理生理

冲击伤复合破片伤时,伤情较单纯冲击伤或单纯破片伤要严重,其损伤加重的发生部位主要集中在肺部。关于弹冲复合损伤加重的机制,目前尚不十分明了。一些实验研究表明,高速投射物除引起投射物撞击部位损伤外,也可以引起伤道远隔部位组织器官的损伤,破片伤所致的远隔部位损伤多发生在心肺脑,因此,高速投射物对撞击部位远隔器官组织的损伤作用可能是高速破片加重冲击伤的重要因素。在肺组织遭受冲击波损伤后,肺组织正常结构已遭破坏,这时高速破片压力波的作用及来自伤道的一些有害物质就可能对肺冲击伤起到加重作用。此外,在破片伤、冲击伤复合破片损伤时,肺微循环中更易见血小板聚集及白细胞聚集、嵌塞等现象,说明冲击伤复合破片伤时,白细胞和血小板功能亢进,这对于破片伤后的肺损伤具有不可忽视的作用。总的来说,弹冲复合伤的病理生理变化主要体现在生物化学效应、血流动力学变化及物理响应三方面。

一、弹冲复合伤的生物化学效应

血栓素 A_2(TXA$_2$)和前列环素(PGI$_2$)是花生四烯酸氧化酶的代谢产物,与肺损伤有密切关系。通过检测血浆与肺组织中 TXA$_2$ 与 PGI$_2$ 的稳定代谢产物 6-酮-PGF1 α和 TXB$_2$,可反映肺血管内皮细胞的功能状况。弹冲复合伤后血浆及肺组织中 TXB$_2$ 均有增高,但在破片伤及弹冲复合伤后的增高幅度高于单纯冲击伤。6-酮-PGF1 α在冲击伤和破片伤后均有增高,但在弹冲复合伤后的血浆中却有所下降。上述结果表明破片伤、冲击伤后,肺血管内皮细胞均可能受到损害,而破冲复合伤后,PGI$_2$ 的表达却表现为下降趋势,表明弹冲复合伤的伤情更为严重,从而抑制了内皮组织前列环素的合成功能。因此,肺血管内皮细胞的损害是冲击伤、破片伤及弹冲复合伤的重要病理生理现象。

二、弹冲复合伤的血流动力学变化

刘建仓等观察了高原条件下的破片伤、冲击伤及破片伤复合冲击伤的血流动力学变化。结果表明,平原条件下致伤后,猪早期平均动脉压(MAP)一过性上升,随后呈下降趋势,中心静脉压(CVP)呈下降趋势;单纯冲击伤、破片伤后,右心室内压(RVSP)显著下降,心排血量(CO)显著增加;复合伤后 RVSP、CO 显著高于各单纯致伤组。高原条件下致伤后,RVSP 显著上升,CO 显著下降,CVP 和 MAP 呈升高趋势。因此认为,破片伤可明显加重冲击伤伤情;而在高原缺氧、低气压条件下,冲击伤、破片伤及复合伤伤情明显比平原条件下严重,血流动力学损伤程度加重,其中以复合伤最为突出。

三、弹冲复合伤的物理响应

破片与冲击波是爆炸性武器的主要致伤因素,由于两者在空气中运行的物理特征不同,由此可能造成破片和冲击波致伤分布范围的不同。爆炸瞬间,冲击波的运行速度超过破片的运行速度,但由于冲击波速度远较破片速度衰减快,因此某一距离后破片将赶上冲击波波阵面,两者的交汇点大约在 22 倍装药半径处。其后冲击波的速度继续迅速衰减,而破片仍以较快的速度向前飞行。因此,冲击波的杀伤范围多在破片的杀伤范围内,在冲击波的杀伤范围内,多伴发有破片与冲击波的复合性损伤效应。

破片与冲击波复合损伤加重的机制主要体现在两方面:一是病理生理方面的加重机制。破片与冲击波作为两种致伤因素,可对机体的不同敏感器官产生致伤效应,从而加重两者的复合损伤效应。二是物理力学方面的加重机制。破片与冲击波同时作用于机体,可使机体组织产生严重的撕裂效应。破片作用于机体组织,可破坏机体组织的结构,在组织结构受破坏情况下,组织结构强度显著降低,对冲击波的耐受性降低,因此较低的冲击波超压即可导致严重的撕裂性损伤效应。

第三节　弹冲复合伤的临床特点

随着爆炸性武器弹药的发展,爆炸冲击波的致伤范围日渐扩大,破片与冲击波复合致伤比例也日渐增加。据文献报道,爆炸性武器破片伤的发生率为 53%~81%,冲击伤的发生率为 30.0%~50.4%。安波等观察了某型榴弹静爆时绵羊破片伤和冲击伤的发生情况,破片伤发生率为 69.44%,冲击伤发生率为 52.8%。在 30kg 装药榴弹的静爆条件下,破片与冲击波复合伤的发生率平均为 47.06%。

总体而言,爆炸性武器破片与冲击波复合损伤多发生在近场范围内,因此,一般具有以下特点:

1. **总体发生率高**　现代战争中由于爆炸性武器使用的广泛性,以及爆炸性武器弹药威力的提高,爆炸冲击波的杀伤范围扩大,使得破片与冲击波复合损伤的发生率显著提高。实验研究表明,破冲复合伤的发生率可达 47.06%。

2. **多处伤多发伤发生率高**　由于弹冲复合伤多发生在近场范围内,而在冲击波有效杀伤的近场范围内,破片的分布密度多较大,因此容易发生多发性破片伤。Peleg 等对以色列国家创伤登记处(ITR)2000 年 10 月 1 日~2002 年 9 月 30 日间 1 155 例恐怖活动相关伤员进行分析,发现爆炸伤伤员损伤部位多,62%合并多部位损伤。

3. **伤情重、死亡率高**　杨志焕等在榴弹所致破冲复合伤的研究中发现,16 只动物复合伤中,除 1 只未见肺损伤外,其余 15 只均有重度至极重度肺损伤,伴有肺破裂 4 只,胃穿孔 10 只,小肠穿孔 1 只,肝破裂 10 只,肢体断离 4 只,体腔破裂 6 只。有关内脏损伤和破裂的原因,离爆心近处可能主要与冲击波有关,而远处可能主要由破片所致。16 只动物中,除 1 只存活外,其余均在现场或伤后 24h 内死亡。死亡原因包括严重的肺出血和肺水肿,肝、肾破裂内出血及胃肠穿孔等。

4. **感染、肢体缺损、毁损性损伤等更加常见**　近场爆炸性损伤通常伴有地面碎石等污染物的复合性损伤,因此感染发生率高。同时,近场范围内破片不仅密度高、速度快,同时又伴有冲击波的作用,因此对软组织的撕裂作用强,肢体缺损等毁损性损伤更加常见。

5. **治疗矛盾突出**　在弹冲复合伤实验中,复合伤动物除有不同程度的肺水肿外,尚有体表损伤、消化道穿孔、肝破裂内出血等急需立即进行复苏的危重伤情,而复苏不当则可加重肺水肿,促进死亡。因此,治疗矛盾相当突出。

在个体表现上,破片对冲击伤有加重效应。黄建钊等的研究表明,肺冲击伤复合破片伤时,伤情较单纯冲击伤要重一个等级。他们采用犬中度冲击伤复合单侧后肢高速破片伤,结果发现冲击伤、破片伤及两者复合伤后氧分压均有降低,而肺动脉压则有所升高,以复合伤后变化的幅度最大。且复合伤后 24h 肺体指数与肺含水量明显高于冲击伤后及破片伤后。病理形态学观察发现:弹冲复合伤动物多数发生重度肺损伤,冲击伤动物多数为中度肺损伤,而破片伤动物仅少数出现轻度肺损伤。因此认为,高速破片致伤对中度冲击伤的肺损伤具有加重作用。

第四节　弹冲复合伤的诊断

弹冲复合伤的诊断重在冲击伤的诊断。破片或枪弹所致的损伤通常易于发现,而冲击伤则易于被破片伤覆盖产生漏诊。

一、病史

病史询问主要了解爆炸伤的大致范围,以推测爆炸物的大致当量。在此基础上进一步了解伤员所处的位置、方向,离爆心的大致距离,以及周围的物体、地形等。通过以上情况,推测伤员所受冲击伤的程度。

二、症状和体征

1. **一般情况观察**　弹冲复合伤伤员由于伤情严重,且由于冲击伤外轻内重的特点,因此,伤员意识、疼痛、发绀等一般情况观察,以及血压、呼吸、体温等生命体征的检查是了解伤员整体伤情的重要途径之一。

2. **伤口及伤道检查**　弹冲复合伤通常都有较复杂的枪弹或破片伤,重点了解伤道的分布、出入口及与体腔的关系。

3. **胸腹部体征**　通过全身检查,了解伤员有无局部压痛、肺部实变、气腹、肠鸣音改变等情况。

4. **视听等特殊器官的检查**　通过检查视听器官,了解伤员是否伴有视听冲击伤的发生。

三、血常规和生化指标

1. **血常规**　通过血常规检查,可了解伤员是否并发严重感染,以及血液丢失的程度等情况。

2. **心肝肾功能**　心肌酶谱及肝肾功能检查有助于了解伤员的重要器官功能损害程度。

3. **动脉血气分析**　弹冲复合伤伤员,通常可见血氧饱和度下降、动脉血氧分压明显降低,动脉血二氧化碳分压大多呈下降趋势,而伴有胸壁损伤的伤员则显示动脉血二氧化碳分压升高。

4. **相关细胞因子检测**　白细胞介素-8(IL-8)、白细胞介素-6(IL-6)、肿瘤坏死因子(TNF)与肺损伤的严重度呈正相关,检测 IL-8 的水平,可反映肺损伤的严重度。Thomas 等发现,严重创伤伤员血浆 IL-8 水平与成人呼吸窘迫综合征的发生密切相关。严家川等人的研究也表明,破片伤、冲击伤后血浆与肺组织中 IL-8 的水平均明显升高,且与伤情的严重度相关。在破片与冲击波复合伤组,IL-8 的含量明显高于冲击伤组和破片伤组。表明复合损伤的伤情更为严重。

四、特殊检查

1. **心电图**　弹冲复合伤无论是破片伤所致的有害因子释放,还是爆炸冲击波本身都可能导致心肌的损害,因此,心电图检查有助于心脏损害程度的观察。

2. **X 线检查**　X 线检查可确定有无血气胸、气腹、膈肌破裂、金属异物残留等情况,而且,根据投射物入口及异物存留位置,可了解伤道的走向及位置,从而初步推测可能损伤的脏器。

3. **超声检查**　超声对内脏器官的出血性损伤及肺水肿严重度的判定有较重要的参考价值。因此,怀疑有内脏器官损伤及肺冲击伤的伤员可做超声检查。

第五节　弹冲复合伤的救治

弹冲复合伤的救治应在战伤救治规则的指导下,结合破片伤与冲击伤的特点开展救治。

一、现场急救

弹冲复合伤的救治应围绕通气、止血、包扎、固定、搬运、基础生命支持等方面开展,保持呼吸道通畅是救治的首要措施,对急性肺水肿、严重胸壁伤和不能排痰的伤员应考虑尽早进行气管切开。有明显活动性出血的伤员,应采取有效措施进行止血。开放性伤口应用急救包进行包扎处理。伴骨折伤员应进行夹板固定,或因地制宜采取有效措施进行临时性固定。在进行上述现场急救处理的基础,进行伤员的转运。

二、弹冲复合伤的治疗原则

弹冲复合伤的治疗原则应以破片伤与冲击伤的治疗为基础,同时结合复合伤特点开展救治。

1. **针对重伤员开展损伤控制性手术**　由于弹冲复合伤重伤员多,因此有必要开展损伤控制性手术,主要方式包括活动性出血、贯通性枪弹伤伤口的压迫止血、加压包扎;胃肠破裂伤口的局限性处置;血气胸的通气改善等。

26

2. 及早抗感染 爆炸性伤口由于污染物多，且多发性盲管伤多，因此感染发生率高。故抗感染要及早实施，同时需加强创面处理，改善营养，增强机体免疫力。

3. 保护心肺功能 冲击波是弹冲复合伤的主要致伤因素，因此肺是主要的靶器官之一。同时，弹冲复合伤由于伤情严重，损伤因素复杂，体液中有害因子分泌多、水平高，更容易加重心肺功能的损害。宜及早补液，保护心肺等重要器官的功能。

4. 开放性伤口的外科处理 爆炸性破片是弹冲复合伤致伤的另一个重要因素，其所致伤口通常多而复杂，做好开放性伤口的处理，不仅能促进伤口愈合，对于止血、抗感染也有十分重要的作用。

三、特殊伤情的处理

1. 弹冲复合伤伴软组织缺损的处理 冲击波复合破片作用，不仅有冲击波所致内脏器官的损伤，也有可能加重破片所致软组织缺损的损伤严重度，因此，弹冲复合伤伴软组织缺损时的处理，应注意以下几点：①重视冲击伤，尤其是肺冲击伤的评估，密切注意冲击伤伤情的变化；②遵循火器伤的处理原则，早期清创、充分引流、延期缝合；③对较大的软组织缺损区域，后期可考虑采用肌皮瓣转移等方法填充修复。

2. 弹冲复合伤伴骨折的治疗 弹冲复合伤伴骨折是爆炸性武器所致损伤的常见类型，其处理原则需强调以下几点：①重视冲击伤的评估，密切注意冲击伤伤情的变化；②对开放性骨折，需遵循火器伤处理原则，早期清创、充分引流、延期缝合；③对闭合性骨折，在防治严重并发症的同时，按照常规方法对骨折进行处理。

3. 弹冲复合伤伴颅脑损伤的处理 弹冲复合伤伴颅脑损伤可见于冲击波超压所致的颅脑冲击伤、弹丸或破片所致的直接颅脑损伤、冲击波动压产生抛掷所致的间接性颅脑损伤。其处理原则包括以下几点：①重视冲击伤的评估，密切注意冲击伤伤情的变化；②及时准确评估颅脑伤情，采取必要的对症治疗措施；③遵循火器伤处理原则处理颅脑开放性伤口。

（王建民）

参 考 文 献

1. 刘理礼,周世伟.时效救治理论与救治措施时效标准研究.第三军医大学硕士学位论文,2003.
2. 许川,李兵仓.爆炸破片伤的机制、特点及早期外科处理.创伤外科杂志,2011,13（1）:86-89.
3. 赖西南,陈志雄,李素芝,等.高原破片伤的创伤弹道学特点.创伤外科杂志,2006,8（4）:297-300.
4. 谭群友,孙天宇,王如文,等.肺部冲击伤的临床诊疗规范.中华创伤杂志,2014,30（9）:865-867.
5. BOWYER GW. Management ofsmall fragment wounds in modern warfare:a return to Hunterlan principles? Ann R Coll Surg Engl,1997,79:175-182.

第二十七章

放冲复合伤

复合伤(combined injury)是机体同时或先后受到两种或以上不同性质致伤因素作用而发生的复合性损伤。在现代战争伤害中,复合伤多是一个重要特点;平时严重灾害事故中,复合伤伤员也常成为重要的救治对象。

复合伤受到关注与核武器在战争中的应用和其生物杀伤效应研究的历程密切相关。1945年,美国先后在日本广岛、长崎两地使用了原子弹,据统计核爆炸伤亡人数分别占全市人口的36.8%和22.4%,推测的各种类型复合伤的发生率达65%~85%,因复合伤造成的人员伤亡数以万计。后续的核武器生物杀伤效应的实验研究表明,核武器爆炸时光辐射、冲击波和早期核辐射这三种瞬时杀伤因素在引起实验动物的烧伤、冲击伤和放射损伤的同时,有很高比例的前述致伤因素复合所致的复合伤的产生。

放冲复合伤(radiation combined blast injury)是由电离辐射和冲击波这两种不同性质的致伤因素同时或先后作用到机体引起的一类复合伤。电离辐射可以引起放射损伤,而冲击波可以导致冲击伤。冲击波的致伤效应包括原发冲击效应和继发冲击效应。原发冲击效应所致的损伤为典型的冲击伤,属于创伤的范畴,但不同于机械性创伤,主要造成听器、肺、胃肠道出血、破裂等,亦可造成肝、脾等实质脏器的出血。继发冲击效应是物体在动压作用下具有动能,以继发投射物的形式打击机体而致伤,或是某些建筑物被冲击波破坏倒塌或坠落后打击机体而致伤,形成间接冲击伤,主要造成体表撕裂、内脏出血、破裂和骨折等,与很多普通创伤类同。核爆炸背景下的放冲复合伤发生的比例很高,但相对于受到普遍关注的放烧、烧冲、放烧冲等复合伤类型,针对原发冲击效应导致的放冲复合伤实验研究较少,而对于继发冲击效应产生的放冲复合伤则以"放创复合伤"的形式

受到了较为广泛的关注。

近年来,随着贫铀武器在战场的大量使用,以及以脏弹(dirty bomb)为典型代表的核恐怖袭击手段的潜在现实威胁,新的表现形式的放冲或冲放复合伤需要引起足够的重视。本章拟就放冲复合伤的发生条件、分类、伤情、临床特点、诊断和救治及其研究进展等做一系统论述。

第一节　放冲复合伤的发生条件

放冲复合伤是指人体同时或相继发生放射损伤为主的复合冲击伤的一类复合伤。存在电离辐射和冲击波这两种致伤因素的环境就可能产生放冲复合伤伤员。放冲复合伤可发生于战时和平时的多种情况。

一、战时放冲复合伤的发生情况

现代战争是在核武器威胁下的以高技术兵器为主的战争,其一个重要特点是现代武器破坏、杀伤作用增大,战争异常严酷。这就导致战场环境下的各种危险致伤因素交错,极易发生复合伤。在战时,放冲复合伤主要发生于使用一种具有电离辐射和冲击波等多种杀伤因素的武器,和同时或先后使用电离辐射和冲击波等致伤因素武器的情况。

(一) 核武器所致放冲复合伤

核武器爆炸产生4种杀伤因素(早期核辐射、光辐射、冲击波和放射性沾染),复合伤是核爆炸损伤中的主要伤类,也是主要救治对象,其中放冲复合伤的发生比例很高。广岛和长崎遭受核袭击后的统计资料表明,如果把早期死亡的伤员计算在内,总的复合伤发生率占全部伤员的60%~85%;若以20d内生存的伤员计算,广岛和长崎复

合伤的发生率分别占全部伤员的 40% 和 42%,其中以放冲复合伤发生率最高,放冲复合伤分别占到全部复合伤的 45.0%(广岛)和 54.8%(长崎)。我国某次万吨级核武器触地爆炸动物效应结果表明,不同条件下发生损伤的 432 只犬中,复合伤201 只,占比 46.5%;单纯放射病 217 只,占比50.2%;单纯冲击伤 14 只,占比 3.2%。所有复合伤全部以放射复合伤为主,其中以放冲复合伤最多,占全部损伤动物的 39.5%;占所有复合伤动物的 84.8%。

　　核爆炸所致放冲复合伤的发生情况,因核武器的当量、爆炸方式、人员分布和防护情况等而存在很大差别。通常来讲,核爆炸时暴露人员主要发生放烧冲、烧冲和烧放冲等三类复合伤,而当人员在工事、建筑物或大型兵器内,由于屏蔽了光辐射作用,主要发生放冲复合伤。广岛和长崎遭受核袭击时,有的居民在室内,有的虽在室外但当核爆炸闪光火球出现的瞬间,受害者还处在建筑物等直射光的背侧,避免或减轻了光辐射的损伤。由于房屋的倒塌,玻璃、砖瓦、铁器等碎片的高速冲击,创伤明显增加,放冲复合伤也随之增多。前述我国核试验动物效应结果显示,放冲复合伤多发,在开阔地面上是这样(12.9%),在山地(72.0%)、工事(60.2%)和大型兵器(53.0%)内屏蔽了光辐射的作用后比例就更高(图 27-1)。

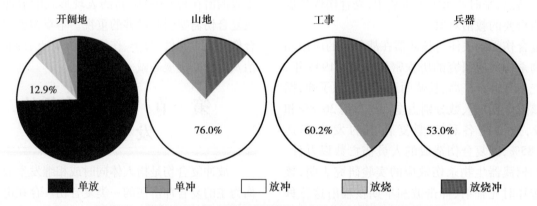

图 27-1　某次万吨级核武器触地爆炸不同布放条件动物伤情伤类统计

(二) 贫铀武器所致放冲复合伤

　　贫化铀(depleted uranium,简称贫铀)是铀浓缩加工成核燃料过程中的副产品,是指 ^{235}U 丰度低于 0.711% 的铀,其主要成分是 ^{238}U。贫铀合金具有密度大(19.3g/cm³)、硬度高、韧性好的特点,是制造贫铀弹和贫铀装甲的重要材料。毁伤部由贫铀制造成的导弹、炸弹、炮弹、子弹等通称为贫铀弹(depleted uranium ammunition)。贫铀弹侵彻力强,主要用于穿透坦克和地下工事等坚硬目标。

　　贫铀弹具有多种杀伤因素,可致多种类型损伤:弹片致弹片伤;自燃高温或引燃致烧伤;放射性气溶胶进入体内致 α 射线内照射;铀重金属化学毒致毒性伤害。当贫铀弹击中坦克装甲时,可致乘员出现冲击伤、弹片伤、烧伤等损伤的同时,吸入大量高浓度的贫铀气溶胶,导致一定比例的放冲或冲放复合伤伤员的产生。

二、平时放冲复合伤的发生情况

　　平时放冲复合伤主要发生于核恐怖袭击和严重核事故等情况。

(一) 核恐怖袭击

　　恐怖主义是世界各国面临的共同问题,以人肉炸弹、汽车炸弹等为手段的自杀性恐怖袭击是常见形式。而放射性制剂(战时称为放射性战剂)无色、无味,对人类感官无刺激,不易察觉;但对人员可造成近期或远后影响,临床诊断和治疗均较困难,尤其是可造成人群的精神紧张和心理障碍,因此是恐怖分子可能用于恐怖袭击的首选工具之一。脏弹,即放射性播撒装置(radiological dispersion device),是核恐怖袭击可能采用的主要手段。作为一种大范围传播放射性物质的武器,脏弹引爆传统的爆炸物如黄色炸药等,产生巨大爆炸力的同时,将内含的放射性物质,主要是放射性颗粒,抛射散布到空气中,造成相当于核放射性的尘埃污染。通常脏弹的爆炸被视为导致人员伤亡的主要原因,但放射性沾染的作用不容忽视。可见脏弹的爆炸常可并发冲击伤,由此可造成放冲或冲放复合伤。

（二）严重核事故

核设施，特别是核电站发生严重事故时，除核泄漏外，可发生火灾、爆炸，从而发生放射复合伤。尤其是随着核能的开发利用，核事故引起的放冲复合伤需要引起足够重视。如一核电站工作人员操作装有钚铈屑的容器意外地掉进四氯甲烷贮池内，由于钚和四氯甲烷起反应而发生爆炸，产生了相当于 0.6kg 硝化甘油爆炸的冲击波，使手套箱内的左手撕裂和骨折，同时沾染了大量放射性核素。切尔诺贝利核电站事故中，重度以上放射病者多复合烧伤，成为加重伤情、增加死亡的主要原因。虽然，目前并无放冲复合伤在核事故中发生情况的数据统计，但可以推测如果反应堆发生严重爆炸，应当会有一定比例的放冲复合伤伤员产生。

第二节　放冲复合伤的分类和伤情

一、放冲复合伤的分类

通常复合伤的命名，将主要伤列于前，次要伤列于后。放冲复合伤可以据此分类。通常以放射为主要损伤时，称为放冲复合伤（放冲）；如以冲击伤为主要损伤时，则称为冲放复合伤（冲放）。

由于冲击伤的类型较多、情况比较复杂，一般还需根据冲击波的作用部位对放冲复合伤做进一步分类，如放射复合胸部冲击伤、放射复合听器冲击伤等。需要注意的是，伤情较重时往往伤及多个部位、多个脏器，甚至可发展为多脏器功能障碍或功能衰竭。

二、放冲复合伤的伤情

为了及时有效地进行急救、诊断、后送和治疗，必须对放冲复合伤伤情进行分度。按照其伤情的严重程度可分为轻度、中度、重度和极重度四级。通常放冲复合伤分度以放射损伤为基础，考虑复合伤的加重效应而划分，一般复合中度以上冲击伤，就可以加重伤情等级。

1. 轻度放冲复合伤　轻度放射损伤复合轻度冲击伤为轻度放冲复合伤。

2. 中度放冲复合伤　中度放射损伤复合轻度冲击伤为中度放冲复合伤。

3. 重度放冲复合伤　重度放射损伤复合轻度冲击伤，或中度放射损伤复合中度冲击伤一般为重度放冲复合伤。

4. 极重度放冲复合伤　极重度放射损伤复合各度冲击伤，或重度放射损伤复合中、重度冲击伤为极重度放冲复合伤。

急性放射损伤往往具有明显的剂量效应关系，随着照射剂量的逐步增大，死亡率明显增高，生存时间相应缩短，临床表现、预后也差异明显。相应的急性放射病的分型与分度可参考表 27-1。

表 27-1　急性放射病分型与分度

分型、分度	基本损伤	剂量范围（Gy）
骨髓型	骨髓损伤	1~10
轻度		1~2
中度		2~4
重度		4~6
极重度		>6
肠型	肠道损伤	10~50
脑型	脑损伤	>50

第三节　放冲复合伤的临床特点和病理基础

机体遭受两种或以上不同性质致伤因素的作用后所发生不同因素之间和致伤因素与机体之间的综合性反应，称为复合伤的"复合效应"（combined effects）。复合效应是复合伤不同于单一致伤因素的主要特征，它不是单一伤因素引起某一种效应之间的简单相加，不同因素之间和致伤因素与机体之间可相互影响、相互作用。通常放冲复合伤时放射损伤会起主导作用，其基本病理变化主要是放射损伤的病变，但很多情况下表现为"相互加重"效应（1+1>2），使原单一伤的表现不完全相同于单一伤发生的效应，整体伤情变得更为复杂，救治更加困难。也可以表现为效应不加重，以至出现减轻效应（1<1+1<2、1+1<1 等）。放冲复合伤的临床特点和病理基础可以从其整体效应、细胞组织器官效应和重要病理生理过程复合效应等三方面分而述之。

一、整体效应

整体效应主要反映整个伤情的发生发展、病

27

程分期和持续时间、死亡率、平均生存时间、剂量效应和主要征象的发生率及程度,最后的转归结局等。放冲复合伤的整体效应主要有以下特点:

（一）伤情严重程度主要取决于辐射剂量

病变和病程严重程度及预后结局与辐射剂量密切相关,随照射剂量增大,伤情严重,死亡率升高,生存时间缩短。如某次核试验动物效应结果显示,比较复合了重度冲击伤与轻度冲击伤或无伤的肠型放射病动物发现,动物存活时间和主要临床征象的区别都很不显著,反映出肠型放射病的病情险恶发展迅速的特点。

（二）病程经过具有放射病特征

一般来说,具有初期(休克期)、假愈期(局部感染期)、极期和恢复期的病程阶段性,但放射复合伤极期提前、延长,假愈期缩短。

（三）死亡率

死亡率是整体效应结果的直观集中表现。严重复合伤往往出现死亡率的显著增高。小鼠动物实验的研究表明,单纯体表面积15%的皮肤创伤不导致死亡,单纯9.75Gy的Co^{60}γ-射线全身性照射致35%小鼠死亡,而二者复合后的放创复合伤的死亡率高达85%,显示出显著的协同加重损伤效应。然而,不同的致伤顺序会影响整体死亡率的变化,前述致伤前照射模型呈现明显加重效应,死亡率显著增加;而有研究表明如果照射前24h给予皮肤创伤,小鼠的死亡率则会大大降低。

但是,需要指出的是上述放创复合伤模型是放冲复合伤的一种形变,反映的是冲击波继发效应作用与放射损伤的复合效应。有研究者较早期针对冲击波对肺的直接冲击效应复合不同剂量放射损伤的结果与其不尽相同,发现0.25Gy、0.5Gy、1.0Gy、2.0Gy、3.0Gy、4.0Gy和5.0Gy的X线复合低、中和高冲击波后对于致伤后30d内的动物体重和死亡率没有显著影响,但在6.0Gy照射复合高冲击波的放冲复合伤显示出动物死亡率高于单纯致伤,表明放冲复合伤的整体效应受放射损伤和冲击波两种致伤因素的剂量的影响,呈一定的量效关系,但就死亡率而言,相互加重的复合效应不明显。

（四）生存时间

生存时间综合反映了机体受到伤害后对其抗御、修复等一系列变化和转归。一定的存活时间方能保证救治得以实施生存时间既受救治的影响,又是机体对救治反应的结果。因此,生存时间

能较客观地反映复合效应。放冲复合伤生存时间比相应受照剂量的单纯放射损伤一般缩短。

（五）剂量效应

将单纯放射损伤和放射复合伤时的射线剂量效应进行比较,可见复合后达到相应死亡率所需的射线剂量,较单纯放射损伤时为低。降低越多,表明复合效应越重。射线照射后小鼠的30d的半数致伤剂量($LD_{50/30}$)为9.63Gy,但复合烧伤后降到8.20Gy,而复合创伤后降至7.61Gy,表明放烧与放冲复合伤均呈现明显的加重效应。这种复合其他损伤后造成等效效应的放射损伤所降低的照射剂量,即为该损伤所致的"等效剂量",其为研究复合效应的重要指标。

二、细胞、组织和器官效应

放冲复合伤后,机体各种组织、器官的复合效应表现不尽相同,多数表现为复合后相互加重,其损伤程度大于各单伤之和,有些则较单伤为重,但小于单伤之和。这种差异与特定致伤因素在不同组织的反应特点有关。

（一）骨髓

骨髓是电离辐射的敏感器官,放射损伤对造血功能的抑制效应明显。造血功能障碍是放射损伤的突出变化和全病程的首要问题,造血组织破坏和再生的情况能较好地反映放射损伤的严重程度。当放射损伤复合不同性质的损伤时,根据不同的照射剂量、损伤的严重程度,在不同的时间表现有所不同。在放创复合伤,致伤后外周血白细胞和血小板水平比单纯放射损伤加重损伤,分别降为单纯照射组的57%和33%;但骨髓中谱系阴性(lineage negative,lin^-)造血干细胞的DNA损伤反而减轻(γ-H2AX形成率降低)。这些研究表明放射损伤创伤复合之后对骨髓造血会产生复杂的效应。

（二）小肠

小肠黏膜更新速度快,放射敏感性高,在放射损伤条件下隐窝上皮凋亡明显,增殖抑制显著,往往致肠上皮坏死、脱落,绒毛变短、裸露,肠道的屏障功能严重受损。核试验动物效应资料显示,复合伤发生肠型放射病所需的剂量比单纯肠型放射病要小,如犬发生肠型放射损伤的阈剂量,单纯放射损伤是8.6Gy,放射复合伤时为6.8Gy(下降约20%),在肠型和骨髓型交叉剂量范围内,单纯放射病时多数为骨髓型,而放射复合伤时则多数为

肠型。放创复合伤的研究表明，放射损伤（9.75Gy 的 γ 射线照射）复合体表面积 15% 的皮肤创伤的放创复合伤小鼠，较相同剂量下的单纯放射损伤小鼠，其脓毒症发生更早、更严重，表明复合创伤后小肠的通透性增加，屏障功能降低。

（三）肺

冲击波由于其内爆效应和牵拉效应可对机体尤其是肺、心血管、消化道、耳等含液含气的空腔器官造成严重损伤，因此肺是冲击波这一致伤因素的重要靶标器官。冲击波可造成肺出血、肺水肿、肺破裂和肺大疱、肺萎陷和肺气肿等突出的病理改变。可以推测，复合放射损伤后的放冲复合伤将表现为更加严重的肺损伤。

三、重要病理、生理过程的复合效应

放冲复合伤可在休克、感染、组织修复等重要病理、生理过程方面反映出更为复杂的复合效应。

（一）休克发生率高

冲击伤早期由于冲击波的正压与负压作用，导致肺泡破裂融合、血管内皮受损，继发肺水肿，影响肺的气体交换，导致全身脏器的缺血缺氧，出现休克；而单纯放射损伤仅血管内皮通透性增高，早期休克很少见。但若放射损伤复合原来不至引起休克的外伤时却可发生休克，因此，放射复合伤时较易并发休克。照射剂量越大，伤情越重，休克发生率越高，经过也更严重。

放射复合伤时的休克大多发生在伤后初期。这是在受到复合杀伤因素强烈作用后，机体神经、内分泌、循环和代谢功能发生严重障碍的综合表现，其中有效循环血量的减少常常成为休克发展中的重要环节，是构成初期死亡的主要原因。因此，在严重伤员，伤后的初期实际上是休克期。临床上表现精神兴奋、躁动不安，不久转向抑制，反应迟钝，表情淡漠甚至意识模糊。同时呼吸、脉搏和血压等均有相应的时相性变化，血液浓缩、血容量减少和生化代谢的变化均迅速出现。

这类休克往往具有兴奋期延长与抑制期缩短的特点，如果对此未加注意，则可能影响休克的及时确诊以致贻误治疗。一旦进入抑制期后，抗休克措施的效果明显降低。实验研究表明，严重复合伤休克时的血压变化常见有两种类型，一类在兴奋期后血压下降，但以后又缓缓上升，可维持一段时期（称为代偿期）。此时，如无及时有效的治疗，则血压将再次下降（称为衰竭期）。另一类在

兴奋期后无明显的代偿期，即进入衰竭期，血压一直下降，不再回升。值得指出，有少数放射复合伤动物，在照射后仅受到很轻的创伤，血压即可发生陡降，即小量创伤就可引起无代偿型休克。

战时单一伤引起休克，其重要器官的功能在最初往往是正常的。但在放射复合伤初期即可能有 1 个以上重要器官的功能开始受损，而且随着病程的发展，损害日益明显。这样不但使休克的临床变化和类型出现很大的差异，而且对预后也有明显的影响，一些实验研究表明，放射复合伤休克期动物的死亡率明显增高。

复合伤的休克一部分发生在极期，或渡过初期休克，经假愈期后再度进入极期休克，其经过特点与初期休克不同，而与中毒性休克相似，临床上常见体温和血压同时明显下降，如不及时有效治疗，后果严重，死亡率很高。

放冲复合伤时休克发生率高，其加重的原因尚不清楚，一些研究表明，可能与以下几方面因素有关：

1. 神经系统在休克的发生和发展中的重要作用早为人们所重视。放射损伤时神经系统各部分受到不同程度的损害，可出现大脑皮质、皮质下层、脑干、自主神经各级组织系统等的功能紊乱，影响血压调节中枢的功能。因此，放射损伤后对创伤、损伤、出血等强烈刺激的耐受性明显下降。放射损伤后对失血的敏感性比不照射动物明显提高，血压的改变也更为显著，休克发生率增高，后果更为严重。因此，神经系统功能紊乱，从而对创伤敏感性增高，可能是放冲复合伤时休克加重的原因之一。

2. 有效血容量的减少是休克发展中的一个主要环节。放冲复合伤时，导致循环血容量减少的条件增多，可能是休克加重的又一原因。创伤、出血、创面体液丢失等均可引起血液浓缩，血容量减少。放射损伤引起的呕吐和腹泻均会加重液体丢失、电解质紊乱和血容量减少，从而促进休克的发展。而放射损伤引起微循环的功能和结构的改变，如微血管舒张、淤血、血流减慢、细胞内和细胞间水肿、血管内皮屏障功能破坏和血管通透性增加等，使血管渗出液、血管床容量增加，从而使有效循环血量进一步减少，促进休克的发生和发展。

3. 创伤后由于组织破坏、蛋白质分解等产生多种毒性物质，放射损伤后血中也立即出现组胺

类毒性物质。一些研究表明,放射复合伤休克时气体代谢的强度减弱比较显著,体内糖原分解加快,血内乳酸及无机磷酸盐蓄积增多等均较单一伤休克时更为明显。因此,毒性物质的增加也可能是放冲复合伤休克加重的原因之一。

4. 长期以来,在休克和放射病的发病原理上有人主张中毒学说。实验研究表明,放射损伤后对细菌毒素的敏感性也显著增加,放冲复合伤极期中休克加重的原因可能与细菌感染和毒素的影响有关,特别对革兰氏阴性杆菌毒素的影响不可忽视。

(二) 感染发生率高、出现早、程度重

感染在单纯放射病和冲击伤中都是比较突出的,而放冲复合伤时,感染发生更早、更多、更重。

为什么放射复合伤时感染更为突出呢? 可从以下几方面进行分析:

1. 放冲复合伤时休克更为多见而严重,使全身抗感染能力低下。休克使抗感染能力降低,可能与以下原因有关:①休克时发生组织缺氧,一些重要的脏器组织发生变性,甚至坏死,使有关的功能发生障碍,如肝脏合成丙种球蛋白减少。②休克时组织淤血缺氧,使毛细血管内皮细胞损伤,损伤组织的分解产物如组胺等对血管壁的作用,以及放射损伤破坏了血管壁的黏多糖,这些原因都使血管壁通透性升高。由此,一方面使血管内液体成分、甚至红细胞渗出血管外,另一方面也使血管外细菌易于侵入血管,导致菌血症、败血症的发生。

2. 放冲复合伤时造血功能障碍更为严重,中性粒细胞、淋巴细胞等减少更多,网状内皮系统吞噬功能抑制,特异性和非特异性免疫功能减弱,血清杀菌力下降等也更为显著,从而使机体抗感染的细胞因素和体液因素都受到更大的削弱。

3. 放冲复合伤时不仅可发生来自肠道、口腔以及尿道等处的内源性感染,而且更可发生来自创面、伤口等处的外源性感染,从而大大增加了感染的机会。复合伤时创面细菌数量比单纯创伤更为增多(百万至千万倍),这是由于此时白细胞显著减少、功能降低,致细菌被吞噬杀灭明显减少;细菌内毒素本身又抑制细胞的防御;细菌在坏死组织中易于滋长繁殖。细菌所产生的大量毒性物质(酶),利于细菌在创面蔓延,如卵磷脂酶破坏红细胞和其他细胞的胞膜,引起溶血和细胞坏死;透明质酸酶溶解真皮、皮下结缔组织基质;胶原酶

溶解胶原纤维等。创面坏死组织中多充满大量菌团,有时并发真菌感染。创面细菌还可进一步沿淋巴管、血管扩散,有时就在管腔内大量繁殖,充满腔内,形同管型,由此不仅阻塞血管(此时还促使血栓扩散),进一步引起组织坏死,而且可以导致局部淋巴结感染和全身血源性感染。

放冲复合伤常见的临床感染表现有创伤感染、局灶性感染。

放冲复合伤时创伤(创面和伤口)的感染发生率增高,经过比较严重。引起这种创伤感染的细菌种类虽然与一般战伤感染时相似,但常常有革兰氏阳性球菌相对减少(尤其是葡萄球菌减少较为明显)、革兰氏阴性杆菌相对增多的趋势。细菌定量检查可见单一伤和复合伤创面细菌数量在伤后初期虽然相近,但随着病程的发展,复合伤创面内的细菌数量比单一伤明显增多,这就为创伤感染的扩散和侵入血循环增加了机会。战伤中常见的特殊感染,如气性坏疽、破伤风和因广泛应用抗生素和激素制剂后出现的真菌感染问题,在放射复合伤的研究中尚未受到足够的注意。一些初步报告表明,放射复合伤动物受破伤风杆菌感染后,细菌繁殖较快,发病率高,临床症状和病情的发展也比单一伤时加快和严重。

放冲复合伤的局灶性感染,临床上多见于体表、口腔和咽喉等部位。常见的有皮肤和黏膜糜烂及溃疡、褥疮感染、齿龈炎、扁桃体炎及咽峡炎等。日本受核袭击后的伤员中,口腔咽喉部位病变发生率增高。这类病灶感染多在极期前出现,可持续数周。临床上自觉局部疼痛,影响说话和吞咽,并有异物感、口腔流涎、局部肿胀等症状。此类病灶多发生在淋巴组织比较集中处,而且常与出血发生在同一部位。此外,局灶性感染还可发生在肺部和肠道等内脏。

创伤感染和局灶性感染发生时,正值机体抗感染功能明显下降。细菌随时可由这些部位趁机侵入血循环,引起菌血症、败血症或脓毒血症。伤后血培养表明,放射复合伤动物的血培养阳性率比单一外伤或放射病均增高,而且出现的时间也提前。一般在创伤感染后即可出现,随着病程发展,阳性率逐渐增高。伤情重者,血培养阳性率多有两个高峰,第一次多在创伤感染比较明显,坏死组织大块分离脱落时出现;第二次多在极期出现。第一次高峰较低,持续的时间也较短暂,第二次高峰较高,持续时间也可较长。血培养中常见的细

菌如为白色和金黄色葡萄球菌、链球菌、大肠杆菌和革兰氏阴性杆菌增多。与单一伤相比,有链球菌和革兰氏阴性杆菌检出率相对增高,以及混合感染发生率较高的趋势。可以看出,血培养的菌谱及其变化,与创伤感染的细菌菌谱和变化有相似之处。经详细分析,还可以发现血培养检出的细菌常常就是当时在创伤处存在的主要细菌,仅有少数与其他感染灶的细菌相同。故一般认为,放射复合伤时血中出现的细菌大部分是由创伤处侵入血循环的。

临床上出现败血症症状时,常常标志极期的开始,伤员自觉精神抑郁,全身乏力,体温升高,有时恶寒,同时脉搏、呼吸加快,创面感染进一步恶化,相继出现代谢紊乱和其他中毒症状。实验研究表明,放射复合伤时发热开始早,波动范围较大,持续时间较长,中毒和其他症状也较单一伤严重。发热的趋势和程度与白细胞计数下降、创面破溃和感染等均有密切关系。放射复合伤感染的另一特点是低体温发生率较高。严重伤员可在一开始就发生低热,或高热后突然转为低热。出现低体温即表示病情危重,常常是革兰氏阴性杆菌严重感染的结果。

(三) 创伤愈合延缓

放冲复合伤时,因放射损伤的影响,创伤创面、伤口及骨折的组织修复困难、愈合延迟。这种影响的程度主要取决于所受核辐射剂量的大小。放射损伤如伤情较轻,所复合的创伤局部变化与单一伤无明显区别;如放射损伤达中度以上伤情,则影响明显,主要表现为炎症反应减弱,容易并发感染,出血倾向加重,创伤愈合延缓,功能恢复较差。临床上,从伤口大小的变化、肉芽组织生长情况、骨折部位骨痂形成的速度及稳固程度等,均可看出放冲复合伤时创伤愈合延缓的特点。伤后早期,伤口收缩不仅进展缓慢,而且常停顿下来,有时甚至伤口比致伤时还扩大。以后肉芽生长、收缩、上皮增生、覆盖,均较单纯创伤时延缓。骨折断端骨痂形成较少、较慢,骨管形成推迟。一般而言,放冲复合伤伤情越重,这些特点表现越突出,尤其在极期更为突出。

放射损伤延缓创伤愈合,究其原因,可以从以下几个方面进行解释:

1. 炎症反应削弱 放冲复合伤时常见伤口或创面炎症反应区域较小,伤口周围炎症反应带较狭窄。如存在异物,异物反应轻,异物周围形成

包裹的时间延迟,在极期常见异物所在部位局部出血,即使浅在异物排出体外时,也常遗留不易愈合的瘘管。

机体通过炎症反应杀灭和消除细菌,吸收和清除坏死组织,从而为组织再生修复准备条件。因此,炎症是组织损伤后修复愈合的必要前提:在放射复合伤时,由于造血组织破坏,白细胞计数下降,创面或伤口炎细胞浸润减少,吞噬功能降低,以至细菌和坏死组织不易被吞噬和清除。此时由于血管通透性增高,局部常有较多的纤维蛋白渗出物,但因中性粒细胞减少,由其释出的蛋白溶解酶也减少,因此局部纤维蛋白不易被溶解,而与坏死组织凝结在一起,使坏死组织不易脱落、清除,既影响组织修复,又易导致细菌滋生,加重感染,这又进一步阻碍组织修复。

2. 局部发生感染、出血 战时创伤多为细菌所污染,但污染能否发展为感染,则与创伤的特点,机体抵抗力和污染细菌的情况等有关。而放冲复合伤全身和创伤局部的变化,均有利于感染的发生和发展。因此,放冲复合伤时感染更为突出,在放射病的极期尤为严重。有研究表明,放射复合伤时,伤口化脓性感染过程加重,容易扩散和发生蜂窝织炎、骨髓炎和化脓性瘘管等。放射复合伤伤员在手术后,手术伤口感染的发生率也较高,如未及时有效处理,不仅可使手术失败,而且可以引起其他并发症。植皮手术后,已经生长愈合的皮片可因感染而失败。已经愈合的部分伤口也可因发生感染而再次裂开。放射损伤复合骨折不仅伤口感染率增高,影响骨折愈合,伤肢功能恢复较差,而且常常加重整体病情。

关于出血,放冲复合伤后伤区的出血多发生在两个时期,即伤后初期和极期前后。伤后初期的伤区出血是由外伤引起组织损伤和血管破裂而发生的。这种出血在放冲复合伤往往可以看到以下一些特点:一是对失血的耐受性减低,因此出血的影响较为严重,二是伤区溢血吸收较缓慢,从而影响伤口愈合,并为局部发生感染创造条件;三是在初期扩创术后,由于伤口内出血倾向增强,伤口内血肿发生率比单一伤明显增高。

放冲复合伤极期前,由于造血障碍而发生全身性出血时,伤口和创面出血往往比体表皮肤和黏膜出血出现更早,更为广泛和严重。开始多表现为肉芽创面出血倾向增加,继之出现细小的出血点,很快融合扩大,直至肉芽面广泛溢出。此

时,创面感染也特别严重。出血与感染互相影响,互相加重,并与伤口周围皮肤出血点互相交织。这时伤口呈现出放射复合伤特有的出血性坏死感染的征象。如伤口伴有血管损伤而未完全愈合,这时可裂开再次出血。由于放射复合伤极期时机体对失血的耐受性更差,因此,后果也更为严重。出血后不仅使全身丧失血量,而且使创伤、烧伤局部血液供应减少甚至断绝,使组织离散,组织中的凝血为细菌滋生提供了条件。

在观察放射复合伤的创面时,往往可见这样的发展过程:在假愈期肉芽生长较好,表现红嫩健康;进入极期后,肉芽组织停止生长,变得苍白污秽,易发生感染和出血;待进入恢复期,感染、出血控制、消退,肉芽组织和上皮生长,随着创面愈合。

由此可见,严密地防治感染和出血,是促进创面愈合极重要的条件。

3. 抑制组织细胞的再生 在核辐射作用下,创伤局部组织细胞的再生能力可受到直接抑制。这主要包括皮肤、软组织损伤时抑制上皮细胞、成纤维细胞和血管内皮细胞的再生,抑制这些细胞的分裂和胶原的合成;骨折时抑制成骨细胞的再生和骨痂的形成。

皮肤和黏膜损伤时,只有表皮细胞再生并覆盖创面,才能消灭创面,使肉芽组织停止生长,使创伤愈合。因此表皮细胞的再生及其功能,对创伤愈合极其重要。在创伤愈合过程中,表皮细胞有分裂增殖和迁移功能,在整个修复过程中,细胞分裂一直在进行。当表皮与结缔组织接触时,即产生基层底膜。在创伤复合放射损伤情况下,表皮细胞分裂、迁移功能均可受到抑制,甚至停止,从而影响创伤愈合。

在创伤愈合过程中,创伤周围及底部的毛细血管内皮细胞发生肿胀、分裂,形成芽突,并进行迁移,互相连接。这些连接的突起初为实心,以后逐渐中空,形成腔隙,再通血流。在复合放射损伤的情况下,血管内皮细胞分裂、生长缓慢,甚至停止,从而影响肉芽组织的形成。至于淋巴管的再生,较血管为慢。

成纤维细胞对创伤愈合起重要作用。成纤维细胞能肿大、伸长、伸出突起,沿直线方向移动,并可分裂增生,成熟时释放出黏多糖,形成胶原纤维。只有形成完整的胶原纤维,创伤愈合后的张力强度才能增加。在复合放射损伤的情况下,成纤维细胞的分裂和胶原合成功能都可受到抑制,

从而影响肉芽组织的生长和成熟,有时虽然愈合,但张力强度很低。

如有研究者以 200C/kg 照射豚鼠、300C/kg 照射大白鼠后,在背部造成创伤后立即缝合,伤后第 7d 和第 14d 进行一般组织学观察,发现复合伤和单纯创伤动物并无明显差异,但伤口皮肤的张力强度,复合伤动物明显低于单纯创伤组。照射剂量越大,皮肤张力强度降低越明显,持续时间也越长。以 700C/kg γ 线照射大白鼠,见伤口皮肤内胶原的生成比对照组迟 2~3d。如以很大剂量照射,成纤维细胞、血管内皮细胞、上皮细胞分裂停止,从而使整个愈合过程停止。

中等剂量照射后,可使骨折的组织再生减慢,骨痂形成晚、改建迟。更大剂量,甚至使骨痂不长,造成骨折经久不愈或形成假关节。核辐射可直接抑制成骨细胞的活性,使成骨细胞分化为骨细胞的过程变慢;抑制碱性磷酸酶的活性,使钙化过程受到阻碍(钙化需有碱性磷酸酶的参与)。此外,有研究者以 X 线 400C/kg、800C/kg 照射大白鼠,骨折后骨痂形成较对照为晚,并发现嗜碱性肥大细胞开始增多,以后低于对照,直至骨痂形成的第 3 周。这些肥大细胞与黏多糖的合成有关,而照射后黏多糖合成受到干扰,这可能与骨痂形成变慢有关。此外,骨髓血循环的破坏,将影响骨折断端血肿的血管化(机化)和愈合过程中的血液供应(骨髓血管系统对骨组织的营养起重要作用)。

影响骨折愈合的这些变化主要发生于放射病的极期,进入恢复期后,一般骨折愈合能较顺利进行。

4. 放射性物质沾染创面和对伤口的影响 地爆和低空爆时,爆区内的伤员,特别是下风方向近区的暴露人员(类似的还有贫铀弹形成的贫铀气溶胶以及脏弹中的放射性物质),开放性的创伤伤口有可能受到放射性物质的沾染,从而造成局部延缓愈合和吸收人体内两方面的不良影响。

放射性物质落于创面或伤口时,为局部组织所吸附,如有渗出液时,吸附更多。对局部的影响主要取决于沾染的强度、沾染物停留的时间和创伤类型等因素。放射性沾染在局部可造成上皮细胞、结缔组织细胞和肌肉细胞的变性及渐进性坏死,抑制细胞的再生,特别是表皮的生发层细胞和成纤维细胞更易受损。这样就使局部积留坏死组

织,组织再生过程延缓,并易发生出血和感染(化脓性和厌氧性感染)。曾有人用家兔实验,单纯的皮肤肌肉伤口化脓发生率为 11.5%,沾染放射性碘和钙后,增至 22.2%,如沾染后再受 X 线照射者,可高达 53.8%。

放射性物质经创面、伤口的吸收,主要取决于这些物质的理化性质(如溶解度)和局部损伤的性质。很多放射性物质几乎完全不溶于创伤的渗液,如重金属的氧化物、过氧化物碳酸盐、硫酸盐和磷酸盐,而盐酸和硝酸盐则很易溶解,故吸收率也高。核爆炸的落下灰有 10~20 的溶解度,因此将可能有一部分通过血管和淋巴管吸收入体内,超过一定量将对机体造成危害。一般认为完整的皮肤不吸收或吸收少,烧伤创面有完整的焦痂时吸收较少,血液循环丰富的伤口和有肌肉破碎的伤口则吸收较多。至于具体数据,实验结果不一,从百分之几至百分之几十。从治疗角度出发,对沾染的创面和伤口必须尽早从速处理。有人报告于沾染后 1h 洗消,可自创面清除放射性物质的20%,经 2h,清除 10%,更晚仅能消除 3%~5%;沾染后 2h 用扩创等外科方法处理,可消除 30%~70%,如超过 6h,外科和其他去沾染方法一般就不易奏效。

5. 其他因素　放射性复合伤时神经内分泌调节障碍,代谢紊乱、特别是蛋白质代谢障碍,较早出现的贫血等全身性变化,也必然对局部创伤愈合产生不利影响。

放射损伤对创伤愈合的影响主要发生在极期,因此,在加强全身治疗的基础上,要力争在极期到来之前,尽量治愈或最大限度缩小创面或伤口,并在极期严密防治局部感染和出血,这不仅有利于局部创伤愈合,也能对复合伤的整体治疗创造良好条件。

(四) 造血功能障碍加重

造血功能障碍是放射损伤的突出变化。造血组织破坏和再生的情况能较好地反映放射损伤的严重程度。较严重的冲击伤时,往往外周血白细胞计数下降,但不很严重的损伤,通常显示白细胞计数的升高反应。当放射损伤复合冲击伤后,可使造血组织加速和加重破坏,减少和延缓再生。放冲复合伤时造血功能障碍的加重作用与以下一些因素有关:

1. 复合伤时感染显著加重,而严重感染对已有损伤的造血组织可加重破坏。常可见到这样的

情况,白细胞计数本在下降,但一旦感染发热后,随体温上升,白细胞计数急剧下降。有时造血功能本已开始逐渐恢复,外周血白细胞计数逐渐回升,甚至达到数千的水平,说明骨髓已发生再生,但并发败血症后,白细胞计数又急剧下降,尸检发现骨髓又呈现空虚状态,即原已有再生的骨髓又发生严重破坏。

2. 在造血组织已不能正常产生和释放白细胞的情况下,外周血白细胞大量地消耗于创伤伤口,也将加速白细胞数的下降。

3. 复合严重冲击伤后,由于组织坏死而产生的毒性物质可能直接抑制和损伤造血组织。

4. 在造血功能抑制的基础上,创伤出血、血管通透性增高而使血液渗出及溶血增多,感染细菌的卵磷脂酶、溶血素使红细胞溶解,可加速加重贫血的发生,但在早期,这种溶血和胃肠道的充血、出血均可使红细胞进一步破坏和丧失。

造血组织的病变,反映在外周血液学方面也发生相应的变化:

1. 白细胞的变化　较重的放射复合伤,白细胞的变化是很典型的,且有明显的时相性改变。伤后多有一明显的上升高峰,这在相应的单一伤中也可看到。随后白细胞计数即迅速下降,比单纯放射病提早达最低值,最低值水平低,持续久。白细胞分类方面,变化最剧烈的是中性粒细胞,其次是淋巴细胞。在不同类型复合伤时,白细胞总数和分类变化的趋势和特点有所不同,借此可作为鉴别诊断的参考。放射复合伤时白细胞数的反应受许多因素的影响。一般认为复合放射损伤剂量越大,白细胞计数下降越快,水平越低,回升也越慢。一些实验还表明,复合冲击伤时冲击波超压值的大小也对白细胞的变化有显著影响。以犬为实验动物的放射病和放冲复合伤研究表明,全身照射 3.4Gy 后伴有冲击伤的动物白细胞下降幅度更明显,动物死亡更早;全身照射 1.5Gy 超压较大($>0.5kg/cm^2$)动物白细胞下降快并且在较低水平(低于正常白细胞水平的 40%)维持时间长,而超压较低($<0.2kg/cm^2$)动物白细胞维持在相对较高的水平。

2. 红细胞的变化　放射复合伤时红细胞有关指标的变化(红细胞、血红蛋白、血细胞压积等)也很显著,而且也有明显的时相性。一般可见到初期升高、进行性降低和逐渐恢复三个阶段。贫血在伤后早期即可发生,但可为当时的血液浓

缩所掩盖。

3. 血小板的变化　放射复合伤时血小板数的变化趋势大致与白细胞总数的变化相类似。伤后初期上升的情况与单纯烧伤相似，而以后下降的趋势与单纯放射病相似。但复合伤时根据伤类和伤情不同，有时表现下降得较快和较低。在恢复回升阶段，与单纯放射病相比，有时复合伤上升幅度大，常在较高的水平波动上升。

在血小板计数下降的同时，可见毛细胞血管脆性增加和凝血障碍逐渐明显，临床上也出现出血症候群。一般在临床出血停止时，这些指标才开始恢复正常。复合伤时，出血症候群一般也比单纯放射病提早出现和加重。

第四节　放冲复合伤的诊断

放冲复合伤的诊断应以单一伤为基础，并充分考虑复合伤的特点，依靠爆炸时伤员的伤类和伤情做群体和伤员单个诊断。既充分利用各方面的间接依据，又要依靠对每一伤员的直接观察。

在现场、早期救治机构和专科医院，按不同条件和不同要求，分别做出早期分类诊断和临床诊断。

一、早期分类诊断

（一）受伤史

根据核爆炸的景象和有关情报，判断核武器当量、爆炸方式和爆心位置，推算出杀伤区位置范围和可能发生复合伤的类型。仔细了解伤员在核爆炸当时的位置，有无屏蔽和防护；是否看到爆炸景象或听到爆炸声响；是否被抛掷、撞击、挤压和掩埋；在重沾染区停留时间和活动情况，以及撤离沾染区的方式。这些情况将有助于间接推测可能发生的损伤。

（二）伤员周围环境

不同的冲击波超压和动压，不仅可以对人员造成不同程度的损伤，而且会对周围环境造成破坏。根据武器、技术装备、工事、建筑物破坏程度，可以间接推测同一地点和开阔地人员冲击伤的伤情程度。冲击波造成物体破坏程度和冲击波压力值与人员冲击伤伤情关系见表27-2。

表27-2　冲击波造成物体破坏程度和冲击波压力值与人员冲击伤伤情比较

物体破坏程度	冲击波压力值(kPa)	冲击波伤情
砖木民房严重破坏	15	轻度
工业厂房中等或严重破坏	15~25	轻度或中度
较坚固楼房中等破坏	18	轻度
较坚固楼房严重破坏	40	中度
堑壕、迫击炮轻微或中等破坏	60~90	重度或极重度
崖孔避弹所、机枪工事和轻型掩蔽部轻微破坏	60~85	重度或极重度
载重车、步车、加榴炮轻或中等破坏	70~120	中度、重度或极重度
轻中型坦克和装甲运输车轻微破坏	40~50	中度、重度或极重度

（三）早期症状和体征

体表烧伤和外伤易于发现，诊断的难点和重点在于是否复合放射损伤和内脏冲击伤。以下症状和体征有助于放冲复合伤的早期诊断，以及与其他类型复合伤的区分。

1. 大面积烧伤而无明显的放射病早期症状，可能是以烧伤为主的复合伤。

2. 烧伤伴有耳鸣、耳痛、耳聋、咳嗽或有泡沫血痰，可能是烧冲复合伤。

3. 伤后有恶心、呕吐、腹泻，同时有烧伤和冲击伤的症状，可能是放烧冲复合伤。如还伴有共

济失调、头部摇晃、抽搐等中枢神经症状，可考虑为脑型放射复合伤。

4. 整体伤情表现比体表烧伤或外伤要严重，应考虑是否复合放射损伤或内脏冲击伤。

（四）受照剂量初步估计

如伤员佩戴剂量计，可读出或监测受照剂量。伤员应尽可能每隔12~24h查外周血及分类、网织红细胞和淋巴细胞绝对值。条件许可时，可抽静脉血做淋巴细胞染色体畸变分析，留尿样、鼻拭物及血液标本做放射性测量，收集能用作伤员受照剂量估计的物品如手表、药片等。

（五）外周血象变化

以放射损伤为主的复合伤,白细胞计数有不同程度的下降,受照剂量越大,白细胞计数下降越快、越低。

二、临床诊断

（一）症状和体征

询问和观察有无意识丧失、头痛、头昏、耳鸣呼吸困难、胸部及腹部疼痛等症状。根据冲击伤伤员的临床表现,进一步判断伤情。

1. 复合听器伤时,发生耳鸣、耳痛、听力障碍,外耳道流出浆液或血性液,耳镜检查可见鼓膜穿孔、出血等。

2. 复合胸部伤时,如有肺损伤,会出现胸痛、咳嗽、咯血性泡沫痰及呼吸困难。X线检查:有肺出血时,肺野内呈片状阴影;有胸腔积血时,肺野下部可见上缘呈弧形的阴影;有气胸时,显示伤侧胸腔积气,肺被压缩,纵隔偏向健侧。有心脏损伤时,会出现心前区痛、胸闷、憋气感和出冷汗,心电图检查显示心肌损害。

3. 复合腹部伤时,发生腹痛、压痛、腹肌紧张,肠鸣音减弱或消失及气腹等。重者可有烦躁不安、口渴、舌干、脸色苍白、心动过速、血压下降等出血性休克表现。腹腔穿刺、腹腔灌洗、X线检查、B型超声检查等都有确定诊断的意义。

4. 复合骨折时,有伤处疼痛、出血、肿胀及活动障碍,X线检查可获明确诊断。

5. 复合闭合性颅脑伤时,有脑震荡、脑挫伤、脑受压(颅内血肿等)等临床表现。

6. 复合肢体挤压伤时,伤肢显著肿胀,变实而少弹性,麻木或瘫痪,远端动脉搏动减弱或消失,可出现低血容量休克和肌红蛋白尿等。

7. 复合软组织伤时,可有挫伤、撕裂伤及飞射物、碎玻片所致损伤等临床表现。

8. 复合眼损伤时,可有相应的眼部临床表现。

（二）实验室和功能检查

1. **血常规变化**　重度放冲复合伤白细胞总数降得很低,淋巴细胞可以从外周血中消失。其外周血淋巴细胞染色体畸变率和微核率增加;骨髓象具有急性放射病的特点。

2. **生化指标**　血清丙氨酸氨基转移酶和天门冬酸氨基转移酶活性升高可用于诊断肝破裂;心肌酶谱的改变可用于诊断心肌损伤。

3. **X线检查**　用于诊断肺冲击伤、颅脑伤、胃肠破裂或穿孔及玻片伤等。

4. **CT和MRI**　用于诊断胸部、腹部、脊柱及颅脑冲击伤。

5. **心电图**　用于判断心脏和肺损伤及观察病情的发展过程。

6. **脑电图和脑血流图**　用于诊断颅脑损伤;必要时,进行腰椎穿刺测定脑压和检查脑脊液。

7. **超声波检查、动脉血氧分压和肺分流量**　用于诊断肺冲击伤。

第五节　放冲复合伤的
临床分型

放冲复合伤因其以放射损伤为主,因此其临床分型与单纯急性放射病的病程相似,但其损伤程度更重。根据受到照射的剂量范围,具有典型的临床分型。

1. **骨髓型急性放射病**　受到中度(2~10Gy)以上的照射剂量,病程具有明显的阶段性,其临床经过分为初期、假愈期、极期和恢复期。

（1）初期:主要表现为受照后的应激反应,神经内分泌系统功能紊乱,症状包括头晕、乏力、食欲减退、恶心呕吐、眼结膜充血等,外周血白细胞可一过性升高或轻度减少。

（2）假愈期:大多初期症状均明显减轻或基本消失,但造血损伤仍在发展,病理变化还在进行。

（3）极期:此期是放射损伤各种临床表现明显出现的阶段,伤员全身状况变差,明显疲乏、食欲减退、恶心呕吐,重者可腹泻,造血功能障碍继续发展,全血细胞减少,免疫功能低下,多发生局部或全身感染、全身不同部位的出血(尿血、便血、皮肤黏膜出血等)、水电解质紊乱和酸碱平衡失调等。

（4）恢复期:伤员经过积极治疗后,骨髓造血功能开始恢复,外周血白细胞和血小板计数逐渐回升,症状减轻并消失。

2. **肠型放射病**　是以频繁呕吐、严重腹泻及血水便等胃肠道损伤为基本损伤的极为严重的急性放射病。肠道黏膜属于对辐照高度敏感的组织,在10Gy以上射线照射后1周左右就会出现严重的损伤,主要病理表现为小肠黏膜上皮细胞广泛坏死脱落。肠道隐窝细胞对射线更为敏感,受照后隐窝细胞很快发生坏死，数量减少或消失，绒毛上皮脱落后得不到修复，造成绒毛裸露且形成巨大的创面。肠黏膜完整性的破坏致使肠道屏障功能减弱，体液向肠腔内渗出，造成血细胞、血浆（蛋白质）、水电解质等营养成分的丢失。肠腔内的细菌、毒性代谢产物等向体内扩散，导致机体感染和中毒。大剂量照射后，肠道运动功能紊乱也是造成呕吐、腹泻和肠套叠的主要原因。

3. **脑型放射病** 是以脑和中枢神经系统损伤为基本损伤的一种极为严重的急性放射病，病情较肠型更为严重，发病更迅猛，病程进展快，临床分期不明显，多在照射后 2~3d 内死亡。根据脑型伤员临床观察和动物实验研究结果，其症状主要表现为共济失调、眼球震颤、肌张力增强和肢体震颤、抽搐。此外，脑型放射病发病急速，大多在照射后立即或数分钟内发生呕吐，1h 内出现腹泻，很快转为稀水便或大便失禁。照射后很快出现面部潮红、皮肤多处大片红斑、拒食、定向力障碍。随着抽搐的频繁发作，全身状况迅速恶化，可能发生脱水、休克、昏迷和全身极度衰竭。造血障碍和肠道损伤较肠型时更加严重。

在放射损伤的基础上，放冲复合伤中冲击伤的临床表现与先前描述的相同，主要表现为听器和胸腹部损伤、骨折、闭合性颅脑损伤、肢体挤压伤及软组织损伤等。

第六节 放冲复合伤的急救与治疗

一、处理原则

放冲复合伤伤员多需进行分级救治，一般分为现场抢救、早期救治和后续治疗三级。应充分吸取平时和常规战争中救治冲击伤、战伤的原则和经验；充分利用各单一伤的治疗原则和经验，并根据复合伤的特点进行救治。应根据不同程度的复合伤类型进行治疗，并重点治疗复合伤中的主要损伤，但对次要损伤也不应忽视。既要注重全身治疗，又要妥善处理局部，使得两方面相辅相成。妥善处理治疗同时存在的几种损伤中出现的矛盾。注意病程发展的阶段性，不同时期的治疗各有侧重。

救治原则：先重后轻，快抢快救和严密观察。救治的重点在心肺损伤、腹部脏器伤、挤压损伤、

听器损伤和玻片伤。

二、现场急救和紧急救治

根据整体伤情和不同的受伤部位，采取综合治疗。有较重的内脏伤者应卧床休息，避免负荷，以防加重肺出血、肺水肿、内脏血肿破裂和发生心力衰竭等。由于放冲复合伤时休克发病率高、感染问题较突出，故应强调尽早采取抗休克和抗感染措施。主要救治要点如下：

（一）急救

放冲复合伤的急救与一般战伤基本相同，包括通气、止血、包扎、固定、搬运和基础生命支持等。

（二）全身治疗

1. 预防性注射破伤风抗毒素。

2. 输血、补液防治休克，如有肺损伤应控制输注的量和速度，防止发生或加重肺水肿。

3. 对急性放射病有效的抗放药物对放冲复合伤也基本有效，伤后应尽早给予抗放药。

4. 积极防治感染，应尽早口服抗感染药物。

5. 对危重伤员早期可一次性应用大剂量皮质类固醇激素。

（三）放射性内污染防治

疑有放射性核素严重沾染时，应尽早服用碘化钾，对服装和体表暴露部位进行局部除沾染，必要时可采取加速排出放射性核素的措施；抢救人员和伤员应及时采取戴口罩和围毛巾等个人防护措施。

（四）局部处理

1. 复合听器损伤时，外耳道塞以消毒棉球防止感染，如已感染，用 4% 温热硼酸水清洗后，置纱布条引流，鼓膜穿孔可于恢复期做成形术。

2. 复合胸部伤时，有肺损伤者应保持呼吸道通畅，吸入 95% 乙醇雾化氧，给予促进水肿吸收的药物；有血胸应行胸腔穿刺排空积血，不易抽吸干净的血胸，应做闭式引流术；开放性气胸，应立即严密封闭包扎伤口；张力性气胸，应做闭式引流排气。有心脏伤时应适当休息，避免活动，对症治疗；心力衰竭时，使用毛花苷丙或毒毛花苷 K。

3. 复合腹部损伤时，如肝、脾血肿，胃肠挫伤，应绝对卧床休息和对症治疗；如肝脾破裂、胃肠穿孔，应做急诊手术进行止血和修补。

4. 复合骨折时，应尽早进行骨折复位固定手术，骨折固定时间比一般骨折延长，具体时间根据临床表现和 X 线检查结果而定。

5. 复合颅脑损伤时,轻者(脑震荡)给予镇静、止痛、卧床休息;重者尽早手术,如做头皮撕裂伤的修补术、颅骨骨折的整复术及颅内血肿清除术等。

6. 复合软组织损伤并有放射性核素沾染时,应尽早消除沾染;有过量放射性核素进入体内时,应进行放射性核素加速排出治疗;软组织损伤早期扩创后,作初期缝合或延期缝合。

7. 复合肢体挤压伤时,应固定伤肢,避免不必要的活动,沿伤肢纵轴行深筋膜切开减压术,术后用厚层敷料包扎固定。注意防治急性肾功能衰竭。

8. 复合眼损伤时,经急救后由眼科医师处理。

(五) 防治外伤性窒息

对严重呼吸困难的伤员,应及时做气管造口术,清除气管内分泌物,给氧,保持呼吸道通畅。改善呼吸功能和鼓励清醒的伤员咳嗽排痰,对呼吸停止的伤员进行口对口人工呼吸,禁止挤压胸部。

(六) 后送注意事项

对鼓膜破裂、口鼻出血或咳出血性泡沫痰的重伤员,用头高卧位后送,切勿搀扶伤员步行。

三、早期治疗

1. 有放射性核素沾染,并超过沾染程度限值的伤员,应尽早采血测定血常规和淋巴细胞染色体畸变率,并及时进行洗消去污处理。

2. 持续给氧。在排除肋骨骨折和气胸的情况下加压给予氧,输入高渗葡糖糖和甘露醇,减轻肺水肿,降低颅压。血压稳定后,用呋塞米或依他尼酸钠利尿,静脉注射氨茶碱防治支气管痉挛。对昏迷、排痰困难或有窒息的伤员做气管造口术。脑水肿进行头部降温。

3. 疑有腹部脏器伤时,及时剖腹探查。

4. 注意全身和局部感染。合并中度骨髓型放射病者,宜早期应用造血生长因子(G-CSF、IL-11);合并弥散性血管内凝血(DIC)和低钾血症者,应用广谱抗生素,防治肺部感染。抗菌药物的使用遵循早期、适量和交替使用的原则。

5. 手术处理。争取创伤在极期前愈合,尽量使沾染的创伤转为清洁的创伤,多处伤转为少处伤,开放伤转为闭合伤,重伤转为轻伤。

(1) 手术原则:因手术可能加重病情,故术前要周密计划、充分准备。麻醉充分、严格无菌、

手术操作熟练、尽量缩短麻醉和手术时间。清创应彻底,但注意保护健康组织。严密止血,伤口一般延期缝合。骨折应及早复位,骨折固定时间应根据临床及X线检查结果适当延长。

(2) 手术时机:一切必要的手术应及早在初期和假愈期内进行,争取极期前创面、伤口愈合;极期时,除紧急情况外(如血管结扎术和穿孔修补术等),原则上禁止施行手术;凡能延缓的手术,应推迟到恢复期进行。

(3) 麻醉选择:针麻、局部和硬膜外麻醉在复合伤病程各期都可应用。乙醚麻醉和硫喷妥钠麻醉在初期和假愈期可以使用。有严重肺冲击伤者,不用乙醚麻醉,防止加重肺部症状。

四、专科治疗

1. 对严重体表沾染者,进行彻底洗消;对体内放射性污染的伤员,尽量给予有针对性的促排药物,常见放射性核素的阻止吸收和加速排出的方法见表27-3。

表27-3　常见放射性核素的促排方法

放射性核素	治疗方法
^{235}U、^{238}U	14‰$NaHCO_3$溶液灌注;喹氨酸和钛铁试剂(Tiron);
^{239}Pu	促排灵(二乙烯三胺五乙酸钠钙,DTPA-Ca)与葡聚糖(Glucan)或去铁敏(DFOA)或四环素配伍使用;乙二胺四乙酸钙(Ca-EDTA)0.5g静脉注射或雾化吸入;
^{226}Ra、^{228}Ra	EDTA、DTPA静脉滴注,高钙饮食,脱钙疗法
^{232}Th	EDTA、DTPA静脉滴注;喹氨酸
碘	口服碘化钾(KI)130mg
锶	褐藻酸钠10g溶于2杯糖水中,口服,每日2次;高钙饮食;脱钙疗法;
铯	普鲁士蓝1g溶于水,口服3次,连续15d;高钾饮食;稳定性铯;
^3H	大量饮水,应用利尿剂氢氯噻嗪等
^{99m}Tc	口服稳定性碘,100mg/d,高氯酸钾100mg,每天3次;大量饮水;应用利尿剂
^{60}Co、^{57}Co	喹氨酸或DTPA肌内注射100mg/d;
^{210}Po	促排药物如二巯基丙醇,二巯基丙烷磺酸钠,二乙基二硫氨基甲酸钠
^{144}Ce	同^{239}Pu。
超钚类	同^{239}Pu。

2. 针对不同的放冲复合伤伤情进行相应积极对症治疗

（1）轻度伤员，给予对症治疗，加强营养，注意休息。

（2）中、重度伤员，初期用止吐、镇静药物和尽早使用抗放药物。假愈期重视预防感染和出血；保护造血功能。极期在加大抗感染和抗出血的治疗的同时，注意进一步加强营养（静脉或鼻饲），维持水电解质平衡，支持疗法提高机体抵抗力。伤情重者输注新鲜全血和成分血，必要时伤后早期进行造血干细胞移植。恢复期加强营养，促进康复。

（3）极重度放冲复合伤，特别要注意尽早采取抗感染、抗出血治疗及纠正水、电解质紊乱。

3. 恢复期后做器官修复和整形手术。尽早利用器械做主动或被动运动，也可做局部或全身浸浴等，维护伤部关节功能。

五、防治研究进展

放射损伤是放冲/放创复合伤的主要矛盾，同时其所复合的冲击伤/创伤对整个复合伤的整体效应、细胞组织器官效应和重要病理生理过程皆会产生复杂的影响，因此围绕放射损伤这一主要矛盾的抗放药物的使用成为放冲复合伤救治的关键环节。如前所述，尽管对急性放射病有效的抗放药物对放射复合伤也基本有效，但实际使用中的一些特点需要给予充分关注。中国人民解放军陆军军医大学全军复合伤研究所和美军放射生物研究所（Armed Forces Radiobiology Research Institute，AFRRI）针对放射复合伤的药物防治都进行了系列研究。

基于放射损伤是放射复合伤的主要矛盾这一重要特点，中国人民解放军陆军军医大学全军复合伤研究所较早就开展了对几种确认对单纯放射病有防治作用的抗放药物（WR$_{2721}$、盐酸胱胺、雌三醇、"523" "408"）进行单纯放射病和放烧复合伤防治效果的对比观察研究。就提高 30d 存活率而言（8Gy 的 γ 射线照射合并体表面积 15% Ⅲ度烧伤，对照组小鼠 30d 存活率 8%～10%），WR$_{2721}$ 预防对单放提高 70.8%，放烧提高 75.5%；盐酸胱胺预防对单放提高 52.6%，放烧提高 53.7%；雌三醇治疗未显示效果（单放 3.7%，放烧 1.1%）；"523" 预防单放提高 57.7%，放烧提高 62.2%，治疗未显示效果，防治有一定效果；"408"

治疗对单放提高 22.7%，放烧提高 24.9%。将这些药物两两组合防治，也显示出一定效果，但与单药效果差异不大。总体看来，WR$_{2721}$ 预防效果较好，但毒副反应较重。其在放烧复合伤的使用中还显示以下特点：有效使用剂量范围缩小（单放为 100～500mg/kg，放烧为 100～300mg/kg）；有效时间缩短（单放为 2h 到照后即刻，放烧为 0.5h 到照后即刻）；给药当天死亡率（使用 500mg/kg 时，单放死亡 28.6%，放烧增至 54.8%；使用 400mg/kg 时，单放死亡 22.2%，放烧增至 42.4%；使用 300mg/kg 时，单放无死亡，放烧仍有 16.7%）。总体看来，抗放药物防治放烧复合伤虽然有效，但反映出的一些特点值得注意。需要指出的是，放冲/放创复合伤与放烧复合伤具有不同特点，上述结论可以参考，不能简单地照搬。目前，针对放冲/放创复合伤的上述抗放药物的防治研究工作还未见报道，尤其是上述药品中很多是我军列装的核事故应急药箱中的药物，因此需要引起足够重视。

AFRRI 也就筛选有效防治放射复合伤的药物进行了大量工作，显示很多对于放射损伤防治有效的措施，对于放射复合伤无效，甚至有些还会降低放射复合伤的存活率。如聚乙二醇化的 G-CSF 显示出对于单放和放创复合伤的较好效果，但对于放烧复合伤的救治无效；而卡托普利能够提高单放的存活率，但显著降低放烧复合伤动物存活率。截至目前，该所已经鉴定出三种有效防治放射复合伤的药物：环丙沙星（ciprofloxacin，CIPRO）、胃饥饿素（ghrelin）和维生素 E 衍生物（vitamin E analogs，tocols）。

（一）环丙沙星

环丙沙星是一种喹诺酮类抗生素，临床研究表明其抗菌的同时还具有刺激造血和抗炎的免疫调节功能。有研究者进而测试了环丙沙星对单纯放射损伤（9.25Gy γ 射线全身照射）和放创复合伤（复合 15% 体表面积皮肤创伤）小鼠的治疗效果。结果表明，致伤后 2h 内给予环丙沙星（90mg/kg，胃饲，每天给药，持续 3 周）治疗，观察 30d 存活率发现，单放存活率虽从 40% 提高至 50%，但差异无统计学意义；而放创复合伤存活率从 35% 提高到 80%，差异显著。改变给药方案，延迟到致伤后 3d 给药，对于放创复合伤仍然效果显著。机制研究表明，在放创复合伤模型，环丙沙星显示出保护骨髓和肠道、抗炎等作用。可见，环丙沙星是放冲/放创复合伤后救治的有效药物。

（二）胃饥饿素

胃饥饿素是一种饥饿诱导的、主要由胃分泌的胃肠道激素，其可以通过特异性受体发挥旁分泌、自分泌和内分泌等复杂的多重作用。较早的研究表明，胃饥饿素具有拮抗脓毒血症诱导的血管、肺部损伤，降低动物死亡率的作用。继而有研究者在放射损伤（5Gy 的 γ 射线全身照射）复合盲肠结扎穿孔诱导的脓毒血症大鼠模型证实，胃饥饿素能够有效减轻该种复合伤对多种脏器的损伤作用，并将动物的 10d 存活率由 38% 提高到69%，机制研究表明，胃饥饿素主要通过激活迷走神经降低血清儿茶酚胺水平实现抗炎的作用。而后续经典的放烧和放创复合伤的研究进一步表明胃饥饿素在治疗放射复合伤中的有效性。在致伤后 24h，48h 和 72h 连续 3 次尾静脉给予 113μg/kg 的胃饥饿素，对于单纯放射损伤（9.5Gy γ 射线全身照射）30d 存活率从 55% 提高到 64%；复合烧伤（15% 体表面积Ⅲ度烧伤）后，30d 存活率降至30%，给予胃饥饿素后 30d 存活率提高到 73%；复合创伤（15% 体表面积皮肤创伤）后，30d 存活率低达 9%，治疗后提高至 82%。由此可见，虽然胃饥饿素对于单纯放射损伤的治疗效果有限，但能够很大比例地提高放烧和放创复合伤的存活率和预后。

（三）维生素 E 衍生物

目前证实具有较好抗放作用的维生素 E 衍生物主要包括 DT3（δ-tocotrienol）、GT3（γ-tocotrienol）、AT（α-tocopherol），以及 AT 的酯化产物TS（α-tocopherol succinate）等 4 种。其中，TS、AT和 GT3 可以照射前 24h 用药起到预防放射损伤的作用；而 DT3 从照射前 24h 预防用药到照射后2h 内治疗用药都能起到缓解作用。最初认为，这些维生素 E 衍生物发挥抗辐射作用主要是通过维生素 E 固有的清除自由基抗氧化作用实现的，深入研究发现，其主要是通过诱导体内的 G-CSF的上调进而动员造血干、祖细胞发挥的抗辐射作用。在小鼠放创复合伤模型（9.2Gy γ 射线全身照射复合体表面积 15% 的皮肤创伤）的研究结果显示，TS 照射前 24h 给药（400mg/kg）能够显著提高伤后 30d 的小鼠存活率（超过 40%），表明 TS可以有效应用于放冲/放创复合伤的预防。

（粟永萍　王涛）

参 考 文 献

1. 罗成基,粟永萍.复合伤.北京:军事医学科学出版

社,2006.
2. 黄跃生,粟永萍,周继红.中华战创伤学.第 8 卷:特殊致伤原因战创伤.郑州:郑州大学出版社,2016.
3. 何庆嘉,程天民,陈宗荣,等.国家卫生标准《放烧、放冲复合伤诊断标准及处理原则》研制中的一些学术问题.中华放射医学与防护杂志,1993,13(5):356-357.
4. 核试验生物与物资装备效应资料选编.北京:中国人民解放军总后勤部司令部,1981.
5. 程天民.创伤战伤病理学.北京:解放军出版社,1992.
6. 姜恩海,王桂林,龚守良.放射性疾病诊疗手册.北京:中国原子能出版社,2012.
7. 徐辉.核武器与核事件医学防护学.北京:军事医学科学出版社,2009.
8. 中华人民共和国卫生部.GBZ 102—2007 放冲复合伤诊断标准.北京:人民卫生出版社,2009.
9. ELLIOTT TB, BOLDUC DL, LEDNEY G D, et al. Combined immunomodulator and antimicrobial therapy eliminates polymicrobial sepsis and modulates cytokine production in combined injured mice. Int J Radiat Biol,2015,91(9):690-702.
10. KIANG JG,JIAO W,CARY LH,et al. Wound trauma increases radiation-induced mortality by activation of iNOS pathway and elevation of cytokine concentrations and bacterial infection. Radiat Res,2010,173(3):319-332.
11. CARL-JOHAN C, ARNE N. Effects of combined whole body Roentgen irradiation and high explosive blast injury in mice. Acta Radiologica,1955,43(2):161-172.
12. CARL-JOHAN C, ARNE N. The effects of a high explosive blast in mice with radiation injury. Acta Radiologica,1957,47(1):79-85.
13. LEDNEY GD, STEWART DA, EXUM ED. et al. Skin wound-enhanced survival and myelocytopoiesis in mice after whole body irradiation. Acta Radiol Oncol, 1981,20:29-38.
14. 程天民,邹仲敏.放射复合伤的研究进展.中华放射医学与防护杂志,1998,18(5):299-301.
15. DICARLO AL, HATCHETT RJ, KAMINSKI JM, et al. Medical countermeasures for radiation combined injury:radiation with burn,blast,trauma and/or sepsis. report of an NIAID Workshop, March 26-27, 2007. Radiat Res,2008,169(6):712-721.
16. FUKUMOTO R,CARY LH,GORBUNOV NV,et al. Ciprofloxacin modulates cytokine/chemokine profile in serum,improves bone marrow repopulation,and limits apoptosis and autophagy in ileum after whole body ionizing irradiation combined with skin-wound trauma. PLoS One,2013,8(3):e58389.
17. FUKUMOTO R, BURNS TM, KIANG JG. Ciprofloxacin

enhances stress erythropoiesis in spleen and increases survival after whole-body irradiation combined with skin-wound trauma. PLoS One,2013,9(2):e90448.

18. JACOB A,SHAH KG,WU R,et al. Ghrelin as a novel therapy for radiation combined injury. Mol Med,2010,16(3-4):137-143.

19. KIANG JG,ZHAI M,LIAO PJ,et al. Ghrelin therapy improves survival after whole-body ionizing irradiation or combined with burn or wound:amelioration of leukocyto-

penia,thrombocytopenia,splenomegaly,and bone marrow injury. Oxid Med Cell Longev,2014,2014:215858.

20. SINGH VK,BEATTIE LA,SEED TM. Vitamin E:to-copherols and tocotrienols as potential radiation counter-measures. J Radiat Res,2013,54(6):973-988.

21. SINGH VK,WISE SY,FATANMI OO,et al. Alpha-to-copherol succinate-and AMD3100-mobilized progenitors mitigate radiation combined injury in mice. J Radiat Res,2014,55(1):41-53.

第二十八章

毒冲复合伤

一、概述

爆炸时由冲击波、毒物同时或相继作用于机体而造成的损伤,称之为毒冲复合伤。其特点是难以诊断、难以把握救治时机,因此救治比较困难。2014 年 8 月 2 日昆山发生特别重大铝粉尘爆炸事故与 2015 年 8 月 12 日天津危险化学品仓库爆炸所致伤害类型有相当一部分就是典型的毒冲复合伤,伤亡惨重。对此快速的卫生应急处置与正确的医学救援十分重要。另外新的世纪,人们格外关注以高科技为主导力量而引发的世界新军事革命,同时也特别关注这场革命对未来战争将可能产生的诸多影响。尤其在现代高技术战争中特种武器广泛应用,其所致战伤救治已经给世界军事医学发展带来了一系列全新的挑战。从海湾战争、科索沃战争、伊拉克战争到叙利亚战争,远程打击、精确制导、非接触、超视距等作战样式不断翻新;导弹、贫铀炸弹、燃料空气炸弹、联合攻击弹药(JDAM)、石墨炸弹、油气炸弹等广泛应用;激光武器、微波武器、次声武器、气象武器、电磁脉冲武器、新型核生化武器、二元毒剂弹、中子弹等悄然出没。这使得现代高技术局部战争呈现出杀伤强度大,作用时间长,伤亡机制复杂,新伤类、新伤型增多,救治难度大等特点。现代高技术战争使传统的一线救治方式受到冲击,必须重新认识一线救治的问题,转变救治观念。未来战争中,医疗救护及装备要与一线战场趋同等位置,既能提高救治质量,减少死亡和伤残,又要以较高的救护保障条件,使参战人员有精神寄托,起稳定心理作用。救治中"伤"的概念正在迅速发生质的改变,现代条件下,世界医学特别是军事医学领域—"伤"的概念正在迅速发生质的巨变!未来在向传统挑战;军与民—平时与战时—理念—概念—体系—模式—学科等都在悄然发生重大变革!目前国际形势比较复杂,当今世界并不太平,局部战争不断发生。震惊世界的"9.11"事件,其伤者的伤类之首就是爆炸复合伤。近些年,国际上矿井瓦斯爆炸、炸药爆炸、汽车炸弹爆炸、化学武器所致的复合伤、有毒气体中毒伴发挤压伤、现代战争武器复合伤、娱乐场所失火等意外事故所造成的复合伤(其中大部分伤类是毒冲复合伤),使一些医务人员,甚至是有些急诊医学科的医务人员一时间束手无策,不知如何下手进行救治,延误了伤者的最佳治疗时机,甚至造成终身遗憾。目前国际医学界对毒冲复合伤的研究与救治越来越重视。但据报道,目前对毒冲复合伤救治还没有很好的方法,也没有针对此复合伤的特效解毒药,毒冲复合伤在平时及战时均可发生。所以毒冲复合伤是一种很难急救的伤类,其核心是难以诊断,难以把握救治时机,使临床医师感到十分棘手。因此积极开展有关毒冲复合伤基础及临床救治系列研究已是当务之急。

二、毒冲复合伤的流行病学特点

1. 平时意外事故致伤,多见于化工厂、军工厂、危险化学品仓库等爆炸事故。

2. 自杀式恐怖爆炸致伤。

3. 运载火箭、导弹和航天飞行器研制和使用过程中意外爆炸致伤。

4. 导弹、燃料空气炸弹(fuel air explosive, FAE)、联合攻击弹药(joint direct attack munition, JDAM)等爆炸性武器致伤。

5. 高能投射物击中飞机、舰艇、潜艇等致伤。

6. 特种武器发射致伤等。

三、毒冲复合伤的致伤特点

1. **毒冲复合伤事故现场一般都很混乱** 在瞬间即可能出现大批毒冲复合伤伤员,抢救现场条件十分艰苦而且危险。对此快速的应急处置与正确的医学救援十分重要。

2. 批量毒冲复合伤的发生率与离爆心远近有关　离爆心越近,发生冲烧毒复合伤的概率越高,其次是毒冲复合伤。

3. 大量伤员同时需要救治　毒冲复合伤伤员常常同时大批出现,而且危重伤员居多,需要急救和复苏。按常规医疗办法,无法完成任务。

4. 致伤因素多,伤情复杂　毒冲复合伤的致伤效应是两种或两种以上致伤因素作用的相互加强或扩增效应的结合,因此,病理生理紊乱常较多发伤和多部位伤更加严重、复杂。它不仅损伤范围广,涉及多个部位和多个脏器,而且全身和局部反应较强烈、持久。

5. 致伤机制十分复杂　其致损伤机制推测可能与冲击波、有毒气体的直接作用及其所致的继发性损害有关。

6. 外伤掩盖内脏损伤,易漏诊与误诊　当冲击伤合并有毒气体中毒时,此时内脏损伤却容易被掩盖,而决定伤情转归的却常是严重的内脏损伤。如果对此缺乏认识,易造成漏诊、误诊而贻误抢救时机。

7. 肺是损伤最主要的靶器官　肺是中毒致伤,也是冲击波致伤最敏感的靶器官之一,因此,肺损伤应是毒冲复合伤救治的难点和重点。

8. 毒冲复合伤在临床上病情发展迅猛,救治比较困难　表现为伤势重,并发症多,病(伤)死率较高;严重的毒冲复合伤伤员常死于致伤现场。

9. 杀伤强度大,作用时间长　"毒冲"复合伤的早期并发症凶险,晚期并发症增多;杀伤面积大,损伤部位多,造成多部位伤的比例增加;随着休克、出血、昏迷等并发症和冲击伤、中毒的增多,重伤的比例也相应增加。

10. 内伤和外伤同时存在　机体冲击伤则往往被人们所忽略,极易造成漏诊与误诊。毒冲复合伤治疗中最大的难题是如何处理由于不同致伤因素带来的治疗困难和矛盾。如何处理治疗肺冲击伤慎重输液和抗中毒的矛盾是治疗毒冲复合伤的关键。

四、毒冲复合伤的致伤机制

毒冲复合伤致伤机制比较复杂,至今尚不完全清楚,有待进一步研究阐明。其损伤机制推测

可能与冲击波和有毒气体的直接作用及其所致的继发性损害有关。

毒气中毒机制是特种燃料泄漏或爆炸可产生多种有毒物质,从而引起人员中毒。如四氧化二氮(N_2O_4)是目前国内外大型运载火箭和导弹应用的主要液体推进剂之一,当它与偏二甲基肼(UDMH)发生意外爆炸时,可产生多种氮氧化物,包括N_2O_4、氧化亚氮(N_2O)、一氧化氮(NO)、二氧化氮(NO_2)、五氧化二氮(N_2O_5)等,其混合气称为硝气,极易造成人员中毒。氮氧化物的致伤机制主要有以下几方面。

(1) 氮氧化物经呼吸道吸入中毒,损伤呼吸道,引起肺水肿及化学损伤性肺炎。

1) 经呼吸道吸入的氮氧化物因溶解慢,易深入呼吸道,气体溶解在饱和水蒸气或肺泡表面的液体中形成硝酸和亚硝酸,刺激并腐蚀肺泡上皮细胞和毛细血管壁,导致通透性增加,大量液体白细胞及血管外漏,产生肺水肿。

2) 损伤肺 II 型上皮细胞,使肺表面活性物质减少,诱发肺泡萎陷,肺泡压明显降低,致使与肺泡压抗衡的毛细血管静水压增高,液体由血管内大量外渗,产生肺水肿。

3) 使细胞内环磷酸腺苷含量下降,降低了生物膜的功能,由此诱发脂质过氧化造成组织损伤。如上述致伤的环节不能被有效阻断,则可进一步发展成为急性呼吸窘迫综合征,远期效应可有肺纤维化和阻塞性肺气肿。

(2) 高铁血红蛋白血症:氮氧化物和硝酸通过各种途径进入体内,可使机体的血红蛋白变成高铁血红蛋白,形成高铁血红蛋白血症。当体内高铁血红蛋白含量达到15%以上时,即可出现发绀,影响红细胞携氧功能,进一步加重机体的缺氧,诱发各种内脏并发症。

(3) 降低机体对病毒和细菌的防御机制:长期吸入氮氧化物,可使支气管和细支气管上皮纤毛脱落,黏液分泌减少,肺泡吞噬细胞功能降低,由此使机体对病毒和细菌的抵抗力下降,呼吸道感染发生率明显增加。文献报道某种鼠科动物暴露到NO_2 $4/1\,000\,000\sim3/100\,000$ 4h,发现巨噬细胞和多形核中性粒细胞的吞噬反应均被抑制。人类的流行病学研究也表明,呼吸道感染发生率较高与室内外 NO_2 水平有关。

(4) 其他损伤机制:氮氧化物(如 NO_2)作为一种自由基,可攻击细胞膜的不饱和脂肪酸

（RH），形成以碳为中心的自由基（R·）和氧为中心的自由基（ROO·），由此造成组织损伤。有作者报道 NO_2 及其产物是通过调节肺泡内皮细胞膜 PLA_1 配体结合，进而产生二酰甘油和激活蛋白激酶C在信号转导中发挥作用的。也有作者报道人支气管上皮细胞暴露到 NO_2，培养基中可见粒细胞/巨噬细胞集落刺激因子，TNF和IL-8升高，从而在 NO_2 所致的继发性损害中起作用。

（5）复合效应，伤情互相加重：特种燃料所致的毒冲复合效应不应理解为各单一致伤因素效应的总和，而是由于冲击波和毒气各致伤因素的相互协同、互相加重的综合效应，因此伤情更为严重。岳茂兴等观察了大鼠重度毒冲复合伤的效应，发现单纯冲击伤时肺损伤主要以肺出血为主，伴轻度肺水肿；单纯 N_2O_4 时主要表现为肺水肿，伴部分灶性出血；而毒冲复合伤时肺损伤远比单纯冲击伤和单纯 N_2O_4 损伤时重得多，有明显的肺出血和肺水肿，伤后 2～6h PaO_2 下降的幅度、血流动力学恶化的程度和临床症状及体征也以毒冲复合伤时更为明显。

五、毒冲复合伤的临床表现

1. 症状和体征　主要的症状和体征有一般情况差，咳嗽频繁，呼吸困难甚至呼吸窘迫，可达 35～40 次/min 或以上，心动过速，可达 125 次/min 以上，发绀、口鼻流血性泡沫样液体、胸痛、胸闷、恶心、呕吐、头痛、眩晕、软弱无力等。伴有偏二甲基肼中毒时，神经系统改变明显，除上述症状和体征外，还可出现肌肉颤动和肢体抽搐、牙关紧密、屏息、突眼、共济失调、瞳孔散大、意识不清甚至昏迷等。胸部听诊时双肺呼吸音低，满布干性和湿性啰音，伴支气管痉挛时可闻及喘鸣音。伴有创伤性休克时，可见低血容量休克的临床表现。冲击伤有胃肠道损伤时可见便血，有肾和膀胱损伤时可有血尿，有肝脾和胃肠道破裂时则有腹膜刺激症状。

2. 实验室检查

（1）血常规：通常有白细胞总数升高，分类中中性粒细胞百分数升高。如复合伤时有红细胞、白细胞和血小板全血细胞计数减少，伴有体温下降，则预示伤情严重，预后不良。

（2）X线胸片：可见肺纹理增粗，片状或云雾状阴影；胃肠道破裂时可见膈下游离气体等。

（3）心电图：可见心动过速、低电压、ST-T下降甚至T波倒置。

（4）呼吸功能：血气分析可见 PaO_2 明显下降，岳茂兴等报道19例氮氧化物所致急性肺水肿伤员，即使吸入高浓度氧的情况下，PaO_2 仅为 5.3～7.9kPa；通气灌流比例失调，导致肺分流量增加，王正国等报道，狗冲击伤后8h肺分流量平均由伤前的4.7%增至21.6%；其他尚有肺顺应性降低和阻塞性通气功能障碍等改变。

（5）血液高铁血红蛋白检查：氮氧化物中毒时，可见血液中高铁血红蛋白浓度有不同程度的升高，当含量达15%以上时，临床上便可出现发绀。

（6）血液酶学检查：氮氧化物中毒时，可见谷胱甘肽过氧化物酶、谷胱甘肽还原酶和葡萄糖6-磷酸脱氢酶等活性升高，且与吸入的氮氧化物浓度呈依赖关系。冲击波引起心肌挫伤时，可见 SGOT、LDH、CPK-MB 升高，而肝破裂时可见 SGPT 和 SGOT 升高。

（7）其他辅助检查：B超、CT可显示冲击波引起的肝、脾、肾破裂的改变，并可对损伤程度进行分型。

根据以上所述的临床症状和体征及相关的实验室检查，结合爆炸事故发生的原因，即可明确毒冲复合伤的诊断。

六、毒冲复合伤的救治策略与措施

1. 现场处置原则与救治原则

（1）毒冲复合伤的医学应急救援和救治工作是一个完整的系统工程：需要一整套合理、高效、科学的管理方法和精干熟练的指挥管理人才。必须加强应急救援卫勤的组织指挥，建立强有力的指挥机关负责应急救援及抢救的总指挥，不断加强并完善医疗救护系统，充分发挥现场一线救治和应急救援专家组的技术指导作用。

（2）创建一条安全有效的绿色抢救通道：人类已步入信息网络化时代，因此，创建安全有效的毒冲复合伤绿色抢救通道十分重要，要保证医疗救护网络、通信网络和交通网络的高效运行。

（3）研究设计系统而完整的医疗救护预案：鉴于毒冲复合伤医疗救护工作的复杂性和意外伤害的突发性，应组织有关专家制定特种伤伤员现场应急医疗救护处置程序、后送程序和标准等。医学应急计划或救援预案等。

（4）建立批量毒冲复合伤伤员的分类系统：建立一支高素质的抢救队伍，训练一批自救互救骨干，加强现场救治，加快伤员后送，尽可能缩短伤后至手术的时间，强调提高基本治疗技术是提高批量毒冲复合伤伤员救治的最重要的问题。

（5）现场处置原则：毒冲复合伤的伤员初期的现场处置与急救十分重要，医护人员迅速赶到现场进行有效的基础复合伤生命支持（BTLS）并把伤员及时转运到技术条件相对较强的医院，这样可大大提高抢救成功率。因此要加强现场急救工作，广泛普及 CPR 现场抢救技术，提高全社会人民自救、互救的知识和能力。而通讯、运输、医疗是院前的三大要素，必须充分发挥各个因素的功能与作用。重视伤后白金 10min 与 1h 的黄金抢救时间，使伤员在尽可能短的时间内获得最确切的救治。应坚持科学的救治原则，毒冲复合伤伤员需对中毒与冲击伤两种致伤因素造成的多重损伤进行兼顾和并治。

（6）现场救治原则：先救命后治伤，先重伤后轻伤，先抢后救，抢中有救，尽快脱离事故现场，先分类再后送，医护人员以救为主，其他人员以抢为主，以免延误抢救时机。对中毒较重者需采取"一戴二隔三救出"的急救措施，"一戴"即施救者应首先做好自身应急防护，"二隔"即做好自身防护的施救者应尽快隔绝毒气，防止中毒者的继续吸入，"三救出"即抢救人员在"一戴、二隔"的基础上，争分夺秒地将中毒者移离出危险区，进一步作医疗救护。以两名施救人员抢救一名中毒者为宜，可缩短救出时间。

（7）现场处置主要内容：

1）尽快建立绿色安全有效的急救通道。

2）快速切断事故源，达到灭火、控爆、防爆等是关键。

3）污染区控制：检测确定污染区边界，给出明显标志，对周围交通实行管制，制止人员和车辆进入。

4）抢救中毒人员：撤离中毒人员至安全区域抢救，随后送至医院进行紧急治疗。

5）检测确定危险化学品性质及危害程度，以掌握毒物扩散情况。

6）组织污染区居民防护与撤离：指导受污染区居民学习自我防护方法，必要时组织他们撤离。

7）受污染区洗消：根据危险化学品理化性质和受污染情况进行洗消。

8）寻找、处理动物尸体，防止腐烂危害环境。

9）做好气象、交通、通信、物资、防护等保障工作。

10）所有抢救小组人员应根据毒物情况穿戴相应防护器材，并严守防护纪律，危险化学品爆炸现场急救工作相当复杂，急救人员需要知道其理化、毒性特点，会自己防护及保护自身安全。由于现场情况瞬息万变，有关人员需要机动灵活、临时应变。

基本原则：预有准备、快速反应、立体救护，建立体系；统一指挥，密切协同；集中力量，保障重点；真正做到有效的科学救治。

（8）脱离现场：应立即迅速脱离受伤环境，终止化学物质对机体的进一步损害，但也不能盲目求快而不做预处理即送医院。化学品的致伤作用与其浓度、作用时间密切相关。一定要尽快了解该危险化学品的理化特性，以便选择合适的洗消方法。一般来说，化学品浓度、作用时间与对机体危害成反比，所以第一步要立即脱去被化学品浸渍的衣物，紧接着大量清水冲洗创面及其周围皮肤，一是为了稀释，二是机械冲洗，如果同时存在火焰烧伤，冲洗还有冷疗作用。要求是，冲洗用水要足够多，冲洗时间要足够长；用一般清水（自来水、井水与河水等）即可；冲洗要持续，且持续时间超过 1h，尤其是碱烧伤，如果冲洗时间过短难以奏效。冲洗时可能会产热，但由于是持续冲洗，热量可以迅速消散。尽管有些有害化学品不溶于水，但也可以通过冲洗的机械作用将创面清除干净。生石灰致伤时，应将石灰先去除再用大量清水冲洗，以免石灰遇水生热，加重创面损伤。大面积烧伤时注意保暖，因此要求冲洗用水的温度在 40℃ 左右，持续冲洗后包裹创面，并迅速送往专科医院进一步治疗。

与其他灾害相比，化学灾害需提前规划，实施快速的局部（现场）去污染、后期的全身去污染、高效设立大量伤员去污染措施。但是，目前各国还无有关危险化学品沾染的个人洗消技术，而其爆炸与泄漏沾染人体的事故常有发生，所以沾染危险化学品时个人洗消技术还需深入研究。因与化生武器除沾染技术机制相同，二者可以同步研究。研制新型液体去沾染系统所用材料最好丰富、易得。同时要加紧步伐研制新型洗消器材，洗消效率高、速度快、洗消剂消耗少、环境适应性好、机动性强和多功能方向的新型洗消器材必将成为发展趋势。新型洗消方法如抗毒油漆、微波等离子体消毒、毒剂自动氧化、激光消毒、吸附剂消毒、热空气消毒及洗涤剂消毒等的研究，为寻找经济、简便、迅速、有效的消毒方法开辟了新途径，推动了我国洗消技术发展。

（9）特效抗毒：皮肤染毒后，最关键的是及时洗消染毒部位，并迅速应用特效抗毒药物。特效抗毒药及抗休克药物的应用是化学中毒和烧伤的有效治疗，原则是尽快达到治疗的有效量，注意量的分量和防止药物副作用。临床救治与研究表明莨菪碱类药物[0.33mg/（kg·d）]联用地塞米松[0.33mg/（kg·d）]冲击疗法对大部分化学中毒和烧伤有较好效果，值得推广。比较麻烦的是部分毒物迄今尚无特效解毒药物，对于该种毒物的治疗，应加速排尿，尽快将毒物排出体外，以减轻毒物对伤员的影响，通常采用静脉补液并给予利尿剂。氰化物、苯胺或硝基苯等中毒所引起的严重高铁血红蛋白血症，除给氧外，可酌情输注适量新鲜全血，以改善缺氧状态，发生高铁血红蛋白血症时，应缓缓静脉滴注 1% 亚甲蓝 5ml+维生素 C 2g+0.9% 生理盐水 20ml。在皮肤染毒早期应减轻溶血反应，建议采用泼尼松、氢化可的松或地塞米松。

（10）维生素 B_6 联用 20AA 复方氨基酸（丰诺安）新疗法应用

1）临床救治研究与基础研究都证实：岳茂兴独创的"维生素 B_6 联用 20AA 复方氨基酸（丰诺安）"新疗法对救治毒冲复合伤十分有效，因为维生素 B_6 是各种氨基酸代谢的唯一辅酶，也是肝脏中几十种酶的辅酶，只有较大剂量维生素 B_6 参与，人体的生命代谢活动才能被激活，酶代谢启动开关值在 3~5g，维生素 B_6 半衰期短，很快排出体外，临床应用 2 万多例没有 1 例发生过量事件。丰诺安的氨基酸谱与人体基本一致，输入后能提供代谢底物及强劲的动能，并将机体有害物质及氨通过鸟氨酸代谢排出体外，快速使肝内酶代谢恢复。二者合用有促进机体酶代谢、利尿、解毒、保护大脑及神经系统功能、改善肝功能、提高机体凝血功能及机体营养状况的功效，促进损伤的细胞在一定程度上得到修复。丰诺安与维生素 B_6 的巧妙搭配在人体新陈代谢中发挥着特别重要的作用。

2）临床使用方法：①重症伤员：丰诺安 500ml/d，静滴，每日 1 次；5% 生理盐水 250ml+维生素 B_6 5g+维生素 C 2g，每日 2 次静滴，连续使用直至病情控制；②中度伤员：丰诺安 500ml/d，静滴，每日 1 次；5% 生理盐水 250ml+维生素 B_6 5g+维生素 C 2g，每日 1 次静滴，连续使用直至病情控制。③轻度伤员：丰诺安 500ml/d，静滴，每日 1 次；5% 生理盐水 250ml+维生素 B_6 3g+维生素 C 2g，每日 1 次，静滴，连续使用直至病情控制。

3）注意事项：①评分：轻中重度在急诊室以 ISS 评分以 9~15 分为轻度伤员，16~25 分中度伤员，大于 26 分重度伤员。入院后进行 APACHE 评分。②在抢救危重毒冲复合伤伤员时，可以经中心静脉快速输入，能遏制伤员的危重状态，还为紧急手术和下一步的治疗赢得时间，可以明显降低死亡率。而对重要脏器无损伤作用。③在经周围静脉输入时，滴注速度快时可能血管部位有胀痛，平时静脉滴注要慢一点，选择大一点的血管，粗一点的针头输液，反应就会小一点。0.5%~1% 的伤员，静脉滴注后可能有胃肠道反应，用甲氧氯普胺 10mg 肌内注射可以减轻反应。

（11）及时紧急处理：在抢救化学中毒的同时，需特别注意是否存在直接威胁生命的冲击伤，如脑外伤、心跳呼吸骤停、窒息、骨折或气胸等，若存在上述复合伤应及时按外伤急救原则作相应的紧急处理。

（12）保护创面：保护毒冲复合伤创面受感染是较为关键的环节，应用清洁的被单或衣物对创面进行简单包扎，原则为不弄破水疱，保护表皮。对于严重创面者不需涂抹任何药物，以免造成入院后的诊治困难。冲洗眼部伤时可用 0.9% 生理盐水，用棉签拭除异物，涂抗生素眼膏或滴消炎眼药水。

（13）镇静止痛抗休克：在毒冲复合伤中，均存在不同程度的疼痛及烦躁不安，可给予口服镇静剂（如利眠宁、安定等）。当伤员出现脱水及早期休克等症状，若伤员尚能口服，可给予淡盐水（少量多次饮用），禁忌饮用白开水和糖水。而对于毒冲复合伤重伤员，伤后 24h 须禁食，因为伤员极易发生呕吐现象，加上吞咽气体易致腹胀；若伤员出现口渴不止的情况，可给少量水滋润口咽，并注意保暖。

加强毒冲复合伤现场的急救能力和提高后送途中的救治水平，是提高毒冲复合伤伤员救治水平的重要环节。救护车上配备氧气、止痛药、静脉注射液、夹板、担架、吸引装置、创伤急救装备、消毒装备、远程咨询设备等,这样可大大提高后送时救治伤员的能力,有条件的地方可使用医疗救护直升机。

(14)立即阻断致伤因素,迅速脱离爆炸现场:应尽快脱去沾染毒物的衣服,同时应立即终止接触毒物,快速有效地切断毒物进入途径,伤员应立即撤至上风向的安全地域。对溅到皮肤和眼中的氮氧化物,可用大量水冲洗,眼内滴硫酸阿托品及抗生素溶液预防眼部感染。对处在爆炸事故现场的伤员,均应考虑有冲击伤的可能性,应密切注意观察。

2. 迅速抗休克抗中毒治疗及纠正脑疝,同时防治肺水肿和脑水肿

(1)迅速抗休克抗中毒治疗及纠正脑疝,同时防治肺水肿和脑水肿:积极有效的防治肺水肿和脑水肿,对改善毒冲复合伤的预后起着重要的作用。严重爆炸复合伤伤员早期死亡的主要原因为休克、脑疝、重度烧伤、中毒、创伤后心脏停搏等,早期积极地抗休克抗中毒及纠正脑疝治疗是抢救成功的关键,同时还要防治肺水肿和脑水肿。抗休克的重要措施为迅速建立两条以上静脉通道,进行扩容、输血及足够的氧气吸入,应在积极抗休克的同时果断手术,剖胸或剖腹探查以紧急控制来势凶猛的部位伤。早期降颅压纠正脑疝的主要措施仍为20%甘露醇快速静脉滴注,同时加用利尿剂。早期大剂量的地塞米松及人体白蛋白应用可减轻脑水肿,但需积极术前准备尽快手术清除颅内血肿、挫裂伤灶或施行各种减压手术才是抢救重型颅脑损伤、脑疝的根本措施。但在颅脑损伤合并出血性休克时就会出现治疗上的矛盾,应遵循:先抗休克治疗,后用脱水剂;使用全血、血浆、低分子右旋糖酐等胶体溶液,既可扩容纠正休克,又不至于加重脑水肿。本组均为液体火箭CIDMH及N_2O_4中毒伤员,应当指出CIDMH及N_2O_4皮肤染毒,首先迅速、及时洗消是关键,再加特效抗毒药的快速应用:对CIDMH中毒关键性治疗为特效抗毒药是维生素B_6及丙酮基丙酮,原则是早期、足量、尽快达到治疗的有效量,注意防止副作用。莨菪碱类药物联用地塞米松冲击疗法对N_2O_4中毒有较好效果。

(2)诊断要迅速、准确、全面:通常是边抢救、边检查和询问病史,然后再抢救、再检查以减

漏诊:诊断有疑问者在病情平稳时可借助一定的辅助检查(B超、X线、CT等)获得全面诊断。特别应注意:①重型颅脑损伤伤员是否合并休克、颈椎损伤;②严重腹部挤压伤是否合并膈肌破裂;③骨盆骨折注意有无盆腔或腹腔内脏器损伤;④严重胸部外伤是否合并心脏伤;⑤下胸部损伤注意有无肝脾破裂等;⑥特别在毒冲复合伤,机体冲击伤是最易被人们所忽略的;⑦有无石棉、烟尘等及爆炸产生大量的氮氧化物的吸入中毒。

(3)手术治疗的顺序:应遵循首先控制对生命威胁最大的创伤的原则来决定手术的先后。一般是按照紧急手术(心脏及大血管破裂)、急性手术(腹内脏器破裂、腹膜外血肿、开放骨折)和择期手术(四肢闭合骨折)的顺序,但如果同时都属于急性时,先是颅脑手术,然后是胸腹盆腔脏器手术,最后为四肢、脊柱手术等。提倡急诊室内手术。对于严重复合伤伤员来说时间就是生命,如心脏大血管损伤,手术越快越好,如再转送到病房手术室,许多伤员将死在运送过程中。手术要求迅速有效,首先抢救生命,其次是保护功能。

(4)术后积极预防治疗ARDS及MOF:ARDS及MOF是毒冲复合伤伤员创伤后期死亡的主要原因。因此,应早期防治。在病情危重的特定情况下,联合采用静脉注射山莨菪碱(20mg/8h)联用地塞米松(40mg/8h)冲击疗法、维生素B_6联用20AA复方氨基酸(丰诺安)新疗法,使毒冲复合伤伤员的病情得到逆转。

(5)急性化学性肺水肿的处理:危险化学品中毒后的关键性治疗为应用特效抗毒药物,其原则是早期、足量、尽快达到治疗的有效量,并注意防止副作用。急性化学性肺水肿主要处理措施包括:

1)卧床休息:肺损伤疑似伤员应卧床休息,以减轻心肺负担,防止肺出血加重。

2)保持呼吸道通畅:如有呼吸道烧伤、严重上呼吸道阻塞或有窒息危险时,应尽早施行气管切开术。

3)氧疗:间断高流量(3~5L/min)吸氧,同时湿化吸入50%的酒精抗泡或用1%二甲硅油雾化剂消泡,每次1~3min,一次30min。

4)解除支气管痉挛:可采用0.25%~0.5%异丙基肾上腺素或0.2%沙丁胺醇或地塞米松气雾剂,每次吸数分钟;也可用支气管扩张药氨茶碱0.25~0.50g加入50%生理盐水20ml中,由静脉

缓慢注入;待症状改善后停止。

5）机械辅助呼吸:如氧疗不能纠正氧分压的降低,全身缺氧情况也未见改善,则需采取机械辅助呼吸。一般可采用间歇正压呼吸(intermittent positive pressure breathing,IPPB),以提高有效肺泡通气量,减少生理性无效腔和肺分流量,改善氧合作用。如 IPPB 不能使氧分压达到 10.7kPa(80mmHg),可考虑改用持续正压呼吸(continuous positive pressure breathing,CPPB)。但一般认为冲击伤伴有气栓存在,应禁止使用,若治疗中出现气栓,也应立即停用。有人推荐高频通气疗法,因为其提供的潮气量和气道压力都较低,可用于空气栓塞的伤员,减少气栓的危险性。

6）脱水:一般采取呋塞米 20mg,每天 1~2次,连续使用 2~3d;或用 20% 甘露醇 250ml 静脉滴注,30min 内滴完。

7）增强心肌收缩力:心率快者用 0.2~0.4mg 西地兰静推,出现循环衰竭现象时可用毒毛花苷 K 0.125~0.25mg 于 25% 葡萄糖溶液 20ml 中缓慢静滴。

8）维生素 B_6 联用 20AA 复方氨基酸新疗法:确有利尿、解毒、抗氧化、减少渗出、促进机体酶代谢、保护大脑及神经系统功能的功效,治疗化学性肺水肿很有效。

（6）关注毒冲复合伤伤员心理危害:毒冲复合伤伤员受到事故的强烈刺激在精神上难以适应,主要表现为恐惧、听信谣言等,对伤员造成的精神创伤尤其明显,因此要特别关注毒冲复合伤伤员的心理危害程度并及时采取有效的应对策略。

（7）对症治疗和支持疗法是毒冲复合伤救治的一个重要方面,其基本的原则包括:

1）密切观察伤情变化,特别是冲击伤引起的动脉气体栓塞,迟发性胃肠道穿孔,中毒引起的迟发性肺水肿等。

2）维持水、电解质及酸碱平衡,及时纠正低氧血症。

3）脏器功能支持,预防器官功能障碍的发生,如充分有效的复苏,清除和引流感染灶以及循环、呼吸和代谢的支持等。

4）适时适量补充血浆或白蛋白等。

5）有效控制抽搐与惊厥,当给予维生素 B_6 仍不能止痉时,可肌内注射苯巴比妥钠 0.2g。

6）抗氧化剂的应用,如维生素 C、维生素 E、

谷脱甘肽类脂酸或牛磺酸单独或联合应用,有助于减轻中毒引起的肺效应。

7）免疫调理,如给予人参皂苷、黄芪多糖、人工重组胸腺肽等,以增强机体的免疫功能。

3. 警惕毒冲复合伤致迟发性严重化学性肺水肿发生　毒冲复合伤伤员特别要警惕中毒致迟发性严重化学性肺水肿发生。此类伤员多见于青壮年。临床表现:一开始无明显症状,活动自如,20 多个小时后突发胸闷憋气,胸骨后疼痛;明显呼吸困难;咳血痰或泡沫状痰伴发绀;心动过速,心率在 125 次/min 左右,心电图示肺型 P 波及多导联 ST 段下移;拍 X 线胸片:有小片云絮状阴影,有的呈团块状融合;高浓度吸氧情况下动脉血氧分压 5.3kPa。缺氧情况越来越重,终因呼吸循环衰竭而亡。一旦发病,往往病情危笃,使抢救措手不及,很快死亡。所以必须采取预防为主措施,由此将国家军用标准中毒留观时间由 24h 改为 48h。

4. 染毒区人员现场处置与急救注意事项

（1）染毒区人员撤离现场注意事项

1）做好防护再撤离:染毒区人员撤离前应自行或相互帮助戴好防毒面罩或者用湿毛巾捂住口鼻,同时穿好防毒衣或雨衣把暴露的皮肤保护起来免受损害。

2）迅速判明上风方向:撤离现场的人员应迅速判明风向,利用旗帜、树枝、手帕来辨明风向。

3）防止继发伤害:染毒区人员应尽可能利用交通工具撤离现场。

4）应在安全区域实施急救。

（2）现场急救时注意事项

1）对病伤员进行正确地冲洗、包扎、复位、固定、搬运及其他相应处理可以大大地降低伤残率。减轻痛苦:通过一般及特殊的救护达到安定伤员情绪,减轻伤员痛苦的目的。

2）做好自身防护:实行分工合作,做到任务到人,职责明确,团结协作。现场急救处理程序要有预案。

3）处理污染物:要注意对伤员污染衣物的处理,防止发生继发性损害。

4）注意保护好伤员的眼睛:切记不要遗留对眼睛的检查和处理。

5）医务人员需懂得防护知识:毒冲复合伤现场急救是一项复杂的工作,医务人员要掌握一定的医疗急救技术外,还需要懂得中毒危险化学

品的理化特性和毒性特点,懂得防护知识。

临床上,毒冲复合伤病情进展迅速,救治困难,伤员病死率极高,因而综合有效的治疗至关重要,主要包括心肺复苏、应用抗泡剂、超声雾化吸入、抗过敏或应用碱性中和剂、消除高铁血红蛋白血症、莨菪碱类药物联用地塞米松冲击疗法、维生素 B_6 联用 20AA 复方氨基酸疗法、采取适当的体位、进行高流量吸氧,以保证组织细胞供氧、维持重要脏器功能、纠正水、电解质紊乱和酸碱失衡等,必要的手术治疗、积极对症治疗和支持疗法,以促进机体的修复和愈合等。

(岳茂兴)

参 考 文 献

1. 任继勤,穆咏雪.危化品事故的统计分析与管理启示.化工管理,2015,(16):28-31.

2. 岳茂兴.危险化学品事故急救.北京:化学工业出版社,2005:251-323.

3. 岳茂兴.反化学恐怖医疗手册.北京:清华大学出版社,2004:3-23.

4. 岳茂兴.灾害事故伤情评估及救护.北京:化学工业出版社,2009:38-78.

5. 岳茂兴.沾染液体火箭推进剂时的个人洗消技术进展.中华航空航天医学杂志,2003,14(3):189-192.

6. 徐荣祥.烧伤治疗大全.北京:中国科学技术出版社,2009:68-89.

7. 郑静晨,彭碧波.灾害救援医学.北京:中国科学技术出版社,2014:474-478.

8. 万红贵,岳茂兴,夏锡仪,等.L-鸟氨酸复方氨基酸制剂联用大剂量维生素 B_6 抢救大出血濒死伤员的机制研究.中华卫生应急电子杂志,2013,1(3):9-11.

9. 岳茂兴,周培根,梁华平,等.创伤性凝血功能障碍的早期诊断和 20AA 复方氨基酸联用大剂量 B_6 新疗法应用.中华卫生应急电子杂志,2015,1(1):4-7.

10. 楚鹰,刘政,郑旭文,等.20AA 复方氨基酸联用大剂量维生素 B_6 新疗法治疗创伤凝血障碍的实验研究.中华卫生应急电子杂志,2015,1(2):88-89.

11. 岳茂兴,夏锡仪,李瑛,等.丰诺安联用大剂量 B_6 新疗法救治严重创伤后凝血病大出血伤员的临床研究.中华危重病急救医学杂志,2013,25(5):310.

12. 岳茂兴.危险化学品爆炸致冲烧毒复合伤急救.中华灾害救援杂志,2015,1(1):15-18.

13. 岳茂兴.特种燃料爆炸致冲毒复合伤的急救.急诊医学杂志,2000,9(2):126-128.

14. 岳茂兴,杨志焕,夏亚东 等.冲击波和液体火箭推进剂中毒致冲毒复合伤大鼠实验模型的建立.中华航空航天医学杂志,2001,12(1):22-25.

15. 岳茂兴,杨鹤鸣,王正国,等.山莨菪碱联用地塞米松对四氧化二氮爆炸致冲毒复合伤大鼠血气的影响.中华航空航天医学杂志,2001,12(1):26-30.

16. 夏锡仪,郑琦函,岳茂兴.大剂量山莨菪碱联用地塞米松治疗氯气中毒伴化学性肺损伤 526 例.中华危重病急救医学杂志,2012,24(11):689.

17. 岳茂兴,杨鹤鸣,夏亚东,等.四氧化二氮爆炸致冲毒复合伤对家兔血液动力学及病理形态学的影响.中华急诊医学杂志,2001,10(2):104.

18. 岳茂兴,李成林,杨鹤鸣,等.联用山莨菪碱及地塞米松治疗 MODS 有关机制的实验研究.中国危重病急救医学,2000,12(6):341-343.

19. 岳茂兴.爆炸伤致冲毒复合伤的特点及其救治.中华急诊医学杂志,2007,16(6):670-672.

20. 岳茂兴.爆炸伤 101 例的救治.中华急诊医学杂志,2003,12(3):194-195.

21. 岳茂兴,夏亚东,黄韶清,等.氮氧化物急性中毒致严重迟发性急性化学性肺水肿的特点和救治对策.中华危重病急救医学杂志,2002,14(12):757-758.

22. 夏锡仪,岳茂兴,李瑛.严重急性化学性肺水肿 37 例临床救治.中华全科医学杂志,2010,12(1):77-78.

23. 岳茂兴.中西医结合治疗导弹和火箭推进剂爆炸致冲毒复合伤的基础和临床救治研究.解放军医学杂志,2002,H7(急救医学专刊):236.

第五篇

特殊环境爆炸冲击伤

第二十九章

高原爆炸冲击伤

高原环境下爆炸冲击波的直接或间接作用而发生的损伤称为高原爆炸冲击伤。历次高原战争资料表明,高原地区作战时,冲击伤伤员多于平原地区,伤情亦重于平原地区。高原爆炸冲击伤通常是指在海拔 2 500m 以上地区发生的爆炸冲击伤,其发生、发展和救治与低海拔地区有着相似的规律,但由于高原特殊的自然地理环境,如大气压和氧分压低(海拔 4 000m 约为海平面的 61%)、气候干燥寒冷、紫外线强等,在此基础上发生爆炸冲击伤的特点及救治又有别于低海拔地区。因此,正确认识高原爆炸冲击伤,对高原地区伤员的救治有着重要的现实意义。

第一节 高原爆炸冲击波致伤特点

从医学意义角度讲,高原通常指海拔 2 500m 以上对机体产生明显生物学效应的地区。我国青藏高原素有"世界屋脊"之称,平均海拔达 4 000m 以上,占全国国土面积约 1/6,有着重要的国防战略地位。高原地区由于其特殊的地理环境,爆炸冲击伤较平原地区严重;同时高原地区生物体对冲击波的耐受性也发生明显改变。综合表现为高原爆炸冲击伤的伤情较低海拔地区更为严重和复杂,死亡率也增加。有研究报告,海拔 4 000m 和 5 000m 的冲击伤伤情较平原地区重 1~3 级,死亡率分别增加 25% 和 35%。

一、高原爆炸冲击波物理参数特征

由于爆炸冲击波借助介质向周围传播,介质密度不同将对冲击波物理参数和致伤效应产生一定的影响。介质密度越高,冲击波的传播速度越快,传播距离也越远。与低海拔地区相比,高原地区空气稀薄,并且随着海拔高度的增加大气压逐

渐降低,海拔上升 1 000m,气压下降约 10kPa,氧含量下降约 3kPa,气温下降约 6℃。海平面大气的质量密度为 1.225 5kg/m³,而在海拔 4 000m 处为 0.802 0kg/m³,仅为海平面的 65.44%,而海拔 5 500m 的空气密度仅为海平面的 50%。因此,高原环境由于空气稀薄、质量密度低,冲击波传播速度应较平原地区慢,衰减更快,传播的距离较平原地区近,由此同质量炸药爆炸,距爆心同一距离的超压峰值可能要较平原地区低。

李晓炎等研究了高原(海拔 3 500m)和平原(海拔 380m)地区 10kg TNT 爆炸对冲击波物理参数和致伤效应的影响。实验结果表明:冲击波的传播速度高原组与平原组比较差异不显著;冲击波超压峰值、正压持续时间和冲量在爆炸近区和远处离散度较大,而在距离爆心 6.0~7.5m 处较为稳定。总体趋势为:高原组超压峰值稍低于平原组,距离爆心 6.5m 处差异显著,正压持续时间稍长于平原组,高原组冲量高于平原组,在距离爆心 6.0m 和 6.5m 处,有显著的统计学差异,这可能与高原正压持续时间较平原稍长有关。上述结果总体上反映了高原环境冲击波超压峰值有所降低,持续时间有所延长的规律,高原组冲击波冲量高于平原组,对机体损伤更为严重。这个实验结果表明,同质量 TNT 空气中爆炸,高原冲击伤伤情比平原更重,特别是肺损伤,大致可加重一个等级,并有 2 只动物直接因冲击伤而死亡。

二、高原爆炸冲击伤的靶器官

林秀来等在海拔 4 740m 的西藏高原进行动物实验(图 29-1),研究高原山地条件下火箭炮攻击时炮弹群爆炸的致伤特点及规律。将体重 15~25kg 藏北高原绵羊 10 只,分别置于落弹区域内的掩体中(长 1.5m、宽 1.0m、深 0.8m),每两个相邻掩体的间距为 10m,每个掩体内只放置一只绵

29

羊,掩体的底部钉上木桩,用短绳将绵羊栓于木桩上,使其不能跳出掩体外。炮弹群在预定区域爆炸后20min,研究人员乘装甲车迅速进入爆炸现场,发现10只绵羊全部死亡。其中9只被破片击中,共有24处破片伤,平均每只动物受破片伤2.67处,最多者4处。所有破片伤口及伤道内均有严重的泥土污染。破片击中头颅6只(67%),颈部6只(67%),胸部4只(44%),腹部5只(56%),四肢4只(44%);四肢损伤者,共有5处骨折,均为粉碎性,其中股骨4处,胫骨1处。可见在高原山地爆炸冲击伤中破片伤发生率高,且伤情重,死亡率高。从伤道类型看,有16处有贯通伤(66.7%),5处为盲管伤(20.8%),3处为切线伤(12.5%)。现场有一只绵羊经详细检查未发现破片伤口,而经现场解剖发现肺有多处出血点,胸腔积血。大量实验结果业已证实,高原冲击伤和复合伤的死亡率较平原地区明显增加,致伤/致死的主要靶器官依然是肺、肠等含气体的脏器;实质性器官如肝、肾、脑等的损伤相对发生较少。

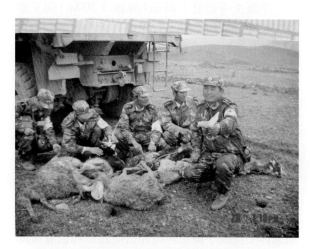

图29-1 高原爆炸冲击伤实验现场(殷作明供图)

三、高原爆炸冲击伤的伤情特点

高原的低压、缺氧可使机体发生一系列病理生理变化,使脏器储备功能降低,降低机体对冲击波的耐受性,表现为高原冲击伤的伤情较低海拔地区更为严重和复杂。Damon的研究结果证实,随着环境压力降低,机体对冲击波的耐受性明显下降,表现为引起动物同样死亡率所需的冲击波超压值明显下降。研究结果表明,山羊暴露在环境压力103.45kPa条件下受到冲击,伤后1h,50%致死的反射压为392.41kPa,而在环境压力48.28kPa条件下受到冲击,伤后1h,50%致死的

反射压仅173.79kPa。国内学者杨志焕等的实验结果也是一致的,他在2003年研究发现随环境大气压降低,肺损伤程度明显加重,表现为肺出血和肺水肿程度加重,肺体指数增加。结果提示,随环境大气压降低,动物对冲击的耐受性降低,使肺损伤程度加重,死亡率增加。关于动物死亡的原因,可能与肺损伤后产生的气栓引起冠状动脉或脑动脉栓塞及严重的肺出血、肺水肿引起的急性心肺功能不全有关。高原冲击伤与平原冲击伤相比,随环境压力降低,动物对冲击波的耐受性降低,使冲击伤伤情更重,死亡率更高。

四、高原机体对爆炸冲击伤的耐受性降低

高原环境引起机体对空气冲击波耐受性降低的机制目前尚不完全清楚,可能因为高原空气中氧分压低,缺氧使肺毛细血管脆性和通透性增加,经受冲击波暴露时肺毛细血管易破裂出血,通透性增加使液体渗出增多,由此使肺出血和肺水肿较平原和低海拔地区更重,死亡率更高。另外,由于高原环境大气压低,冲击波所致的压力差效应较平原和低海拔地区更为显著,由此导致机体对冲击波的耐受性降低。同时,高原复苏时,肺对液体的承受能力差,而肺是冲击波最敏感的靶器官,当冲击伤合并创伤需要复苏时,输液的量和速度更应该适当控制,否则极易发生肺水肿而导致严重后果。冲击伤伤员需要空运后送时,应尽量降低飞行高度,以避免空气栓塞的发生。

综上所述,高原爆炸冲击伤主要有以下特点:

(1)高原爆炸冲击波物理参数特征改变:爆炸近区,高原冲击波传播速度较平原稍慢,冲击波超压峰值稍低于平原,但正压持续时间又稍长于平原,这使得高原地区冲击波冲量高于平原地区,加重对机体的损伤。

(2)冲击伤的靶器官:肺仍是高原冲击伤的主要靶器官,肺损伤也是导致实验动物死亡的主要原因。肠道损伤的发生率高原与平原大致相近,但损伤程度有所加重,这可能与高原肠道胀气较平原更为明显有关。

(3)损伤程度重:高原与平原相比,损伤程度较平原严重1~2个等级。

(4)死亡率高:Damon等报道,山羊在环境压82.8kPa和48.3kPa条件下经受冲击波暴露,伤后1h 50%致死的反射超压分别为365.01kPa

和 173.88kPa，即在低压环境下仅需前者的 47.64%的冲击波超压即可致同样的死亡率。国内研究学者将大鼠分别在环境压 96.60kPa、61.33kPa、53.99kPa 下经受入射超压 190.40kPa 冲击暴露，伤后 6h 死亡率分别为 0、25%和 35%。

第二节　高原爆炸冲击伤的临床特点

高原爆炸冲击伤是指生物体直接或间接受到高原环境下爆炸冲击波的作用而发生的损伤。冲击伤特点是外轻内重（体表损伤轻而内脏损伤重），发展迅速（中度以上的冲击伤病情发展快），常发生多部位或多脏器伤。因此检查必须全面仔细，以免漏诊。由于其伤情的隐蔽性及严重性，对于这类伤员应该优先处理。爆炸冲击波所致损伤往往导致含气量较多的空腔脏器损害严重，由于组织结构的特点，肺是爆炸冲击伤最重要的靶器官之一，以出血最为常见，常为双侧，还可见血胸、气胸、空气栓塞。另外，冲击伤还可引起腹腔脏器如肠管（主要是小肠下段和结肠）穿孔与膀胱破裂，也可导致肝、脾破裂，腹腔脏器出血，而如胆囊和肾盂等含液脏器常轻微损伤或无损伤。组织器官损伤的程度取决于压力峰值的大小、正压作用时间的长短以及压力上升速度的快慢。与平原地区的肺冲击伤相比，高海拔地区的肺冲击伤所造成机体的病理变化更复杂、伤情更严重、死亡率更高。

高原爆炸冲击伤的临床特点主要表现为：①多处损伤，常为多发伤或复合伤，伤情复杂；②外轻内重，体表可完好无损，但有明显的症状和严重内脏损伤；③迅速发展，多在伤后 6h 内也可在伤后 1~2d 内发展到高峰，一旦机体代偿功能失调，伤情可急转直下，难以救治。

高原爆炸冲击伤的主要临床表现为胸痛、胸闷、憋气感、呼吸困难、腹痛、恶心呕吐、腹部明显压痛、反跳痛和腹肌紧张等。

一、胸部爆震伤的临床表现

肺是冲击波作用于人体时易于受伤的靶器官之一。肺冲击伤在战时和平时意外爆炸事故中较多见，是军事医学和灾害医学中的重要研究课题之一。肺受冲击波致伤后会引起机体发生一系列病理生理改变。临床上肺爆震伤的症状表现最容

易被其他外部损伤所掩盖，如烧伤、骨折等更易诊断的损伤。故对本病的诊断最重要的是要分清临床资料，且对这一类伤员要充分考虑到肺爆震伤的存在，以便及时预防处理。

（一）肺冲击伤的主要病理改变

肺冲击伤的主要病理变化有肺出血、肺水肿、肺破裂、肺大疱形成、肺萎陷和肺气肿等。

1. 肺出血　肺出血是肺冲击伤最主要的病变，出血程度和范围因伤情不同而有很大的差异：可由斑点状至弥漫性不等，轻者仅见脏层胸膜下有浅层斑块状出血；稍重者可见一叶或数叶不规则形的片状出血，并可累及肺实质深层。重者可见相当于肋间隙下的相互平行条状的肺实质出血。贴近胸壁的胸膜下组织，常见特征性的相互平行血性压痕。肺冲击伤时，肺实质内血管破裂可形成血肿，甚至可出现血凝块堵塞气管而导致机体窒息而迅速死亡。王洪亚等在海拔 3 658m 的高原地区，用家兔制作高原胸部爆炸伤模型，伤后 6h 进行肺组织病理学观察。

（1）大体观察：高原致伤组和平原致伤组动物右侧肺部均有损伤，色泽暗红，肺体饱满伴有明显水肿。肺损伤主要表现为肺出血、水肿，切面有淡红色水肿液溢出。肺出血多累及右中、下肺叶，深达肺实质，呈不规则片状出血，其中斑片状出血灶最为多见（图 29-2、图 29-3）。

（2）光镜观察：光镜下可见致伤组肺泡腔弥漫性出血，有较多的红细胞，水肿液充填，肺泡腔融合，呈现气肿样改变，肺泡壁毛细血管床减少、扩张、充血，水肿多位于出血邻近部位，可见由水肿液、气体相混形成的气泡状结构；肺间质可见明

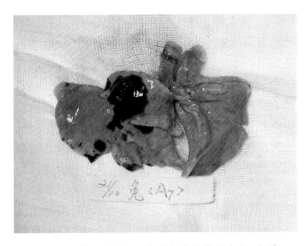

图 29-2　高原致伤组：右肺多处斑片状出血，左肺散在斑点状出血（王洪亚供图）

29

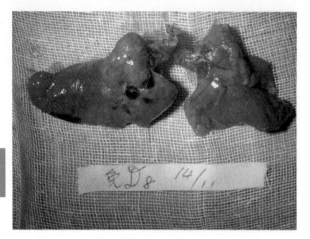

图 29-3　平原致伤组:右肺斑片状及条状出血、水肿(王洪亚供图)

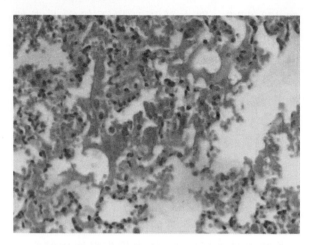

图 29-5　平原致伤组:肺出血、肺水肿(HE×100)(王洪亚供图)

显水肿、出血,肺泡间隔和血管周围间隙不同程度增宽,并可见粒细胞浸润。平原致伤组肺出血水肿较高原致伤组稍轻。见图 29-4 和图 29-5。

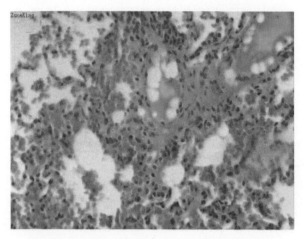

图 29-4　高原致伤组:肺出血、水肿、水肿液气泡形成(HE×100)(王洪亚供图)

2. **肺水肿**　肺水肿在冲击伤后可立即出现,轻者为间质性或肺泡腔内含有少量积液,重者可见大量的水肿液溢至支气管以至气管内,常混有血液,呈血性泡沫液。一般见于重度出血区周围,水肿液与血液相混,呈红色泡沫样。光镜下见均质性红染的液体中混有大量红细胞和少许空气。此时发生的肺水肿很可能是冲击波直接或间接损伤了毛细血管所致。伤后 1~2d,在片状出血区周围,可见有境界较清楚的浅红色水肿区。水肿区膨满,湿润而有光泽,压之不褪色,切面伤流出浅红色泡沫样液体。光镜下可见毛细血管充血,肺泡腔内积有较多浆液和一些红细胞,有的肺泡腔内可见有透明膜样结构衬于肺泡壁上。

3. **肺破裂**　肺破裂主要由动压引起。在动压作用下,机体常被抛掷或发生位移,撞击于坚硬物体上,或被继发投射物所击中致伤。动物实验观察,破裂口多发于肺内侧,其次为两面同时出现,单纯见于肋面者很少。

4. **肺大疱**　肺大疱是因动压使机体撞击到坚硬物体或被继发投射物击中而引起,肺大疱实际是浅层肺组织撕裂而脏层胸膜膜完整的表现。

5. **肺萎陷和肺气肿**　肺出血和肺水肿可致肺不张。在未发生出血的部位,有时可见小块不规整的萎陷区,出血区周围也常见有肺泡含气减少。散在性出血区内,气肿与出血常交错存在,一些肺泡因过分胀大而破裂,以至数个肺泡腔融合;有时可因肺泡或细支气管破裂,空气进入肺间质而引起间质性肺气肿。重者在胸膜下出现含有血和气的肺大疱,发生肺破裂时可引起血胸或血气胸。

6. **急性呼吸窘迫综合征**　肺被冲击波致伤并发急性呼吸窘迫综合征(acute respiratory distress syndrome,ARDS)是导致早期死亡的主要原因。即使采取有力的治疗措施,其死亡率仍高达40%。ARDS 主要病理特征是肺微血管内皮损伤致通透性增高及炎性细胞浸润,常伴有肺间质纤维化。临床表现为难以纠正的低氧血症,最终发展为呼吸衰竭。

7. **重要细胞炎性反应**

(1)中性粒细胞:冲击伤 1h 后,循环血液中的中性粒细胞会迁移到肺组织伤口处,通过释放细胞因子、活性氧自由基、蛋白水解酶和阳离子多肽加速肺损伤的发展进程。Perl 等在肺冲击波和脓毒症复合肺损伤实验中证实,去除中性粒细胞会减轻肺损伤程度。另外,在损伤肺组织中髓过氧化物酶(myeloperoxidase,MPO)活性是评价中性粒细胞侵入肺组织程度的重要指标。肺冲击伤会引起低氧血症,这一短暂性低氧不仅会增强中性粒细胞抗细胞毒素的功能,而且还会延长它的存活,导致持续的高炎症反应,最后引起组织或器官的损伤。

（2）肺泡巨噬细胞:来自骨髓内单核细胞,根据其定位不同可分为不同亚型,包括肺泡巨噬细胞(alveolar macrophage,AM)、肺间质巨噬细胞、肺血管内巨噬细胞、胸膜巨噬细胞、血管巨噬细胞和树突状细胞等。AM 主要分布在肺泡腔内,数量占到了常驻细胞的 80%。AM 不仅有吞噬功能,而且也有分泌功能。AM 可诱导中性粒细胞在肺微血管内滞留、聚集,继之与内皮细胞黏附,释放炎性介质及破坏性毒性物质损伤肺泡毛细血管膜,导致通透性肺水肿。在肺冲击伤的实验中,支气管肺泡灌洗液和血液中 AM 释放的炎性因子均有所增多。

8. 细胞凋亡　细胞凋亡是维持正常组织形态和功能的主动自杀过程,是一种生理机制,在维护机体内环境稳定方面发挥着极为重要的作用,往往表现为单个细胞死亡,不引起炎症反应。细胞凋亡主要可分为 caspase 依赖型和非 caspase 依赖型两大途径。caspase 依赖型途径可分为死亡受体介导的外源性凋亡途径和线粒体介导的内源性凋亡途径。caspase 是活化不同细胞凋亡途径中共同的下游事件,在细胞凋亡中起着重要作用。Setiz 等发现在致伤动物模型的肺组织,由于细胞外信号 Fas/FasL 激活了 caspase-8,致使 caspase-8 表达增加,这证实了细胞外引起了凋亡模式启动。

由于上述病理改变,加之高原地区原有的低气压、低氧环境等不利外界因素,肺冲击伤后伤员迅速出现呼吸困难和难以纠正的低氧血症。火药爆炸等原因所致的肺爆震伤多数复合重度烧伤、骨折等,常构成严重的复合伤,极大地增加了救治的难度。

（二）肺爆炸冲击伤的主要病理生理改变

王洪亚等在海拔 3 658m 的高原地区,用家兔制作高原胸部爆炸冲击伤模型,研究高原家兔胸部爆炸冲击伤致肺损伤的特点。分别于伤前和伤后 5min、1h、3h 和 6h 各时间点记录呼吸频率（BR）、心率（HR）、平均动脉压（MAP）和中心静

脉压（CVP）,检测血浆 NO 浓度、动脉血气分析的变化情况,伤后 6h 取肺组织测定肺组织水含量和病理观察。研究发现:

（1）高原致伤组重度伤为 25%,轻度伤和中度伤均为 37.5%;而平原致伤组以轻度伤居多,轻度伤为 62.5%,中度伤为 37.5%,没有重度伤出现。伤后 BR 增快,伤后 1h 达高峰;血压和 HR 下降,伤后 5min 最明显（$P<0.01$）,随后逐渐恢复,伤后 6h 可恢复至伤前水平。高原致伤组的肺含水量比平原致伤组高,平原致伤组肺出血、水肿较高原致伤组稍轻。说明高原家兔胸部爆炸伤致肺损伤较平原要重。

（2）致伤前高原组血浆 NO 浓度比平原致伤组低（$P<0.05$）,伤后各组 NO 浓度持续升高,高原致伤组、平原致伤组与伤前均有明显差异（$P<0.05$）,高原致伤组伤后各时间点 NO 的变化幅度明显高于平原致伤组（$P<0.01$）。说明 NO 可能是参与胸部爆炸伤后急性肺损伤过程的炎性介质之一,高原缺氧复合胸部爆炸伤后 NO 异常可进一步减少肺组织血流灌注,加重缺血缺氧性损伤,这对于高原胸部爆炸伤的早期救治具有重要意义。

（3）伤后 1h 各项血气指标的显著下降以及持续性代谢性酸中毒是高原胸部爆炸伤的最主要特征性改变,对于及早救治具有重要意义。

（三）肺冲击伤的临床表现

肺爆炸冲击伤的临床表现因伤情轻重不同而有所差异。症状轻者仅有短暂的胸痛、胸闷或憋气感;稍重者伤后 1~3d 内出现咳嗽、咯血或血丝痰,少数有呼吸困难,听诊可闻及变化不定的散在性湿啰音或捻发音;严重者可出现明显的呼吸困难、发绀、血性泡沫痰等,常伴休克。更严重的可出现血、气胸。有部分肺爆震伤在伤后 24 ~ 48h 可进一步发展成为 ARDS。体征:除肺内啰音外,可有肺实变体征和血气胸体征,还常伴有其他脏器损伤的表现。X 线检查肺内可见肺纹理增粗、斑片状阴影、透光度减低,以及大片状密影,亦可有肺不张和血气胸的表现。胸部 CT 检查:若表现为密度增高的云絮状阴影,提示肺泡及肺间质出血。血气检查可出现轻重不等的异常结果,一般呈持续低氧血症。

根据爆炸伤史、临床表现和 X 线检查,肺爆炸冲击伤容易确诊,但应注意其外轻内重、迅速发展和常有合并伤的特点,慎勿误诊和漏诊。

（四）肺部冲击伤并发症

1. 肺炎　肺炎是肺爆震伤最常见的并发症，这与肺爆震伤后弥散性毛细血管、肺泡膜受损、肺泡通透性升高、肺泡表面活性物质减少或失活有关，从而导致肺部感染。

2. 急性呼吸窘迫综合征（ARDS）　ARDS病患的肺部变化源于广泛性的肺泡微血管受损，使得内皮细胞间通透性增加，引发肺泡出血及水肿等现象，最后导致肺内无效腔及分流增大，肺顺应性与氧合状况变差，而造成临床上的呼吸窘迫。大致而言，病理变化包含三期：渗出期、增生期、纤维期。对伤员而言，肺纤维程度也决定伤员日后肺功能。

3. 多器官功能不全综合征（MODS）　MODS是严重创伤、烧伤、大腹腔手术、休克和感染等过程中，同时或相继出现2个以上的器官损害以至衰竭，多在上述病因作用后，经复苏病情平稳后发生。MODS包括器官损害由轻到重的过程，轻者发生器官的生理功能异常，重者达到器官、甚至系统衰竭的程度，称为多器官衰竭。在肺爆震伤的伤员中，常常是创伤、烧伤、肺部伤并存，休克和感染也非常常见，故并发MODS的危险性非常高。

二、腹部冲击伤的临床特点

腹腔脏器的爆炸冲击损伤主要为含气的胃肠道等器官，在高原地区由于高海拔、低气压等特点，与平原地区相比较，胃肠道本身有一定程度的胀气，这些进一步加重了高原冲击伤的程度，病理改变主要表现为胃肠道浆膜和黏膜下不同程度的出血，浆膜层撕裂，甚至发生胃肠道破裂、穿孔，其中以结肠损伤最为明显，其次为小肠和胃。部分出现多发性肠管挫伤或者肠壁血肿，特别是含气丰富的结肠段。显微镜下可见小肠上皮基底膜与肌层之间有血液成分漏出，黏膜肌层多处断裂，肌层失去原有的正常结构，部分区域出现肌溶解，肌细胞核可见空泡化，浆膜不完整；黏膜下层的毛细血管内有血液淤积，黏膜上皮偶见脱落。少数伤员也可发生胰腺出血，肝、肾、膀胱破裂等，但这些实质脏器的损伤相对少见。

腹部冲击伤主要引起腹腔内出血和腹膜炎。出血以实质脏器破裂，以肝、脾破裂和血管损伤较突出；腹膜炎则是由于空腔脏器破裂，胃肠内容物溢出到腹膜腔所致。

因损伤部位及伤情的不同有以下不同临床症状和体征：①腹痛：最常见的症状，开始多在损伤部位，继而弥漫至全腹。胃、上端肠管和胆囊等穿孔容易引起弥漫性剧痛；结肠穿孔时疼痛较轻且较为局限，但易引起感染性休克；②恶心、呕吐：近半数腹部爆炸冲击伤伤员伤后有短暂或连续不断的恶心、呕吐等消化道症状；③失血性休克：腹腔内实质脏器，如脾、肝等脏器破裂出血，可出现失血性休克等症状；④腹膜刺激征：空腔脏器破裂的伤员早期就可以出现明显腹部压痛、反跳痛、腹肌紧张等腹膜刺激征；⑤其他症状：肾脏和膀胱损伤时可有血尿；肛门有鲜红血液流出说明损伤的部位靠下，可能存在直肠或者结肠损伤。胃肠穿孔时可出现膈下气体、气腹和肝脏浊音界消失等症状。盆腔脏器损伤时，可刺激结肠，有频繁便意。

辅助检查：①X线、CT检查：腹部平片可确定有无消化道穿孔，肠穿孔时在X线腹部透视中还可查出膈下游离气体。怀疑肾脏及输尿管损伤时，可采用静脉肾盂造影进一步明确诊断。CT检查对于腹部损伤方面诊断率高于X线。②诊断性腹腔穿刺：怀疑有闭合性腹腔脏器损伤时可做诊断性穿刺，如果抽出血性液体即为阳性。这种检查对闭合性损伤而言，其阳性率可达85%以上。③诊断性腹腔灌洗术：若腹腔灌洗液为淡红色，或者红细胞计数$>0.1×10^{12}/L$，或者灌洗液中有胆汁、蔬菜纤维或者粪便等，则为阳性，这种检查阳性率可达97%以上。④彩色超声检查：超声检查方法简便，非侵害性，可在床边进行检测，可实时动态检测腹腔脏器的变化，对脾、肝、肾、胰腺等实质性器官损伤和腹膜后血肿、腹腔积液均有较大的诊断价值。⑤实验室检测：肝破裂时血清谷丙转氨酶（SGPT）活性增高，在伤后12h达到伤前4~5倍。胰腺损伤时，可出现血清淀粉酶、脂肪酶的升高。

第三节　高原爆炸冲击伤的救治原则

在爆炸冲击伤发生时，首先应处理对生命威胁最大的损伤，如保持呼吸道通畅、维持有效循环、控制明显出血等，其紧急救治原则和一般创伤急救原则是一致的。根据高原爆炸冲击伤的致伤特点，从高原冲击伤和复合伤的防治意义的角度来看,由于肺是爆炸冲击伤的最主要靶器官,易导致难以纠正的低氧血症,而且严重的肺损伤是早期死亡的主要原因之一,因此,加强对肺损伤的救治和防治尤其应该突出。高原爆炸冲击伤的救治首要任务在于维持呼吸和循环功能,包括保持呼吸道通畅、给氧、必要时行气管切开和人工呼吸器辅助呼吸以及输血补液抗休克。

一、高原爆炸冲击伤救治注意事项

高原爆炸冲击伤的急救、通气、止血、伤口包扎、抗休克等处理原则与一般战创伤相同,但根据高原爆炸冲击伤的特点,在救治方面应特别注意以下几点:

1. 迅速将伤病员从爆炸环境中、坍塌工事和房屋内抢救出来,使之离开爆炸环境。爆震伤后剧烈运动可加重伤情,若伤员呼吸窘迫,则伤者撤离战场时应需要担架,凡怀疑有肺爆震伤的应卧床休息、减轻心肺负担。

2. 对呼吸困难的伤员,注意检查口鼻有无泥沙、血凝块等异物,并及时清除,对于呼吸窘迫或有大量咯血的伤员应迅速放置插入鼻咽或口咽通气管,必要时气管插管开放气道,吸出气道内分泌物,保持呼吸道通畅。

3. 对昏迷伤员应将舌牵出,头侧位,保持呼吸道通畅,对口鼻流血性液体,呼吸极度困难者,应作气管插管或切开,吸出液体,保持呼吸道通畅。对于有呼吸困难或氧分压有降低趋势的伤员应及时给予鼻导管或面罩吸氧,湿化吸入50%乙醇,给予氨茶碱解除支气管痉挛等,必要时可采用机械通气,若急性期出现重度ARDS伤员常规治疗无法改善时可用体外膜氧合(extracorporeal membrane oxygenation,ECMO)。

4. 有气栓的伤员,可给予6个大气压的高压气体(其中氧不超过2.5个大气压),持续2h,继续在36h内逐渐减压。

5. 高原复苏时,肺对液体的承受能力差,而肺是冲击波最敏感的靶器官,当冲击伤合并创伤需要复苏时,输液的量和速度更应该适当控制,多给胶体,少给晶体,同时加强血流动力学监测,否则极易发生肺水肿而导致严重后果。

6. 伤后伤员镇静镇痛;保持正常体温,防治肺水肿和保护心功能:脱水、利尿、强心;输血输液;防治DIC和电解质紊乱。早期大剂量应用皮质类固醇激素对间质性肺水肿有较好效果。

7. 仔细检查外伤及内脏损伤程度,评估伤员伤情,迅速分类,严格执行先重后轻的救治原则。在手术前要作系统的检查,特别要注意内脏器官的损伤,尤其是肺、肠道等空腔脏器的检查,同时也不能忽略对脾、肝、肾、膀胱等实质脏器的检查,以免遗漏。

8. 伤情稳定后尽快后送到低海拔地区进行相应处理,如用直升机后送,应尽量降低飞行高度,以防止空气栓塞的发生。

二、高原肺冲击伤的救治方法

1. **生命支持及一般对症治疗**　保证呼吸道通畅及有效循环,给予输血补液抗休克。有血气胸者尽早作胸腔闭式引流。给予止血药物,减少出血。应用足量的抗生素预防肺部感染,减少肺部并发症。

2. **机械通气**　肺爆震伤的救治在于维持呼吸和循环功能,包括保持呼吸道通畅、给氧、必要时行气管切开和人工呼吸器辅助呼吸。肺爆震伤一旦构成严重复合伤,机体便会产生强烈的应激反应,容易导致应激反应紊乱,发生消化道应激性溃疡、肠源性感染、高代谢等。从而造成全身脏器严重的病理性损害,使得伤员的病情复杂多变、治疗难度大。因此在肺爆震伤复合重度烧伤的治疗过程中,应根据伤情轻重分类、进行个性化治疗,明确诊断后,应立即行气管切开建立人工气道,保持呼吸道通畅,有痰痂阻塞气道时,应立即进行纤维支气管镜检查,去除痰痂并作冲洗。对呼吸道内的出血点,给予电凝止血。积极控制感染,防止肺部感染的发生。呼吸困难不见改善、低氧血症持续的伤员,应用呼吸机辅助呼吸,以高频通气或呼吸末正压通气模式辅助呼吸,尽量使$PaO_2 >$ 80mmHg、$SaO_2 > 90\%$,给予超声雾化吸入湿化气道,促进痰液排出,去除异物刺激,减少各种炎性介质的作用。呼吸机的使用应遵循"早上机、早撤机、个性化"的原则。当伤员自主呼吸恢复好,咳嗽有力,监测血气分析正常且稳定,即可考虑脱机,应争取早日脱机避免呼吸机依赖。

3. **体外膜氧合(ECMO)**　常规的肺冲击伤主要通过应用机械辅助通气来保证机体的供氧,包括高频振荡机械通气(HFOV)等进行治疗。但是近年来有研究发现,尽管有保护性肺通气等治疗手段,合并ARDS伤员的死亡率仍超过40%。而且保护性肺通气也有其难以克服的缺点,如

CO_2 升高、pH 下降，并且不能保证充分氧合；特别是对于严重肺内出血或在应用机械通气的情况下仍发生顽固性的低氧血症，常规的治疗措施显得"力不从心"。单纯依赖传统技术救治死亡率仍较高，尤其是发生顽固性低氧血症时，常规呼吸机支持治疗技术往往难以奏效。

近年来国外学者以色列创伤协会主席 Stein、英国皇家伊丽莎白医院 Mackenzie 等提出，应用 ECMO 等最新技术，来救治严重肺爆炸冲击伤员，取得了良好的效果。该技术能在保证氧合的情况下让肺组织充分"休息"，为心、肺功能的恢复赢得时间的同时，减少机械通气造成的肺损伤。ECMO 目前是一项主要用于治疗急性可逆性心力衰竭、呼吸衰竭或心肺衰竭的新技术，具有生物相容性，血液破坏小，可使用较长时间（平均 5~8d）等特点。其原理是利用生物膜肺代替人体肺的换气功能，通过引流伤员的静脉血，经人工肺排出 CO_2，并氧合血液，再用特殊动力泵将血液经静脉或动脉输回体内，使自体肺处于"休息"状态；ECMO 还提供必要的血流动力学支持，使心脏也可处于"休息"状态，使得可逆性病变的肺或心脏得以恢复。目前 ECMO 是用于治疗急性可逆性心力衰竭、呼吸衰竭或心肺衰竭的一项新技术。

已有研究证实，采用 ECMO 能够提供充分氧合，而对肺部的通气量没有限制，因此是治疗严重 ARDS 的强有力的"武器"。ECMO 能够在保证氧合的情况下让肺组织充分"休息"，同时减少机械通气造成的肺损伤，同时避免了机械通气带来的一系列并发症。已有较多的临床研究表明，应用 ECMO 救治 ARDS 伤员，存活率明显高于机械通气等常规治疗。因此，如果能够将 ECMO 这一新技术，应用于救治肺冲击伤特别是严重肺冲击伤伤员，将可能帮助重危伤员度过最危险期，为心、肺功能的恢复赢得时间，从而有效降低伤亡率，大大提高冲击伤的救治率。

4. **高压氧治疗**　单佑安等实验研究结果显示，高压氧对犬严重肺冲击伤具有一定治疗作用，高压氧治疗可降低实验组的死亡率，对照组伤后 24h 死亡率为 40%，而高压氧治疗组死亡率仅为 12.5%。高压氧治疗能明显改善部分犬血气及血流动力学部分指标，提高 PaO_2 水平，显著降低动物 24h 内肺体指数，对重度肺冲击伤动物具有一定治疗作用。

5. **山莨菪碱和地塞米松**　邓志龙等的研究结果表明，与未给任何处理的对照组相比，给予高压氧、山莨菪碱和地塞米松以及高压氧与山莨菪碱和地塞米松联合应用对高原冲击伤均有较好的治疗效果，使血气得到明显改善，死亡率降低 16.7%~26.4%，其中以高压氧联合应用山莨菪碱和地塞米松治疗效果更好，从而为高原冲击伤的治疗提供了一定的依据。高压氧、山莨菪碱和地塞米松治疗高原冲击伤的机制可能与以下因素有关：①高压氧具有提高血浆物理氧溶量，增加氧分压，由此改善肺的换气功能和组织的氧供，同时高压氧还具有治疗严重肺损伤引起的空气栓塞的作用，并减少空气栓塞发生的危险性。②山莨菪碱具有解除血管和小气道痉挛的作用，从而改善微循环和通气功能。③地塞米松具有抗炎、抗过敏、抗自由基和稳定溶酶体等作用，提高机体的应激能力。其研究发现经高压氧和高压氧联合应用山莨菪碱和地塞米松后，与对照组相比，肺出血和肺水肿程度明显减轻，肺体指数降低，为改善血气和降低死亡率提供了有益的形态学依据。

三、高原腹部冲击伤的救治

腹部冲击伤伤员的救治原则与一般腹部脏器损伤的救治原则一致，应首先处理对生命威胁最大的损伤，如保持呼吸道通畅、控制出血等。迅速做全身检查，以判断有无腹腔脏器伤和其他部位合并伤。应卧床休息、禁饮食、胃肠减压，尽量减少胃肠道负担，并观察引流液的颜色和性状。留置导尿管并记录尿量，观察尿液颜色，必要时检查尿液分析。对怀疑有内脏损伤的伤员应迅速抽血做血型交叉合血，对出血较多、失血性休克症状伤员，及时输血、补液治疗，积极纠正休克。对于伤情危重者，可在抗休克的同时行剖腹探查术。早期应用广谱抗生素积极抗感染。积极预防消化道应激性溃疡和出血，给予足够的肠外营养。确定或怀疑有腹内脏器损伤者，应施行剖腹探查手术，对已受损的脏器进行修复或者切除，清除腹腔积血、积液或者肠内容物，防治腹腔感染等严重并发症。

四、高原平时四肢爆炸冲击伤的初期外科处理

地球表面接受太阳辐射量是随海拔高度增加而增加。高原地区空气稀薄，水蒸气和尘埃较少，

日照时间长,较平原地区接受的辐射量多。如拉萨年总辐射量是同纬度的平原地区的1.68倍。紫外线是太阳辐射的一部分,随着海拔高度的增加,紫外线强度愈大。海拔高度每增加100m,其强度比平原地区递增3%~4%。拉萨太阳紫外线照射量是我国东部平原(苏州)的1.7倍,这无疑增加了太阳的烧灼效应。高原强烈的太阳照射和紫外线辐射,对抑制环境中细菌的生存、繁殖起着重要作用,因此,爆炸冲击伤后伤道污染较平原地区轻。同时,由于平时爆炸冲击伤多为单批发生、医疗机构有足够的时间和人力来进行较为彻底的清创术,有足够的敏感抗菌药物来抗感染治疗,因此高原平时爆炸冲击伤在条件允许时可行一期清创缝合、骨折可行简单一期内固定(图29-6、图29-7)。我们的实验研究和临床实践均证实了这一点。

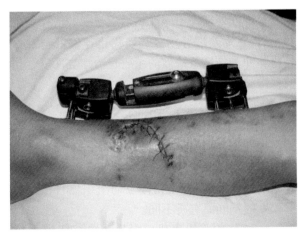

图29-6　高原平时爆炸冲击伤一期清创缝合、骨折一期内固定(殷作明供图)

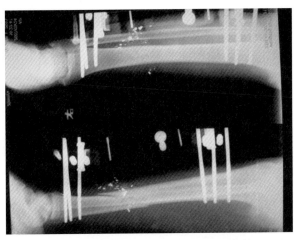

图29-7　高原平时爆炸冲击伤一期清创缝合、骨折一期内固定术后X线片(殷作明供图)

雷明全等用西藏本地犬进行枪弹伤实验研究,分别于致伤后12h、24h、36h进行伤口一期缝合、骨折一期内固定,同时测定细菌数量,观察伤口感染情况,常规用抗生素5d。14只犬的伤口均一期愈合,半个月后拆线,2个月后复查X线发现有中等量骨痂生长,无一例有骨髓炎征象。这表明在12~36h内若污染不严重、严格无菌操作、彻底清创的前提下,可对四肢火器伤骨折行简单一期内固定。雷明全等对高原平时火器伤在伤后24h内行伤口一期清创缝合,甲级愈合率达97.2%。

1991年以来殷作明对高原平时火器性骨折伤员进行骨折一期内固定,均达到临床治愈。2002年殷作明用小型猪进行实验表明高原平时火器伤行一期清创缝合、骨折内固定在伤后6~36h最佳,伤口无明显红肿、感染,无休克及多脏器功能衰竭等并发症;术中要注意彻底冲洗伤道,由于高原火器伤的挫伤区和震荡区均较内地宽,清创范围要稍扩大,尽量清除失活坏死组织,但要尽量减少骨膜的损伤,尽可能保留残存骨组织,并进行简单内固定;注意引流一定要通畅,而且时间要足够长;术后全身支持,应用足量有效抗生素。2007年殷作明对11名平时爆炸冲击伤伤员47个部位进行伤口一期清创缝合,无一例感染,但有3个部位伤口因引流不畅而裂口,伤口甲级愈合率达91.5%,平均住院日18.6d。值得注意的是,上述研究是在高原平时环境下完成的,所得治疗原则仅适用于高原平时爆炸冲击伤,目前尚不能在战时推广使用。

第四节　高原烧冲复合伤的特点

烧冲复合伤是指人员同时或相继受到热能所致的烧伤和冲击波所致的冲击伤的复合损伤。如以烧伤为主则称为烧冲复合伤,以冲击伤为主则称为冲烧复合伤,但现在通常都统称为烧冲复合伤。人体在遭受烧冲复合伤时,既有显而易见的烧伤创面,也有难以看见的脏器冲击伤存在;不仅有显著的烧伤后休克、创面感染和修复等,更有难以看见的严重内脏损伤和功能障碍,二者相互促进,进一步加重了病情,这给医疗诊治带来很多矛盾和困难。其中肺仍然是冲击波致伤的主要靶器官。大面积烧伤合并吸入性损伤伤员,呼吸道的损伤尤为严重,主要表现为气道和肺组织的水肿,气道黏膜的坏死、脱落,气体交换障碍。所以在冲击伤合并大面积烧伤、吸入性损伤时,肺部的损伤更加严重,ARDS发生几乎不可避免。冲击伤合并大面积烧伤、吸入性损伤伤员发生ARDS后,肺部的表现进展非常迅速,首先是一侧肺段改变,24h内迅速进展为两肺弥漫性实质性改变,气道内有大量淡血性渗液。这种伤员往往治疗非常困难,死亡率较高。

高原冲击伤伴随着其他(烧伤、弹片伤等)损伤时伤情明显加重。其中,以烧冲复合冲击伤最为明显,原因可能与烧伤的全身反应更重,对冲击伤的主要靶器官呼吸系统的影响更大所致。爆炸致烧冲复合伤具有杀伤强度大、作用时间长、伤类复杂、伤员多、救治难度大等特点,在平时及战时均可发生。所以它是一种难抢救的伤类,主要是难以诊断,难以把握救治时机。

一、高原烧冲复合伤的基本特点

高原烧伤和冲击伤一旦构成复合伤,二者复合加重效应会进一步加重病情,机体便会产生强烈而持久的应激反应,容易导致机体应激反应紊乱,发生消化道应激性溃疡、肠源性感染、高代谢等,从而造成全身脏器严重的病理性损害,使得伤员的病情复杂多变,这些使得救治更加困难。

高原爆炸致烧冲复合伤的主要特点为:

(1) 爆炸致烧冲复合伤事故突发性强,组织指挥困难。

(2) 烧冲复合伤的发生率与离爆心远近有关:离爆心越近,发生烧冲复合伤的机会越多。

(3) 烧冲复合伤具有明显复合加重效应,烧伤和冲击伤发生顺序和程度的不同对其伤势的影响有一定差别。

(4) 致伤因素多,伤情复杂。休克更为多见,通常出现较早、程度重、进展快;烧冲复合伤伤员的病理生理紊乱常较多发伤和多处伤更加严重而复杂,不仅损伤范围广,涉及多个部位和多个脏器,而且全身和局部反应强烈而持久。

(5) 致伤机制十分复杂。损伤机制推测可能与冲击波、热力的直接作用及其所致的继发性损害有关。

(6) 外伤掩盖内脏损伤,易漏诊误诊。当冲击伤合并烧伤或其他创伤时,体表损伤通常比较显著,此时内脏损伤容易被掩盖,而决定伤情转归的却常是严重的内脏损伤。如果对此缺乏认识,易造成漏诊误诊而贻误抢救时机。

(7) 肺损伤应是烧冲复合伤救治的难点和重点。肺是冲击波致伤最敏感的靶器官之一,也是呼吸道烧伤时主要的靶器官,肺功能受损严重,而且对液体耐受力差。因此,肺损伤应是烧冲复合伤救治的难点和重点。

(8) 感染发生早而重,通常严重的创口/创面局部感染与全身感染同时存在。

(9) 临床病情发展迅猛,救治极为困难。表现为伤势重,并发症多,病(伤)死率较高。

(10) 内伤和外伤同时存在,相互交错和叠加,病情复杂且严重。

(11) 常有多种脏器功能损害存在:如心脏、循环系统、肝脏、肾脏、神经和免疫系统的损伤和功能障碍等。

(12) 高原爆炸致烧冲复合伤治疗中最大的难题是难以处理好不同致伤因素带来的治疗困难和矛盾,正确处理好治疗烧伤需迅速输液与治疗高原肺冲击伤慎重输液的矛盾是治疗烧冲复合伤的关键。

二、烧冲复合伤的临床表现

烧冲复合伤伤员同时呈现烧伤和冲击伤各自的临床表现以及一些综合性症状和体征。这些表现因其烧伤程度、冲击伤涉及的组织器官损伤严重程度的不同而有所不同。

1. 烧伤的临床表现　因其烧伤深度不同,临床表现也不同。当伴有呼吸道烧伤时,表现为伴有口、鼻周围深度烧伤,鼻毛烧焦,口唇肿胀,口腔、口咽部红肿,有水泡或黏膜发白,刺激性咳嗽、痰中有炭屑,声嘶、吞咽困难或疼痛,呼吸困难和/或哮鸣等;随后多迅速发生气管支气管炎,为刺激性咳嗽,呈"铜锣声",并有疼痛感。体表烧伤则和普通热力烧伤的临床表现一致,根据中国新九分法计算烧伤的面积,采用三度四分法评估烧伤的深度。根据烧伤面积及深度,进一步评估烧伤严重性,可分为:轻度烧伤、中度烧伤、重度烧伤及特重烧伤。

2. 冲击伤的临床表现　①在同时伴有烧伤的基础上,同等冲量的肺冲击伤,其伤情更为严重,临床表现也更严重。肺冲击伤伤员伤后即刻可出现持续30~120s的呼吸暂停,常同时伴有心动过缓和低血压。轻度肺冲击伤仅有短暂的胸痛、胸闷或憋气感。稍重者可出现咳嗽、咯血或血丝痰，少数伤员有呼吸困难，听诊时可闻及散在的湿性啰音。严重肺冲击伤可出现明显的呼吸困难、发绀、口鼻流出大量血性泡沫样液体，叩诊时局部呈浊音，听诊时有呼吸音减弱，并可闻及广泛的湿性啰音。有气胸或血胸者，可出现相应的症状和体征。②腹部冲击伤后最常见的临床表现有腹痛、恶心呕吐、腹膜刺激征及休克等。如仅有内脏轻度挫伤，腹痛在 3~4d 后逐渐消失；如有内脏破裂，则经短暂的缓解后腹痛常再次发作，并伴有压痛、反跳痛、腹肌强直等腹膜刺激征。如有肾脏和膀胱损伤时可发生血尿。结肠或直肠损伤伤员可发生直肠流出鲜血。肠穿孔时可出现膈下积气、气腹和肝浊音界消失，同时可有肠鸣音消失等。③当发生听器冲击伤时，主要表现为耳聋、耳鸣、眩晕、耳痛、头痛、外耳排液等征象。少数伤员可出现一过性恶心、呕吐或前庭功能障碍等症状。检查可发现鼓膜破裂、听骨骨折、听力出现暂时性或永久性障碍。④心脏冲击伤者主要表现为心前区剧痛、胸闷、憋气感和出冷汗等冠状血管功能不全症状，严重者可发生急性左心功能衰竭。有冠状动脉气栓伤员可出现急性心肌梗死征象。因抛掷、撞击等动压造成的继发性损伤中最常见的是心包内出血，如出血量较多，可出现心脏压塞症状和体征。⑤颅脑冲击伤常见的症状是意识丧失，同时可见各种精神症状，如淡漠、忧郁、恐惧、激怒、失眠、头昏、记忆力减退等。严重者可出现共济失调、语言障碍、肢体麻痹和抽搐等脑血管气栓征象。有脑实质损伤时可出现颅压增高或定位症状。

3. 烧冲复合伤的临床表现　在有明显烧伤临床表现的同时，常伴有听力损失和听器损害，并有明显肺损伤的临床表现，甚至出现呼吸功能障碍；常出现与烧伤的伤势不相符的休克，局部疼痛和功能障碍，以及呼吸、心脏、循环、神经和其他器官功能损伤和功能障碍的临床表现。

三、烧冲复合伤的伤势综合判断

当冲击伤和烧伤程度均为轻度，或只有一种达到中度伤时，总体伤情以伤势重的为主；冲击伤和烧伤程度均在中度伤以上时，伤员总体伤势在烧伤和冲击伤中的最高伤势基础上加一级；当合并明显休克、多发伤以及其他复合伤时总体伤势在最高伤势基础上加一级。

四、高原烧冲复合伤的治疗原则

高原环境可降低机体对冲击伤的耐受性，加重伤势，增加死亡率。模拟高原 4 000m 条件下（先在低压舱内适应 24h）致狗 40% Ⅲ 度烧伤，用 Parkland 公式计算总液量，伤后 1h 开始补液。结果显示，伤后平原组和高原组心排血量（CO）和左心做功指数（LVWI）均明显下降，高原组降低幅度更大。因此，高原补液时，特别要注意需要量增加和耐受力降低之间的矛盾。要在严密监测情况下补液，注意改善心功能和组织氧合，不要单纯限制液体量而影响复苏。

烧冲复合伤早期救治的关键在于及时准确的诊断，处理好复合伤和多发伤中各种伤型、伤类之间的救治矛盾，严密观察肺出血水肿，抗休克输液尽量多采用胶体，严禁过量过快输液，加强呼吸道管理和呼吸功能支持治疗，加强肺水肿和脑水肿的防治，重视 ARDS、空气栓塞和 DIC 等内脏并发症的预防与治疗。其他救治原则与单纯冲击伤和烧伤各自的救治原则类似。

第五节　高原弹冲复合伤的特点

现代常规武器（如导弹、炮弹、地雷、手榴弹）在爆炸时可产生大量的杀伤性弹片及冲击波，因此冲击伤和弹片伤是爆炸性武器的主要杀伤因素。弹冲复合伤由于弹片伤的存在加重了冲击伤的伤情，较单纯冲击伤伤情明显加重。在海拔 2 500m 以上的高原地区，由于缺氧、低气压，机体生理代偿所致组织和器官负荷加重，降低了机体对外来致伤的耐受性，增加了机体的损伤程度。由于高原大气压低，空气阻力小，弹片速度快，撞击组织能量大，因此组织对致伤弹片能量的吸收增加，导致组织损伤程度加重。

一、高原弹片伤的致伤特点

赖西南等研究表明，高原弹片终点速度较平原快，高原组伤道的出入口面积、伤道容积、伤道长度比值、切除坏死组织以及破碎肌组织的比例均大于平原组，高原球形和三角形弹片伤组伤道肌纤维断裂和变性的程度均较平原组重，肌组织琥珀酸脱氢酶和 ATP 酶的活性下降，分别为平原

29

组的 26.86% 和 55.77%。高原射击肥皂空腔容积大于平原。高原弹片伤的损伤程度较平原重，这与高原空气密度低，弹片飞行阻力小，弹片飞行速度较平原快，击中组织的瞬时空腔大等有关。该研究发现，高原环境中弹片的终点速度均较平原快，1.03g 钢球为平原速度的 112.79%，三角形弹片为 115.25%。造成高原和平原弹片速度差异的原因在于大气压的不同。一般情况下，海拔每升高 100m，大气压力降低 7.45mmHg，3 658m 高原的大气压力仅为海平面的 64.35%，与气压密切相关的空气密度也减少了 37.35%。弹片飞行时的速度衰减取决于所受阻力，高原空气密度低导致弹片飞行阻力下降，速度衰减慢，因而高原弹片飞行速度较平原快。三角形弹片飞行阻力面积较钢球大，故速度变化更为明显。高原爆炸弹片不仅杀伤半径大，同时造成组织损伤程度重于平原。高原弹片速度高于平原，击中组织时减速率大，向伤道组织释放的能量多。平原环境子弹撞击组织速度为 (660.54±14.22) m/s，高原环境子弹撞击组织速度为 (701.43±2.98) m/s。

二、高原弹片伤的病理生理学特点

在低氧、低压、低温环境的影响下，机体发生一系列的病理生理改变，重要器官的储备功能明显降低，在此基础上发生弹片伤更易引起内稳态的破坏，各系统生理功能紊乱，伤后并发症多、伤死率高。

（一）高原弹片伤后呼吸系统的变化

人体的呼吸节律和通气量大小是通过神经系统的呼吸中枢来调节的，高原火器伤后的远达效应、应激反应、疼痛刺激、失血等多种因素可引起代偿性呼吸增加。殷作明研究显示小型猪大多在高原枪弹伤发生的数十秒后出现呼吸暂停，继之呼吸急促，以后逐渐平稳并慢慢转为深大呼吸，呼吸频率较正常明显减慢。这种呼吸变化可引起机体动脉血气改变和酸碱失衡，导致机体的进一步缺氧和内环境紊乱。平原平时火器伤后动物早期出现轻度的呼吸性碱中毒，这主要是过度通气造成的。高原平时火器伤伤前 $PaCO_2$ 和 HCO_3^- 代偿性降低，这主要是为了适应高原环境；伤后 30min~2h pH 稍有上升，$PaCO_2$ 和 HCO_3^- 较伤前轻度下降，也表现为呼吸性碱中毒，24h 即有显著

恢复；至 24h 时 pH 降低，小于 7.35，表现为代谢性酸中毒为主合并呼吸性碱中毒。这可能是由于伤后早期以过度通气为主，故表现为呼吸性碱中毒；到 24h 过度通气较伤后改善，同时机体酸中毒加剧，故表现出代谢性酸中毒合并碱中毒。高原战时由于急进高原缺氧和战时因素导致伤前机体就存在显著的呼吸性碱中毒和代谢性酸中毒，由于高原环境的低氧、低气压导致呼吸的效率降低，伤后早期呼吸频率较平原快，过度通气较为严重而持久，主要表现为呼吸性碱中毒，并出现失代偿。在酸碱紊乱的同时动物也存在显著的低氧血症，尤其是高原战时更为显著。

研究表明，高原平时和高原战时动物伤前的血氧分压为平原的 63%~73%，这主要为高原因素造成。平原平时与高原平时火器伤后 30min~6h PaO_2 均较伤前降低，此后逐渐恢复，说明平时火器伤机体的代偿能力较好。高原战时火器伤前显著低于高原平时火器伤，伤后持续降低，至伤后 24h 时仍显著低于高原平时组和伤前，出现显著的低氧血症。这可能与下列因素有关：①伤后早期呼吸频率过快，气道无效空腔增加；②伤后心率加快造成经肺泡毛细血管的血流速度加快，引起通气/灌流比例失调，部分血流不能进行充分氧合的功能分流，又引起反馈性的呼吸频率增加；③火器伤后肺部大量炎症介质损伤，导致肺泡气体弥散功能障碍；④高原环境的低氧、低气压导致呼吸的效率降低；⑤远达效应导致肺损伤也是可能的原因之一。

（二）高速弹片伤内皮素（ET）含量增加

严家川等研究发现单侧肢体高速弹片致伤时对中度冲击伤具有加重作用，加重效应主要发生在肺。冲击伤、冲击伤复合弹片伤后血浆及肺组织中 ET 含量升高，通过 ET 受体发挥其作用，肺血管收缩导致肺动脉压升高，同时加重已有的肺出血、肺水肿。ET 对肺血管的收缩作用有剂量依赖性，复合伤组 ET 含量明显高于其他组，因而其肺动脉压和肺损伤程度重于其他组。单纯弹片伤组血浆和肺组织 ET 含量变化不明显，因此弹片伤组肺动脉压变化和肺部病变不明显。冲击伤后肺毛细血管内皮细胞受损，渗出增加，肺组织对血浆 ET 清除能力下降及肺组织对 ET 释放增加，同时高速弹片致伤时其产生的强压力波使不同部位

的血管内皮细胞都受到了不同程度的机械力作用,在冲击波作用下已出现损害的肺血管内皮在压力波的作用下损害进一步加重,对 ET 的释放增加,血浆 ET 浓度增加,肺动脉压升高。致伤后血浆和肺组织 ET 含量升高可能与以下原因有关:①肺组织严重水肿和出血;②细胞因子的作用;③高速弹片致伤机体时的压力波和血流动力学紊乱刺激;④肺组织损伤后对内皮素的清除能力下降。该研究结果表明,致伤后血浆 ET 浓度迅速升高,血管收缩作用加强,肺动脉压升高,加重了肺水肿和出血,使肺循环障碍进一步加重,而肺水肿和出血又可使 ET 的合成和释放增加,这种恶性循环使肺水肿和出血加重,加重了肺损伤。高速弹片对冲击伤的加重机制与致伤后 ET 释放增加有关。

(三) 高原高速弹片伤影响血流动力学

刘建仓等研究结果显示,高原致伤组伤后右心室内压(RVSP)均显著上升,并明显高于平原致伤组,说明除心脏功能受损外,肺损伤加重,肺动脉压升高,引起右心室内压升高,导致心力衰竭,心肌射血功能下降,射血分数显著降低,且明显低于平原致伤组;同时,静脉回流发生障碍,血液在静脉系统中发生淤滞,从而使中心静脉压(CVP)升高,造成机体重要器官和组织缺血缺氧损伤趋于恶化,伤后 6h CVP 显著高于平原致伤组。在这一系列的变化中,以弹冲复合伤组最为显著;高原各组平均动脉压(MAP)呈上升趋势,这可能与高原环境缺氧致机体通过调动外周小动脉收缩来增加血流量的代偿有关。上述结果表明,高原弹片伤可明显加重冲击伤伤情;在高原缺氧、低气压条件下,冲击伤、弹片伤及复合伤伤情明显比平原条件下加重,血流动力学损伤程度加重,以复合伤最为突出。

(四) 高原高速弹片伤促进高凝状态

前列环素(PGI_2)扩血管和使血小板解聚的作用很强,主要在血管内皮细胞中合成;血栓素 A_2(TXA_2)由血小板释放,不仅是很强的缩血管物质,而且是促血小板聚集因子。缺血缺氧时,一方面血管内皮细胞受损,PGI_2 生成减少;另一方面又致血小板释放 TXA_2 增多,导致 PGI_2/TXA_2 之间的失衡,故发生强烈的血管收缩和血小板聚集,并进一步释放 TXA_2,从而促使血栓形成和血管栓

塞,造成组织损伤。殷作明等研究表明高原战时环境枪弹伤在伤前出现血浆 TXB_2 上升,PGF_{1\alpha} 与 PGF_{1\alpha}/TXB_2 下降,说明伤前的战时因素对机体产生 PGF_{1\alpha}/TXB_2 之间的失衡。平原平时枪弹伤、高原平时枪弹伤和高原战时枪弹伤后血浆 TXB_2 显著升高,均在伤后 6h 处形成一个高峰,这可能是动物伤后强烈应激导致全身组织器官的缺血再灌注损伤造成的。高原平时枪弹伤变化规律与平原平时枪弹伤基本一致,但上升幅度又高于平原平时,说明高原平时火器伤后全身处于高凝状态,容易发生血栓和弥散性血管内凝血(disseminated intravascular coagulation,DIC)等并发症,影响全身组织的灌注。全身的高凝状态可能与伤后 TNF-\alpha 等致炎因子升高,引起血管内皮细胞损伤有关。高原战时枪弹伤上升的幅度高于高原平时枪弹伤,至 7~10d 时仍保持在较高水平,说明高原和战时双重因素对机体的打击较大,机体在伤后的长时间处于高凝状态,发生血栓和 DIC 的危险性更大,在救治高原战时火器伤时应高度重视,要处理好伤后止血与防止血栓和 DIC 的矛盾。余细勇等研究表明,口服大剂量维生素 C(每次 1.0g)后,血浆 6-酮-PGF_{1\alpha} 水平显著升高,TXB_2 水平基本不变,因而 PGF_{1\alpha}/TXB_2 比值上升;而口服小剂量维生素 C(安慰剂对照组)后无此变化,说明维生素 C 的体内浓度须达到一定的水平才能发挥效应。维生素 C 是血浆中最有效的水溶性抗氧化剂,是细胞外液抗氧化防御系统的第一道防线,对血浆中正在进行的脂质过氧化作用具有阻断作用。维生素 C 通过清除了抑制 PGI_2 合成酶的自由基和脂质过氧化物,因而增加了 PGI_2 的合成;同时,维生素 C 亦能激发内皮细胞合成 PGI_2。值得注意的是,维生素 C 在抗氧化过程中既是自由基清除剂,又能产生自由基损害;即低浓度时促使氧自由基生成,高浓度时才发挥清除氧自由基的作用,故其效果与浓度有关。因此,在高原火器伤后应特别注意加强维生素 C 等全身支持治疗。

(五) 高原高速弹片对炎性反应的影响

殷作明等研究发现高原平时组伤道致炎因子 TNF-\alpha、IL-1\beta、NO 等的表达量明显下降,炎症反应和组织水肿明显轻于平原地区,发生的时间也较平原地区晚;伤道组织干/湿重比值和组织学结

果均证实了这一点；伤道局部组织中抗炎因子 IL-4 和 IL-10 的表达量明显低于平原平时组，而且表达的时间较晚；这也说明高原肢体枪弹伤后局部伤道的炎症反应轻于平原肢体枪弹伤。造成高原组与平原组差异的可能原因为：①高原环境缺氧，伤道局部氧自由基产生较少，由此诱导的炎症反应降低。②高原高寒环境下伤道感染发生较晚和较轻。由于上述因素，高原平时火器伤伤道局部免疫变化的临界区域推后到 2～3d，故清创时限可放宽到伤后 2d，这有利于高原高寒山地地区的平时火器伤伤道早期外科处理；却不利于高原伤道组织的修复及伤口愈合。③高原战时组伤道致炎因子 TNF-α、IL-1β、NO 等的表达量明显高于高原平时组、但低于平原平时组，抗炎因子 IL-10 的出现时间明显早于高原平时组、其浓度也明显高于高原平时组。说明在急进高原、应激、疲劳、饥饿、寒冷等模拟战争环境下，高原战时组动物在伤前就发生一系列病理生理改变，在此基础上发生枪弹伤会产生一种创伤累积效应，伤后伤道组织炎症反应重于高原平时组、而轻于平原平时组，局部免疫变化的临界区域较高原平时组提前到伤后 24h。在此类特殊环境下战时枪弹伤局部伤道炎症反应的独特规律，对于制定该环境下战时枪弹伤局部伤道早期外科治疗方案具有重要意义。

（六）高原高速弹片伤对代谢的影响

殷作明研究表明高原缺氧本身可影响机体的物质代谢，导致糖、蛋白质、脂肪分解增加，蛋白质合成减弱，水、钠、钾代谢紊乱等。在此基础上，发生高原弹片伤后全身应激反应较平原地区强烈而持久，导致下丘脑-垂体-肾上腺轴、交感神经系统发生一系列神经内分泌反应，使皮质激素、儿茶酚胺、胰高血糖素、TNF、IL-1、IL-6 及脂类介质分泌增加，引起能量消耗增加、代谢率升高，蛋白质消耗、脂肪分解，持续时间较平原地区长。高原弹片伤后糖代谢主要表现为高分解高酵解，脂肪代谢主要表现为高分解高消耗，蛋白质代谢主要表现为高分解低合成。高原战时弹片伤后早期伴有严重的低钙血症和低镁血症，后期伴有轻度的低钠血症，伤后 12h 开始伴有磷、钾和氯的逐渐降低。因此在救治高原战时弹片伤伤员时应引起足够的重视，应注意即时补充钙、镁、钠等电解质。同时

高原战创伤修复需要大量的营养物质，正确的代谢营养支持及调理是维护器官功能、增强免疫力、防控感染和促进伤道修复的保证。

三、高原弹冲复合伤的特点

杨志焕等研究的结果表明，肢体高速弹片伤对中度及重度冲击伤具有加重效应，主要发生在肺部，且局限于原发冲击伤部位，伤情大致可在原有损伤程度上加重一个等级。有关高速弹片加重肺冲击伤的机制尚不完全清楚，可能与高速弹片击中机体后，压力波引起血流剧烈扰动，从而使远离伤道的心、肺损伤。有文献报道，动物高速投射物致伤时，在主动脉、主动脉弓和脑组织内可记录到压力波，在主动脉弓甚至可高达 300kPa。这种强压力波显然可使已遭受冲击波损伤的肺组织进一步受损，从而出现伤情加重效应。另外，机体受高速投射物严重创伤后，过度释放的一些炎症介质和细胞因子，如血栓素、内皮素、IL-1、IL-6、TNF-α 等可能使肺血管内皮细胞和肺泡上皮细胞进一步受损，在继发性肺损害中起一定作用。有研究证实弹冲复合伤动物的肺体指数明显升高，提示有明显肺水肿存在，也是一个很好的佐证。因此，继发性损害可能是高速弹片加重肺冲击伤的另一个重要原因。

高速弹片对轻度肺冲击伤未见加重效应，可能与此时肺损伤局限、肺组织结构完整性较好、高速投射物所致压力波对其影响较小有关。低速弹片对中度肺冲击伤也未见明显加重效应，推测与投射物所致压力波较低和继发性肺损害较损伤的肺组织进一步受损，从而出现加重效应，因此推测与投射物所致压力波较低和继发性肺损害较轻有关，但确切机制尚有待进一步深入研究。已有研究结果提示在爆炸伤伤员的处理中，不仅要注意体表弹片伤的处理，还应考虑到内脏冲击伤的存在以及高速弹片对肺冲击伤的加重作用。当进行液体复苏时，如有较重的冲击伤存在，应适当控制输液的量和输液的速度，并加强血流动力学的监测，以免输液不当而加重伤情，引起不良后果。总之，高原冲击伤复合烧伤或弹片伤后可显示复合效应，使损伤程度加重，死亡率升高。加重效应的靶器官为肺，肠道冲击伤在烧冲复合伤组和弹冲复合伤组则未见加重效应。因此，在救治该类伤

员时,应该更加重视,并正确判断伤情,做出相应治疗措施。

(殷作明　康波　殷豪)

参 考 文 献

1. 殷作明,胡德耀,李素芝,等.高原高寒战时环境猪肢体枪弹伤后 T-AOC、SOD、MDA 的特点变化及意义.第三军医大学学报,2005,27(9):809-812.

2. 殷作明,胡德耀,李素芝,等.高原高寒战时环境猪肢体枪弹伤伤道组织中炎症介质变化的特点.中华创伤杂志,2006,22(6):463-465.

3. 殷作明,李素芝,胡德耀,等.高原高寒战时环境猪肢体枪弹伤后血浆中 $PGF_{1\alpha}$、TXB_2 含量及 $PGF_{1\alpha}/TXB_2$ 的变化特点及意义.局解手术学杂志,2010,19(6):511-513.

4. 殷作明,李素芝,胡德耀,等.高原战时枪弹伤对伤道肌肉组织酶活性和物质消耗的影响.创伤外科杂志,2006,8(4):6-9.

5. 殷作明,李素芝,胡德耀,等.高原高寒战时环境肢体枪弹伤对机体糖、蛋白质和脂肪代谢的影响.西南国防医药,2010,20(11):1178-1181.

6. 殷作明,李素芝,胡德耀,等.高原高寒战时环境猪肢体枪弹伤伤道感染的特点.西南国防医药,2010,20(10):1109-1112.

7. 殷作明,李素芝,胡德耀,等.高原高寒战时环境猪肢体枪弹伤后全身炎症反应的特点.创伤外科杂志,2011,13(1):59-63.

8. 殷作明,曹鹏冲.高原驻训健康指南.拉萨:西藏人民出版社,2016.

9. 殷作明,李素芝,袁文,等.高原火器伤的特点及救治.西南国防医药,2007,17(5):22-25.

10. 林秀来,殷作明,王洪亚,等.高原山地炮弹群爆炸致伤特点的实验研究.西南国防医药,2002,12(1):58-59.

11. 杨志焕.高原战创伤的特点及其救治.创伤外科杂志,2006,8(4):289-292.

12. 杨志焕,李晓炎,朱佩芳,等.高原冲击伤的损伤特点研究.西南国防医药,2003,13(1):3-5.

13. 杨志焕,黄建钊,严家川,等.破片对冲击伤伤情的影响.创伤外科杂志,2003,5(5):340-343.

14. 杨志焕,李晓炎,李素芝,等.高原复合冲击伤伤情特点的研究.创伤外科杂志,2006,8(5):422-424.

15. 严家川,杨志焕,蒋晓江.犬冲击伤复合高速破片伤时内皮素的变化及其意义.创伤外科杂志,2005,7(4):287-290.

16. 刘建仓,肖南,李素芝,等.高原冲击伤、破片伤及冲击伤复合破片伤后血流动力学的变化.创伤外科杂志,2006,8(5):433-436.

17. 蒋建新,王正国,杨志焕,等.破/冲复合伤临床诊疗规范.中华创伤杂志,2013,29(12):1125-1127.

18. 蒋建新.创伤感染学.北京:人民卫生出版社,2015.

19. 盛志勇,王正国.高原战创伤基础与临床.北京:人民军医出版社,2004.

20. 李晓炎,宁心,杨志焕,等.高原与平原冲击波物理参数和生物效应的比较研究.中国危重病急救医学,2005,17(2):102-104.

21. 张波,杨志焕,刘大维,等.高原冲击伤和复合伤后主要脏器的病理学变化.华南国防医学杂志,2005,19(5):1-4.

22. 张波,杨志焕.高原冲击伤救治研究.创伤外科杂志,2006,8(4):292.

23. 高玉琪,殷作明,苏磊.特殊军事作业环境战创伤.郑州:郑州大学出版社,2016.

24. 谭群友,孙天宇,王如文,等.肺部爆炸冲击伤临床诊疗规范(建议).中华创伤杂志,2014,30(9):865-867.

25. 赵松,刘晓波,童卫东,等.腹部爆炸冲击伤临床诊疗规范(建议).中华创伤杂志,2014,30(10):971-975.

26. 陈忠东,李素芝,王洪亚.高原家兔胸部爆炸伤对血气及酸碱平衡的影响.西南国防医药,2011,21(6):591-592.

27. 单佑安,蒋建新,杨志焕,等.高压氧对犬严重肺冲击伤的治疗研究.创伤外科杂志,2003,5(5):333-335.

28. 邓志龙,杨志焕,李晓炎,等.高压氧、山莨菪碱和地塞米松对高原冲击伤大鼠的治疗作用.创伤外科杂志,2012,14(2):165-168.

29. 王正国.野战外科学.北京:人民卫生出版社,2010.

30. 周继红,王正国,朱佩芳,等.烧冲复合伤诊疗规范.中华创伤杂志,2013,29(9):809-812.

31. 朱剑仙,宋斌,詹新华,等.重度烧伤复合肺爆震伤临床救治的探讨.东南国防医药,2009,11(5):420-422.

32. 岳茂兴,杨志焕,魏荣贵,等.爆炸致冲烧毒复合伤的特点和紧急救治体会.创伤外科杂志,2003,5(5):344-346.

33. 岳茂兴,杨志焕,魏荣贵,等.批量"冲烧毒"复合伤伤员的致伤特点和现场抢救策略.伤残医学杂志,2003,11(3):5-7.

34. MOORE LG. Comparative human ventilatory adaptation to high altitude. Respir Physiol,2000,121(2-3):257-276.

35. ISHIZAKIA T, KOIZUMIB T, RUAN ZH, et al. Nitric oxide inhibitor altitude-dependently elevates pulmonary arterial pressure in high-altitude adapted yaks. Respir Physiol Neurobiol,2005,146:225-230.

36. TANIAI H,SUEMATSU M,SUZUKI T,et al. Endothelin B receptor mediated protection against noxia reoxygenation in jury in perfused rat liver: nitric oxide dependent and independenta mechanisms. Hepatology, 2001, 33 (4):894-901.

37. LEON VELARDE F,GAMBOA A,CHUQUIZAJA,et al. Hematological parameters in high altitude residents living at 4 335,4 660,5500 meters above sea level. High Alt Med Biol,2000,1(2):97-104.

38. ANTONELLI M,BONTEN M,CHASTRE J,et al. Year in review in Intensive Care Medicine 2011: III. ARDS and ECMO,weaning,mechanical ventilation,noninvasive ventilation,pediatrics and miscellanea. Intensive Care Med, 2012,38:542-556.

29

第三十章

水下爆炸冲击伤

水下冲击伤是岛礁作战和登陆作战时常见的一种损伤。深水炸弹、水雷、炸弹、炮弹等在深水爆炸时均可产生水下冲击波，从而对水中人员造成水下冲击伤。对此，国内外众多学者都进行过积极研究与探索。

早在第二次世界大战时，就发生了数千例水下冲击伤，并注意到可因水下冲击伤而致死亡。1967年埃以战争期间，一枚埃及导弹击中以色列Eilat驱逐舰，舰艇乘员弃艇，在水中时另一导弹在附近爆炸，获救的32人中，27例有肺冲击伤，24人有腹部冲击伤，探查发现其中22例有肠道穿孔，19例同时有肺和胃肠道损伤，死亡4例。但有关水下冲击伤的实验研究直至20世纪60年代末美军在柯特兰建立水下试验场后才开始。我军"十五"规划以来，我们开始了水下冲击伤的探索性研究，通过大量现场实验，揭示了水下爆炸冲击伤的相关特点。

第一节　水下爆炸冲击波致伤特点

当冲击波的波源位于水下时，由于水的物理特性以及水下环境压力与常压空气明显不同，水下冲击波的致伤特点也明显不同于常压条件下的空气冲击波致伤。

一、水下冲击波的物理特性

（一）传播速度

冲击波在水中传播的速度远较空气中快。当水下冲击波的压力峰值较高时，其传播速度大于水中声速；当压力峰值较低时，则接近于水中声速。而水中声速（20℃时为1 437m/s）约为空气中声速（20℃时为344m/s）的4倍，因此，水下冲击波的传播速度也大致相当于同样强度空气冲击

波的3~4倍。

（二）传播距离

由于水的密度较空气为大，并具有相对的不可压缩性，因而使得冲击波在水中的传播，不仅要快得多，而且也远得多。

以炸药爆炸为例，250g炸药地面爆炸时，距爆心2m处的超压峰值约为1.05kg/cm²，而在水下爆炸时，同距离的超压峰值约为211.30kg/cm²。100kg炸药地面爆炸时，距爆心700m处的超压峰值仅0.008 9kg/cm²，而在水下爆炸时，同距离的超压峰值约为1.760 0kg/cm²。两者相比，同距离的压力值相差200倍左右。

核爆炸时也有同样的规律。例如，1枚10万吨核武器深水爆炸时，914.4m处的超压峰值约为190kg/cm²，而空中爆炸时，同距离的超压峰值还不足1kg/cm²。

（三）传播形式与能量

如前所述，冲击波在空气中传播运行时，会形成压缩区和稀疏区，空气微粒起初随波阵面前进，因其速度不断降低，不久就落在压缩区的后界上，此时空气微粒速度为零。空气微粒随波阵面运行约100m后就落入稀疏区，并开始向爆点方向运动。最后，空气微粒大致回到原来的位置。

冲击波在水下传播时则有所不同。由于水的相对不可压缩性和无明显的稀散性，因此不会出现空气冲击波那样的压缩区和稀疏区，水粒子也不会随冲击波传播而出现大幅度的前后运动。冲击波只是通过水介质而将压力波的能量向四周传递，即使在爆心附近，水也很少发生剧烈运动。

冲击波在水下传播时其物理参数的特征表现为峰值压力高，但持续时间短（数百微秒级），远较空气冲击波持续时间数毫秒至数十毫秒短得多，约为空气冲击波的1/76.0~1/32.8；尽管水下冲击波正向持续时间较短，但由于峰值压力高，故

冲量仍比空气冲击波大得多;另外前沿上升时间极快(仅为微秒级),也较空气冲击波前沿上升时间快得多。

另外,水下冲击波传播的能量,与同质量TNT爆炸相比,平均压力峰值为空气冲击波的227.15～247.86倍,冲量为空气冲击波8.48～11.80倍。

(四)反射波和拉伸波

冲击波传至水的底部或其他刚性障碍物的表面时,会引起反射,从而加强冲击波的效应。但是,由于入射波和反射波很少同时到达同一点,因此,相互加强作用常不明显。例如,在一个9m深的水池里,用0.23～3.60kg的炸药放在水面下3m深处爆炸,结果并未发现底部反射有何明显的作用。

水中冲击波传至水与空气的界面时,会反射回来而在水中形成拉伸波。设水下任一点A处,其最初受到入射冲击波的正压作用,接着反射拉伸波到达,该反射拉伸波作用方向与入射冲击波相反,则A点处将受到负压力的作用,结果使入射波的作用有所削减。

爆炸点或作用点的深度不同,拉伸波的作用效果也不同。设水中A、B两点,A点离水面较B点近,爆点至A、B两点的距离相等,则,被水面反射的拉伸波先到达A点,只是到达该点的入射冲击波更早地被拉伸波所截断。也就是说A、B两点虽然有相同的压力峰值,但A点的正压作用时间却较B点短,或者说A点的冲量(指压力作用时间内各个瞬间压力值的总和)较B点小。爆点深度不同对同一作用点的效应,也和上述情况相似。水中炸药1(离水面较浅)和炸药2(离水面较深)至水中A点的距离相等,处在较浅处的炸药1爆炸后形成的拉伸波较早到达A点,故A点处入射冲击波会较早地被截断,因而形成的冲量较小;而炸药2因所处的位置较深,爆炸后形成的拉伸波较晚到达A点,故入射冲击波被截断很少,甚至不被截断,因而形成的冲量较大。

据此可以认为,水下爆炸时,与其他条件相同情况下,人员所处的位置越浅越安全。因此,如水下人员预计到爆炸即将发生时,应尽快游到水面去,并尽可能将身体(特别是头部)露出水面。

(五)水下冲击波压力值的计算

1. 计算水下冲击波压力值时,可选用Cole(库尔)推导出的以下公式:

$$P = \begin{cases} 4.41 \times 10^7 \times \left(\dfrac{W^{1/3}}{R}\right)^{1.5} & 6 \leqslant \dfrac{R}{R_0} < 12 \\ 5.24 \times 10^7 \times \left(\dfrac{W^{1/3}}{R}\right)^{1.13} & 12 \leqslant \dfrac{R}{R_0} < 240 \end{cases} \tag{30.1}$$

上式中,P为压力峰值(Pa),W为药量(kg),R为爆心距观点的距离(m),R_0为药包的初始半径(m)。

上述公式通过化简,得出以下公式:

$$P = 13\,000 \sqrt[3]{W}/R \tag{30.2}$$

式中,P为压力峰值,单位为磅/英寸²(1磅/英寸² = 1/14.21kg/cm² = 6.90kPa);W为炸药重量,单位为磅(1磅 = 0.454kg);R为至爆点的距离,单位为英尺(1英尺 = 0.305m)。

2. 在不考虑水底、水面等边界条件的影响时,TNT球形炸药水下爆炸后压力峰值的计算如下式:

$$P = 465 \left(\dfrac{\sqrt[3]{W}}{R}\right)^{1.1} \tag{30.3}$$

式中,P、W、R的含义与(30.2)式相同,但单位不同,分别为kg/cm²、kg和m。

3. 炸药在水内的深度不同,其作用效果也不同。如果以水面看不到有关水下爆炸的任何现象为依据,则爆炸的最小深度为:

$$H \geqslant 9.0 \sqrt[3]{W}$$

式中,H为爆炸深度(m),W为炸药量(kg)。

此时,密度为1.6的TNT球形炸药包,在水中形成的冲击波超压,可按库尔(R H Cole)经验公式计算:

$$P = 533 \left(\dfrac{\sqrt[3]{W}}{R}\right)^{1.13} \tag{30.4}$$

式中,P、W、R的含义、单位均与(30.3)式相同。

二、水下冲击波的物理参数与伤情的关系

如前所述,在通常压力条件下,水的不同压缩

性和密度较空气大得多。与空气冲击波相比，水下冲击波的压力上升时间和正压作用时间均短得多。由于作用时间较短，故在其他条件相同的情况下，人在水中可承受的超压值较空气中要高一些。

（一）动物实验资料

实验表明，水下爆炸时，冲击波的压力冲量与动物伤情间有直接关系。例如，在不同的位置上，尽管承受的压力峰值与作用时间相差较大，但只要承受的冲量差不多，则伤情就较为接近。

不同种类的动物，在同样强度的水下冲击波作用下，其伤情可以有所不同。例如，在水中爆炸1 000 吨炸药时，冲击波可以杀死1海里（1海里＝1.853km）以内的全部生物，而对有鳔鱼类的

杀伤范围可达到4海里（直接致死峰压值为4.93kg/cm²，即70磅/英寸²计算）。这是因为，鳔鱼类虽能耐受较高的压力峰值，但在负压（自水面反射回来的压力）作用下易被炸死。

实验还证明，鸟类较哺乳动物易受损伤。如动物浮在水面上，则伤情大为减轻（表30-1）。造成人员不同伤情所需的冲量与表30-1中哺乳动物的数据较为接近。

（二）人员资料

人员伤情不仅与超压峰值等物理参数有关，而且与炸药量有密切关系。一般说，炸药量愈小，人体可承受的超压值也愈高。表30-2列出水下爆炸时有关超压值与人员伤情的部分资料。

表30-1　水下冲击波冲量与不同种类动物伤情间的关系

动物种类	炸药量/kg	炸药在水下深度/m	动物在水下深度/m	冲量/kg·cm⁻²·ms⁻¹	伤情
鸟类（鸭）	0.45	3.0	0.6	3.17	50%死亡，余者重度伤
	0.45	3.0	0.6	2.52	1%死亡，余者多为中度伤
	0.45	3.0	0.6	0.70	轻伤
	3.6	10	水面上	9.15~10.55	50%死亡，余者重伤
	3.6	10	水面上	7.04~8.45	1%死亡，余者多为中度伤
	3.6	10	水面上	2.82~4.23	轻伤
	3.6	10	水面上	2.11	无伤
哺乳类（羊、狗、猴）	0.23~3.6	3.0	头露水	2.82	中度伤
	0.23~3.6	3.0	面，躯干	1.41	轻伤
	0.23~3.6	3.0	在水中	0.35	无伤

表30-2　水下爆炸时冲击波超压值与人员伤情的关系

炸药量/kg	轻微脑震荡		胃肠出血穿孔		开始致死	
	致伤距离/m	超压值/kg·cm⁻²	致伤距离/m	超压值/kg·cm⁻²	致伤距离/m	超压值/kg·cm⁻²
1	100~20	2.93~18.05	20~8	18.05~50.85	8	50.85
3	300~50	1.28~9.70	50~10	9.70~59.76	10	59.76
5	350~100	1.30~5.37	100~25	5.37~25.72	25	25.72
50	–	–	150~75	8.09~17.70	75	17.70
250	–	–	200~100	10.71~23.44	100	23.44
500	–	–	350~50	7.39~10.81	250	10.81

综合各有关因素,有人提出,水下人员安全距离的标准为 $0.3kg/cm^2$,或冲量小于 $0.14kg/(cm^2 \cdot ms)$。人员致死的压力峰值约为 $17.6kg/cm^2$(250磅/英寸^2)。

三、水下冲击波的致伤特点

（一）致死率高

由于介质的特性不同,相同当量的炸药发生水下爆炸时,距离爆心相同距离处所产生的超压值远大于在空气中爆炸时的超压值,产生的冲量也高于空气冲击波,因此水下爆炸冲击伤的致死率相对较高。空气冲击伤的死亡率大多在20%以内,而水下冲击伤时死亡率可达40%~70%。

（二）致死范围大

水下冲击波的致死范围约为空气的9倍。0.5kg TNT 水下爆炸的致死边界与40kg TNT 空气中爆炸相当。

（三）肺是损伤的主要靶器官

肺是水下冲击波致伤的主要靶器官,肺组织因含有大量气体,冲击波在组织-气体界面发生能量释放,故易发生损伤。此外,严重肺损伤肺组织撕裂后,肺泡内的气体可经破裂的小血管进入肺静脉,造成空气栓塞,经体循环流至全身,如气栓进入并堵塞冠状动脉或脑动脉的主干,可迅速致死。

肺损伤程度与冲量密切相关,当冲量 > 300kPa/ms 时,死亡动物中极重度肺损伤的发生率可达 91.7%；当冲量 < 300kPa/ms 时仅为 7.7%。

（四）腹部损伤远较空气冲击伤重

人员无论在水下或俯卧于水面,由于腹部直接与水接触,加之腹壁较柔软,因此,发生水下爆炸时,腹部脏器(主要是胃肠道)较空气中爆炸时更易发生损伤,伤情也更为严重。常见结肠和小肠损伤,其发生率分别为50%和30%左右,远高于空气冲击波所致肠损伤。

此外,水中压缩波压迫腹部时,可引起膈肌撕裂,肠管等空腔脏器和脾、肾、肝等实质脏器压缩性破裂。压缩波还可传入肛门内,并在结肠引起"爆炸"效应。

（五）含气脏器损伤重,实质脏器、含液脏器损伤发生率较低

大量的实践和临床观察均证明,含有气体的脏器,在水下冲击波的作用下,常发生较严重的损伤；而仅含液体的空腔脏器,如胆囊、膀胱和肾盂,常可免除损伤,这类脏器损伤轻可能与介质密度与水接近,激波通过这些脏器时经历的时间短,即吸收的冲击波能量较少有关。

有学者做了如下的实验:将动物的肠腔内灌满生理盐水,然后将其放于水下,爆炸后未见此段肠管有何损伤,即使肠管被放在炸药附近时也是如此；可是,如肠管内有少量气泡存在时,则爆后立即出现明显的肠壁穿孔。

（六）体表损伤和多发伤极少

水下冲击伤的一个显著特点就是极少发生体表外伤。这是因为,水下爆炸后,一般不出现大量的继发投射物,人员不会或极少因继发投射物而致伤。爆炸后,水下或水面上的人员虽可因水浪而被掀起,甚至浮在水面上的人员可被抛离水面,但通常不会或极少会摔到坚硬的物体上,故体表不易发生外伤。

（七）颅脑损伤少见

水下冲击伤中,头面部的损伤多较轻微,或不发生损伤。这是因为,当发生水下爆炸时,大多数受难者的头部在水面以上。对狗的研究证明,如爆炸时将头埋在水下,则鼓膜易于穿孔,严重者还可发生听小骨骨折。

第二节　水下爆炸冲击伤的临床特点

水下爆炸冲击伤的临床资料表明,其特点为极少发生体表外伤、头部损伤常较轻；主要损伤脏器位于胸腔和腹腔,含气脏器损伤重、含液体脏器损伤轻、实质脏器损伤轻微,呈外轻内重特点。

一、水下冲击伤的临床病理特点

（一）肺损伤最为多见

肺损伤中以出血最为多见。常为两侧性,从散在性斑点状至全叶性广泛出血不等。肺出血的好发部位有二:其一是在肺泡组织与细支气管-血管的连接处,因而肉眼常见有沿支气管周围的套管状出血；其二是与心、膈肌、肋骨、脊柱等相邻近的肺表面,肉眼可见有条索状或片状出血。严重的水下冲击伤伤员,可因大量的血性浸润而使肺叶发生实变,从而掩盖了上述细微的变化。支气管腔内可见有血性泡沫状液或血凝块。此外,还可见有肺水肿、肺大疱性间质性气肿、纵隔积气以

及胸膜和肺实质撕裂而引起的胸膜腔内积血和积气。镜下检查,见轻者仅有毛细血管破裂和肺泡壁内出血,重者有广泛的肺泡间隔破裂,大量的血液流至肺泡腔内。出血区周围可见有间质性或肺泡性水肿,但以存活时间数小时以上者更为常见。镜检还常见支气管树周围有损伤,其特点是肺泡组织与气道、血管相分离,致使支气管和血管周围的破裂隙中可充满血液、水肿液、淋巴液和/或空气。肺静脉破裂时可发生肺泡-静脉瘘,它可能是冲击伤伤员早期死亡时所见到的气栓的主要来源。

发生肺损伤的水下冲击伤伤员,严重者于伤后立即出现缺氧、呼吸困难等征象,但多数伤员机体常在伤后有一定的代偿能力,故要经过一定时间后才表现出肺损伤的临床症状。据27例有肺损伤的水下冲击伤伤员的临床资料分析,最常见的症状是咯血,其次为呼吸困难,听诊中可听到少许局限性至广泛性湿啰音和干啰音,少数伤员有胸痛和发绀(表30-3)。

表30-3 27例水下冲击伤伤员肺损伤的临床表现及发生率

症状和体征	病例数	发生率/%
咯血	15	55.6
呼吸困难	11	40.7
干、湿啰音	11	40.7
胸痛	6	22.2
发绀	5	17.5

(二) 腹部损伤较为多见而严重

1. 消化道损伤 自食管下段到直肠均可发生损伤,但以大小肠多见。常见的损伤为出血与穿孔。出血的情况各异,自腹膜后、浆膜下或黏膜的出血斑直至广泛分布的出血。

依形态可将出血分为5种:

(1) 孤立的针头大的出血,单个或小团状。

(2) 细条状散在或融合性出血斑,有时呈环状,扩展到肠腔四周。

(3) 境界清晰的环形出血带,肠腔内常伴有小量渗血。

(4) 由环形条状出血融合而成宽阔的出血带,肠腔内常有大量血凝块,紧贴于该部的黏膜上。某些病例中,血凝块可大到足以堵塞肠腔。此类病变常伴有穿孔。

(5) 网状出血,呈环状或大片网状出血,但不多见。出血主要发生在黏膜面,多见于与肠系膜上相反的方向。

肠腔内气体积存于较固定的位置时,易发生急性穿孔,孔径1~4cm,穿孔数1个至数个,个别可多达20个,周围常伴有出血。在冲击波的作用下,如气体移至他处,则可能仅有黏膜撕裂和出血,即所谓不完全性穿孔。在此基础上,有可能因坏死、继发感染和出血后溃疡而引起迟发性穿孔。镜检时见穿孔的特点为:肠管壁明显裂开,伴有肌肉撕裂和破碎。有时可见断裂的黏膜及血凝块嵌入裂孔中,说明是自内向外爆裂的。

2. 其他脏器损伤 实质脏器,如肝、肾、脾、胰、肾上腺和睾丸等,均可有出血。个别情况下,也可发现有肝、脾或肾的急性撕裂。

3. 症状和体征 有腹部损伤的水下冲击伤伤员,常诉说爆后有突然发作的急性腹痛,好像腹部被踢了一脚似的,常伴有短暂的下肢麻痹、恶心、呕吐(伴有或不伴有出血)和里急后重。有的伤员自诉身体有过电感和睾丸痛。营救迟延或有严重损伤的伤员中,常出现轻度至中度休克。无消化道穿孔的伤员,可出现不同程度的腹部压痛和肌紧张,有时见有直肠出血;发生穿孔的伤员,常出现典型的急腹症征象;腹壁压痛,腹肌紧张,板状腹,继而出现腹胀,肠鸣音减弱或消失,直肠出血等。此外,水下爆炸所致的腹部爆炸冲击伤伤员,有不少并发暂时性下肢轻瘫,可能因脊髓内小血管损伤所致。值得注意的是,如果在后送过程中使用过止痛药物,则症状和体征可能表现不明显。对28例活存水下冲击伤伤员所做的调查和检查,表明腹部的症状体征相当多见(表30-4)。

表30-4 28例水下冲击伤伤员临床表现发生率

症状体征	例数	发生率/%
爆后瞬间和不久		
感到有水下冲击波的作用	24	35.7
突然腹痛	19	67.9
一过性下肢麻痹	11	39.3
恶心或呕吐	11	39.3
里急后重	7	25.0
睾丸痛	5	17.9
突然胸痛	6	21.4
通电感	2	7.1
入院后(爆后8~11h)		
急腹症征象	24	85.7

二、典型病例

以下介绍 3 例典型的水下冲击伤病例。

病例 1：男，20 岁，战士，因海上爆破演习时炸药意外爆炸而受伤。爆炸时伤员肩以下正浸在水中，距爆点仅 5m。爆后瞬间，伤员有窒息感，继之胸腹部有持续性剧烈疼痛，被营救上岸后曾昏倒，并随即咳出鲜血数口。此后胸痛减轻，但脐周围持续性疼痛却逐渐加剧。伤后 1h 入院。入院后，排出暗红色血便 1 次，约 100ml。查体时，见伤员精神萎靡，右肺中下叶和左下叶可闻少许湿啰音；脐部呈轻度肌紧张，触痛明显，有反跳痛，无移动浊音，肠鸣音明显减弱。肛门指诊仅见指套有粉红色黏液。胸片见右肺中下叶、左肺下叶有片状阴影，提示有肺出血。化验检查：白细胞 9×10^9/L，中性 81%，尿蛋白++，白细胞 3~4 个/高倍，透镜管型+/低倍，颗粒管型 1~3 个/低倍。诊断为胸腹部冲击伤（爆震伤）。经 4h 治疗观察后行剖腹探查术。术中见腹腔有游离气体，陈旧性血性液体约 300ml，回肠下段有 4 处 0.2cm×0.2cm 至 1cm×0.5cm 大小的穿孔。术后伤员发生休克，给予快速输入平衡盐水，结果两肺出现弥漫性湿性啰音，并自气管导管内喷出大量泡沫样血性分泌物。诊断有肺水肿。经气管切开、给氧（95% 乙醇湿化吸入）药物治疗［立即静推去乙酰毛花苷（西地兰）、呋塞米、苄胺唑啉、氢化可的松等］1h 后，发绀减轻，血性泡沫样痰消失，两肺湿性啰音明显减少。住院两周后基本治愈。

病例 2：男，22 岁，战士，与例 1 在同一位置同时受伤。爆炸时，伤员乳头以下躯干浸在海水中。爆炸瞬间，海浪猛烈冲击侧胸和腰部，伤员感到剑突下及脐部持续性剧痛，5min 后上述症状明显减轻。仅感脐部持续性钝痛。伤后 1h 排鲜红色血便，共 3 次，约 300ml，急诊入院。查体时仅脐周围有轻度压痛，肛门指诊时也可见粉红色黏液。伤员入院后禁食 1d，补液，注射卡巴克络止血，口服四环素，3d 后基本治愈。

以上两例，爆炸时虽处在同一位置，但伤情却相差很大。病例 1 发生了肠穿孔，而病例 2 却未发生。分析其原因可能有：①体位。爆炸时病例 2 侧向爆心，因此伤情较轻；②肠内含气量。病例 1 肠内的含气量可能较多，因此易于破裂。

病例 3：男，21 岁，游泳者，身体浸于水中，仅头部露在水面上，一较大型爆竹失误落入距其

1.5m 处的水中，随后发生水下爆炸。爆炸后，该游泳者随即感到剧痛伴呼吸困难。该伤员到达医院前已在附近诊所经口腔插管，到达医院时表现为严重的呼吸困难，GCS 评分为 8 分，血压 135/91mmHg，脉搏 116 次/min，呼吸 32 次/min，血氧饱和度 0.95，采用传统呼吸机（FiO_2，100%）。查体发现右侧呼吸音明显减弱，此外未发现外伤。初步的 CT 扫描提示多叶、出血性肺挫伤伴双侧肺容积损失及右侧少量胸腔积血，此外提示腹腔未见异常。动脉血气分析提示存在严重的呼吸性酸中毒，pH 7.26，$PaCO_2$ 值 54mmHg，PaO_2/FiO_2 值为 222mmHg。之后，行右侧胸腔插管，并将伤员转入 ICU 病房。初始治疗目标为对肺挫伤进行护理，措施包括肺部清创、机械通气、吸入式皮质甾类及吸入式 β 类促效药物。入院后的第 1 个早晨，获得第 1 次胸片结果 4h 后进行的胸部 X 线检查，复查提示右半胸显现严重乳浊状。动脉血气分析及查体结果均未显示有所改善。床旁支气管镜检查发现血液及浆液分泌物。这些发现以及恶化的临床过程进一步确认了肺挫伤的存在。因此，继续进行深度肺部清创以及深度护理。

入院后的第 2 天早晨，即出现临床过程恶化迹象并采取相应治疗措施，10h 后，再次行胸部 X 线检查，检查发现右肺通气效果好转，查体发现伤员思维反应已正常并伴双侧呼吸音改善。在当天下午，该伤员成功拔管转为 40% 氧浓度面罩给氧，并出现持续状态好转，并于当天下午完全康复出院。出院后两年多的电话回访提示未出现后遗症及损伤慢性影响。

第三节　水下爆炸冲击伤的救治原则

水下冲击伤是海战中常见的一种损伤，但有关水下冲击伤的处理救治，文献报道较少。我们通过 TNT 水下爆炸进行动物致伤试验，观察水下冲击伤的病理形态学改变及相关的临床症状和体征，分析水下冲击伤的处理原则，为早期救治提供相应理论依据。

一、水下爆炸冲击伤的诊断

（一）受伤环境

水下作业人员遇水雷、鱼雷、炸弹等爆炸时极易受伤，须询问伤员受伤时的体位和离爆炸点的

距离。

（二）症状体征

肺损伤时，重伤员可有缺氧和呼吸困难，如出现呼吸窘迫，心动过缓，体温不升，则预示伤情严重。因此，这些指标也可作为评价水下冲击伤伤情的一个预警指标，如出现上述改变，则预示伤情严重，应立即作进一步的检查和相应的急救处理。

此外，肺损伤时常有咯血，也可见口鼻流血或血性泡沫样液体。严重肺出血和肺水肿者，体征类似平时的严重肺挫伤，叩诊音发浊，听诊有呼吸音减弱和广泛的干、湿啰音。B超、X线、CT、MRI均可诊断。

（三）血气分析

伤后30min血气分析检测结果证实，肺损伤程度和动脉血氧分压（PaO_2）降低有密切关系。极重度和重度肺损伤者，伤后30min和6h的PaO_2均明显低于伤前，多为8~9.3kPa（60~70mmHg）；中度和轻度肺损伤PaO_2变化不明显。极重度肺损伤后30min PCO_2明显高于伤前；极重度和重度肺损伤PCO_2明显高于中度和轻度肺损伤。

（四）腹腔探查

研究表明在充分复苏的基础上或复苏的同时，应及时剖腹探查。由于水下冲击伤可同时有腹部多脏器或多处损伤，如多发性肠穿孔。因此，探查时不能仅满足于发现的一处损伤，而应仔细探查，以免漏诊而造成严重的后果。

二、水下冲击伤救治处理总体原则

根据实验研究结果，我们认为水下冲击伤救治应把握好以下基本的处理原则：

1. **保持呼吸道通畅** 立即清除口鼻咽腔内的血性泡沫液、血块和异物等，必要时作气管插管或切开，以保持呼吸道通畅。

2. **维护呼吸功能，充分供氧** 对有血胸或气胸的伤员，应立即用粗针头抽出胸腔内的气体和血液，有条件时可行胸腔闭式引流。充分吸氧，有条件时可吸入50%乙醇湿化的氧，以促进消泡。

3. **快速复温** 严重的体温过低可引起心、肺等功能明显抑制，使水下冲击伤伤情加重。在水下冲击伤伤员处理过程中，应严密监测体温的变化，对体温下降且不回升的危重伤员，应立即采用物理方法、药物或复温装备进行复温，以减轻低体温对机体的影响。

4. **卧床休息** 减少活动，危重伤员应绝对卧床休息，以减轻心肺功能负荷，避免继发性出血。

5. **预防胃肠道穿孔加重腹腔污染** 诊断未明确前，不能口服液体和食物。

6. **容量复苏** 对出血未控制的失血性休克伤员给予限制性液体复苏，以维持桡动脉脉搏可触及，并创造条件尽快后送。

7. **迅速后送** 伤情稳定后，立即后送。严重肺损伤伤员，可采用头朝下位置，以防止气栓进入心脑血管，已无气栓危险时，可采用半卧位。如采用直升机后送，应尽量降低飞行高度，以避免气栓的危险。

8. **机械辅助呼吸** 经急救处理，全身缺氧状况仍不能改善，有下列指征之一者，均应考虑给予机械辅助换气：呼吸频率>40次/min；PaO_2<60mmHg；$PaCO_2$>50mmHg；肺内分流>15%；CT扫描肺损伤范围超过全肺面积的28%。换气模式通常可采用间歇正压呼吸或高频射流通气疗法。

9. **高压氧** 对有气栓的伤员可采用高压氧疗法，迅速将伤员置于6个大气压的空气内，然后根据症状缓解情况减压，当减至2.8个大气压时，立即改用100% O_2，在以后减压过程中，间歇应用100% O_2。

10. **肺水肿和保护心功能** 处理原则与一般肺水肿和心功能不全的处理相同，可给予脱水、利尿和强心药物。对于心动过缓者可肌内注射0.5~1.0mg阿托品。早期大剂量应用皮质激素防治间质性肺水肿。

11. **输血输液抗休克** 肺损伤时因常伴有肺水肿，对液体负荷能力降低。因此，输液的量不宜过多，速度也不宜过快，应多补全血、血浆等胶体，少补晶体液。有条件时应进行中心静脉和肺动脉插管监测血流动力学以指导液体复苏。

12. **防治出血和感染** 给予止血剂和适当的抗生素，防治肺和胃肠道的出血和感染。

13. **防治弥散性血管内凝血和低血钾** 严重肺损伤时，有时可并发弥散性血管内凝血和低血钾，可输注新鲜血浆、冷冻血细胞和血小板，静脉滴注氯化钾进行相应处理。

14. **麻醉** 冲击伤伤员伤后24~48h对全身麻醉耐受性较低，应尽量避免早期手术。如确需手术，尽可能用局麻或区域阻滞麻醉代替全身麻醉。如用全身麻醉则避免应用乙醚麻醉。

30

15. 手术处理　肝脾破裂和胃肠道穿孔等内脏损伤的处理原则与一般创伤相同,但力求简单、安全。

16. 严密临床观察　所有水下冲击伤伤员不管是否有胃肠道损伤,均应住院观察1周以上,以免发生迟发性肠穿孔。

三、胸、腹部水下冲击伤的治疗原则

实验研究表明肺仍是水下冲击波致伤的靶器官,而且是早期死亡的主要原因。因此,在水下冲击伤早期救治中仍应把肺损伤的处理作为早期救治的重点。此外,高冲量的作用还可能在腹腔发生胃肠道穿孔和肝破裂引起的内出血,应引起关注。

（一）胸部水下冲击伤的治疗原则

由于水下冲击伤极少合并严重多发伤,在排除肋骨骨折等情况后,要着重注意心肺损伤。

轻度心肺损伤,一般经休息和对症治疗均可治愈,有条件可给予面罩和鼻管吸氧,切忌剧烈活动。

中度以上肺损伤时可行以下处理:

1. 绝对卧床。

2. 保持气道通畅。

3. 人工辅助呼吸　若上述治疗后疗效仍不明显,动脉血氧分压仍低于6.6kPa(50mmHg),可考虑使用体外膜式氧合器。

4. 高压氧治疗　高压氧治疗可延长存活时间和增加治愈率;有动脉气栓用高压氧治疗也是有益的。

5. 防治肺水肿和保护心功能　重度肺冲击伤一般都有肺出血及水肿,可用甘露醇、呋塞米等脱水疗法。伴休克时,可应用高渗溶液,如高渗葡萄糖、高渗盐水、血浆等,以回收组织水肿液来补充血容量的不足。为保护心功能,可用洋地黄、毛花苷C和毒毛花苷K等药物。

6. 防治出血和感染　如有严重的肺撕裂伤,用一般的非手术疗法无效时,可采用手术治疗。

（二）腹部水下冲击伤的治疗原则

1. 严禁饮水和进食。

2. 实质脏器或大血管损伤而引起休克者,应尽早剖腹探查,修补损伤和止血。探查要依次进行,谨防遗漏。及时纠正休克是手术的前提。

3. 手术宜简不宜繁,力求安全。

4. 有明显腹胀和怀疑肠梗阻时,行持续性胃

肠减压,视情况行手术探查。

第四节　水下爆炸冲击伤的阶梯救治

爆炸冲击伤指的是一种生物物理学和物理化学的现象,指的是活体暴露于强大的爆炸或者冲击波后所导致的临床症状和病理解剖方面的改变。

目前,爆炸冲击伤仍然是一个流行的并且具有争议的话题,对于处置战争冲突中爆炸伤员的医师而言,爆炸冲击伤是他们关注的热点。

以往战争卫勤保障实践及"时效救治"理论,均证明了战伤救治的效果与救治实施的时间及救治措施密切相关,具有"时效性"规律。因水下爆炸冲击伤具有特殊性(伤势重、伤死率和伤残率高),研究其急救程序与阶梯救治模式,对于时效救治具有重要意义。

总体而言,水下冲击伤的治疗方法与空气冲击伤无明显区别。总体处置流程见图30-1,其具体分层阶梯式救治方法讨论如下。

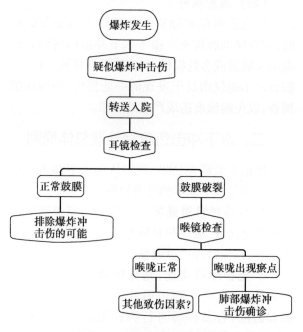

图30-1　爆炸冲击伤处置流程

第五节　水下爆炸冲击伤的防护

冲击伤在现代战争中比较常见,也将是未来高技术战争中的主要伤类。近三十年来,冲击伤

已成为军事医学研究的重要课题,备受国内外军事医学研究人员的重视。冲击波是爆炸产生的能量释放的结果,使周围局部空气压缩并向外加速运动而形成。爆炸后冲击波压力骤升,呈类指数衰减方式传播,首先在周围空气形成一定的超压,随后呈现一定的负压,其负压峰值比正压峰值小。爆炸在水中同样可形成冲击波,由于水的密度远大于空气密度,因而水下冲击波的传播速度更快,距离更远,相同质量的爆炸在水下的损伤和致死范围是空气中损伤和致死范围的3倍。冲击波对人体的伤害,在第一次世界大战后就已经被广泛报道。海战中,渡海抢滩登陆作战部队、两栖侦察兵、陆战旅水下排雷、清障人员、落水人员等极易发生水下冲击伤,第二次世界大战中曾发生数千例水下冲击伤伤员。水下冲击波与空气冲击波相比具有不同的致伤机制和致伤特点,通常水下冲击伤的伤情更为严重,救治更为困难。

20世纪70年代我们曾用石膏和塑料制品来防护冲击波,有一定的效果,但在实际推广应用中有一定的困难。20世纪80年代有人用人造革加泡沫塑料制成的防护服来削弱冲击波作用。其中Phillips等对防弹背心的研制,Cooper等对铜皮覆盖泡沫和凯夫拉覆盖泡沫组成的复合层对冲击波防护的研究,Young等对陶瓷-凯夫拉复合材料及Skews对泡沫塑料在防护冲击波中的研究,最后发现单纯用塑料泡沫、凯夫拉、铜皮层及防弹背心都可以加重冲击波对人体含气脏器的损害,陶瓷与凯夫拉、铜皮与塑料泡沫、凯夫拉与塑料泡沫的复合层则不加重冲击波的损害作用。

随着高分子材料和复合材料的研究,对冲击波的防护的研究也有一定的进展。20世纪90年代,杨志焕等研究表明发泡镍对冲击伤有较好的防护作用,可使实验动物冲击伤的伤情减轻,降低死亡率。发泡镍可明显降低冲击波超压峰值,厚度增加效果更明显,但冲击波的正压持续时间有所延长。对聚氨酯材料在防护冲击波作用的研究表明,冲击波在聚氨酯材料中所形成的初始冲击波力,随着初始孔隙度增大而显著下降。当初始孔隙在相当于0.25mm时,聚氨酯泡沫材料对爆炸载荷具有较强的抗冲击减压效能。其机制可能是聚氨酯材料内部存在大量的孔隙,在冲击波作用下多孔材料首先被致密消除孔隙,孔隙发生弹性变形,部分冲击能量转变为弹性能,同时气隙绝热压缩并吸收部分能量;接着孔壁发生塑性塌缩

或脆性破碎,将部分能量转变为塑性能,气隙绝热压缩过程结束。直至多孔材料被压缩到接近致密材料。冲击波在多孔材料中的传播衰减效应取决于致密过程所吸收消耗的能量。泡沫塑料在剪切应力波加载下也具有一定的缓冲效果同时泡沫塑料在剪切应力波加载下存在明显的应力波弥散现象,这一现象主要反映了聚氨酯泡沫塑料的黏弹性性质。

Yu等研究了闭孔铝泡沫材料在轻质复合装甲背板层裂中的应用,发展了相应的三维有限元模型,弹道试验结果表明不论在激波屏蔽,还是在吸收撞击能量,减缓或防止背板层裂方面,铝板泡沫材料都有明显效果。

杨志焕等曾采用以发泡镍、LC4铝合金和海绵条为主构成的复合材料对冲击伤的防护效果,表明在冲击波(超压峰值388.4~399.7kPa,正压持续时间55~60ms)条件下,复合材料对冲击伤有较好的防护效果。为防护器材的研制提供了一定的依据。Cfipps等应用玻璃塑形的塑料层和塑料泡沫(GRP/PZ)在17例被保护的动物中有效地减轻了肺冲击伤。相较表层覆有成形的铅的塑料泡沫有很好的防护作用。

Hattihgh等研究表明冲击波作用于单层防护材料后有一个加强波再次作用于防护材料后的墙壁,这可能与材料向后壁运动有关,也与材料对冲击波透过作用有关,相反多层复合材料层则没有这一加强波的出现。

因为多层复合物的表面及微孔结构的散射作用,使之具有更大的冲击波黏滞系数,实验表明因为散射的效果,冲击波在多层复合物中的传播明显减慢,冲击波的传播速度也较其他结构中的传播速度明显降低。冲击波在不同复合体材料中的传播已经受到了人们的重视,不过在复合材料中的传播研究结果大部分是通过对理想复合材料中以直线弹性分析得来。复合材料层对冲击波的防护的应用目前有了很大的发展,在韧性、硬度及轻便等方面要比传统的金属材料有更多的优点,但复合材料对爆炸冲击及撞击的防护方面有关的实验资料很少,聚合物以其独特的性质而在承受各种脉冲动载(如碰撞、爆炸、电磁脉冲、热脉冲等)的设备和部件中得到了广泛的应用,其中一些已替代了资源日益减少的金属材料。Tedesco等曾给出了分层结构对常规武器爆炸波的影响,指出不同的分层材料组合能够削弱爆炸冲击波,但是

他并没有给出什么样的分层材料组合结构能更有效地衰减冲击波。

Barker 与 Oved 发现一定振幅的冲击波作用于多层复合材料后可见冲击波的衰减，及以一定的因多层结构而形成的共振现象。多层次的复合材料结构可以支持一定的冲击波作用。由于表面散射作用，有效冲击黏性随着表面阻抗错配的增加而增加，随着表面密度的增加而降低。

Mouritz 研究表明通过树脂浇铸后的复合材料比单纯复合材料层有更强的抗张强度。经树脂浇铸过的复合材料有较少的缺点，对冲击波破坏作用有更强的抵抗作用。

如果保持各层的材料不变，则其不同的排列顺序将会直接影响最终传播出去的冲击波强度。当爆炸冲击波作用于 GRP 复合材料层时可见更大的分层破裂，这可以减轻 GRP 复合材料层的压缩、拉伸、弯曲、应力疲劳效应，而缝线则可以使复合材料层的分层破裂减少。有研究表明用缝线缝制后的 GRP 复合材料层对爆炸冲击波的有明显的衰减作用，相反对子弹的防护作用则较小。

Woodward 等对 GRP 复合材料的研究表明两种主要的损坏过程：一为 GRP 材料在断裂前的动力压缩作用；二为在冲击作用面的分层断裂损坏过程。这两种过程可以有效地阻止、减缓冲击波或破片的作用。

Shah 等研究报道认为聚酯树脂复合材料比乙烯基树脂有更高的强度及弹性系数。用聚酯树脂做成的复合材料要比乙烯基树脂优越。

金属基复合物材料（metal matrix composites，MMC）是由一种增强材料与另一种金属基体复合组成的。增强剂可以是碳、硼或碳化物等高强度材料制成的连续纤维或丝，也可以是氧化铝、碳化硅或碳化硼等短纤维或颗粒。与未增加的金属材料相比，MMC 具有独特的力学、物理性能，因而在高技术领域和军事部门有重要的应用前景。一些研究表明 Gr/A1 金属基复合材料是一种应变率相关材料，随着应变率的提高，材料的拉伸强度、失稳应变以及残余强度均相应提高，具有明显的应变率强化效应与动态韧性现象。也有研究报道聚碳纤维加强的铝复合物对水下爆炸冲击波有一定的防护作用。这一复合物的基本物质为铝粉水晶（纯度 99.0% 和 100~200 目）和 PAN 为基本的碳纤维（直径 7μm、长 200μm）。采用压榨的方法使之成为一坚硬的凝固体。

2004 年，邢叔星、尹志勇采用复合材料进行大鼠水下爆炸冲击伤防护实验，结果表明，采用 PC 聚碳酸酯小孔材料层-聚氨酸酯材料层-硬质海绵层-玻璃纤维层的复合材料对水下冲击波具有明显的减轻作用，正压峰值下降（52.55±3.34）%；正向冲量下降（46.98±3.38）%。说明采用高密度与低密度介质形成反射界面、采用多孔介质吸收能量、对动物胸腹部施加预应力并限制其过度扩张、采用柔软的吸能材料延长冲击波作用于动物时的上升时间以降低水下冲击波作用于机体时的加速度等防护措施是有效的。

水的密度约为空气的 800 倍，且具有相对的不可压缩性和稀疏性。因此，水下冲击波具有传播速度快、距离远的特点。空气冲击波有一定负压，而水下冲击波则没有负压。与空气冲击伤相比，水下冲击伤具有伤情重、死亡率高、致伤范围大等特点。

由于水下冲击波具有这些特点，因此，需要采取有别于空气冲击波的防护措施。对于水下冲击伤的致伤部位，除肺是水下冲击伤的主要靶器官外，心脏、小肠、结肠和直肠均有可能损伤。因此，水下冲击伤防护除需要防护胸部以减少肺损伤外，还应强调加强腹部的防护，以减少腹部脏器的损伤。此外，水下冲击伤防护要实用化，应考虑与救生衣等有机结合，或在研制防护器材时考虑集多功能（如防冲、防烧伤、防破片及保暖、漂浮功能）于一体。

（刘盛雄　尹志勇）

参 考 文 献

1. 王正国.战伤研究进展.解放军医学杂志,2004,29(6)：465-467.

2. 王正国.水下冲击伤.国外医学·军事医学分册,1986,3(6)：321.

3. 王正国.冲击伤.北京：人民军医出版社,1983.

4. 王正国.冲击伤.见：黎鳌,盛勇,王正国.现代战伤外科学.北京：人民军医出版社,1998.

5. 朱佩芳.水下冲击伤的防治.人民军医,2006,49(10)：560-562.

6. 朱佩芳,蒋建新.开展水下冲击伤研究提高我军特殊环境下的卫勤保障能力.解放军医学杂志,2004,29(2)：93.

7. 杨志焕,朱佩芳,蒋建新,等.水下冲击波的物理参数特征和冲击伤的形态学变化.中国临床康复杂志,2004,8(5)：895.

8. 杨志焕,朱佩芳,蒋建新,等.水下冲击伤的量效关系研究.解放军医学杂志,2004,29(2):95.

9. 杨志焕,李晓炎,宁心,等.水下冲击波与空气冲击波对生物内脏损伤效应的对比研究.中华航海医学与高气压医学杂志,2006,13(2):65-68.

10. 杨志焕,朱佩芳,蒋建新,等.水下冲击伤处理原则的初步探讨.创伤外科杂志,2006,8(3):234-237.

11. 杨志焕,朱佩芳,蒋建新,等.水下冲击损伤特点的初步探讨.中华创伤杂志,2003,19(2):111-114.

12. 杨志焕,冷华光,李晓炎,等.复合材料对冲击伤防护效应的实验研究.西南国防医学,1994,4(3):129.

13. 刘理礼,周世伟,郑然,等.时效救治理论研究.西南国防医药,2004,14(2):198.

14. 尹志勇,杨志焕,蒋建新,等.水下冲击伤防护的初步探讨.解放军医学杂志,2004,29(2):103.

15. 张岫竹,周继红,蒋建新,等.水下冲击伤后肺与血气的变化及其意义.解放军医学杂志,2004,29(2):100.

16. 宁心,李晓炎,杨志焕,等.水下冲击波和空气冲击波传播速度及物理参数的对比研究.解放军医学杂志,2004,29(2):97.

17. 张波,刘大维,蒋建新,等.水下冲击伤后主要脏器的病理变化.第三军医大学学报,2003,25(11):938.

18. 薛安军,陈国良.现代水雷的发展及对战伤救治的启示.国防卫生论坛,1999,8(8):28.

19. Cole.水下爆炸.罗耀杰,译.北京:国防工业出版社,1960.

20. 赵松,刘晓波,童卫东,等.腹部爆炸冲击伤临床诊疗规范(建议).中华创伤杂志,2014,30(10):971-973.

21. 王海福,冯顺山.爆炸载荷下聚氨酯泡沫材料中冲击波压力特性.爆炸与冲击,1999,19(1):78-82.

22. 谢若泽,卢子兴.聚氨酯泡沫塑料动态剪切力学行为的研究.爆炸与冲击,1999,19(4):315-321.

23. 周元鑫,张学峰.应变率对Gr/A1金属基复合材料力学性能的影响.爆炸与冲击,1999,19(3):243-249.

24. 邢叔星.水下冲击伤防护的初步研究[D].重庆:第三军医大学,2004.

25. PHILLIPS YY,ZAITCHUK J. The management of primary blast injury. In:Bellamy RF,Zaitchuk R. Conventional warfare ballistics,blast and burn injuries. Part 1,Vol 5. Washington:Office of the Surgeon General Dept. of the Army USA,1991:299-316.

26. PHILLIPS YY,ZAITCHUK J. The management of primary blast injury. In:BELLAMY RF,ZAITCHUK R. Conventional warfare ballistics, blast and burn injuries. Washington:Office of the Surgeon General Dept. of the Army,USA,1991:231-232,258-260.

27. MELZER E,HERSCH M,FISCHER D,et al. Disseminated intravascular coagulation and hypopotassemia associated with blast lung injury. Chest,1986,89(5):690-693.

28. COPPEL DL. Blast injuries of the lungs. Br J Surg,1976,63:735-737.

29. HADDEN WA,RUTHERFORD WH,MERRETT JD. The injuries of terrorist bombing:a study of 15 332 consecutive patients. Br J Surg,1978,65:525-531.

30. HILL JF. Blast injury with particular reference to recent terrorist bombing incidents. Ann R CollSurg Engl,1979,61:4-11.

31. NGUYEN N,HUNT JP,LINDFORS D. Aerial fireworks can turn deadly underwater:Magnified blast causes severe pulmonary contusion. Injury Extra,2014,45:32-34.

32. SAISSY JM. Focus on:Prehospital and emergency trauma care in disaster medicine-Blast injuries. Curr Anaesth Crit Care,1998,9:58-65.

33. WIGHTMAN JM,GLADISH SL. Explosions and Blast Injuries. Ann Emerg Med,2001,37(6):664-678.

34. HULLER T,BAZINI Y. Blast injuries of the chest and abdomen. Arch Surg,1970,100:24-30.

35. PIZOV R,OPPENHEIM-EDEN A,MATOT I,et al. Blast lung injury from an explosion on a civilian bus. Chest,1999,115:165-172.

36. HO AM-H,LING E. Systemic air embolism after lung trauma. Anesthesiology,1999,90:564-575.

37. YU CJ,CLAAR TD,EIFERY H,et al. Applications of porous metal foams in hybrid armor systems[A]. Proceedings of international conference on fundamental issues and applications of shock-wave and high-strain-rate phenomena(EXPLOMET2000)[C]. 2000,111.

38. GLEMEDSON S. Air blast loading Interaction of blast wave with structure. In:GLASSTONE S,DOLAN PJ. The Effects of Nuclear Weapons,3rd Ed,United States Department of Defense and United States Department of Energy,1977:127-153.

39. YU JH,Ferguson RE,Vasel EJ,et al. Characterization and modeling of thoraco-abdominal response to blast waves. Volume 2. Blast load definition on a torso model,1985,(2):189-688.

40. SKEWS BW,TAKAYANA K. Flow through a perforated surface due to shock-wave impact. J Fluid Mech,1996,314:27.

41. RICHMOND DR,YELVERTON JT,FLETCHER ER. Far-field underwater blast injuries produced by small charges. Washington DC:Defense Nuclear Agency,1973.

42. PHILLIPS MD,MUNDIE TG,YELVERTON JT,et al. Cloth ballistic vest alters response to blast. J Trauma,1988,28:S149.

43. COOPER CJ,TOWNEND SJ,CATER SR,et al. The role of stress waves in thoracic visceral injury from blast loading: Modification of stress transmission by foams and high-density materials. J Biomechanics,1991,24:273.

44. YOUNG AJ,JAEGER JJ,PHILLIPS YY,et al. Intrathoracic pressure in humans exposed to short duration air blast. Millit Med,1985,150(1):483-486.

45. CRIPPS NV, COOPER GJ. The influence of personal blast protection on the distribution and severity of primary blast gut injury. J Trauma,1996,40(3S):206S-211S.

46. HATTIHGH TS,SKEWS BW. Experimental investigation of the interaction of shock waves with textiles. Shock waves,2001,(11):115-123.

47. SUN CT,HERMAUN AG. Continuum theory for a laminated medium. J Appl Mech,1968,(35):467-475.

48. TEDESCO JW,LANDIS DW. Wave propagation through layered systems. Comput Struct, 1989, 32 (3/4): 625-638.

49. BARKER LM,LUNDERGAN CD,CHEN PJ,et al. Nonlinear viscoelasticity and the evolution of stress waves in laminated composites:a comparison of theory and experiment. J Appl Mech,1974,(41):1025-1030.

50. OVED Y,LUTTWAK GE,ROSENBERG Z. Shock wave propagation in layered composites. J Comp Mat, 1978, (12):84-96.

51. MOURITZ AP. The effect of processing on the underwater explosion shock behaviour of GRP laminates. J Composite Materials,1995,29(18):2488-2503.

52. MOURITZ AP. The effect of underwater explosion shock loading on the flexural properties of GRP laminates. Int J Impact Engn,1996,(18):129-139.

53. EGGLESTONE GT, GELLERT EP, WOODWARD RL. Perforation failure mechanisms in laminated composites. Materials United in the Service of Man,1990,1:1-2.

54. WOODWARD RL, EGGLESTONE GT, BAXTER BJ, et al. Resistance to penetration and compression of fibre-reinforced composite materials. Comp Engn,1994:349-341.

55. SHAH MZ. BEN-AMOZ M. On wave propagation in laminated composites- Ⅱ. Propagation Normal to the Laminates,1975,(13):57-67.

56. DING XD,JIANG ZH,LIAN JS,et al. Dependence of initial stress-strain behavior on matrix plastic inhomogeneity in short fiber-reinforced metal matrix composite. Mater Sci Engn A,2004,369(1-2):93-100.

57. MINAY EJ,VERONESI P,CANNILLO V. Control of pore size by metallic fibres in glass matrix composite foams produced by microwave heating. Euro Ceram Society, 2004,24(10-11):3203-3208.

第三十一章

舱室爆炸伤

第一节 概 述

"舱室"一词通常指船舱、机舱,也泛指人员所处的闭合或半闭合的空间环境,舱室内外发生爆炸所造成舱室内人员直接或间接伤害称为舱室爆炸伤,也称闭合环境爆炸伤。舱室爆炸伤主要见于战时导弹、炮弹、地雷等高爆弹药打击坦克、装甲车、地面或地下工事、舰船时;平时见于恐怖袭击,如恐怖分子在公共汽车、火车车厢、地铁车厢内引爆简易爆炸物,在建筑物外引爆汽车炸弹。此外,平时生产或储存的易爆物质(烟花爆竹、火工品等)室内爆炸、工房内高压锅炉意外爆炸时也发生舱室爆炸伤。

现代战争中舱室爆炸伤发生率远高于开放空间爆炸伤,这与作战人员大都依托地面舱室(坦克、装甲车、野战/地面永备工事)、地下舱室(坑道)、水面舱室(舰船)、水下舱室(潜艇)作战有关。1991年海湾战争中,美军、伊拉克军队投入的坦克数量达到了8 500辆,仅耗时100h的地面作战,伊拉克军队被摧毁的坦克达4 200辆、装甲车辆2 800辆,伊军伤亡近7万人。在1983年马岛战争中,在一个半月内,阿根廷、英国军队被击沉、击伤舰船分别为11艘和18艘。在2001年爆发的阿富汗战争、2003年爆发的伊拉克战争,美陆军40%现役装甲车辆均投入作战,美军及联军63%~70%伤员均为反装甲武器击中装甲车辆舱室所造成。阿富汗战争(1984—1987)中俄罗斯军队损失坦克、装甲运兵车达1 461辆,车臣战争(1999—2000)中格罗兹尼巷战苏军131摩步旅75%的坦克、85%装甲车辆被摧毁。

由于打击舱室武器的高毁伤性和舱室环境为闭合、半闭合空间等特点,舱室爆炸伤具有损伤重、伤亡率高、冲击伤、复合伤发生率高的特点。

如装甲舱室、舰船舱室伤员阵亡率可高达60%以上,是通常战伤阵亡率的3倍,复合伤发生率是步兵的3~5倍,烧伤发生率是步兵的10~20倍。

第二节 打击舱室的高爆弹药类型

打击舱室的高爆弹药种类繁多,如按打击目标类型可分为反装甲弹药、反舰弹药、穿地弹药;按配属军兵种种类可分为陆军、海军、空军弹药;按弹药的使用特征可分为炮弹、炸弹、鱼雷、水雷、导弹、火箭弹、航空炸弹、爆破器材;按弹药毁伤特性可分为爆炸弹药和动能弹药,前者以弹头/战斗部内装填的高能炸药爆炸毁伤舱室,后者以发射药产生的高压气体推动投射物高速侵彻舱室,或侵彻后爆炸造成舱室毁损。为便于了解武器打击下舱室爆炸伤特点,以下按弹药毁伤特性叙述打击舱室的军用高爆弹药。

一、爆炸弹药

1. **爆破弹和爆破杀伤弹** 爆破弹壳体相对较薄,内装大量高能炸药,装药量约占弹体重量50%~80%,利用爆炸的直接作用或爆炸冲击效应毁伤舱室目标,如水雷、地雷、航空炸弹、导弹等。水雷、地雷装药量大,毁伤能力强,且价廉,易投放,是应用最广泛的打击舱室弹药。1950~2001年美军舰船遭受军事攻击的武器类型中,水雷为77%,居首位,其次为航空炸弹,11%。20世纪60~70年代越南战争中美军毁伤坦克中70%为触雷爆炸。

爆破杀伤弹是以爆炸弹片杀伤目标的弹药,装药量约占弹体重量20%。此类弹药主要用于杀伤人员,但如靠近舱室爆炸,弹片动能足够大时,也可侵彻轻型装甲车等防护薄弱的舱室。

31

2. **破甲弹**　该类型弹头采用凹槽状成型装药,内衬金属药形罩,炸药爆炸时的聚能效应迅速压垮金属药形罩,当罩内表面金属的合成速度大于压垮速度时形成能量密度更高的金属射流,射流头部速度可达 7 000 ~ 14 000m/s,温度 500℃,在金属板中产生的峰值压力为 100 ~ 200GPa,衰减后的平均压力 10 ~ 20GPa,射流和靶板的相互作用形成的高压造成靶板的侧向位移,侵彻并穿透舱壁;当罩外表面金属的合成速度小于压垮速度时形成高速射弹,亦称自锻破片,速度在 1 500 ~ 3 000m/s 之间,以其高动能侵彻舱室。反坦克火箭弹、炮弹、反坦克导弹、部分反舰导弹多采用破甲弹。金属射流直接击中的舱室内人员发生"喷灯样"毁损性损伤,致伤组织大块缺损,烧伤程度严重。射流径路以外人员伤亡主要为破裂舱室碎片所致。

3. **云爆弹**　为新型冲击波增强武器,用于航空炸弹、炮弹、火箭弹。第一代云爆弹又称之为燃料空气炸药武器,装填易气化的燃料—液态碳氢类化合物。当战斗部在目标区上空爆炸时,燃料被抛洒,形成与空气中氧混合的云雾状混合物(云雾区),而后云雾区被引爆。云雾区爆炸中心压力可达 2 ~ 3MPa,爆轰持续时间较 TNT 等高爆速炸药高出几十倍,剩余燃料继续燃烧,产生温度高达 1 500 ~ 2 000℃的火球。由于云雾区冲击波超压持续时间可达数十毫秒,冲量大,爆炸威力相当于同质量的 TNT 的 5 ~ 10 倍以上,对人员的杀伤和对装备、工事破坏程度都居于现有炸药之首。新一代的云爆弹为温压武器,装填高爆速炸药、硝酸铵、硝酸铝等氧化剂和铝、镁、锆等可燃金属粉末混合的固体药剂,抛撒后形成含微小固体爆炸物的云雾燃料区,爆炸产生的冲击波超压和释放的热能都高于以往的燃料空气武器。

4. **简易爆炸装置**　泛指利用军用弹药或民用爆炸物制作的炸弹,如自杀式人体炸弹、汽车炸弹、路边炸弹等。简易爆炸装置爆炸药量大,且采用定时或遥控启爆装置,常抵近爆炸装甲车辆、建筑物引爆,造成舱内人员伤亡惨重。伊拉克、阿富汗战争中,简易爆炸装置造成的美国军队伤员逐年增加,由最初 20% 上升到 60%。

二、动能弹药

1. **穿甲弹**　弹头初速在 900m/s 以上,射击精度高,依其高动能侵彻和毁伤舱室,杀伤舱内人员,为坦克炮、反坦克炮、舰炮、海岸炮等常用弹药,反坦克导弹、反舰导弹战斗部也常采用此类弹体结构。穿甲弹的结构大致可分为两类,一类采用实心结构,弹头或弹芯为密度大、硬度高、韧性好的钨或贫铀合金制成,穿透舱室壁后残余弹体、舱室破片是主要毁伤元;一类弹头内有药室,内装少量炸药,穿透舱室壁后爆炸,发挥二次效应——杀爆作用。采用贫铀、钨合金的穿甲弹弹头在穿甲过程中产生重金属气溶胶微粒。贫铀气溶胶经呼吸道、消化道、皮肤黏膜和伤口等途径进入体内,可造成内照射损伤和重金属中毒。此外,贫铀弹头在高速撞击下易发热燃烧,有较强的纵火效应。大量吸入气溶胶钨微粒可引起肾功能损伤。

2. **穿地弹**　多为航弹、导弹,用于打击地下防御设施,其侵彻战斗部采取高强度钢或重金属合金材料,内装炸药,采用延迟引信,弹头可钻入地下一定深度后爆炸,其破坏效能较等当量地面爆炸大 10 ~ 30 倍。1991 年海湾战争期间,美国军队空中发射两枚钻地弹攻击位于伊拉克首都巴格达一处民用防空洞,弹体穿透 2.15m 厚的钢筋混凝土土层以及覆盖层后爆炸,洞内 400 多名避难者当场、死亡。

三、复合效应弹药

该类弹药常复合两种以上的毁伤效应,如半穿甲爆破型反舰导弹就是借助导弹本身的动能射入军舰内部爆炸,以高速射弹、随机破片和冲击波毁损舱室。炮弹、火箭弹、反坦克导弹常采用成型装药,以金属射流侵彻装甲目标,而弹体爆炸产生的破片能有效杀伤人员。此外,为扩大致伤效果,复合效应弹内常增加适量辅助战剂,如纵火剂、引燃剂、烟雾剂等,随爆炸进入舱室,造成人员烧伤、吸入伤与装备器材破坏。

第三节　舱室结构与损伤

一、封闭程度

按照舱室封闭程度,舱室可分为闭合和半闭合两类。闭合舱室是指舱室环境为全部封闭状态,如舰船、坑道、坦克装甲车等舱室,舱内空气、温度、湿度均由相应调节装置控制。半闭合舱室如公共汽车、建筑物、野战工事,此类舱室虽然环境遮蔽,但仍通过门窗、观察孔与外界相通,舱内空气自然流通,温度、湿度与舱外环境基本相同。

舱室封闭程度影响舱内爆炸冲击波传播以及热量传递、烟雾散发。

1. **冲击波**　舱室爆炸时,爆炸冲击波作用于舱室壁,发生波反射、绕射现象,形成由入射冲击波和随后的一系列反射波组成的复杂冲击波。该波与开放空间爆炸形成的自由场简单冲击波不同,超压峰值可高于自由场简单冲击波 $2\sim8$ 倍,正压持续时间可达数毫秒到十几毫秒。简单冲击波压力瞬时上升到峰值压力,而后指数衰减到环境压力,正压持续时间多在数百微秒至 $1\sim2ms$。由于复杂冲击波超压峰值高,正压持续时间长,造成舱内人体组织损伤重,死亡率高。如恐怖袭击公共汽车爆炸,死亡率可达 49%,相同当量的炸药开放空间爆炸死亡率为 8%。

2. **热量、烟雾**　爆炸释放的热量、残余导弹推进剂燃烧可快速升高舱内温度,当其达到舱内可燃物燃点时,引燃可燃物,舱内高温、高压状态加速了可燃物燃烧速度。舱内着火燃烧致舱内人员烧伤发生率较开放空间爆炸成倍增加,烧伤面积大,伤情重。1973 年第四次中东战争(中东十月战争),被反坦克武器击中的坦克装甲车辆内烧伤发生率是步兵 3 倍以上,出现肺、鼓膜冲击伤、吸入伤、眼损伤为特征的反坦克武器综合征。1982 年马岛战争英军舰船伤员中 34% 为烧伤,严重烧伤面积可达 60% 以上。由于舱室环境封闭,爆炸、燃烧产生烟雾难以散发,烟雾中含燃烧产生的酸、成酸氧化物、成酸氢化物、醛类、成碱氢化剂等毒性产物被吸入,对呼吸道以及肺组织产生刺激和腐蚀,严重时引起化学性肺炎或肺水肿。云爆弹药打击坑道工事时,残余燃料形成的火球燃烧可耗尽坑道内氧气,坑道内人员除遭受冲击波、高热量传递引起的冲击伤、烧伤外,缺氧窒息是造成舱内人员死亡的重要原因。

二、舱室建材

构建舱室的建材多样,如木材、钢筋混凝土、钢、铝、泥土等。不同建材的理化特性、燃点差异甚大,对爆炸引起的继发损伤影响显著。

1. **舱体破片**　钢的密度为 $7.85g/cm^3$,室温下的弹性模量为 $190\sim220GPa$,剪切模量 $70\sim80GPa$;木材密度 $0.54g/cm^3$,弹性模量 $9.8\sim12GPa$,剪切模量 $0.5GPa$。由于钢材、木材上述理化参数相差 $2\sim3$ 个数量级,两种建材建造的舱

室抗打击能力相距甚远。爆炸冲击波和高速投射物作用下,钢结构舱室毁损概率远低于木材结构舱室,但一旦舱室破损,钢结构舱室飞散碎片质量大,动能高,击中人员损伤重;木结构舱室飞散碎片质量小,动能低,击中人员造成的损伤较钢碎片小。

2. **燃烧**　木材燃点 $220\sim229℃$,极易起火燃烧。铝燃点仅 $550℃$,远低于燃点在 $1\,300℃$ 左右的钢。以合金铝建造的舰船、装甲车辆舱室被击中后起火燃烧常造成舱内人员烧伤严重。1982 年马岛战争,阿根廷空军发射飞鱼导弹击中英军"谢菲尔德"号驱逐舰,铝合金材质舰桥燃烧是造成舰上人员烧伤惨重的重要原因。

3. **衍生冲击波**　舱室外爆炸冲击波能够通过钢制舱壁进入舱室内部,形成衍生空气冲击波。以 $2.2g$ 黑索金(装药密度 $1.34g/cm^3$)紧贴钢板厚度 $1.0cm$ 的密闭容器,在炸药引爆瞬间以压力传感器测定容器内压力,并以高速纹影摄影观察密闭容器内冲击波传播的全过程。研究发现,容器内冲击波超压可达 $0.030MPa$,容器内侧壁面在冲击波作用下向前运动的瞬间速度为 $23m/s$。该研究结果表明,爆炸引起的冲击波进入钢制板壁,除绝大部分被反射回来,仍有小部分波投射到密闭容器的内侧的自由面,在冲击波作用下自由面向前运动,压缩前方空气,产生衍生空气冲击波。

4. **冲击震动、土中压缩波、地震波**　舱外接触爆炸或舱内爆炸时,爆炸部分能量与舱壁/板偶合,以应力波的形式向周围传导,形成冲击震动、土中压缩波、地震波。

舰船、坦克装甲车辆舱壁建材多为钢板等,密度高,可压缩性小,本身消耗的变形能少,传压性能好,应力波在舱壁/板传导时,舱壁/板发生两种形式的冲击震动:一是爆炸时舱壁/板局部产生 $100\sim1\,000g$ 或更高的加速度,持续时间微秒级,位移小,可引起人员接触部位的肢体、脊柱轴向应力增加,超过断裂阈值时发生骨折。二是舱壁/板的弯曲,乃至装甲车辆/舰船整体移动、抛掷,此时舱室加速度峰值约在 $100g$ 以下,持续时间在秒级可使人员被抛掷空中或碰撞舱壁/板,发生碰撞伤。

由泥土、岩石、钢筋混凝土构成的地下工事遭受爆炸武器打击时,冲击波压缩土壤或爆炸武器触地爆炸时形成土中压缩波或地震波。当土中压缩波或地震波作用于地下坑道工事时会发生反

射,入射超压可比反射超压增强数倍,由此会使工事产生严重破坏,工事内人员可能发生损伤。

第四节 致 伤 机 制

打击舱室的弹药造成舱室毁损和舱内人员伤亡的机制可分为原发和继发两类。原发机制为弹药直接造成伤害的机制,如侵彻、爆震、破片、热力损伤效应等,继发机制为上述效应造成的二次伤害的机制,如二次破片、成坑、继发爆炸或燃烧等损伤效应。

一、原发机制

1. 侵彻效应(penetrating effects) 钻地弹以及破甲弹爆炸产生的金属射流穿入舱室壁板以及由此造成的舱室毁损和人员伤亡为侵彻效应。

穿甲弹、钻地弹、高速射弹以高动能侵彻舱室造成舱室毁损和人员伤亡。弹头高速撞击舱板时,与舱壁接触处产生巨大压力(30~50GPa),当压力超过舱壁材料的屈服强度,中弹舱壁发生结构变形,舱板冲塞或破碎,进入舱室的残存弹体、舱壁碎片,如动能足够大时可杀伤舱内人员和引爆、引燃舱内弹药。受冲击载荷作用的舱壁产生波速快、振幅大的压缩波(compression wave)、剪切波(shear wave)等多种类型的应力波可导致舱板在数毫秒内发生轻微位移和加速度,继之出现弯曲、振动等明显的宏观运动,如身体直接接触中弹点附近的舱壁,可造成接触部位发生软组织挫伤、骨折、胸、腹脏器挫伤和周围神经传导障碍。

破甲弹爆炸产生的金属射流头部速度高达7 000m/s以上,射流和舱壁相互作用形成GPa级的超高压侵彻舱壁。高速射流侵彻造成的舱壁破坏效应与舱壁材料密度和强度有关。如射流穿透钢筋混凝土舱壁,其开孔直径为射流直径的5~7倍,射流径路的混凝土由舱壁背面出口喷出。射流作用金属材料可发生成坑、层裂以及穿孔3种破坏形态。金属舱壁穿孔时,残余的高温射流金属颗粒及破碎舱壁形成具有杀伤作用的高能破片云,可密集击中人体,造成组织大块缺损和深层组织烧伤。

2. 爆炸冲击效应(blast effects) 爆炸形成的冲击波静超压和爆风动压造成的舱室毁损和人员伤亡为爆炸冲击效应,以爆炸弹药最明显,动能

弹高速撞击舱室时也可见此类效应。

爆炸弹药内装填的高能炸药黑索金、TNT、塑性炸药(C4、Semtex)等爆炸时,瞬间产生大量高温、高压气体,急剧压缩炸点周围的空气介质,使其密度、压力、温度突跃升高,该压缩空气层与未压缩空气之间的界面(波阵面)为冲击波(也称激波),该处静态压强超过大气压的量值为静超压,在空气中衰减为距爆心距离立方的倒数,即距离增加2倍处的超压值为爆心的1/8。如1kg炸药爆炸时,爆心冲击波静超压为500kPa,距爆心3m处静超压下降到18.51kPa。舱内爆炸或舱外爆炸生成的冲击波由舱壁裂口或通道泄入舱内时,由于舱壁对冲击波的反射和在舱室角隅处的汇聚,加之爆炸导致的舱室环境温度升高,冲击波静超压峰值可增加数倍至数十倍,正压时间延长。随着冲击波波阵面向前传播,其后静超压逐渐降低,变成负压。受到静超压作用的舱室可发生挤压、变形、倒塌等结构破坏,人体鼓膜、肺、胃肠等含气脏器在静超压作用下可发生挫伤、撕裂等损伤。与建筑物抗压能力相比,人体脏器对静超压有较强抗损伤能力,如达到肺损伤阈值的静超压为210~280kPa,但同样的静超压足以造成钢筋混凝土结构建筑破坏。

由于压力差的缘故,冲击波波阵面后空气向前快速流动,形成爆风,亦称曳力风,其对目标的冲击力为动压,压力峰值与风速平方有关,作用时间较静超压时间长。爆风生成取决于静超压,如静超压7kPa时生成最大风速17m/s爆风,34.5kPa时为73m/s。爆风强度足够大时可造成人体移位、抛掷、撞击,严重者发生骨折、颅骨破裂、脏器出血、破裂、毁损性截肢等。战伤调查表明,爆风作用下70kg人体移动距离大于或等于3m可致死,大于1.5m小于3m时出现严重伤,0.3~1.5m时伤情取决于撞击角度,可由无明显损伤至中度伤情不等。此外,爆风可吹起炸点附近的沙石、木质碎片、玻璃碎片,使其获得动能成为继发投射物,击中机体可造成损伤。

冲击波静超压和爆风动压作用人体时,脏器组织对静超压的耐受程度明显下降。如单独作用仅造成人体1%鼓膜破裂的静超压,在合并最大风速73m/s爆风时常发生致死伤。舱室爆炸时,舱内人员人体多同时遭受静超压和爆风作用,舱内人员损伤重。如装甲车辆触雷爆炸时,冲击波静超压造成乘员肢体长骨干局部应力集中,随之

爆风引起的肢体摔打导致应力集中区发生骨折。

3. 破片效应（fragmentation effects）　爆炸导致弹头壳体破裂形成的破片造成的舱室毁损和人员伤亡为爆炸破片效应。

弹头壳体破片可分为随机破片、预制、半预制破片、高速射弹。随机破片为弹头爆炸自然形成，破片初速可达 1 500~2 000m/s，破片形状、大小、质量与数量均为随机分布。预制破片为预先在弹头壳体放置已制备好的破片；半预制破片为在弹头壳体预先刻槽，爆炸时形成成形破片。预制、半预制破片的动能及穿透能力均匀，对舱体的破坏作用优于自然破片。高速射弹见于破甲战斗部爆炸形成，具有质量大、速度高、结构形状有利于破甲的优点（半穿甲爆破型反舰导弹战斗部毁伤效果分析）。

爆炸破片杀伤人员半径大，为冲击波杀伤半径 10 倍以上。兵器研制部门通常将具有 80J 动能的破片视为有效致伤破片，击中人体可发生致命性损伤，造成作战人员即刻丧失作战能力。但在爆炸伤救治中可见，有效致伤破片并非取决于单一动能值，命中部位的解剖特点与致伤效应关系密切。动能小于 80J 的破片命中心脏或大血管时可能引起死亡，动能大于 80J 的破片命中四肢软组织，如未伤及大血管，损伤较轻，作战人员不会立即丧失作战能力。

贫铀弹片长期残留体内，体内贫铀含量明显升高，重金属的化学毒性作用和放射性核素的辐射损伤突出，出现致癌、致突变效应。体内贫铀蓄积，可能造成肝脏、肾脏慢性损害以及生殖系统损伤。

4. 热力效应（thermal effects）　炸药爆炸释放的热能造成的舱室毁损和人员伤亡为爆炸热力效应。

TNT 等高爆炸药爆炸时 1/3 的化学能在爆炸瞬间转化为冲击波和高温（2 500~5 000K），2/3 的化学能以燃烧的形式缓慢释能，燃烧形成的火球温度可高达 2 000~3 000K，持续时间为毫秒级。冲击波增强武器温压弹和燃料空气炸弹，通过抛撒和引爆含能多相混合物发生爆燃，形成的火球直径、持续时间均较 TNT 等高爆速炸药增加数倍至几十倍。穿甲弹、钻地弹在侵彻防护目标时，强大的撞击力会使弹芯或弹体温度急剧升高，含贫铀、锆金属的穿甲弹在穿甲过程中贫铀、锆微粒可发生自燃。破甲弹爆炸瞬间会形成微小金属碎片组成的金属射流，温度可达上千度。

由于舱室环境闭合，爆炸以及残留导弹推进剂燃烧产生的高温无法快速散失，以传递、对流、辐射的形式造成舱内人员热力损伤效应明显。燃烧产生的烟雾中含一氧化碳、一氧化氮、氰化氮、氯化氢、甲醛等有毒气体，舱室的封闭导致毒性烟雾的聚集时间长，易造成舱内乘员吸入中毒。此外，燃烧大量耗氧，舱内伤员易发生窒息死亡。

二、继发机制

1. 继发破片效应（secondary fragmentation effects）　爆炸性武器打击下舱室及舱内装备破损，飞散的舱体、装备破片、玻璃碎片、砂石等为二次破片，所造成舱内装备毁损或人员伤亡为继发破片效应。二次破片速度远低于弹片或金属射流碎片，击中人体时以切割、挤压形式传递能量。大质量的二次破片常造成人员毁损伤，小质量的继发破片多造成躯干、四肢非致命的软组织伤。

2. 成坑效应（cratering effects）　爆炸弹药近地、触地或一定埋深下爆炸、钻地弹药侵彻地下深层后爆炸时，炸点周围土壤、岩石介质在爆轰产物、冲击波作用下急剧压缩，形成爆炸空腔，此为爆炸成坑效应。如爆炸发生于地面较深处，地表无鼓包或塌陷；如靠近地面，地表层土在空腔内压力作用下迅速向上运动，鼓包或向外抛射形成弹坑。爆炸成坑效应和炸点周围介质急剧压缩产生的应力波会造成一定范围内的地下、地面防护工事舱室破坏、倒塌，舱内人员被掩埋或受压。

3. 继发爆炸或燃烧效应（secondary blast or ignition effects）　打击舱室弹药爆炸引发舱内存放弹药继发爆炸或引燃舱内易燃物，所造成的舱内装备或人员伤亡为继发爆炸或燃烧效应。继发爆炸见于爆炸冲击波压力大于或等于引发爆炸物的临界启爆压力时发生，也见于爆轰产物、高速弹片或金属射流击中舱内弹药时。继发爆炸多造成舱室完全毁损，舱内人员死伤惨重。爆炸释放热能达到引燃物燃点温度时可引起继发燃烧。第二次世界大战英军 70% 中弹坦克起火燃烧。

第五节　舱室爆炸伤特点

了解舱室爆炸伤特点途径大致有两条，一是分析舱室爆炸伤伤例，如装甲舱室战伤、舰船舱室战伤伤例、平时恐怖袭击闭合环境爆炸伤伤例；二是开展实弹实装武器杀伤生物效应试验和实验室模拟研究。舱室爆炸伤伤例最真实,但获得渠道有限,同时受作战类型、爆炸环境、爆炸弹药种类、当量的局限,难以较全面了解损伤特点。开展舱室爆炸伤武器杀伤生物效应试验和实验室模拟研究可以弥补实战数据有限的不足,能较全面了解各类爆炸弹药打击下的舱内人员的损伤特点。舱室爆炸伤武器杀伤生物效应研究是以实战化演习为平台,按照特定的作战模式,以实弹打击坦克、装甲车、地下、地面坚固工事、楼房或1:1模拟舰船、装甲车辆等舱室,观察打击后舱内布放试验动物损伤情况,以此判定舱内人员损伤发生概率、损伤特点。实验室模拟研究采取模拟装甲车辆或舰船舱室,舱内放置小型实验动物,以小当量的模拟爆炸源在舱内或在舱外爆炸,用于阐明武器弹药单一或复合致伤因素造成的局部和全身机体病理生理改变,验证舱室爆炸伤机制或救治方面的理论假设。

近年来,中国人民解放军第三军医大学野战外科研究所(现陆军特色医学中心)较系统开展了舱室爆炸伤武器杀伤生物效应试验和实验室模拟研究,积累了较完善的舱室爆炸伤特点、致伤机制与救治的试验/实验资料。本节有关舱室爆炸伤特点除基于既往战伤伤例、平时恐怖袭击闭合环境爆炸伤例外,主要参考该研究所有关舱室爆炸伤方面的研究成果。

一、伤情重,阵亡率高

舱室爆炸伤阵亡率远高于地面作战平均阵亡率。第二次世界大战以来历次地面战争中,作战人员平均阵亡率大多在18%~20%左右。对第二次世界大战769名英军坦克、装甲车伤亡乘员统计分析显示,阵亡率37%,烧伤伤员中1/3为Ⅲ°,肢体伤中45%为肢体开放性骨折和毁损性截肢。英军装甲部队伤员多为穿甲弹击中所致(51%),其次是破甲弹(37.5%)、反坦克地雷(8%)、其他(3.5%)。苏军坦克乘员战伤阵亡率高达69%,严重伤为22%,轻伤为9%。1987年伊朗空军发射1发导弹击中美军Stark护卫舰,阵亡率高达69%。

恐怖袭击时,公共汽车炸弹爆炸造成的死亡率、原发冲击伤发生率、烧伤面积均数倍于开放空间爆炸伤。对1991~2000年全球27个国家发生30名伤员以上的恐怖袭击爆炸伤统计表明,建筑

物、地铁车站、酒馆等闭合环境内爆炸所致肺冲击伤、肺冲击伤综合征、气胸发生率为开放空间爆炸的3倍,鼓膜破裂、骨折、烧伤分别为开放空间爆炸的6~7倍、3倍、22倍。

武器杀伤生物效应试验结果显示,反舰导弹击中模拟驱逐舰舱室时,距命中点周围多间舱室内放置的试验羊均因冲击波、破片造成的毁损伤即刻死亡。高爆武器击穿坦克、装甲车、地面坚固工事时,舱内1/2受伤试验羊伤后3h内死亡。以新创伤严重度评分(new injury severity score,NISS)对遭受爆炸武器打击的地面坚固工事内试验羊损伤程度进行评估,击穿工事时受伤羊平均值为(20.00±15.76)分,中位数为17.5(9,29)分;击中但未击穿时(12.06±10.88)分,中位数10(2,19)分。结果显示,上述两种工事受损状态下受伤动物NISS评分具有显著的统计学差异(Z=−2.568,$P<0.05$)。作战舱室类型与舱内试验羊即刻死亡率有关,装甲车为最高(75%),其后依次为击穿坦克(67%)、击中地面坚固工事(53%)。

实验室模拟研究结果显示,模拟装甲舱内小当量高爆炸药爆炸时,舱内实验大鼠腹部脏器损伤发生率为开放空间同当量爆炸的1.2倍,其中肝损伤发生率为开放空间爆炸的2.13倍(36.7%/11.7%);舱内肠源性内毒素血症发生率较开放空间爆炸提前2.5h,持续时间延长24h;舱内鼠肠系膜淋巴结、肝、门静脉、外周血细菌总阳性率为开放空间爆炸2.27倍(35.0%/15.4%)。上述研究结果提示,舱内闭合空间爆炸与开放空间相比,腹腔实质脏器损伤重、肠道细菌移位早、内毒素血症发生时间提前。

二、伤势两极化明显

舱室爆炸伤伤势两极化明显。1987年美军Stark护卫舰被伊拉克2枚飞鱼导弹击中,活存的17名伤员中除2人为中到重度烧伤外,余15人均为轻伤,分别为弹片伤(3人)、软组织挫伤(8人)、眼闪光烧伤(3人)、脱水(1人)。

武器杀伤生物效应试验结果提示,穿甲弹击穿坦克舱室时,70%坦克着火燃烧,67%舱内试验动物死亡,2/3的死亡羊有肢体开放性骨折和毁损性截肢。存活10min以上的试验羊25%为重伤,75%为轻伤。

三、伤类复杂

依托舱室作战的装甲部队、海军的冲击伤、烧

伤、钝性伤、复合伤发生率远高于步兵。第二次世界大战英军装甲车辆乘员爆炸伤统计，75%为弹片/破片伤；被击中坦克39.7%~70%起火燃烧，25%伤员烧伤；冲击伤发生率为1%~20%。英军坦克内发生的烧伤伤员66%为穿甲弹击中所致，25%为破甲弹，9%为反坦克地雷，平均被击中每辆坦克0.3人发生烧伤。1979年中越边境反击作战，我军被击中坦克58%为破甲弹所致，其次是爆破弹（14.9%）、反坦克地雷（11.3%），烧伤发生率为8.4%。1973年第四次中东战争，以色列军队被摧毁的坦克主要为埃及军队发射破甲弹击中所致，烧伤发生率为9.3%，平均每辆被击中坦克0.9人发生烧伤。

第二次世界大战时美海军12 067名舰船伤员中，投射物伤为39.09%，烧伤发生率为17%，冲击伤发生率12%。2000年美军Cole号驱逐舰一侧船舷遭受恐怖分子橡皮艇转载炸药攻击，靠近炸点的船舱内17名船员死亡，其中14名船员死亡原因为钝性撞击，3人为淹溺。1987年美军驱逐舰Stark号被伊拉克空军发射的飞鱼导弹击中，舰上45.9%的死亡人员为破片伤，35.1%为烧伤，8.1%为破片伤复合烧伤，5.4%为吸入伤，2.7%为窒息。1982年英阿马岛战争中，英军Sheffield号驱逐舰被飞鱼导弹击中，25%阵亡人员死亡原因为烟尘吸入而窒息；26名伤员中有24人为烧伤和烟尘吸入伤。

武器杀伤生物效应试验结果显示，新型穿甲弹打击坦克，如击穿装甲，舱内试验羊致死原因均是破片伤复合冲击伤或弹片伤复合烧伤，存活羊伤类为烧伤、烟雾吸入伤、破片伤、冲击伤、加速度伤；如未击穿装甲，舱内试验动物存在震动加速度伤，62.5%羊有不同程度的软脑膜血管扩张、淤血，显微结构观察示神经细胞皱缩变性及轻度脑水肿改变，50%羊脑电图波形异常，12.5%羊有左心室内膜下出血，12.5%羊心电图T波改变。高爆武器打击地面坚固地面工事时，舱内各战位布放的试验羊中160只发生伤亡，其中110只动物（68.75%）为冲击伤，101只动物（63.13%）有原发或继发破片伤，15只动物（9.38%）出现撞击伤或挤压伤，12只动物（10.91%）出现烧伤，67只动物（41.88%）同时出现两种或两种以上类型的爆炸伤。

四、骨折、脏器伤发生率高

对伊拉克、阿富汗战争中608名美军装甲车

辆触雷爆炸伤员伤部统计表明，152名阵亡伤员发生2 912处伤，其中53%为骨折，骨折发生部位以头部居于首位，以后依次为肋骨/胸骨、骨盆、上肢等；456名存活伤员发生1 637处伤，其中53%为骨折，发生部位以足/踝部居于首位，以后依次为胫骨/腓骨、腰椎、上肢。

2000年美军cole号驱逐舰一侧船舷遭受恐怖分子橡皮艇炸药攻击，船舱内死亡船员中92%有长骨骨折，50%有骨盆骨折，71%有脊柱骨折，86%有颅骨骨折，100%肋骨骨折；存活伤员中长骨骨折15%，无骨盆骨折，颅骨、锁骨、脊柱骨折均为3%，肋骨骨折8%

对装甲车辆触雷爆炸伤损伤部位统计，阵亡伤员头部伤发生率最高，以后依次为胸、腹、脊髓；存活伤员依次为胸、腹、头部伤等。

武器杀伤生物效应试验结果显示，遭受爆炸武器打击的地面坚固工事内受伤羊胸腔脏器损伤发生率最高（60.44%），其次为头部（36.26）、腹腔（30.8%）；20.9%受伤羊存在胸腹联合伤。

五、闭合性伤突出，创伤性脑损伤发生率高

阿富汗战争（1979~1989年）前苏军装甲车辆触雷爆炸，舱内闭合性肺挫伤是开放空间爆炸的3倍。伊拉克战争美军车辆被简易爆炸武器攻击时，车内钝性撞击伤发生率高达96%。武器杀伤生物效应试验结果示，受高爆武器打击的地面坚固工事内试验羊闭合性损伤明显，发生率为开放伤3~32倍。

舱室爆炸伤员中创伤性颅脑损伤（TBI）发生率高。阿富汗战争英军舱室爆炸死亡人员（2007年11月至2010年8月）中50%存在TBI，居致死原因首位。伊拉克、阿富汗战争期间，美军转运至国内的爆炸伤伤员60%以上有TBI，其中大约80%为轻度TBI（mTBI）。

为了解舱室爆炸造成舱室人员mTBI损伤特点，分别以小当量高能炸药在模拟装甲舱室内引爆，观察舱内爆炸对舱内实验大鼠病理与认知行为的影响。研究结果表明，舱内爆炸时舱内最大峰值压力、持续时间、最大脉冲正向压力持续时间均明显大于开放空间爆炸，差异非常显著（$P<0.01$）；舱内爆炸后大鼠顶叶皮质脑血流量较伤前迅速降低，并在伤后1h达最低值，降低幅度约为开放空间爆炸组大鼠3倍（58.8% vs.18.9%），

随后逐渐恢复,伤后 24h 仍低于伤前。伤后早期给予 NO 供体 S-亚硝基谷胱甘肽(GSNO)可增加脑血流量。应用氯化三苯基四唑(TTC)快速染色来评估脑损伤,可见舱内爆炸组大鼠脑组织缺血部位以朝向爆源侧发生最早,缺血开始时间较开放空间爆炸组大鼠提前约 4h,且缺血范围逐渐向周围组织蔓延,伤后 8h 脑缺血面积最大,随后逐渐减少,但伤后 72h 仍明显高于开放空间爆炸组。采用水迷宫、穿梭箱实验观察爆炸对实验大鼠认知行为的影响。实验见舱内爆炸组大鼠水迷宫逃避潜伏期和穿梭箱平均反应时间均较开放空间爆炸组显著延长($P<0.05$),以爆炸后 24h 差别最显著($P<0.01$)。上述结果提示,舱内爆炸产生的超压是造成舱内人员 mTBI 的致伤因素,其病理损伤特点为脑血流灌注障碍以及进行性脑组织缺血,与开放空间爆炸相比,脑缺血发生时间早、持续时间长、恢复慢;受伤人员可能存在可逆性学习、记忆认知障碍,伤后 24h 内最明显。

为了解舱室外爆炸时,舱板高加速度变化引起的舱室乘员 TBI 特点,以小当量高能炸药紧贴模拟装甲舱室底部爆炸,观察与舱室底板直接接触的钢质座椅加速度变化和座椅上坐姿大鼠损伤特点。实验见爆炸后舱室底板虽无明显变形,但舱内与舱底板直接接触钢制座椅加速度达到上千克,持续时间为数毫秒;炸后钢质座椅上坐姿大鼠虽无肉眼观解剖损伤,但伤后 6h 光、电镜下可见脊髓前角、大脑皮层、海马的锥体细胞及小脑浦肯野细胞部分神经元呈变性坏死病理改变。对炸后舱内大鼠进行水迷宫实验,结果表明大鼠学习和记忆的认知能力下降,尤其在爆炸后 24h 最为明显。如将舱内座椅悬空后,阻断舱板加速度对大鼠的作用,坐姿大鼠光、电镜下脑、脊髓神经元病理改变、空间学习记忆障碍等较座椅直接接触舱板时明显减轻($P<0.01$)。上述结果提示,舱室外爆炸时,接触舱板高加速度变化的乘员可发生轻度 TBI,出现一过性的认知功能障碍。

第六节　舱室爆炸伤救治原则与技术

为提高我军舱室爆炸伤救治水平,规范舱室爆炸伤救治的流程与技术,2017 年中央军委后勤保障部批准发布中华人民共和国国家军用标准《舱室爆炸伤机制规范》(GJB9012—2017)。该标准为本章作者牵头撰写,第三军医大学野战外科研究所二十余名专家教授参与了该标准的制定。在标准的制定过程中,"标准制定组"人员深入开展舱室爆炸伤特点研究,按照我军战时救治体系与任务要求,集成了我军、外军成熟的舱室爆炸伤救治技术,通过全军战创伤专业委员会评审和部队应用,最终形成了该技术标准。

该标准适用于战时对装甲车辆、舰艇、坑道工事等作战舱室爆炸伤实施战(现)场急救、紧急救治、早期治疗的各级救治机构和有关人员。平时建筑物、公共汽车、地铁、民船等闭合环境内爆炸伤院前抢救和院内急救也可参照使用。该标准不适用于舱室爆炸释放化学、生物或放射性战剂或物质造成人体伤害的救治。以下为该标准有关舱室爆炸伤救治主要救治原则与技术。

一、舱内抢救

属我军战伤救治技术体系中战(现)场急救环节。爆炸后舱内环境危险,应尽快将伤员抢运出危险舱室,舱内急救以完成止血带控制肢体致命性出血为主。

1. 搜寻　搜救人员进入舱室前应了解舱室爆炸类型、舱室结构与人员分布,评估舱室毁伤程度和安全性,确定进入舱室搜救的时机、方法和个人防护措施。低姿进入充满烟雾的舱室搜寻伤员。扑灭伤员衣物余火时,禁用塑料布、化纤织物覆盖着火部位。发现伤员后应立即评估其生命体征,迅速识别肢体大出血、窒息等致命威胁。采取防护措施,避免伤员再次受伤。

2. 急救　爆炸后舱室环境危险,应尽快将伤员搬运出舱,避免在舱内进行耗时长的急救操作;如爆炸后舱室环境相对安全,可在舱内完成初级急救。

以止血带控制大血管破裂、创伤性截肢、大面积软组织撕脱等肢体致命性出血。止血带应扎于伤口近心端(5~8cm)处,紧急时可直接扎于出血部位近端衣裤表面。如应用皮带、布条、纱布条等临时止血带时,带宽不应小于 5cm。迅速清理上呼吸道梗阻伤员口腔、鼻腔内血凝块、异物或分泌物,将伤员放置于侧卧位或头偏向一侧。选择扶、架、背、抬、拖、吊或用担架将伤员移至舱外安全区域。搬运头、颈、背部钝性伤伤员时,应稳定住头、颈部,保持伤员头部与脊柱长轴一致,最大限度减少脊柱动度。

二、舱外急救

属我军战伤救治技术体系中战（现）场急救和紧急救治环节。在爆炸舱室以外安全区域展开急救，迅速评估伤情，区分伤类，优先处置危及生命的损伤，重视不同伤类救治的特殊处置要求。

1. **伤情评估** 评估伤员通气、呼吸、循环状况，通过呼唤、检查运动及睁眼情况、对疼痛刺激的反应，了解意识程度，迅速识别威胁生命的损伤。

以血压计/仪测定肱动脉血压。无法应用血压计/仪测定时，应以手触摸外周动脉搏动情况大致判定；可触及颈动脉、股动脉、桡动脉搏动时，动脉收缩压（SBP）分别为 60～70mmHg、70～80mmHg、80～90mmHg 以上。判定舱室爆炸致伤因素，区分伤类。

2. **开放气道** 对昏迷伤员、已发生或可能发生气道梗阻的伤员，应采用仰头提颏法或托下颌法开放气道，随后昏迷伤员可放入口咽或鼻咽通气管，插管后取侧卧位（复苏体位）；清醒伤员可放入鼻咽通气管，插管后取维持气道通畅的任何体位。疑有颈部伤或严重头部伤时禁用仰头提颏法；颌面伤或有脑脊液鼻漏、耳漏等颅底骨折症状时禁用鼻咽通气管。

经上述处理后，如气道梗阻症状改善不明显，可选择环甲膜穿刺或切开置管，有条件时可放置喉罩、食管气管双腔导管或气管导管。

3. **维持呼吸** 用不透气包扎物封闭胸部开放性和/或吸吮性伤口。宜以绷带、胸带、棉垫加压包扎等固定连枷胸伤员胸壁，消除反常呼吸运动。

如呼吸道通畅的胸部伤伤员出现进行性呼吸窘迫，疑有张力性气胸时应立即穿刺减压。穿刺部位为伤侧锁骨中线第 2 肋间，也可选择腋前线第 4 肋间或第 5 肋间。如穿刺后症状无改善或预计后送转运时间长，可置入导管并建立胸腔闭式引流。有条件时，脉搏血氧饱和度（SpO$_2$）<90%、昏迷、休克、胸部伤、严重头部伤、吸入性损伤伤员均应吸氧。

4. **控制出血** 检查已扎止血带，对非致命性出血可改为加压包扎；如扎止血带肢体远端脉搏仍可触及，应重扎或在已扎止血带近心端相邻处另加扎一根止血带，直至远端脉搏消失；如扎在前臂或小腿的止血带无法控制出血，应改扎上臂或大腿；标注扎止血带时间。扎止血带时间不宜超过 2h，期间不能随意松解。如扎止血带时间超过 2h，可谨慎放松止血带，检查止血效果；如再次发生大出血，应立即重扎。松解休克伤员止血带应在确认容量复苏有效后进行。已扎 6h 以上（含 6h）的止血带宜在有截肢手术条件的救治机构松解。

应用止血剂/止血敷料或加压包扎、填塞、手压或指压等控制躯干、颈部、腹股沟、腋窝等处出血；如上述方法无效，也可尝试由伤口插入气囊导管，膨胀球囊以压迫止血。

包扎固定骨盆骨折处以减少出血。钳夹、结扎止血仅限于其他止血措施无效时应用；禁止盲目钳夹。抗休克裤可用于控制下肢大块软组织伤出血或骨盆。

5. **包扎** 以无菌敷料包扎伤口。对外露脑组织、脱出腹腔肠管禁止回纳，采用保护性包扎。用不透气包扎物封闭胸部开放性和/或吸吮性伤口并密切观察呼吸状况，一旦发生张力性气胸体征应立即穿刺排气。肢体包扎时应暴露手指、足趾以利观察，防止包扎过紧造成肢体缺血。对插入体内较深的异物不得随意拔出，应保持原位稳定包扎。

6. **固定** 可采用制式夹板、就便器材等超关节固定长骨骨折、大关节伤、肢体挤压伤和大面积软组织伤，固定前后需检查肢体循环和神经功能状况，固定松紧度以能触及远端动脉搏动为限。脊柱、脊髓伤时应固定伤者脊柱；仰卧位固定时应保持颈、腰段脊柱生理曲度。采用三角巾、骨盆固定带等包扎固定骨盆骨折。

7. **心肺复苏** 对窒息、电击、低温、中毒等因素所致呼吸、心搏骤停的伤员应立即开展心肺复苏。在舱外急救时对无生命体征的冲击伤、穿透伤伤员可不实施心肺复苏。

8. **失血性休克容量复苏** 有意识并可吞咽的伤员可口服补液。出现下列情况之一的伤员宜在伤后 1h 内静脉输液：

（1）无头部伤但出现精神状态改变和/或桡动脉搏动减弱或缺失。

（2）动脉收缩压（SBP）<（80～90）mmHg。

推荐以 18G 静脉输液针或留置针建立静脉通路。如静脉穿刺困难，可以骨髓腔输液针穿刺胸骨、胫骨、肱骨近端等处骨松质部位，建立骨内输液通路。骨内针保留时间不可超过 24h,应尽快改为静脉通路。除高渗液体外,所有静脉输注的液体、药物均可由骨内输入。

输入液体为现场能获取的任何晶体液或胶体液。战时如伤员后送时间长推荐首选胶体液,如羟乙基淀粉、右旋糖酐、明胶等;其次为晶体液,如乳酸钠林格液等复方平衡盐液。静脉输注速度为 250ml/(15~20min)。有条件时,可输全血或其他血液制品。

采取低压容量复苏策略,每输入 250~500ml 液体后应检查伤员,达到以下至少 1 项复苏目标时停止输液:

(1) 伤员意识改善(可唤醒、抬头);

(2) 可触及桡动脉搏动;

(3) 动脉收缩压(SBP)80~90mmHg;

(4) 平均动脉压(MAP)50~60mmHg。

维持低压复苏的时间不宜超过 90min,在此期间应完成止血处置。去甲肾上腺素、多巴胺等血管活性药与正性肌力药仅在已控制出血和足量输液前提下仍存在低血压时应用。

9. 镇痛 能继续战斗的伤员可口服非甾体抗炎镇痛药,如美洛昔康(又称莫比可)片、对乙酰氨基酚(又称扑热息痛)片等。

对难以继续战斗、疼痛严重但无休克或呼吸窘迫伤员可应用阿片类镇痛剂,推荐静脉或骨内注射吗啡 5mg,必要时间隔 10min 重复注射。异丙嗪有协同阿片类药物镇痛和缓解恶心、呕吐的作用。

对难以继续战斗、已有或可能发生休克、呼吸窘迫的伤员可肌内注射氯胺酮 50mg,必要时间隔 30min 重复注射;也可静脉或骨内注射氯胺酮 20mg,必要时间隔 20min 重复注射,直至疼痛缓解或出现眼震。

应用阿片类镇痛剂、氯胺酮时应密切观察伤员神志及循环、呼吸状况,及时对症处理。静脉或肌内注射纳洛酮可拮抗阿片类镇痛剂抑制呼吸的副作用。

10. 预防性抗生素应用 对预计伤后 3h 内能送至旅/师救护所或相当救治机构的伤员,可应用抗生素。

对预计伤后 3h 内无法送达或后送可能延迟的伤员,推荐应用以下抗生素:口服左氧氟沙星 500mg 或莫西沙星 400mg;对休克、无法口服药物的伤员,静脉注射或肌内注射头孢曲松 1~2g/24h 或头孢唑林 1~2g/6~8h。

11. 保温 尽量减少伤员身体暴露;换下潮湿衣服,用热反射保温毯或其他保温材料包裹伤员;有条件时,静脉输入液体可加温至 40~42℃。

12. 几种类型舱室爆炸伤的舱外急救

(1) 冲击伤:以下伤员疑有脏器冲击伤:鼓膜破裂、外耳道流出血性液体或口、鼻有血性泡沫分泌物;无明显外伤处于休克状态;胸痛、呼吸困难、咯血或腹痛、血尿等。

保持伤员呼吸道通畅;对出现张力性气胸症状的伤员,应及时实施减压措施;吸高流量氧,吸氧后脉搏血氧饱和度(SpO$_2$)仍低于 90% 的伤员伤情重,预后差。

伤员出现动脉空气栓塞征象时,应将其置于头低左侧卧位,经面罩或气管插管吸入纯氧;有条件时,应迅速后送伤员进行高压氧舱治疗。有腹痛、恶心呕吐和腹膜刺激阳性体征的腹部冲击伤伤员不应经口补充液体和食物;发生麻痹性肠梗阻时应放置鼻胃管行胃肠减压。防止输入过量液体加重心、肺冲击伤病理进程。

(2) 烧伤与吸入性损伤:以洁净冷水冲洗烧伤创面,冲洗后用烧伤敷料或干燥、清洁布单覆盖包裹创面;采取保温措施。烧伤面积小于 20% 的伤员可口服补液,推荐烧伤饮料(100ml 含氯化钠 0.3g,碳酸氢钠 0.15g,苯巴比妥 0.005g,加适量糖)。

烧伤面积大于或等于 20% 的伤员应输入晶体液(乳酸钠林格液或生理盐水)。体重 40~80kg 的成年人液体输入速度为(烧伤面积,百分比)×10ml/h。

对有面颈部烧伤、痰液有碳粒、声音嘶哑或失声、呼吸窘迫,听诊肺部有哮鸣音、干性啰音或捻发音等吸入性损伤征象的伤员,应密切观察其通气状况;如出现气道梗阻症状和体征,应紧急行环甲膜切开或气管插管,吸氧,维持脉搏血氧饱和度(SpO$_2$)>92%。采取镇痛措施。

(3) 挤压伤:受压伤员脱离挤压前应至少静脉输注生理盐水 1 000ml,输液速度 1 000~1 500ml/h;如无法输液,脱离挤压前应在受压肢体近心端扎止血带,直至容量复苏后解除;脱离挤压后继续输液;避免输入含钾或含乳酸盐液体。

碱化尿液;静脉滴注碳酸氢钠,第 1d 总量为 200~300mmol,相当于 5% 碳酸氢钠溶液 300~500ml。应妥善固定脱离挤压的伤肢、骨盆;不应使用抗休克裤固定或弹力绷带加压包扎。应用抗生素防治感染,禁用对肾功能有害的药。应用镇痛、镇静药物。

(4)复合伤:优先救治复合伤。应按主要致伤因素选择容量复苏策略。失血性休克和其他类型休克并存时,应优先开展失血性休克容量复苏。

(5)撞击伤:搬运头、颈、背部撞击伤伤员时应固定头部和脊柱。对躯干撞击伤员容量复苏时应防止过量输液加重脏器损伤。脊髓伤神经源性休克容量复苏液体宜选择晶体液,复苏应达到动脉收缩压(SBP)≥110mmHg 或平均动脉压(MAP)≥80mmHg。必要时,输入 2 000~3 000ml 液体后可应用去甲肾上腺素、多巴胺等血管活性药物调节血管张力。

(6)眼伤:检查眼伤伤员视力,对有残存视力的伤员应尽快后送至专科救治机构。以硬质眼罩保护眼球开放伤,切忌挤压伤眼。对结膜或角膜异物,可行眼冲洗或在眼部表面麻醉下用无菌湿棉签将其移出。

(7)创伤性脑损伤(TBI):评估头部伤伤员生命体征和意识程度,观察瞳孔大小,监测动脉血压(AP)、脉搏血氧饱和度(SpO_2)。

对失血性休克伤员宜快速静脉输注 3% 或 5% 高渗盐水 250ml/15min,总量不应超过 500ml,随后用等渗晶体液或胶体液;复苏目标为动脉收缩压(SBP)>90mmHg、平均动脉压(MAP)>60mmHg。维持呼吸道通畅,吸氧至脉搏血氧饱和度(SpO_2)>92%。

对出现运动不协调,单侧或双侧瞳孔固定、扩大,伴有意识障碍加深等高颅压症状的伤员,宜快速静脉输注高渗盐水 250ml/15min,转运途中宜持续静滴 50~100ml/h,总量不应超过 500ml;如无高渗盐水,对有尿伤员也可静脉注射甘露醇;抬高伤员头部 30°;采取镇静、降温措施。预防性应用抗生素防止感染。

三、早期外科救治

属我军战伤救治技术体系早期治疗技术环节。在师/旅救护所完成挽救生命和保全肢体的损伤控制手术、紧急手术,开展复苏与复温,稳定伤员生理状况,防止感染发生,以便伤员安全后送。

1. 伤情评估　应开展体格检查和必要的辅助检查,对伤员心脏及循环系统、胸部及呼吸系统、腹部、脊柱、头、骨盆、四肢、动脉、神经的损伤程度和范围进行评估,监测伤员生理功能,发现威胁生命和影响肢体功能的主要损伤,决定救治措施和先后顺序。

2. 损伤控制手术

(1)对以下重伤员应以损伤控制手术方式控制脏器出血、大血管伤出血和破裂胃、肠道内容物溢出造成的污染,纠正低体温、酸中毒、凝血功能紊乱,待伤员生理状况稳定后转运或行确定性手术。

1)多部位、多脏器伤与大血管伤,如腹部多脏器伤合并大血管伤;腹膜后血管伤;胰、十二指肠伤;骨盆开放性骨折或骨盆血肿破裂;胸部大血管伤或肺严重撕裂伤;多处创伤性截肢等。

2)容量复苏后,动脉收缩压(SBP)仍小于90mmHg,血流动力学状况不稳定的伤员。

3)达到或接近以下 1~2 项检测指标的重伤员:中心体温<34℃;血液 pH<7.25;凝血国际标准比值(INR)>1.4 或凝血酶原时间(PT)>19s和/或活化部分凝血活酶时间(APTT)>60s。

4)发生大批量伤员时。

(2)腹部损伤控制手术:进腹后用手或敷料直接压迫腹腔出血处控制出血。如腹部动脉出血明显,应手压膈孔处腹主动脉,暂时阻断血流后以结扎、侧壁修复、临时性血管转流、血管腔外气囊压迫等方法控制血管破裂出血。腹腔填塞敷料可有效控制肝、骨盆、腹膜后等处出血,填塞敷料应在 24~48h 内取出。如填塞后血压回升不明显,可采取缝合、切除、修补等方法控制实质脏器破裂出血。可采取胃、肠断端夹闭、结扎、U 形钉钉合、修补、切除等方法控制破损胃肠道内容物溢出。腹膜外直肠损伤应行结肠外置或造口。胆管、胰管损伤可行外引流。肠系膜上动脉远端胰腺损伤应行胰腺切除、引流,近端损伤可适度清创、封闭引流。推荐以负压包扎暂时性关闭腹腔,也可用聚丙烯网、静脉输液袋片、人工补片等缝合关闭,不宜采取巾钳夹闭、缝合器或连续缝合皮肤的方式关闭腹腔。

(3)胸部损伤控制手术:控制肺损伤大出血可采取切割吻合器行楔形肺切除;也可用 2 把长钳夹住肺伤口两端后切开伤道,直视下结扎止血和控制漏气;对于严重毁损肺叶,可行肺叶切除术。控制大血管破裂出血可行临时血管转流术或插入 Fogarty 球囊导管阻断血流;紧急情况下可进行肺门暂时性结扎。气管损伤时,可由损伤处插入气管导管。对严重支气管裂伤宜行相关肺叶或一侧全肺切除。对食管伤宜取改道和引流,不宜进行确定性修补。连续缝合关闭胸壁,不宜采用巾钳夹闭。

(4)其他损伤控制手术:对可修复肢体大血管伤宜在伤后3h内行临时性血管转流术,包括血管伤探查、切除血栓、恢复远端血供、伤肢筋膜切开减压等,伤后12h内应完成损伤血管修复;如无条件,也可行临时性血管结扎,在伤后4h内应完成损伤血管修复。控制骨盆骨折出血宜选择外固定或耻骨联合上切口行腹膜外骨盆填塞术,有条件时可行血管栓塞术。髂内动脉结扎术仅在其他措施无效时应用。对脑疝症状持续加重的创伤性脑损伤伤员宜实施颅骨钻孔减压或去骨瓣减压术。

3. 复苏与复温

(1)容量复苏:在未控制出血前应采取低压容量复苏。控制出血后容量复苏终点应满足以下所有指标:①动脉收缩压(SBP)>110~120mmHg,平均动脉压(MAP)>65~70mmHg;②尿量大于0.5ml/(kg·h);③碱剩余(BE)>-2mmol/L或血清乳酸<2mmol/L。有条件时,对符合下列情况之一的失血性休克伤员宜输新鲜全血或血液成分,输入新鲜冰冻血浆与悬浮红细胞的比例为1:1;④实施损伤控制手术的重伤员;⑤未控制出血,如躯干、颈部、腋、腹股沟等部位出血;⑥血红蛋白(Hb)<60g/L或红细胞比容(Hct)<25%;⑦已输入3L晶体液。

推荐在伤后3h内,对拟输血伤员经非输血静脉通路输入氨甲环酸1g/100ml生理盐水或平衡盐液,输注10min以上。控制出血后,虽经积极容量复苏,但血pH<7.20,须应用碳酸氢钠或三羟甲基氨基甲烷(THAM)等碱性药物纠正代谢性酸中毒。监测尿量、血电解质,有条件时应检测肝、肾功能,采取相应措施纠正其紊乱。

(2)呼吸支持:宜采取面罩吸氧,维持动脉血氧饱和度(SaO$_2$)>92%。

当出现下列情况之一时,应插管并实施机械辅助通气:①气道梗阻;②呼吸暂停;③过度呼吸做功或呼吸急促,出现呼吸衰竭征象;④意识水平下降,格拉斯哥昏迷评分(GCS)≤8;⑤吸入氧浓度(FiO$_2$)>50%时,动脉血氧饱和度(SaO$_2$)<90%、动脉氧分压(PaO$_2$)<60mmHg;⑥动脉二氧化碳分压(PaCO$_2$)>60mmHg。

对急性肺损伤伤员行机械辅助通气时应取小潮气量5~8ml/kg、限制气道峰压/平台压(≤35cmH$_2$O)和最佳呼气末正压5~10cmH$_2$O的肺保护性通气模式。

(3)复温:复温至中心体温大于34℃。中心体温低于32℃时不可实施损伤控制手术。

可采取下列复温措施:①盖被/毯,升高环境温度;②吸入加温、加湿氧气,输入加温液体;③以37~39℃温水灌洗胃、结肠、膀胱;④手术中以温水冲洗胸腔或腹腔等。

4. 紧急手术 为维持气道通畅可行气管插管或切开;对血、气胸可行胸腔闭式引流术;对开放性气胸可行封闭术。对胸、腹部脏器伤、躯干、四肢血管伤可行探查、修补、切除、吻合、结扎等手术。对出现筋膜间隙综合征的伤肢可行骨筋膜切开术;对长骨骨折可行外固定架或夹板、塑型石膏固定;对创伤性截肢可实施骨残端截肢术。

5. 感染防治 在伤后6h内应尽早对爆炸伤伤口实施清创,延期缝合;如去除坏死组织不彻底,宜在伤后24~48h再次清创。对已感染伤口,应敞开伤口,充分引流。

应以足量生理盐水、无菌水或饮用水冲洗伤口,直至伤口清洁。

对符合下述条件的穿透伤伤口宜采取非手术治疗:①仅伤及皮肤、肌肉的体表穿透伤;②出口或入口最大直径小于2cm;③无大血管、神经损伤、无骨折;④未伤及胸膜、腹膜;⑤污染轻。

非手术治疗包括:消毒皮肤,取出伤口污染物,冲洗伤口,放置引流后包扎伤口,全身应用抗生素。对非手术治疗伤员,应定期观察伤口,一旦出现感染征象,应按感染伤口处理。有条件时,对已感染伤口应当根据分泌物的细菌培养和药物敏感试验结果,选择使用有针对性的抗生素。

对破伤风、气性坏疽应采取针对性预防和治疗措施。

6. 几种类型舱室爆炸伤的早期外科救治

(1)冲击伤:对疑有胸、腹部脏器冲击伤的伤员宜行伤部X线、创伤重点超声评估(FAST)、常规超声检查;监测动脉血压(AP)和脉搏血氧饱和度(SpO$_2$),有条件时宜检测动脉血气。对严重呼吸困难可行气管插管或气管切开,清除气管内分泌物,采取肺保护通气模式行机械辅助通气;对血、气胸应行胸腔闭式引流。对肺冲击伤伤员手术时宜采取局部阻滞或蛛网膜下腔阻滞麻醉;吸入麻醉时应维持低气道压力,防止发生气胸或空气栓塞。对腹部冲击伤脏器破裂者应及时剖腹探查。

(2)烧伤与吸入性损伤:烧伤面积大于或等于20%和/或吸入性损伤伤员应吸入高流量氧。吸入性损伤伤员机械辅助通气应采取肺保护通气模式。

伤后第1个24h输液量:(烧伤面积×100ml)±1 000ml,加日生理需要量2 000ml(5%葡萄糖),胶体液(5%白蛋白液、血浆、羟乙基淀粉、明胶等)和晶体液(乳酸钠林格液等复方平衡盐液)比例为1:2,水、晶体液和胶体液交替输入。应于伤后8h内输入总量的50%,余量于后16h补完;如已输液,应扣除已输液体。第2个24h需要的胶体及电解质液量为第1个24h实际输入量的1/2。

输液维持尿量30~50ml/h;如连续1~2h小于该值,应将平衡盐液输注速度提高25%;如大于该值则输注速度减少25%。有效容量复苏的其他指标为神志清楚、安静、肢体转暖、呼吸平稳、动脉收缩压(SBP)>100mmHg,心率100~130次/min,碱剩余(BE)值升高。对严重影响呼吸功能的胸部环形焦痂性烧伤应行焦痂切开术,沿腋中线和肋缘切至深筋膜,用聚维酮碘纱条填塞切口。清洗、消毒创面,引流水泡液,以聚维酮碘纱布覆盖创面后包扎或暴露,注意保暖。

(3)挤压伤:对脱离挤压输液维持尿量大于100ml/h,直至尿液转清。输注碳酸氢钠,维持尿液pH>6.5。如伤员尿量小于300ml/h,可给予甘露醇溶液静脉输注,1~2g/(kg·d),输注速度小于5g/h。维持水、电解质平衡,如血钾大于5.5mmol/L并有明显心电图异常,宜采取以下措施降低血钾,治疗过程应连续监测血钾和心电图:①葡萄糖酸钙或氯化钙静脉注射;②碳酸氢钠与葡萄糖-普通胰岛素维持静脉滴注;③口服阳离子交换树脂(降钾树脂);④对有尿伤员给予呋塞米静脉注射。

手术清除失活肌组织,纵行切开深筋膜减压。对无成活可能伤肢应行截肢术。应用抗生素防治感染。

(4)复合伤:烧伤、穿透伤救治时应排除是否合并冲击伤、撞击伤。如果合并冲击伤,救治时应重视气道开通和呼吸维持,避免输入过量液体,慎用抗休克裤;如果合并撞击伤,救治时不应忽略

可能存在闭合性胸腹腔脏器伤或脊柱、长骨骨折。宜以外固定架固定复合烧伤的肢体开放性骨折。

(5)撞击伤:对疑有创伤性脑损伤(TBI)或胸、腹腔脏器伤、脊髓、脊柱伤、骨折的伤员应行伤部X线、创伤重点超声评估(FAST)、常规超声、心电图(ECG)及其他辅助检查,监测动脉血压(AP)和脉搏血氧饱和度(SpO$_2$),有条件时应检测动脉血气(ABG)。

心肌挫伤伤员应卧床、吸氧,限制液体输入,应用正性肌力药物(多巴胺、多巴酚丁胺)增加心肌收缩力。对心包积血引起的心脏压塞应行心包腔穿刺减压。

(6)眼伤:对面部穿透伤或视力严重丧失、眼球结构破坏、眼球突出、瞳孔变形、眼球运动障碍的伤员应尽快后送至专科救治机构,宜在伤后6h内完成清创和其他外科处置。应用抗生素防治感染。

(7)创伤性脑损伤:头部穿透伤、颅骨开放性骨折、格拉斯哥昏迷评分(GCS)≤13的头部伤员应尽快后送至专科救治机构;格拉斯哥昏迷评分(GCS)14~15的头部伤员可酌情后送。后送伤员生理参数应维持在动脉收缩压(SBP)>90mmHg、平均动脉压(MAP)>60mmHg和动脉血氧饱和度(SaO$_2$)>92%、动脉氧分压(PaO$_2$)>80mmHg。对出现瞳孔扩大、血压升高、心动过缓等脑疝体征者,宜快速静滴甘露醇1g/kg,必要时间隔4h静脉快速静滴0.25g/kg。甘露醇禁用于低血容量、无尿或心力衰竭伤员。有条件时,对经脱水治疗但脑疝体征改善不明显或加重者,可实施开颅减压术;术后应留置观察,待伤情稳定后再转运。应用抗生素防治感染;应用苯二氮䓬类、巴比妥类药物防止脑穿透伤伤员癫痫发作。

(赖西南)

参 考 文 献

1. 第三军医大学野战外科研究所. 舱室爆炸伤救治规范. 中华创伤杂志,2018,34(8):673-679.

2. 王正国. 外科学与野战外科学. 北京:人民军医出版社,2007:579-822.

3. LEIBOVICI D,GOFRIT ON,STEIN M,et al. Blast injuries:bus versus open-air bombings:a comparative study of injuries in survivors of open-air versus confined-space explosions. J Trauma,1996,41:1030-1035.

4. Explosive weapon effects-final report,GICHD,Geneva,February 2017. ISBN:978-2-940369-61-4.

31

5. LANGWORTHY MJ, DELONG WJ, GOULD M. Terrorism and blast phenomena：Lessons learned from attack on ehe USS Cole(DDG67). Clin Orthop Relat Res, 2004, 422: 82-87.

6. Weapons effects and war wounds. In：Emergency war surgery-Fourth United States revision. Published by the Office of The Surgeon General, Borden Institute, Fort Sam Houston, Texas 78234-6100.

7. ZIPF K R J, CASHDOLLAR K L. (n. d.) Explosions and Refuge Chambers. Aug 14, 2016. www. cdc. gov/niosh/docket/archive/pdfs/NIOSH-125/125-ExplosionsandRefugeChambers. pdf).

8. CROSS K, DULLUM O, JENZEN-JONES, et al. Explosive Weapons in Populated Areas：Technical considerations relevant to their use and effects. Armament Research Services (ARES). In：www. icrc. org/en/download/file/23603/aresweb-generic. pdf).

9. CHAMPION HR, HOLCOMB JB, YOUNG LA. Injuries from explosins：physics, biophysics pathology, and required research focus. J Trauma, 2009, 66(5): 1468-1477.

10. DOUGHERTY CJ. Armored vehicle crew casualties. Mil Med, 1990, 155(9): 417-421.

11. ALVAREZ CJ. Epidemiology of blast injuries in current operation. in：https：//www. sto. nato. int/publications/pages/results. aspx? k = epidemiology% 20of% 20blast% 20injuries% 20in% 20current operation&s = Search% 20All% 20STO% 20Report.

12. Tank Crew Casualties. In：http：//forum. shrapnelgames. com/archive/index. php/t-38329. html.

13. CHAMPION HR, BELLAMYRF, ROBERTS CP, et al. A Profile of Combat Injury. J Trauma, 2003, 54: S13-S18.

14. ARNOLD JL, HALPERN P, TSAI MC. Mass casualty terrorist bombings：a comparison of outcomes by bombing type. Ann Emerg Med, 2004, 43(2): 263-273.

15. HUMPHREY A, SEE J. A Methodology to Assess Lethality and Collateral Damage for Nonfragmenting Precision-Guided Weapons. ITEA Journal, 2008, 29: 411-441.

16. LIEUTENANT-COLONEL MS, OWEN-SMITH MS. Armoured fighting vehicle casualties. JR Army Med Corps, 2007, 153(3): 210-215.

17. 单浩洋, 代婷钰, 赖西南. 基于动物实验的地面坚固工事伤亡特点研究. 第三军医大学学报, 2018, 40(1): 7-13.

18. 赖西南. 作战舱室爆炸伤特点与救治研究. 野战外科通讯, 2014, 39(1): 38-40.

19. 单浩洋, 赖西南, 郑然. 反舰导弹战伤特点及启示. 军事医学, 2017, 42(3): 218-221.

20. 高洁, 康建毅, 王丽丽, 等. 密闭舱室爆炸致大鼠失能性脑损伤的神经电生理机制研究. 解放军医学杂志, 2015, 40(8): 666-670.

21. 张红叶, 冯正直, 赖西南, 等. 舱室内爆炸对大鼠学习记忆、行为的影响. 创伤外科杂志, 2008, 10(4): 341-343.

22. 许明伟, 许民辉, 赖西南, 等. 舱室内爆炸致大鼠脑血流量改变及其意义. 第三军医大学学报, 2010, 32(18): 1962-1966.

23. 张子焕, 赖西南, 许民辉, 等. 瞬时高加速度致舱内大鼠早期空间记忆障碍及其意义. 创伤外科杂志, 2010, 12(6): 487-490.

24. 李新岭, 沈岳, 赖西南, 等. 水下爆炸固体冲击波致大鼠脑损伤研究. 解放军医学杂志, 2016, 41(8): 689-693.

25. 聂海, 黄显凯, 赖西南, 等. 舱室爆炸致大鼠腹部损伤伤情分析. 创伤外科杂志, 2008, 10(2): 145-148.

26. 宋博, 胡时胜, 张寒虹, 等. 进入密闭容器冲击波超压的实验研究. 弹道学报, 2001, 13(3): 68-71.

第六篇

不同种类爆炸冲击伤

第三十二章

核爆炸冲击伤

第一节 核 武 器

一、核武器概述

核武器的出现彻底改写了 20 世纪武器的发展史,实现了武器发展从热兵器时代向热核兵器时代的飞跃,它的破坏力让世界震惊。它的研制过程复杂曲折,颇具神秘色彩。19 世纪末和 20 世纪初,自然科学的发展突飞猛进。放射性与相对论的发现在物理学领域奠定了原子弹研制的理论基础。与此同时,居里夫妇、卢瑟福、费米等一大批著名科学家通过一系列试验,逐步完善了原子反应的原理,而链式反应理论的创立则成为开启原子弹奥秘的钥匙。至此,原子弹的问世呼之欲出。

自 20 世纪 30 年代开始,德、日、美、英、苏、法等国,纷纷开始了核武器的研制工作。德国是最早从事核武器的研究与试验的国家,1938 年 12 月,德国科学家哈恩和斯特拉斯曼花了 6 年时间,发现了铀裂变现象,并且掌握了分裂原子核的基本方法。1938 年,哈恩成功地把铀原子核打裂成两大块,震动了全球科学界。1939 年 8 月,爱因斯坦亲自写信给美国总统罗斯福,详细阐述了研制原子弹的重要性。1942 年,罗斯福决定成立原子弹研究机构,地址设在纽约,代号为"曼哈顿工程"。这一工程投资 22 亿美元,投入达 50 余万人力。工程由格罗夫斯负责全面指挥,芝加哥大学教授康普顿负责裂变材料的制备工作,美籍意大利著名科学家费米负责制造原子反应堆,物理学家奥本海默为原子弹总设计师。

1942 年 12 月在费米领导下,世界上第一座核反应堆于芝加哥大学建成。但得到铀并非易事,经过无数实验,费米终于发现钚竟是一种比铀更加易于分裂的原子炸药。因此美国又建造了三座石墨水冷生产堆和一个后处理厂以生产钚。到 1945 年,美国人花费 20 多亿美元,终于研制成 3 枚原子弹,分别命名为"小玩意儿""小男孩"和"胖子"。1945 年 7 月 16 日上午 5 时 24 分,美国在新墨西哥州阿拉莫戈多的"三一"试验场内 30 米高的铁塔上,进行了人类有史以来的第一次核试验。"小玩意儿"钚装药重 6.1 千克,TNT 当量 2.2 万吨,试验中由于核爆炸产生了上千万度的高温和数百亿个大气压,致使一座 30 米高的铁塔被熔化为气体,并在地面上形成一个巨大的弹坑。核爆炸腾起的烟尘若垂天之云,极为恐怖。在半径为 400 米的范围内,沙石被熔化成了黄绿色的玻璃状物质,半径 1 600 米的范围内,所有的动物全部死亡。这颗原子弹的威力,要比科学家们原估计的大出了近 20 倍。1945 年 8 月,美国向日本的广岛和长崎投下两颗原子弹,从而加速了第二次世界大战结束的进程。至此,核武器展现出了骇人的威力,成为人们口中谈之色变的猛虎。

核武器是利用能自持进行的原子核裂变或聚变-裂变反应,瞬时释放出巨大能量而产生爆炸,对目标实施大规模杀伤破坏的武器。我们常说的核武器主要是原子弹、氢弹、特殊性核武器(比如中子弹、电磁脉冲弹、冲击波弹)等。核武器一般是指核战斗部和承载壳体,有时还包括姿态控制及突防系统,俗称核弹。核战斗部的主体是核爆炸装置,简称核装置。核装置由核部件、炸药部件、核点火部件(中子发生器)和其他结构件组成。核装置与引爆控制系统组成核战斗部。核武器的投掷发射系统由运载工具、投掷装置及各种辅助设备构成。核武器至今已发展到第三代:第一代为原子弹;第二代为氢弹;第三代是一类具有特殊性能的核武器。而特殊性能按武器是将核器的某种杀伤破坏因素增强或减弱,以满足不同战场和不同作战目的的需要,例如中子弹、冲击波弹、减少剩余放射性弹等。中子弹也称是"增强辐射武器",它是利用核聚变反应产生的大量高能中子以杀伤作战人员为主要目的的战术核武器,中子弹对武器和设施破坏很小,放射性沾染相对原子弹要低,因此又称为"干净"的核武器。中子弹是战术核武器的重要类型之一。

核武器可以制成导弹核武器(核弹头)、核炸弹、核深水炸弹、核钻地炸弹、核鱼雷、核炮弹、核地雷等。核武器的投掷发射系统包括导弹、电机、火炮等。核地雷不用投掷发射系统。核武器可以从飞机、陆地、水面上、水下潜艇发射。核武器正不断向小型化发展,以满足机动发射和远距离、多目标攻击的需要。核武器按战斗使用又可分为战略核武器和战术核武器。战略核武器包括陆基、核潜艇发射的弹道导弹、远程飞机运载导弹、巡航导弹、核航弹;战术核武器包括地面、海上和飞机上发射的中短程核弹头导弹、巡航导弹、核航弹,以及核大炮、核地雷、核水雷和核鱼雷等。核武器的发展趋势是:增强灵活使用能力,向核弹小型化、弹种多样化、当量可调化发展;增强打击能力、提高命中精度;增强突防能力,发展多弹头技术;增强快速反应能力。核武器即使在战争中不直接使用,也在高科技局部战争中起着重要的威慑作用。

二、核武器原理

(一)原子核及原子核内的转变

1. 原子核 原子核(nucleus)是由带正电的质子(proton)和不带电的中子(neutron)组成,质子和中子统称为核子(nucleon)。在中性原子中,原子核内的质子数等于核外电子数,也代表核电荷数,称为原子序数,用 Z 表示。原子核内的质子数与中子数之和称为质量数,用 A 表示。原子核内的中子数即为 A-Z。若以 X 代表某种元素,则$_Z^A$X 表示元素的原子核组成。

(1)元素(element):原子核内具有相同电荷数的同一类原子称为元素。

(2)核素(nuclide):原子核内质子数、中子数完全相同的一类原子称为核素。^{32}P 和^{60}Co 等具有放射性的核素,称为放射性核素。

(3)同位素(isotope):一种元素可以包含多种核素,这些原子核中的质子数都相同,但中子数不相同。同一种元素的各种核素由于它们在"元

素周期表"中占同一位置,互称为同位素。例如:^{1}H、^{2}H、^{3}H 是不同的核素,但它们都是氢元素,故把它们叫同位素。另外,关于同位素有另一个重要的概念:同位素丰度,指某元素中各同位素天然含量的原子数百分比。

(4)同质异能素(isomer):两种核素若中子数和质子数都相同,而仅仅是能量状态不同,被称为同质异能素。例如:^{99m}Tc 与 ^{99}Tc 是同质异能素。

(5)镜像核:质量数、核自旋、宇称均相等,而质子数和中子数互为相反的两个核。

2. 质量、能量守恒和原子核结合能

(1)质量亏损(mass defect):原子核是由中子和质子组成,但原子核的质量与核内中子的质量和质子的质量之和并不相等。例如:

氦原子的质量 M($_2^4$He)= 4.002 603u(原子质量单位)

氢原子的质量 M($_1^1$H)= 1.007 825u

中子的质量 M(n)= 1.008 665u

氦核($_2^4$He)是由 2 个质子(即 2 个氢原子)与 2 个中子组成的,把 2 个氢原子和 2 个中子的质量相加为:

$$2×M(_1^1H)+2×M(n)=$$
$$2×1.007\ 825u+2×1.008\ 665u=4.032\ 980u$$

与氦($_2^4$He)的原子量不相等,其差值为:

$$\Delta M=[2M(_1^1H)+2M(n)]-M(_2^4He)$$
$$=4.032\ 980u-4.002\ 603u$$
$$=0.030\ 377u$$

以上计算表明,当二个中子和二个质子组成一个氦核时,要损失 ΔM,即 0.030 377u 的质量。对于其他所有的原子核,都可通过计算证明,原子核的质量并不等于其核内中子质量和质子质量的和,ΔM 即为"质量亏损"。

(2)核力(nuclear potential):原子核是由核子(中子和质子)组成的,在核内的核子间还存在着一种特殊的相互作用力——核力。它的特性是:核力是"短程作用"的力;核力作用与核子带不带电无关;核力具有"饱和"的性质,一个核子只能与邻近的、而不能同所有的核子都起相互作用。

原子核是由核子依靠核力相吸而紧密地结合在一起构成。核子在组成原子核时,必然会对外

做功,即放出能量。核力的作用要比库仑力作用强,而且主要是吸引力,因此才能克服库仑力而组成原子核。核力的作用距离很短,大约为 10^{-15}m,我们知道库仑力是一种长程力,其大小与距离的平方成反比,而核力却是短程力,当核子间的距离超过某个很短的距离时,核力的作用就消失了(有效力程小于3fm)。

简单说来,核力是一种短程的强相互作用力,其作用方式主要是吸引力。

(3)质量和能量联系定律:质量和能量是物质同时具有的两种属性。任何具有一定质量的物质必然与一定的能量相联系。

设:E-能量(J),M-质量(kg),C-光速(3×10^8m/s)则:

$$E = MC^2$$

在任何有能量变化的场合总是伴随着有质量的变化。同样如果任何物质的质量改变了,那么它相应的能量也发生改变。

(4)原子核结合能(binding energy of nucleus):若干个核子结合成原子核时释放出来的能量称为该原子核的结合能。结合能越大,表示核子结合成原子核时放出的能量也越大,也表示这个核结合得越紧。原子核的结合能与核的质量数(即核子数)的比值称为"核子的平均结合能"。

对于质量数为中等数值的那些原子核,每一个核子的平均结合能最大;而质量数较大的重核区,或较小的轻核区的原子核中,核子的平均结合能都比较小。因此,当重原子核分裂成中等质量的核时,核子在较轻的核内会结合得更紧密,就可能会大量释放能量;当两个较轻的核发生聚合时,释放出的能量更大。

3. 原子核的转变

(1)核衰变(nuclear decay):1896年,贝克勒尔(H. Becquerel)在研究铀矿的荧光现象时,发现铀矿物能发出穿透力很强并且能使照片底片感光的不可见射线。进一步在磁场中研究这种射线的性质时,证明它由三种成分组成:其中一种成分在磁场中的偏转与带正电的离子流相同;另一种成分在磁场中的偏转与带负电的离子流相同;最后一种在磁场中不发生偏转。这三种成分的射线分别称为 α 射线、β 射线、γ 射线。

某些核素的原子核自发地放出 α、β 等粒子

而转变成另一种核素的原子核,或是原子核从它的激发态跃迁到基态时,放出光子(γ射线),这些过程称为核衰变。

核衰变类型包括:

1) α 衰变(alpha decay):放射性核素的原子核放射 α 粒子而变为另一种核素的原子核的过程称为 α 衰变。α 粒子就是高速运动的氦原子核。α 粒子由 2 个质子和 2 个中子组成,所带正电荷为 2e,其质量为氦核的质量。通常把衰变前的核称为母核,衰变后的核称为子核。放射性核素的原子核发生 α 衰变后形成的子核较母核的原子序数即核电荷数减少 2,在周期表上前移 2 位(左移法则),而质量数较母核减少 4,可用下式表示:

$$_Z^A X \rightarrow {}_{Z-2}^{A-4} Y + \alpha \tag{32.1}$$

例如:$_{88}^{226}Ra \rightarrow {}_{86}^{222}Rn + {}_2^4He$

α 衰变是重元素原子核的特点,发生 α 衰变的天然放射性核素绝大部分属于原子序数 Z>82 的核素。α 衰变的半衰期随核素的不同而变化甚大,短的可小于 10^{-7}s,长的可达 10^{15}a。α 粒子的能量分布一般在(4~9)MeV 范围内。

α 射线是高速运动的氦原子核(α 粒子)组成的,因此,它在磁场中的偏转方向与带正电的离子流相同。它的电离作用大,贯穿本领小。

2) β 衰变(beta decay):当一个原子的核电荷数改变 ±1,而质量数保持不变时,这种核衰变称为 β 衰变。

β⁻ 衰变是指从核内放射出一个负电子 e⁻ 的过程。这里子核的质量数与母核质量数相同,只是生成的子核增加了一个质子。所以,原子序数增加 1,即在元素周期表中后移一位(右移法则)。由原子核发射的电子叫做 β 粒子。可用下式表示:

$$_Z^A X \rightarrow {}_{Z+1}^A Y + \beta^- + v (\text{中微子}) \tag{32.2}$$

例如:$_{15}^{32}P \rightarrow {}_{16}^{32}S + e^- + v$

β⁻ 衰变可以看成是母核中的一个中子转化为质子,同时放出 β⁻ 粒子和中微子:

$$n \rightarrow p + \beta^- + v \tag{32.3}$$

β 衰变的半衰期大致分布在 10^{-2}s 到 10^{18}a 之间。发射出的粒子的能量最大为几个 MeV。β 衰变与 α 衰变不同,它不仅在重核范围内发生,在全周期表的范围内都存在 β 放射性核素。

β射线是高速运动的电子流。它的电离作用较小,贯穿本领较大。

3)γ衰变(gamma decay):各种类型的核衰变往往形成处于激发态的子核;由于受快速粒子的轰击或吸收光子也可以使原子核处于激发态。处于激发态的原子核是不稳定的,它可以直接退激到基态。

原子核从激发态向较低能态或基态跃迁时发射光子的过程,称为γ衰变。

例如:$^{203}_{83}\text{Bi} \xrightarrow{11.8\text{小时}} {}^{203}_{82}\text{Pb}^m + \beta^+$

$$\downarrow$$

$$^{203}_{82}\text{Pb}^m \xrightarrow{6.1\text{秒}} {}^{203}_{82}\text{Pb} + \gamma \qquad (32.4)$$

在γ衰变过程中,原子核的质量和原子序数都没有改变,仅仅是原子核的能量状态发生了改变,因而这种变化叫做同质异能跃迁。

γ射线是波长很短的电磁波,它的电离作用小,贯穿本领大。

(2)衰变规律(law of radioactive decay):放射性核素的衰变与周围环境的温度、压力和湿度等无关,它遵循指数衰减规律。即每秒内衰变的原子数与现存的放射性原子的数量成正比。例如,某种放射性核素最初共有N_0个原子,经过时间t以后,只剩下N个,则N和N_0之间的关系为

$$N = N_0 e^{-\lambda t} \qquad (32.5)$$

其中,λ为衰变常数,表示各核素衰变的相对速度,即每秒衰变的核数为原有放射性核数的几分之几。其单位是时间单位的倒数(1/s、1/min等)。

(3)半衰期(half-life time):放射性原子核数因衰变而减少到原来的一半所需要的时间称为半衰期($T_{1/2}$)。它与衰变常数λ有如下的关系:

$$T_{1/2} = \frac{0.693}{\lambda} \qquad (32.6)$$

不同核素的$T_{1/2}$值差别很大,例如^{232}Th的半衰期为1.39×10^{10}年,而^{212}Po的半衰期只有3.0×10^{-7}s。几种医学上常用放射性核素的半衰期是:^{24}Na的$T_{1/2}$=15.6h;^{131}I的$T_{1/2}$=8.1d;^{32}P的$T_{1/2}$=14.3d;^{59}Fe的$T_{1/2}$=47.1d;^{60}Co的$T_{1/2}$=5.3年;^{3}H的$T_{1/2}$=12.4年;^{14}C的$T_{1/2}$=5 720年。

4. 核反应(nuclear reaction) 前文所述的核衰变是原子核自发发生的转变,转变的方向总

是向着稳定的原子核方向发展,最终变为稳定的原子核。若原子核由于外来的原因,如带电粒子的轰击,吸收中子或高能光子照射等,引起核结构的改变,则称为核反应。

(1)核裂变(nuclear fission):可以分为自发裂变与诱发裂变。

自发裂变与放射性衰变类似,是原子核在没有外来粒子轰击的情况下自行发生的核裂变。这是因为对于比较重的原子核,其比结合能与中等质量的核相比较小,核裂变过程会有能量放出。

在外来粒子的轰击下,重原子核也会发生裂变,这种裂变称为诱发裂变。在诱发裂变中,中子诱发的裂变最为重要。由于中子和靶核的作用不存在库仑势垒,能量很低的中子就可以进入核内使核激发从而发生裂变。裂变过程中又有中子发射,因而可能发生链式反应,这也是中子诱发裂变受到重视的原因。

一些重元素的原子核,例如^{233}U、^{235}U或^{239}Pu在中子的轰击下能分裂成2个质量较轻的新原子核,同时放出2~3个中子和光子。新分裂的原子核也叫核裂碎片,它们可以是原子序数从30~64的各种元素的多种同位素,一般都具有放射性。核裂变过程会放出大量能量。

(2)核聚变(nuclear fusion):两个轻原子核在一定条件下结合成较重的原子核的反应称为轻核聚变反应。在这过程中也会放出中子和大量能量。由于聚变反应要在极高温度下才能进行,所以这种反应又称为"热核反应"。例如:氘和氚在极高的温度下,聚合成氦核并放出中子和大量能量。热核反应放出的能量比重核裂变反应放出的能量要大得多。

(二)核武器的爆炸原理及基本构造

1. 原子弹

(1)爆炸原理:原子弹(atomic bomb)的爆炸原理是重原子核裂变的链式反应(chain reaction of heavy nuclear fission)。

一些重元素(如^{235}U、^{239}Pu)的原子核在一个中子轰击下分裂成两个质量相近的新核(也称核碎片),并放出2~3个中子和200MeV能量的过程,称为重核裂变。如^{235}U的反应式为:

$$^{235}\text{U} + {}^{1}_{0}\text{n} \rightarrow X + Y + (2 \sim 3){}^{1}_{0}\text{n} + 200\text{MeV} \qquad (32.7)$$

式中:X、Y为新原子核(核碎片)。

这个能量看起来并不大,差不多仅能使你肉

眼能看到的最小的沙粒跳一下。然而这只是一个原子裂变放出的能量，1mol 的 ^{235}U 里面有 $6.02×10^{23}$ 个原子，总重不过 235 克。这些原子如果全部裂变的话，能量相当惊人，差不多相当于 600 吨煤完全燃烧所释放的能量。1kg 的 ^{235}U 完全裂变，可释放出的能量约等于 2 万吨 TNT。

每个重核裂变时释放出的 2~3 个中子，若有一个中子再轰击另一重核引起分裂，分裂后又发生这样的反应，如此能使重核裂变反应自动连续地进行，称为重核裂变的链式反应。

但是这些中子未必都会引起新的裂变，譬如由于原子核十分微小，所以中子不一定能接触到铀核，如果铀块不够大的话，有些中子就会飞出铀块，不能引起新的裂变。并且，铀块中的杂质也会吸收中子，使新的裂变不能进行。

重核裂变链式反应，必须在一定质量的体积中才能进行。能维持重核裂变链式反应持续进行的裂变物质的最小质量，称为临界质量（critical mass），与临界质量相对应的体积，称为临界体积（critical size）。临界质量和裂变材料的种类、纯度、密度以及几何形状密切相关，如果材料包裹以中子反射材料的话，还可以进一步降低临界质量。为减小临近质量，裂变材料通常加工成球形，这是因为体积一定时，球形表面积最小，球形材料可以最大限度减少中子泄漏。

（2）基本构造：原子弹主要由核装料（^{235}U 或 ^{239}Pu）、引爆装置、中子源、中子反射层和核装料弹壳等组成。

（3）起爆过程：当引爆装置点火后，引起各炸药块同时爆炸。爆炸产生的巨大压力向中心挤压，使分装的、每块小于临界质量的核装料，骤然合拢成一个球体，达到超临界状态。在中子源发射的中子轰击下，引起按等比级数发展越来越激烈的重核裂变链式反应，在极短的时间内使一定量的重核裂变，释放巨大能量，形成猛烈的核爆炸。1 千克 ^{235}U 或 ^{239}Pu，只需百万分之几秒，经 200 代就可全部裂变，释放的能量相当于 2 万吨 TNT 炸药爆炸时产生的能量。

2. 氢弹

（1）爆炸原理：氢弹（hydrogen bomb）的爆炸原理是轻原子核聚变反应（light nuclear fusion reaction）。

一些轻核素（如 $^{2}_{1}$H、$^{3}_{1}$H 等）的原子核，在几千万度的高温下发生聚变反应，并放出中子和巨大

能量。如：

$$^{6}_{3}Li + ^{1}_{0}n \rightarrow ^{3}_{1}H + ^{4}_{2}He$$
$$^{2}_{1}H + ^{3}_{1}H \rightarrow ^{4}_{2}He + ^{1}_{0}n + 17.6MeV \quad (32.8)$$

由于聚变反应须在极高温度下才能进行，故聚变反应又称热核反应（thermonuclear reaction），氢弹也叫热核武器（thermonuclear weapon）。

（2）基本构造：氢弹主要由热核装料（通常用氘化锂）、引爆装置（为一枚小当量原子弹）和弹壳（常掺有 ^{238}U）等组成。

（3）起爆过程：首先引爆原子弹，氘化锂在高温、高压和中子作用下，锂即产生氚。随之氘氚迅速聚合，放出高能中子和巨大能量，引起比原子弹更为猛烈的爆炸。1kg 氘氚混合物完全聚变，所释放的能量为 1kg ^{235}U 或 ^{239}Pu 完全裂变所释放能量的 3~4 倍。氢弹是裂变—聚变双相弹。若弹壳中含有 ^{235}U，则氘氚聚变产生的高能中子能使 ^{235}U 发生裂变，增加裂变碎片的产额，提高爆炸威力。这种氢弹称裂变—聚变—裂变三相弹。

3. 中子弹　中子弹（neutron bomb）是利用氘氚聚变反应，产生高能中子杀伤人员的战术核武器。其构造与氢弹类似。

中子弹的特点是：

（1）中子产生额高、能量大；中子弹是氘与氚、氘与氘、氚与氚的聚变，聚变能量的 80% 以上以中子形式释放出来。与同等爆炸威力的原子弹相比，中子弹的中子产额可以增加 10 倍，中子的平均能量达 14Mev，甚至高达 17MeV。

（2）光辐射、冲击波作用仅为同当量原子弹的十分之一，放射性污染轻微。

（3）当量小，一般为 1~3 千吨。

（三）核武器的爆炸方式和爆炸景象

核武器的威力通常用 TNT 当量（简称当量）表示，即相当于多少吨 TNT 炸药爆炸时的能量。核武器威力以吨为单位，分为百吨、千吨、万吨、十万吨、百万吨和千万吨等级别。一般原子弹当量在数十万吨以下，氢弹当量在数十万吨以上，中子弹约千吨当量。

核武器破坏杀伤效应的大小不仅由核武器性能决定，还和核爆炸方式密切相关。相同类型、相同威力的核武器在不同介质和不同高度发生爆炸，其杀伤破坏效应也不相同。

核爆炸可以分为空中爆炸（空爆）、地（水）面爆炸（地爆）和地（水）下爆炸。空爆和地爆是根

据爆炸实际高度和当量的比例关系来区分的,这种比例称为比例爆高,简称比高。比高小于60的,为地爆;比高大于60的,为空爆。

$$比高 = \frac{爆高}{\sqrt[3]{当量}} \qquad (32.9)$$

空爆和地爆时,会依次出现闪光、火球和蘑菇状烟云三大典型景象特征,在一定的范围内还可听到爆炸声。

1. 空中核爆炸 空爆时首先见到的是耀眼的闪光,紧接着在空中爆炸点处出现明亮的火球,火球不与地面接触。火球猛烈向外膨胀,压缩周围空气,高速向外扩展形成冲击波。火球迅速上升,同时对地面产生很大的抽吸作用,卷起大量的尘土,随着火球的升高而形成尘柱,与火球烟云逐渐相连构成蘑菇状烟云。核爆炸时发出巨响,在距爆心几十千米甚至几百千米处可听到响声。

空爆可分为低空(60<比高<120)、中空(120<比高<200)、高空(200<比高<250)和超高空爆炸。低空核爆炸主要用于摧毁较坚固的地面目标或浅地下抗压强度不高的目标,在爆区和下风向地面会有较重的放射性沾染。高空核爆炸主要用于摧毁大面积目标和杀伤大面积地面暴露人员,由于对地面尘土等作用相对较小,落下灰沉降量很小,地面放射性沾染轻。超高空核爆炸是指高度在30km以上的核爆炸,爆炸能量中的光辐射能量显著增加,转化为冲击波的能量显著减少。它只产生火球,最后冷却为烟云,无地面尘柱,因而也无蘑菇烟云。超高空爆炸当量很大,能在大范围内产生巨大的核电磁脉冲。一颗当量5 000万吨核弹在80km高空爆炸,可使半径4 000km范围内的无线电通信在1d之内完全中断。超高空核爆炸的打击目标是卫星、导弹、电子和通信系统等,对地面人员影响较小。

2. 地(水)面核爆炸 地爆时,火球接触地面,因而呈半球形,爆炸中心处土壤表面被烧焦,火球卷起大量尘土,放射性尘柱与烟云相接,烟云的颜色较暗,有大量放射性落下灰产生并逐渐沉降,爆区和下风向处由于落下灰沉降,放射性沾染严重。水面核爆炸与地面核爆炸相似,也能形成半球形火球和蘑菇状烟云,烟云中含有大量的水和水蒸气,沉降后会产生严重的放射性沾染。

3. 地(水)下核爆炸 地下和水下核爆炸的外观景象因爆心周围介质及爆心深度不同而不同,深地层核爆炸地面看不到闪光和火球,浅地层和浅水层爆炸时火球能冲出地面,把大量土石块和爆炸残渣抛向空中,形成粗大的暗黑色烟云和很深的弹坑,烟云沉降后造成严重放射性沾染。

第二节 核武器的杀伤因素

核武器爆炸产生的杀伤因素主要有四种:光辐射、冲击波、早期核辐射、放射性沾染。

核爆炸时发生裂变或聚变反应,瞬时产生几千万度的高温,同时发出强烈闪光,气化的弹体物质和爆心周围迅速加热的空气形成明亮的火球。闪光和火球向外释放光和热,称为光辐射。火球迅速膨胀,急剧压缩周围空气,形成核爆炸冲击波。

核爆炸过程产生的大量中子会被空气中氮原子核吸收,放出γ射线,核裂变产物也在爆炸最初十几秒内发射出大量γ射线,这些中子及各种来源的γ射线称为早期核辐射。核爆炸裂变产物、未烧掉的核燃料和被中子活化的元素,都会由气化状态冷凝为尘粒,沉降到地面,造成地面和空气的放射性沾染,所发出的γ和β射线称为剩余核辐射。

另外,爆炸过程产生的大量X、γ射线与周围的分子、原子相互作用产生大量的带电粒子。这些带电粒子高速运动,在爆心周围形成很强的瞬时电磁场,并以波的形式向四面八方扩散传播,形成核电磁脉冲。核电磁脉冲它的场强很高,频谱很宽,传播速度很快,作用范围比光辐射、冲击波和早期核辐射大得多。但是由于核电磁脉冲对人员产生的杀伤效果较弱,一般不列于主要的杀伤因素之中。光辐射、冲击波、早期核辐射都只在爆炸后几十秒的短时间内起作用,统称为瞬时杀伤因素,而放射性沾染能在几十天甚至更长时间内起致伤作用。

核爆炸的杀伤和破坏程度同爆炸威力和爆炸高度有关。威力在百万吨以上的空中爆炸,主要的毁伤作用是光辐射和冲击波,光辐射的范围尤其大,对于城市还会造成大面积的火灾。威力在万吨以下的低威力空中爆炸,则以早期核辐射的杀伤范围为最大,冲击波次之,光辐射最小。中子弹威力一般在千吨以下,主要杀伤作用为由中子和γ射线组成的早期核辐射。

一、光辐射

（一）光辐射的形成

光辐射（light radiation）是核爆炸瞬间产生的几千万度高温的火球，向四周辐射的光和热，光辐射也称热辐射（thermal radiation）。通常光辐射释放的能量约占核爆炸总能量的35%。

（二）光辐射的主要性质

1. **能量释放**　光辐射能量释放分为两个脉冲。

第一脉冲为闪光阶段，持续时间极短，所释放的能量仅为光辐射总能量的1%~2%，主要是紫外线；这阶段不会引起皮肤损伤，但有可能引起视力障碍。

第二脉冲为火球阶段，持续时间可达几秒至几十秒，所释放的能量占光辐射能量总量的98%~99%，主要是红外线和可见光；该阶段是光辐射杀伤破坏作用的主要阶段，人员烧伤主要由这一阶段的光辐射引起。

2. **光冲量**　光冲量（radiant exposure）是衡量光辐射杀伤破坏作用的主要参数。光冲量是指火球在整个发光时间内，投射到与光辐射传播方向相垂直的单位面积上的能量，单位是焦耳每平方米（J/m^2）或焦耳每平方厘米（J/cm^2）。

3. **光辐射的传播**　光辐射具有普通光的特性，在大气中是以光速（$3×10^8 m/s$）呈直线传播。传播中，受到大气中各种介质的反射、散射和吸收，强度逐渐被削减，但能透过透明物体发生作用。

二、早期核辐射

（一）早期核辐射的形成

早期核辐射（initial nuclear radiation）是核爆炸特有的一种杀伤因素，又称贯穿辐射（penetrating radiation），是核爆炸后最初十几秒内产生的γ射线和中子流。早期核辐射释放的能量约占核爆炸总能量的5%。

（二）早期核辐射的主要性质

1. **传播速度快**　γ射线以光速传播；中子传播速度由其能量决定，最大可接近光速。

2. **作用时间短**　核裂变和聚变中子以及氮俘获产生的γ射线，作用时间不到半秒。裂变碎片释放的γ射线，因碎片多为半衰期短的核素，衰变快，又随火球、烟云上升，因此无论当量大小，早期核辐射对地面目标的作用，时间多为十几秒以内。

3. **能发生散射**　早期核辐射最初基本上呈直线传播，但在传播过程中与介质相碰撞可发生散射，运动方向呈杂乱地射向目标物。

4. **贯穿能力强，但能被介质减弱**　早期核辐射的贯穿能力强，但在通过各种介质时均会被不同程度地吸收而减弱。各种物质对早期核辐射的减弱能力通常用物质的半减弱层表示。半减弱层是指将早期核辐射减弱一半所需的物质层厚度。表32-1给出了某些物质对早期核辐射的半减弱层。可见，14cm厚的土层，能将早期核辐射减弱50%。另外，不同物质对不同种类射线的减弱能力是不同的。

表 32-1　某些物质对早期核辐射的半减弱层

辐射	半减弱层/cm				
	土壤	混凝土	木材	水	铁
γ射线	14.0	10.0	30.0	20.0	3.2
中子	13.8	10.3	11.7	5.5	4.7

5. **产生感生放射性**　土壤、兵器、含盐食品及药品中某些稳定性核素的原子核，会因为俘获慢中子而形成放射性核素，这种放射性核素称为感生放射性核素，这种放射性称为感生放射性。

早期核辐射量通常以吸收剂量表示，单位是戈瑞（Gy）。中子量通常用中子通量表示，中子通量是指单位面积（m^{-2} 或 cm^{-2}）上的中子数。

三、放射性污染

（一）放射性污染的形成

核爆炸时产生的大量放射性核素，在高温下气化，分散于火球内，当火球冷却成烟云时，与烟云中微尘以及由地面上升的尘土凝结成放射性微粒。受重力作用向地面沉降，称放射性落下灰（radioactive fallout），简称落下灰。由此造成空气、地面、水源、各种物体和人体的污染称为放射性污染(radioactive contamination)。

（二）放射性污染的主要性质

1. 组成成分　放射性落下灰由核裂变产物、感生放射性核素和未裂变的核装料三部分组成。落下灰主要发射 β、γ 射线。

2. 理化特性

（1）状态：落下灰粒子多呈球形或椭球形微粒，微粒内放射性物质分布均匀。颜色与爆区土壤有关，可呈黑色、灰色或其他颜色。粒径大小与爆炸方式有关，地爆的粒径较大，自几微米至几毫米；空爆的粒径较小，仅为几微米至几十微米。

（2）溶解度：溶解度与落下灰的粒径大小，放射化学成分以及溶剂的酸碱度有关。水中溶解度较低，仅为 10% 左右。在酸性溶液中溶解度较高，如在 0.1mmol/L 的盐酸溶液中溶解度为 35%~60%。

（3）比活度：落下灰的比活度，随其粒径的增大而减少。爆后 1h 的落下灰，地爆的比活度为 $10^7 \sim 10^{10}$ Bq/g；空爆的为 $10^8 \sim 10^{13}$ Bq/g。

3. 落下灰的衰变规律　试验证明，在爆后 1~5 000h 内，地面辐射级（即剂量率）的衰变可用"6 倍规律"粗略计算，即时间每增加 6 倍，辐射级降至原来的 1/10。如某处爆后 1h 辐射级为 80cGy/h；爆后 6h 辐射级降至 8cGy/h；爆后 36h 辐射级降为 0.8cGy/h。

4. 放射性污染量

（1）地面污染：用距地面 0.7~1m 高度辐射级表示，单位是戈瑞（或厘戈瑞）每小时（Gy/h，cGy/h）。

通常将 0.5cGy/h 的地域定为污染边界。将地面污染的严重程度划分为 4 级：0.5~10cGy/h 的地域为轻微污染区；10~50cGy/h 的地域为中等污染区；50~100cGy/h 的地域为严重污染区；大于 100cGy/h 的地域为极严重污染区。

（2）人体或物体表面污染：用单位面积上的放射性活度表示，单位是贝克每平方米或贝克每平方厘米（Bq/m^2，Bq/cm^2）。

（3）物质污染：用比活度表示，单位是贝克每千克或贝克每克（Bq/kg，Bq/g）。

（4）空气或液体污染：用放射性浓度表示，单位是贝克每升或贝克每毫升（Bq/L，Bq/ml）。

第三节　核武器的杀伤作用

核武器的杀伤作用通常主要以伤类伤情和杀伤范围来表示，本节主要就四种杀伤因素的致伤作用、伤类伤情、核武器的杀伤范围以及影响核武器杀伤作用的主要因素展开讨论。

一、四种杀伤因素的致伤作用

（一）光辐射的致伤作用

光辐射可引起体表皮肤、黏膜等烧伤，称为直接烧伤或光辐射烧伤。在光辐射作用下，建筑物、工事和服装等着火引起人体烧伤，称为间接烧伤或火焰烧伤，光辐射的致伤作用，主要取决于光冲量的大小。

光辐射烧伤的主要特点：

1. 烧伤部位的朝向性　光辐射的直线传播使烧伤常发生于朝向爆心一侧。烧伤创面界线比较清楚。

2. 烧伤深度的表浅性　光辐射作用时间的短暂，决定了烧伤深度的表浅性。除近距离内可发生大面积深度烧伤外，多以Ⅱ度烧伤为主。即使发生Ⅲ度烧伤，也很少累及皮下深层组织。创面深浅程度一般比较均匀。

3. 特殊部位烧伤的发生率高

（1）颜面、耳、颈和手部等身体暴露部位最容易发生烧伤。

（2）呼吸道烧伤：呼吸道烧伤是一种间接烧伤，是由于吸入炽热的空气、尘埃、泥沙、烟雾，甚至在燃烧环境中吸入火焰引起的。

（3）眼烧伤：光辐射可引起眼睑、角膜和眼底烧伤。眼底烧伤亦称视网膜烧伤，是光辐射引起的特殊伤。若人员直视火球，通过眼睛的聚焦作用，使光冲量比入射光增大 $10^3 \sim 10^4$ 倍，在视网膜上形成火球影像，引起烧伤。视网膜烧伤边界比轻度皮肤烧伤边界大 3~4 倍。

4. 闪光盲　核爆炸的强光刺激眼睛后，使视网膜上感光的化学物质——视紫质被"漂白分解"，从而造成暂时的视力障碍，称为闪光盲。人员发生闪光盲后，立即出现视力下降，眼发黑，色觉异常，胀痛等，严重者出现头痛、头晕、恶心、呕吐等自主神经功能紊乱症状，但症状持续时间短，不经治疗，在爆后几秒到 3~4h 即可自行消失，不留任何后遗症。闪光盲的发生边界远远超过眼底烧伤,对于执行指挥、飞行、驾驶和观察人员的影响较大。

(二) 早期核辐射的致伤作用

早期核辐射是核武器所特有的杀伤因素。当人体受到一定的剂量后,可能引起急性放射病,也可能发生小剂量外照射生物效应。

(三) 放射性污染的致伤作用

放射性污染对人员的损伤有 3 种方式:

1. **外照射损伤** 人员在严重污染区停留,受到 γ 射线外照射剂量>1Gy 时,可引起外照射急性放射病,是落下灰对人员的主要损伤。

2. **内照射损伤** 落下灰通过呼吸、食物或伤口进入体内,当体内放射性核素达到一定沉积量时,可引起内照射损伤。

3. **β 射线皮肤损伤** 落下灰直接接触皮肤,当剂量>5Gy 时,可引起 β 射线皮肤损伤。

在污染区停留较久而又没有防护的人员,可能同时受到 3 种方式的复合放射损伤。

二、核武器损伤的伤类和伤情

(一) 伤类

核武器爆炸产生的四种杀伤因素,可以分别作用于人体,也可以同时或相继作用于人体,使人员发生不同类型的损伤,统称为核武器损伤。受单一伤因素作用后发生单一伤;同时或相继受两种或两种以上杀伤因素作用,则可发生复合伤。核武器损伤伤类、伤情复杂,关于复合伤会在本书后续章节中详细讨论。

(二) 伤情

各类单一伤和复合伤,按损伤的严重程度,可分为轻度、中度、重度和极重度四级(如分为轻、中、重度三级,则将极重度归入重度)。

1. **发生轻度损伤的伤员** 一般不会丧失战斗力,可不住院治疗,但要进行必要的医疗处理和照顾。

2. **发生中度损伤的伤员** 一般丧失战斗力,多需住院治疗,预后良好。

3. **发生重度损伤的伤员** 将立即或很快丧失战斗力,经积极救治,预后较好,大部分可治愈。

4. **发生极重度损伤的伤员** 当即丧失战斗力。按目前医疗水平,经大力救治,可部分治愈。

伤后是否丧失战斗力或是否立即丧失,还因不同伤类、不同损伤部位而异。如发生放射损伤,大多不会很快丧失战斗力。而发生烧伤和冲击伤,特别是发生在特殊部位,可很快丧失战斗力。例如眼烧伤后,虽然全身伤情不很严重,也将难以瞄准和观察。

三、核武器的杀伤范围

核武器的杀伤范围是以杀伤边界、杀伤半径和杀伤面积来表示的。核爆炸时,由三种瞬时杀伤因素的作用而使人员发生现场死亡(阵亡)和损伤的地域,称为杀伤区。从地爆时的爆心或空爆时的爆心投影点到达能发生不同程度杀伤(伤情)的距离称为杀伤半径,其最远处称为杀伤边界。由杀伤半径可以计算杀伤区的面积。这样就可以划出光辐射、冲击波和早期核辐射的单一杀伤范围和它们的综合杀伤范围。从爆心向外,由近到远,人员所损伤的程度,由重到轻,一般可将人员遭受杀伤的地域划分为极重度、重度、中度和轻度 4 个杀伤区。轻度杀伤区的边界也就是整个杀伤区的边界。10 千吨以上核爆炸时以发生皮肤浅 II 度烧伤的最远距离为其边界;10 千吨以下核爆炸时以发生轻度放射病(>1.0Gy)的最远距离为其边界。

三种瞬时杀伤因素对开阔地面暴露人员的单一和综合杀伤半径均以致伤概率为 50% 计。杀伤区面积的大小,作为概数,千吨级核爆炸时为零点几至数平方千米;10 千吨级核爆炸时,为十几至数十平方千米;10^2 千吨级核爆炸时为上百至数百平方千米;10^3 千吨级核爆炸时为数百至上千平方千米。要强调指出杀伤区面积这么大,但中度和轻度杀伤面积可占 40%~70%,也就是说,在人员分布比较均匀的情况下,所发生核武器损伤的很大一部分属于中、轻度损伤。

四、影响核武器杀伤作用的主要因素

核武器的杀伤作用受多种因素的影响,主要有三个方面。

(一) 核武器的当量和爆炸方式

1. **核武器当量** 当量不同,三种瞬时杀伤因素的单一和综合杀伤范围不同,发生的伤类和伤情也有很大差异。当量增大,总的杀伤范围随之增大,但三种杀伤因素的杀伤范围并非按比例增大的,其中光辐射增加最多,其次冲击波,而早期核辐射增加最少。

万吨以下核爆炸,以早期核辐射的杀伤半径最大,冲击波次之,光辐射最小。因此,对于开阔地暴露人员发生的主要伤类是单纯放射病和放射复合伤。复合伤的发生比例,地爆时占 20%~80%:空爆时占 30%~100%。

2 万吨以上核爆炸,以光辐射的杀伤半径最大,冲击波次之,早期核辐射最小。且前两者随当量增大而迅速增大,而早期核辐射的增大甚少,一般不超过 4km。对于开阔地面暴露人员发生的主要伤类:随着当量的增大,单纯烧伤和烧放冲复合伤、烧冲复合伤增多。

50 万吨以上因为现场死亡区域已超过早期核辐射杀伤区域,所以,基本上均是单纯烧伤和烧冲复合伤。复合伤的发生比例,地爆时占 60%~90%,空爆时约占 30%~50%。

2. 核武器爆炸方式 一般讲,如当量相同,空爆的总杀伤范围大于地爆,但 4 种杀伤因素的杀伤范围又不尽相同。烧伤和冲击伤的范围空爆大于地爆,但近区内的伤情地爆重于空爆;早期核辐射的杀伤范围地爆大于空爆;放射性污染:地爆时污染地域较局限而严重,空爆时污染地域广泛而较轻。比高愈大,污染愈轻。

(二) 人口密度和防护情况

人口稠密、大部队集结地区遭到核袭击时,造成的伤亡必然严重。在杀伤区范围内,如近爆心区域人员密集,则发生复合伤和重伤的比例定会增加。

核袭击时,如人员准备充分,采取有效防护,则杀伤范围将比开阔地无防护的暴露人员大为缩小。因避免或减轻了一种或几种杀伤因素的作用,单一伤发生比例增多,而复合伤发生比例相应减少,伤情明显减轻。

(三) 自然条件

1. 气象条件

(1) 大气能见度低能缩短光辐射和早期核辐射的杀伤半径。

(2) 冰和积雪的反射能增强光辐射的作用。

(3) 核武器在云层以上爆炸,云层的吸收会削弱光辐射和早期核辐射对地面的作用;在云层下爆炸,则会增强光辐射对地面的作用。

(4) 雨、雪能加速落下灰沉降,减轻空气污染而加重地面沉降局部污染,地面污染后下大雨

冲刷或冰雪覆盖,能降低地面剂量率。

(5) 高空风向能改变云迹区形状和沿横向的污染分布;风速能改变沿纵方向的污染分布。风愈大,污染地域扩大而均匀,近区的污染程度普遍降低而远区相对升高。

(6) 天气寒冷,大气密度增大,可缩短早期核辐射的杀伤半径。天寒穿着厚实,暴露部位减少,发生光辐射烧伤会明显减少。

2. 地形地物

(1) 丘陵、山地、建筑物等正斜面,因冲击波反射再压缩而增强作用;反斜面可避免或减轻三种瞬时杀伤因素的作用。

(2) 低于地面的凹地、弹坑、涵洞、沟渠等均能削弱三种瞬时杀伤因素的作用;但山谷通道如遇冲击波的合流则可加重杀伤效应。

(卢丙慧 史春梦)

第四节 核爆炸冲击伤 的发生情况

冲击波是一种机械波,通过介质振动传播能量,核爆炸冲击波与普通炸药爆炸的冲击波的性质相同。核爆炸时冲击波作用于人体所发生的各种损伤称之为核爆炸冲击伤。

一、核爆炸冲击伤的杀伤范围

核爆炸时,会产生三种瞬时杀伤因素,冲击伤的直接杀伤范围在这三种瞬时杀伤因素中,一般处于第二位。不论是地爆还是空爆,小当量核武器的条件下,也就是在当量为万吨级以下时,冲击波的杀伤半径小于早期核辐射而大于光辐射;大当量核武器的条件下,也就是当量为数万吨以上,冲击波的杀伤半径小于光辐射而大于早期核辐射。

一般而言,杀伤范围与爆炸方式息息相关。通常情况下,地爆时冲击波的杀伤范围要比空爆时小。究其原因,一是地爆时,有相当一部分冲击波传至地面后压缩土壤,形成向地下传播的土中(地下)压缩波;二是,若是触地爆炸,冲击波的一部分能量会消耗于形成的弹坑中,并可产生直接传入地下的地震波;三是,地爆后地面立即扬起的尘土,对冲击波的传播也会造成一定的削弱作用。

此外,当量与冲击波的杀伤范围也有着密切关系。杀伤范围会随着当量的增加而相应有所增加。但是,其增加的范围并不与当量成比例。在《创伤战伤病理学》一书中提到随着当量由 1 万吨增至 500 万吨时,杀伤半径仅增加了 15.5 ~ 16.1 倍,然而杀伤面积却增加了 151~168 倍,数据见表 32-2。这是由于,冲击伤是成球形向四周传播的,在所传播的整个空间,都会消耗冲击波的能量,因此杀伤面积较杀伤半径增加的更为明显。

表 32-2　不同当量核爆炸时冲击波杀伤范围的相对比值

当量（千吨）	1		10		50		100		500		1 000		5 000	
爆炸方式	地爆	空爆	地爆	空爆	地爆	空爆	地爆	空爆	地爆	空爆	地爆	空爆	地爆	空爆
杀伤半径	0.54	0.54	1	1	2.6	2.5	3.4	3.3	6.5	6.5	8.8	8.5	17.1	16.5
杀伤面积	0.17	0.16	1	1	3.9	3.6	6.6	6.1	24.6	23.5	44.4	39.8	169	152

注:地爆的比高为 0,空爆的比高为 120;
杀伤半径是指地爆时的爆心或空爆时的爆心投影点到达能发生不同程度杀伤(伤情)的距离;
表中数据分别以 10 千吨当量地爆和空爆的杀伤半径和杀伤面积为参比

因爆炸方式和当量不同,冲击伤杀伤区面积占总杀伤区面积的百分比有很大的差异。《创伤战伤病理学》中提到万吨级以下时,地爆多占比例较小,约占 30% 以内;而空爆一般占 30% ~ 50%;万吨级以上时,地爆所占比例为 60% ~ 90%,而空爆则所占的比例很高,约 97.08% 外(数据见表 32-3)。

表 32-3　不同爆炸方式和当量条件下冲击伤杀伤区与总杀伤区面积之比

当量/kt	爆炸方式	总杀伤区/km²	冲击伤杀伤区/km²	冲击伤杀伤区占总杀伤区面积百比值	空爆与地爆比值
1	地爆	3.02	0.72	23.8	0.85
	空爆	3.02	0.85	28.2	
10	地爆	4.45	2.49	55.9	0.83
	空爆	4.37	2.95	67.5	
50	地爆	5.47	4.30	78.6	0.81
	空爆	5.47	5.31	97.1	
100	地爆	47.8	28.3	59.2	1.79
	空爆	98.5	32.6	33.1	
500	地爆	152	106	69.4	1.8
	空爆	324	125	38.5	
1 000	地爆	254	191	75.1	1.92
	空爆	539	211	39.2	
5 000	地爆	794	726	91.4	1.95
	空爆	1 720	804	46.8	

注:地爆的比高为 0,空爆的比高为 120
比例爆高,简称比高,是爆炸高度(m,米)与爆炸当量(kt,千吨)立方根的比值。地爆的比高为 0~60,空爆的比高为 120~250

二、核爆炸冲击波各杀伤区的半径和面积

冲击伤杀伤区的半径和面积需要根据爆炸方式和当量进行计算,在不同爆炸方式和当量条件下,各杀伤区的半径、面积及其所占的比例都不同。根据杀伤半径可以计算出杀伤区的面积,因此可以划出冲击波的杀伤范围。

人员所受损伤的程度,依据从爆心向外,由远至近,伤情由重到轻。一般可将人员遭受杀伤的区域划分为极重度、重度、中度和轻度四个杀伤区。在实际应用时,一般按以下比例计算其面积:极重度杀伤区约占15%,重度杀伤区约占10%,中度杀伤区约占25%,轻度杀伤区约占50%。重度以上杀伤区所占的比例较少,而中度以下杀伤区所占的比例较大,其原因与近距离的冲击伤压力值削减较快,而远距离削减较慢有关。

三、核爆炸各杀伤区内不同伤情所占的比例

谈及伤情比例,首先要考虑的就是冲击波各杀伤区的划分。其划分主要依据实测的压力值和发生同级伤情的最远边界综合判定得出。通常认为,超压峰值大于$1kg/cm^2$的区域,大致相当于冲击波极重度杀伤;$0.6 \sim 1.0kg/cm^2$的区域,大致相当于重度杀伤区;$0.4 \sim 0.6kg/cm^2$的区域,大致相当于中度杀伤区;$0.2 \sim 0.4kg/cm^2$的区域,大致相当于轻度杀伤区。但是,根据实验数据证实,在同一杀伤区内,冲击伤的伤情会有很大的差异。比如用超压峰值计算,在同一压力值间区内各种伤情所占的比例见表32-4。

表32-4 冲击波不同超压峰值间区内
各种伤情所占的比例(%)

超压值/ (kg·cm^{-2})	无伤	轻度	中度	重度	极重度
<0.2	45	35	15	5	—
0.2~0.4	10	50	25	15	—
0.4~0.6	5	40	25	25	5
0.6~1.0	5	25	25	25	20
>1.0	—	5	5	35	55

第五节 核爆炸冲击伤的临床表现

核弹爆炸时,其核能量主要以三种方式传递到周围:冲击波、热辐射、核辐射,其中冲击波传递的能量占总能量的50%。因此,核爆炸所致人员损伤也以冲击伤为主。

核爆炸冲击伤的伤情规律

(一)原发性冲击伤多且重

爆炸冲击波致伤机制决定,核爆冲击波超压、负压所致的原发性冲击伤以闭合性损伤(内脏损伤),即原发性冲击伤多见。而核爆炸时,其产生的冲击波超压值大、正压作用时间长(数十毫秒至上百毫秒)、作用范围大,其导致的原发冲击伤较非核爆所致者多且重。原发冲击伤的特点表现为外轻内重,体表伤口少,甚至没有伤口,但有严重的内部脏器损伤,包括严重的心肺、听器、腹腔内脏器等出血、水肿,损伤涉及器官多、程度重。

核爆现场试验结果显示和证实了这种特点:在某次万吨级核弹地爆试验中,布放于开阔地面上发生冲击伤的23只狗,均以原发性冲击伤为主,表现为闭合性脏器损伤;在三次百万吨级核弹空爆试验中,开阔地面上169只发生冲击伤的狗中,有143只为闭合性损伤(原发性冲击伤),仅26只狗因砂石投射等导致体表或软组织出现开放性伤口。

(二)继发性冲击伤发生率高

核弹爆炸冲击波致原发性冲击伤的范围一般要比其继发性冲击伤的范围小很多。核爆炸冲击波的动压导致人员的抛掷、摔倒等,可产生撞击伤、骨折、脱位、撕裂伤等;玻璃、石块砖头、木块等的飞溅,可产生人员投射物伤;倒塌的建筑、工事,可产生压砸伤和挤压伤等;此外还有烧伤、放射伤等继发冲击伤的存在。第二次世界大战时日本原子弹爆炸后的资料显示,在开放性损伤、挫伤、骨折脱臼中确定为继发性(间接)冲击伤的分别占80%、68%、55%,而属于直接冲击伤的仅分别占1%、5%、3%。

(三)多发伤、多部位损伤多

由于核爆炸冲击波作用范围大,其致伤具有面杀伤效应,冲击波对机体从头到脚都形成了"包裹性"(面)打击,冲击波会对机体的各个部位或器官都同时施以相同或相似的致伤作用。因此一次核爆炸中,机体会同时出现多个部位、多个脏器的损伤。

在169只狗的核爆实验中,平均每只动物发生了2.5个部位或脏器的损伤,其中极重度伤动物的损伤部位或脏器数量更高,平均每只狗有5.43个部位或脏器损伤;而重度、中度和轻度伤狗的平均损伤部位或脏器数量分别为每只狗

2.63 个、1.60 个、1.18 个。

（四）复合伤多

核爆炸时生物致伤因素多,包括冲击波、光辐射、核辐射等。相对于其他爆炸冲击伤,核爆炸冲击伤所致的复合伤更多,也更特别。

因核爆炸时均有核污染,导致其冲击伤伤员复合放射损伤的比例很高,而且特殊;另外由于核爆炸时核弹爆心释放的热能远高于其他武器或爆炸物品,因此核爆炸时烧伤、烧冲复合伤也多见。

第二次世界大战时日本原子弹爆炸后存活20d 的伤员数据显示:广岛原子弹爆炸后放冲复合伤比例为 45.0%,放烧冲复合伤为 12.5%,烧冲复合伤为 15.0%;长崎原子弹爆炸后放冲复合伤比例为 54.8%,放烧冲复合伤为 11.9%,烧冲复合伤为 9.5%。

第六节　核爆炸冲击伤救治原则

核爆炸时,在冲击波直接杀伤半径以外,更大范围的地域内,由于冲击波造成的地面建筑物的破坏,残垣断壁、玻璃碎片、凸起的钢筋水泥可使人致伤。对核爆炸冲击伤的救治,首先应尽快发现伤员,尤其是被掩埋在工事或建筑物内的伤员。救出后注意防止伤员窒息,对有呼吸困难的伤员应注意检查口鼻内有无泥沙堵塞,如有堵塞,应及时清除。对昏迷的伤员应将舌拉出,取头侧卧位。对口鼻部流出大量血性泡沫液体和呼吸极度困难的伤员,应及时做气管插管或气管切开,吸出液体,以确保呼吸道通畅。外伤伤员,需妥善处理,有外出血时就便应用器材及时止血和包扎;有骨折时做临时固定;开放性伤口作简易包扎;有外伤或因其他损伤导致伤员疼痛难忍者给予止痛剂。确定冲击伤损伤部位后,按照各部位冲击伤进一步专科治疗,治疗与一般创伤相同。对单纯鼓膜破裂不伴有感染的伤员,当其损伤面积不超过80%的伤员,可进行干燥处理,切忌任意向外耳道内滴液或冲洗,以防感染。此类伤员多数可自愈,其余则需要进行耳膜修复。伴有腹部损伤伤员需明确损伤具体部位,避免用止痛剂,以免掩盖病情。除紧急手术外,一般需作吸入性全麻的其他手术最好在伤后 24~48h 以后进行。

（许杨　王成　史春梦　周继红）

参 考 文 献

1. 王登高,石元刚.军事预防医学.北京:军事医学科学出版社,2000.
2. 朱壬葆,周金黄,蒋豫图.核武器损伤与放射医学.化学武器防护医学.生物武器的医学防护.上海:上海科学技术出版社,1992.
3. 程天民.军事预防医学概论.北京:人民军医出版社,1999.
4. 毛秉智.核损伤医学防护.北京:军事医学科学出版社,2002.
5. 罗成基,欧阳子倩.核、化学武器损伤防治学.北京:人民军医出版社,1994.
6. 刘丙海.叱咤风云——核武器的历史.北京:金盾出版社,2015.
7. 罗成基,粟永萍.复合伤.北京:军事医学科学出版社,2006.
8. 曾桂英.放射损伤防治学.西安:第四军医大学出版社,2004.
9. 郭力生.防原医学.北京:原子能出版社,2006.
10. 舒崇义.防原子、化学、生物武器.成都:四川科学技术出版社,1986.
11. 卢希庭.原子核物理(修订版).北京:原子能出版社,2000.
12. 程天民.创伤战伤病理学.北京:解放军出版社,1992:277-285.
13. 王正国,郑世刚,吴和平.肺冲击伤的病理学.解放军医学杂志,1983,8(3):180-183.
14. 赵敏,王正国.原发性冲击伤后肺出血与肺水肿.国外医学:军事医学分册,1990,35(2):4.
15. 王正国.冲击伤.北京:人民军医出版社,1983:101-109.
16. 赵艳,周元国.中国冲击伤研究历史与进展.中华创伤杂志,2016,32(2):18-181.
17. 王正国.外科学八年制.北京:人民卫生出版社,2010:788-801.
18. 周继红,王正国,朱佩芳,等.烧冲复合伤诊疗规范.中华创伤杂志,2013,29(9):809-812.
19. 放冲复合伤诊断标准.GBZ 102—2007.
20. ZHAO Y,ZHOU YG. The past and present of blast injury research in China. Chin J Traumatol, 2015, 18(4):194-200.
21. ZHANG XL, MA L, CHAI JK, et al. Comparative proteomics study on lung tissue in early stage of burn-blast combined injury in rats. Zhonghua Yi Xue Za Zhi,2016,96(16):1289-1292.
22. REEVES GI. Biophysics and medical effects of enhanced radiation weapons. Health Phys,2012,103(2):150-158.

23. LEDNEY GD, ELLIOTT TB. Combined injury: factors with potential to impact radiation dose assessments. Health Phys, 2010, 98(2): 145-152.

24. CERNAK I. Blast Injuries and Blast-Induced Neurotrauma: Overview of Pathophysiology and Experimental Knowledge Models and Findings. Kobeissy FH, editor. Brain Neurotrauma: Molecular, Neuropsychological, and Rehabilitation Aspects. Boca Raton (FL): CRC Press/Taylor & Francis; 2015.

25. HU Q, CHAI J, HU S, et al. Development of an Animal Model for Burn-Blast Combined Injury and Cardiopulmonary System Changes in the Early Shock Stage. Indian J Surg, 2015, 77(3): 977-984.

第三十三章

常规爆炸性武器伤

第一节　常规爆炸性武器种类

爆炸是一种极为迅速的物理或化学的能量释放过程，指在较短时间和一定空间内，能量从一种形式向另一种形式或几种形式转化，并伴有强烈机械效应的过程。普通炸药的爆炸是化学能向机械能的转化，核爆炸是原子核反应的能量向机械能的转化。采用普通炸药的爆炸性武器为常规爆炸性武器，采用核反应能的爆炸性武器则为核武器。就常规爆炸性武器而言，从作用方式、打击目标上区分，大致可分为杀爆类、反装甲攻坚类、温压类及简易爆炸类。

一、杀爆类武器

杀爆类武器是介于杀伤与爆破之间的一类武器，它既有一定的利用冲击波摧毁工事建筑的威力，又产生大量破片杀伤有生目标的能力，是一类应用十分广泛的武器。杀爆类武器主要包括杀伤与爆破两类弹种。所谓杀伤弹，是一种"厚皮小馅"的弹药，目的是爆破时产生尽可能多的金属碎片来杀伤敌方有生目标。而爆破弹，是一种"薄皮大馅"的弹药，目的是爆炸时产生尽可能大的冲击波，用于摧毁敌方的工事建筑。

杀爆类弹药可以大到导弹战斗部、航空炸弹、火箭弹及炮弹战斗部，也可以小到手榴弹。常见的杀爆类弹药有单兵榴弹、各种口径的杀爆类炮弹、火箭弹、航弹等。杀爆类弹药技术性能的关键就是同时提高杀伤与爆破的效果。前者主要是改善破片性能。最早就是普通金属壳，产生的破片有大有小数量很少，后来在金属壳上预先刻上凹槽，使之按预想产生均匀的破片。更复杂的是加上许多小金属球，这样"破片"的数量、飞散方向和速度都刚好实现密度和杀伤力的有效平衡，即在每个破片都有刚好够杀伤目标的基础上，使数量尽可能多以提高命中率。

因此，杀爆类弹药对人员的杀伤因素主要包括破片与冲击波。

二、反装甲攻坚类武器

反装甲攻坚类武器实际上包含有反装甲与攻坚两类武器。两类武器在利用动能打击原理上有其共同点，但在穿破甲等特殊作用机制及作用靶标上又各有其特殊性。

反装甲类武器根据其反装甲的原理不同，主要分为穿甲弹与破甲弹两大类。

穿甲弹是一种典型的动能弹，主要依靠弹丸强大的动能（包括弹丸的强度、重量和速度等）强行穿透装甲摧毁目标的炮弹。穿甲弹的特点为初速高，直射距离大，射击精度高，是坦克炮和反坦克炮的主要弹种。现代穿甲弹弹头很尖，弹体细长，采用钢合金、贫铀合金等制成，强度极高。

穿甲弹是装甲与反装甲这对矛与盾对立发展的产物，穿甲弹早在19世纪便已在战场出现。当时，它主要对付装甲战船，用得还不普遍。直到第一次世界大战中坦克面世，穿甲弹才进一步应用于战场，其性能也有了很大改进。这期间装甲弹是一种适口径穿甲弹，即穿甲主体的直径与穿甲弹弹体的口径相同。这类穿甲弹又叫普通穿甲弹。根据穿甲弹的弹头不同，通常人们还把普通穿甲弹分为尖头穿甲弹、钝头穿甲弹和被帽穿甲弹。前两种穿甲弹主要用来对付均质装甲，而后一种由于在弹头上加有风帽和被帽，因而穿甲能力强，可用来对付表面经硬化处理的非均质装甲。

进入20世纪90年代，随着坦克炮技术的突飞猛进，多种钨合金和贫铀穿甲弹应用到实战中，使穿甲弹的穿甲性能有了大幅度提高。105mm口径的特种合金穿甲弹，在2 000m距离上可击穿

580mm 厚的匀质钢甲;125mm 口径的钨合金尾翼脱壳穿甲弹,在 2 000m 距离上可击穿 850mm 厚的匀质钢甲;125mm 特种合金穿甲弹同距离可击穿 960mm 匀质钢甲;钨合金穿甲弹 2 000m 可击穿 800mm 匀质钢甲;特种合金穿甲弹 2 000m 可击穿 900mm 匀质钢甲。

穿甲弹穿透装甲后可对车内人员造成严重的损伤效应,其损伤效应的因素包括剩余弹体的动能打击、穿透装甲板过程中形成的二次碎片,以及高速动能对车内燃料引燃导致的烧伤。

破甲弹又称空心装药破甲弹,是以聚能装药爆炸后形成的金属射流穿透装甲的炸弹。也称聚能装药破甲弹,是反坦克的主要弹种之一。破甲弹是基于门罗效应开发的化学能反装甲弹种,将锥型中空的装药(常见药型还有半球型、喇叭型等)在距离装甲板一定高度的位置起爆,以聚焦的高温高速射流击穿装甲板并对车内人员与装备进行杀伤,因此也常称为锥型装药、成型装药、中空装药、聚能装药。通过合理设计装药形状和炸高,并加装金属药型罩,现代破甲弹的静破甲深度通常可达药型罩直径的五倍以上,破深随药型罩直径增大有所提高,但药型罩直径大于 150mm 时破深提高不明显。现代一些破深超过 1 000mm 的反坦克导弹应用的是串联破甲战斗部,对爆炸反应装甲有较好效果。

破甲弹的发明起源于 19 世纪发现的带有凹窝炸药柱的聚能效应。在第二次世界大战前期,发现在炸药装药凹窝上衬以薄金属罩时,装药产生的破甲威力大大增强,致使聚能效应得到广泛应用。1936—1939 年西班牙内战期间,德国干涉军首先使用了破甲弹。

破甲弹作用时,受到压缩的金属衬层堆集到一起,并由圆锥底部的中心被向外推出。由于爆破冲击波产生的压强非常大,通常可达 100 个大气压,导致药型罩中的金属以 8 000~9 000m/s 的速度向外喷出。

破甲弹穿透装甲后可对车内人员造成损伤的因素主要包括金属射流、爆炸冲击波、穿透装甲板过程中形成的二次碎片,以及高速高温射流对车内燃料的引燃导致的烧伤。

攻坚类武器主要是指针对坚固建筑结构进行打击的一类弹药,其代表性弹药即钻地弹。钻地弹是一种携带钻地弹头(又称侵彻战斗部)的弹药,它主要用于对地面坚固目标及地下设施进行攻击。其主要特点是:当它打到地面时,不会立即爆炸,而是继续向下钻,当钻到一定深度后,才发生爆炸,从而将地下深处的目标摧毁。钻地炸弹可以摧毁地下掩体或实验室,对其中的人员设施造成广泛性的破坏作用。1999 年 5 月 8 日,炸毁中国驻南联盟大使馆的"杰达姆"(JDAM)炸弹就是一种钻地弹。

钻地弹一般由载体和侵彻战斗部组成。按功能分,钻地弹可分为反跑道、反地面掩体和反地下坚固设施三种类型;按爆炸原理分,可将钻地弹划分为核钻地弹和常规钻地弹两大类。目前应用的主要为常规钻地弹。

钻地弹穿透地下目标工事后,对建筑工事内人员造成损伤的因素较复杂,主要包括强冲击波、碎石与弹体破片、强冲击振动、烧伤等。

三、温压类武器

温压类武器是近年来发展的一种新型武器,其主要原理是利用空气炸药产生温压效应,故取名为温压弹。温压弹是在云爆弹(燃料空气弹)的基础上研制出来的,可以说是云爆弹的高级发展型。

温压弹的发展起源于 20 世纪 80 年代,其主要战术目标为地下洞穴加固掩体工事。该类武器能够钻透地道上方较薄的岩层或穿过外部裸露的洞穴入口,让炸弹的战斗部深入地下工事内部后爆炸。进而使炸弹有可能摧毁整个地下工事系统,最大限度地杀伤其人员,并完全破坏藏匿在地下的武器装备。

美军在 20 世纪 80 年代初就开始研制温压弹药,其中最典型的大型燃料空气炸弹(massive ordnance air blast bombs, MOAB)又称"炸弹之母"(Mother of All Bombs),该弹重 2 万 1 千磅(9 450kg)。1991 年 2 月 13 日下午 4 点,巴格达阿里米亚防空洞被 GBU-28 击穿,在里面躲避战火的 1 100 名伊拉克平民丧生。俄罗斯也秘密研发了大型真空弹,俗称炸弹之父。该弹总重 7 100kg,爆炸当量约 44 吨 TNT。

温压炸药兼具高爆炸药和燃料空气炸药的特点,准确地说是一种富含燃料的高爆炸药。其爆炸速度一般为 3~4km/s,比高爆炸药的爆炸速度(典型值为 8km/s)低许多;同时在爆炸过程中从周围空气中大量吸取氧气,造成缺氧的环境。至关重要的一点是,温压炸药中添加了铝、硼、硅、钛、镁、锆等物质的粉末,这些粉末在加热状态下起燃并释放大量能量,大大增强了温压炸药的热效应和压力效应。

温压炸药在爆炸过程中主要包括了以下反应:

(1)无氧爆炸反应:该反应不需要从周围空气中吸取氧气,持续时间为数百万分之一秒,主要是分子形式的氧化还原反应。此阶段仅释放一部分能量,并产生大量富含燃料的产物。

(2)无氧燃烧反应:该反应也不需要从周围空气中吸取氧气,持续时间为数万分之一秒,主要是燃料粒子的燃烧。

(3)爆炸后的有氧燃烧反应:需要从周围空气中吸取氧气,持续时间为千分之一秒,主要是富含燃料的产物与周围空气混合燃烧。此阶段释放大量能量,延长了高压冲击波的持续时间,并使火球越来越大。以上三种反应确定了温压弹的基本性能:最初的无氧爆炸反应确定了其高压性能,以及对物体的破坏能力。爆炸后的无氧燃烧反应确定了其稳压性能,以及对物体的穿透能力;爆炸后的有氧燃烧反应确定了高压冲击和热性能,以及对人员和装备的损伤能力。通过调整温压弹药的不同药剂成分比例,可调整上述三种反应,从而使温压弹可以满足特定的性能要求。

根据温压弹的上述三种反应特性,温压弹对人员的损伤主要是以下三种因素:一是爆炸冲击波。这是温压弹对人员损伤的主要因素。二是高温烧伤与热辐射。该因素一方面可加重冲击波对人员的损伤效应,另一方面可造成人员的重度烧伤。三是缺氧窒息效应。在洞穴等有限密闭空间内,该效应尤其明显。

四、简易爆炸装置

简易爆炸装置(improvised explosive device,IED)一般是指利用较易获得的器材制作而成的爆炸装置,包含毁灭性、致命性、毒害性、烟雾性和燃烧性化学物质,用于摧毁、损害、制造混乱或伤害等目的,具有构件易得、制作简单、作案实施隐蔽等特点。简易爆炸装置作为一种不对称作战武器,已成为恐怖分子和极端分子所使用的最为危险的武器,对全球所有的平民和军人构成威胁。简易爆炸装置制材可能是由商用、军用、自制、军方炮弹或者部分炮弹组成。低成本、不易侦测、材料取得容易是其流行的主要原因。简易爆炸装置

引爆方式高达90多种,其作用类似诡雷,令人防不慎防,措手不及。伊拉克战争以来,伊境内武装组织使用的简易爆炸装置对驻伊美军造成了重大伤亡。根据美国国防部的统计,在伊拉克反恐战争中,美军士兵因IED攻击而死亡的人数在3 100人以上(占总阵亡人数4 471人的69%),负伤者更是高达33 000人。

首次大规模协同使用简易爆炸装置是第二次世界大战期间白俄罗斯人对纳粹分子发动的白俄罗斯铁路战。在1943—1944年期间白俄罗斯人用遥控起爆和引信延迟的简易爆炸装置摧毁了上千辆德国人的火车。越南战争期间,越南共产党使用简易爆炸装置对地面车辆和水上船只以及人员发起攻击。他们一般利用未爆炸的美国军队的军械材料作简易爆炸装置。美军在越南33%的伤员、28%的死亡都是地雷造成的,包括由简易爆炸装置和商业制造的地雷造成的伤亡。

简易爆炸装置可以是任何类型的材料和引爆物制成的东西。这种"自制"装置旨在通过炸药或者加上有毒化学物、生物毒素或放射物造成死伤。简易爆炸装置可以按功能、容器和投送方式生产,型号多种多样。简易爆炸装置能利用商用或军事炸药,自制炸药或军用器材和器材部件。

简易爆炸装置性质独特,因为其制造者必须利用现有的材料临时制作。简易爆炸装置针对具体的或某种类型的目标,随着制作技术越来越先进,通常难以发现和加以防护。简易爆炸装置主要分为三种:组件式简易爆炸装置、车载简易爆炸装置、自杀式炸弹简易爆炸装置。

车辆与人员是简易爆炸装置袭击的主要目标。简易爆炸装置袭击具有以下特点:

(1)高受伤率:简易爆炸装置所致的受伤/死亡比,在第二次世界大战期间为2:1,朝鲜战争为2.6:1,越南战争为3:1,伊拉克战争高达9:1。

(2)战术奇袭性:在战场上,战车攻击前的震撼声,或炮弹落地前所发出的响声,都会让人有作战的心理准备。然而简易爆炸装置瞬间突然爆炸,也不清楚敌人在哪里,具有强烈的战术奇袭性。

(3)战略影响性:恐怖分子将简易爆炸装置爆炸现场制作成录像带,在网络或电子媒体播放,对美军及美国民众造成心理冲击,影响美国反恐战争的意志与决心。

(4)简易爆炸装置成本低,易于伪装,恐怖

分子发起攻击时不易暴露。

第二节　常规爆炸性武器的主要致伤因素及其致伤机制

爆炸性武器对人员的主要损伤因素包括原发冲击波、继发性破片、动压、冲击振动、热烧伤、吸入性损伤以及辐射性损伤。常规爆炸性武器损伤因素主要为前5种,辐射性损伤主要见于核辐射损伤。原发冲击波损伤主要是冲击波超压所导致的损伤,敏感靶器官主要为鼓膜、肺、胃肠道等含气与空腔脏器。继发性破片包括弹体破片、继发碎片、沙石等,全身各部位均可击中,致伤取决于破片的动能。动压主要导致抛掷伤,动压抛掷人体,造成撞击伤。冲击振动伤与振动加速度及人体所在的平台条件密切相关。此外,爆炸引起的燃烧、烟雾等热损伤因素,可导致人体广泛性烧伤,包括热气流的吸入性损伤。

一、破片杀伤机制

破片对生物组织的损伤主要依赖于破片的动能,破片的动能驱动破片进入生物组织。破片穿入生物组织时有两种作用力:一是前冲力,它使破片沿破片飞行方向前进,直接破坏组织,造成贯通伤和/或盲管伤,并形成永久伤道,是直接撕裂性损伤的主要致伤因素;此外,在高速破片撞击体表的瞬间,在前冲力的作用下,可产生强大的冲击波,加重对机体组织的损伤。二是侧冲力,它与伤道垂直并主要以压力波的形式向伤道四周扩散。在侧冲力的强大压力波作用下,形成脉动性瞬时空腔,可造成四周软组织和骨组织的损伤。

（一）破片的直接撕裂性损伤作用

破片击中机体组织后,当作用于局部组织的应力超过组织的耐受程度时,组织将产生断离、撕裂等损伤。

（二）水动力和加速粒子作用

1848年法国学者Hugier认为,弹头对机体组织的"爆炸"效应是由于水粒子扩散作用。破片在作用机体组织的过程中,也将动能传递作用给周围组织的液体微粒,使其加速,像继发性的破片一样迅速离开伤道,向四周扩散产生"爆炸"效应,从而使伤道周围组织呈广泛性损伤。

（三）瞬时空腔作用

瞬时空腔的形成是高速破片致伤的一个重要的特点。在破片高速穿过机体组织的过程中,伤道周围弹性软组织在压力(高达10MPa以上)作用下向外扩展,可形成比破片投射物本身直径大10~30倍的空腔,但仅持续数毫秒。瞬时空腔既是高速飞行的投射物穿过机体组织后,组织内部发生的一种变化迅速的物理现象,又是造成组织器官严重创伤的一个重要原因。

瞬时空腔不仅在体积上远大于投射物本身,而且具有急剧胀缩的脉动性周期。空腔开始形成时,空腔内压力值最大,当瞬时空腔膨胀至最大时,压力值降至最小,并达负压值。瞬时空腔的周期性胀缩,既可产生强大的压力波在机体内传播,引起邻近及远隔部位组织器官的损伤;又可通过空腔内的负压吸吮作用,导致伤道严重污染。

瞬时空腔的大小取决于破片投射物传递给组织的能量以及组织本身的物理力学特性。当破片速度低于340m/s时,基本上不产生瞬时空腔。由于人体各种组织的结构不同,力学特性各异,破片所产生的空腔效应也不相同。空腔效应在肌肉、肝脏、脑等组织中较为明显。在肌肉组织中,每焦耳能量约形成0.7ml体积的瞬时空腔;但在较低密度的组织(如肺),或较高密度的组织(如骨)中,空腔效应则不明显。

（四）冲击波的作用

高速破片在击中体表瞬间,可产生峰压值约为10atm的冲击波。强冲击波具有特殊性质,其波阵面之后的压力是指数衰减,并存在一个低于大气压力的负压区。其在机体组织中的传播速度约1 450m/s,但持续时间极短,30μs内就衰减一半,故以往认为,冲击波的致伤作用不大。然而,近年来的实验表明,冲击波的超压、质点加速和位移作用能引起明显的机体组织损伤,尤其是冲击波的超压作用,即使是在组织移位得以防止时,冲击波的超压仍然可以引起明显而严重的细胞内损伤。

破片所致机体损伤的程度,取决于两方面的因素:一是破片的致伤力,二是组织器官的解剖生理学与生物力学特性。前者包括破片本身的动能、结构、形状以及飞行稳定性等物理因素;后者包括组织器官的密度、弹性、坚韧度、黏滞性、含气、含液情况和致伤部位等。

1. 破片的动能　破片能够使机体致伤,主要是因为破片本身具有动能。破片在撞击机体时,直接破坏机体组织,并使接触破片的机体组织获得加速度而使邻近组织受到牵拉或震荡,使机体组织进一步受到挫伤和挤压。因此,动能是使机体遭受破坏的先决条件,而传递给机体组织的能量多少则决定着伤情严重程度。动能公式为:$E_k = \frac{1}{2}mv^2$,式中 E_k 为动能;m 为质量;v 为速度。由上式可见,破片的动能取决于其速度和质量的大小。

破片的速度包括破片的初速、撞击速度及剩余速度。破片的初速系指弹头离开枪口或炮口瞬时的速度;或炮弹等破片在炮弹等爆炸后,爆炸产物赋予破片的最大速度。撞击速度系指破片撞击目标瞬间的速度。剩余速度系指破片穿过靶标后的瞬间速度。剩余速度为零的创伤一般只有入口而无出口,为盲管伤。

爆炸性破片的初速可以从每秒几米到每秒几千米。近几十年的研究表明,高速小质量的破片,有严重的杀伤效果。在破片质量相同的情况下,撞击速度越高,撞击动能越大,产生的伤腔容积也越大,失活组织清除量也越多,引起的伤情也就越严重。

钢球是最常用的弹体预制破片,用 6.35mm 钢球侵彻狗双后肢发现,不同的撞击速度产生的伤情有明显的差别。撞击速度在 1 300m/s 时,肉眼观察,伤道内充满了碎屑和血块,肌肉组织颜色暗紫,缺损较多,肌束间广泛出血,有的血肿直径可达 80mm,挫伤区范围可宽达 15mm。撞击速度为 450m/s,伤道内肌组织颜色新鲜,组织碎屑也较少,一般难于分辨挫伤区的范围,肌膜下很少有出血现象。或仅有轻微的出血,失活组织也很少。

破片的动能与破片的质量成正比。由于惯性作用,破片愈重,飞行中愈能保持其距离,射击距离愈远,造成损伤愈重,破片的质量影响破片的能量传递率。破片的质量越小,速度衰减越快,因此,当撞击能量相同时,质量小的破片能量传递率高。如撞击速度为 1 450m/s 的小质量钢球,穿入组织初期的速度衰减为 40%,当这种小弹片在组织骤然减速时,大量能量释放在伤道入口较短的距离上,因而造成浅而宽的伤道。

2. 破片的稳定性　柱形、球形、三角形破片在飞行过程中通常有一定的稳定性,但长宽比有一定差异的柱形等破片,在空气中飞行时遇到阻力容易失去其稳定性,产生偏航、翻滚等运动。偏航是指破片偏离飞行直线纵轴的运动;翻滚是指围绕破片的中心旋转,转动中破片位置方向倒转。

不规则破片在撞击体表所形成角度不同,组织损伤程度和伤道形状也有所不同;破片进入组织与组织接触面小时,传给组织能量就少,损伤较轻;进入组织时与组织接触面较大时,传递能量就较多,损伤较重。

3. 破片的结构特性　通常不规则形破片阻力较大,减速较快。三角和方形破片射入机体时,入口大,皮肤呈不规则破裂,形成浅而宽的倒喇叭形伤道,盲管伤可达 80% 以上。钢球入口一般为边缘整齐的圆孔,其直径略大于球径。如速度在 1 000m/s 以上时,入口面积可为出口的十余倍。由于钢球表面光滑,截面密度(投影面积/重量)大,进入体内后易曲折运动,造成多脏器损伤。

球形破片的飞行稳定性较好,弹道系数(即克服空气阻力的能力)较小,表现在飞行中阻力大,减速快,进入组织的穿透力较差,因此,伤道多较浅,瞬时空腔也较小。三角形破片在飞行过程中稳定性也较差,阻力也较大,但其对组织的穿透能力较强,损伤较深。有实验表明,0.15g 球形钢珠,以 1 100m/s 的速度打击猪胸部时,已不能穿透猪的胸壁。但 0.07g 的不规则破片,则能以 600m/s 左右的速度穿透实验羊胸壁、肺及胸主动脉壁,致实验动物大出血死亡。说明破片的结构特性对破片的致伤效应具有显著的影响。

4. 致伤组织特性　在破片动能一致的条件下,心、脑等重要生命器官比肢体等非重要器官的损伤的后果严重。组织厚度(伤道长度)对损伤程度有很大关系。如球形破片通常伤道深度较浅,因此对重要器官的损伤通常较少。而不规则破片通常穿透能力较强,对重要器官的损伤较多。

破片致伤效应与组织密度、含水量和弹性等因素有直接关系。组织密度愈大,含水量愈多,弹性愈差,则损伤愈重。骨组织密度大,弹性小,破片击中后易发生骨折。长骨多为粉碎性骨折,颅骨、肋骨及长骨骨骺端常形成孔洞,并有放射性裂纹。肌肉和脑组织含水量多,易吸收动能而造成严重损伤。肝、肾等实质脏器密度大,弹性小,击中后常发生碎裂,缺损大小与瞬时空腔一致,周围有放射性放射状裂纹。胃肠等空腔脏器,在形成瞬时空腔时通过气体膨胀或液体传导,可致远离部位穿孔或内膜损伤。血管弹性大,除直接击中外,很少发生断裂,但可因牵拉发生内膜损伤,形成血栓。肺组织密度小而弹性大,含有大量气体,

33

击中时形成瞬时空腔小，故损伤多较轻。皮肤弹性大，消耗破片的能量较多，穿透皮肤的阻力较穿透肌肉的阻力大40%左右。

二、冲击波的复合致伤机制

（一）冲击波复合热损伤机制

热辐射是爆炸作用的一个重要损伤因素，热空气或气雾中的热能传导给呼吸道黏膜或肺组织可引起相应部位的损伤。气道黏膜在吸入气体温度达到150℃时即可受到损伤，而爆炸场的温度常高达上千度。在干热空气中，热空气吸入后可很快降低，一般仅损伤上呼吸道黏膜；而在湿热空气中，热传递量远大于干热空气，且散热慢，可造成严重的气管、支气管及肺损伤。

爆炸瞬时的热辐射损伤以呼吸道与肺为主要靶器官，同时，冲击波的损伤也是以含气器官为主要靶器官。因此，冲击波复合热辐射时，可显著加重肺的损伤。其损伤机制主要包括以下几点。

1. **呼吸道梗阻**　上呼吸道首当其冲受到热力的直接损伤。咽部组织疏松，受伤后迅速肿胀，1h内就可造成上呼吸道的完全阻塞。下呼吸道也可部分或完全阻塞。上、下呼吸道阻塞，使气道阻力明显增加，出现呼吸困难、缺氧和二氧化碳潴留。呼吸道阻塞的主要原因有：①气管黏膜充血、水肿、出血、坏死及渗出增加，坏死脱落的黏膜碎片和吸入的烟尘颗粒极易引起小气道阻塞；②支气管痉挛；③肺间质肺水肿使小气道进一步受压狭窄。

2. **肺顺应性下降**　肺表面活性物质为磷脂蛋白复合物，由肺泡Ⅱ型上皮细胞分泌。均匀分布在肺泡表面以保持肺泡表面张力，其半衰期为43~45h。呼吸道热作用可损伤肺泡Ⅱ型上皮细胞，使肺泡表面活性物质合成减少，半衰期缩短及灭活增加，肺顺应性下降。此外，呼吸道烧伤后肺间质肺水肿和肺泡肺水肿也可使肺顺应性下降。

3. **肺含水量增加**　严重肺水肿所致肺损伤的典型病理表现，同时，大量动物实验及临床实践也证实呼吸道吸入性损伤后存在肺水肿。正常情况下由肺泡内压和血浆胶体渗透压来对抗血管内液体进入肺间质和肺泡。但在呼吸道吸入性损伤时由于肺泡表面活性物质的减少引起的肺萎陷、肺毛细血管通透性增加及血浆胶体渗透压降低等都是造成肺水肿的原因。

4. **肺通气/血流失调及肺内分流增加**　正常人肺分流量不大于5%，呼吸道吸入性伤往往造成严重的通气/血流比例失调，主要原因为：①生理死腔增加。缺氧、应激等使外周血管阻力增加，也使肺血管阻力增加，肺灌注减少，产生局部无效腔样通气。②肺表面张力增加，支气管痉挛等造成肺顺应性下降、气道阻力增加，使肺泡通气量下降。③肺不张、肺水肿使肺内分流增加，加重低氧血症。

严重呼吸道吸入性损伤后，呼吸道黏膜细胞变性或坏死，纤毛破坏，呼吸表浅，咳嗽无力，致使气道排痰和清除细菌异物的能力大为减弱。大量脱落的黏膜及渗出物成为细菌的良好培养基，此外，呼吸道吸入性损伤后全身免疫力明显受损，因此肺部感染往往不可避免。

近年来的研究发现，某些细胞如中性粒细胞（PMN）、肺泡巨噬细胞、单核细胞及其分泌的炎性介质在呼吸道吸入性损伤的发病机制中起重要作用。呼吸道吸入性损伤后肺内大量PMN积聚浸润、脱颗粒，释放氧自由基、髓过氧化物酶（MPO）、弹性蛋白酶（Ela）、白三烯B4、血小板活化因子（PAF）、血栓素（TXA2）等，对组织产生损伤。如过多的氧自由基可损伤血管内皮细胞和基底膜，增加血管通透性；破坏肺间质抑制α抑蛋白酶活性，使蛋白酶对肺的损伤作用增强；损伤肺泡Ⅱ型上皮细胞，影响肺表面活性物质的产生；通过诱导膜的过氧化，除损伤效应外，还加速花生四烯酸的代谢，两者协同作用导致肺血管损伤。原第三军医大学通过动物实验及临床前瞻性研究还发现，TXA2、前列环素（PGI2）参与了烧伤肺水肿的发生与发展。机制可能是通过血小板积聚于肺微血管，形成微血栓，阻塞微循环和释放ADP、组织胺、5-羟色胺、缓激肽等介质，引起肺血管通透性增加和肺水肿。

（二）冲击波复合缺氧损伤机制

随着现代高新技术武器的发展，燃料空气炸弹、温压弹药等一系列爆炸复合缺氧的新型武器逐渐应用到实战中，使得冲击波复合缺氧的损伤十分普遍。冲击波复合缺氧损伤的靶器官也主要在肺，一方面由于肺是冲击波作用的主要靶器官，另一方面肺也是对缺氧最敏感的器官。

大量研究表明，高原低氧环境可显著降低冲击波致伤致死的阈值。Damon等报道，在当地近海平面的常压（82.8kPa）条件下，狗和山羊经受冲击波作用后，伤后1h 50%致死的反射超压值分别为 370.53kPa 和 365.01kPa，而当环境压力下降到 48.30kPa 时，狗和山羊受冲击波作用 1h 后 50% 致残的反射超压只需要 215.97kPa 和 173.88kPa，表明低氧条件下动物对冲击波的耐受性明显下降。Bowen 等根据实验资料估计了人对空气冲击波的耐受性，在激波前沿瞬时上升的长作用时间，在海平面人的平均致死超压值为 424.35kPa，但当环境超压降低到 34.5kPa 时，人的平均致死超压只需要 153.8kPa。杨志焕等对 90 只大鼠在不同环境压力下的冲击伤研究表明，随着环境大气压的降低，冲击波引起的死亡率明显增加。当冲击波入射超压峰值为 190.4kPa，超压持续时间为 10ms 时，常压组（96.60kPa）无 1 例动物发生死亡；而当环境大气压为 53.99kPa（相当于 5 000 米高原）和 61.33kPa（相当于 4 000 米高原），同样用上述冲击波超压作用时，动物死亡率分别为 35.0% 和 25.0%。同时发现，随着环境大气压的降低，肺损伤程度明显加重，表现为肺出血和肺水肿程度加重、肺体指数增加。

冲击波复合缺氧使肺损伤程度加重，其发生机制可能与多种因素有关。首先，缺氧可使肺毛细血管脆性和通透性增加，经受冲击波暴露时，肺毛细血管容易破裂出血，通透性增加使液体渗出增多，由此使肺出血和肺水肿较常氧条件时更重。其次，低氧多伴有环境低气压，由于环境气压的降低，冲击波所致的压力差效应较常氧条件下更为显著，由此导致对冲击波的耐受性降低。

低氧对冲击波损伤效应加重的机制可能还与多种神经体液因子有关。

缺氧诱导的氧化应激反应可加重肺损伤。氧化应激是指机体遭受各种有害刺激时，活性氧自由基（reactive oxygen species，ROS）和活性氮自由基（reactive nitrogen species，RNS）等体内高活性分子产生过多，氧化程度超出氧化物的清除，氧化/抗氧化系统失衡，从而导致机体组织损伤的病理过程。大量的实验及临床研究表明，缺氧诱导的氧化应激反应与缺氧诱导的肺损伤密切相关。

低氧促进的一氧化氮合酶与低氧诱导因子表达上调亦加重肺损伤。一氧化氮合酶（NOS）是血管紧张度的重要调控因子，其中内皮型一氧化氮合酶（eNOS）和诱导型一氧化氮合酶（iNOS）调控一氧化氮（NO）的合成，是参与缺氧诱导氧化应激反应的重要因素。因此，NOS 可通过氧化应激途径加重冲击波作用后的肺损伤。

缺氧诱导的炎症反应同样对肺损伤有加重作用。炎症是临床疾病常见的病理过程，可以发生于机体各部位的组织和不同器官。通常致炎因子作用于机体后，一方面使局部组织细胞变性、坏死；另一方面，诱导机体抗病能力增加，以益于清除致炎因子，使受损组织得以修复，从而使机体的内环境以及内外环境之间达到新的均衡。除了氧化应激反应外，有研究在分子、细胞及临床水平上证明，缺氧与炎症反应关系密切。

总之，缺氧可以诱导机体发生氧化应激反应及炎症反应，并且这两个反应都是缺氧性肺损伤发生的过程中较早且很关键的环节。氧化应激的关键物质 ROS 及 NOS 可以诱发更多的氧化还原反应进而造成机体的损伤，而炎症因子的升高则可以加速缺氧性病症的发生。

（王建民　陈菁）

第三节　常规爆炸冲击伤的流行病学特点

由于现代各国都在控制核武器的发展，常规战争中核武器的使用受到严格限制，同时民用的核能工业设施受到良好的保护和监管，因此核爆炸所致的冲击伤相对少见。

现代常规武器的发展中，爆炸性武器是最为突出且发展极快的部分之一。从普通炮弹和炸弹、地雷，到爆震弹、聚能弹、冲击波增强武器（如燃料空气炸弹）等，其爆炸冲击波均越来越强，已逐渐成为对装备和建筑的毁伤以及对人员的杀伤起决定性作用的因素之一。也就是说常规武器爆炸冲击伤已成为现代和未来战争中主要和重要的损伤之一。

一、常规爆炸性武器的冲击波特点

常规爆炸性武器致伤因素最常见的有冲击波、破片、高温、射流等，但不同的爆炸武器其主要致伤因素及致伤效能各有不同。比如，普通的地雷、炮弹等的杀伤因素是以破片为主，同时冲击波也是较重要的杀伤因素；杀爆弹类弹药，更是加强了破片的数量和速度，破片伤的比例更高，破片是其最主要的杀伤因素，但仍有冲击伤的发生；而燃料空气炸弹等冲击波增强武器，则特别加强了冲击波的强度和作用，使冲击波成为其致伤的最主要因素，在对越南战争中美军燃料空气炸弹致伤病例的分析中显示,爆炸冲击伤的发生率已达其伤员总数的 50.4%;而云爆杀爆弹则同时加强了冲击波强度和破片数量,使其所致冲击伤和破片伤均显著增多、加重,复合伤和多发伤更为多发和严重。

由于燃料空气炸弹爆炸时所具有的致伤因素几乎包括常规爆炸性武器的主要致伤因素,因此,这里就以燃料空气炸弹为核心,对其爆炸致伤因素及冲击波特点进行分析。

燃料空气炸弹爆炸虽然和其他以 TNT 等为炸药的爆炸武器爆炸一样,都是常规的化学爆炸。但其爆炸的方式和过程有所不同,所产生的冲击波的特性有明显的差异。因此,他们的致伤特点与效果也有所不同。

传统常规爆炸武器装填的是高能炸药(如 TNT),并经过浓缩,这类炸药在爆炸过程中,采用其自带的氧化剂和还原剂,也就是自我实现爆炸,爆炸过程快,爆炸时爆心的压力峰值非常高,产生的冲击波超压峰值高,但冲击波正压持续时间相对较短。

燃料空气炸弹爆炸时,需要其燃料空气炸药与环境空气相混合,通过自身的还原剂与环境中的氧发生氧化还原反应,产生爆轰。相对于 TNT 爆炸,燃料空气炸弹的爆炸过程较慢,其爆心冲击波压力值比 TNT 低,其峰值一般在 3 000~5 000kPa;但其冲击波正压持续时间要长很多,多为数毫秒至十余毫秒。燃料空气炸弹爆炸所产生的冲量(压力×作用时间)大,冲击波向四周传播时衰减速度比 TNT 爆炸产生的冲击波慢,传播更远,其冲击波破坏范围和杀伤效应明显强于 TNT 爆炸。

燃料空气炸弹爆炸时,在其云爆区内以冲击波超压作用为主,其超压峰值保持稳定,并作用于云爆区的各个方向,动压很小,甚至动压为零(没有动压)。此时冲击伤主要是原发性冲击伤,损伤以内脏损伤为主。在云爆区以外区域,与 TNT 爆炸一样,以冲击波超压和动压的共同作用为主,但其作用具有方向性,即由爆心向四周扩散,压力随着距爆心距离的增加呈指数关系衰减,但燃料空气炸弹爆炸冲击波压力较 TNT 高很多,衰减也慢很多。正是由于燃料空气炸弹的这些特点,其毁伤作用及距离就明显强于其他传统常规爆炸武器。随着燃料空气炸弹的发展,如固体燃料及一次引爆技术的出现和发展,其云爆区内不仅超压

值更高,同时在云爆区内会产生强大的动压,使燃料空气炸弹的毁伤作用及效应更加复杂。

燃料空气炸弹除冲击波致伤外还有其他致伤因素,比如缺氧、高温、破片等,导致人员产生严重的复合伤:冲击伤-烧伤复合伤、冲击伤-破片伤复合伤以及冲击伤-烧伤-破片伤复合伤等,同时还可伴有缺氧等损伤。使其伤情极为复杂多变。

当爆炸冲击波作用于密闭的工事、舱室、房间内时,由于冲击波的复杂反射与压力峰值的叠加作用,同时可伴有严重的缺氧、烧伤和撞击伤等继发冲击伤,使得伤情更为复杂,救治更为困难,结局更为糟糕。

二、常规爆炸性武器冲击波致伤特点

常规爆炸性武器所致损伤与其致伤因素和机制相关。传统的常规爆炸性武器以破片投射、冲击波、高温为主要致伤因素。其损伤类型和特点主要表现为:破片导致的各种开放性损伤,损伤范围可以覆盖人员面向爆心的任何部位、任何器官;高温可以致人员的各种烧烫伤;冲击波则导致人员冲击伤。但大部分传统爆炸性武器的冲击波超压持续时间短、衰减快,作用半径远小于破片杀伤半径,所以传统常规爆炸性武器致伤多以破片伤和烧伤为主,冲击伤相对较少、较轻,特别是爆炸当量较小的武器。

燃料空气炸弹爆炸时,爆炸冲击波是其最主要的致伤原因,其产生的冲击波超压和负压主要导致人员原发性冲击伤,而冲击波动压主要导致各种物体投射、人员抛掷、建筑物倒塌等引起的继发性冲击伤;与此同时,燃料空气炸弹爆炸产生的破片、高温、缺氧也是重要的致伤因素,因此其所致的冲击伤常会复合破片损伤、烧伤和窒息。

燃料空气炸弹的燃料云雾发生爆炸时,云爆区内立即产生强大而均匀的冲击波,其超压峰值约为 3 000~5 000kPa,正压作用时间约为 5~15ms。云爆区内的冲击波作用主要为超压,因此云爆区内死亡者基本上是原发性冲击伤致立即死亡,多无明显位移。死亡者常见损伤有严重的肺出血、肺水肿、肺破裂、冠状动脉气栓、肝破裂、脾破裂、胸腹腔积血、严重的听器损伤,同时可伴破片伤、皮肤烧伤等。云爆区内导致死亡的直接原因多为急性呼吸和循环功能衰竭。在云爆区外,随着离爆心距离的增大,冲击波超压峰值逐渐衰竭,但衰竭速度较 TNT 爆炸时慢。自云爆区周边

33

起动压逐渐成为主要致伤因素,动压的驱动方向为从爆心向外呈辐射状,动压与超压一样,随着离爆心距离的增大而逐渐衰竭。在云爆区边缘2~3m范围内的人员可能发生一定距离的抛掷,发生较严重的内脏和体表软组织损伤,甚至造成立即死亡。常见的损伤有:肝破裂、脾破裂、肺出血、肺水肿、心肌出血、胃肠出血、四肢骨折等。在云爆区边缘4~5m以外的区域,冲击波动压也明显衰减,暴露人员多不发生明显位移,内脏损伤大多较轻。但在云爆区边缘以外4~50m范围内均可发生明显的听器损伤,较大当量的燃料空气炸弹爆炸时,在云爆区几十米以外的人员可有暂时性听阈偏移、耳鼓膜充血和少数的鼓膜破裂。

(周继红 邱俊 姚远)

第四节 常规爆炸性武器伤的评估

一、爆炸性武器伤的评估模型

冲击波致伤作用的研究离不开致伤作用物理模型。有生目标冲击伤主要与冲击波的传播速率和压力峰值大小、压力上升时间、压力作用时间以及生物物种、周围环境压力有关。通常情况下,压力峰值愈高,伤情愈重;正压作用时间越长,损伤就越重;压力上升时间越短,伤情越重。非听力损伤机制和分析技术主要有 Bowen 曲线模型、Axelsson 有效功模型、Stuhmiller 胸壁运动模型三种。

1968 年,Bowen 根据 70kg 成人身体长轴与冲击波的方向,提出了三种评估肺损伤与致死阈值的曲线,第一种是身体长轴与冲击波方向平行(即人体面向或背向爆心卧倒姿势),第二种是面向、侧向或背向爆心呈站立状态,第三种是人体邻近反射面的状态。邻近反射面的冲击波致伤阈值(冲击波入射压)通常要低于自由场站立位的人体损伤阈值,其中致死阈值是指伤后24h动物存活状态。Bowen 曲线的主要局限性是其基于理想冲击波建立的模型,对于密闭舱室内复杂冲击波的损伤不太适合。Stuhmiller 模型与 Axelsson 模型则较适合于复杂冲击波的状态。

Stuhmiller 模型被认为是描述肺冲击伤的敏感模型。该模型依据冲击波载荷作用在胸壁上,胸壁运动在胸腔内产生压缩波,肺体积压缩产生肺内压。由于肺是可压缩材料,因此 Stuhmiller 等

首先建立活塞运动与肺内可压缩气体压力的数学模型,公式如下式所示:

$$p(t) = p_0 \left[1 + \frac{1}{2}(\lambda - 1)\frac{v}{c_0} \right]^{\frac{2\lambda}{\lambda-1}} \quad (33.1)$$

其中 $p(t)$ 是压力,p_0 是肺内压,c_0 是声速,v 是活塞速度,λ 是比热。

根据该公式,进一步推导得到标准化功。该标准化功定义为冲击波总功除以肺体积和环境压力,计算公式为:

$$W^* = \frac{W}{P_0 V} = \frac{1}{P_0 L} \int_0^\infty \rho_0 c_0 v^2 dt \quad (33.2)$$

其中 W^* 是标准化功,P_0 是环境压力,V 是肺体积,c_0 是声速,v 是活塞速度,ρ_0 是肺密度,L 是肺与胸壁面积的比值。

虽然肺损伤是由于组织的局部应力超过阈值引起的,而非该模型所表述的情况,但整个肺损伤的病理情况却和肺组织的平均能量(标准化功)分布有关,即由胸壁运动产生的对肺做的功与动物病理情况、致命性有密切相关性。该模型对复杂冲击波和自由场作用下的肺损伤都适合。

Axelsson 模型也是一种针对人体在复杂冲击波状态下损伤效应的评估模型,Axelsson 根据 255 只羊与圆柱形测试筒的测试结果得出该模型(图 33-1)。

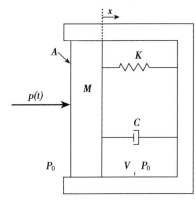

图 33-1 单室-侧肺模型(Axelsson,1996)

图中 A 为有效面积,M 为有效质量,V 为初始肺容积,x 为位移距离,C 为阻尼系数,K 为弹性系数,P_0 为环境压力,$p(t)$ 为 t 时刻的超压值

该模型用公式表示为:

$$M \cdot \frac{d^2 x}{dt^2} + C \cdot \frac{dx}{dt} + K \cdot x =$$
$$A \cdot \left[p(t) + P_0 - \left(\frac{V}{V - A \cdot x} \right)^\gamma \cdot P_0 \right] \quad (33.3)$$

该模型的输入为测试圆筒四个方向测得的冲击波超压值,根据超压值,计算得到胸壁运动速度 v,通过 v 可计算得到人体损伤严重度指数(adjusted injury of severity index,ASII)。

二、爆炸性武器伤的评估依据

爆炸性武器损伤效应的评估主要涉及破片与冲击波两个方面,在判断的依据方面,目前仍然以病理学的标准为基础。

(一) 生物损伤严重度的分级与基本依据(表 33-1)

(二) 破片损伤严重度的评分方法

破片损伤严重度依据损伤部位与损伤程度评分的具体条目见表 33-2。

表 33-1 损伤严重度的分级与基本依据

损伤严重度分级	评分	基 本 依 据
无伤	0~0.1	无解剖结构与功能损伤;或损伤很轻微,对机体不足以产生采用现有医学手段可检测出的损伤类型(即无损伤或自我无感觉的损伤)
轻度伤	0.2~0.3	对机体功能影响较轻的体表损伤;或对机体功能影响较轻,对人员的认知、行为能力不足以造成明显的影响,且损伤无需救治可自愈(自我有感觉但短期无需救治的损伤)
中度	0.4~0.6	有伤及骨骼、肌肉、血管、神经的组织器官损伤,损伤可明显影响人员的认知、行为能力,但不足以构成对人员生命的威胁,经简单救治后人员可维持一定战斗力(需要一定的救治,但可以不下火线的损伤)
重度	0.7~0.8	损伤伤及颅脑及胸腹腔内脏组织器官,且损伤范围在 60% 以上,或损伤深度可造成组织器官功能丧失 60% 以上。或肢体有一处以上的毁损性损伤(人员经救治虽可维持生命,但基本丧失维持战斗的能力)
极重度	0.9~1.0	有一处以上严重影响颅脑及胸腹腔内重要组织器官的损伤,或双肢以上的毁损性损伤,人员不经救治,生命活动无法维持 2h 以上(人员经救治较难以维持生命,完全丧失维持战斗的能力)

表 33-2 破片所致人体不同部位损伤程度评分表

部位	组织/器官	损伤程度描述	损伤严重度评分
头颈部	脑干	表面出血灶,未伤及实质	0.3
		微小挫伤,浅表,点状	0.4
		小范围挫伤,直径≤1cm	0.5
		大范围挫伤,直径>1cm	0.7
		裂伤,穿透伤,横断	1.0
	小脑	表面出血灶,未伤及实质	0.4
		微小挫伤,浅表,直径<1cm	0.6
		小范围挫伤,直径≤3cm	0.7
		大范围挫伤,直径>3cm	0.8
		穿透伤,深度≤2cm	0.9
		穿透伤,深度>2cm	1.0
	大脑	表面出血灶,未伤及实质	0.3
		实质微小范围挫伤,直径<1cm	0.4
		小范围挫伤,直径 1~4cm	0.5

33

续表

部位	组织/器官	损伤程度描述	损伤严重度评分
头颈部	大脑	大范围挫伤,直径>4cm	0.7
		穿透伤,深度≤2cm	0.8
		穿透伤,深度>2cm	1.0
	颅骨	闭合性单纯性骨折,裂缝,线性,无移位	0.4
		粉碎性但硬膜完好,凹陷≤2cm	0.6
		复杂性,开放性,脑组织外露或丢失	0.8
		广泛骨折,凹陷>2cm	0.9
	头皮	擦伤,挫伤,轻度裂伤	0.3
		重度裂伤,长度>20cm且深及皮下	0.5
	耳	鼓膜穿孔面积≤25%,听骨链完整	0.3
		25%<鼓膜穿孔面积≤50%,听骨链完整	0.5
		50%<鼓膜穿孔面积≤75%,听骨链完整	0.7
		鼓膜穿孔面积>75%,听骨链脱位	0.9
	眼	结膜囊个别异物,或烟雾火光刺激	0.2
		结膜囊、角膜表面异物,量少可数	0.3
		眼睑及泪小管撕裂伤球结膜撕裂、角膜上皮糜烂	0.4
		眼球穿透伤,眼球破裂	0.7
	口腔	轻度浅表裂伤,内部器官未损伤	0.2
		深在裂伤,口腔组织、器官轻度损伤	0.3
		深在裂伤,口腔组织、器官重度度损伤	0.5
		下颌骨骨折,上颌骨骨折	0.7
	喉	挫伤,血肿	0.3
		裂伤,未穿孔,非全层	0.5
		穿孔,全层	0.7
		横断,广泛损毁	0.9
	气管	挫伤,血肿	0.3
		裂伤,未穿孔,非全层	0.5
		穿孔,全层	0.7
		破裂,横断,广泛损毁	0.9
	面部表皮	面部软组织挫伤,裂伤	0.2
		面部重度裂伤,长度>20cm且深及皮下	0.5
	鼻	鼻黏膜破裂	0.3
		鼻骨折	0.5
	颧骨	颧骨骨折	0.4
	颈部软组织	颈部软组织挫伤,裂伤	0.2
		颈部重度裂伤,长度>20cm且深及皮下	0.4
		膈神经损伤	0.5
		双侧膈神经损伤	0.7

33

续表

部位	组织/器官	损伤程度描述	损伤严重度评分
头颈部	颈椎	脊髓挫裂伤伴一过性神经体征(感觉异常)	0.3
		脊髓挫裂伤伴不全性脊髓损伤综合征(残留部分感觉或运动功能)	0.5
		C₄ 或 C₄ 以下脊髓挫裂伤伴完全性脊髓损伤综合征(四肢瘫或截瘫,且无感觉功能)	0.6
		C₃ 或 C₃ 以上脊髓挫裂伤伴完全性脊髓损伤综合征(四肢瘫或截瘫,且无感觉功能)	0.7
	食管	食管裂伤,未穿孔,非全层	0.3
		食管穿孔,全层	0.5
		食管破裂,横断,广泛损毁	0.8
胸部	膈肌	挫伤,血肿	0.3
		裂伤,≤10cm	0.5
		裂伤,>10cm,伴明显组织缺失	0.7
		破裂,伴膈疝形成	0.8
	胸膜腔	胸膜撕裂伤	0.5
		血胸/气胸/血气胸	0.7
		开放性(吸吮性)胸部伤,血胸/气胸/血气胸至少一侧>1 000ml	0.8
		张力性气胸	0.8
	肺	挫伤,肺表面见点状肺出血,直径<2cm	0.3
		挫伤,肺表面可见斑块状肺出血,直径<5cm	0.5
		穿透伤,伤道周围肺出血仅累及 1 叶	0.6
		穿透伤,伤道周围肺出血累及范围>1 叶	0.7
		双肺穿透伤,伤道周围肺出血累及范围>1 叶	0.8
	肋骨	1 处肋骨骨折	0.4
		2 处肋骨骨折	0.6
		3~5 处肋骨骨折伴单侧连枷胸	0.7
		>5 处肋骨骨折伴单侧连枷胸	0.8
		双侧连枷胸	0.9
	心脏	心脏内膜轻度挫伤,直径≤2cm	0.3
		心脏内膜挫伤,直径>2cm	0.4
		心脏裂伤,未穿孔,无房室受累	0.5
		心房心室穿孔;心房破裂	0.9
	心包	心包裂伤,心包积液	0.7
		血心包,不伴心脏压塞和/或心脏损伤	0.8
		血心包,伴心脏压塞,不伴心脏损伤	0.9
		心包疝	0.9

33

续表

部位	组织/器官	损伤程度描述	损伤严重 度评分
胸部	主动脉弓/胸主/腹主动脉	内膜撕裂,血管未破裂	0.4
		轻度裂伤,浅表,管壁周径不完全受累	0.5
		重度裂伤,完全横断,节段性缺损	1.0
	肺动/静脉	内膜撕裂,血管未破裂	0.4
		轻度裂伤,浅表,管壁周径不完全受累	0.5
		重度裂伤,完全横断,节段性缺损	0.9
		双侧重度裂伤,完全横断,节段性缺损	1.0
	锁骨下/头臂动脉	内膜撕裂,血管未破裂	0.3
		轻度裂伤,浅表,管壁周径不完全受累	0.4
		重度裂伤,完全横断,节段性缺损	0.8
	胸椎	脊髓挫裂伤伴一过性神经体征(感觉异常)	0.4
		脊髓挫裂伤伴不全性脊髓损伤综合征(残留部分感觉 或运动功能)	0.6
		脊髓挫裂伤伴完全性脊髓损伤综合征(截瘫,且无感 觉功能)	0.7
	头臂/锁骨/上腔/下腔下静脉	内膜撕裂,血管未破裂	0.3
		轻度裂伤,浅表,管壁周径不完全受累	0.4
		重度裂伤,完全横断,节段性缺损	0.8
腹部	腰椎	脊髓挫裂伤伴一过性神经体征(感觉异常)	0.3
		脊髓挫裂伤伴不全性脊髓损伤综合征(残留部分感觉 或运动功能)	0.5
		脊髓挫裂伤伴完全性脊髓损伤综合征(截瘫,且无感 觉功能)	0.7
	实质脏器	轻度挫裂伤,包膜下面积≤50%,肾裂伤深度≤1cm, 肝脾≤3cm	0.4
		中度挫裂伤,包膜下面积>50%,肾裂伤深度>1cm,肝 脾裂伤深度>3cm	0.6
		肾裂伤至皮质髓质,肝裂伤实质<50%,脾段破裂	0.7
		全肾毁损,肝脾大块毁损	0.9
		肝撕脱伤,肝所有血管全部撕裂	0.9
	肠系膜上动脉	内膜撕裂,血管未破裂	0.3
		轻度裂伤,浅表,管壁周径不完全受累	0.5
		重度裂伤,完全横断,节段性缺损	0.7
	空腔脏器	胃/小肠/大肠/胆囊挫伤、血肿	0.4
		胃/小肠/大肠/胆囊未穿孔,非全层	0.5
		胃/小肠/大肠/胆囊全层穿孔	0.7
		胃/小肠/大肠/胆囊广泛撕脱、复杂性组织缺损、横断	0.8

33

部位	组织/器官	损伤程度描述	损伤严重度评分
骨盆四肢	上肢血管	上肢大血管内膜撕裂,血管未破裂	0.3
		上肢大血管轻度裂伤,浅表,管壁周径不完全受累	0.4
		上肢大血管重度裂伤,完全横断,节段性缺损	0.7
	上肢神经	正中/桡/尺神经挫伤	0.4
		正中/桡/尺神经裂伤	0.5
		不全性臂丛损伤	0.6
		完全性臂丛损伤	0.7
		双侧臂丛损伤	0.8
	上肢骨/关节	扭伤	0.2
		单纯性、斜形骨折;关节外骨折,关节部分受累	0.4
		单纯性骨折,关节完全受累	0.6
		复杂性、粉碎性、碎片状	0.7
	上肢软组织	肌肉/肌腱/韧带擦伤、挫伤、血肿	0.4
		肌肉/肌腱/韧带部分断裂	0.5
		肌肉/肌腱/韧带完全断裂	0.6
	下肢血管	下肢大血管内膜撕裂,血管未破裂	0.3
		下肢大血管轻度裂伤,浅表,管壁周径不完全受累	0.4
		下肢大血管重度裂伤,完全横断,节段性缺损	0.7
	下肢神经	坐骨神经挫伤	0.3
		坐骨神经裂伤	0.5
		股/胫神经挫伤	0.4
		股/胫神经裂伤	0.6
	下肢骨/关节	扭伤	0.3
		单纯性、斜形骨折;关节外骨折,关节部分受累	0.5
		单纯性骨折,关节完全受累	0.6
		复杂性、粉碎性、碎片状	0.7
	下肢软组织	肌肉/肌腱/韧带擦伤、挫伤、血肿	0.4
		肌肉/肌腱/韧带部分断裂	0.5
		肌肉/肌腱/韧带完全断裂	0.6
	马尾	马尾挫裂伤伴一过性神经体征(感觉异常)	0.3
		马尾挫裂伤伴不全性马尾损伤综合征	0.5
		马尾挫裂伤伴完全性马尾损伤综合征	0.6
	骨盆	骨盆环骨折,后环未受损;孤立性骨折,未破坏骨盆环完整性	0.5
		开放性骨折;骨盆环骨折,后环不全性受损	0.6
		开放性骨折,失血量≤20%	0.7
		开放性骨折,失血量>20%	0.8

33

（三）冲击波损伤严重度的评分方法（含烧伤）

参照损伤严重度评分系统（severity of injury index，SII）制定，将试验动物的损伤部位、损伤程度和损伤严重度给予评分，损伤分值（injury score，IS）的计算公式如下：

$$IS=(E+G+ST)(SD) \qquad (33.4)$$

其中 E 为损伤范围（extent）的评分，G 为损伤程度（grade）评分，ST 为损伤类型（severity type）评分，SD 为损伤深度（severity depth）评分。

公式 33.4 中的各项的评分细则分别于表 33-3~表 33-6 中列出，其中 E 与损伤范围有关，其值随表中包括的内容的变化而变化，如在外部损伤的情况下，如果头、颈、前肢、胸部、腹部和后肢均有损伤则其值为 6；G 与损伤表面积、骨折数、损伤表面百分比和器官损伤百分比有关，其取值在 1~5 变化；损伤严重程度与损伤类型 ST 和损伤深度 SD 两者有关，例如在肺损伤的情况中，如果仅有肺瘀点则 ST=1，如果有肺破裂或穿透伤则 ST=5；如果仅有胸膜表面出血则 SD=1，如果有弥漫性肝样变则 SD=4。

表 33-3　损伤评分细则——损伤范围（E）评分

项目	损伤范围						
1	头	颈	前肢	胸部	腹部	后肢	
2	头颅	脊椎骨	肋骨	前肢	后肢		
3	头	颈	前肢	胸部	腹部	后肢	
4	咽喉	会厌	杓状软骨	喉室			
5	前	中	后				
6	右肺尖	左肺尖	右心	左心	右膈	左膈	中间膈
7	右心房	左心房	右心室	左心室			
8	胃	小肠	大结肠	小结肠	盲肠	直肠	胆囊　膀胱
9	肝	脾	胰	肾上腺	肾脏		
10&11	鼓膜	锤骨	砧骨	镫骨	卵圆窝	圆窗	

注：1. 外部损伤；2. 骨折；3. 烧伤；4. 咽喉；5. 气管；6. 肺；7. 心脏；8. 腹部空腔脏器；9. 腹部实质脏器；10. 右耳；11. 左耳

表 33-4　损伤评分细则——损伤程度（G）评分

项目	参数	1	2	3	4	5
1	损伤面积（cm²）	0~1	2~10	11~20	21~30	>30
2	骨折数	1	2	3	≥4	
3	表面百分比	≤10	11~25	26~50	>50	
4	器官百分比	≤10	11~30	31~60	>60	
5	器官百分比	≤10	11~30	31~60	>60	
6	器官百分比	≤10	11~30	31~60	>60	
7	器官百分比	≤10	11~30	31~60	>60	
8	损伤面积（cm²）	0~1	2~10	11~20	21~30	>30
9	器官百分比	≤10	11~30	31~60	>60	
10&11	评价	仅出血	鼓膜小撕裂	中耳破坏≤50%	中耳破坏>50%	

注：1. 外部损伤；2. 骨折；3. 烧伤；4. 咽喉；5. 气管；6. 肺；7. 心脏；8. 腹部空腔脏器；9. 腹部实质脏器；10. 右耳；11. 左耳

33

表 33-5 损伤评分细则——损伤类型(ST)评分

项目	1	2	3	4	5
1	擦伤	挫伤	撕裂或穿透		
2	不完全	完全	复合性		
3	轻度烧焦	中度/棕褐	重度/炭化		
4	1~5 个瘀点	≥6 个瘀点	瘀斑	弥漫性挫伤	
5	1~5 个瘀点	≥6 个瘀点	瘀斑	弥漫性挫伤	
6	瘀点	瘀斑或大疱	孤立出血	弥漫性出血	穿透/破裂
7	瘀点	瘀斑或大疱	孤立出血	弥漫性出血	穿透/破裂
8	浆膜或黏膜	两层	全层		
9	包膜内挫伤	包膜内血肿			

注:1. 外部损伤;2. 骨折;3. 烧伤;4. 咽喉;5. 气管;6. 肺;7. 心脏;8. 腹部空腔脏器;9. 腹部实质脏器

表 33-6 损伤评分细则——损伤深度(SD)评分

项目	1	2	3	4	5
1	表浅	深度	体壁穿透	贯通伤	
2	闭合性	开放性			
3	燎毛	一度	二度	三度	
4	1 层	2 层	全层	血肿管径变小	破裂/撕裂
5	1 层	2 层	全层	血肿管径变小	破裂/撕裂
6	胸膜	实质	散在肝样变	弥漫性肝样变	
7	1 层	2 层	全层	破裂/撕裂	
8	黏膜完整	黏膜溃疡	破裂/撕裂		
9	囊内完整	表面撕裂	破裂/撕裂		
10&11	听小骨完整	锤骨骨折/缺损	听骨链断裂	圆/卵圆窗断裂	

注:1. 外部损伤;2. 骨折;3. 烧伤;4. 咽喉;5. 气管;6. 肺;7. 心脏;8. 腹部空腔脏器;9. 腹部实质脏器;10. 右耳;11. 左耳

33

如表 33-7、表 33-8 所示,从每个公式得出的最大损伤评分在 24~64 变化,通过 Excel 统计表分析其每个可能值的出现比率,所有的比率相加得出一个总的比率,然后再与发病率因素相加乘以 1 或 2(致命性因素)从而得出 SII 值。发病因素包括气胸、血胸、腹腔积血、冠脉空气栓塞和脑血管空气栓塞是否发生及发生的范围。对于不典型的损伤病例通过中耳损伤评分加以修正得到损伤严重程度修正指数 ASII。

在爆炸过程中包括腹内实质性脏器在内的不同器官损伤评分与损伤水平之间的关系见表 33-9。

表 33-7 损伤评分方法

项目	内容	损伤参数				损伤公式	评分最大值
		范围(E)	分级(G)	严重程度			
				类型(ST)	深度/分布(SD)		
1	外部损伤	0~6	0~5	0~3	1~4	(E+G+ST)(SD)=	56
2	骨折	0~5	0~4	0~3	1~2	(E+G+ST)(SD)=	24
3	烧伤	0~6	0~4	0~3	1~4	(E+G+ST)(SD)=	52
4	咽喉	0~4	0~4	0~3	1~5	(E+G+ST)(SD)=	60
5	气管	0~3	0~4	0~4	1~5	(E+G+ST)(SD)=	55

续表

项目	内容	损伤参数				损伤公式	评分最大值
		范围（E）	分级（G）	严重程度			
				类型（ST）	深度/分布（SD）		
6	肺	0~7	0~4	0~5	1~4	(E+G+ST)(SD)=	64
7	心脏	0~4	0~4	0~5	1~4	(E+G+ST)(SD)=	52
8	腹部空腔脏器	0~8	0~5	0~3	1~3	(E+G+ST)(SD)=	48
9	腹部实质脏器	0~5	0~4	0~2	1~3	(E+G+ST)(SD)=	33
10	右耳	0~6	0~4		1~4	(E+G)(SD)=	40
11	左耳	0~6	0~4		1~4	(E+G)(SD)=	40

表33-8 SII评分方法

损伤	取值范围	最大值	比率	发病因素	发病因素可能值	评分计算公式	评分变化范围
外部	0~56	56	0~1.0				
骨折	0~24	24	0~1.0				
烧伤	0~52	52	0~1.0				
咽喉	0~60	60	0~1.0			评分值=比率总和+发病因素总和×发病率倍增器(存活为1,死亡为2)	
气管	0~55	55	0~1.0	气胸、血胸、腹腔积血、冠脉栓塞、脑血管栓塞	0,1,2		0~10.00
肺	0~64	64	0~1.0				
心脏	0~52	52	0~1.0				
腹部空腔脏器	0~48	48	0~1.0				
腹部实质脏器	0~33	33	0~1.0				
右耳、左耳	0~40	40	0~1.0				

表33-9 各器官损伤评分与损伤水平之间的关系

损伤水平	损伤评分				
	肺	咽喉	气管	腹部空腔脏器	腹部实质脏器
阴性	0~0.03	0~0.04	0~0.04	0~0.05	0~0.05
轻微伤	0.04~0.06	0.05~0.067	0.05~0.07	0.06~0.08	0.06~0.09
轻度伤	0.07~0.30	0.068~0.267	0.08~0.33	0.09~0.38	0.10~0.41
中度伤	0.31~0.56	0.268~0.367	0.34~0.51	0.39~0.58	0.42~0.64
重度伤	0.57~1.0	0.368~1.0	0.52~1.0	0.59~1.0	0.65~1.0

1. 肺损伤分级

阴性:无损伤。

轻微伤:有散在的瘀点或较小的瘀斑但小于全肺的10%

轻度伤:有较重的瘀斑或散在的肺实变但不超过全肺的10%

中度伤:有散在的肺实质挫伤或肺实变,但出血面积小于全肺的30%

重度伤:肺实质挫伤或弥漫性肺实变,面积大于或等于全肺的30%

2. 咽喉、气管损伤分级

阴性:无损伤

轻微伤:散在的瘀点或孤立存在的瘀斑其深度小于1层,面积小于10%

轻度伤:散在的瘀点或弥漫性挫伤,深度1~2层,面积小于30%

中度伤:瘀点、瘀斑或弥漫性挫伤,深达2层,面积小于60%。

重度伤:弥漫性挫伤深达2层以上,面积大于60%。

对于有些上呼吸道损伤的病例,出血或水肿可使呼吸道管径变小,造成呼吸困难,在有些肺出血严重的病例,会出现弥漫性肺实质肝样变并血性液体流如支气管。

3. 腹部空腔脏器损伤分级

阴性:无损伤。

轻微伤:有深度小于2层的黏膜内挫伤或合并两个器官挫伤但面积小于10cm²。

轻度伤:散在的挫伤,深度1~2层,面积小于30cm²或合并黏膜溃疡。

中度伤:有全层挫伤或黏膜溃疡面积21~30cm²。

重度伤:全层挫伤合并黏膜溃疡,或有1处或多处穿孔,面积大于30cm²。

4. 腹内实质脏器损伤分级

阴性:无损伤。

轻微伤:有1个或2个器官的小的囊肿或血肿,但小于器官的10%。

轻度伤:囊肿或血肿小于30%,并有轻度撕裂伤器官实质损伤。

中度伤:深度撕裂伤或实质损伤占器官60%以上。

重度伤:深度撕裂或实质损伤达至少2个器官60%以上。

(四)复合与整体损伤严重度的评估

当损伤涉及多个部位和多个系统器官时,要对伤员的总体伤势做出正确的评估,不能由各部位伤的单独评估进行简单的相加或求得平均数,因为伤员的各部位伤情评估分值与各个系统器官的IS分值之间并非线性关系。由于损伤严重度、死亡率与IS的平方和相关,且在多发伤伤员应用中,此规律依然存在,因此,以IS的平方和估计总伤情。

该评估方法即损伤严重度评估法(injury severity score,ISS),以身体三个最严重损伤区域的最高IS分值为依据,计算其平方和作为评估分值:

$$\text{ISS} = {}_{\text{Max}}\text{IS}^2 + {}_{\text{2nd}}\text{IS}^2 + {}_{\text{3rd}}\text{IS}^2 \quad (33.5)$$

对于复合损伤的评估,则以下列公式计算:

$$P(I/H)_{total} = 1 - (1-P_1)(1-P_2)(1-P_3)\cdots(1-P_n) \quad (33.6)$$

注:式中 P_n 为单个部位的损伤评分。

综合的ISS评估方法是以单个部位的IS评分值为依据的。在总体损伤的评估中,也是以单个个体的损伤评估为依据。

三、爆炸性武器伤的计算机仿真模拟评估

爆炸性武器损伤效应的计算机仿真评估,是运用医学、弹道学、生物力学、数学、计算机等学科的理论和技术,对武器杀伤元、目标以及杀伤元与目标的相互作用进行建模,即用数学方程式表达出其物理特性,通过计算机运算进行模型求解,获得目标在武器杀伤元作用下的力学响应和解剖结构破坏效应,对目标损伤进行分析、预测和评估。

(一)现状与发展

武器损伤效应评估在20世纪50、60年代以动物实验为主,观察武器弹药对生物的损伤效应特点,建立武器杀伤元损伤判据。20世纪70年代以来,开始采用假人靶标检测武器杀伤元作用下目标的动态力学响应,获取致伤物理参数,依据杀伤判据评估损伤效应。随着计算机技术的发展,采用计算机建模和仿真分析已成为发达国家进行武器损伤效应评估的主要途径之一。

1. 计算机人(ComputerMan) 美国创伤弹道研究实验室(Ballistic Research Laboratory,BRL)于20世纪70年代开发的计算机人(Computer-Man)是最早应用于武器伤研究的人体计算机模型。由于当时针对人员的损伤判定主要参照基于动物试验的解剖损伤评估,但动物与人体损伤效应之间的准确转换关系仍存在很大争议,研究人员尝试采用对人体及损伤过程进行计算机建模和仿真来解决这一问题。ComputerMan的形态结构以男性人体为原型,原始数据来源于所引用人体的水平横断层面图像集,共108张图像,根据身体组成分为5组:头颈部(1~18),胸、腹、骨盆(19~44),左臂(50~75),左腿、足部(76~113),45~49层是骨盆部女性器官横断面图像。头颈部解剖分层间距为1.2cm,胸、腹及骨盆解剖分层间距为2.6cm。108张解剖横断面图像经基准点配准后,通过逐层叠加转化为三维模型(图33-2)。ComputerMan包含181种人体解剖学组织,每种组织均有对应的组织代码。因此,ComputerMan本质上是投射物随机弹道轨迹所侵彻和贯穿人体时遇到的一系列组织代码的集合。

失能和致死是战场最基本的伤情分类,Com-

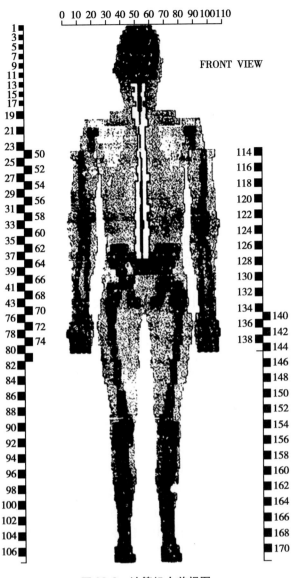

FRONT VIEW

图 33-2　计算机人前视图

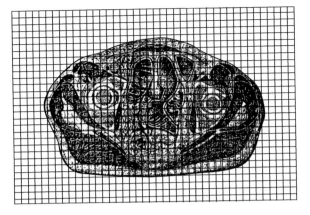

图 33-3　横断面图像网格划分

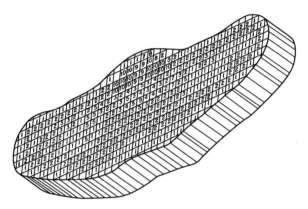

图 33-4　横断面图像网格组织代码

puterMan 主要用于预测枪弹、破片等投射物造成的失能概率和致死效应。失能评估主要针对两种战场角色和三种作战时间,即:

a. 立即战斗　　立即防守

b. 战斗<30s　　防守<30s

c. 战斗<5min　　防守<5min

由外科医师对 181 种组织中的每一种组织遭遇投射物侵彻时的失能程度给予量化评估值,用 0~100 数字表示。约三分之一数量的组织被赋予了非零值。构成 ComputerMan 的每层解剖横断面图像被划分为 0.5cm ×0.5cm 网格(图 33-3),每个网格对应的组织代码(图 33-4)和失能评估值以三维数组存储于计算机。

致死评估则针对受伤到获得专业医疗救护之间的四种时间框架,即:30min、1h、6h、没有救

护。由一组外科专家对人员身体某一组织单元缺少时死亡发生的可能性进行评估,用 1~10 数字表示。构成 ComputerMan 的每层解剖横断面图像被划分为 1.0cm ×1.0cm 网格,每个网格对应的组织代码和致死评估值以三维数组存储于计算机。

2. 伤员作战能力评定软件系统　美国国防部联合技术与弹药效应项目办公室(JTCG/ME)与空军生存评估理事会于 20 世纪 90 年代联合开发伤员作战能力评定软件系统(Operational Requirement-Based Casualty Assessment Software System,ORCA)比 ComputerMan 在功能上有了很大扩展。ORCA 的损伤评估范围包括所有常规损伤和战位伤,但有一定假设和限定条件:①仅针对与军事作业能力有关的损伤;②不采取救治措施;③不产生继发效应。ORCA 是一个自动的、交互的系统,根据输入的致伤参数(如破片、冲击波、加速度、热力、化学气体、激光)和人员承担的军事任务作业要求,ORCA 程序可给出伤员解剖损伤的总体描述、损伤过程的细节(如失血)、基于简易创伤定级标准的损伤评分、人体 24 个功能单元的

33

状态、伤后不同时刻(伤后即刻、30s、5min、1h、24h、72h)存留的作业能力。评估流程如图33-5所示。

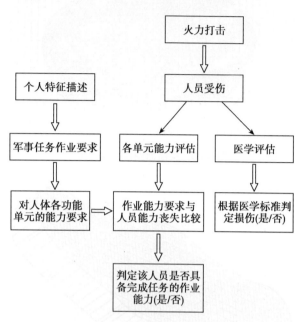

图33-5 伤员作战能力评估流程图

ORCA允许用户详细说明针对某项军事作业或从包含18种军事职业的数据库中挑选的任务作业要求,详细而精确的军事任务,或预先确定的计划纲要。用户还可以利用已有的任务库制定个性化的作业要求。除可对单一致伤因素损伤效应进行模拟评估外,ORCA还能对多种致伤因素进行批处理,预测多种致伤因素同时作用下的复合效应。因此,可用于武器效应、防护要求、医学救治、作战计划的评定。

（二）计算机仿真分析方法和实例

1. 弹道伤计算机分析 弹道伤计算机分析的原理是基于数字化人体模型,通过数值计算得到弹头射入人体后的运行轨迹、运行轨迹上的组织类型和数量,依据预先制定的失能判据和致死判据,评估这些组织缺失导致人员能力丧失和损伤等级。进行弹道伤计算机分析的方法及步骤如下:

（1）构建人体数字化解剖模型和有限元模型:通过对人体进行CT/MRI逐层扫描或人体标本冷冻切削获得人体二维断面图像集,每张图像经数字化、存贮后形成人体标本二维断面图像原始数据集。对数据集中每张图像进行组织分割、组织编码,对各层图像进行空间对应关系配准,配准后的二维图像导入图像重建软件生成三维模型。

利用有限元前处理软件对人体数字化解剖模

型进行网格划分,在有限元分析软件中定义人体各个器官(组织)的材料属性。

（2）构建弹丸数字化几何模型和有限元模型:利用CAD软件如Proe、Solidwork,按照弹丸各组成部分的尺寸绘制其几何形状,然后通过装配的方式合成弹丸三维几何模型。

利用有限元前处理软件对弹丸数字化几何模型进行网格划分,在有限元分析软件中定义按照弹丸各部分的材料模型。

（3）计算弹丸侵彻人体的弹道轨迹:在有限元分析软件环境中,弹丸有限元模型和人体有限元模型按照一定的位置关系进行定位组装,定义弹丸与人体组织的接触类型、材料失效准则,由软件自动完成数值求解。

（4）数值计算结果的提取及统计处理:利用有限元后处理软件,对上一步骤的计算结果进行可视化显示,包括弹头运行轨迹、伤道形状等,确定弹头运行轨迹上的组织类型,计算伤道总体积以及伤道中不同类型组织体积,提取弹头速度、能量、弹道周围组织压力等数据。

（5）伤情评估:弹头、破片等高速投射物的致伤判据,早期有以动能为标准的致伤判据、以条件杀伤概率为标准的致伤判据、以明胶中传递能量的评估标准,以及基于专家评分的失能及死亡评估准则。进行弹道伤的计算机仿真分析,具体需要根据作战人员承担的任务,采用适合的判据,基于数值计算结果进行综合评估。

2. 以手枪弹侵彻下肢为例说明弹道伤仿真分析的方法步骤

（1）下肢解剖结构三维模型和有限元模型构建:人体下肢二维断面图像采用第三军医大学"中国可视化人体数据集"[图33-6(a)]。对数据集中每张图像按肌肉、骨密质、骨松质进行分割,分别用绿色、白色、红色表示[图33-6(b)]。各层图像经空间对应关系配准导入Mimics软件生成三维模型[图33-6(c)],输出为.stl格式文件。将.stl文件导入有限元前处理软件Hypermesh对下肢三维模型进行网格划分[图33-6(d)],以.k文件格式输出。将.k文件导入LS-DYNA显式瞬态非线性有限元分析软件,定义下肢的材料属性。肌肉组织赋予黏弹性材料属性,骨组织赋予线弹性材料属性(肌肉采用xxx,骨密质采用xxx,骨松质采用xxx)。

（2）弹丸数字化几何模型和有限元模型构建图33-7:手枪弹弹头参照9mm马卡洛夫手枪弹

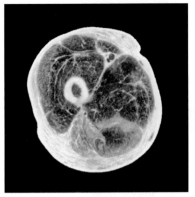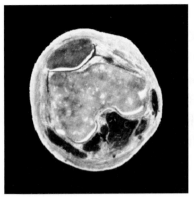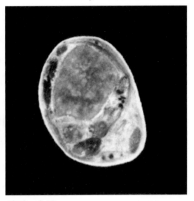

（a）人体下肢二维断面原始图像，从左至右分别为大腿、膝盖、小腿

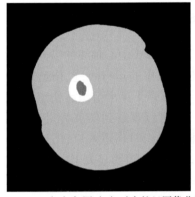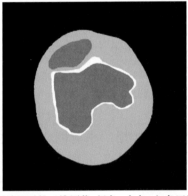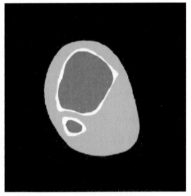

（b）与图（a）对应的经图像分割处理后的二维图像，绿色、白色、红色区域分别对应肌肉、骨密质、骨松质

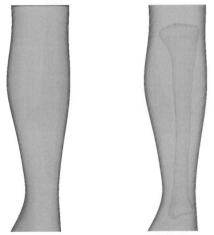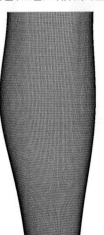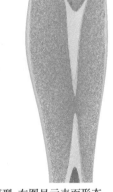

（c）下肢三维模型，左图显示表面形态，　　　　　（d）下肢有限元网格模型，左图显示表面形态，
　　　右图显示透视效果　　　　　　　　　　　　　　　　右图显示剖面效果

图 33-6　下肢解剖解剖结构三维模型和有限元模型构建示意图

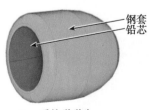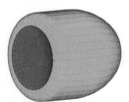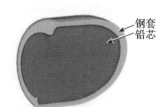

钢套
铅芯

钢套
铅芯

9mm手枪弹弹头　　　　　9mm手枪弹弹头有限　　　　9mm手枪弹弹头有限元维
三维模型　　　　　　　　元维网格模型　　　　　　网格模型剖面图

图 33-7　9mm 手枪弹几何模型和有限元模型构建示意图

33

参数。构建几何模型时将其结构简化为弹壳和铅芯两部分,采用 Solidwork 软件完成几何形状绘制和三维模型生成,输出为 .stl 格式文件。将 .stl 文件导入有限元前处理软件 Hypermesh 对手枪弹弹头进行网格划分,以 .k 文件格式输出。将 .k 文件导入 LS-DYNA 显式瞬态非线性有限元分析软件,定义弹头的材料属性。弹壳和铅芯均赋予塑性材料属性(采用 Johnson-Cook 塑性材料模型)。

(3) 弹丸侵彻下肢的数值仿真计算:在有限元分析软件 LS-DYNA 中,设定 9mm 手枪弹从大腿外侧沿水平方向射入肌肉丰满处(图 33-8)。手枪弹速度为制式速度,即 360m/s。弹头与下肢肌肉的接触类型定义为侵蚀接触,肌肉与骨骼之间的接触类型定义为自动面面接触,模型的约束边界条件为限制下肢模型竖直方向的自由度。该计算模型在 LS-DYNA 动态环境中运行,求解结果输出为 .d3plot 文件。

(4) 数值计算结果的提取及统计处理:将 .d3plot 文件导入有限元后处理软件 LS-PRE-POST,对弹头侵彻下肢的仿真结果进行可视化显

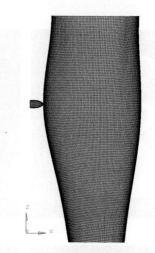

图 33-8　手枪弹侵彻下肢计算模型

示和数据分析。通过弹头中心轴线的纵向剖面展示了弹头在下肢组织中的运行轨迹、伤道形成过程[图 33-9(a)]以及弹头穿出组织后伤道形态变化[图 33-9(b)]。可以观察到伤道为贯通伤,子弹刚穿出下肢肌肉组织时伤道入口、出口直径分别为 2.98cm、1.66cm,入口明显大于出口,瞬时空腔容积约为 58.58cm³;随后由于瞬时空腔脉动,

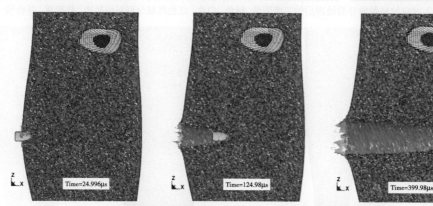

(a) 弹头在下肢组织中的运行轨迹,左、中、右图分别显示弹头
刚射入肌肉、弹头在肌肉组织中以及弹头刚穿出肌肉

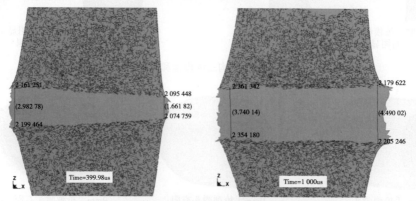

(b) 弹头穿出组织后伤道形态变化,左图显示弹头刚穿出肌肉
时伤道形状,右图显示弹头穿出肌肉600μs后伤道形状

图 33-9　弹头侵彻下肢仿真结果的可视化显示

伤道形状发生变化,1 000μs 时入口、出口直径分别为 3.74cm、4.49cm,出口显著增大,已略大于入口,瞬时空腔容积约为 180.39cm³。子弹的速度和能量曲线(图 33-10)显示弹头初速为 360m/s,穿出下肢后剩余速度为 307m/s,初始能量 413J,剩余能量 308J,在下肢组织中消耗的能量(组织吸收的能量)为 105J。弹头侵彻肌肉过程中产生的应力随着瞬时空腔脉动向伤道周围组织传播(图 33-11),1 000μs 时等效应力为 228kPa,直到距伤道 4.58cm 处等衰减为 0。

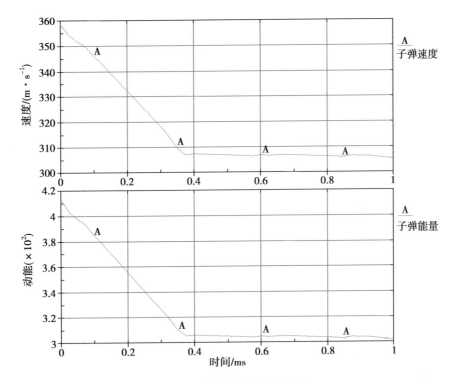

图 33-10　子弹速度和能量曲线

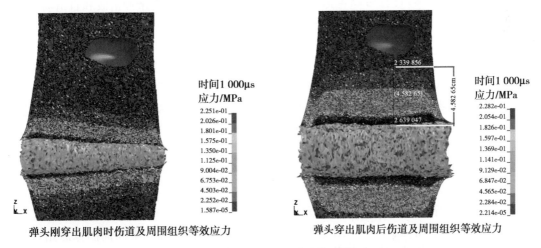

弹头刚穿出肌肉时伤道及周围组织等效应力　　弹头穿出肌肉后伤道及周围组织等效应力

图 33-11　伤道组织应力分布图

(5)伤情综合评估:

1)根据动能标准,投射物所具动能不小于 78J 即认为具有杀伤能力,人体只要命中一枚就认为被杀伤。当投射物动能 ≥78J 时,人员的杀伤概率 $P(I/H)$ 为 1;当投射物动能 <78J 时,人员的杀伤概率 $P(I/H)$ 为 0。本例中弹头初始动能为 413J,可判定对人员的杀伤概率为 1。

2)以条件杀伤概率为标准的致伤判据认为,对于同一类型投射物,质量为 m、速度为 v,则形成创伤的严重程度是 mv^{β} 的函数,一次随机命

中执行特定任务士兵在某一规定时间内丧失战斗力的概率

$$P_{(I/H)} = 1 - e^{-\alpha(m v^\beta - b)^n} \quad (33.7)$$

β 为由试验结果确定的数值($\beta = 1.5$)，a、b、n 为根据投射物类型、士兵承担的任务和丧失战斗力时间而确定的常数。对于进攻 30s、防御 30s 这两种情况，a、b、n 的值见表 33-10。

表 33-10 进攻 30s、防御 30s 的 a、b、n 值

任务及丧失战斗力时间	a	b	n
进攻 30s	0.764 42	31 000	0.495 70
防御 30s	0.887 71	31 400	0.451 06

本例中弹头质量 6.1g、初速 360m/s，依据公式(33.7)计算可以预估，士兵进攻 30s、防御 30s 两种特定条件下丧失战斗力的概率均为 1。

3）根据明胶中传递能量的评估标准，投射物一次随机命中士兵丧失战斗力的概率

$$P_{(I/H)} = \frac{1}{1 - e^{-(a+bx)}} \quad (33.8)$$

式中 x 为侵彻深度，a、b 为按照士兵承担的任务和丧失战斗力时间而确定的常数，数值同表 33-10。本例中手枪弹弹头贯穿射击部位，侵彻深度为 13.5cm，依据公式(33.8)计算可以预估，士兵进攻 30s、防御 30s 两种特定条件下丧失战斗力的概率均为 1。

3. 冲击伤计算机分析 冲击伤计算机分析的原理是基于数字化人体模型，通过数值计算得到冲击波超压在人体器官组织中的产生的应力、应变、加速度等力学响应数据，依据不同组织的损伤阈值(损伤判据)，对靶器官损伤等级进行预测评估。进行冲击伤计算机分析的方法及流程如下：

（1）构建人体数字化解剖模型和有限元模型：以人体标本二维断面图像、CT 或 MRI 连续扫描图像为原始数据集，数据集中每张图像经过组织分割、编码和空间对应关系配准后，导入图像重建软件生成三维解剖模型。

利用有限元前处理软件和有限元分析软件，对人体数字化解剖模型进行网格划分，按照人体不同组织的材料特性分别赋予适当的材料模型。

（2）构建冲击波加载模型：利用有限元分析软件创建冲击波加载模型通常有两种方法，一种是建立一个预设压力-时间曲线，另一种是采用模拟炸药爆炸产生压力脉冲。采用炸药爆炸在空气网格中产生压力脉冲，会限制压力脉冲的大小，持续时间等参量。

（3）冲击波加载人体的数值求解：在有限元分析软件中定义压力边界、接触模型、计算方法，进行冲击波压力加载人体的数值计算。

（4）数值计算结果的提取及统计处理：利用有限元后处理软件，对数值计算结果进行可视化显示，提取靶器官组织的力学响应数据，对靶器官组织的应力分布、加速度变化进行统计分析。

（5）伤情评估：非听力冲击伤的评估标准主要有 Bowen 模型、Stuhmiller 模型和 Axelsson 模型。Bowen 模型基于冲击波超压峰值和正压作用时间判定损伤程度，给出了不同正压持续时间作用条件下，70kg 体重人员受冲击波致伤后 24h 内 1%、50%、90% 和 99% 死亡所对应的超压峰值。在损伤评估中，根据测定的冲击波最大峰值压力与正压持续时间，就可推测出 70kg 体重人员冲击伤存活率。Bowen 模型适用于自由场冲击波致伤评估。Stuhmiller 模型基于胸腔前、后、左、右四个方向冲击波载荷来预测肺损伤概率和肺损伤严重程度。该模型对复杂冲击波和自由场作用下的肺损伤都适合。Axelsson 模型基于胸壁向内运动速度预测肺、上呼吸道、胃肠道、腹部实质脏器的综合损伤评分。该模型主要适用于复杂冲击波致伤评估。进行冲击伤的计算机仿真分析，具体需要根据作战人员所处载荷环境，采用适合的判据，基于数值计算结果进行综合评估。

4. 以超压峰值为 100kPa 的复杂冲击波作用于人体胸部为例，说明冲击伤仿真分析的方法步骤

（1）构建人体胸部数字化解剖模型和有限元模型：人体胸部二维断面图像原始数据采用正常成年中国男性的 CT 扫描图像数据，由 GE 公司 64 排 CT 获得。CT 扫描数据为 Dicom 格式，分辨率 512bit×512bit×8bit 的灰度图像，平行于 OM 线扫描，扫描层厚 0.625mm。基于 CT 图像识别不同解剖结构并进行图像分割[图 33-12(a)]，包括：肌肉组织(含皮肤)、骨组织(胸骨、肋骨、椎骨、锁骨、肩胛骨、肱骨头)、内脏器官(心脏、肺)，不同

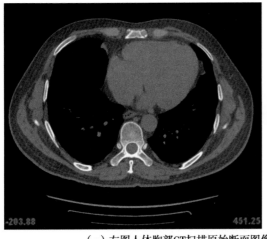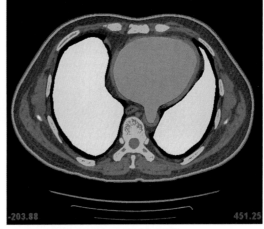

（a）左图人体胸部CT扫描原始断面图像，右图为经图像分割处理后的断面图像

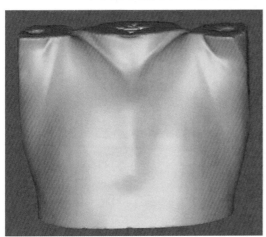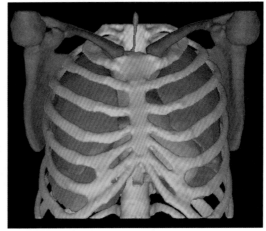

（b）人体胸部解剖结构三维模型，左图显示体表，右图显示胸廓和内脏器官

图33-12　人体胸部解剖结构三维模型构建示意图

器官组织用不同颜色表示。为降低建模难度，将人体躯干中除骨组织和内脏器官以外的部分均视为同一种组织，建模时使用肌肉组织材料属性。将分割后图像导入 Mimics 软件生成三维模型［图33-12(b)］，输出为 .stl 格式文件。将 .stl 文件导入有限元前处理软件 Hypermesh 对胸部三维模型进行网格划分，生成胸部三维有限元模型(图33-13)，以 .k 文件格式输出。将 .k 文件导入 LS-DYNA 显式瞬态非线性有限元分析软件，对骨骼和器官分别采用弹性本构模型、黏弹性本构模型进行描述。

（2）构建冲击波加载模型：为简化计算流程、减少计算量，采用直接加载压力波的方法模拟冲击波对人体的冲击。图33-14 为压力波峰值-时间曲线。空间域采用空材料＊MAT_NULL 以及线性多项式状态方程＊EOS_LINEAR_POLYNOMIAL 进行描述。

（3）冲击波加载人体的数值求解：首先用 LS-DYNA 构建复杂冲击波仿真环境。方法为先建立一个立方体空气网格，然后将胸部模型和一个平面钢板插入到空气网格中，通过变化胸部与钢板反射表面的距离来调节复杂冲击波。这样设置的复杂冲击波相对简单，也更容易理解。具体计算工况见图33-15：胸部模型置于空气网格中，与平面钢板的距离为25cm，用 200kPa 冲击波压力加载。爆炸冲击波通过流体物质-空气对固体物质-人体以及钢板进行冲击，这个过程是一个流体物质和固体物质相互作用的过程，因此采用完全流固偶合算法。接触类型采用自动单面接触模型（＊CONTACT_AUTOMATIC_SINGLE_SURFACE_ID）。该计算模型在 LS-DYNA 动态环境中运行，求解结果输出为 .d3plot 文件。

（4）数值计算结果的提取及统计处理：将 .d3plot 文件导入有限元后处理软件 LS-PRE-

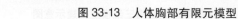

心脏有限元模型　　　　　　肺有限元模型

胸廓骨有限元模型　　　　　　胸部皮肤有限元模型

图 33-13　人体胸部有限元模型

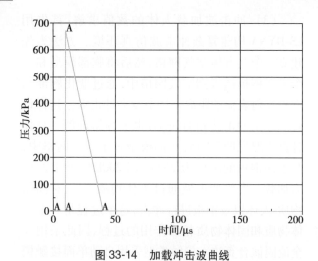

图 33-14　加载冲击波曲线

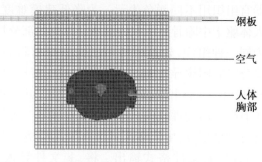

钢板

空气

人体
胸部

图 33-15　由胸部有限元模型、空气和钢板构成
的复杂冲击波致伤环境

POST,对数值仿真结果进行可视化显示和数据分析,主要包括冲击波加载后人体胸腔的压力场分布、胸廓骨的应力波传播、肋骨运动速度以及肺内压变化。

1）胸腔压力场分布:在 0.179ms 时［图 33-16(a)］,形成一个向前传播的稳定平面冲击波;在 0.419ms 时［图 33-16(b)］冲击波到达胸腔表面,由于身体阻抗的差异,一部分冲击波传入体内而另外一部分被反射与后续到达的冲击波形成了一个更强的负载;当冲击波继续传播时,正面的反射超压迅速降至无反射时的超压。在 0.599ms 时

33

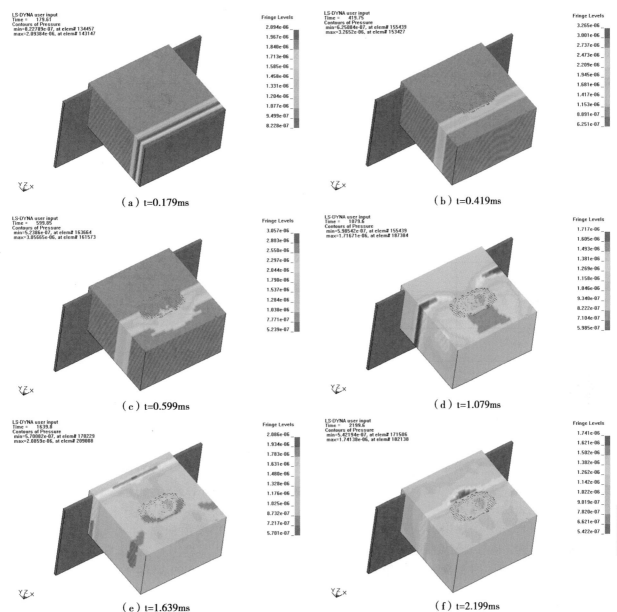

（a）t=0.179ms　　　　　　　　　　（b）t=0.419ms

（c）t=0.599ms　　　　　　　　　　（d）t=1.079ms

（e）t=1.639ms　　　　　　　　　　（f）t=2.199ms

图 33-16　100kPa 复杂冲击波加载后压力场仿真结果

[图 33-16（c）]，冲击波继续前行，由于冲击波负压的作用，使得身体表面产生负压；紧接着在胸腔周围发生绕射现象，两侧面形成大致相同的压力；在 1.079ms 时[图 33-16（d）]压力由身体两侧迅速作用于背面，整个胸腔被压力场包围；在 1.639ms 时[图 33-16（e）]冲击波离开身体继续向前传播直至遇到钢板发生反射；在 2.199ms 时[图 33-16（f）]，钢板反射压力到达身体背面，一方面反射压与前面的入射压发生叠加、稀疏现象，另一方面反射压继续前行使得身体再次受到冲击波压力场的包围。如此反复，完成了复杂冲击波整个载荷过程。

对胸腔前、后、左、右四个方向的冲击波压力曲线（图 33-17）进行分析，发现身体左右两侧位置 2、3 处曲线基本一致，峰压大小相近，为 55～80kPa 左右。人体前表面的位置 4 处冲击波压力峰值最高，达到 175kPa。人体后背的位置 1 处压力曲线首先是冲击波绕流形成的 70kPa 的冲击波，然后是钢板反射形成的 130kPa 反射压。四个位置冲击波波形都叠加着反射波，波形呈复杂冲击波的特点。

2）胸廓骨应力波传播：胸部受到复杂冲击波加载后，胸部软组织受压向内变形，胸骨受压向内运动，肋骨沿着冲击波作用方向向内压缩变形，与肺发生接触、摩擦、碰撞，肺接触部位组织变形。

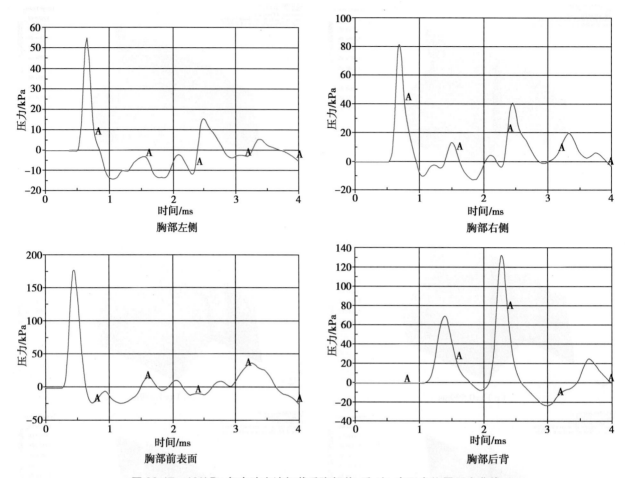

图 33-17 100kPa 复杂冲击波加载后胸部前、后、左、右四个位置压力曲线

19.607μs 时［图 33-18（a）］，应力波传入到体内，胸骨柄、胸骨体与剑突处颜色标示条指示颜色最深，299.59μs 时［图 33-18（b）］，第 4、5、6、7 根肋软骨颜色逐渐变深，339μs［图 33-18（c）］到379μs［图 33-18（d）］时，胸骨体和肋骨处颜色发生变化加深，尤其是第 5、6、7 根肋骨处，439μs 时［图 33-18（e）］，其他肋骨颜色开始加深，2 299μs［图 33-18（f）］时，所有肋骨、锁骨颜色变深。

3）肋骨运动速度：选取胸部第 5 根肋骨表面作为肋骨运动位置，得到肋骨最大向内运动速度为 1.6m/s，肋骨的运动速度变化曲线如图 33-19所示。

4）肺应力场分布：胸部受到复杂冲击波压力载荷后，压力先后通过肌肉软组织、胸骨、肋骨传播到肺与心脏，肺受压后与心脏、肋骨、胸骨发生碰撞、挤压和变形，肺表面由于变形产生应力。

399.79μs 时［图 33-20（a）］，肺部下叶底部颜色标示条颜色最深；519.59μs 时［图 33-20（b）］，颜色向四周扩散，819μs 时［图 33-20（c）］，

肺部上叶颜色逐渐加深，下叶底部颜色最深，1 820μs 时［图 2-20（d）］，整个肺颜色都颜色变深。从肺背面看，1 499μs［图 33-20（e）］和 1 820μs［图 33-20（f）］时肺部下叶底部颜色最深。

5）肺内压变化：100kPa 复杂冲击波对胸部加载后，以胸腔第 5 肋骨的位置作为横截面对肺进行横剖，选取左、右肺内部所有测点，通过后处理程序得到左右肺内部平均压曲线（图 33-21），可见左肺最大平均压为 38kPa，右肺最大平均压为 34kPa。

（5）伤情评估：200kPa 压力加载后的复杂冲击波载荷后肋骨的运动速度为 1.6m/s。根据胸壁运动损伤判断标准（Axelsson 模型）小于 3.6m/s 为无损伤，因此预测 100kPa 复杂冲击波加载后人体无损伤。

100kPa 压力加载后左肺平均压力为 38kPa，右肺平均压力 34kPa。根据 Greer 提出的肺内压损伤标准，小于 60kPa 为无损伤，轻微伤 60～100kPa、轻伤为 100～140kPa。因此根据数值计算

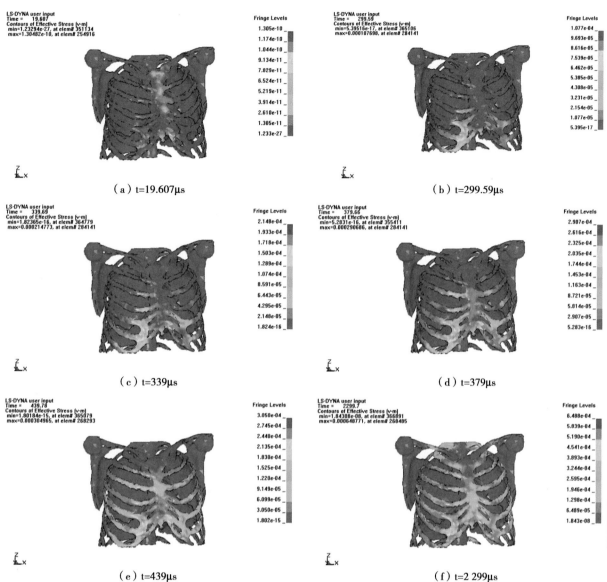

图 33-18　100kPa 复杂冲击波加载后胸廓骨骼中应力波传播图

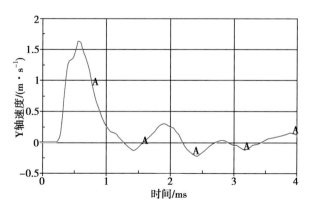

图 33-19　100kPa 复杂冲击波加载后肋骨运动速度曲线

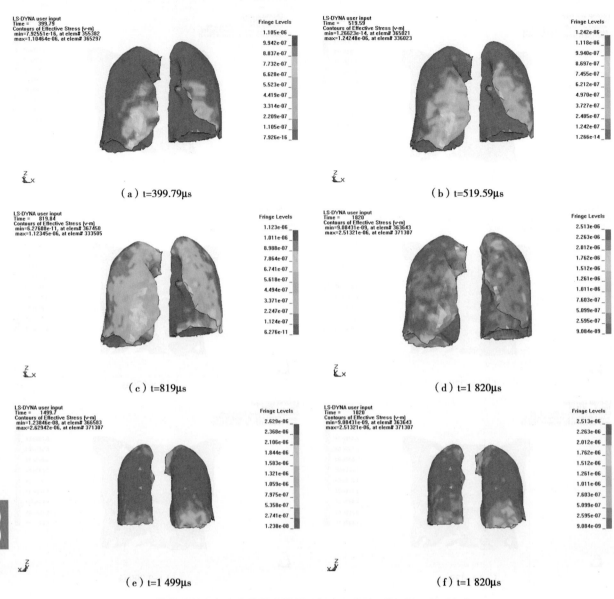

（a）t=399.79μs

（b）t=519.59μs

（c）t=819μs

（d）t=1 820μs

（e）t=1 499μs

（f）t=1 820μs

图 33-20　100kPa 复杂冲击波加载后肺应力波传播

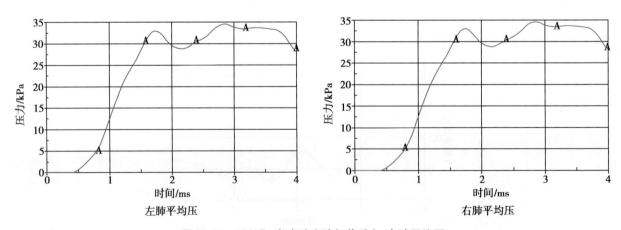

左肺平均压

右肺平均压

图 33-21　100kPa 复杂冲击波加载后左、右肺平均压

结果可预测 100kPa 复杂冲击波加载后人体无损伤。

100kPa 压力加载后胸腔前、后及两侧的压力等值分别为 175kPa、130kPa、80kPa。根据 Stuhmiller 进行计算，结果显示肺无损伤的概率为 100%。

第五节　常规爆炸性武器伤的防护与救治

一、爆炸性破片伤的防护

在现代战争的战场上，因火炮、榴弹、火箭、手榴弹及地雷所致的弹片伤亡率逐渐增加，占伤亡总数的 67%～75%，而死于头、胸、腹部位的战伤占其中的 82%～87%，远远超过了四肢部位伤所致的死亡率。战伤调查的统计分析表明，保护仅占人体表面积 39% 的头、胸、腹部位就可大大减少死亡率，而防弹衣和防弹头盔可以起到保护这些关键部位的作用。美国声称，在第二次世界大战中，单兵防护装备至少保护了 7 万美军的生命。英国的相关研究报告则认为，穿防弹衣可使受伤率降低 27%，死亡率降低 40%。因此，第二次世界大战以后，单兵防护头盔与防弹衣得到了飞速的发展。

单兵防护装具的发展首先体现在防护材料的发展上，防护材料的研发进展在防护技术的发展中起了决定性的作用，防护材料经历了碳钢、锰钢、钛合金、铝合金、尼龙纤维、玻璃纤维，以及凯夫拉芳纶纤维与热固性树脂复合材料等阶段，使得单兵防护装具的防护能力得到不断的提高。特别是 1984 年，美军 PASGT 头盔的研制成功，标志着现代军事头盔的一个重要里程碑，自此，非金属复合防弹材料头盔成为现代军用头盔的主流。

随着芳纶、超高分子量聚乙烯纤维等高强高模纤维力学性能的不断提升，非金属防弹头盔的防弹性能得到持续提高，重量则有所降低。然而，不断提高的防弹能力和防护要求使头盔在成功阻挡高速射体贯穿性侵彻伤害的同时，背弹面所产生的非贯穿性瞬间形变和永久性形变相应增加。原因在于复合材料头盔与金属头盔相比具有完全不同的防弹机制，早期的金属防弹头盔主要通过自身硬度使高速破片变钝，产生一个更大的挤压区，分散撞击能量，达到防弹目的；而目前常用的非金属防弹头盔主要通过防弹材料纤维的拉伸变形来吸收高速破片动能，从而达到防弹目的，其鼓包变形机制是防弹能力得以发挥的必要条件。

另外，高速射体的冲击能量与其速度的平方成正比，防护等级由 400m/s 提升到 600m/s 则冲击能量提高 1 倍还多。防弹头盔产生的挤压区和变形区可能导致头盔内面撞击头部，而导致钝性颅脑损伤。

防弹衣主要是用来保护胸腹部重要器官以抵御枪弹与破片的杀伤作用，随着弹药技术的发展，枪弹与破片的穿透能力不断增强，尤其是从 20 世纪中期开始，高能弹药得到不断发展，使以尼龙等为代表的防护材料制成的防弹衣均不能对小口径枪弹与高速破片实施有效抵抗。在此情景下，1972 年美国杜邦公司开发出了一种芳香族聚酰胺纤维材料（即"凯芙拉"）。凯芙拉防弹衣具有柔软、质轻、耐热、耐寒、不易燃烧及防弹性能好等特点，其防弹能力是氧化铝陶瓷材料的 2 倍，是尼龙等软质材料的 3 倍，是钢质材料的 5 倍。其质量比玻璃丝还轻 45%，相对密度仅为钢的 1/5。现代防弹衣可分为软式防弹衣和硬式防弹衣，软式防弹衣由高强度纤维材料制造而成，用于防护刀刺、破片和低速破片；硬式防弹衣则用于防护高速破片，如 5.8mm 和 7.62mm 步枪弹。

二、爆炸冲击伤的防护

爆炸冲击伤的防护涉及个人所处位置、单兵穿戴装具、装甲舱室及防护工事等多种因素。

1. **简易动作防护**　根据 Bowen 曲线推算，在开阔地爆炸场情况下，直立位时 1% 致死阈值约 190kPa，而采取与爆炸冲击波平行方向卧倒时，则 1% 致死阈值将上升到约 280kPa。因此，在爆炸瞬间，采取与爆炸冲击波平行方向卧倒的动作，可有效降低爆炸冲击波的损伤效应。

压力差效应是冲击波的重要损伤机制之一，因此，在爆炸瞬间采取张口动作，可有效降低内耳鼓室与外界的压力差，从而减轻冲击波对听器的损伤效应。

2. **地形防护**　地形地物对爆炸冲击波有屏蔽或加强作用，一般而言，人体位于地形地物的后方或战壕内时，可明显降低冲击波的损伤效应。在大当量现场爆炸评估试验时，在距爆心等距离放置两组试验羊，每组 5 只。一组位于开阔地，自然站立位；另一组位于 1.5 米深的战壕内，同样为自然站立位。位于开阔地的试验羊死亡率为100%,而位于战壕内的试验羊死亡率为0。由此可见,地形地物对冲击波的防护效果十分显著。

然而,不适当的地形地物,不仅起不到防护效果,还有可能增强损伤效应。据Bowen曲线推算,在开阔地爆炸场人员直立位时,1%致死阈值约190kPa;而在有反射面的舱室环境中,1%致死阈值可降低到100kPa。

(1) 单兵防护装具:用于单兵的冲击波防护装具包括听器、头、胸防护三个部分。在听器防护装具方面,主要是用于听器的冲击波损伤防护。耳塞或棉花等泡沫状物塞于耳中,均可有效地减弱冲击波的听器损伤效应,最大可减少90%的损伤效应。耳塞等听器防护虽有较好的冲击波防护作用,但同时它也降低人员的语言交流功能,从而影响人员的作业效能,因此,新的听器防护装具着眼于过滤爆炸所产生的高频声波作用,同时又能最大限度地保留语言交流时的较低频声波传递。

在头、胸部的冲击伤防护方面,目前尚无专门的头、胸部冲击伤防护装具配备,现有的头、胸部防护装具主要是以防弹、防破片伤为主。头、胸部冲击伤防护装具的缺乏,一方面可能是由于冲击波的防护有一定的难度,另一方面可能是由于常规TNT炸药冲击波的传播范围一般远小于爆炸破片的杀伤范围,冲击波中度致伤阈值范围,通常均在50%破片致死阈值范围内。但是,随着新型弹药的发展,尤其温压弹药的发展,爆炸冲击波的致伤阈值明显减低,致伤范围显著增加。此外,在现代战争条件下,坑道工事等密闭舱室内人员明显增加,在密闭环境内,破片损伤的发生率通常较低,而冲击伤发生率则是主要的因素。因此,现代战争中新型弹药爆炸冲击波的单兵防护十分重要。

(2) 防护装甲舱室:坦克装甲车辆是现代陆战的主要作战平台,车内人员的防护也是单兵防护的重要内容。一般情况下,坦克具有较高的密闭性能,爆炸冲击波不易进入车内。作者在50多次反坦克导弹对装甲舱室的打击效能评估中发现,反坦克导弹未击穿装甲舱室时,舱室内的冲击波超压值均小于10kPa。因此,在舱室环境中的非穿透性损伤时,冲击波超压值损伤的可能性较小,但是强大的冲击波动压可使装甲产生冲击加速度,振动加速度可使机体产生加速度损伤。冲击振动加速度所致的损伤不仅发生在机体与固体所接触的部位,而且可以骨骼或实体组织在机体内传播使身体其他部位发生损伤。研究表明,骨骼系统是加速度损伤的最敏感器官,Hirsch建立了站立人踝骨和足对加速度损伤忍耐水平标准,人对短时间冲击脉冲的忍耐水平是峰值速度变化不超过3m/s(到最大速度上升时间小于10ms),脊椎骨的忍耐水平要稍大一点,人脊椎骨对于短时间冲击脉冲的忍耐水平是峰值速度变化不超过4.5m/s(到最大速度上升时间小于20ms)。

除骨骼系统外,神经系统也是加速度损伤的敏感靶器官之一。研究表明,振动加速度可导致周围神经的变性坏死及脑出血、水肿等损伤。其损伤机制可能与振动加速度所致的惯性作用有关。其中,旋转加速度所致的损伤要大于直线加速度所致的损伤。

强烈的冲击振动还可能导致内脏器官的损伤或位移,造成各种类型的、组织的、生物化学的改变。尤其当冲击振动频率与人体组织器官发生共振时,则内脏组织器官损伤的程度更为严重。作者在反坦克导弹对装甲舱室的打击效能评估研究中发现,装甲舱室非穿透性损伤时,虽然舱室内的冲击波超压值很低(小于10kPa),但部分试验动物仍出现有较严重的广泛性心内膜出血。

(3) 防护工事:各类防护工事对爆炸冲击波有较好的防护作用,前述战壕对爆炸冲击波有较好的防护效果,因此,战壕是最简易的防护工事之一。

除战壕外,各类人防工事、永备工事也是爆炸冲击波的重要防护工事。人防工事主要是在城市内修建的地下工事,对爆炸冲击波及其他杀伤因素均有较好的防护效果。但人防工事一旦被击中洞口或重要位置,则可引起更为严重的伤亡。因为密闭空间内的爆炸其冲击波杀伤效应更为强烈,同时,坑道的倒塌可导致窒息等继发性损伤。抗日战争期间的重庆大轰炸,"六五"隧道惨案就是因为防空洞口被炸塌,导致洞内通风不畅,上千人死亡。

三、破片伤的救治原则

爆炸性破片伤伤口属于火器伤的一种,一般来说,火器伤伤口都会有感染,均需要清创。早期彻底清创是防治感染的最好方法。但由于破片伤的伤道损伤的不匀称性,"彻底"清创容易造成肌肉等软组织去除过多,常常导致伤口愈合延迟。

近年来,国内、外部分学者强调现代火器伤初期外科处理中,更应注重完善的减压引流,而不是一味强调"彻底"的清创术。有实验研究表明,彻底清创组与切开引流组的伤道感染发生率没有明显差异,但切开引流组的伤道愈合时间明显短于彻底清创组。

一期清创处理原则:①伤后越早清创越好,应争取在最短的时间内,感染未形成之前进行清创术,并尽早使用抗生素。②严格遵守外科无菌操作要求。战时情况下往往手术条件较差,但必须创造条件,努力达到无菌操作。③扩大伤口,充分显露伤道,有利于探查其深部组织的损伤情况,避免漏诊、误诊。④尽量去除泥沙、弹片、碎布等异物,切除坏死及毁损组织,妥善处理骨片、神经、肌腱、血管。⑤早期清创、延期缝合。火器的致伤效应可使远离弹道的组织受伤,是否会演变形成坏死在早期难以确定。所以原则上需要敞开伤口,不能一期缝合。但对于受伤时间短、较清洁、伤道较浅的伤口清创后可考虑一期缝合。此外头面部、生殖器、关节囊应尽量一期缝合,与胸、腹腔相通的伤口也应尽早关闭伤口。

在掌握清创原则的前提下,还应掌握好清创的时机。火器伤伤道内的细菌,经过一定时间的繁殖(潜伏期)才能形成感染。从受伤至清创的时间越短,感染率越低。多数情况下,伤后 6~8h以内,创口仍处于污染阶段,感染尚未形成。因此,一般公认伤后6~8h之内是清创的黄金时间。但是时限并不是绝对的。伤口感染的形成时间受许多因素影响。通常细菌潜伏期的长短与环境温度、湿度相关。气温高、湿度高时细菌繁殖快,感染发生早;反之,感染发生也就晚。此外,潜伏期的长短也与创口的性质、细菌的种类、数量和毒性,伤员局部和全身抵抗力的强弱以及是否使用抗生素有关。

如果伤口污染严重,伤员全身情况差,尤其是存在组织低灌注状态或局部循环障碍时,伤口感染形成的时间可缩短至3~4h。如果伤口污染轻,伤员的全身情况好,局部的血液循环好,感染形成的时间可推迟到12h以上。在寒冷、干燥的地区在环境温度较低以及使用抗生素的情况下,有时12~24h也没有发生明显感染,仍有清创的手术适应证。

对已经有明显的感染伤口,以及超过24h的伤口,就不应再做清创术。此时清创可破坏已形成的肉芽组织屏障,使感染扩散。对此类伤口的处理要求是清除明显坏死的组织和异物,敞开伤口换药。

高速小破片伤由于具有伤口与伤区多、伤口小、盲管伤多等特点,其救治一方面要遵循火器伤救治的一般规律,同时,也要注重小破片伤本身的损伤特点。

对于小破片伤,手术清创仍然是首要选择。但清创的原则与传统清创会有所差异。传统的清创手术要求早期完全开放伤道,冲洗并清除各种异物,切除因损伤而失活或坏死的肌肉组织,开放引流3~5d后延期缝合伤口。其处理原则的理论依据是基于瞬时空腔脉动不仅对伤道组织产生巨大的撕裂、挫伤作用,造成伤道内严重污染,还严重破坏其周围组织的微循环,导致组织缺血坏死,因而伤道内组织大多需要切除。对于坏死肌肉组织的判断主要采用"4C"法,即颜色(colour):暗红色;韧性(consistence):触之软泥样;收缩性(contractility):夹之无收缩;血供(capillary):切开不出血。支持较大范围组织切除的另一个重要原因是火器伤伤道内组织污染的严重性。虽然弹片和可见的衣物碎片不难清除,泥土等污物也可通过大量冲洗去除,但一些细小不可见的异物可呈放射状分散进入组织深处,可能成为潜在的感染灶。切除有活力但污染严重的组织的确有助于感染的控制,但这种确立于一个世纪前无抗生素时代的方法现在受到了越来越多的质疑。切除过多肌肉或创缘将造成较大的组织缺损,有时不得不以转移皮瓣或植皮覆盖,也必将影响后期的功能康复。

对于小破片伤的处理,Bowyer 曾做过较细致的研究,他采用 0.2g 的钢柱,以 500m/s 的速度打击猪后肢,失活组织边界在不同时间组中均接近1mm,不同时间组并没有明显的临床区别。受伤后皮肤表面菌群在类别和数量上与受伤之前均无明显改变;伤道内细菌学检查表明,12个伤道样本中只有2个产生阳性培养结果,其中1只在1h取样,在接近动物伤口表面及伤口深处有非致病的葡萄球菌及粪链球菌呈少量混合生长。1只6h取样,动物伤口表面有少量混合生长的非致病葡萄球菌。所有厌氧菌培养均为阴性。以上结果表明,小破片伤伤道周围组织失活区域较局限,大多数情况下无需外科处理;同时这些伤口感染概率也较低,因此,大部分小破片伤在无感染情况下无需外科处理,而可以自行恢复,因而现代战争中的

33

多发小破片伤适宜保守治疗。

四、爆炸冲击伤的救治原则

爆炸冲击伤的救治取决于其伤情特点。爆炸性武器由于威力巨大,致伤因素多而复杂,因此决定了爆炸伤的伤情特点明显有别于其他类型的损伤,其伤情特点主要有:

1. **爆炸伤突发性强,救治组织指挥困难** 战时爆炸伤或恐怖袭击发生的爆炸伤,由于爆炸导致的损伤具有突发性和不可预见性,加之爆炸时的破坏作用和地面杀伤力异常巨大,导致装备、设施受损严重,所造成的人员伤亡和一般伤类相比呈扩大化趋势,卫勤救治力量运筹不及,给救治协调带来困难,现场急救组织指挥困难。

2. **致伤因素多,伤情复杂** 爆炸伤的致伤效应通常是两种或两种以上致伤因素作用的相互增强或扩增效应的结合,因此,病理生理紊乱常较多发伤和多部位上更加严重而复杂。爆炸性武器种类繁多,致伤方式多样、部位及程度各不相同,它不仅损伤范围广,涉及多个部位、多个器官、多种组织损伤,而且全身和局部反应强烈、持久。

3. **伤势重,并发症多,病(伤)死率高** 爆炸性武器杀伤强度大,作用时间长,因此爆炸伤的早期并发症凶险,严重的爆炸复合伤伤员常死于致伤现场;晚期并发症增多后期主要死于严重并发症多器官功能衰竭。杀伤面积大,损伤部位多,造成多部位伤的比例增加,随着休克、出血、昏迷等并发症和冲击伤、多部位伤、烧伤的增多,重伤的比例也相应增加。

4. **内伤和外伤同时存在,容易造成漏诊误诊** 爆炸伤常表现出伤情的多样性和变化的复杂性。特别是在烧冲复合伤或机械性创伤复合冲击伤时,热力因素造成的体表烧伤或机械力所造成的组织损伤(如骨折、大出血等)显而易见,但同时发生的机体冲击伤则往往被人们忽略,极易造成漏诊误诊。

5. **软组织缺损严重** 压力波在不同密度介质中传播,产生散裂、爆聚、加速减速和压力差等多种效应,造成组织的撕裂伤、爆震伤,软组织毁损严重,深面组织暴露。特别是近年来,自杀式炸弹袭击给爆炸伤特点带来了新变化,爆炸物内加入多种异物,导致损伤部位增多,软组织损伤程度加重,异物存留多。

6. **感染复杂,处理难度大** 爆炸伤软组织缺损严重,伤道周围及深面组织存有泥沙、碎屑、毛发等异物,加重创面污染,感染率高,病情发展迅速。多种组织严重受损后免疫反应受到抑制,容易出现感染及其他并发症。

7. **肢体毁损率高,功能影响重,修复困难** 爆炸伤毁损严重,软组织和骨组织广泛缺损,深面以及伤区周围血管神经受损,关节、骨质、肌腱外露,严重影响功能,手术修复难度大,部分伤员最终截肢。部分伤员保肢失败的原因主要是存在其他器官损伤,并有危及生命的失血和败血症。

8. **后送不及时,延误最佳治疗时机** 战争条件下伤员数量大,伤情复杂,医疗救治受限于医疗环境、仪器、人力资源等多种因素。转运后送的延迟会导致伤员错过最佳治疗时机,伤员创面内的细菌大量繁殖,感染率增高;部分可逆损伤的组织发生缺血坏死或者炎症进展,导致损伤加重最终发生组织坏死;部分伤员未能得到及时的急救复苏治疗,最终死亡。

9. **治疗困难和矛盾** 爆炸伤治疗中最大的难题是难以处理好由于不同致伤因素带来的治疗困难和矛盾,如如何处理好治疗爆炸伤后烧伤的迅速输液与治疗肺冲击伤慎重输液的矛盾是治疗爆炸伤所致烧冲复合伤的关键。

基于以上爆炸冲击伤的特点,爆炸冲击伤的救治首先应遵循战伤救治的基本原则,即止血、包扎、固定、镇痛及防窒息。止血主要是对明显的活动性伤口出血进行加压包扎止血,对肢体大动脉出血,可用止血带止血,并做好明显标记,优先后送。对有明显伤口部位,应及时进行包扎。尤其胸部伤口需要用厚敷料包扎。发生张力性气胸时,还需作穿刺排气。对于骨折及关节损伤,应用木板、树枝等在现场进行简单固定。对于剧烈疼痛伤员,可给予有效止痛。同时,要防治外伤性窒息,改善呼吸功能。

对于不同部位的爆炸冲击伤,要进行相应的对症处理。耳冲击伤治疗的关键在于防止感染和促进鼓膜愈合。冲击波可直接作用于眼部而造成眼挫伤,但爆炸时扬起的泥土、砂石和爆炸物颗粒等作用于眼球而造成的间接损伤则更为多见。肺是冲击波作用的主要靶器官,病变以肺出血、肺水肿、肺破裂和肺大疱为多见,此外还可见有肺萎陷和肺气肿。肺冲击伤伤情轻者经休息和对症治疗后数日内即可恢复;较重者或合并有其他损伤时,需进行积极的综合治疗。强冲击波直接作用还可引起的严重的心脏损伤,主要病变为心壁出血、心肌纤维断裂或坏死。心脏有损伤时,肺常有更为严重的损伤,因此心肺损伤的治疗时应着重保护心肺功能,如给予强心药物、利尿剂、脱水剂等。

冲击波所致的腹部冲击伤中,以肝脾损伤最为多见。水下爆炸时,肠管等含气的空腔脏器更易发生损伤。对有麻痹性肠梗阻者,在有效的肠蠕动恢复以前,需持续进行胃肠减压。对于未穿孔的伤员,经保守治疗后症状迅速缓解时,仍应观察一周左右,以判定有无迟发性穿孔。对有空腔脏器破裂,其内容物流入腹腔,刺激腹膜而引起休克者,尽可能使收缩压回升至 90mmHg,脉压大于 20mmHg 再作手术。因腹腔内脏器较多,故手术探查要仔细、全面,防止遗漏。

颅脑冲击伤是近年来关注的重点,其早期救治与一般颅脑创伤相同。

四肢和脊柱也常因继发投射物打击和位移时碰撞坚硬物体而发生损伤。其救治也与一般四肢、脊柱伤救治相同。

五、爆炸性武器所致复合伤的救治原则

爆炸性武器的损伤是一个多因素的综合作用过程,破片与冲击波的复合损伤是最常见的复合损伤类型。其救治主要参照破片伤的救治与冲击伤的救治原则。

现代新型高爆武器损伤更为复杂,新型温压弹药,不仅有破片与冲击波的复合损伤,还常伴有热辐射与缺氧损伤。热辐射不仅造成体表烧伤,还可造成肺的吸入性损伤。特殊环境条件下的缺氧更可加重肺的损伤。因此,新型高爆武器复合损伤的救治,在常规现场急救处理的基础上,更要关注呼吸道的通畅及心肺功能的保护。

在核爆炸发生时,放射性复合损伤则是一种重要的复合损伤类型。放射性复合冲击伤的治疗,在局部处理上,要注重更彻底的清创处理,通常处理范围要比一般常规战伤处理范围更大。在全身治疗方面,要重点注意:

(1) 抗休克。放射性复合冲击伤,休克发生率可能有所增高,因此,应及早防治。

(2) 抗感染。放射性复合伤时,机体感染途径增多,不仅在创伤伤口,胃肠等部位的内源性感染发生率也明显增加,因此,整体感染发生率显著增高,为此,需尽早采用有效的抗感染措施。

(3) 防治出血。放射性复合伤较单纯出血更易发生出血,因此,应及时使用止血药物与止血措施,防止继发性出血的发生。

(4) 刺激造血。放射性复合伤时,将可能损害造血功能,有条件时,应酌情输血和输注骨髓,对刺激造血组织再生有积极的作用。

(王建民　陈菁)

参考文献

1. 2015 Tianjin explosions. 2015; Available from: https://en. wikipedia. org/wiki/2015_Tianjin_explosions.

2. ABBASI T, ABBASI SA. Dust explosions-cases, causes, consequences, and control. J Hazard Mater, 2007, 140(1-2):7-44.

3. ALMOGY G, MINTZ Y, ZAMIR G, et al. Suicide bombing attacks:Can external signs predict internal injuries? Ann Surg, 2006, 243(4):541-546.

4. ARNOLD JL, HALPERN P, TSAI MC, et al. Mass casualty terrorist bombings:A comparison of outcomes by bombing type. Ann Emerg Med, 2004, 43(2):263-273.

5. BAILEY A, MURRAY S. The chemistry and physics of explosions. Explosives, Propellants, and Pyrotechnics. London UK:Brassey, 1989:1-19.

6. BALA M, RIVKIND AI, ZAMIR G, et al. Abdominal trauma after terrorist bombing attacks exhibits a unique pattern of injury. Ann Surg, 2008, 248(2):303-309.

7. BUSCHE MN, GOHRITZ A, SEIFERT S, et al. Trauma mechanisms, patterns of injury, and outcomes in a retrospective study of 71 burns from civil gas explosions. J Trauma, 2010, 69(4):928-933.

8. CHALONER E. Terrorist attacks:learning from the past and planning for the future. Br J Hosp Med(Lond), 2005. 66(9):502-503.

9. COOPER GJ, MAYNARD RL, CROSS NL, et al. Casualties from terrorist bombings. J Trauma, 1983, 23(11):955-967.

10. DAMON EG, GAYLORD CS, YELVERTON JT, et al. The effects of ambient pressure on tolerance of mammals to air blast. Aerospace Med, 1968, 39:1039-1047.

11. EDWARDS DS, MCMENEMY L, STAPLEY SA, et al. 40 years of terrorist bombings-A meta-analysis of the casualty and injury profile. Injury, 2016, 47(3):646-652.

12. ELDER GA, MITSIS EM, AHLERS ST, et al. Blast-induced Mild Traumatic Brain Injury. Psychiatr Clin N Am, 2010, 33:757-781.

13. ELSAYED NM. Toxicology of blast overpressure. Toxicology, 1997, 121(1):1-15.

33

14. FRYKBERG ER,TEPAS JJ. Terrorist Bombings. Lessons Learned From Belfast to Beirut. Ann Surg, 1988, 11: 569-576.

15. FRYKBERG ER. Medical management of disasters and mass casualties form terrorist bombings: How can we cope? J Trauma,2002,53:201-212.

16. GOLAN R,SOFFER D,GIVON A,et al. The ins and outs of terrorist bus explosions: injury profiles of on-board explosions versus explosions occurring adjacent to a bus. Injury,2014,45(1):39-43.

17. GUTIERREZ DE CEBALLOS JP,TURÉGANO FUENTES F, PEREZ DIAZ D, et al. Casualties treated at the closest hospital in the Madrid, March 11, terrorist bombings. Crit Care Med,2005,33(1 Suppl):S107-S112.

18. HALPERN P,TSAI MC,ARNOLD J,et al. Mass-casualty terrorist bombings: Implications for emergency department and hospital emergency response(part Ⅱ). Prehospl Disaster Med,2003,18(3):235-241.

19. HEFNY AF,EID HO,AL-BASHIRM,et al. Blast injuries of large tyres: case series. Int J Surg, 2010, 8 (2): 151-154.

20. HEFNY AF,EID HO,ABU-ZIDAN FM. Severe tyre blast injuries during servicing. Injury,2009,40(5):484-487.

21. IRWIN RJ,LERNER MR,BEALER JF,et al. Cardiopulmonary physiology of primary blast injury. J Trauma, 1997,43(4):650-655.

22. KHAN MS,WAHEED S,ALI A,et al. Terrorist attacks in the largest metropolitan city of Pakistan: Profile of soft tissue and skeletal injuries from a single trauma center. World J Emerg Med,2015,6(3):217-220.

23. KLUGER Y. Bomb explosions in acts of terrorism-detonation, wound ballistics, triage, and medical concerns. Isr Med Assoc J,2003,5(4):235-240.

24. KLUGER Y,PELEG K,DANIEL-AHARONSON L,et al. The special injury pattern in terrorist bombings. J Am Coll Surg,2004,199(6):875-879.

25. LAIN R, GRIFFITHS C, HILTON JM. Forensic dental and medical response to the Bali bombing. A personal perspective. Med J Aust,2003,179(7):362-365.

26. LEIBOVICI D,GOFRIT O,STEIN M,et al. Blast injuries: Bus versus open-air bombings—A comparative study of injuries in survivors of open-air versus confined space explosions. J Trauma,1996,41:1030-1035.

27. MAYORGA MA. The pathology or the primary blast overpressure injury. Toxicology,1997,121:17-28.

28. PHILLIPS YY. Primary blast injuries. Ann Emerg Med, 1986,15:1446-1550.

29. RYAN J,MONTGOMERY H. The London attacks--preparedness: Terrorism and the medical response. N Engl J Med,2005,353(6):543-545.

30. SINGER P,COHEN JD,STEIN M. Conventional terrorism and critical care. Crit Care Med,2005,33(1 Supp l): S61-S65.

31. TEKIN A,NAMIAS N,O'KEEFFE T,et al. A burn mass casualty event due to boiler room explosion on a cruise ship: preparedness and outcomes. Am Surg, 2005, 71 (3):210-215.

32. Tianjin explosion: China sets final death toll at 173, ending search for survivors. , in The guardian. 2015, The Guardian. Associated Press.

33. TSOKOS M,PAULSEN F,PETRI S,et al. Histologic, immunohistochemical, and ultrastructural findings in human blast lung injury. Am J Respir Crit Care Med,2003,168: 549-555.

34. TURÉGANO-FUENTES F, CABA-DOUSSOUX P, JOVER-NAVALÓN JM,et al. Injury patterns from major urban terrorist bombings in trains: the Madrid experience. World J Surg,2008,32(6):1168-1175.

35. WOLF SJ,BEBARTA VS,BONNETT CJ,et al. Blast injuries. Lancet,2009,374(9687):405-415.

36. YU M,LV Q,DING H,et al. Evaluation of blast injury patients from the 2015 Tianjin explosions in China. Burns,2016. 42(5):1133-1140.

37. 邓志龙.高原冲击伤伤情特点和治疗研究.第三军医大学 2004 年博士学位论文,87-90.

38. 李晓炎,宁心,杨志焕,等.高原与平原冲击波物理参数和生物效应的比较研究.中国危重病急救医学, 2005,17(2):102-104.

39. 罗成基,粟永萍.复合伤.北京:军事医学科学出版社, 2006:158-159.

40. 宁心,李晓炎,杨志焕,等.水下冲击波和空气冲击波传播速度及物理参数的对比研究.解放军医学杂志, 2004,29(2):97-99.

41. 王正国.冲击伤.北京:人民军医出版社,1983:60-78.

42. 杨志焕,李晓炎,宁心,等.水下冲击波与空气冲击波对生物内脏损伤效应的对比研究.中华航海医学与高气压医学杂志,2006,13(2):65-68.

43. 杨志焕,李晓炎,朱佩芳,等.高原冲击伤的损伤特点研究.西南国防医药,2003,13(1):3-5.

44. 杨志焕,朱佩芳,蒋建新,等.水下冲击波的物理参数特征和冲击伤的形态学变化.中国临床康复,2004,8 (5):895-897.

45. 杨志焕,朱佩芳,蒋建新,等.水下冲击伤的量效关系研究.解放军医学杂志,2004,29(2):95-96.

第三十四章

地雷爆炸伤

　　地雷是一种埋入地表下或布设于地面的爆炸性武器。地雷可产生破片和冲击波而造成人体不同类型的损伤。

　　地雷的发展和火药的发展密切相关。我国是最先发明火药的国家，因而地雷首先在中国制造和使用。据文献介绍，我国早在 12 世纪和 13 世纪之交就有了由生铁制成、内装火药且装有火绳的"震天雷"，除用抛石机抛射外，也可用绳索悬吊或布设于地面以杀伤敌方攻城人马，宋军曾于 1130 年借此给攻城的金军以重大创伤。1580 年，明朝抗倭名将戚继光（1528—1588）驻守蓟州时，曾制造一种"钢轮发火"地雷，当敌人踏动机索时，钢轮转动与火石急剧摩擦发火，引爆地雷。

　　《兵略纂闻》《天工开物》和《武备志》都记载了地雷及其制作方法，并绘制了地雷的构造样图和爆炸时的形状。其中，明代兵书《武备志》中记载了 10 多种地雷的形制及特性，并绘有地雷的构造图。地雷多是用石、陶、铁制成的，将它埋入地下，使用踏发、绊发、拉发、点发等发火装置，杀伤敌人。早期的地雷多是用石头打制成圆形或方形，中间凿深孔，内装火药，然后杵实，留有小空隙插入细竹筒或苇管，里面牵出引信，然后用纸浆泥密封药口，埋在敌人必经之处，当敌人将近时，点燃引信，引爆地雷。这种石雷又叫"石炸炮"。其构造简单，取材方便，广泛使用于战斗。但也因贮药量小，爆炸力较小，而渐被更新。后来地雷的形制，特别是发火装置得到不断改进，扩大了地雷的有效杀伤范围。

　　19 世纪中叶以后，随着各种烈性炸药和引爆技术的出现，地雷逐步走向制式化和多样化，从而形成了现代地雷。现代防步兵地雷 1903 年由俄国研制，防坦克地雷 1918 年由德国研制。1904—1905 年日俄战争期间，俄军在我国旅顺口防御作战中使用了防步兵地雷。1914—1918 年第一次

世界大战期间，随着坦克投入战场，防坦克地雷不仅应之而生，且用于实战。第一次世界大战后，各国更加重视防坦克地雷的研制，到 1935 年，苏联、英国、美国和法国先后研制了多款防坦克地雷，并能击穿装甲类车辆。1939—1945 年第二次世界大战期间，地雷在种类、威力和质量方面都得到进一步发展，并且开创了撒布地雷的历史。但由于这一时期的地雷由铁壳制成，且体积大、装药多、重量高，容易探测和清除，不便携带和运输，以后又研制出可防探扫和质量更轻的塑料地雷。20 世纪 60 年代后，地雷的品种、威力和质量得到进一步改善和提高，以体积小、重量轻、威力大的地雷为主，并能用火箭、火炮和飞机等工具进行远距离和高空布撒，从而实现快速大面积布雷，这较以往的布雷方法有了革命性进步。20 世纪 80 年代后，随着微电子技术、传感技术、信息处理技术、装药技术和布雷器材的进步，地雷的更新换代更快，向着智能化的方向发展，从而具有探测、识别、跟踪、定位等人工智能，并具有适时起爆、抗电磁干扰和防探测等功能。智能化的地雷不仅以最佳效果攻击目标，而且能与战场信息指挥系统融为一体，从而大幅度地提高雷场的作战效能，使地雷由单纯防御性障碍转变为攻防兼备的武器，其作战范围也由地面向空间发展。相信未来地雷战的形式更加多样。

第一节　地　雷　分　类

　　地雷的种类有数百种，按攻击目标可分为以下几类：

　　1. 防步兵地雷　即杀伤人员的地雷，有圆柱形、方形、长方形和不规则形，可构成雷场或雷群，以杀伤有生作战力量，或从精神上威慑敌方，以阻滞敌步兵行动。防步兵地雷的腾炸高度通常为

0.5~2m,一般通过延期药延时、定距绳定高和电子计时实现。现在要求防步兵地雷应具有自毁和自失效能力,即地雷在进入战斗状态后,在无目标作用的情况下经过一定时期后,也能自动爆炸(自毁),或在预定时间内地雷的某种关键部件失效(自失效)。防步兵地雷通常由雷壳、装药和引信组成。雷壳主要由金属、塑料或其他非金属材料构成,它是地雷能否被探测的重要指标,目前要求每一枚防步兵地雷必须具备8g铁所能产生的磁信号,以方便探测和清扫;地雷的装药和地雷的威力直接相关,一般常用TNT、黑索今和塑性炸药等猛炸药;地雷的引信可一般分为两大类:一是机械引信,包括压发引信(人员压力触发)、绊发引信(人员动作触发)和松发引信(人员压力去除后触发)。

(1)根据防步兵地雷的杀伤因素,可将其分为:①爆破地雷,一般配用压发引信,以爆炸冲击波杀伤直接踏雷人员;②破片地雷,以预制或半预制破片及爆炸冲击波杀伤作战半径内的人员,可配用引信较多,如拉/绊发引信、压/松/触发引信、电发火引信等。

(2)根据防步兵地雷的控制方式,可将其分为:①可操纵地雷;②非操纵地雷。

(3)根据防步兵地雷的布设方式,可分为:①可散布地雷;②可埋设地雷。

2. 防坦克地雷 用以毁伤坦克、装甲战车、自行火炮等兵器和车辆,使其失去机动或战斗能力。

(1)按防坦克地雷的作用部位,可将其分为:①履带地雷;②车底地雷;③全宽度(两用)地雷;④侧甲地雷;⑤顶甲地雷。

(2)按防坦克地雷的动作方式,可将其分为:①触发地雷,进而分为压发地雷和触杆地雷;②非触发地雷,可进一步分为磁感应引信地雷、震动引信地雷、光电引信地雷、声引信地雷、复合引信地雷;③自主攻击地雷;④智能地雷。

(3)按防坦克地雷的布设方式,可将其分为:①非撒布地雷;②可撒布地雷。

3. 防空地雷 根据防空地雷的攻击目标,可将其分为:①防直升机地雷,可攻击低空直升机,具有自主探测、跟踪、识别和定位功能;②防空降兵地雷,通常布设在防空降地域内的地面,起爆后在空中爆炸或在地面爆炸后向空中抛射破片,以杀伤空降过程中的空降兵;③空飘雷,利用气球等空中悬浮装置设置于空中,可毁伤低空飞行物和空降兵。

4. 特种地雷 根据其用途可分为:①信号地雷,通常布设在需要警戒目标的周围,起爆后发出光或音响信号,用以报警;②照明地雷,起爆后照明剂原地发光或将照明弹抛向空中,用以照明;③烟幕地雷,起爆后发烟剂产生烟幕,以迷惑敌方或掩护我方行动;④燃烧地雷,起爆后燃烧剂燃烧,用以烧毁目标或构成火障阻滞敌方行动。

第二节 地雷遗害

地雷的大量使用是因为其容易生产,价格低廉,容易布设。布设后50~100年后仍然具有杀伤作用。

一、遗留地雷分布

在全世界62个国家共有1.1亿枚地雷,其中一半以上分布在中东、北非,其次是东南亚地区和非洲撒哈拉以南地区和中东欧。全球遗留地雷最多的十个国家依次是:①埃及,2 300万枚地雷;②伊朗,1 600万枚地雷;③安哥拉,1 000万~2 000万枚地雷;④阿富汗,1 000万枚地雷;⑤伊拉克,1 000万枚地雷;⑥柬埔寨,800万~1 000万枚地雷;⑦科威特,500万枚地雷;⑧波斯尼亚-黑塞哥维那,300万枚地雷;⑨莫桑比克,300万枚地雷;⑩索马里,100万枚地雷。埃及的遗雷数量约占世界遗雷数量的五分之一。其根源可以追溯到第二次世界大战时期,作为北非主战场的埃及,德国的"非洲军团"曾与英军在此进行了大规模作战。此外,第三次、第四次中东战争期间,埃及军队在西奈半岛展开的激战也使埃及领土上遗留了大量地雷。阿富汗近四十多年来战乱不断,致使这个面积不到65万多平方千米的国家遗留了上千万的地雷。人口1 500多万,面积18万多平方千米的柬埔寨,地雷数量却高居世界第六,遗留自抗法战争、内战和越南的入侵。中越边界遗留的地雷数量不详,但一场边境战争就留下雷区560多处,总面积达400多平方千米。1992—1999年,仅我军就在边境地区扫除地雷280多万枚,销毁其他爆炸物400多吨。

二、遗留地雷伤害

地雷是最难消除的战争遗痕,它对人类社会

的危害甚多,主要体现在以下几个方面:

1. **伤害人员**　地雷除在战时造成大量军人伤害外,战后也导致大量平民伤亡。在全世界范围内,究竟有多少平民被地雷伤害是无法准确统计的数字,现有伤亡数据主要来自于医院的统计,而那些未入院救治的受害者则永远是个未知数。据报道,全球每 20min 就有 1 人被地雷致伤或致死,每年受害者则高达 15 000~28 000 人,其中妇女、儿童更容易受到伤害。据国际红十字会估计,妇女占地雷爆炸伤受害者的 10%~15%,这一比例和她们的社会角色有关,在女性占社会活动主导地位的区域则受害比例更高。女性被地雷致残后其后果往往比男性更为悲惨,她们要么被歧视,要么被抛弃,要么丧失社会地位。

国际禁止地雷运动(The International Campaign to Ban Landmines,ICBL)于 1992 年 10 月由国际残障组织(Handicap International)、人权观察组织(Human Rights Watch)、国际医疗组织(Medico International)、地雷咨询团体(Mine Advisory Group)、人权医师组织(Physicians for Human Rights)和美国越战退役军人基金会(Vietnam Veterans of America Foundation)等 6 家非政府组织构成,致力于推动《禁止地雷公约》(*Mine Ban Treaty*)的全面实施,并定期出版《全球地雷监控报告》。2006 年,ICBL 的地雷监控报告指出,哥伦比亚全年共发生 11 000 起触雷事件,柬埔寨发生 875 起,伊拉克和巴基斯坦分别有 363 起。

老挝遗有地雷等爆炸物 200 万吨。1964~2008 年,该国计有 50 136 人触雷,幸存者只有20 726 人(41.34%)。1997 年 1 月至 2002 年 9 月,阿富汗共有 6 114 人被地雷炸伤,其中男性的数量是女性的 10 倍,15~19 岁占 14%,10~14 岁占 29%,5~9 岁占 13%,说明 56% 的地雷受害者为 19 岁以下的青年和儿童。据估计,阿富汗因地雷而伤亡的人数已有 150 万,平均每月有 100 人被地雷夺去生命。近 40 年来,伊拉克是个战乱不断的国家,也是雷患大国,尤其是该国北部与伊朗接壤的库尔德地区,雷患更重。自 1998 年 7 月到 2007 年 7 月,仅库尔德自治区首府阿尔比尔市(Erbil)急诊中心就收治了 285 名地雷伤伤员,他们的平均年龄 26.5±13.2 岁(6~71 岁),50%的年龄在 19~35 岁之间,男性占 95.1%,平民占96.8%,截肢率为 72%(下肢 58.6%,上肢13.3%)。据估计,伊朗同样是雷患大国,自 1988

年至 2005 年,仅伊朗西南五省(Azerbaijan、Kermanshah、Khuzestan、Ilam 和 Kurdistan 省)就有 3 713 名地雷爆炸受害者,其中女性 252 人,占6.8%。

2. **伤害动物**　野生动物和家畜受到地雷伤害的数量和损伤类型缺乏专门统计,但野生大象被地雷炸伤、炸死的事件已有披露,其它体型较大的野生动物被地雷伤害的事件可能也不鲜见。地雷伤害野生动物可能影响生物链,也破坏生态环境,伤害家畜则加重农民的经济负担。

3. **阻碍农业**　战后遗留在田间的地雷不仅严重威胁农民的生命,也逼迫他们失业,结果既剥夺他们的经济来源,也严重阻碍了农业发展。据报道,阿富汗已有 45% 的耕地因遗有地雷而被废弃,从而使该国农民陷入更为贫穷的境地。

4. **破坏交通**　为了阻滞敌方前进和袭击,地雷有时被故意布设于交通干道上,甚至于铁路、桥梁和机场内。这些地方的地雷不仅破坏交通,也严重威胁人们的通行,从而更加恶化当地的经济状况。

5. **增加社会负担**　地雷增加的社会负担主要体现在两个方面。一是地雷致残人员增加的社会负担,虽然具体增加的费用因各国经济状况不同而有所差异,但无论如何都是社会巨大的人力浪费和财政支出。二是排除地雷带来的费用。据联合国估计,每颗价值 10 美元的地雷,其清除费用在 300~1 000 美元。2008 年,有 33 个国家的扫雷费用高达 4 亿多美元,仅柬埔寨一国的扫雷费用可能就需数十亿美元(雷斌,等. 2012)。按目前每年清除 100 000 颗地雷算,清除最后一颗地雷需 3 100 年。不幸的是,全球每年仍增加 200万~500 万颗地雷。

第三节　地雷爆炸伤特点

1. **院前死亡率高**　地雷爆炸伤的院前死亡率可高达 75%,院内死亡率只为 2.1%。80% 的死亡发生在地雷爆炸现场,9% 发生在后送途中。根据后送条件和地域不同,自受伤至到达医院的时间 5~6h 或 9h 不等。

2. **休克发生率高**　地雷爆炸伤导致的大量出血和剧烈疼痛是造成休克的主要原因,以往报道的休克发生率因伤例统计多寡和伤情不同而差别较大,从 35% 到 95.4% 不等。

34

3. 四肢受伤概率高 地雷爆炸的致伤部位和地雷的类型与触雷时的身体部位和姿势有关。就防步兵地雷来讲，四肢受伤的概率最高，当地雷爆炸伤受害者到达医院时，有三分之一的人至少失去一个肢体。其中，儿童的上肢更容易被炸伤，因为他们对玩具样的地雷装置比成年人更充满了好奇心。

4. "拖把"样小腿毁损 下肢触雷后，脚掌常严重毁损或缺失，小腿下端创缘皮肤烧焦、发黑、变硬，残留肌肉和肌腱呈分散条索状，形成典型的"拖把"样小腿毁损。此时，肌肉和肌腱收缩变短，且变脆。断裂的神经、血管收缩变短达 5cm 以上，神经因组织水肿而增粗 0.2~0.3cm。残留长骨呈尖刺状，有斜面。

5. 伤口污染重，感染率高 几乎每个地雷爆炸伤伤口都有沙石、泥土和衣服碎片，因而地雷爆炸伤的感染率远比枪弹伤（11%）的高，地雷爆炸伤截肢后的感染率为 27.7%，不截肢的感染率为 51.2%，主要为厌氧菌感染，可发生气性坏疽、败血症、创伤后骨髓炎等。

6. 截肢率高 根据伊朗学者的报道，自 1988 年到 2003 年，伊朗西南五省共收治了 3 713 例地雷爆炸受害者，其中截肢 1 499 例，截肢率高达 40.37%。膝关节以下截肢最为常见，受害者平均年龄 23 岁，92% 的受害者为男性。和成年人相比，儿童的截肢率更高，可高达 82.6%。

7. 截肢后神经瘤 神经瘤是截肢后瘢痕区神经残端肿瘤样结构，对刺激很敏感，即使是轻微刺激，也可产生强烈疼痛。疼痛性神经瘤很难和幻肢疼痛区别。下肢截肢后疼痛临床很难有特异性发现，但 MR 检查对早期诊断特别有帮助。传统放射线检查可判断疼痛的骨性起源，如抬起的骨嵴，异位骨化、骨髓炎。2000~2006 年，土耳其军事医学科学院治疗了 75 例下肢截肢后神经瘤。从截肢后到疼痛性神经瘤出现的时间为 1~12 个月。从开始使用假肢到出现疼痛性神经瘤症状的平均时间为 9.6 个月，从疼痛性神经瘤症状出现到手术切除的平均时间为 7.8 个月。平均随访时间 2.8 年，所有伤员均解除疼痛。若神经瘤的直径小于 1cm，则放射检查很难发现。

8. 多发伤和多部位伤高 地雷具有冲击波、破片和二次飞射物的综合致伤作用，因而常造成人员多个解剖部位的多发伤或同一解剖部位的多处伤。其中头部地雷爆炸伤的伤情最重，死亡率

23%~92%。地雷破片既可造成头部贯通伤，也可造成盲管伤，或凹陷性颅骨骨折、硬膜外血肿、蛛网膜下腔出血。眼球损伤的发生率为 21.7%，常常致盲。脊柱被炸伤后容易发生椎体爆裂性骨折，压迫脊髓或造成脊髓严重受损。

9. 心理伤害重 地雷爆炸受害者常因残疾或被社会抛弃而产生严重的心理障碍，不仅容易产生焦虑、抑郁等神经精神症状，也容易滥用药物，甚至具有严重的自杀倾向。

第四节 地雷爆炸的致伤因素

作为一种小型爆炸性武器，地雷致伤的主要机制有冲击波、破片、热力三种。由于每种地雷的攻击目标不一，故其装药量、破片的大小和数量、附加装填物不同。换言之，不同地雷所产生的冲击波超压、破片速度和热力等主要毁伤因素不同。就防步兵地雷而言，其装药量一般不超过 200g，大多在 50g 左右，弹壳或金属或塑料，预制破片或有或无。如我军 66 式防步兵地雷（前身为美制 M18A1 防步兵定向地雷）虽为塑料壳，但内部预装了 700 颗总重为 650g 的钢珠，可有效杀伤距离为 50~100m 内的有生目标和无防护的车辆。

1. 冲击波致伤 众所周知，爆炸冲击波在高密度介质中的传播速度比低密度介质中的快。水的密度为 1kg/L，空气的密度为 1.295g/L，前者约为后者的 772 倍，因此爆炸冲击波在水中传播的速度远比在空气中的传播快，传播范围也更大。利用兔子进行的下肢地雷爆炸伤实验表明，将兔子置于地面、水深至兔大腿中点、水深至兔剑突三种不同环境中，600mg 黑索金爆炸致伤兔子足部时，在距爆源 8cm 处的压力峰值陆地平均 0.76MPa，在水深至大腿中点时为 62.62MPa，而水深达到剑突时升高至 72.67MPa，与之对应的损伤结果是胫骨和股骨骨折的发生率更高，坐骨神经损伤的范围也更大。由此不难理解，当冲击波作用于人体时，高密度的骨组织和低密度的软组织因冲击波传播速度不同而发生相对位移，从而造成组织挫伤或组织分离。如为下肢触雷，则使小腿以下的骨骼缺失，而皮肤、肌肉等软组织则残留较多，形成典型的"拖把样"损伤。

2. 破片致伤 根据 1 500 例地雷爆炸伤伤情统计，地雷破片致伤的发生率高达 88.3%（1 324

34

例)。破片的致伤能力与其形状和速度有关。当三角形和方形破片击中人体时,其速度衰减快,因而能量传递率高,常造成入口大、出口小的伤道,或没有出口的盲管伤。这类破片的入口多为不规则,伤道呈浅而宽的倒喇叭状。球形破片的表面光滑,承受的阻力较小,因此速度衰减慢,侵彻组织深,但能量传递率比较低,其入口多为边缘整齐的圆孔,直径略大于球径,但球形破片的速度>1 000m/s,入口的直径也比较大。另外,表面光滑的球形破片在体内遇到不同密度的组织时,容易改变方向,形成迂回曲折的复杂伤道,可同时伤及多个器官。圆柱形破片能量传递率和所形成的伤道介于三角形和球形破片之间。一般认为,破片杀伤人体的最低速度为100m/s,低于50m/s时通常只造成皮肤挫伤,超过200m/s时,可造成各种典型的损伤,当速度大于340m/s时,因瞬时空腔的形成可造成范围更大的严重损伤。

3. 热力致伤　热力(如火焰、沸水、沸油、热金属、高温气体)可造成人体组织或器官损伤是生活常识。根据动物实验研究,90℃/5s的热力致伤条件可造成家兔皮肤Ⅰ度烧伤,90℃/8~20s使家兔皮肤浅Ⅱ度烧伤,90℃/22~30s为深Ⅱ度烧伤,95℃/25~50s则造成家兔皮肤Ⅲ度烧伤。由此可见,热力致伤除和温度高低有关外,也和温度作用于人体的时间有关。有文献称,战斗全重125g的72式防步兵地雷爆炸时产生的温度高达2 737℃,能烧焦伤口周围的皮肤,并使肌肉和肌腱变脆。

应当说明,地雷既然是一种爆炸武器,那么其致伤人体就不是单一因素的作用结果,而是上述致伤因素的综合效应。只不过和大当量爆炸性武器相比,它所产生的冲击波超压没有那么强,破片的数量没有那么多,破片的质量没有那么大,温度没有那么高,高温的覆盖范围也没有那么广,因而对人体的整体损伤没有那么重,只是造成人体局部的严重破坏。但应警惕,既然是多因素致伤,就容易形成复合伤。破片更容易造成人体多部位和多个器官损伤,形成多发伤。复合伤和多发伤的救治远比单一损伤来得困难和复杂。另外,冲击波和破片共同作用于人体时可以发生远达效应(即远隔触雷部位的脏器或组织损伤)。武器致伤时的远达效应非常隐蔽,救治时务必警惕。

爆炸冲击波在撕碎衣物的同时,也能激飞泥土和沙石,因而地雷爆炸伤伤口常被这些异物严重污染。爆炸冲击波也能抛掷人体,使之撞击地面或其他物体而产生所谓的"抛掷效应"。

第五节　地雷爆炸伤救治

1. 积极抗休克　快速输血、输液,尽早恢复有效循环血量。全血是最理想的胶体复苏液,若一时难以获得,可采用右旋糖酐或代血浆代替。

2. 早期清创,延期缝合　这一早期外科处理原则是从历次战争总结的宝贵经验,对伤道污染更为严重的地雷爆炸伤,更应遵循这一早期外科处理原则。清创最好在伤后6~8 h感染尚未形成之前进行,但对休克和濒死状态下的伤员,清创应待纠正休克、伤员全身情况稳定后进行。清创前首先用大量生理盐水冲洗伤道,在再用双氧水(过氧化氢)和1∶1 000新洁尔灭(苯扎溴铵)溶液消毒。清创时要逐步清除异物和弹片,切除坏死和失活组织,彻底止血。可适当扩大伤口,不留死腔。肢体地雷爆炸伤时受伤肢体肿胀非常明显,且进展迅速,因而对皮肤苍白、温度降低、肿胀严重且变硬的伤肢要切开深筋膜减压,以缓解和预防形成筋膜间隙室综合征。清创后敞开伤口,保证引流通畅,不进行一期缝合。

3. 伤口换药　由于清创后的地雷爆炸伤伤口是敞开的,常有大量渗液流出,此时不要包扎伤口,只在创面上覆盖2~3层纱布即可,并定时加滴抗生素溶液湿敷,对疑有气性坏疽的伤口可加双氧水冲洗。这样既可预防气性坏疽,也有利于局部使用抗生素,同时可以减少渗液浸泡,减轻伤员痛苦,也方便护理。

4. 骨折处理　清创时应将游离的小骨片取出,较大的游离骨片应放置原处,以防骨缺损,并可对骨再生起支架作用。一切与软组织或骨膜相连的骨片,都应尽量保留。原则上对于火器性骨折不做内固定,以往强调骨折复位后进行外固定,但现在不少学者认为,如伤肢污染不重,在彻底清创和有效抗感染的基础上,火器性骨折也可以进行内固定,它更有利于骨折端的稳定和促进骨折愈合。

5. 软组织严重缺损的处理　对软组织严重缺损者,可在彻底清创后5d,创面清洁、肉芽新鲜、创缘无红肿和压痛等情况下,用带血管蒂肌肉皮瓣移位术以修复。这样不仅有利于矫正肢体

34

畸形,也可为日后重建肢体功能创造条件,同时具有预防感染的作用。地雷爆炸伤时常常需要截肢,如截除肢体的部分软组织状况较好,也可用其修复软组织缺损。

6. 截肢　截肢会给伤员带来巨大的精神打击,属残酷治疗手段,但却是挽救伤员生命的唯一措施。对经多次手术伤情仍然恶化的伤员,为挽救生命,不得不行截肢术,甚至多次行截肢术。开放式截肢法是常用截肢方式,特殊情况下也可进行闭合性截肢。

截肢时接近损伤部位的骨折不应随意切除,应予适当固定,截肢平面以远的存活皮肤和肌肉也应尽量保留,即使这些组织的形状很不规则,也不应随意放弃,因为他们可作为有用的皮瓣关闭残端伤口或修复组织缺损,以增加残肢长度,促进组织修复。

7. 截肢后康复　康复治疗对伤员的日常生活和心理健康有重大益处,但据世界卫生组织估计,只有5%的地雷伤截肢者可以得到康复治疗,且主要集中在大城市。

截肢后的残肢和全身功能锻炼可以促进局部与全身的血液循环,利于残肢肿胀消退,减少肌肉失用性萎缩,预防关节粘连,加快运动功能恢复。健肢运动一般术后第1d即可在床上进行,第3~4d可主动运动残肢。假肢的安装一般在伤口愈合后即可进行。目前,新材料和计算机控制技术的应用已使假肢治疗形成较完善的体系。装配假肢者经过系列康复锻炼都可恢复步态近似正常的站立行走。

地雷伤幸存者的心理康复越来越受到人们的重视。良好的心理治疗不仅可以稳定伤员的情绪,缓解伤员的痛苦,也能恢复和鼓舞他们未来的人生信心。

(李兵仓)

参 考 文 献

1. 李全岳,赵东海,胡博.雷场军事医学.北京:军事医学科学出版社,2008.
2. 韩庚奋,王爱民.浅滩地雷爆炸的损伤特点及力学机制研究.第三军医大学博士学位论文,2014.
3. 倪绍明,郭夕庆.66例下肢地雷伤特点及初期外科处理.人民军医,1988,4:9-10.
4. 王宫,程佑民,吴华嵩.不同深度皮肤烫伤的动物模型建立.福建中医药大学学报,2013,23:21-22.
5. 曲海燕,赵东海,李全岳,等.地雷伤病理表现分析.人民军医,2010,53:241-242.
6. 程昌志,赵东海,李全岳,等.地雷伤救治102例分析.人民军医,2010,53:239-240.
7. 雷斌,蔡广,李全岳,等.地雷伤救治研究进展.人民军医,2010,53:237-238.
8. 王孔祥.国际禁止地雷运动中的非政府组织.南京理工大学学报(社会科学版),2012,25:95-102.
9. 本书编委会.地雷爆破装备设计.北京,兵器工业出版社,2008.
10. SOROUSH A,FALAHATI F,ZARGAR M,et al. Amputations Due to Landmine and Unexploded Ordnances in Post-war Iran. Arch Iran Med,2008,(11):595-597.
11. WYPER RB. An exploratory study of the perceived impact of health problems of landmine/UXO victims versus another disability group. Wyper Health Quality Life Outcomes 2012, 10: 121 (http://www. hqlo. com/content/10/1/121).
12. ATABEY C,ERSOY T. An unusual penetrating craniocerebral injury due to landmine explosion:a case report. Turk Jo Trauma Emerg Surg,2012,18(2):181-184.
13. BILGIC S,KILINCOGLU V,KURKLU M,et al. Burst fracture of the lumbar vertebra due to a landmine injury:a case report. Cases J,2009,2:6257.
14. MANNION S. Landmines and Landmine Injuries:An Overview. Pain Med,2006,7:S199-S200.
15. MOULTON LH,BENINI AA. Community level risk factors for numbers of landmine victims in Chad and Thailand. J Epidemiol Community Health,2003,57:956-959.
16. KEKLIKCI K,UYGUR F,BAYRAM FC,et al. Free-fillet flap harvested in 'severe, high-energy landmine explosion' injuries of lower extremity:A case report. J Plastic Reconstruct Aesthetic Surg,2010,63:e58-e61.
17. SECER HI,GONUL E,IZCI Y. Head injuries due to landmines. Acta Neurochir(Wien),2007,149:777-782.
18. WENNERSTROM M,BAASER S,SALAMA P,et al. Injuries Associated with Landmines and Unexploded Ordnance-Afghanistan,1997-2002. MMWR,2003,52(36):859-862.
19. SURRENCY AB, GRAITCER PL, HENDERSON AK. Key factors for civilian injuries and deaths from exploding. Injury Prevention,2007,13:197-201.
20. CAN M,YILDIRIMCAN Y,OZKALIPCI O,et al. Landmine associated injuries in children in Turkey. J Forensic Legal Med,2009,16:464-468.
21. SHABILA NAZAR P,TAHA HUSEN I,AL-HADITHI TARIQ S. Landmine injuries at the Emergency Management Center in Erbil,Iraq. Conflict and Health 2010,4:15/http://www. conflictandhealth. com/content/4/1/15.

34

22. NECMIOGLU S, SUBASI M, KAYIKCI C, et al. Lower limb landmine injuries. Prosth Orthot Int, 2004, 28: 37-43.

23. ATABEY C, ASIR A, ERSOY T. Management of head trauma due to landmine explosions: From battle field to operation room. Brit J Neurosurg, 2011, 26: 208-211.

24. MOSZYNSKI P. Nairobi summit opens with call for action for landmine survivors. BMJ, 2004, 329: 1306.

25. SEHIRLIOGLU A, OZTURK, YAZICIOGLU K, et al. Painful neuroma requiring surgical excision after lower limb amputation caused by landmine explosions. Inter Orthopaedics, 2009, 33: 533-536.

26. SOROUSH AR, FLAHATI F, ZARGAR M, et al. Women Pose Innocent Victims of Landmines in Postwar Iran. Iran J Publ Health, 2010, 39(1): 32-35.

34

第三十五章

煤矿瓦斯爆炸伤

和世界其他产煤国家煤矿条件相比,我国的煤矿均为瓦斯矿井,而且44%属于高瓦斯矿井。瓦斯爆炸属于特殊爆炸伤,爆炸产生的冲击波不仅直接对矿工造成伤害,而且在煤矿井下这样封闭的系统,不仅加大了爆震对人体伤害的程度,同时瞬间产生的高温和有毒气体更对井下矿工造成烧伤及化学气体中毒,一旦发生,则造成的损失巨大,对矿工的生命力威胁极大。据相关资料统计,煤矿井下瓦斯爆炸所造成的矿工死亡率高达90%以上。例如2004年河南郑煤集团、平煤集团、陕西铜川等矿难瓦斯爆炸伤一次爆炸死亡上百人的事故,屡屡发生而震惊国内外。可以说瓦斯爆炸伤是危害矿工生命安全的第一杀手。组织专家对瓦斯爆炸伤进行全面认真的研究——从爆炸现场的预防和爆炸伤的救治、安全转运、医院抢救、康复治疗是一个为人民服务,对人民矿工负责的政府所必须认真做好的医学工作。同时,在国家层面建立我国煤矿矿山医疗救援体系更显得迫切和重要,本章节就是对此的探索和研究。

第一节 概 述

矿井下有可燃性气体甲烷、乙烷、乙烯、硫化氢等统称瓦斯。煤矿瓦斯是从煤炭或围岩中释放出的甲烷为主要成分的气体,又叫沼气,它是古代植物在形成煤的过程中,经厌氧菌作用,植物的纤维分解而产生。通常以吸附状态或游离状态存在于煤体,在一定条件下,游离状态与吸附状态的瓦斯处于动态平衡状态,当这种条件发生变化时,平衡将会被打破,如此时压力降低或温度升高,部分瓦斯就由吸附状态解吸而转化为游离状态,如果条件持续状态,瓦斯动态平衡的破坏范围将不断扩展,涌出瓦斯的范围将逐渐增大,当涌出的瓦斯达到一定浓度(井下安全允许浓度一般不超过

10%,达到5%时就有爆炸的危险,达到8%~10%时爆炸力最强)。此时如果在足够的有氧环境下遇到一定温度的火源,就会产生瓦斯爆炸。从本质上讲,瓦斯爆炸是一种化学爆炸,是以CH_4为主的瓦斯与空气的混合气体点燃后发生剧烈化学反应的结果。瓦斯爆炸是一种激烈而复杂的氧化反应,是自由基链反应过程,它包括链引发、链传递、链分支和链终止等过程。如果混合气体各成分达到爆炸浓度范围,并且存在火源点,链反应过程将会被引发,链传递和链分支反应随之很快发生,反应速度急剧加快,反应放出的热量使温度迅速升高,体积急剧膨胀,从而引发爆炸。这是一种热链式反应,也称为连锁反应。虽然爆炸时间持续短暂(通常不足1s),但产生的危害极大:瞬时高温大于1 850℃,强大冲击力(爆炸气体速度可达到每秒数百米甚至千米)及有毒气体产生(CO、CO_2、NO等),可使现场工作矿工同时遭受多种损伤,而且死亡数之多甚至超过百人,如郑州大平矿、陕西铜川矿、黑龙江鸡西矿,每次瓦斯爆炸死亡人数超过百人。鸡西瓦斯爆炸矿难死亡超过200人。这些多是当场死亡,个别幸存的矿工,当升井入院后,由于多种损伤,死亡率极高。笔者从大学毕业至今,在煤矿医院工作近40年,指挥和参与多起瓦斯爆炸伤的抢救工作。瓦斯爆炸对矿工生命的杀伤、伤后严重创面及伤者痛苦的面容,令人刻骨铭心。在撰写这篇书稿时,耳边常常响起伤者痛苦的叫喊和家属撕裂人心的哭叫,眼中常常浮现出尸体成排的惨景,不禁心如刀绞,希望以此文给医学同道们传播一些有效的治疗经验。

瓦斯爆炸有三个必要条件,一是瓦斯浓度必须达到一定范围,在5%~6%至14%~16%时,混合气体有爆炸性;二是要有高温火源,一般认为温度在650~750℃;三是有足够的氧气,混合气体中氧气的浓度不低于12%,三者缺一不可。然而瓦

斯又是可燃气体,又对人民生活有一定用处,因而对瓦斯如何合理使用,如何从多环节入手使瓦斯失去爆炸的条件,从而有效预防瓦斯爆炸,并使瓦斯得到合理的开发和利用,这是煤矿工业生产安全领域中要解决的问题,在我国已积累了丰富的防治经验,本篇主要是从医学救援领域中进行专业讨论研究。

第二节　瓦斯爆炸伤的特点及人体的病理生理变化

瓦斯爆炸对人体造成的伤害是典型的复合伤。

一、瓦斯爆炸冲击伤的特点

瓦斯爆炸时释放出巨大能量,又由于井下属于封闭系统,巨大的能量借助于空气迅速形成高压,能够产生 10 个以上的大气压,从而造成强大的冲击波向四周播散,其速度甚至可达 2 000m/s,并且它还像声波一样,能绕过障碍物,对人体造成冲击伤,可造成鼓膜破裂或内脏轻度出血,严重者即可造成人员死亡,其大范围造成煤矿井下矿工的伤亡应是煤矿事故中最为严重的。

在冲击波后即出现负压,对组织器官也可造成损伤。冲击波经井下岩壁、煤壁等放射,在原发波以后继发性反射波也可造成人体伤害,愈接近爆炸中心,冲击波峰值越高,冲击波杀伤力越大。冲击伤往往是多部位、多系统损伤,损伤的部位内外皆有。伤情严重而复杂,发展迅速。多数现场即刻死亡,少数幸存者待升井后数日内死亡,是一种凶险而死亡率极高的创伤。按冲击伤的生物效应可分为三种:

1. 冲击波在致密组织疏松组织结合的界面上,含气含液的脏器造成的损伤最为严重。听觉器官、肺和胃肠最易造成冲击伤。神经系统也易造成冲击伤。听觉器官的损伤主要在中耳,鼓膜可破裂出血,听骨链可离断。肺泡可破裂出血,甚至肺破裂,腹内脏器,也可因冲击波发生撕裂和破裂。冲击波也可经颅骨传导到颅内而引起脑组织损伤。冲击伤初期可全身情况良好,24h 内可渐进性地发生呼吸衰竭,主要是呼吸道烧伤水肿造成的窒息。这些在笔者参与的瓦斯爆炸抢救中,许多伤者在脱离爆炸环境升井住院后很快死亡就是证明。

2. 冲击波造成井下塌方的碎石、煤矿、支撑物、设备等移动时对人体造成机械性损伤。

3. 原发性或继发性冲击波将人体抛离地面而引起的坠跌伤。

总之冲击伤对人体可造成多发性损伤。

二、瓦斯爆炸烧伤和吸入损伤

瓦斯爆炸所形成的高温可达 2 150~2 650℃。一般井下瓦斯爆炸都有不同程度的烧伤,以接近爆炸中心为最重。从实践中看,瓦斯爆炸所产生的高温并在相对密闭的环境中持续对人体伤害,许多病例都是严重烧伤。严重烧伤后往往伴有大量渗出,体液严重丢失,血容量快速下降,从而发生血流动力学变化休克发生,死亡率极高。

同时,煤炭瓦斯爆炸在井下特定环境中,矿工吸入高温气体所造成的呼吸道烧伤异常严重,并且还吸入了炽热的炭颗粒。炭颗粒所含的化学成分又对呼吸道造成化学灼伤,从瓦斯爆炸呼吸道烧伤的伤者来看,升井住院后 48h 死亡者更多,还有 1 周左右死亡的。

1. 瓦斯爆炸迅速消耗了大量氧气,限于条件又无法及时补充,致使井下氧气降低。时间越久吸入的烟雾和低氧空气越多,引起低氧血症和组织产生缺氧,可迅速死亡。

2. 瓦斯爆炸后,产生大量有毒有害气体,有 CO、CO_2、NO、NO_2、SiO_2、Hsi 等有毒烟雾,对人体正常代谢造成严重影响。

当一氧化碳和有害气体进入人体后,很快弥散到大脑,渗入脑组织间隙,脑细胞肿胀,脑压升高,从而出现了一系列的精神、神经症状,抽搐昏迷等。神经症状较为典型,伤者其脑脊液压力均较高,肌肉震颤,主要是神经系统中毒后周围神经紊乱的结果,个别存活伤者多年后仍呈植物人状态;有的呈轻度共济失调和帕金森症状群表现,伤者早期血压升高,以后血压渐降至正常。

急性一氧化碳中毒是瓦斯爆炸的严重合并伤,有时可能烧伤和冲击伤并不重,但一氧化碳中毒症状明显,主要表现:

(1) 脑水肿:脑水肿主要与瓦斯爆炸后与冲击伤有关,但是一个复杂因素,一氧化碳中毒时,一氧化碳与血液中的血红蛋白和组织细胞色素氧化酶结合,使血红蛋白丧失带氧能力,使组织细胞呼吸过程受到抑制,可出现神志不清。其后进一步发展,脑血管内皮细胞损伤,脑屏障通透性增强,脑细胞代谢功能紊乱,从而出现脑水肿及颅压升高一系列变化。

（2）肺水肿:与瓦斯爆炸后的冲击伤及烧伤有关,但产生的一氧化碳中毒,除脑基底节损伤外,视丘也遭到损伤,引起自主神经功能紊乱,导致血流动力学改变,发生肺部淤血水肿。此外,一氧化碳也可直接发射作用于肺毛细血管、淋巴管等使之收缩痉挛,两者均可使血管通透性改变,渗出增加,造成肺水肿。呼吸道分泌物增加,引起不同程度的阻塞,使肺组织等内皮细胞缺氧,通透性等增加,从而加重肺水肿。

（3）休克:是一氧化碳中毒的严重合并症之一,由于一氧化碳中毒,全身缺氧和小血管、毛细血管受损,血管通透性增加,甚至麻痹扩张、血浆外渗血液浓缩、DIC 形成。血容量和血循环失调,导致低血容量性休克。加上爆炸时所致的损伤,大量液体渗出,多数伤者在现场解救收治住院后均有不同程度的休克,且持续时间长,难以纠正而导致死亡。

瓦斯爆炸后产生的氮氧化合物,其中二氧化氮毒性最大。其他氧氮化合物（ N_2O 、 NO 、 NO_2 、 NO_3 、 N_2O_4 及 N_2O_5 ）不稳定,均可转化为 NO_2 。 NO_2 是一种强氧化剂,可引起肺脂质过氧化反应,生成具有高度破坏性的氧自由基。 NO_2 还可水解成硝酸或亚硝酸,均可使肺泡毛细血管膜通透性增加,有降解胶原蛋白,抑制肺表面活性物质系统的功能。此外还可通过神经-体液反射,使肺淋巴管痉挛,回流受阻,血管及淋巴管内液外漏,导致肺水肿。

瓦斯爆炸后产生的醛类,是烟雾中重要的毒气。醛的种类很多,是所有脂溶性气体中最重要的。在多种醛类化合物中,内烯醛等最为重要,刺激性比甲醛更大。井下木料、布类等燃烧物燃烧不全均可产生大量的醛,对局部有高度腐蚀作用,高浓度吸入可致肺水肿,醛类对人体的损伤机制是降低纤毛运动;使支气管、气管膜蛋白变性,诱发炎性反应;降低肺泡巨噬细胞活力;损伤肺泡毛细血管膜,使其通透性增加而致肺水肿。

综上所述,瓦斯爆炸对人体的伤害是非常严重的,但需要指出的是,目前国内各教科书、工具书对此的分析往往是各自分开的,但实际上是复合因素造成的,绝非单一因素。正因为是复合因素,所以在治疗时要从全局考虑,不能顾此失彼而导致伤情加重和死亡的进一步扩大。

还须强调的是,与其他爆炸损伤不同,大多数瓦斯爆炸伤者在 24h 后出现的白细胞总数下降,且呈进行性下降为特征。多数除根据其骨髓及周围血象的特点,认为是有毒气体暂时抑制了骨髓的粒细胞造血系统或是机体免疫功能暂时降低。笔者在组织和参与山西王家岭井下透水受困近 200 名矿工八天八夜的紧急救援时,救援成功的 150 余名矿工在化验检查时,发现许多矿工白细胞总数也是不升反降,其机制有待进一步研究查明。

第三节　瓦斯爆炸伤的临床表现及处理

一、临床表现

一般瓦斯爆炸伤现场立即死亡者居多,幸而升井住院的伤员临床表现也十分严重:

1. 烦渴,此症状发生普遍而较早,休克时烦渴越严重越明显。

2. 烦躁,血容量不足加之冲击伤和呼吸道烧伤使缺氧严重。

3. 意识障碍,瓦斯爆炸使上述对人体多方面的伤害使意识障碍普遍而持久。

4. 血管充盈不良,由于血管充盈不良使建立静脉通道异常困难,严重者常经静脉切开建立输液通道。

5. 尿少或无尿,早期少尿且血容量不足,晚期可至肾衰形成。

6. 脉搏快,由于疼痛、血容量不足、缺氧,致使心跳加快。

7. 呼吸困难,是肺直接受损或中枢性脑水肿引起,常常是二者均有。

8. 剧烈疼痛,伤者常常产生难以忍受的剧痛。

以上是休克早期表现,如处理不及时或不恰当则很快出现四肢厥冷、发绀、苍白、呼吸增快、昏迷等临床表现。

由于瓦斯爆炸伤普遍属于复合伤,会有如多发骨折、呼吸道烧伤、化学气体中毒等从而表现出相应的症状。临床表现多样,伤情复杂,病情严重为瓦斯爆炸伤的临床特点。

二、处置

因为瓦斯爆炸往往是瞬间发生,且在井下封

闭而有限的空间,因而群死群伤普遍,笔者曾参与过数期死亡上百人的事故,其惨状难以目睹。

主要是预防,防止瓦斯爆炸是根本,从目前的井下技术,一般是完全可以预防的。目前国家已经出台井下防治瓦斯爆炸的相应工作标准,只要严格照章生产,就能有效防止瓦斯爆炸事故的发生。

一旦发生,重要是尽快脱离现场,争取黄金抢救时间。有条件者,遇险人员立即开展自救互救,佩戴自救器。迅速撤离中毒现场升井救治。对灾区认真排查,寻找火源及时灭火。切断电源阻止二次爆炸及搜救伤者,消除堵塞,加大通风,排除有毒气体。将伤亡人员迅速搬到空气清新的地方,迅速脱离热源,搬运时注意保护创面。窒息者或心跳停止者,立即给予心肺复苏。

当前,对瓦斯爆炸伤的救治全国没有统一标准。但煤矿医务工作者从实践中总结出以下处置程序。

(一)现场处置

1. 保持呼吸道通畅 伤员远离现场后,安置在空气流通的地方,如有呼吸道梗阻,可临时用粗针头数个,由环状软骨下方刺入,以缓解梗阻症状。如系张力性气胸,可用带指套活瓣的针头,在锁骨中线第2肋间刺入。如有反常呼吸者,可用布带或胶布暂时固定。口腔、鼻腔内有异物堵塞者,应立即清除,以利于通气。呼吸道有烧伤水肿者,应尽快作气管切开,否则会因呼吸道水肿窒息而死。气管切开要特别注意提前进行,否则由于种种原因所致窒息而死亡,使抢救功亏一篑。

2. 纠正中枢缺氧 伤员表现有狂躁不安,发绀,意识障碍者,立即给氧,有条件者加压给氧。

3. 止血及对症处理 如有开放性损伤、骨折、血管破裂等,应及时加压包扎或压迫止血,并适当固定,四肢可用止血带轮扎。但须记清上止血带时间,以免应急加压时间过长造成组织缺血坏死。

4. 镇痛 瓦斯爆炸无论是烧伤还是复合伤,多有剧痛,应使用止痛剂。根据伤情不同,注意选择不同的镇痛药物,但要注意防止掩盖原发伤的症状,以免误诊或漏检。

5. 保护好创面。

(二)入院处理

入院途中,则应争分夺秒,抓紧时间抢救。有条件者,在救护车上就要建立静脉通路,吸氧,维持生命体征。从实践中看,入院后应采取以下措施

1. 伤员接诊

(1)伤员的接诊原则:首先是对威胁生命伤情的早期估计,医师的主要注意力集中在造成伤员死亡的危险上,进一步检诊在危险排除之后,实际上是在医院急诊科进行的及时,快速和高效的分诊。

煤矿瓦斯爆炸发生之后,常常造成大量人员伤亡,众多伤害伤员突然间涌入医院,这种灾害性伤害非常类似近代"战伤",与一般创伤大不相同,不允许按常规诊断,绝不能有任何一分一秒的延误,而必须是立即,准确地进行分诊。

(2)对煤矿瓦斯爆炸伤害伤员接诊的特殊要求:突然成批瓦斯爆炸伤害伤员送到医院后,瞬间急诊科会变成救治瓦斯爆炸伤害的"战场",医院启动紧急预案,各临床科室专家要集中待命,一旦伤员急诊到院立即按照伤情预测的"作战"方案和瓦斯爆炸伤害的特殊要求进行紧张的"联合战斗"。

急诊科是医院急诊前沿,是接诊瓦斯爆炸伤害伤员的重要场所,是有序开展救治的开端,唯有经过正确分类,伤员才能各得其所,获得妥善的处理,医院人员紧张而有序的工作才能发挥最大效能。因此,首先迅速检诊,分类,是整个链条中重要的一环,这一工作做好了,抢救工作才有了方向。

对瓦斯爆炸伤害急诊时段,必须遵守"抢救—诊断—治疗"的原则,确保危重伤病员的及时有效复苏,最大限度抢救生命,其先后顺序极为关键,绝不能像平时那样,先诊断后治疗。应先抢救挽回生命再诊断或边抢救边诊断。

瓦斯爆炸造成的伤害广泛而严重,不仅体表损伤,内伤更重,涉及多个部位,多个脏器,伤病情复杂,必须抓住每一伤病员最主要而最严重的损害,把致命性伤害迅速控制,才不至于延误危及生命的伤害。

接诊时间短,伤害人员众多,任务繁重,医院要高度重视。院长及主管副院长要亲自挂帅。应选派临床经验丰富的专业技术骨干,亲临一线指挥,并参与接诊(分诊),如有参加院前急救的小分队成员也应当主动配合。全部医务人员要保持冷静,沉着,紧张而有序的工作。使严重伤害人员得到正确处理,又使多处损伤的轻,中度伤伤员不

35

被忽略。

（3）由于近年来各级政府的高度重视，各部协调统一急诊抢救管理水平的不断提升，因而指挥部门可尽早尽快实行伤员集中统一科学调度，尽量预防群体伤员一次性涌入一所医院的情况。

2. 接诊时的检诊　快速对伤情做出初步估计（包括神志状态）；建立和维持呼吸道通畅，及时做气管切开；保证有效的呼吸交换（堵塞开放性气胸，稳定浮动胸壁）；维持或恢复有效循环量；进行有条不紊的全身物理检查；即刻用夹板固定明显的或可疑的骨折，避免屈曲可疑脊柱损伤伤员；不要不必要地移动伤员，坚持绝对少搬动

（即急诊室—放射室—病房—手术室的辗转搬动）；对多处伤伤员做适当会诊；负责医师应协调优先次序和安排专科损伤的治疗时机。

必须强调，对瓦斯爆炸伤害者的伤病情估计，复苏，决定处理优先次序，是对伤病员生死攸关而又复杂的实际问题。既要深刻理解，又要正确解决，不仅及时抢救生命，减少死亡是重要的。对避免细胞缺氧所致的重要器官衰竭和创伤后并发症的发生也是必要的。接诊时的伤情估计，如果院后急救曾经进行煤矿瓦斯爆炸伤院前评分（RPMB），该评分可作为重要参考（表 35-1）。此时再结合损伤部位进行分诊。

表 35-1　煤矿瓦斯爆炸伤院前评分标准（RPMB）

分值	R（呼吸频率）	P（脉率）	M（运动反应）	B（烧伤总面积或Ⅲ°烧伤面积/或吸入损伤程度）	
4 分	15~24 次/min	<100 次/min	服从语言指挥，正常反应	无烧伤	无吸入性损伤
3 分	25~35 次/min	100~120 次/min	对疼痛刺激有躲闪反应	烧伤总面积<10%或Ⅲ度为 0	可疑吸入损伤面、颈和前胸烧伤口、鼻周围烧伤
2 分	>35 次/min 10~14 次/min	121~140 次/min	对疼痛刺激有屈曲反应	烧伤总面积31%~50%或Ⅲ度<10%	轻度吸入损伤（病变在鼻、口、咽）鼻毛烧焦、鼻咽干、疼、发红
1 分	<10 次/min	>140 次/min	对疼痛刺激有伸展反应	烧伤总面积31%~50%或Ⅲ度 10%~20%	中度吸入损伤（病变在喉、气管）声嘶、喘鸣、上气道阻塞
0 分	无呼吸	无脉搏	对刺激无反应	烧伤总面积>50%或Ⅲ度>20%	重度吸入损伤（病变在支气管、肺）缺氧、双肺干、湿啰音

注：①伤员有头、颈、胸、腹部伤及中毒之一者减 1 分；②有吸入损伤者减 1~4 分；③在急救现场可参考此创伤评分对伤情做出初步判断，最高值为 16 分，最低值 0 分。轻度：16 分；中度：15~14 分；重度：13~11 分；严重：10~7 分；危重：6~1 分；死亡：0 分

35

3. 避免接诊时常容易犯的错误　对瓦斯爆炸伤害接诊要迅速判定紧急度和严重度。因伤病员多，时间短，容易造成失误或考虑不周。但是，伤病员到医院几分钟内往往不仅是决定早期救治的质量和速度，甚至是决定伤员预后的关键时刻，接诊时应高度警惕，避免犯下容易犯的错误。

（1）迷惑于表面现象忽略了真正的危险，造成误诊误判，贻误救治时机。瓦斯爆炸伤害大都是多部位，多脏器损伤，在早期各部位和各脏器伤所表现的症状和体征，不一定与临床严重程度相平行。如头部血运丰富容易水肿，破损后鲜血淋漓，容貌变形，皮肤擦破伤血肉模糊，骨折脱位肢

体变形，这些伤情容易引起注意。反之体腔内大出血，心肺严重挫伤，尤其瓦斯爆炸伤害性颅脑外伤，瓦斯爆震伤致肺的伤害，腹腔脏器损伤或深度休克，外伤并不明显，但却潜伏着致命的危险，如把注意力集中于前者而忽略了后者，后果将不堪设想。

接诊医师应养成习惯，对任何伤员，首先检诊其生命体征，在呼吸循环稳定后，仔细检查全身各部位，一时不能排除的损伤，应严密观察。颅腔，胸腔，腹腔三大体腔内脏器的损伤，早期不一定有典型的症状和/或体征，更应重视多种检诊手段的应用。

（2）颠倒了诊断与抢救的关系：平时的医疗程序，是诊断—治疗。对待煤矿瓦斯爆炸伤的医疗程序必须是抢救—诊断—治疗。当然在抢救中也包含某些诊断，但进一步的诊断，是在将伤员从致命的危险中抢救过来才做出来的，如呼吸困难伤员应尽快吸氧，必要时气管内插管或气管切开。低血压要控制大出血，赶快静脉输液，输血。至于呼吸困难和低血压的原因可在抢救的同时或呼吸循环稳定后再检查分析。习惯于平时工作的医师常违反抢救先于诊断的原则，过分拘泥于先诊断后治疗的做法必须改变。应根据临床实际，边抢救边诊断或者先抢救生命后诊断。

（3）满足于发现一两个部位或脏器的损伤：瓦斯爆炸伤大部分都为复合伤害，多处伤，仅满足于发现一两个部位或一两个脏器的损伤，而忽略其他损伤，必将贻误伤员，危害无穷。临床上屡有漏检没有及时采取措施而猝然死亡的案例。

（4）浪费过多时间于可以推迟的检查：传统的物理检查一般不难得出损伤的初步印象，但全面的或精确的诊断往往需要借助于多种辅助检查，除非十分必要不一定在创伤早期即进行，特别是那些需搬动伤员，至特殊检查场所的更需要慎重。在X线室、CT室，伤员因循环衰竭救治不及时或因误吸窒息而死亡的事故，临床上并非绝无仅有。另外，检查也拖延了伤后治疗的时间，而伤后至治疗的时间长短对挽救生命，防治感染和保留功能都是有决定性影响的。

需搬动伤员的各种辅助检查，原则上应在伤员生命体征稳定后再进行。近年来对严重多发伤，损伤的脏器及程度不明确。在医师陪同下行CT快速扫描，然后直送手术室抢救成功的作法，这在拥有高性能的CT的条件者，应结合医院实际慎重选择。有条件的医院尽量将设备移动到床前检查。诊断已相当明确的损伤不必做过多的辅助检查，如伤后腹壁紧张，压痛，反跳痛，肠蠕动消失，腹腔穿刺，腹腔灌洗，证实腹腔脏器损伤，即可果断采取诊断和治疗齐头并进的措施——腹部探查。

（5）对早期并发症注意不足：有些并发症在创伤早期即可发生，如骨折后的脂肪栓塞症，挤压后的急性肾衰竭，急救时上过止血带的骨筋膜间隙综合征，颅脑伤后的脑疝，脊椎伤后的高位截瘫，心包内出血而致急性心脏压塞等。这些并发症都可造成伤员残疾或死亡，如只注意原发伤而

不留心继发的并发症，后果不堪设想。

（6）忽略了检查可能导致的危险：有些检查可能诱发重大的，甚至危及生命的危险，如高位颈椎损伤，在颈椎没做固定牵引下，做各种运动检查，可使骨折或脱位的颈椎挫压颈髓导致呼吸骤停。骨折的异常活动试验引起的疼痛可加重休克，骨折端可损伤邻近的血管神经，也可引起脂肪栓塞等，这些检查应特别小心，可不做者以不做为宜。即使要做，根据现在煤矿医院条件也可以将设备移动到床头进行。

总之，接诊时集中力量，正确分诊，迅速把伤员分送到相应科室，及时得到救治是关键，对避免常容易犯的错误，也不可忽视。

4. 各部位损伤的检诊

初步诊断：伤病员到达各科，要对危重伤员继续生命支持。伤情稳定后，根据瓦斯爆炸伤害的特点，紧密结合临床表现，认真分析每个伤者伤害的形成，存在和发展过程，参考各种检查，做出初步诊断。

各部位检查与诊断：根据瓦斯爆炸伤害的特点，突出重点，抓住每一个伤员个体化的特征，建立初步诊断。第一强调在这一时段值得重视的，是多发性损伤不要漏诊损伤部位，以及根据全面检查决定确切的治疗措施。第二要辩证地认识和对待特定损伤。瓦斯爆炸伤伤员病情稳定后，要严密按照临床的诊断程序，重点了解外伤史，认真地进行全身检查，必要的专科检查和有选择的辅助检查。

（1）外伤史：主要是了解其尽可能真实的受伤机制或过程。

瓦斯爆炸伤害大都比较严重，在抢救的同时，尽可能在短时间内采集病史，并根据病史推测到受伤部位，程度和伤情变化。详细的受伤史可待呼吸循环稳定后，再做进一步了解。

当然提供外伤史的最好是本人，伤情危重或伤员失去知觉，只好由现场的旁人提供，如无任何人可提供受伤经过，伤者又昏迷，医师应从最坏的情况着想，如对颅脑损伤颈椎骨折，大出血，胸腹脏器损伤等，应做有计划的救治准备。此项工作应由有丰富临床及理论经验和造诣的专家组成。

1）受伤时间：受伤时间至治疗时间的间隔是决定危重伤员生死的重要因素，有些伤情随着时间的拖延，将从可逆性变成不可逆性。如休克，在早期经补充足够的血容量容易恢复，随着时间

35

迁移,内稳态,血流动力学,细胞均发生严重变化,待发展至脏器衰竭时终至无法挽救。瓦斯爆炸致严重烧伤,迅速发生体液丢失,其丧失速度以伤后5~8h达到高峰,根据时间不同可能随时休克的诊断及程度有所判断。以利针对性采取有效措施。临床表明,判断准确,应对措施有力,将大大提高抢救成功率,反之则会造成伤亡增加。

2)致伤原因:伤员如能诉说,伤员主诉是发现损伤的重要线索,医师对损伤机制方面的知识是导向检查的重要基础,瓦斯爆炸是复合伤因。某伤员伤情何者为主?是单因素还是综合因素所致?程度又如何?应认真遵循才有可能获得有价值的诊断资料。如向伤员了解,他工作时突然听到一声巨响后,立刻感到热浪来袭,顿时浓烟弥漫遮住了视线,随后感到呼吸困难。之后便失去知觉,初步判断为大脑缺氧,或吸入有毒有害气体中毒的可能。

3)受伤环境:煤矿井下作业环境本来就比较特殊,如封闭阴暗,潮湿,粉尘,烟雾,噪声,瓦斯爆炸后使环境更加恶劣,对人体造成的危害及程度远高于地面。由于缺乏深入的研究,难以准确描述,但伤员当时所处的方位对诊断有强大帮助,必要时可参照井下示意图。

4)症状体征出现的情况:损伤后症状的出现和变化,在很多情况下,可作为诊断的线索和治疗的指针。如头部受伤后,经一段意识清醒时间,然后逐渐意识蒙眬,昏迷,伤员可能不是脑挫裂伤,而有硬膜外血肿。但瓦斯爆炸伤害伤员很多表现烦躁,对此首先要想到冲击伤及颅脑外伤。也有可能是吸入性损伤或中毒所致,还有可能是缺氧或肺爆震伤继发性脑病,也可能与循环量不足有关。应认真地进行物理检查,并结合有关化验,合理的运用影像检查和借助CT、MRI、B超等仪器进一步明确诊断。

严重胸部伤一般抵院几分钟内便可诊断,如浮动胸壁,反常呼吸,辅助呼吸肌参与的用力呼吸。肉眼可见的伤口或触诊可打得胸壁或颈部皮下气肿。X线胸片可进一步诊断,对不能以其他部位损伤解释的深度休克,应高度怀疑胸内严重脏器损伤,如心肌损伤、心脏压塞、大量血胸等。

腹部损伤的症状和体征,是创伤外科医生都熟悉的,但不必要的死亡仍然时有发生,应给予重视,特别是腹部体征。临床上常有熟悉的反而容易漏诊误判,一定要高度重视这些教训。

5)入院前救治情况:院前抢救的情况很重要。未经急救或由基层人员急救处理,或专业技术队伍院前急救处理的资料,都要认真收集。当时上报情况,急救过程,用药情况如止痛药、升压药、输液量及品种等,是否上止血带,开放气道情况,及院前评分等,都应认真了解。

(2)全身情况的检诊:生命体征稳定后,应及时进行全身检查。运用传统视、触、叩、听的物理方法,尽可能快速建立起初步的正确判断。瓦斯爆炸伤害,除肢体表面严重伤害外,闭合性损伤可能会隐匿,要尽快查找,为早期发现,进一步做必要检查。一般根据下列各项给出初步检诊。

没有可见的大出血而血压偏低,应考虑胸膜腔内,腹膜腔内或腹膜后间隙有内出血。神志障碍表示颅脑损伤,可用GCS评分记录昏迷深度,并进行神经系统检查,注意瞳孔大小及对光反应等。检查脑神经了解脑干有无损伤,瞳孔不等大是一危险信号。颈椎疼痛或压痛是颈椎骨折或脱位的常见症状。应即床旁拍摄侧位X线片。腰椎骨折也要及时做好拍片检查,以尽快明确诊断。能大声说话基本可排除胸部的严重损伤,叩诊和听诊可诊断出胸膜腔的积气、积液,X线胸片有助于了解肺和纵隔有无损伤。

腹部检查注意发现腹膜刺激征,即腹部压痛、反跳痛、腹肌紧张、肠蠕动音减弱或消失,决定是否需要剖腹探查。在急症时,损伤的具体脏器不一定能做出结论,难以排除腹腔内脏损伤时,应做腹穿和/或腹腔灌洗,穿刺抽吸出不凝固血液为阳性,穿刺抽吸阴性不能做排除依据,腹腔灌洗价值较大,如有条件可行床边B超检查,允许时做CT检查可能更有助于诊断。

肢体变形,不能自主运动表示骨折或脱位,轻叩腕根部或足跟部可诱发上肢或下肢的骨折疼痛,据此可以查明骨折部位,昏迷伤员可叩击桡骨茎突或内踝,同时在胸骨柄或耻骨联合听诊,骨折侧的音调和音量都较低,据此可以确定上下肢有无骨折。当然床头摄X线片更可取。桡动脉、足背动脉搏动有力可排除上下肢严重的大血管损伤。指、趾能自主活动基本上可肯定周围神经没有大的损伤。要注意严重多处损伤者,早期集中注意力于抢救生命,非主要伤也不要忽略。

(3)专科检查:非常重要,有时是决定诊断的重要依据,要按照物理诊断的规范进行全面,认真检查。以寻觅各种伤害的特征性表现。其中包

35

括重要的阳性或阴性体征。瓦斯爆炸伤最常见的烧伤,吸入损伤,中毒,颅脑损伤,胸腹部损伤等,都需要仔细的专科检查。如颅脑外伤:意识障碍(CCS)评分,头部检查,脑脊液漏,眼部征象,眼底情况,运动障碍,感觉障碍及小脑体征等方面进行检查。

(4)辅助检查:针对瓦斯爆炸伤害的需要和可能进行必要的检诊,要根据病情把握时机,并合理选择辅助检查。辅助检查往往能快速准确地提供伤者的客观指标,但一定要防止检查时造成二次创伤,一般以床前进行。

1)X线:对瓦斯爆炸伤害可提供诊断依据,仍强调不能因检查延误抢救时机或危及伤员安全。可利用床旁X线机,这就要求临床医师有足够的放射学知识。对严重多发伤病情允许时,第一次完成头颅、颈椎、胸部、骨盆X线片及可疑或明确骨折的肢体X线片。X线胸片在立位较平卧有价值,但应服从伤情,可倾斜位或不同角度照片。目前广泛开展的数字影像技术(DR)大大提高了图像的清晰度,提高了对伤员伤情的正确诊断水平,要加以使用。

2)B超:对胸腔及腹腔损伤有很大价值,有条件时可提供床旁应用,主要对胸、腹腔内脏检查,如出血、积液、脏器破裂,应注意在腹部空腔脏器可能影响准确性。

3)CT:具体较高分辨率,良好的组织对比度,断层描述又清除了组织结构重选影像,可清楚显示异常改变,主要用于头颅、胸部、腹部、脊柱、大关节损伤。近年来高排螺旋CT对严重多发伤应用,由于扫描时间短,诊断价值大,对急诊手术选择很有帮助,深受创伤急救工作者欢迎。

4)MRI:对瓦斯爆炸伤害提供很有价值的诊断依据,又无损伤,主要对脑、脊髓、颅颈交界处、内脏、深部软组织应用;常常适用水成像原理对胆道、泌尿系统显像,MRI也可有选择地应用,对瓦斯爆炸伤害伤员,脑组织的MRI改变具有特殊重要诊断价值。

三、创伤严重度评分

(一)简明损伤分级与损伤严重度(AIS-ISS)

瓦斯爆炸伤害大都为多发伤,复合伤害,伤情复杂。创伤评分最能反映其伤害的严重程度。对煤矿瓦斯爆炸伤害,AIS-ISS是首选的院内评分方案,可以准确反映伤情。目前《简明损伤定级标准》2005(AIS2005-ISS)是最新版,可辅助临床医师进行伤情判断,以指导正确诊断。现介绍简明损伤分级与损伤严重度(AIS-ISS)。

AIS是以解剖指标为依据的分级标准,从1971年建立以来,每5年修订1次,现已有最新版AIS-2005,现以AIS-85版为例介绍如下:AIS-ISS分级使用国际疾病分类-9-临床医学(ICD-9-CM)的诊断名称。现以AIS-85版有供微机使用的编码手册和便于临床应用的简缩表两种形式,有关AIS-85版临床应用简缩表见The Abbreviated Injury Scale 1985 revision. AAAM. Arlington Heights, IL,1985。该标准将全身划分为:头、颈、肩、胸(包括胸椎)、腰(包括腰椎)、四肢(包括骨盆)、体表7个部位,并根据每个诊断的严重程度分为轻、中、重(不危及生命)、严重(危及生命但可以存活)、危重(间或存活)5个级别,同时把致命伤情单列出为6级。分别记1分、2分、3分、4分、5分、6分。ISS是以AIS分级为基础,其最低分1,其最高分75。ISS求值方法是以上述AIS-85前5级为基础,以3个伤情重的部位重最重损伤分值之平方和确定ISS值,当AIS为6级时,可直接定ISS值为75分。

ISS分值计算举例:

某伤员被汽车撞伤,其损伤诊断为:①右第2~3肋骨骨折;②右张力性气胸;③胃穿孔;④骨盆粉碎性骨折;⑤臂丛神经挫伤。用Baker法计算应取胸②腹③四肢④三个部位,查AIS-85(钝伤简表)得AIS值分别4分、4分、3分;则:ISS=4^2+4^2+3^2=41。文献资料表明,对单一部位损伤的伤员可用AIS分值来表达创伤严重度为好;而对多部位,多发伤,复合伤者必须用ISS记分。AIS-ISS评分法确能反映出一定的创伤严重程度,现已被广泛应用。一般认为,ISS<16者为轻伤,≥16分者为重伤,≥25分者为严重重伤。也已证明:伤员的年龄与死亡率有密切的关系,中度创伤尤为明显。例如:ISS总分为10~19时,70岁以上的伤员死亡率是50岁以下伤员的8倍;而总分>50分时,死亡率则几乎相同。在死亡者中,总分越高,存活时间越短,总分在10分以内者,极少死亡。以AIS-85为基础的ISS用于50岁以下的钝伤或穿透伤,总分为40分时,死亡率在50%左右;总分在25分时,死亡率在25%左右;总分在18分时,死亡率10%左右。现代医学对于提高总分为

35

10~50 分伤员的存活率有很大潜力,即使总分超过 50 分,只要设备优良,抢救及时,也有救活的可能性,然而,研究表明,ISS 法评估多发伤仍存在着不少缺陷。如:①ISS 求值只包括 AIS-85 的 6 个部位中三个部位中最严重伤的分值。如第四个部位有次严重伤就被排除不计,故不能全面反映伤员之伤情。②ISS 求值组合中,仅选同一个部位中最严重的分值。如果同时存在两个相同严重伤,则另一个被排出不计。例如:肝脏断裂伤 AIS 计 5 分,此伤危及生命,而肝后腔静脉撕裂伤同样为其中一个伤,而忽略不计。③相同 ISS 的伤员其存活率表现出显著差异,例如:两个伤员其 ISS 值均为 25 分,其一为严重的头部损伤,至少有一个伤情 AIS 记分为 5 分($5^2 = 25$),其二为一处是复杂的尿道撕裂伤 AIS 记为 4 分,另一处开放性桡骨骨折 AIS 记 3 分($4^2 + 3^2 = 25$)。很显然两个伤员之存活的概率存有差异。④ISS 法给不同区域 AIS 记分相同的损伤同等的权重(Weighting)。例如:全层胃穿孔和大脑撕裂伤 AIS 均记为 4 分,结果 ISS 都等于 16 分。然而,没有反应出两者之伤情差异。由此可见,尽管 ISS 法被广泛应用于多发伤的伤情评估,但是,其尚存在上述缺陷。为了更好的反映创伤伤情,Boyd CR 等人创建了创伤和损伤严重程度评分(TRISS)。该方法结合 ISS 评分、RIS 评分、损伤性质和年龄等因素,通过计算病人的生存概率(Ps)来反映病人的伤情程度。

为了具体说明 PS 值的求法,举例如下,伤员 56 岁,穿透伤,解剖指标:该伤员解剖诊断 22 为:①右第 2、3 肋骨骨折;②右张力性气胸;③胃穿孔(外伤性);④骨盆粉碎性骨折;⑤臂丛挫伤;用 Baker 法计算应取胸②、腹③、四肢④三个部位伤,查 AIS-85 穿通伤简表得 AIS 值分别为 4、4、3,ISS = $4^2 + 4^2 + 3^2 = 41$。生理指标:已知 GCS = 13 分,SBP = 9kPa,RR = 9 次/min;查表得各自的量化值为 4、3、2;由此值查表 2 得各自权重值:3.747 2、2.197 8、0.581 6;后三者之和即为 RTS 值:RTS = 3.747 2 + 2.197 8 + 0.581 6 = 6.526 6。根据临床资料判断出查哪一张 PS 值表,本例应查≥55 岁,穿透伤的 PS 值表,从纵坐标上找出 RTS 值 6.526 6 的位置,从横坐标上找出 41 的位置,两值对应在表内的值即为所求的 PS 值。该例 PS = 0.49,由于该伤员的 PS<0.50,故其死亡的可能性很大。

(二) 创伤严重度描述评分(ASCOT)

创伤严重度描述评分(A Severity Characterization of Trauma, ASCOT)同 TRISS 计量法一样也是一种以生理指标、解剖指标、年龄因素及损伤类型来综合考虑预测伤情的计量创伤严重度的方法。然而,前者的生理指标权重既简单又合理;其构成中的解剖指标采用一种不忽略任一 AIS≥3 分的严重伤之 AP 记分方案,故克服了 ISS 法中所存在的缺陷;其年龄分组较后者更合理(表 35-2);损伤类型(钝伤、穿透伤)的权重处理更恰当。因此,ASCOT 法是目前认为最完善的多因素综合预测伤情的方法。现将该法的内容简介如下:

ASCOT 法包括临床资料的收集和数学模型计算 PS(Probability Survival 生存概率)值两个过程。

1. 临床资料收集

(1) 生理指标:包括格拉斯哥昏迷分级(GCS)、收缩压(SBP)、呼吸频率(RR),以上三者均能灵敏地反映出伤情的轻重,它们的可靠值是伤者刚入急诊时测得。查表确定各自的积分备用。

(2) 解剖指标:按 ICD-9-CM 的损伤诊断对照 AIS-85 分级标准进行分级,再按上述的 AP 记分方案综合评估解剖损伤严重程度,得 A、B、C 值备用。

(3) 年龄因素:Champion 认为,同一伤情,≥55 岁者死亡率显著高于<55 岁者,前者每增加 10 岁,其死亡率均有显著差异。作者通过对各年龄组权重处理(表 35-2),从而克服了 TRISS 法年龄分组过于简单的缺陷,有效地提高了 ASCOT 法对各年龄组伤情预测之灵敏度。

表 35-2　ASCOT 法各年龄组权重表

权重组	年龄分组
0	0~54
1	55~64
2	65~74
3	75~84
4	≥85

(4) 伤型:所谓伤型是指所受之损伤是钝伤,还是穿透伤,因治伤原因不同,其死亡率有明显差异,作者仍以权重处理来加以调整,详见表 35-3。

表 35-3　ASCOT 法临床资料权重表

临床资料		钝伤	穿透伤
常数		−1.157 0(K₁)	−1.135 0(K₁)
格拉斯哥昏迷分级(G)		0.770 5(K₂)	1.062 6(K₂)
收缩压(SBP)		0.658 3(K₃)	0.363 8(K₃)
呼吸频率(RR)		0.281 0(K₄)	0.333 2(K₄)
AP	A	−0.300 2(K₅)	−0.370 2(K₅)
	B	−0.196 1(K₆)	−0.205 8(K₆)
	C	−0.208 6(K₇)	−0.318 8(K₇)
年龄	Age	−0.633 5(K₈)	−0.836 5(K₈)

2. 数学模型计算 PS 值　ASCOT 法之数学模型为 $PS = 1/(1 + e^{-k} \cdots\cdots e = 2.718\ 282)$；K 等于 $K_1 + K_2 G + K_3 S + K_4 R + K_5 A + K_6 B + K_7 C + K_8 ge$。式中 $K_1 \cdots\cdots K_8$ 应根据伤者的损伤类型更换表 35-4 所提供之钝伤或穿透伤的权重值；Age 权重值取自表 35-3；然后将 G、SBP、RR 的积分及 AP 评分方案的 A、B、C 值带入其数学模型中计算，求出 PS 值。医师可依据 PS 值定量化判断伤情，决策治疗，预测预后。

肥城矿务局中心医院(现肥城矿业中心医院)设计出 ASCOT 法微机应用软件，资料搜集菜单提示，数学模型运算由微机完成，且将 AIS-90 编入软件内，使解剖损伤的评估、量化更科学。该软件的应用，不仅能快速、准确的获得 PS 值，而且还能为创伤评分数据提供贮存的第一手资料。已用该软件在笔记本式微机上前瞻验证了 250 例较严重伤员，其灵敏度为 83.3%，假阳性率为 17.7%；其特异度为 95%，假阳性率为 5%。

（三）简略损伤分级与损伤严重度（AIS-ASS）瓦斯爆炸伤害全身性并发症的诊断

瓦斯爆炸伤害，大多是复合性损伤及多发伤，伤情严重而复杂，对可以发生很多全身性并发症。这些并发症可在受伤当时即发生(如休克)，但一般多发生在伤后短时间内，全身性并发症往往威胁伤员生命，威胁性不亚于严重伤害本身。

瓦斯爆炸伤害并发症的发生，常有一定的危险因素，伤害的早期如能想到，并注意出现的症状和体征，有计划地进行相应检查，及时确诊并不困难。如严重烧伤早期，特别是延迟复苏的病例，都会发生休克，多数情况根据临床经过和演变，经严密观察与检测，以及治疗反应都能明确诊断。

但是，瓦斯爆炸伤害造成的自身挤压，并发急性肾衰竭而又有其特殊性。①由于瓦斯爆炸造成了井下缺氧及大量有毒有害气体的积累，致伤病员昏倒并继续处在缺氧中毒的环境中；②非肢体或躯干被外部重物长时间的挤压，而是伤员长时间固定肢体的自压所致；③伤员的外伤史不详。非常容易忽略挤压综合征的考虑；④早期外观无明显异常，无皮肤伤痕，但无肢体明显肿胀，还能下地活动，最易漏诊。笔者所在医院收治 2 例煤矿瓦斯爆炸伤害伤员，因吸入大量低氧浓度空气及有毒有害气体，昏倒在地上时间较长，而发生在自己身体重量固定自压所致的挤压综合征，早期并发急性肾衰竭。

瓦斯爆炸伤害常见的并发症有：创伤性休克、创伤感染、水电解质紊乱和酸碱失衡、凝血障碍、应激性溃疡、急性呼吸窘迫综合征、急性肾衰竭、多脏器功能衰竭综合征等。

第四节　瓦斯爆炸伤的入院治疗

一、纠正创伤-失血性休克

创伤性休克是指机体遭受到严重创伤的刺激和组织损害，通过"血管-神经"反射所引起的以微循环障碍为特征的急性循环功能不全，以及由此导致的组织器官血流量不足，缺氧和内脏损害综合征。

失血性休克时由于大量失血引起的休克，常见于外伤引起的出血、消化性溃疡出血、食管静脉曲张破裂、妇产科疾病等多引起的出血。失血后是否发生休克不仅取决于失血的量，还取决于失血的速度。休克往往是在快速、大量(超过总血量的 30%~35%)失血而又得不到及时补充的情况下发生的。

由于机体遭受严重创伤等有害因素所导致的休克，既有大出血的因素，又有剧烈疼痛，组织坏死分解产物的释放和吸收、创伤或感染等有害因素作用的原因导致人体正常生理功能紊乱，所以往往称之为创伤-失血性休克。

煤矿瓦斯爆炸是一种非常典型的严重复合伤，导致休克的因素有创伤、失血、烧伤性液体丢失等，故称之为创伤-失液性休克。

因而对煤矿瓦斯爆炸伤住院后首先要治疗的

35

是休克。

（一）补充血容量

伤后第一个 24h 的输液量，可用下列公式计算：

烧伤面积×100+1 000＝总输液量（ml）

前 8h 至少要输入总量的一半。

选择液体时，要注意晶体液和胶体液的比例，一般在 1∶1～1∶1.5 为宜。

输全血：最好使用新鲜血，紧急时可动脉输入 300～600ml，以后再根据病情补充。

血浆：鲜血浆、冻干血浆、706 代血浆均可选用。

低分子右旋糖苷。

在紧急情况下，可选用 5% 的葡萄糖 100～150ml 静脉注射，晶体液如乳酸钠、复发氯化钠或生理盐水均可选用。

输液的量和速度要根据病情而定。早期输入速度要快。

若经输血输液充分补充容量后若休克仍不见好转，则考虑是否存在潜在出血、代谢性酸中毒、DIC、感染或心肺功能不全等因素。

（二）止血

对外出血者应包扎止血，必要时加压包扎止血，或手术缝合止血。对内出血，必要时手术探查止血。

（三）止痛

强有效的止痛非常重要，可选用哌替啶和吗啡。

（四）血管活性药物

根据病情合理科学的使用扩张血管药物和收缩药物。

适应证主要有，扩容后 CVP 升高、休克无好转；有重度神经症状表现（皮肤苍白、厥冷、毛细血管充盈差）；并有肺动脉高压或左心衰；难治性休克、外周阻力升高等。

（五）纠正酸中毒

遵循常规进行治疗。

（六）维护心、肺及肾功能

根据病情变化针对性保护心、肺及肾功能，遵循常规即可。

（七）抗感染

同时使用广谱抗生素，因煤矿井下是污染环境，加上伤员转运时增加了创面感染的机会，因此适时使用抗生素是保护伤员生命的关键。临床上多选用广谱抗生素。

（八）持续吸氧

由于瓦斯爆炸伤是一个多发伤、复合伤为特点的严重创伤，治疗方面会涉及到外科、烧伤科、骨科、内科等多个科室，因而多科合作针对性采取多种治疗措施是十分必要的。

（九）适当配合中医中药治疗

创伤性休克归属于中医的"厥证"和"脱症"。

1. 病因机制 ①失血失液，气随血脱因创伤使脉络受损，大量失血，气随血脱，阳随阴亡；或伤后呕吐，泄下过甚，伤及脾胃，升降失常，清浊不分，阴液耗伤，阳随阴脱；②热毒过盛，气阴耗伤，伤后邪毒内侵，热毒蕴结，郁而化火，耗伤气阴而致脱证；③剧伤伤后剧烈疼痛，导致气机逆乱，气血运行失常，影响血脉功能和心主神明作用，而致厥证。

2. 分型 ①厥证又分为寒厥和热厥；②脱证又分为阴血脱证、阳气脱证、阴阳俱脱证；③临床表现厥证以突然昏倒，不省人事，手足厥冷为主要特征；脱证除有厥证表现外，尚有汗出如珠、口开目合、手撒遗尿、脉微欲绝等特点。早期多见面色苍白、四肢厥冷、心悸多汗、短气乏力、尿量减少、精神紧张、烦躁不安、脉搏细弱、血压下降。重者表现为淡漠、神志昏迷，口唇、肢端发绀，呼吸浅快，甚者喉间痰鸣，无尿。脉象早期多见细速或沉细无力，重则脉微细欲绝，或不能扪及，血压也测不出。此是内科急症，而创伤外科尤其是瓦斯爆炸伤其表现又有所不同，可能更为紧急和严重，因此要注意因病施治。

3. 治疗

（1）急救治疗：益气救阴固脱：用 10% 的参麦针，或生脉针 10～30ml，加入 50% 葡萄糖液 30ml 中静滴，每 15～30 分钟 1 次，连用 3～5 次，待血压回升或稳定后，再以 50～100ml 加入 10% 葡萄糖液 250～500ml 中静滴，直至脱离厥脱状态。

药理研究证明，生脉针具有如下作用：强心升压，改善微循环；对抗革兰氏阴性菌内毒素；促进机体网状内皮系统吞噬功能；兴奋垂体-肾上腺皮质；降低内毒素休克动物血浆中的环磷核苷酸水平；镇静作用。

回阳救逆固脱：用参附针或参附丹参针 10～20ml，加入 50% 葡萄糖液 40ml 中静脉注射 1～2 次，再以 40～80ml 加入 10% 葡萄糖液 250～500ml 中静滴，每日 2 次。

药理研究证明，此类药物具有强心升压，改善微循环的作用。动物试验表明，对犬急性失血性休克能明显升压,并能增加麻醉兔在位心的收缩力。

阴阳双补固脱:以参附针或人参针和参麦针或生脉针,酌情选用其中两种不同的针剂使用,方法与用量同上。

解毒泄热开闭:主要适用于热厥,用醒脑静注射液,或清开灵注射液20～40ml,加入10%葡萄糖液250～500ml中静滴,每日1～2次。

药理研究证明,此类药物具有明显的解热作用,能改善肠道血流量,减少缺血,降低内毒素对网状内皮系统的抑制,并具有抗炎灭菌作用。

活血化瘀开闭:主要适用于严重休克合并DIC者。用复方丹参注射液,当归注射液各4～10ml,加入50%葡萄糖液40ml内静脉滴注,每30分钟1次,连续2次后,改为20～30ml加入10%葡萄糖液100～250ml中静滴。

药理研究证明,此类药物可改善微循环,促进组织血流灌注,加强重要器官血液供应,故对休克的恢复具有重要作用。

(2)辨证论治

【脱证】

①阴血脱证:创伤失血,阴血大伤,津液亏耗。症见神昏汗出,面色苍白,唇干舌燥,心悸烦躁,尿少色黄,四肢厥冷,脉虚数或数。急宜补血益神,益气固脱,用生脉散内服。方药:人参15g,麦冬15g,五味子6g。②气虚阳脱证。创伤血脱,阴液耗动,阳失承制,阴不敛阳,阳气外越,阴损及阳,阳气衰微,即将脱绝。症见精神淡漠,目合口开,手足厥冷,无热畏寒,身冷如冰,尿少遗溺,颜面清暗,唇淡冷汗,脉微欲绝。急宜益气补虚,回阳救逆,用参附汤或人参四逆汤内服。方药:红参15～30g,制附片30g,干姜12g,炙甘草9g,上肉桂9g。③阴阳俱脱证。创伤血脱,阳气外越,阴阳俱绝。症见神志昏迷,目呆口张,瞳孔散大,喉中痰鸣,气少息粗,汗出如油,舌囊缩,肢身冰冷,二便失禁,脉微欲绝。急宜补阳救阴,用四逆汤合生脉散加减内服。方药:制附片15g,干姜12g,炙甘草10g,肉桂9g(后下),红参15～70g,麦冬15g,五味子9g。

【厥证】

①血瘀气滞证:创伤失血伤阴,血伤气损,血瘀气滞,经脉闭阻,气机逆乱。症见昏愦不知,伤处肿胀,青紫瘀斑,面色晦暗,牙关紧闭,舌有瘀斑,脉弦急或洪数。急宜活血化瘀,止痛开窍,用复元活血汤合逐瘀护心散(验方)加减内服。方药:朱砂3g(冲),琥珀粉9g(冲),制乳没各9g,三七粉3g(冲),元寸3g(冲),柴胡6g,当归12g,红花15g,山甲10g,大黄12g,桃仁9g,菖蒲10g,甘草6g。②痰湿内阻证:素体痰盛,复因创伤失血,伤血损气,气机逆乱,痰湿内阻。症见昏不知人,静而不烦,喉中痰声漉漉,时有恶心呕吐,牙关紧闭,二目不睁,双手握拳,脉滑数。急宜化瘀涤痰,开窍醒神,用涤痰汤内服。方药:人参15g,南星12g,半夏12g,枳实9g,茯苓20g,陈皮15g,菖蒲15g,竹茹10g,甘草6g,生姜3g。③痰火上攻证:创伤挫损,气乱血散,痰火互结,邪火上乘,蒙闭清窍。症见神志昏迷,烦躁不安,呼吸急促,喉间痰鸣,牙关紧闭,伤处红肿热痛,脉弦数,舌红苔黄。急宜清热化痰,开窍醒神,用龙胆泻肝汤合导痰汤加减。方药:天麻15g,钩藤30g(后下),石决明20g,枳壳10g,黄芩15g,柴胡10g,车前子30g(包煎),半夏12g,橘红6g,南星12g,菖蒲15g,当归12g,炙甘草6g。

(3)针刺治疗:可针刺人中、百会、曲池、三阴交、气海、大敦等。

综上所述,治疗和纠正休克是关键环节,根据实践救治表明,伤者早期多死于休克。中医中药对瓦斯爆炸伤引起各种严重的临床症状无疑是十分有效,但以往甚至目前也较少使用。在此进行介绍,以期待于对瓦斯爆炸伤治疗增加一个有效方法,仅供临床参考。

二、对CO中毒的治疗

1. 氧气吸入,或根据病情辅以新鲜血输入。

2. **脱水利尿,冬眠降温,镇静疗法**　可用2%甘露醇脱水,分次直接推注或快速滴入,首次用量为250ml,最多可达400ml,24h用量最少500ml,最高可达1 000ml。在治疗间隔期可用25%～50%的葡萄糖加维生素滴注,但要注意电解质紊乱,因脱水降低脑水肿会导致电解质大量流失,因此要注意电解质的平衡。

还可进行冬眠和使用镇静药物以降低脑耗氧。

3. 高压氧舱治疗。

4. **辅助治疗**　合理使用激素降低机体应急反应,给脑代谢药物保护脑功能、重要醒脑静及安宫牛黄丸等。

三、对呼吸道损伤的治疗

从抢救实践看,呼吸道损伤是导致死亡的重

要原因之一,应及时做气管切开、雾化加药输入,及时稀释及消除分泌液,以保护呼吸道通畅和免受感染。

四、对皮肤烧伤的处理

1. **清创** 在无痛条件下,要剃除烧伤创面附近的毛发,清除皮肤污垢,用肥皂水冲洗创面周围,去除油脂,再用灭菌生理盐水冲洗并科学消毒创面。对 II 烧伤形成的水疱应暴露,对较大水疱应消毒后穿刺,低位引流,并剪除已皱缩的表皮和剥脱的坏死组织。

2. **包扎疗法**

3. **暴露疗法** 这两种疗法各有利弊,应根据病情选择。应选择烧伤治疗的常规诊疗治疗。

五、对复合伤的治疗

瓦斯爆炸多为严重复合伤,在及时准确判断伤情后,分别对颅脑损伤、脑、腹部内脏损伤及各类骨折等多发性损伤做出相应正确处理。分级伤情收治,抓住主要矛盾,选择治疗良机,不失时机挽救伤员生命。

根据统计,由于全国各级煤矿医疗专业人员的共同努力,我国目前负责煤矿安全事故造成的伤员抢救成功率已达 98% 以上,跻身国际救治先进行列。

第五节　我国煤矿矿山医疗应急救援体系建设

一、我国矿山行业基本情况

矿山产业是国民经济的基础产业,是社会可持续发展的基本保证,是构建和谐社会的重要组成部分。我国是矿产资源生产大国,目前,矿山开采业呈快速增长态势,截止到 2014 年底,共有煤矿 1.2 万处,从业人员 600 余万人,煤炭产量超过 38.7 亿吨,比 2002 年的 14 亿吨增长了近 2.7 倍;非煤矿山近 10 万座,从业人员 400 余万人,矿石总产量达百亿吨,且以每年 10% 以上速度增长。在我国产业结构中,短时期内矿山行业所占的比重仍将持续增长,其快速发展和高危行业的特点将给安全生产带来极大的压力,由此带来的矿山灾难、事故时有出现。

党中央、国务院非常重视安全生产工作,多年来不断强化安全生产管理,颁布安全生产法、关闭小煤矿等系列措施使矿难发生率不断下降,据国家安监总局统计资料,2003 年至 2008 年我国发生一次死亡百人以上的特别重大的矿难 10 起,共计死亡 1 663 人,伤员更多。2009 年至 2014 年我国发生一次百人以上伤亡的特别重大的矿难 16 起,2014 年煤矿灾难死亡人数首次下降至千人以下,与 2002 年比降低 85.7%。

二、我国矿山医疗救援体系的历史和现状

回顾历史,旧中国矿山掌握在资本家和帝国主义列强手中,矿工的生死并不在生产安全管理范围之内,疾病、工伤、职业病和矿难直接夺走矿工的生命,河北、辽宁、黑龙江等地的万人坑就充分说明了当时矿工的悲惨境地。那时候矿山周围没有医疗机构,就是有个别医疗诊所也是为资本家服务的,根本不会参与矿山救援。

新中国成立以后,在我国从传统的农业国向现代化工业国发展期间,工业发展远快于社会的发展,形成先有矿山,后有社会,即白手起家,先生产后生活的现象。在开发建设矿山的同时兴办社会事业,由企业办医院、学校成为当时社会建设发展的方向。这时矿山的医疗卫生都是企业在矿区建设规划之内,形成了为职工服务、为当地百姓服务、为矿区家属服务的具有较强技术力量矿山医院。根据当时生产水平低下,安全保障能力不高,生产事故时有发生的状况,我国创建了以原国家煤炭工业部为统领,以企业为基础,由煤矿救护队和煤矿医院联合救治矿山创伤事故的救援模式,取得了较好效果。我国当时在绝大部分矿井都按规定设立井口卫生保健站点,形成对矿工保健救援的基层组织,并在安全生产医疗救援上逐步探索出矿山事故医疗救护以煤炭企业医院为骨干,纵向延伸至矿山、井口、甚至井下事故现场,使得矿山事故造成的人员创伤能够在事故现场及时得到先期救护,为院内救治赢得了时间。这种体制由于 1998 年国家煤炭工业部撤销而结束。这些主要是煤炭企业医院在企业分离社会职能产权发生了改革而产生的变化。

2002 年我国对安全生产认识更加深入,建立了国家安全生产监督管理局,恢复建设应急救援体系。在新形势下,矿山医疗救援继承传统方法,建立新的体制,把加强和完善矿山医疗救护体系

作为矿山救援体系建设的重要组成部分,按照分级负责、整合资源、平战结合的原则,依托原煤炭总医院(北京)设立了全国性的"矿山医疗救护中心",根据全国煤矿企业、煤矿企业卫生医疗机构、井口保健站和地方卫生医疗结构的分布情况,依托分布在矿区的大型煤炭企业医院及部分地方医院设立国家级、区域级矿山救援基地、省级医疗骨干队伍以及企业医疗救援队伍,形成矿难救援网络,取得一定的救援成绩。

2009 年由国家安监总局应急指挥中心牵头,与地方政府共建 21 支矿山救援队伍。目前,全国共设立了 7 支国家级矿山救援队伍,14 支区域级矿山救援队伍,每支队伍中按四队一组等模式建立一个医疗救援中队,救护人员超过万人。通过这些举措把全国的矿山医疗机构联成网络,在矿山事故特别是群死群伤的重特大事故和灾害医疗抢救中发挥了重要作用。

三、国家层面对我国矿山医疗救护体系的建设

改革开放以来,我国国民经济快速发展,推动能源需求急剧增长,作为占我国能源消耗 70% 以上构成的煤炭需求更是直线攀升,据统计,我国年煤炭产量已远远超过第二名的美国,稳居世界第一。然而,随着我国煤炭产量的快速增长,由于我国煤矿井下开采条件、管理水平、员工素质、安全装备等诸多原因,造成我国矿难频发。自 2004 年以来,河南郑州矿难、陕西铜川矿难、辽宁阜新矿难等一次死亡上百人的矿难事故屡屡发生而震惊国内外,以至于世界劳工组织呼吁抵制中国煤炭出口,"不要带血的煤炭"。从安全发展和谐发展和全面协调可持续发展的战略出发,党中央国务院十分重视煤矿安全生产,要求各级党委政府从各个环节采取切实有效措施降低矿难,并加强煤矿矿难的应急救援体系建设。从国内外来看,煤矿矿山矿难应急救援包括两个方面,一方面是矿难现场生产应急救援,另一方面是医疗应急救援。因此,我国于 2002 年组织成立了国家安监总局矿山医疗救护中心,主管煤矿矿难的医疗救护工作,中心设在煤炭总医院(现应急总医院),下设 42 个省级分中心,经过 6 年的运行,国家层面已决定从组织体系、目标体系和管理体系三个方面来建立并建设我国矿山医疗救护体系。

(一)组织体系建设

国家规定,我国煤矿矿山医疗救护中心的职能是整合煤矿矿山医疗卫生资源,国家给予组织和适当资助,从而完成国家授予的煤矿矿山医疗救护职能。新中国成立以来,我们党和政府十分关心煤矿职工的身心健康,相继成立各级各类的煤矿矿山医疗机构。据统计,我国煤炭系统有医疗机构上千家,从业人员 15 万。多年来为我国 550 万煤矿工人提供着优质的医疗服务。他们在长期的煤矿矿山医疗救护实践中,积累了丰富的经验,为我国煤矿工人的矿难救护做出了卓越的贡献,起到了有力的保障作用而为业内广泛认可。因此,根据我国煤矿矿山的实际,合理整合这部分资源,并予以科学周密的组织,国家在急救装备及经费方面给以适当的专项支持,这将是一个最科学、最经济、最有效的办法。根据我国目前煤矿矿山医疗机构的实际状况,从组织体系建设的角度,提出加强建设两个三级中心成为关键。

1. **国家安监总局矿山医疗救护中心-省级矿山医疗救护分中心-矿务局总医院**　国家安监总局矿山医疗救护中心设在煤炭总医院,与煤炭总医院实施一个机构、两块牌子的管理,主要职责是在国家安监总局领导下,具体负责组织、指挥煤矿矿难的医疗应急救援工作;省级矿山医疗救护分中心由各省属地医疗技术水平、规模、设施达标的煤矿医疗机构为分中心所在地,联合周边矿山医疗机构组成,接受国际安监总局矿山医疗救护中心的领导,负责具体组织本省矿山医疗救护工作;根据我国矿山企业的编制情况,各矿务局基本上设有总医院或中心医院,承担矿务局内矿难的医疗应急救援工作,并接受省级矿山医疗救护分中心的领导和指挥。国家安监总局矿山医疗救护中心-省级矿山医疗救护分中心-矿务局总医院这种直线性的模式成为我国矿山医疗救护的主要组织架构。

2. **矿务局总医院-矿医院-井口保健站**　此模式是矿务局成立时就已设置的,主要职能是承担矿工基本医疗保健任务和承担矿难的医疗应急救援任务,矿务局总医院-矿医院-井口保健站成为基层矿山医疗救护的主要组织架构。只要我们着力加强这两个中心的建设,那么煤矿矿山医疗救护组织体系建设就有了保证。对此,我们和发达国家美国专家进行广泛交流,他们对我国这种组织建设对矿难救治的有效性还是高度认可的。

35

（二）目标系统建设

从管理学来看，任何组织都是有目标的，没有目标的组织属于无效组织。我国煤矿矿山医疗的目标可由两项指标构成：

1. 应急响应指标　一次伤亡 30 人（含 30 人）以上者为一级应急响应，由国家安监总局矿山医疗救护中心调动全国煤矿医疗资源（必要时调动其他系统相关医疗资源）进行医疗应急救援，一次伤亡在 10~29 人的煤矿矿难事故为二级响应，主要由省级煤矿矿山医疗救护分中心调动省内煤矿医疗资源（必要时调动省内其他系统医疗资源）进行应急救援；一次伤亡在 9 人以下的煤矿矿难为三级应急响应，主要由矿务局总医院组织局内医疗进行应急救援。根据管理学的例外原则，应急响应也应具备例外原则，对一些特殊的、影响较大、超出常规医疗急救范围的矿难则不受三级应急响应的限制。

2. 抢救成功率指标　由于大多数煤矿井下矿工身体基础健康状况良好，只要不是致死性矿难，则只要井下现场处理合理，升井后科学救治并有效转送，一般均能抢救成功。根据国际上矿难的救治，具有代表性的美国是以院后急救为主，法国是以院前急救为主，而根据我国实际，则强调院前急救和院后急救同样重要，要两者兼顾，抓好衔接。新中国成立以来我国煤矿医疗机构对矿难伤员的救护统计指标来看，抢救成功率定为 95%（含 95%）应是符合实际的，这个指标远远超过社会医疗机构危重病人的抢救成功率指标（70%），每年应以此标准对煤矿矿山各级医疗机构进行刚性考核，奖罚兑现，以逐年提高抢救成功率。据统计，2007 年我国煤矿事故灾害中受伤矿工 4 081 人，抢救成功 4 001 人，抢救成功率达到了 98%。事实证明，建立一个符合实际的、科学的矿山医疗救护目标，并以年度为时间单位考核，以奖罚封闭考核的结果，将会使矿难的抢救成功率逐渐提升。

（三）管理体系建设

组织体系建设和目标体系建设仅仅为煤矿矿山医疗救护体系建设提供了一个框架，而关键在管理，管理应从以下几个方面作起：

1. 法制建设　在国家层面制订相应法律、法规、条例，从法制上保证煤矿矿山医疗救护从途径上顺畅无碍。

2. 建立针对各煤矿矿山医疗机构的矿难救援规章制度，在煤矿矿山矿难的医疗救护的各个环节上科学有效，并经常督促检查落实。

3. 成立具有权威的专家组并制订建立相应的煤矿矿难抢救预案，举办各种培训，成立专门的医疗救治队并积极演练、竞赛，切实提高煤矿矿难救治水平；国家级中心每年组织一次全国性的交流座谈会，就煤矿矿山矿难医疗救治工作进行交流和沟通，取长补短，共同提高；各省级煤矿矿山医疗救护分中心和各矿务局总医院、矿医院，井口保健站以及煤矿救护队也要经常性的就煤矿矿难的医疗救治工作的经验和教训进行讨论交流。在国际上矿山医疗救护方面，美国、澳大利亚、日本和欧洲积累了先进的经验，而俄罗斯、印度这些和我们国家生产力水平接近的国家的煤矿矿山医疗救护方面也有相当水平，借鉴他们的经验和教训，有效提高我国煤矿矿难的抢救成功率，切实降低伤残率。

4. 营建煤矿矿山医疗救护的安全文化建设，把好矿难抢救最后一关。以"保障矿工平安，把好最后一关"为理念，从各个方面营建安全文化建设，在相关医疗机构内，做到家喻户晓，人人皆知。

对我国煤矿矿山医疗救护来说，组织建设是基础，目标建设是方向，管理建设是关键，由此构成我国煤矿矿山医疗救护体系。

第六节　结　语

近年来，党和国家对煤矿安全高度重视，加大了煤矿安全生产的投入，不断引进减少井下用工人数的机械化采煤新技术，同时也引进了对井下瓦斯精确监测的新技术，使煤矿井下瓦斯爆炸的发生概率及次数大大减少，近年来已经杜绝了煤矿井下瓦斯爆炸一次伤亡上百人的特大事故。在贯彻以防为主总体方针的同时，又高度重视对矿工的安全教育和培训，营造包括矿工家属在内的安全生产文化建设。在煤矿井下矿难救护方面加大医疗先进设备的投入，加强矿难救治三级网络建设，并派出专家赴日本、澳大利亚等发达国家学习提高矿山医疗救护水平。预防为主的措施落实，安全文化的建立，医疗救援水平的显著提高，已经使煤矿安全生产发生了本质性的变化，不仅事故次数大大减少，而且抢救成功率明显提高，使衡量煤矿安全生产的重要指标——百万吨死亡率，由原来的十以上降低到一以下。这不仅充分反映了党和国家对煤矿工人的爱护和关心，也充

35

分反映了我们社会主义制度的优越性。

在全行业高度重视煤矿安全生产的基础上，煤矿医疗卫生系统还需认真做好：一是建设一支政治思想、专业技术过硬的医疗专业队伍，并经常进行实践演练；二是求真务实制定煤矿井下事故尤其是瓦斯爆炸伤的抢救预案；三是加强对瓦斯爆炸伤的基础研究和临床研究。在发生瓦斯爆炸伤后第一时间及时做出应对，科学做好对伤员的现场处理，正确转运。医院院内及时应诊，正确迅速处理，尤其是对烧伤创面的清创、休克的快速纠正，多系统多发伤的针对性处理，成立多学科会诊抢救治疗组织，科学采用中西医治疗手段，不断提高抢救成功率。

竭尽全力，动员各方力量，有效救治瓦斯爆炸伤受伤矿工是我国煤矿医疗卫生机构的首要职责。笔者作为一个 20 世纪 80 年代大学毕业就从事煤矿医疗工作的专业人员，亲身经历了多次瓦斯爆炸伤的救治工作，积累了较为丰富的基础研究、临床及管理经验，亲身经历了矿难瓦斯爆炸伤抢救成功率不断提高的全部过程，因而对今后不断提高煤矿瓦斯爆炸伤抢救成功率，有效降低瓦斯爆炸伤的死亡率和伤残率，从而达到国际领先水平充满必胜信心。

（王明晓）

35

第三十六章

化学品爆炸伤

第一节　化学品及危险化学品

一、化学品的定义

所谓化学品,是指各种元素(也称化学元素)、由元素组成的化合物和混合物,无论是天然的还是人造的,都属于化学品。

据美国化学文摘统计,全世界已有化学品多达700万种,其中已作为商品上市的有10万余种,经常使用的有7万多种,每年全世界新出现化学品1 000多种。2012年《全球化学品展望》中指出,在当今市场上大约有14万种化学品。

二、化学品的危险种类

我国化学品的分类采用联合国《化学品分类及标记全球协调制度》(GHS)的分类方法。建立、实施与国际社会一致的化学品危险性分类、标签和安全技术说明书体系,会促进我国化学品进出口贸易便利化,减少贸易成本,同时还有利于防止和减少化学品对接触者和环境的危害,有利于对化学品进行无害化管理。

化学品的分类主要按照《化学品分类和危险性公示通则》(GB13690—2009)、《化学品分类、警示标签和警示性说明安全规范》(GB20576~GB20599、GB20601、GB20602)、《化学品安全数据表》(GB/T 17519)等国家标准进行,这些国家标准与联合国《化学品分类及标记全球协调制度》(GHS)技术内容一致。

化学品的危险种类(hazard class)是指物理化学、健康或环境危险的性质,例如易燃固体、致癌性、口服急性毒性等。

(一)物理化学危险

化学品的物理化学危险共16类。化学品的

火灾、爆炸等事故形态主要与其物理化学危险特性相关。

1. **爆炸物**　爆炸物种类包括:

(1)爆炸性物质(或混合物)。

(2)爆炸性物品,但不包括下述装置:其中所含爆炸性物质或混合物由于其数量或特性,在意外或偶然点燃或引爆后,不会由于迸射、发火、冒烟、发热或巨响而在装置之外产生任何效应。

(3)在上文(1)和(2)中未提及的为产生实际爆炸或烟火效应而制造的物质、混合物和物品。

爆炸性物质(或混合物)是能够通过化学反应产生气体,而产生气体的温度、压力和速度能对周围环境造成破坏的固态或液态物质(或物质的混合物)。其中也包括发火物质,即使它们不产生气体。

发火物质(或发火混合物)是通过非爆炸自主放热化学反应产生的热、光、声、气体、烟或所有这些的组合来产生效应的物质或物质的混合物。

爆炸性物品是含有一种或多种爆炸性物质或混合物的物品。

烟火物品是包含一种或多种发火物质或混合物的物品。

2. **易燃气体**　易燃气体是在20℃和101.3kPa标准压力下,与空气有易燃范围的气体。

化学性质不稳定的气体,是指能够在缺乏空气或氧气的条件下进行爆炸性反应的可燃性气体。

3. **易燃气溶胶**　气溶胶是指气溶胶喷雾罐,即任何不可重新罐装的容器,该容器由金属、玻璃或塑料制成,内装强制压缩、液化或溶解的气体,包含或不包含液体、膏剂或粉末,配有释放装置,可使所装物质喷射出来,形成在气体中悬浮的固态或液态微粒或形成泡沫、膏剂或粉末或处于液态或气态。

4. 氧化性气体　氧化性气体是一般通过提供氧气，比空气更能导致或促使其他物质燃烧的任何气体。

5. 压力下气体　压力下气体是指高压气体在压力等于或大于 200kPa（表压）下装入贮存容器的气体，或是液化气体或冷冻液化气体。压力下气体包括压缩气体、液化气体、溶解液体、冷冻液化气体。

6. 易燃液体　易燃液体是指闪点不高于 93℃ 的液体。

7. 易燃固体　易燃固体是容易燃烧或通过摩擦可能引燃或助燃的固体。

易于燃烧的固体为粉状、颗粒状或糊状物质，它们在与燃烧着的火柴等火源短暂接触即可点燃，当火焰迅速蔓延后，会造成重大危害，这两种情况都非常危险。

8. 自反应物质　自反应物质是即使没有氧（空气）也容易发生激烈放热分解的热不稳定液态或固态物质或者混合物。本定义根据统一分类制度分类为爆炸物、有机过氧化物或氧化物质的物质和混合物。

自反应物质如果在实验室试验中其组分或物质本身容易起爆、迅速爆燃或在封闭条件下加热时显示剧烈效应，应视为具有爆炸性质。

9. 自燃液体　自燃液体是即使数量小也能在与空气接触后 5min 之内引燃的液体。

10. 自燃固体　自燃固体是即使数量小也能在与空气接触后 5min 之内引燃的固体。

11. 自热物质　自热物质是除发火液体或固体以外，与空气反应不需要能源供应就能够自己发热的固体或液体物质或混合物；这类物质或混合物与发火液体或固体不同，因为这类物质只有质量很大（千克级）并经过长时间（几小时或几天）才会燃烧。

需要说明的是，物质或混合物的自热导致自发燃烧，是由于物质或混合物与氧气（空气中的氧气）发生反应并且所产生的热没有足够迅速地传导到外界而引起的。当热产生的速度超过热损耗的速度而达到自燃温度时，自燃便会发生。

12. 遇水放出易燃气体的物质　遇水放出易燃气体的物质是通过与水作用，容易具有自燃性或放出危险数量的易燃气体的固态或液态物质或混合物。

13. 氧化性液体　氧化性液体是本身未必燃烧，但通常因放出氧气可能引起或促使其他物质燃烧的液体。

14. 氧化性固体　氧化性固体是本身未必燃烧，但通常因放出氧气可能引起或促使其他物质燃烧的固体。

15. 有机过氧化物　有机过氧化物是含有二价 —O—O— 结构的液态或固态有机物质，可以看作是一个或两个氢原子被有机基替代的过氧化氢衍生物。该术语也包括有机过氧化物配方（混合物）。有机过氧化物是热不稳定物质或混合物，容易放热自加速分解。另外，它们可能具有下列一种或几种性质：①易于爆炸分解；②迅速燃烧；③对撞击或摩擦敏感；④与其他物质发生危险反应。

如果有机过氧化物在实验室试验中，在封闭条件下加热时组分容易爆炸、迅速爆燃或表现出剧烈效应，则可认为它具有爆炸性质。

16. 金属腐蚀剂　腐蚀金属的物质或混合物是通过化学作用显著损坏或毁坏金属的物质或混合物。

（二）健康危险

化学品的健康危险共 10 类。

1. 急性毒性　急性毒性是指在单剂量或在 24h 内多剂量口服或皮肤接触一种物质，或吸入接触 4h 之后出现的有害效应。

2. 皮肤腐蚀/刺激　皮肤腐蚀是对皮肤造成不可逆损伤；即施用试验物质达到 4h 后，可观察到表皮和真皮坏死。

3. 严重眼损伤/眼刺激　严重眼损伤是在眼前部表面施加试验物质之后，对眼部造成在施用 21d 内并不完全可逆的组织损伤，或严重的视觉物理衰退。

4. 呼吸或皮肤过敏　呼吸过敏物是吸入后会导致气管过敏反应的物质。皮肤过敏物是皮肤接触后会导致过敏反应的物质。

5. 生殖细胞致突变性　涉及的主要是可能导致人类生殖细胞发生可传播给后代的突变的化学品。

6. 致癌性　致癌物是指可导致癌症或增加癌症发生率的化学物质或化学物质混合物。

7. 生殖毒性　生殖毒性包括对成年雄性和雌性性功能和生育能力的有害影响，以及在后代

36

中的发育毒性。

8. 特异性靶器官系统毒性：一次接触　由于单次接触而产生特异性、非致命性目标器官/毒性的物质。

9. 特异性靶器官系统毒性：反复接触　对由于反复接触而产生特定靶器官/毒性的物质进行分类。所有可能损害机能的、可逆和不可逆的、即时和/或延迟的显著健康影响都包括在内。

10. 吸入危险　"吸入"指液态或固态化学品通过口腔或鼻腔直接进入或者因呕吐间接进入气管和下呼吸系统。吸入毒性包括化学性肺炎、不同程度的肺损伤或吸入后死亡等严重急性效应。

（三）环境危险

化学品的环境危险共 2 类。

1. 危害水生环境　急性水生毒性是指物质对短期接触它的生物体造成伤害的固有性质。

2. 慢性水生毒性　慢性毒性数据不像急性数据那么容易得到，而且试验程序范围也未标准化。

三、危险化学品

（一）危险化学品的定义

2003 年 3 月，根据《危险化学品安全管理条例》（国务院令第 344 号），原国家安全监管局发布公告《危险化学品名录》（2002 版）（原国家安全生产监督管理局公告 2003 年第 1 号），包括危险化学品条目 3 823 个。2003 年 6 月，《剧毒化学品目录》（2002 年版）（原国家安全生产监督管理局等 8 部门公告 2003 年第 2 号），包括剧毒化学品条目 335 个。根据联合国《全球化学品统一分类和标签制度》（以下简称 GHS），我国制定了化学品危险性分类和标签规范系列标准，确立了化学品危险性 28 类的分类体系。由于《危险化学品名录》（2002 版）主要采用爆炸品、易燃液体、腐蚀品等危险货物编号分类体系，与现行化学品危险性 28 类的分类体系有巨大差异。现行《危险化学品安全管理条例》（2011 年国务院令第 591 号，2013 年国务院令第 645 号修正）调整了危险化学品的定义，规定"危险化学品，是指具有毒害、腐蚀、爆炸、燃烧、助燃等性质，对人体、设施、环境具有危害的剧毒化学品和其他化学品"。同时，《剧毒化学品目录》（2002 年版）列入的品种偏多，不符合剧毒化学品管理的实际情况，有必要进行

调整。

（二）危险化学品目录

我国对危险化学品的管理实行目录管理制度，列入《危险化学品目录》的危险化学品将依据国家的有关法律法规采取行政许可等手段进行重点管理。

根据《危险化学品安全管理条例》第 3 条："危险化学品目录，由国务院安全生产监督管理部门会同国务院工业和信息化、公安、环境保护、卫生、质量监督检验检疫、交通运输、铁路、民用航空、农业主管部门，根据化学品危险特性的鉴别和分类标准确定、公布，并适时调整。"

根据化学品分类和标签系列国家标准，从化学品 28 类 95 个危险类别中，以其中危险性较大的 81 个危险类别作为危险化学品的确定原则（表 36-1），从而形成我国的《危险化学品目录》（2015 版）。《危险化学品目录》（2015 版）由原国家安全生产监督管理总局等 10 部门联合进行公告（2015 年第 5 号），目录中给出了 2 828 个类属条目。

剧毒化学品是具有剧烈急性毒性危害的化学品，包括人工合成的化学品及其混合物和天然毒素，还包括具有急性毒性易造成公共安全危害的化学品。剧烈急性毒性判定界限与《剧毒化学品目录》（2002 年版）对比发生了较大变化（表 36-2）。

随着新化学品的不断出现，以及人们对化学品危险性认识的提高，按照《危险化学品安全管理条例》（2011 年国务院令第 591 号）第 3 条的有关规定，未列入《危险化学品目录》（2015 版）的化学品并不表明其不符合危险化学品确定原则。

对于混合物和未列入《危险化学品目录》（2015 版）的危险化学品，为了全面掌握我国境内危险化学品的危险特性，我国实行危险化学品登记制度和鉴别分类制度，企业应该根据《化学品物理危险性鉴定与分类管理办法》（国家安全监管总局 60 号令）及其他相关规定进行鉴定分类，如果经鉴定分类属于危险化学品的，应该根据《危险化学品登记管理办法》（国家安全监管总局令第 53 号）进行危险化学品登记，从源头上全面掌握化学品的危险性，保证危险化学品的安全使用。通过目录管理与鉴别分类等管理方式的结合，形成对危险化学品安全管理的全覆盖。

36

表 36-1 危险化学品的确定原则

危险和危害种类	类别						
物理危险							
爆炸物	不稳定爆炸物	1.1	1.2	1.3	1.4	1.5	1.6
易燃气体	1	2	A（化学不稳定性气体）	B（化学不稳定性气体）			
气溶胶	1	2	3				
氧化性气体	1						
加压气体	压缩气体	液化气体	冷冻液化气体	溶解气体			
易燃液体	1	2	3	4			
易燃固体	1	2					
自反应物质和混合物	A	B	C	D	E	F	G
自热物质和混合物	1	2					
自燃液体	1						
自燃固体	1						
遇水放出易燃气体的物质和混合物	1	2	3				
金属腐蚀物	1						
氧化性液体	1	2	3				
氧化性固体	1	2	3				
有机过氧化物	A	B	C	D	E	F	G
急性毒性	1	2	3	4	5		
皮肤腐蚀/刺激	1A	1B	1C	2	3		
严重眼损伤/眼刺激	1	2A	2B				
健康危害							
呼吸道或皮肤致敏	呼吸道致敏物 1A	呼吸道致敏物 1B	皮肤致敏物 1A	皮肤致敏物 1B			
生殖细胞致突变性	1A	1B	2				
致癌性	1A	1B	2				
生殖毒性	1A	1B	2	附加类别（哺乳效应）			
特异性靶器官毒性-一次接触	1	2	3				
特异性靶器官毒性-反复接触	1	2					
吸入危害	1	2					
环境危害							
危害水生环境	急性 1	急性 2	急性 3	长期 1	长期 2	长期 3	长期 4
危害臭氧层	1						

灰色背景内容是作为危险化学品的确定原则类别

表 36-2 剧烈毒性判定界限变化对比表

项目	《剧毒化学品目录》(2015 版)	《剧毒化学品目录》(2002 年版)
经口	$LD_{50} \leqslant 5mg/kg$	$LD_{50} \leqslant 50mg/kg$
经皮	$LD_{50} \leqslant 50mg/kg$	$LD_{50} \leqslant 200mg/kg$
吸入	(4h) $LC_{50} \leqslant 100ml/m^3$(气体)或 0.5mg/L(蒸汽)或 0.05mg/L(尘、雾)	(4h) $LC_{50} \leqslant 500ppm$(气体)或 2mg/L(蒸汽)或 0.5mg/L(尘、雾)
对应的危险类别	急性毒性,类别 1	急性毒性,类别 1 和类别 2

四、国内其他相关易燃易爆物品

《安全生产法》(2014 年第 13 号主席令)第 112 条给出了危险物品的含义:危险物品,是指易燃易爆物品、危险化学品、放射性物品等能够危及人身安全和财产安全的物品。显然,在《安全生产法》中易燃易爆物品和危险化学品之间是存在一定交叉的。

我国化学品的分类采用联合国《化学品分类及标记全球协调制度》(GHS)的分类方法,建立、实施与国际社会一致的化学品危险性分类、标签和安全技术说明书体系,化学品的分类也明确按照《化学品分类和危险性公示通则》(GB13690—2009)等国家标准进行。例如,爆炸物种类包括,爆炸性物质(或混合物)、爆炸性物品、以及为产生实际爆炸或烟火效应而制造的物质、混合物和物品(即烟火物品)。但在目前国内危险物品相关法规标准体系中,烟花爆竹、民用爆炸物品等易燃易爆物品并没有纳入危险化学品、而是进行单独划分和管理。

(一) 民用爆炸物品

为了加强对民用爆炸物品的安全管理,预防爆炸事故发生,保障公民生命、财产安全和公共安全,2006 年 4 月 26 日国务院第 134 次常务会议通过《民用爆炸物品安全管理条例》(国务院令第 466 号),自 2006 年 9 月 1 日起施行。2014 年 7 月 29 日经国务院第 54 次常务会议《关于修改部分行政法规的决定》(国务院令第 653 号)对该条例进行了修正。

本条例第二条规定,民用爆炸物品,是指用于非军事目的、列入民用爆炸物品品名表的各类火药、炸药及其制品和雷管、导火索等点火、起爆器材。民用爆炸物品品名表,由国务院民用爆炸物品行业主管部门会同国务院公安部门制订、公布。显然,我国的民用爆炸物品采用目录管理。

《民用爆炸物品品名表》(中华人民共和国国防科学技术工业委员会、中华人民共和国公安部公告,2006 年第 1 号)给出了含:工业炸药(27 种)、工业雷管(10 种)、工业索类火工品(5 种)、其他民用爆炸物品(5 种)、原材料(12 种)在内的共 59 种民用爆炸物品(表 36-3)。

表 36-3 民用爆炸物品品名表

序号	名 称	英文名称	备 注
一、	工业炸药		
1	硝化甘油炸药	Nitroglycerine, NG	甘油三硝酸酯类混合炸药
2	铵梯类炸药	Ammonite	含铵梯油炸药
3	多孔粒状铵油炸药		
4	改性铵油炸药		
5	膨化硝铵炸药	Expanded AN explosive	
6	其他铵油类炸药		含粉状铵油、铵松蜡、铵沥蜡炸药等
7	水胶炸药	Water gel explosive	
8	乳化炸药(胶状)	Emulsion	
9	粉状乳化炸药	Powdery emulsive	
10	乳化粒状铵油炸药		重铵油炸药

续表

序号	名　　称	英 文 名 称	备　　注
11	粘性炸药		
12	含退役火药炸药		含退役火药的乳化、浆状、粉状炸药
13	其他工业炸药		
14	震源药柱	Seismic charge	
15	震源弹		
16	人工影响天气用燃爆器材		含炮弹、火箭弹等、限生产、购买、销售、运输管理
17	矿岩破碎器材		
18	中继起爆具	Primer	
19	爆炸加工器材		
20	油气井用起爆器		
21	聚能射孔弹	Perforating charge	
22	复合射孔器	Perforator	
23	聚能切割弹		
24	高能气体压裂弹		
25	点火药盒		
26	其它油气井用爆破器材		
27	其它炸药制品		
二、	工业雷管		
28	工业火雷管	Flash detonator	
29	工业电雷管	Electric detonator	含普通电雷管和煤矿许用电雷管
30	导爆管雷管	Detonator with shock-conducting tube	
31	半导体桥电雷管		
32	电子雷管	Electron-delay detonator	
33	磁电雷管	Magnetoelectric detonator	
34	油气井用电雷管		
35	地震勘探电雷管		
36	继爆管		
37	其它工业雷管		
三、	工业索类火工品		
38	工业导火索	Industrial blasting fuse	
39	工业导爆索	Industrial Detonating fuse	
40	切割索	Linear shaped charge	
41	塑料导爆管	Shock-conducting tube	
42	引火线		
四、	其它民用爆炸物品		
43	安全气囊用点火具		
44	其它特殊用途点火具		
45	特殊用途烟火制品		

36

续表

序号	名 称	英 文 名 称	备 注
46	其它点火器材		
47	海上救生烟火信号		
五、	原材料		
48	梯恩梯（TNT）/2,4,6-三硝基甲苯	Trinitrotoluene,TNT	限于购买、销售、运输管理
49	工业黑索今（RDX）/环三亚甲基三硝胺	Hexogen,RDX	限于购买、销售、运输管理
50	苦味酸/2,4,6-三硝基苯酚	Picric acib	限于购买、销售、运输管理
51	民用推进剂		限于购买、销售、运输管理
52	太安（PETN）/季戊四醇四硝酸酯	Pentaerythritol tetranitrate,PETN	限于购买、销售、运输管理
53	奥克托今（HMX）	Octogen,HMX	限于购买、销售、运输管理
54	其它单质猛炸药	Explosive compound	限于购买、销售、运输管理
55	黑火药	Black power	用于生产烟花爆竹的黑火药除外，限于购买、销售、运输管理
56	起爆药	Initiating explosive	
57	延期器材		
58	硝酸铵	Ammonium nitrate,AN	限于购买、销售审批管理
59	国防科工委、公安部认为需要管理的其他民用爆炸物品		

（二）烟花爆竹

为了加强烟花爆竹安全管理，预防爆炸事故发生，保障公共安全和人身、财产的安全，2006年1月11日国务院第121次常务会议通过了《烟花爆竹安全管理条例》（国务院令第455号）。

本条例第二条规定，烟花爆竹是指烟花爆竹制品和用于生产烟花爆竹的民用黑火药、烟火药、引火线等物品。烟花爆竹产品品种、类别、级别、规格、质量、包装、标志等可参照《烟花爆竹安全与质量》（GB10631）等国家标准、行业标准的规定。

（三）易制爆危险化学品

根据《危险化学品安全管理条例》（国务院令第591号），公安部编制了《易制爆危险化学品名录》（2011年版），2017年公安部发布了新版的《易制爆危险化学品名录》（2017年版）。易制爆危险化学品采用目录管理，共分9类74种，见表36-4。

表36-4 易制爆危险化学品名录（2017年版）

序号	品名	别名	CAS 号	主要的燃爆危险性分类
1	酸类			
1.1	硝酸		7697-37-2	氧化性液体，类别3
1.2	发烟硝酸		52583-42-3	氧化性液体，类别1
1.3	高氯酸［浓度>72%］	过氯酸	7601-90-3	氧化性液体，类别1
	高氯酸［浓度 50%～72%］			氧化性液体，类别1
	高氯酸［浓度≤50%］			氧化性液体，类别2

36

续表

序号	品名	别名	CAS 号	主要的燃爆危险性分类
2	硝酸盐类			
2.1	硝酸钠		7631-99-4	氧化性固体,类别 3
2.2	硝酸钾		7757-79-1	氧化性固体,类别 3
2.3	硝酸铯		7789-18-6	氧化性固体,类别 3
2.4	硝酸镁		10377-60-3	氧化性固体,类别 3
2.5	硝酸钙		10124-37-5	氧化性固体,类别 3
2.6	硝酸锶		10042-76-9	氧化性固体,类别 3
2.7	硝酸钡		10022-31-8	氧化性固体,类别 2
2.8	硝酸镍	二硝酸镍	13138-45-9	氧化性固体,类别 2
2.9	硝酸银		7761-88-8	氧化性固体,类别 2
2.10	硝酸锌		7779-88-6	氧化性固体,类别 2
2.11	硝酸铅		10099-74-8	氧化性固体,类别 2
3	氯酸盐类			
3.1	氯酸钠		7775-09-9	氧化性固体,类别 1
	氯酸钠溶液			氧化性液体,类别 3*
3.2	氯酸钾		3811-04-9	氧化性固体,类别 1
	氯酸钾溶液			氧化性液体,类别 3*
3.3	氯酸铵		10192-29-7	爆炸物,不稳定爆炸物
4	高氯酸盐类			
4.1	高氯酸锂	过氯酸锂	7791-03-9	氧化性固体,类别 2
4.2	高氯酸钠	过氯酸钠	7601-89-0	氧化性固体,类别 1
4.3	高氯酸钾	过氯酸钾	7778-74-7	氧化性固体,类别 1
4.4	高氯酸铵	过氯酸铵	7790-98-9	爆炸物,1.1 项 氧化性固体,类别 1
5	重铬酸盐类			
5.1	重铬酸锂		13843-81-7	氧化性固体,类别 2
5.2	重铬酸钠	红矾钠	10588-01-9	氧化性固体,类别 2
5.3	重铬酸钾	红矾钾	7778-50-9	氧化性固体,类别 2
5.4	重铬酸铵	红矾铵	7789-09-5	氧化性固体,类别 2*
6	过氧化物和超氧化物类			
6.1	过氧化氢溶液[含量>8%]	双氧水	7722-84-1	(1) 含量≥60% 氧化性液体,类别 1 (2) 20%≤含量<60% 氧化性液体,类别 2 (3) 8%<含量<20% 氧化性液体,类别 3
6.2	过氧化锂	二氧化锂	12031-80-0	氧化性固体,类别 2

36

序号	品名	别名	CAS 号	主要的燃爆危险性分类
6.3	过氧化钠	双氧化钠; 二氧化钠	1313-60-6	氧化性固体,类别 1
6.4	过氧化钾	二氧化钾	17014-71-0	氧化性固体,类别 1
6.5	过氧化镁	二氧化镁	1335-26-8	氧化性液体,类别 2
6.6	过氧化钙	二氧化钙	1305-79-9	氧化性固体,类别 2
6.7	过氧化锶	二氧化锶	1314-18-7	氧化性固体,类别 2
6.8	过氧化钡	二氧化钡	1304-29-6	氧化性固体,类别 2
6.9	过氧化锌	二氧化锌	1314-22-3	氧化性固体,类别 2
6.10	过氧化脲	过氧化氢尿素; 过氧化氢脲	124-43-6	氧化性固体,类别 3
6.11	过乙酸[含量≤16%,含水≥39%,含乙酸≥15%,含过氧化氢≤24%,含有稳定剂]	过醋酸;过氧乙酸;乙酰过氧化氢	79-21-0	有机过氧化物 F 型
	过乙酸[含量≤43%,含水≥5%,含乙酸≥35%,含过氧化氢≤6%,含有稳定剂]			易燃液体,类别 3 有机过氧化物,D 型
6.12	过氧化二异丙苯[52%<含量≤100%]	二枯基过氧化物;硫化剂 DCP	80-43-3	有机过氧化物,F 型
6.13	过氧化氢苯甲酰	过苯甲酸	93-59-4	有机过氧化物,C 型
6.14	超氧化钠		12034-12-7	氧化性固体,类别 1
6.15	超氧化钾		12030-88-5	氧化性固体,类别 1

7　易燃物还原剂类

序号	品名	别名	CAS 号	主要的燃爆危险性分类
7.1	锂	金属锂	7439-93-2	遇水放出易燃气体的物质和混合物,类别 1
7.2	钠	金属钠	7440-23-5	遇水放出易燃气体的物质和混合物,类别 1
7.3	钾	金属钾	7440-09-7	遇水放出易燃气体的物质和混合物,类别 1
7.4	镁		7439-95-4	(1) 粉末:自热物质和混合物,类别 1 遇水放出易燃气体的物质和混合物,类别 2 (2) 丸状、旋屑或带状:易燃固体,类别 2
7.5	镁铝粉	镁铝合金粉		遇水放出易燃气体的物质和混合物,类别 2 自热物质和混合物,类别 1
7.6	铝粉		7429-90-5	(1) 有涂层:易燃固体,类别 1 (2) 无涂层:遇水放出易燃气体的物质和混合物,类别 2

36

序号	品名	别名	CAS 号	主要的燃爆危险性分类
7.7	硅铝 硅铝粉		57485-31-1	遇水放出易燃气体的物质和混合物,类别3
7.8	硫磺	硫	7704-34-9	易燃固体,类别2
7.9	锌尘		7440-66-6	自热物质和混合物,类别1;遇水放出易燃气体的物质和混合物,类别1
	锌粉			自热物质和混合物,类别1;遇水放出易燃气体的物质和混合物,类别1
	锌灰			遇水放出易燃气体的物质和混合物,类别3
7.10	金属锆		7440-67-7	易燃固体,类别2
	金属锆粉	锆粉		自燃固体,类别1,遇水放出易燃气体的物质和混合物,类别1
7.11	六亚甲基四胺	六甲撑四胺;乌洛托品	100-97-0	易燃固体,类别2
7.12	1,2-乙二胺	1,2-二氨基乙烷;乙撑二胺	107-15-3	易燃液体,类别3
7.13	一甲胺[无水]	氨基甲烷;甲胺	74-89-5	易燃气体,类别1
	一甲胺溶液	氨基甲烷溶液;甲胺溶液		易燃液体,类别1
7.14	硼氢化锂	氢硼化锂	16949-15-8	遇水放出易燃气体的物质和混合物,类别1
7.15	硼氢化钠	氢硼化钠	16940-66-2	遇水放出易燃气体的物质和混合物,类别1
7.16	硼氢化钾	氢硼化钾	13762-51-1	遇水放出易燃气体的物质和混合物,类别1

8 硝基化合物类

序号	品名	别名	CAS 号	主要的燃爆危险性分类
8.1	硝基甲烷		75-52-5	易燃液体,类别3
8.2	硝基乙烷		79-24-3	易燃液体,类别3
8.3	2,4-二硝基甲苯		121-14-2	
8.4	2,6-二硝基甲苯		606-20-2	
8.5	1,5-二硝基萘		605-71-0	易燃固体,类别1
8.6	1,8-二硝基萘		602-38-0	易燃固体,类别1
8.7	二硝基苯酚[干的或含水<15%]		25550-58-7	爆炸物,1.1项
	二硝基苯酚溶液			
8.8	2,4-二硝基苯酚[含水≥15%]	1-羟基-2,4-二硝基苯	51-28-5	易燃固体,类别1
8.9	2,5-二硝基苯酚[含水≥15%]		329-71-5	易燃固体,类别1

36

序号	品名	别名	CAS 号	主要的燃爆危险性分类
8.10	2,6-二硝基苯酚［含水≥15%］		573-56-8	易燃固体,类别1
8.11	2,4-二硝基苯酚钠		1011-73-0	爆炸物,1.3 项
9 其他				
9.1	硝化纤维素［干的或含水(或乙醇)<25%］	硝化棉	9004-70-0	爆炸物,1.1 项
	硝化纤维素［含氮≤12.6%,含乙醇≥25%］			易燃固体,类别1
	硝化纤维素［含氮≤12.6%］			易燃固体,类别1
	硝化纤维素［含水≥25%］			易燃固体,类别1
	硝化纤维素［含乙醇≥25%］			爆炸物,1.3 项
	硝化纤维素［未改型的,或增塑的,含增塑剂<18%］			爆炸物,1.1 项
	硝化纤维素溶液［含氮量≤12.6%,含硝化纤维素≤55%］	硝化棉溶液		易燃液体,类别2
9.2	4,6-二硝基-2-氨基苯酚钠	苦氨酸钠	831-52-7	爆炸物,1.3 项
9.3	高锰酸钾	过锰酸钾;灰锰氧	7722-64-7	氧化性固体,类别2
9.4	高锰酸钠	过锰酸钠	10101-50-5	氧化性固体,类别2
9.5	硝酸胍	硝酸亚氨脲	506-93-4	氧化性固体,类别3
9.6	水合肼	水合联氨	10217-52-4	
9.7	2,2-双(羟甲基)1,3-丙二醇	季戊四醇、四羟甲基甲烷	115-77-5	

五、常见的具有爆炸性的化学品分类

化学品中除了爆炸物外,在一定条件下,易燃气体、易燃气溶胶、部分压力下气体、易燃液体的挥发物(如汽油、苯等)、易燃固体粉尘(如铝粉、硫黄粉等)、自反应物质(苯磺酰肼等)、自热物质(自热金属粉、氢硫化钠等)、自燃液体(戊硼烷、烷基铝类等)、自燃固体(白磷或黄磷、镁粉、无水硫化钠等)、遇水放出易燃气体的物质(钾、无涂层的硅铝粉等)、氧化性液体(五氟化碘、过氧化氢等)、氧化性固体(过氧化钾、硝酸银等)、有机过氧化物过氧化二叔丁基等)等都可能达到或满足爆炸条件,并发生爆炸事故。

(一) 爆炸物的分类

根据爆炸物所具有的危险特性分为六项:

(1) 1.1 项:具有整体爆炸危险的物质、混合物和制品(整体爆炸是实际上瞬间引燃几乎所有装填料的爆炸)。

(2) 1.2 项:具有喷射危险但整体无爆炸危险的物质、混合物和制品。

(3) 1.3 项:具有燃烧危险和较小的爆轰危险或较小的喷射危险或两者兼有,但非整体爆炸危险的物质、混合物和制品。①产生显著辐射热的燃烧;②一个接一个地燃烧,同时产生较小的爆轰或喷射作用或两者兼有。

（4）1.4 项：不存在显著爆炸危险的物质、混合物和制品。这些物质、混合物和制品万一被点燃或引爆也只存在较小危险，并且要求最大限度地控制在包装内，同时保证无肉眼可见的碎片喷出，爆炸产生的外部火焰应不会引发包装内的其他物质发生整体爆炸。

（5）1.5 项：具有整体爆炸危险，但本身又很不敏感的物质或混合物。这些物质或混合物虽然具有整体爆炸危险但是极不敏感，以至于在正常条件下引爆或由燃烧转至爆轰的可能性非常小。

（6）1.6 项：极不敏感且整体无爆炸危险的制品。这些制品只含极不敏感爆轰物质或混合物和那些被证明意外引发的可能性几乎为零的制品。

（二）易燃气体分类

易燃气体分为两类，见表 36-5。

表 36-5 易燃气体的分类

类别	分　类
1	在 20℃和 101.3kPa 标准压力下的气体： （a）在与空气的混合物中按体积占 13%或更少时，可点燃的气体 （b）不论易燃性下限如何，与空气混合，可燃范围至少为 12 个百分点的气体
2	在 20℃和 101.3kPa 标准压力下，除第 1 类中的气体之外，与空气混合时有易燃范围的气体

注：1. 为了一些管理目的，可将氨气和甲基溴视为特例；
　　2. 烟雾剂的分类见 GB25078

（三）易燃气溶胶的分类

如果气溶胶中含有任何按 GHS 分类为易燃的成分（含易燃气体，见 GB20577；易燃液体，见 GB20581；易燃固体，见 GB20582）时，该气溶胶应考虑分为易燃的。易燃成分不包含自燃、自热或遇水反应物质。

易燃气溶胶根据其成分的化学燃烧热，如适用时根据其成分的泡沫试验（对泡沫气溶胶）；以及点燃距离试验和封闭空间试验（对喷雾气溶胶）的结果分为类别 1 和不分类两个类别。

（四）加压气体的分类

根据包装的物理状态，压力下气体可分为四类（表 36-6）：①压缩气体；②液化气体；③冷冻液化气体；④溶解气体。

表 36-6 压力下气体的分类

类别	分　类
压缩气体	在高压下封装时，在-50℃时完全处于气态的气体；包括所有临界温度≤-50℃的气体（如压缩天然气 CNG）
液化气体	在高压下封装时，在高-50℃的温度下部分是液体的气体。它又分为：（a）高压液化气体：临界温度在-50℃和+65℃之间的气体；（b）低压液化气体：临界温度高于+65℃的气体（如液化石油气 LPG）
冷冻液化气体	封装时由于其温度低而部分是液体的气体（如液化天然气 LNG）
溶解气体	在高压下封装时溶于液相溶剂中的气体（如溶解乙炔）

（五）易燃液体的分类

易燃液体可分为四类，见表 36-7。

表 36-7 易燃液体的分类

类别	分　类
1	闪点小于 23℃和初沸点不大于 35℃
2	闪点小于 23℃和初沸点大于 35℃
3	闪点不小于 23℃和闪点不大于 60℃
4	闪点大于 60℃和闪点不大于 93℃

（六）易燃固体的分类

易燃固体可分为两类，见表 36-8。

表 36-8 易燃固体的分类

类别	分　类
1	燃烧速率试验： 除金属粉末之外的物质或混合物： ①潮湿部分不能阻燃 ②燃烧时间<45s 或燃烧速率>2.2mm/s 金属粉末：燃烧时间≤5min
2	燃烧速率试验： 除金属粉末之外的物质或混合物： ①潮湿部分可以阻燃至少 4min ②燃烧时间<45s 或燃烧速率>2.2mm/s 金属粉末：燃烧时间<5min 而且≤10min

（七）自反应物质的分类

自反应物质分为 A、B、C、D、E、F、G 型共 7 个类型。

1. 在包装内会发生爆炸或快速爆燃的任何

36

自反应物质或混合物为 A 型自反应物质。

2. 在包装内,具有爆炸特性,既不会爆炸也不会快速爆燃,但易发生受热爆炸的任何自反应物质或混合物,分类为 B 型自反应物质。

3. 在包装内,具有爆炸特性,不会发生爆炸,快速爆燃或受热爆炸的任何自反应物质或混合物,分类为 C 型自反应物质。

4. 在实验室实验中以下情况的任何自反应物质或混合物 D 型自反应物质:a) 有限条件加热时部分爆燃,不会快速爆燃,没有呈剧烈反应;b) 有限条件加热时完全不会爆炸,会缓慢燃烧,没有呈剧烈反应;c) 有限条件加热时完全不会爆炸或爆燃,呈中等反应。

5. 在实验室试验中,有限条件加热时完全不会爆炸又不爆燃,呈微反应或不反应的任何自反应物质或混合物,分类为 E 型自反应物质。

6. 在实验室试验中,有限条件加热时既不会在空化状态爆炸,也完全不会爆燃,呈微反应或不反应,低爆炸能量或无爆炸能量的任何自反应物质或混合物将被分类为 F 型自反应物质。

7. 在实验室试验中,有限条件加热时既不会在空化状态爆炸,也完全不会爆燃,并且不发生反应,无任何爆炸能量,只要是热稳定的(50kg 包装的自加速分解温度为 60~75℃),对于液体混合物,用沸点不低于 150℃ 的稀释剂减感的任何自反应物质或混合物将被确定为 G 型自反应物质,如果该混合物不是热稳定的,或用沸点低于 150℃ 的稀释剂减感,则该混合物应被确定为 F 型自反应物质。

(八) 自燃液体的分类

液体加至惰性载体上并暴露于空气中 3min 内燃烧,或与空气接触 5min 内它燃着或炭化滤纸,若符合则被分类为自燃液体类别 1。

(九) 自燃固体的分类

自燃固体是一种与空气接触后 5min 内,即使少量也易着火的固体。该固体与空气接触的 5min 内会发生燃烧,若符合则被分类为自燃固体类别 1。

(十) 自热物质的分类

自热物质可分为 2 个类别,例如,用边长 25mm 立方体试样在 140℃ 下做实验时取得肯定结果的,则被分类为自热物质类别 1。

(十一) 遇水放出易燃气体物质的分类

遇水放出易燃气体物质可以分为 3 个类别:

类别 1:遇水反应产生的气体出现自燃现象,或遇水反应,释放易燃气体的最大速率 ≥10L/(kg·min)。

类别 2:遇水反应,释放易燃气体的最大速率 ≥20L/(kg·h),并且不满足类别 1 遇水放出易燃气体物质的条件。

类别 3:遇水反应,释放易燃气体的最大速率 ≥1L/(kg·h),并且不满足类别 1 和类别 2 遇水放出易燃气体物质的条件。

(十二) 有机过氧化物的分类

有机过氧化物分 7 类。

1. 任何有机过氧化物,如在包装件中,能起爆或迅速爆燃的,分类为 A 型有机过氧化物。

2. 任何具有爆炸性的有机过氧化物,如在包装件中,既不起爆,也不迅速爆燃,但易在该包装内发生热爆者将被分类为 B 型有机过氧化物。

3. 任何具有爆炸性质的有机过氧化物,如在包装件中时,不可能起爆或迅速爆燃或发生热爆炸,分类为 C 型有机过氧化物。

4. 任何有机过氧化物,如果在实验室试验中:a) 部分起爆,不迅速爆燃,在封闭条件下加热时不呈现任何剧烈效应;b) 根本不起爆,缓慢爆燃,在封闭条件下加热时不呈现任何剧烈效应;或 c) 根本不起爆或爆燃,在封闭条件下加热时呈现中等效应。分类为 D 型有机过氧化物。

5. 任何有机过氧化物,在实验室试验中,既绝不起爆也绝不爆燃,在封闭条件下加热时只呈现微弱效应或无效应,则定为 E 型有机过氧化物。

6. 任何有机过氧化物,在实验室试验中,既绝不在空化条件下起爆也绝不爆燃,在封闭条件下加热时只呈现微弱效应或无效应,而且爆炸力弱或无爆炸力,则定为 F 型有机过氧化物。

7. 任何有机过氧化物,在实验室试验中,既绝不在空化条件下起爆也绝不爆燃,在封闭条件下时显示无效应,而且无任何爆炸力,则定为 G 型有机过氧化物。

第二节 工业活动中的爆炸

爆炸是一种在瞬间释放能量的急剧的物理或化学变化,并伴随有运动和能量释放。无论参与这一变化的物质本性是否发生变化,其本质的特征在于释放能量的瞬时性和集中性,释放能量的形式主要有光能、热能和机械能等。

一、爆炸及分类

(一) 爆炸的定义

爆炸是物质系统的一种极为迅速的物理的或化学的能量释放或转化过程,是系统蕴含的或瞬间形成的大量能量在有限的空间和极短的时间内,急剧释放或转化的现象。在这种能量的释放或转化过程中,系统的能量将转化为机械能、热能和光能等。

一般而言,爆炸现象具有以下几个特征:

(1) 爆炸过程高速发生和发展。

(2) 爆炸点附近压力急剧升高,多数爆炸还伴随温度快速升高。

(3) 爆炸一般发出或大或小的响声。

(4) 爆炸可使周围介质发生震动或邻近的物体遭到破坏。

爆炸本质的特征在于释放能量的瞬时性和集中性,爆炸点及其周围压力急剧升高。

(二) 爆炸的分类

爆炸的分类方式有多种,按照爆炸能量来源可以分为核爆炸、物理爆炸和化学爆炸;按照爆炸反应相的不同可以分为气相爆炸、液相爆炸和固相爆炸;按照爆炸速度可以分为爆燃、爆炸和爆轰;按照爆炸的原因可以分为需要有点火源的爆炸和不需要有点火源的爆炸等。

下面主要分析按照爆炸能量来源的爆炸分类。人类工业活动中的核泄漏事故确有发生,但工业活动中的核爆炸事故未见公开报道。例如,1986年苏联切尔诺贝利核电站由于工作失误造成核反应堆产生的蒸汽热能爆炸。2011年日本福岛核电厂9.0级超强地震引发海啸造成核电站外部供电中断,核电站制冷循环系统失去供电后停止工作,核反应堆不断升温,高温造成大量水蒸气压力达到极限发生爆炸。

1. 物理爆炸 物理爆炸是一种极为迅速的物理能量因失控而释放的过程,在此过程中,系统内的物质以极快的速度把系统内部所含能量释放出来,转变成机械能、热能等能量形态。该过程属于纯物理过程,只是发生了物态变化而没有发生化学反应。如低温液化石油气 LNG 遇到水的蒸气爆炸、导线电流过载而引起金属气化爆炸、汽车轮胎爆炸、锅炉汽包爆炸、充入过量空气的气球爆炸、熔融钢水或矿渣遇到水的蒸气爆炸等,都属于物理爆炸。工业生产活动中的物理爆炸较为常

见。2016年湖北当阳市马店矸石发电有限责任公司锅炉高压主蒸汽管道上的事故喷嘴上的焊缝裂爆,导致高压主蒸汽管道断开,高温高压水蒸汽外泄(温度530℃,9.5MPa)瞬间冲击集中控制室,致21人死亡、5人受伤(其中3人重伤)就是典型的物理爆炸。

沸腾液体膨胀蒸气爆炸(BLEVEs)中的容器爆炸与锅炉汽包爆炸一样,同属于物理爆炸。1984年11月19日,墨西哥市圣胡安区郊外的墨西哥国家石油公司(Pemex)液化石油气(LPG)储运站,由于管线破裂,释放出大量 LPG 形成蒸气云后,遇火源着火爆炸,火球直径达360m,4个球形储罐及44个卧式储罐全部遭到破坏,站内设施几乎全部毁坏。爆炸和燃烧波及站区周围1 200m 内的建筑物,估计毁坏民房1 400间以上,造成约650人死亡、6 000人受伤、近3.1万人无家可归。事发时,厂内2座容积2 400m³ 球形储罐已充装90%,另4座容积1 600m³ 的球形储罐已成半满状态。高温火场中的4个 LPG 球罐在5~6分钟内发生了BLEVEs。距离圣胡安区25km 外的墨西哥大学地震仪上所感应到爆震强度为0.5级。

2. 化学爆炸 物质发生高速放热化学反应(主要是氧化反应及分解反应),同时产生大量气体并急剧膨胀对外做功而形成的爆炸现象。常见的炸药爆炸就是典型的化学爆炸,工业活动中的化学爆炸大致可以分为两类:

(1) 易爆化合物的爆炸,主要是指有机过氧化物、硝基化合物、硝酸酯等燃烧引起爆炸和某些化合物的分解反应引起的爆炸。例如丁酮过氧化物、三硝基甲苯、硝基甘油等爆炸,乙炔铜等爆炸,乙炔、乙烯、氯乙烯等分解爆炸。2012年2月28日,石家庄市河北克尔化工有限公司发生重大爆炸事故,造成25人死亡、4人失踪、46人受伤,直接经济损失4 459万元。事故中含有反应产物硝酸胍的反应釜在违规超温运行的条件下(反应釜导热油加热器出口温度设定高限由215℃擅自提高至255℃,使反应釜内物料温度接近了硝酸胍的爆燃点270℃),反应釜底部保温放料球阀的伴热导热油软管连接处发生泄漏着火后,当班人员处置不当,外部火源使反应釜底部温度升高,局部热量积聚,达到硝酸胍的爆燃点,造成釜内硝酸胍和未反应的硝酸铵急剧分解爆炸。事故中的硝酸胍以及硝酸铵都属于易爆化合物。

一般而言,民用爆炸物品的爆炸属于该类化

学爆炸。2013 年 5 月 20 日，山东省章丘市保利民爆济南科技有限公司乳化震源药柱生产车间发生爆炸事故，造成 33 人死亡、19 人受伤，直接经济损失 6 600 余万元。事故中的震源药柱废药在回收复用过程中混入了起爆件中的起爆药太安 PETN，提高了危险感度。太安在装药机内受到强力摩擦、挤压、撞击，瞬间发生爆炸，引爆了装药机内乳化炸药，然后殉爆了工房内其他部位炸药。这起事故中首先是易爆化合物太安的爆炸，然后是乳化炸药、震源药柱等民用爆炸物品的爆炸。

（2）混合危险物质的爆炸，主要是指氧化性物质与还原性物质或其他物质混合引起的爆炸。例如硝酸和油脂，液氧和煤粉，无水顺丁烯二酸和烧碱等混合引起的爆炸。一般而言，烟花爆竹的爆炸属于该类化学爆炸。

其中，矿井瓦斯、城镇燃气、氢气、乙炔等易燃气体，汽油、苯等易燃液体蒸汽，易燃液体被喷成雾状物，金属粉尘、煤粉尘、面粉尘等可燃性粉尘等，当其与空气以一定比例混合、在一定约束条件下发生的爆炸等，均属于该类化学爆炸。

2014 年 12 月 31 日，佛山市广东富华工程机械制造有限公司车轴装配车间发生重大爆炸事故，造成 18 人死亡、32 人受伤，直接经济损失 3 786 万元。事故车间流入车轴装配总线地沟内的稀释剂（经检测，闪点 -26℃、爆炸极限 0.9%~7.5%，主要成分及含量分别为甲缩醛 33.3%、三甲苯 17.5%、甲醇 12.94%、1-甲氧基-2-丙醇 10.9%、醋酸丁酯 8.3% 等）挥发产生的可燃气体与空气混合形成爆炸性混合物，遇现场电焊作业产生的火花引发爆炸。该起事故属于易燃液体蒸汽在厂房内的爆炸事故。

2014 年 8 月 2 日，江苏省苏州市中荣金属制品有限公司发生铝粉尘爆炸事故，事故造成 97 人死亡、163 人受伤（事故报告期后，经全力抢救医治无效陆续死亡 49 人，尚有 95 名伤员在医院治疗，病情基本稳定），直接经济损失 3.51 亿元。事故车间除尘系统较长时间未按规定清理，铝粉尘集聚，除尘器集尘桶内铝粉受潮，发生氧化放热反应，达到粉尘云的引燃温度，引发除尘系统及车间的系列爆炸。

（三）爆炸的破坏作用

爆炸的破坏作用是指爆炸效应及爆炸产物作用的结果，其主要表现形式为冲击波、爆炸碎片、地震波、火灾、有毒气体等。

1. 冲击波　爆炸瞬间形成的高温、高压、高能量密度的气体产物，以极高的速度向周围膨胀，强烈地压缩周围的空气，使周围空气的温度、压力和密度突跃式地升高，产生一种超音速的冲击波，冲击波又通过空气的传播而达到周围的建构筑物及生物体等目标上，形成极其强烈的冲击波效应。2015 年 8 月 12 日，天津港瑞海国际物流有限公司危险品仓库发生特别重大火灾爆炸事故，两次爆炸分别形成一个直径 15m、深 1.1m 的月牙形小爆坑和一个直径 97m、深 2.7m 的圆形大爆坑。事故中的爆炸冲击波波及区分为严重受损区、中度受损区。严重受损区在不同方向距爆炸中心最远距离为：东 3km（亚实履带天津有限公司），西 3.6km（联通公司办公楼），南 2.5km（天津振华国际货运有限公司），北 2.8km（天津丰田通商钢业公司）。中度受损区在不同方向距爆炸中心最远距离为：东 3.42km（国际物流验放中心二场），西 5.4km（中国检验检疫集团办公楼），南 5km（天津港物流大厦），北 5.4km（天津海运职业学院）。

2. 碎片冲击　爆炸的机械破坏效应会使容器、设备、装置以及建筑材料等的碎片，在相当大的范围内飞散而造成伤害。碎片的四处飞散距离一般可达数十米到数百米。例如 2005 年吉林石化分公司双苯厂"11·13"爆炸事故中，预热器法兰松动空气吸入系统，导致硝基苯初馏塔 T101 等设备发生爆炸，爆炸产生的高动能残骸打击到距初期爆炸区域约 165m 外的 55 号罐区，使得罐区内的 1 台硝基苯储罐（容积 1 500m³）和 2 台苯储罐（容积均为 2 000m³）也相继发生泄漏、火灾和爆炸。

3. 地震效应　爆炸发生时，尤其是地表较猛烈的爆炸往往会引起短暂的地震波。2015 年天津港瑞海国际物流有限公司危险品仓库发生特别重大火灾爆炸事故中，8 月 12 日 23 时 34 分 06 秒发生第一次爆炸，近震震级约 2.3 级，相当于 3 吨 TNT；8 月 12 日 23 时 34 分 37 秒，发生第二次更剧烈的爆炸，近震震级约 2.9 级，相当于 21 吨 TNT。国家地震台网官方微博"@中国地震台网速报"发布消息称，"综合网友反馈，天津塘沽、滨海等，以及河北河间、肃宁、晋州、藁城等地均有震感。"2015 年天津港瑞海国际物流有限公司危险品仓库发生特别重大火灾爆炸事故，爆炸冲击波波及区以外的部分建筑，虽没有受到爆炸冲击波直接作用，但由于爆炸产生地面震动，造成建筑物

36

接近地面部位的门、窗玻璃受损,东侧最远达8.5km(东疆港宾馆),西侧最远达8.3km(正德里居民楼),南侧最远达8km(和丽苑居民小区),北侧最远达13.3km(海滨大道永定新河收费站)。

4. 次生事故 爆炸发生时,如果现场存放有可燃物则很可能会引发火灾,粉尘作业场所轻微的爆炸冲击波会使积存在地面上的粉尘扬起,造成更大范围内的二次爆炸,若现场有毒物质容器破裂造成有毒物质泄漏可使周边人员中毒等。

5. 有毒气体 爆炸中可能会生成一定量的CO、CO_2、NO_x、H_2S、SO_2等有毒气体,尤其是在有限空间内发生爆炸时,有毒气体会导致人员中毒或死亡。

二、工厂常见爆炸事故后果分析

工厂中的爆炸事故往往不可能仅是某单一一种类型的爆炸,可能既有物理爆炸例如容器爆炸等,也有容器泄漏后的气体、蒸气云化学爆炸,也可能同时还有爆炸物爆炸等化学爆炸。近年来,随着国内石化行业的迅猛发展,化工反应失控爆炸也频繁发生。

对于石化工厂等火灾爆炸事故多发的行业而言,火灾事故类型是最常见的,然后是爆炸事故和毒物释放人员中毒事故。在事故致人伤亡人数方面,则是毒物释放较高,虽然毒物释放对于生产装置几乎不会导致破坏。在事故经济损失方面,则是爆炸事故较高。三种化工事故类型见表36-9。

表36-9 三种化工事故类型风险

事故类型	发生的可能性	潜在死亡	潜在的经济损失
火灾	高	低	中
爆炸	中	中	高
毒物释放	低	高	低

进一步分析,石油化工工厂爆炸事故的大多数破坏形式则是非受限蒸汽云的爆炸,即大量易挥发、易燃蒸汽云团释放出来,并扩散穿越厂区,然后被引燃发生蒸汽云爆炸,例如前面提到的墨西哥国家石油公司液化石油气(LPG)储运站,管线破裂释放出大量LPG形成蒸汽云后,遇火源着火爆炸。相关文献给出了世界范围内烃化工厂火灾爆炸事故损失比例,表36-10中其他类包含了洪水和暴风等自然灾害导致的损失。

表36-10 烃化工厂火灾爆炸事故损失比例

事故类型	火灾	蒸汽云爆炸	爆炸	其他
比例/%	31	36	30	3

(一)可燃气体爆炸

工业生产活动中,可燃气体爆炸分为两种情况。一是分解爆炸性气体爆炸,二是可燃性混合气体爆炸,二者爆炸条件不同。

1. 分解爆炸性气体爆炸 某些气体,如乙炔、乙烯、环氧乙烷等,在没有空气和氧气、没有点火源的条件下也能发生爆炸,其实质是一种分解爆炸。除了上述气体外,分解爆炸性气体还有臭氧、联氨、丙二烯、甲基乙炔、乙烯基乙炔、一氧化氮、二氧化氮、氰化氢、四氟乙烯等。

分解爆炸性气体在特定温度和压力作用下发生分解反应时,产生相当数量的分解热,这为爆炸提供了能量。通常分解热在80kJ/mol以上的气体,在一定条件(温度和压力)下即会发生爆炸。分解热是气体爆炸的内因,一定的温度和压力是外因。例如,乙炔受热或压缩时,容易发生聚合、加成、取代或爆炸性分解等反应。当温度达到200~300℃时,乙炔分子开始发生聚合放热反应,形成较为复杂的化合物(如苯)并放出的热量。放出的热量又使乙炔温度升高,当温度达到700℃时,未聚合的乙炔就会发生爆炸性分解反应。如果乙炔分解是在密闭容器(如乙炔储罐、乙炔发生器或乙炔气瓶等)内发生的,则由于温度的升高,内部压力急剧增大10~13倍而引起爆炸。另外,乙炔分解爆炸还与压力相关。乙炔的临界压力为142kPa,国际上一般将140kPa规定为焊割作业中乙炔发生装置的限定压力,某些国家要求更加严格,乙炔的限定压力规定为130kPa。而环氧乙烷分解爆炸的临界压力为40kPa,所以其生产与储运都要更加注意。

2. 可燃性混合气体爆炸 可燃性混合气体与爆炸性混合气体难以严格区分,由于条件不同,有时发生爆炸,有时发生燃烧,在一定条件下两者可以转化。燃烧和化学爆炸的区别在于燃烧反应(氧化反应)的速度不同。

燃烧反应过程一般分为三个阶段:①扩散阶段;②感应阶段;③化学反应阶段。可燃性混合气体首先经历扩散阶段,完成可燃气体分子和氧气分子扩散达到相互接触,这构成可燃性混合气体燃烧或爆炸的主要条件。一般可燃性混合气体扩

36

散燃烧火焰的传播速度5~30m/s,超压很低。可燃性混合气体爆燃阶段(Deflagration)火焰的传播速度30~500m/s时,超压可以达到2~3mbar;火焰的传播速度500~1 000m/s时,超压可以达到1bar。可燃性混合气体爆炸阶段(有的也称爆轰,Detonation)火焰的传播速度2 200m/s时,超压可以达到20bar。

(1)爆炸极限:表征可燃性混合气体(或蒸气、或可燃性粉尘)爆炸危险特性的重要参数是爆炸浓度极限。可燃性气体、蒸气的爆炸极限一般用可燃气体或蒸气在混合气体中所占体积分数(%)来表示,可燃性粉尘的爆炸浓度极限用混合物的质量浓度(g/m³)来表示。

可燃性气体、蒸气的体积分数及质量浓度在20℃时的换算公式为:

$$Y = \frac{L}{1\,000} \times \frac{1\,000M}{22.4} \times \frac{273}{273+20} = L \times \frac{M}{2.4} \quad (36.1)$$

式中:

L:体积分数,%;

Y:质量浓度,g/m³;

M:可燃性气体、蒸气的相对分子量。

能够发生爆炸的最高浓度,即爆炸上限(UEL);能够发生爆炸的最低浓度,即爆炸下限(LEL)。一般用爆炸上限和爆炸下限之差与爆炸下限之比值表示其危险度H,即:

$$H = (L_{上} - L_{下})/L_{下} \text{ 或 } H = (Y_{上} - Y_{下})/Y_{下}$$
$$(36.2)$$

一般情况下,H值越大,表示可燃性混合物的爆炸极限范围越宽,爆炸危险性越大。

爆炸极限值不是一个物理常数,它随条件的变化而变化。在判断某工艺条件下的物质爆炸危险性时,需根据物质所处的条件来考虑其爆炸极限值。爆炸极限值受到物质系统的温度、压力、惰性介质(种类、含量等)、爆炸容器(材质、尺寸等)、点火源(种类、活化能等)的影响。

(2)爆炸后果评估:可燃性混合气体爆炸效应依赖于至少下列几个方面的物理因素:气体类型,气体燃烧的化学计量比,点火源位置及类型,受限空间和通风(体积和位置),初始湍流度,阻塞比率,障碍物的大小、形状和位置,障碍物数目(对于给定的堵塞比率)等,目前模拟或预测可燃性混合气体爆炸后果的方法主要可以分为3大类,这些方法具有各自的适用范围和优缺点。

1)经验模型(empirical models):基于可燃性混合气体爆炸部分能量转化为空气冲击波的TNT当量法(TNT Method)、荷兰TNO法、基于爆炸强度的多能法(Multi-energy Method)、基于火焰传播速度的B-S Method(Baker-Strehlow Method)、受限程度评价法(Congestion Assessment Method,CAM)、Sedgwick损失评估方法(Sedgwick Loss Assessment Method)等都属于经验模型,经验模型描述了物理量相关性,但很少考虑到物理学原理和模型。经验模型是估算爆燃超压最简单的方法。其中TNT当量法是将已知能量的可燃燃料等同于当量质量的TNT的一种简单方法。TNT的当量质量可以用下式进行估算:

$$m_{TNT} = \frac{\eta m \Delta H_C}{E_{TNT}} \quad (36.3)$$

式中,

m_{TNT}:TNT当量质量(kg);

E_{TNT}:TNT爆炸能(4 686kJ/kg);

η:经验爆炸效率(无量纲);

m:碳氢化合物质量(kg);

ΔH_C:可燃气体的爆炸能(kJ/kg)。对于可燃气体可用燃烧热来替代爆炸能。

经验爆炸效率η是该方法中最主要问题,用于调整众多因素的估算,如可燃物质与空气的混合程度、热能向机械能的转化率等。大多数文献认为,对于多数可燃气云,η在1%~10%之间,例如对于丙烷、二乙醚和乙炔的可燃气云,其η分别为5%、10%和15%。爆炸效率也可针对固体爆炸物质定义,例如硝酸铵、岩石炸药等。

2)现象学模型(phenomenological models):现象学模型表征了爆炸过程中的主要物理过程,代表性产品主要有SCOPE模型、CLICHE模型。SCOPE模型(Shell Code for Over-pressure Prediction in gas Explosions,气体爆炸超压预测程序)最初用于模拟海上石油平台模块中的爆炸,目前已发展到SCOPE3,能处理各种类型物体、爆炸产物后排气(Rear venting)等。CLICHE模型(Confined LInked CHamber Explosion,屋内受限空间爆炸)用于研究建筑物内的有限空间爆炸,但其应用已扩展到模拟陆上工厂和海上平台的爆炸。

3)计算流体动力学模型(computational fluid

dynamics,CFD)：可燃性混合气体 CFD 模型目前主要有 EXSIM、FLACS、AutoReaGas 和更高级的 CFX-4、COBRA、ICRC（Imperial College Research Code,帝国理工程序）、NEWT、REACFLOW 共 8 种,各模型的主要特点见表 36-11。CFD 可以给出爆炸空间及其近场范围内任何指定位置点在爆炸过程中的冲击波超压、冲击波超压到达时间及持续时间、温度等变化。

表 36-11 可燃性混合气体数值模型汇总

名称	类型	网格	准确性	物理模型
EXSIM	3 维 CFD 有限元	结构化、笛卡尔坐标、PDR 处理小于网格尺寸的物体	一阶时序、二级空间	涡破碎模型
FLACS	3 维 CFD 有限元	结构化、笛卡尔坐标、PDR 处理小于网格尺寸的物体	一阶时序、反应过程变量为二阶	经验关系式
AutoReaGas	3 维 CFD 有限元	结构化、笛卡尔坐标、PDR 处理小于网格尺寸的物体	一阶时序和空间	经验关系式
CFX-4	2 维或 3 维 CFD 有限元	结构化、贴体网格	高阶时序和空间	涡破碎模型和薄焰模型
COBRA	2 维或 3 维 CFD 有限元	非结构化、笛卡尔坐标、柱面极坐标,或六面体坐标、自适应、PDR 处理小于网格尺寸的物体	二阶时序和空间	经验关系式
ICRC	2 维 CFD 有限元	非结构化、自适应	隐含时间,二阶（TVD）空间	层流小火焰和 PDF 输运方程模型
NEWT	3 维 CFD 有限元	非结构化、自适应	高阶时序和二阶空间	层流小火焰和涡破碎模型
REACFLOW	2 维或 3 维 CFD 有限元	非结构化、自适应	一阶或二阶时序和空间	涡破碎模型

工业生产及日常生活中,很多爆炸事故都是由可燃气体与空气形成爆炸性混合物引起的。可燃气体从工艺装置、设备管线、储罐等"容器"泄漏到空气中,或受限空间中,或空气渗入到存有可燃气体的设备或管线中,都会形成爆炸性混合物,一旦遇到点火源就会发生爆炸事故。这类事故是工业爆炸事故预防的重点。

（二）可燃粉尘爆炸

粉尘的火灾爆炸事故多发生在煤矿、面粉厂、糖厂、纺织厂、饲料、塑料、金属加工厂及粮库等厂矿企业。粉尘爆炸本身是一类特殊的燃烧现象,它也需要可燃物、助燃物和点火源三个条件。

1. 粉尘本身是可燃粉尘 可燃粉尘分有机粉尘和无机粉尘两类。有机粉尘如面粉、木粉、化学纤维粉尘等,基本是可燃的。而无机粉尘包括金属粉尘和一部分矿物性粉尘（如煤、硫等）,也都是可燃粉尘。黄沙和尘土的粉尘也很微小,但由于它们本身不能够燃烧,因此不具爆炸危险性。

2. 粉尘必须悬浮在助燃气体（如空气中）,并混合达到粉尘的浓度爆炸极限 粉尘在助燃气体中悬浮是由于粉碎、研磨、输送、通风等机械作用

造成的。大粒径的粉尘一般沉降为只有燃烧能力的沉积粉尘,只有小粒径的粉尘才能在助燃气体中悬浮。同时,爆炸粉尘的危险性也用浓度爆炸极限下限来表示,一般是 $20\sim60g/m^3$,低于这个浓度,难以形成持续燃烧,更谈不上爆炸。

3. 有足以引起粉尘爆炸的点火源 粉尘具有较小的自燃点和最小点火能量,只要外界的能量超过最小点火能量（多数在 $10\sim100mJ$）或温度超过其自燃点（多数在 $400\sim500$℃）,就会爆炸。

当上述三个条件同时满足时,就可能发生粉尘火灾爆炸事故。需指出的是,粉尘极有可能发生破坏性更大的二次爆炸。当粉尘悬浮于含有足以维持燃烧的氧气环境中,并有合适的点火源时,可能发生初次爆炸,并引起周围环境的扰动,使那些沉积在地面、设备上的粉尘弥散而形成粉尘云,遇火源形成灾难性的第二次爆炸。

粉尘爆炸参数的实验室测定与所用仪器、试验条件、判据及定义等密切相关。粉尘爆炸的参数,如点火温度、爆炸下限、最小点火能、爆炸压力和压力上升速率等都不是物质的基本性质。例如,爆炸压力上升速率在其他条件相同的情况下

36

与测试容器的体积高度相关,当容器体积大于 $0.04\mathrm{m}^3$ 时,爆炸压力上升速率 $\dfrac{dp}{dt}$ 与容器体积 V 间存在"立方定律",见式 36.4。

$$\left(\frac{dp}{dt}\right)_{max} V^{1/3} = K_{st} \qquad (36.4)$$

K_{st} 粉尘的爆燃指数,随着爆炸强度的增加而增大。

(三) 爆炸物爆炸

按照 GHS 爆炸物的危险类别,爆炸物主要由爆炸物及其混合物、爆炸品,以及这两项均未提及的、而实际上又是以产生爆炸或焰火效果而制造的物质、混合物和制品这三类物质组成。上述的代表性物质如 2,4,6-三硝基甲苯(梯恩梯、TNT)爆炸物、环三亚甲基三硝胺与三硝基甲苯和铝粉混合物(黑索金与梯恩梯和铝粉混合炸药、黑索托纳尔);爆破雷管、燃烧弹药、烟幕弹药、铵沥蜡炸药;黑火药、烟花爆竹制品等。爆炸物的特征:

1. 爆炸性 爆炸品的爆炸性是由本身的组成和性质决定的。而爆炸的难易程度则取决于含能材料(物质)本身的敏感度。一般来讲,敏感度越高的物质越易爆炸。在外界条件作用下,炸药受热、撞击、摩擦、遇明火或酸碱等因素的影响都易发生爆炸。

2. 殉爆 当炸药爆炸时,能引起位于一定距离之外的炸药也发生爆炸,这种现象称为殉爆,这是炸药所具有的特殊性质。殉爆的发生是冲击波的传播作用,距离越近冲击波强度越大。

下面以炸药为例,分析炸药的化学反应特征。

炸药是不稳定的化学体系,但它在普通环境中处于稳定的状态。在受到外界一定能量的作用之前,一般不会自行发生爆炸反应。在一定的环境条件下,炸药会发生以下 4 种不同形式的化学变化:分解(热分解)、燃烧、爆炸、爆轰。

(1) 分解(decomposition):其特点是缓慢;在整个炸药中展开,没有集中反应区域;其反应速度与环境温度有关。炸药的分解速度随着温度的升高而呈指数性增大。当通风散热条件不好时,分解热不易散失,很容易使炸药温度加速升高,导致炸药的燃烧甚至爆炸。

(2) 燃烧(combustion):其特点是可以在无氧环境中发生;在炸药的局部区域内开始发生,形成燃烧反应并逐步传播、扩大,属于氧化反应,发光发热。燃烧反应区的扩散速度为燃烧线速度(燃烧速度),一般不超过每秒几米,其快速燃烧也最多每秒数百米,又称爆燃(deflagration),炸药的燃烧速度低于音速。

(3) 爆炸(explosion):其特点是在炸药的局部区域内发生,形成爆炸反应区并在炸药体系内高速传播(爆炸反应区的传播速度为爆速);爆炸反应区产生爆炸冲击波,以高压作用于相邻炸药和周边介质;剧烈的氧化反应,强光、高热、高压;爆炸反应一旦发生即与环境温度无关。一般炸药的爆速为每秒数千米,高于音速。

(4) 爆轰(detonation):在炸药中以最大稳定速度(爆轰波传播速度)进行传播的爆炸。这是爆炸的最高形式。

炸药的感度分为热感度、火焰感度、摩擦感度、撞击感度、爆炸冲击能感度及静电感度等。炸药的感度一方面与自身的结构和物理化学性质有关,如成分、分子结构、分子中原子间的键能、生成热、活化能等,另一方面还与炸药的物理状态和装药条件有关,如炸药温度、炸药的物理状态与晶体形态、炸药颗粒度、装药密度、添加物等。炸药的起爆能有 3 种形式:①热能(火星、火焰、热);②机械能(撞击、摩擦);③电能;④爆炸冲击。

发生在化工厂中的大多数爆炸都被认为是发生在地面上的。其爆炸侧向超压 P_0 通常由下述经验公式 36.5 描述。

$$\frac{p_0}{p_a} = \frac{1\,616\left[1+\left(\dfrac{z}{4.5}\right)^2\right]}{\sqrt{1+\left(\dfrac{z}{0.048}\right)^2}\sqrt{1+\left(\dfrac{z}{0.32}\right)^2}\sqrt{1+\left(\dfrac{z}{1.35}\right)^2}}$$

$$(36.5)$$

式中,p_a 为周围大气压(kPa);$z=\dfrac{r}{m^{1/3}}$;r 为距离爆炸中心点的距离(m);m 为 TNT 质量(kg),一般需要建立热力学模型计算爆炸能量,然后转化为相应质量的 TNT。

(四) 化学反应热蓄积引起的爆炸

自然发热现象是一种因化学反应而产生的反应热在整个系统中蓄积而使其温度上升的现象。一般而言,如果反应热随着它的产生就会向系统外界散发,整个系统的温度不会上升。但如果反应热产生的速度大于向系统外界散发的速度,则整个系统的温度会上升。这种温度的上升,为反应物的化学反应提供了更高的活化能,使得反应速度更加加快,反应热产生的速度便增大,整个系统越来越失去向外界散发热量的平衡。尽管整个系统初期温度上升缓慢,但随着时间的推移,系统温度上升慢慢变快,且逐渐加速,最终系统温度发生急剧上升。

系统温度急剧上升的结果,可以分为两种情况:

(1)自燃着火型爆炸:温度达到系统物质的着火温度,反应物自燃着火。反应物在空气中则自燃着火而开始燃烧;密闭容器内的反应物若发生自燃着火时,则容器内压急剧上升,最终可能发生爆炸。值得注意的是,这里的点火源是反应物质本身的化学反应引起的自燃着火,这与常见的、与反应物质无关的外界点火源有着本质的区别。

(2)反应失控型爆炸:系统温度急剧上升导致系统物质的蒸气压力急剧上升。若反应系统在密闭容器内,反应热量可以使低沸点液体组成的反应物、有机溶剂等液体蒸汽压力急剧上升,当蒸气压力超过容器的耐压极限时,密闭容器会发生爆炸。

化学反应热蓄积引起的爆炸事故在国内近几年石化工等行业中频繁发生。2014年8月2日,江苏省苏州市中荣金属制品有限公司铝粉尘爆炸事故,除尘器集尘桶内铝粉受潮,发生氧化放热反应,达到粉尘云的引燃温度,引发除尘系统及车间的系列爆炸。2015年8月12日,天津港瑞海国际物流有限公司危险品仓库特别重大火灾爆炸事故,危险品仓库运抵区南侧集装箱内的硝化棉由于湿润剂散失出现局部干燥,在高温(天气)等因素的作用下加速分解放热,积热自燃,引起相邻集装箱内的硝化棉和其他危险化学品长时间大面积燃烧,导致堆放于运抵区的硝酸铵等危险化学品发生爆炸。2019年3月21日,江苏省盐城市天嘉宜化工有限公司发生特别重大爆炸事故,公司旧固废库内长期违法贮存的硝化废料持续积热升温导致自燃,燃烧引发硝化废料爆炸。以上3起事故的点火源都与化学反应热蓄积直接相关,属于自燃着火型爆炸。

原国家安全监管总局发布的《首批重点监管的危险化工工艺目录》和《首批重点监管的危险化工工艺安全控制要求、重点监控参数及推荐的控制方案》(安监总管三〔2009〕116号),给出了光气及光气化工艺、电解工艺(氯碱)、氯化工艺、硝化工艺、合成氨工艺、裂解(裂化)工艺、氟化工艺、加氢工艺、重氮化工艺、氧化工艺、过氧化工

艺、胺基化工艺、磺化工艺、聚合工艺、烷基化工艺15种化工工艺,原国家安全监管总局《关于公布第二批重点监管危险化工工艺目录和调整首批重点监管危险化工工艺中部分典型工艺的通知》(安监总管三〔2013〕3号)给出的新型煤化工工艺、电石生产工艺、偶氮化工艺3种化工工艺,18种重点监管的危险化工工艺中的绝大多数工艺都属于放热反应,存在反应失控并发生爆炸的风险,故成为安全监管的重点对象。同时,原国家安全监管总局《关于加强精细化工反应安全风险评估工作的指导意见》(安监总管三〔2017〕1号)还要求开展精细化工反应安全风险评估、确定风险等级并采取有效管控措施,避免精细化工生产中反应失控导致火灾、爆炸、中毒事故,造成群死群伤。

第三节 爆炸冲击波伤害准则的应用

爆炸产生的空气冲击波是爆炸能量对外的主要输出方式,例如压力容器爆炸时,爆炸碎片能量和容器残余变形能量约占总爆炸能量的3%~15%,大部分能量产生了空气冲击波。

冲击波效应准则有超压准则、冲量准则、超压-冲量准则等。超压准则认为,只要冲击波超压达到一定值时,便会对目标造成一定的伤害或破坏。下面主要分析了国内安全评价、石化行业、民用爆炸物品和烟花爆炸行业,以及爆破作业活动中的爆炸冲击波超压值的应用情况。

一、安全评价中推荐的超压准则

安全评价也称为危险度评价或风险评价,是以实现系统安全为目的,应用安全系统工程原理和方法,对系统中存在的危险因素、有害因素进行辨识与分析,判断系统发生事故和职业危害的可能性及其严重程度,为制定事故和危害防范措施及管理决策提供依据。危险源辨识、风险评价、风险控制构成了安全系统工程的基本内容,当系统存在爆炸危险时则需要对爆炸冲击波及其影响范围、程度进行定量评估,为预测预防事故、合理选择安全投资和提高企业安全管理水平提供依据。《安全评价》(国家安全生产监督管理局,煤炭工业出版社,2002年)给出了我国安全评价活动中的冲击波超压对人体的伤害和对建筑物的破坏作用阈值,见表36-12和表36-13。

36

表36-12　冲击波超压对人体的伤害作用

超压 ΔP/MPa	伤害作用
0.02～0.03	轻微损伤
0.03～0.05	听觉器官损伤或骨折
0.05～0.10	内脏严重损伤或死亡
大于 0.10	大部分人员死亡

表36-13　冲击波超压对建筑物的破坏作用

超压 ΔP/MPa	破坏作用
0.005～0.006	门窗玻璃部分破碎
0.006～0.015	受压面的门窗玻璃大部分破碎
0.015～0.02	窗框损坏
0.02～0.03	墙裂缝
0.04～0.05	墙大裂缝、屋瓦掉下
0.06～0.07	木建筑厂房房屋折断，房架松动
0.07～0.10	砖墙倒塌
0.10～0.20	防震钢筋混凝土破坏，小房屋倒塌
0.20～0.30	大型钢架结构破坏

世界上不同国家对于爆炸空气冲击波的取值有一些区别。

荷兰国家公共卫生和环境研究所（RIVM）提交的CPR18E"定量风险评价指南"（1999年第一版）中，在石化厂蒸气云爆炸时0.03bar（G）超压可以使受压面玻璃大部分破碎；0.1bar（G）超压可以使10%的房屋损坏，室内人员死亡的可能性为2.5%；0.3bar（G）超压可以使人员（室内外人员）的死亡的可能性为100%。

美国 API 581《基于风险检验的基础方法》（已转化为国内行业标准 SY/T 6714-2018）中，设备损伤和人员死亡的爆炸超压判据都设定为5psi（g），即34.475kpa。

二、危险化学品生产装置和储存设施外部安全防护距离

外部安全防护距离是为了预防和减缓危险化学品生产装置和储存设施潜在事故（火灾、爆炸和中毒等）对厂外防护目标的影响，在装置和设施与防护目标之间设置的距离或风险控制线。《危险化学品生产装置和储存设施外部安全防护距离确定方法》（GB/T 37243—2019）规定了危险化学品生产装置和储存设施外部安全防护距离的确定方法，用于危险化学品生产装置和储存设施选址和周边土地使用规划。标准4.2条规定，涉及爆炸物的危险化学品生产装置和储存设施应采用事故后果法确定外部安全防护距离。显然，这里的爆炸物是有限定的，是指《危险化学品目录》（2015版）中定义的爆炸物。

根据最严重事故情景以及表36-14给出的空气冲击波超压安全阈值，按式（36.6）计算外部安全防护距离：

表36-14　不同类型防护目标的空气冲击波超压阈值

防护目标（类别按照GB36894划分）	空气冲击波超压阈值（Pa）[a]
高敏感防护目标、重要防护目标一般防护目标中的一类防护目标	2 000
一般防护目标中的二类防护目标	5 000
一般防护目标中的三类防护目标	9 000

注：[a]2 000Pa 阈值为对建筑物基本无破坏的上限；5 000Pa 阈值为对建筑物造成次轻度破坏（2 000～9 000Pa）的中等偏下，有可能造成玻璃全部破碎，瓦屋面少量移动，内墙面抹灰少量掉落；9 000Pa 阈值为造成建筑物次轻度破坏（2 000～9 000Pa）的上限，有可能造成房屋建筑物部分破坏不能居住，钢结构的建筑轻微变形，对钢筋混凝土柱无损坏；以上阈值基本不会对室外人员造成直接死亡。

$$\Delta P = 14\frac{Q}{R^3} + 4.3\frac{Q^{2/3}}{R^2} + 1.1\frac{Q^{1/3}}{R} \quad (36.6)$$

式中：

ΔP：空气冲击波超压值，单位为 10^5 帕斯卡（Pa）；

Q：一次爆炸的梯恩梯炸药当量，单位为千克（kg）；

R：爆炸点距防护目标的距离，单位为米（m）。

三、民用爆炸物品、烟花爆竹工程设计中的外部距离

民用爆炸物品的危险性建（构）筑物与其周围居住建筑物、企业、公共交通线路、高压输电线路、城镇规划边缘等的外部距离，是根据建（构）筑物的危险等级和计算药量计算确定。计算药量是建（构）筑物内外可能同时爆炸或燃烧的危险品最大药量。《民用爆炸物品工程设计安全标准》（GB50089—2018）给出了建（构）筑物的危险等级如危险品生产区1.1级条件下，单个建筑物内计算药量（kg）与人数小于等于50人或户数小于等于10户的零散住户边缘等受保护目标之间的外部距离表。该外部距离表的确定原则实质上是民用爆炸物品工程设计活动中的建（构）筑物破坏等级与冲击波超压的关系值，见表36-15。

表 36-15 建筑物的破坏等级

破坏特征描述

破坏等级	破坏程度	玻璃	木门窗	砖外墙	木屋盖	钢筋混凝土屋盖	瓦屋面	顶棚	内墙	钢筋混凝土柱	备注 超压 $\Delta P(\times10^5\,Pa)$
一	基本无破坏	偶尔破坏	无损坏	无损坏	无损坏	无损坏	无损坏	无损坏	无损坏	无损坏	$\Delta P<0.02$
二	次轻度破坏	少部分呈大块，部分呈大块条状或小块破坏	窗扇少量破坏	无损坏	无损坏	无损坏	少量移动	抹灰少量掉落	板条墙抹灰少量掉落	无损坏	$\Delta P=0.09-0.02$
三	轻度破坏	大部分呈小块破坏到粉碎	窗扇大量破坏，窗框门扇破坏	出现较大小裂缝，最大宽度≤5mm，偶有倾斜	木屋面板变形，偶尔折裂	无损坏	大量移动	抹灰大量掉落	板条墙抹灰大量掉落	无损坏	$\Delta P=0.25-0.09$
四	中等破坏	粉碎	窗扇掉落，内扇倒，窗框门扇大量破坏	出现较大裂缝，最大宽度在5~50mm，明显倾斜，砖垛出现较小裂缝	木屋面板、木屋架檩条折裂，木屋架支座松动	出现微小裂缝，最大宽度≤1mm	大量移动到全部掀掉	木龙骨部分破坏、下垂	砖内墙出现小裂缝	无损坏	$\Delta P=0.40-0.25$
五	次严重破坏	—	门窗扇摧毁，窗框掉落	出现严重裂缝，最大宽度在>50mm，严重倾斜，砖垛出现较大裂缝	木屋檩条折断，木屋架杆件偶尔折裂，支座错位	出现明显裂缝，最大宽度在1~2mm，修理后能继续使用	—	塌落	砖内墙出现较大裂缝	无损坏	$\Delta P=0.55-0.40$
六	严重破坏	—	—	部分倒塌	部分倒塌	出现较宽裂缝，最大宽度>2mm	—	—	砖内墙出现严重裂缝到倒塌	有倾斜	$\Delta P=0.76-0.55$

36

《烟花爆竹工程设计安全规范》(GB50161—2009)中,烟花爆竹工程的建(构)筑物最小外部允许距离的确定原则,目前主要参照了民用爆炸物品工程设计安全标准中的建(构)筑物破坏等级与冲击波超压的关系值。

四、爆破作业中的安全允许距离

《爆破安全规程》(GB6722—2014)规定了爆破作业和爆破作业单位购买、运输、贮存、使用、加工、检验与销毁爆破器材的安全技术要求。本标准适用于各种民用爆破作业和中国人民解放军、中国人民武装警察部队从事的非军事目的的工程爆破。

(一)爆破地点与人员和其他保护对象之间的安全允许距离

爆破地点与人员和其他保护对象之间的安全允许距离,应按各种爆破有害效应(地震波、冲击波、个别飞散物等)分别核定,并取最大值。确定爆破安全允许距离时,应考虑爆破可能诱发的滑坡、滚石、雪崩、涌浪、爆堆滑移等次生灾害的影响,适当扩大安全允许距离或针对具体情况划定附加的危险区。其中,爆破空气冲击波安全允许距离分为2种情况:

1. 露天地表爆破 露天地表爆破时当一次爆破炸药量不超过25kg时,按式(36.7)确定空气冲击波对在掩体内避炮作业人员的安全允许距离。

$$R_k = 25Q^{1/3} \qquad (36.7)$$

式中:

R_k:空气冲击波对掩体内人员的最小允许距离,m;

Q:一次爆破梯恩梯炸药当量,秒延时爆破为最大一段药量,毫秒延时爆破为总药量,kg。

2. 爆炸加工或地表大当量爆炸 爆炸加工或特殊工程需要在地表进行大当量爆炸时,应核算不同保护对象所承受的空气冲击波超压值,并确定相应的安全允许距离。在平坦地形条件下爆破时,可按式(36.6)计算超压。式(36.8)与(36.6)相同。

$$\Delta P = 14\frac{Q}{R^3} + 4.3\frac{Q^{2/3}}{R^2} + 1.1\frac{Q^{1/3}}{R} \qquad (36.8)$$

式中:

ΔP:空气冲击波超压值,10^5Pa;

Q:一次爆破梯恩梯炸药当量,秒延时爆破为最大一段药量,毫秒延时爆破为总药量,kg;

R:爆源至保护对象的距离,m。

空气冲击波超压的安全允许标准:对不设防的非作业人员为 0.02×10^5Pa,掩体中的作业人员为 0.1×10^5Pa;建筑物的破坏程度与超压的关系参照表36-15。

(二)爆破器材的贮存量及距离

爆破器材应贮存在爆破器材库内,任何个人不得非法贮存爆破器材。

单库允许存放量及存放方式执行 GB50089 的规定。总库的总容量不得超过以下规定:①炸药为本单位半年用量;②起爆器材为本单位年用量。当不同品种的爆破器材同库存放时,单库允许的最大存药量应符合 GB50089 的规定。

爆破器材单一品种专库存放。若受条件限制,同库存放不同品种的爆破器材则应符合下列规定:①炸药类、射孔弹类和导爆索、导爆管可以同库混存;②雷管类起爆器材应单独库房存放;③黑火药应单独库房存放;④硝酸铵不应和任何物品同库存放。当不同品种的爆破器材同库存放时,单库允许的最大存药量应符合 GB50089 的规定。

小型爆破器材库的最大贮存量按 GA838 的规定执行。

可移动爆破器材仓库的选址、外部距离、总平面布置按 GB50089 等相关规定执行。

地下矿山的井下只准建分库,库容量不应超过:炸药3天的生产用量;起爆器材10天的生产用量。

由此可见,在爆破器材仓库的选址、外部距离,以及爆破器材的贮存量及方式等方面,《民用爆炸物品工程设计安全标准》GB50089 起到了基础性支撑作用。

(罗艾民)

参 考 文 献

1. GB 13690—2009, 化学品分类和危险性公示通则[S]. [2019-03-08] https://wenku.baidu.com/view/2448455e0622192e453610661ed9ad51f01d5489.html.

2. GB20576~GB20599、GB20601、GB20602, 化学品分类、警示标签和警示性说明安全规范[S]. [2019-03-08] https://wenku.baidu.com/view/9381391ab8f67c1cfbd6b859.html.

36

3. GB/T 17519—2013,化学品安全资料表[S].北京:中国标准出版社,2003.

4. CROWL DA,LOUVAR JF. Chemical process safety fundamentals with applications[M]. Prentice Hall PTR,2002.

5. C J LEA. A Review of the State-of-the-Art in Gas Explosion Modeling[R]. HSL,2002.

6. MARC J ASSAEL. Fires,explosions,and toxic gas dispersions effects calculation and risk analysis[M]. CRC Press,2010.

7. 中国安全生产科学研究院.安全生产技术基础(2019版)[M].北京:应急管理出版社,2019.

8. 国家安全生产监督管理局.安全评价[M].北京:煤炭工业出版社,2002.

9. GB/T 37243—2019,危险化学品生产装置和储存设施外部安全防护距离确定方法[S].[2019-04-08]https://wenku. baidu. com/view/1f8e024d250c844769eae009581b6bd97e19bcdb. html.

10. GB 50089—2018,民用爆炸物品工程设计安全标准[S].[2019-03-10]http://gf. 1190119. com/list-1023. htm.

11. GB 50161—2009,烟花爆竹工程设计安全规范[S].[2019-05-18]https://max. book118. com/html/2019/0330/5013102340002022. shtm.

12. GA 838—2009,小型民用爆炸物品储存库安全规范[S].[2019-03-20]https://wenku. baidu. com/view/6d59263df11dc281e53a580216fc700abb6852bd. html.

36

第三十七章

恐怖主义爆炸伤

第一节　恐怖主义爆炸袭击的变化趋势

20世纪90年代以后,国际恐怖主义活动日益猖獗,恐怖主义爆炸袭击事件呈爆发式增长。2015年全球发生44起伤亡100人以上的重大恐怖主义爆炸事件,比20年前(1996年)增长266.67%,比10年前(2006年)增长51.72%。国际安全形势面临更为艰巨的挑战。在新时代,重大恐怖主义爆炸事件具有新的发展趋势:袭击动机多元化、袭击区域扩大化、袭击目标扩散化、袭击手段多样化、爆炸武器高科技化以及恐怖分子年轻化和本土化等。

一、恐怖主义爆炸袭击的动机多元化

人类的一切活动都有其产生的根源和动机。20世纪70~90年代,恐怖组织策划实施恐怖主义爆炸的动机主要在于政治分歧以及宗教冲突。而在新时期,恐怖主义爆炸案件的动机进一步拓展,民族矛盾、殖民主义、种族主义、霸权主义等诱因相互交织,使恐怖主义爆炸的诱因更为复杂和多元化。随着全球化的发展,社会矛盾的进一步凸显,领土争端、政治势力角逐以及国内外局势的变化都能成为引发恐怖主义爆炸袭击的动机,国际面临更为复杂严峻的安全形势。

二、恐怖主义爆炸袭击区域扩大化

随着世界政治格局的风云变幻,恐怖组织活动轨迹也随之变化。恐怖主义爆炸袭击次数爆发式增长,事件发生区域不断扩大。恐怖主义爆炸事件高发国家和地区也在发生改变。

三、恐怖主义爆炸袭击目标扩散化

一般来讲,普通爆炸案件的对象主要是针对特定的个人,而恐怖主义爆炸袭击案件的袭击目标往往具有象征意义。回溯20世纪70年代,恐怖主义爆炸案件带有浓厚的政治色彩,其主要袭击对象是军事设施、政府办公大楼、军警人员、政府官员等具有军政象征意义的"硬目标"。随着恐怖活动动机的多元化,其袭击目标更为随意和模糊,从军警人员、政府官员、军政设施等"硬目标"扩散到安全防范较为薄弱的"软目标",例如,商人、平民、公共基础建筑物(如火车站、公园、大型商场等)。

四、恐怖组织宣传网络化

网络是一把双刃剑。21世纪是信息化的时代,网络已经渗透到社会的方方面面,带来便利的同时,也暗藏危机。"基地"等恐怖组织利用互联网大肆散播极端思想,招募组织成员,扩大组织"影响力"。同时,利用网络加强恐怖组织、成员之间的相互联系和沟通。另外,在网络上传播炸弹制作及使用方法以及恐怖主义爆炸袭击方式,鼓动极端激进分子实施恐怖袭击。而且,当恐怖行动袭击成功后,恐怖组织通常热衷于借助互联网平台大肆传播事发现场,制造社会恐慌。

五、恐怖分子年轻化、本土化

欧美国家反恐工作面临的一个重大挑战是恐怖分子的年轻化和本土化。近年来,欧洲在反恐行动中抓获的犯罪嫌疑人包括欧洲出生的本地人。同时值得警惕的是,一些大学成为恐怖分子滋生的温床。

六、恐怖主义爆炸行动由"基地"组织向"独狼"行动拓展

2010年12月,美国国防部联合发布《反恐怖主义》文件中规定,独狼恐怖分子是指其行动完

全独自进行,不受任何恐怖组织领导的指示,同时他们在实施其政治目的或从事恐怖犯罪时未同任何恐怖组织进行联系。

与有组织的恐怖活动相比,独狼式袭击具有更为鲜明的特点。第一,引发"独狼"行动的诱因多样复杂,有的是受宗教极端思想影响或者恐怖分子的蛊惑,有的是出于经济、情感、心理等因素自我培训并实施爆炸行动;第二,"独狼"对于袭击目标的选择更为随机,不可预测的潜在威胁更大;第三,"独狼"行动突发性强,通常选择人群聚集的"软目标",危害性更大;第四,"独狼"不属于受监控的恐怖组织,与外界联系较少,隐蔽性更强,执法部门侦测难度更大。

七、袭击手段多样化、综合化

当前,恐怖分子的袭击手段更为灵活多样。恐怖分子通过放置可疑物品或假炸弹的方式设局引诱袭击对象,再在合适的时机下引爆威力大的爆炸物,造成针对性强的恐怖袭击。

令人警惕的是,恐怖分子在进行恐怖袭击时,不再满足于以往单一的的袭击方式,而是更多采用爆炸和其他一种或多种恐怖袭击相结合的综合袭击方式,最终达到人员伤亡规模最大化、社会恐慌氛围最大化的目的。

八、爆炸武器高科技化

恐怖组织不断招募一些高技术人才参与新型爆炸武器的开发和研制。随着科学技术的飞速发展,恐怖分子使用的爆炸武器也趋向于高科技化,例如电磁炸弹,其体积小、易携带,成本低廉且易于制造购买,成为恐怖分子的重要选择。

为了规避反恐技术的侦测,恐怖分子不断改进炸弹的制作工艺和引爆技术,出现塑胶炸弹、液体炸弹等。使用无人机制造爆炸也成为一种发展趋势。

第二节　恐怖主义爆炸的
主要手段和类型

2012~2015年统计数据显示,每年超过50%恐怖袭击案件采用了爆炸的手段。显而易见,恐怖主义爆炸袭击已成为恐怖活动中最主要的袭击手段。恐怖主义爆炸袭击的方式也有许多种类,常见的有炸弹爆炸、汽车炸弹、自杀性人体炸弹、邮件(包)炸弹、固定箱包炸弹、橡皮艇炸弹等。

一、炸弹爆炸

是指恐怖分子直接将炸弹放置在建筑物或其他目标的内部或外部,并采取措施隐蔽炸弹或炸药,然后用延时起爆或遥控装置引爆炸药,杀伤人员或炸毁建筑。这种突发爆炸袭击方式较常见,恐怖分子易于实施,通常炸药当量比较高,能对建筑物造成较大的破坏,对人员亦能构成巨大的杀伤。

二、汽车炸弹

可分为行进中汽车炸弹爆炸和停放汽车炸弹爆炸。行进中汽车炸弹爆炸是指恐怖分子驾驶装载炸弹(药)的车辆,驶向预定的建筑物或其他目标并引爆炸弹(药),是一种自杀性的攻击方式。停放汽车炸弹爆炸是指恐怖分子隐蔽地将装载炸弹(药)的车辆停在建筑物或其他目标附近,然后用延时器或遥控装置引爆炸弹(药)。汽车炸弹的特点是:炸药量大,成功率高,破坏严重,往往使大量无辜群众受到严重伤害。

三、自杀性人体炸弹

是指恐怖分子隐蔽地携带炸弹,到达或接近目标后,在适当的时机引爆所携带的炸弹,是一种自杀式爆炸方式。人体炸弹隐蔽性强,一般难以被发现。爆炸装置的药量一般较少,起爆装置比较简单,多为导火索拉发或电点火法触发,很少采用遥控起爆装置或其他高科技起爆装置。恐怖分子为了追求以最小的牺牲,赢得最大的政治利益以及目的,通常使用自杀式袭击手段。自杀式恐怖主义爆炸袭击案件具有成功率极高、杀伤力巨大、死亡比率高且难以防范等特点。

四、邮件(包)炸弹

是恐怖分子利用信件或包裹将炸弹或燃烧装置送达预定目标,在开启信件或包裹时引爆炸药或引燃燃烧剂,造成爆炸或燃烧。邮件(包)炸弹的破坏威力相对较小,主要目的是伤害人员和引起人们精神层面的不安定。

五、固定箱包炸弹

是指利用塑性炸药或梯恩梯(TNT)手工制造的炸弹。恐怖分子将其以箱子或包裹的形式放置在建筑物的内部或邻近建筑物的外部,然后用延

37

时起爆或遥控装置引爆炸药,杀伤人员或炸毁被毁区的财物。这种突发爆炸袭击方式比较常见,一般小型的爆炸袭击都是采用这种模式。

六、橡皮艇炸弹

是指将炸药装在橡皮艇上,驶向水上的被袭击舰船或其他目标,待橡皮艇接近舰船或其他目标后,引爆炸弹并造成破坏。橡皮艇炸弹是一种新型的袭击水上目标的自杀式爆炸恐怖活动方式。

第三节　恐怖主义爆炸的主要危害

爆炸恐怖活动常常采取"以小博大"极不对称的袭击方式,给社会各个方面带来巨大的危害。

一、威胁社会公共安全

恐怖主义爆炸袭击造成的人员伤亡数逐年增加,严重威胁到公众的人身安全,剥夺大批量无辜人员的生命健康权。爆炸严重破坏周边建筑物以及基础设施,严重损坏公共以及私人财产,给社会稳定造成严重的负面影响。

二、影响国内外政治格局

为了达到所诉求的政治目的,恐怖分子往往在特殊的时机采取爆炸手段制造恐怖事件,引发民众的恐怖心理,营造社会恐慌氛围,进而危害到国内政治秩序。随着世界全球化的飞速发展,世界各国之间的相互依赖性更为紧密,恐怖主义爆炸活动的影响直接扩展到国际政治局势。

三、制约社会经济发展

爆炸恐怖活动严重制约社会的经济发展。第一,恐怖分子通过爆炸手段袭击目标,大肆造成人员伤亡和基础设施的破坏,直接造成个人和社会的经济损失;第二,政府投入了大量的资金和人力来防范和打击恐怖主义爆炸袭击活动,增大了公共安全成本,进而降低其他社会经济效益;第三,恐怖组织通过非法途径攫取"活动经费",造成巨大资金流失,极大扰乱了正常经济秩序,严重损害国家经济利益;第四,恐怖主义爆炸活动严重影响当地经济发展,尤其是依赖旅游经济的国家和地区。

四、杀伤人员

爆炸对人员造成伤害的主要因素是空气冲击波和破片。距离爆炸点很近的人员,由于爆炸近区空气冲击波的超压值很高,往往直接导致人员死亡,而距离炸弹相对较远的人员,由于空气冲击波仍具有一定的强度,人体的肺脏、鼓膜等部位也易受到损伤。此外,炸弹爆炸后,破坏周围建筑物,并形成高速飞散的砖墙碎块、碎石、玻璃片、木块等,这些碎片对人员也具有巨大的杀伤作用。

第四节　恐怖主义爆炸的特点分析

不同于枪击、砍杀以及近年来较多的汽车撞击碾压等手段,恐怖主义爆炸袭击的组织隐蔽性强、影响大、难控制,爆炸恐怖活动具有一些显著的特点。

一、炸药种类繁多,高能炸药成为主流

随着炸药制造技术的不断发展,恐怖分子使用的炸药呈现出种类繁多、爆炸能量增高的趋势,如梯恩梯、黑索金、B 型(黑梯)炸药、C 型塑性炸药、硝化甘油胶质炸药、氯酸盐类炸药等。最近几年,恐怖分子常使用美国生产的 C 型塑性炸药进行爆炸恐怖活动。

二、爆炸装置多样,趋向技术化、智能化

随着爆炸恐怖和反爆炸恐怖斗争的不断深入,恐怖分子想方设法不断提高恐怖活动的隐蔽性、突发性、成功率和危害性,不断发展新型爆炸技术,并利用高科技、新产品制作爆炸装置,爆炸物呈现出微型化、智能化、高威力、遥控式、机动式等新特点。

三、手段层出多样,突发性强,难于防范

随着反爆炸恐怖技术的不断提高,常规的爆炸恐怖活动手段成功率降低,因而恐怖分子将会越来越多地使用诸如无人机炸弹、定时炸弹、遥控炸弹、汽车炸弹、人体炸弹及橡皮艇炸弹等突发性强、防范难度极大、成功率极高的爆炸恐怖活动手段。

四、袭击目标日趋广泛,危害程度增大

回顾近期发生的爆炸恐怖活动,可以看出其表现出袭击目标日趋广泛、危害程度不断增大的趋势。"9·11事件"后的几次大规模国际爆炸恐怖活动都显现出"地域分布辽阔,袭击对象广泛,爆炸方式灵活,突破薄弱环节"的发展趋势。除针对标志性的建筑和军事设施外,针对著名旅游胜地、文化娱乐和商业场所等人群密集的地方,以追求轰动效应。

第五节　恐怖主义爆炸伤的主要特点

恐怖主义爆炸案件事发突然,在短时间内造成大规模的人员伤亡,给人的生理以及心理造成双重影响。

一、致伤因素多,伤情复杂,伤势重

恐怖主义爆炸袭击中引起伤员受伤的因素较多,一类是直接致伤因素,主要指的是由爆炸直接产生的冲击波、热力、有毒气体、投射物等引起的人员损伤;另一类是间接致伤因素,主要指的是由爆炸引起的周围建筑物倒塌、物质燃烧、以及人群恐慌所致的踩踏等导致的人员损伤。在恐怖主义爆炸案件中,大多数伤员为多种致伤因素相互作用且加强扩增而形成的复合伤(如冲击伤、烧伤、吸入伤、投射物伤、挤压伤、撞击伤等)。恐怖主义爆炸袭击中的伤员伤情复杂,内外伤兼有,而且伤势严重。除了外部损伤外,还涉及多个部位以及多个脏器的不同程度损伤,其中肺部对冲击波尤为敏感,损伤程度最为严重。

二、恐怖主义爆炸伤具有明确的方向性

一般来说,爆炸产生的压力幅度与距离爆炸中心的半径的平方成反比。爆炸伤伤情的严重程度与爆炸物的类别和强度、爆炸中心的辐射距离以及爆炸环境等因素密切相关。

三、发生突然,伤员数量多

恐怖主义爆炸袭击往往隐蔽性强,一般无任何前兆,且爆炸威力通常较大,同时,大多发生在人员密集的场所或楼群,因此,恐怖主义爆炸袭击后突然发生大量伤员(少则数人、十数人,多则数十人或数百人,甚至数千人),为现场伤员救治带来了极大的困难。

四、并发症多,伤势发展迅速

爆炸伤伤员伤势发展迅速,多在伤后6h内,偶可在伤后1~2d发展到高峰,一旦机体代偿功能失调,伤情可急转直下,难以救治。

五、伤亡人数多,死亡率高

恐怖主义爆炸袭击事发突然,爆炸威力巨大,导致现场直接死亡人员较多;另外,爆炸现场情况复杂,医疗救援困难,重伤人员手术机会较少,后期救治比较困难,最终导致死亡人数增多。

六、心理精神创伤严重

遭受恐怖袭击者,一般会出现强烈的应激反应,表现出恐惧、紧张、语无伦次、烦躁不安、自主神经功能紊乱,心慌气短、多汗、手抖、言语不清、逻辑混乱等症状,甚至卧床不起,可能会在短时间内精神崩溃。在多数情况下,恐惧和焦虑是最常见的心理特征,多数人以避开打击、设法逃脱的情绪反应为主。这种情况不仅会在普通人群中出现,也会影响到援救人员。

第六节　恐怖主义爆炸伤的医疗救援

一、救援原则

恐怖主义爆炸袭击发生突然、伤亡人数多、救治组织困难、救治要求高,尤其是恐怖分子为了达到更大的影响力,往往会在救援时,发动二次袭击,因而救治中应遵循以下原则。

（一）安全第一原则

恐怖主义爆炸案件事发突然,爆炸威力巨大,现场主要建筑物破坏严重,而且存在二次爆炸以及次生事故(如建筑物倒塌等)的安全隐患。救援人员一定遵循安全第一的原则,优先保证自身和伤员的安全。

（二）自救与互救相结合原则

事件突发时,现场处于恐慌和失控状态。在外界医学救援到达现场之前,现场自救互救非常

37

重要,伤员应设法迅速安全地远离爆炸现场,并积极进行自救和互救。

（三）"先救命,后治伤"原则

现场医疗救援队第一时间对有生命危险的危重伤伤员进行必要的现场处置,在防治休克、解除窒息后,再转运到医疗机构进行进一步治疗,最大限度降低现场死亡率。

（四）统一指挥原则

统一协调的组织指挥,是遭遇恐怖主义爆炸袭击救治的关键,迅速建立强有力的现场医学救援指挥机构极为重要。

（五）分类后送原则

现场伤员数量多,急救与后送组织困难。为最大地发挥有限的急救和后送力量,必须有效地组织现场急救和后送分类。先重后轻,严格掌握后送指征,对危重伤病员必须进行必要的现场处置后,选择合适的后送运输工具,保证途中安全再实施后送。

二、救援组织

短时间内发生大批量伤员,伤员伤情复杂、伤势重。无论是现场还是医院的救治组织是关键。

（一）现场急救的组织

现场急救的组织主要包括现场伤员的检伤分类和现场急救的组织实施。

1. **基本要求** 要做好如下工作:①各级相关部门要建立反恐预案,并设兼职人员负责此项工作,做到军地协同。②预案组织中除医护救治人员外,还应有消防、防护和防疫等机构人员参与。③医疗救治的组织应分为指挥组、分类搜索组、现场抢救组、现场临时处置组、后送组和后勤保障组等。

2. **主要工作**

（1）现场伤员的检伤分类:由于爆炸性武器或装置种类繁多,致伤因素复杂,致使伤类、伤型和伤情多变,重伤比例增多。为了快速有序地进行伤员救治和后送,必须首先依据伤情分类原则,进行现场全面检伤,判明伤类伤情,有针对性地进行现场急救,以减少漏诊和误诊。伤员分成轻、中、重及危重等4类,分类时力求准确把握伤类、伤部、伤因,伤势、伤情,以便及时采取有效的救治措施。

（2）现场伤员的急救:现场伤员急救中要特别注意按先重后轻的原则,优先抢救有生命危险

的伤员和开展群众性的自救互救,以降低现场死亡率。在积极防治休克、解除窒息后,尽快将伤员后送到急救站、专科医院或急救中心,继续进行后续救治。

（3）开展爆炸现场掩埋伤员的搜救:对现场掩埋伤员的搜寻除利用人员和警犬搜寻外,更重要的在于应用新的非接触式探测技术和探测仪器,以保障仅有微弱呼吸和心跳的危重伤员甚至伤亡者被及时探知。

在对现场掩埋伤员的挖掘时,通过组织人力或先进机械设备进行挖掘和破拆,并力求被掩埋伤员不受到第二次损伤。

对掩埋伤员就地急救的基本原则是维持生命体征,最重要的措施是止血和保持呼吸道通畅,同时应尽快脱离掩埋地域。要特别注意对挤压伤伤员挖出后的现场急救。汶川地震和玉树地震现场救援实践表明,有的挤压伤伤员挖出前神志清醒,但挖出后数分钟或在搬运后送过程中突然发生急速死亡(猝死)。

（4）开展现场伤员的医疗后送:伤员医疗后送是指恐怖主义爆炸袭击后将伤员由爆炸现场运向专科医院或急救中心的过程。在医疗后送过程中要特别注意:严格掌握后送指征对昏迷、窒息及后送途中可能发生危险的伤员,需做好后送前的现场急救处置,包括后送途中要继续采取输血、输液、给氧及其他连续性监护和不间断治疗等急救措施,并安排专业医务人员护送。尽量选择合适的运输工具需保持伤员合适的后送体位,避免后送途中的再次损伤(如运输车辆颠震所致骨折错位、刺破血管,使伤情恶化)。

（二）医院内的救治组织

许多经现场急救后送到医院的伤员,需要开展后续治疗。恐怖主义爆炸造成的伤员往往以批量形式到达医院,要求医院的救治必须高效组织后续的专科救治。

1. **迅速启动应急预案** 当发生恐怖主义爆炸后,有关救援管理指挥机构应根据需要,通知相关医院做好收治准备。医院应迅速启动应急预案,做好准备,开通批量伤员救治绿色通道,实施全院重大突发事件Ⅰ级救援。迅速成立救治指挥组和专家组,通知急诊科备班医护人员和医院应急小组成员。根据上级通知和预案程序,一般将人员分为指挥联络组、分类组、抢救组、清创缝合组、留观组、转运组、协调记录组。

2. **准备急救药品器材**　根据爆炸伤特点,联系医院消毒供应科及时补充清创缝合包、气管切开包,各种敷料、弹力绷带等,联系药品科请领所需破伤风抗毒素、止血药、抗生素、生理盐水等,保证药品的供应。

3. **快速分流**　抢救室医生根据伤员损伤部位、损伤类型、循环(血压、脉搏)、呼吸和神志等5个方面情况进行快速分诊,分类救治。根据病情分为轻度损伤、中度损伤、重度损伤三级,并进入相应的诊疗区域。分区救治后2小时,救治专家组对所有伤员进行再次评估,重度损伤伤员通过绿色通道进入红区(急诊抢救区),后转至急诊病房;中度损伤伤员进入留观室,轻度损伤伤员经过清创缝合处理后分流至输液室治疗和观察。

4. **组织实施有效的救治**　爆炸所致的多发伤首要的急救措施是保持呼吸道通畅,控制出血、保持良好的灌注、必要时行紧急手术。

5. **做好伤员及其家属的心理疏导**　一般恐怖主义爆炸造成的伤员均有不同程度的焦虑、恐惧,表现为担心预后、害怕伤残、迫切要求得到最佳的治疗及护理等。在整个救治过程中,医护人员对他们表现出的负面情绪给予理解。安排心理咨询师对伤员及其家属进行心理疏导,同时做好伤员及其家属的饮食、睡眠的安排。

三、救援技术措施

(一)现场急救

恐怖主义爆炸伤的现场急救对于挽救伤员生命、降低伤残率有着至关重要的作用。除常规处理(如有效止血、纠正休克、防止水电解质失衡、保持生命体征平稳等),主要包括以下技术:

1. **呼吸及心跳骤停抢救**　包括心脏体外按压、人工呼吸、气管插管、快速建立输液通路及抢救药物输入等。

2. **窒息抢救**　针对不同原因处置,如清除呼吸道异物、气管切开及气管插管等抢救。

3. **气胸急救**　包括封闭创口、胸腔穿刺抽气和闭式引流等。

4. **出血及休克抢救**　对开放性四肢大血管损伤、失血休克者迅速止血、抗休克等措施。迅速建立多条输液通道,这是抢救休克的关键,大量晶、胶液的及时灌注,即可在代偿期纠正休克,一旦进入失代偿期,则必然会出现水及电解质失衡,甚至危及生命。

5. **急性呼吸窘迫综合征(ARDS)及挤压综合征的救治**　确保呼吸道畅通,积极纠正休克,维持血氧饱和度,并积极完成其他早期处理,以防止发生ARDS。

6. **保全伤肢**　对发生骨筋膜间隙综合征的伤员应及时切开减张,以保全伤肢功能;对主干血管损伤,肢体离断或不完全离断者,在进行有效止血、抗休克的同时应对创面及残端妥善处理,争取在最短的时间内安全后送,以确保再植的成功率。

7. **骨折固定**　对一般骨折伤员,妥善固定能避免搬运过程中骨折端进一步损伤周围组织及器官,同时可减少脂肪栓塞等并发症的发生。对四肢骨折的伤员,采用夹板固定方便、快捷,可减少伤员的痛苦及输送中骨折端的进一步损伤,夹板的松紧应适宜,以免引发医源性骨筋膜间隙综合征。对脊椎骨折的伤员,为避免引发或加重截瘫,必须按要求实行整体搬运。

(二)院内救治

严重复合伤的救治需要医院各有关科室、麻醉科、放射科等大力配合,因此,要搞好组织协作,树立整体观念。医院应成立以外科各专业组为主的复合伤抢救组,以随时应对突发的恐怖主义爆炸袭击的发生。

1. 快速初步评定伤情,确定救治分类。

2. **迅速抗休克及纠正脑疝**　抗休克的重要措施为迅速建立两条以上静脉通道,进行扩容、输血及吸氧,同时果断手术、剖胸或剖腹探查,以紧急控制出血。纠正脑疝的主要措施为早期降颅压。同时,积极术前准备,尽快手术清除颅内血肿、挫裂伤灶,或施行各种减压术。在颅脑损伤合并出血性休克时,应先抗休克,后用脱水剂。

3. **迅速、准确、全面的诊断**　通常是边抢救、边检查和边问病史,避免贻误抢救时机和误诊漏诊。对病情平稳者可根据需要,选择必要的辅助检查,以获得准确、全面的诊断。

4. **合理选用麻醉方法**　抢救过程中,应根据具体情况、个体差异合理选择麻醉方法。

5. **手术顺序选择**　应根据创伤对生命威胁的严重程度确定手术的先后顺序。

6. **积极防治术后ARDS及MOF**　ARDS及MOF是复合伤伤员后期死亡的主要原因。

(鱼敏　李佳树　张向红)

参 考 文 献

1. 傅小强. 2017国际恐怖主义反恐怖斗争年鉴[M].北

37

京:时事出版社,2018.

2. 张明明.近年来国际恐怖主义发展的新态势[J].理论前沿,2005,(24):25-26.

3. 乔顺利.我国恐怖袭击的特点及其应对策略研究[J].新疆警察学院学报,2015,35(3):16-20.

4. 王德文,刘耀.反恐应急救援[M].北京:人民军医出版社,2011.

5. 姚新,许多,徐甜,等.恐怖爆炸仍为世界和平的主要威胁[J].新疆警官高等专科学校学报,2009,29(2):25-28.

6. 孔新立,金丰年,蒋美蓉.恐怖爆炸袭击方式及规模分析[J].爆破,2007(3):88-92.

7. 王振虎,张永兴,刘大鹏.遭受恐怖袭击时爆炸伤的特点及救治[J].人民军医,2005(1):46-48.

8. 周红,刘吉平,成筱鹏,等.爆炸恐怖袭击与应急医学救援[J].解放军医学杂志,2005(1):19-21.

9. 王慧娟,王金金,韩小琴,等.批量爆炸伤员救治的组织实施与管理[J].解放军护理杂志,2011,28(15):56-58.

10. 高杨,张献志,张诚,等.近十年爆炸恐怖袭击对机体损伤的分析[J].现代生物医学进展,2013,13(6):1180-1182.

11. 岳茂兴.复合伤的基本特点和初期急救原则及抢救程序[J].人民军医,2002,45(1):1-3.

37

索 引